AF363755

## PHYSIQUE ET CHIMIE MÉDICALES, HISTOIRE NATURELLE MÉDICALE

BLANCHARD (R.). **Zoologie médicale.** 2 vol. in-8. 20 fr.
BOUANT (E.). **Dictionnaire de chimie.** 1 vol. g. in-8. 25 fr.
BUIGNET. **Manipulations de physique.** 1 vol. in-8
Cart. ............................................... 16 fr.
CAUVET (D.). **Matière médicale.** 2 vol. in-18 jésus. 15 fr.
— **Histoire naturelle médicale.** 2 vol. in-18 12 fr.
— **Botanique.** 1 vol. in-18 jésus, cartonné ........ 10 fr.
DENIKER. **Atlas manuel de botanique.** 1 vol. in-4,
avec 200 planches, cartonné........................... 30 fr.
DUCHARTRE. **Botanique,** 1 vol. in-8, cartonné.... 20 fr.
DUCLAUX. **Le lait.** 1 vol. in-16................... 3 fr. 50
ENGEL. **Chimie médicale et chimie biologique**
1 vol. in-8 ............................................ 9 fr.
GIROD. **Manipulations de zoologie.** 2 vol. gr. in-8,
cartonné............................................... 20 fr.
GUIBOURT et PLANCHON. **Drogues simples.** 4 volumes
in-8.................................................... 36 fr.
HÉRAIL. **Manipulations de botanique médicale**
**et pharmaceutique.** 1 vol. gr. in-8, cartonné. 20 fr.
HÉRAUD. **Plantes médicinales.** 1 vol. in-18, cart. 6 fr.
IMBERT. **Anomalies de la vision.** 1 vol. in-16. 3 fr. 50
JUNGFLEISCH. **Manipulations de chimie.** 1 vol. in-8
cartonné .............................................. 25 fr.
LEFÈVRE. **Dictionnaire d'électricité et de magné-**
**tisme.** 1 vol. grand in-8.......................... 25 fr.
MACE (E.). **Bactériologie.** 1 vol. in-8............ 10 fr.
MONIEZ. **Les parasites de l'homme.** 1 vol. in-16 3 fr. 50
RÉCLU. **Manuel de l'herboriste** 1 vol. in-16.... 2 fr.
ROUX. **Analyse microbiologique des eaux.** 1 vol.
in-18 jésus, cartonné,................................ 5 fr.
SICARD (H.). **Zoologie.** 1 vol. in-8, cart........... 20 fr.
WUNDT, MONOYER et IMBERT. **Physique médicale.**
1 vol. in-8........................................... 12 fr.

## ANATOMIE, HISTOLOGIE ET PHYSIOLOGIE

ANGER. **Anatomie chirurgicale.** 1 vol. in-8 et atlas
in-4 de 12 planches coloriées......................... 40 fr.
BALFOUR (F.). **Embryologie.** 2 vol. in-8.......... 30 fr.
BEAUNIS. **Physiologie humaine** 2 vol. in-8, cart. 25 fr.
BEAUNIS et BOUCHARD (A.). **Anatomie descriptive et**
**embryologie.** 1 vol. gr. in-8, fig. col., cart...... 20 fr.
— **Anatomie et dissection** 1 vol. in-18.... 4 fr. 50
COUVREUR. **Le microscope.** 1 vol. in-16........ 3 fr. 50
— **Les merveilles du corps humain.** 1 v. in-16 3 fr. 50
CUYER et KUHFF. **Le corps humain.** 1 vol. in-8, avec
27 planches col., découpées et superposées. Cartonné. 75 fr.
DUVAL (Mathias). **Cours de physiologie.** 1 vol. in-18,
cart.................................................... 8 fr.

DUVAL (Mathias). **La technique microscopique et histologique.** 1 vol. in-18 jésus .............. 3 fr. 50

DUVAL (Mathias) et CONSTANTIN. **Anatomie et physiologie animales.** 1 vol. in-8 ................. 6 fr.

FAU ET CUYER. **Anatomie artistique.** 1 vol. in-8 avec 17 planches, fig. noires. ..................... 6 fr.

— *Le même*, figures coloriées. ..................... 12 fr.

FREDERICQ. **Manipulations de physiologie.** 1 vol. in-8, cart .............................. 10 fr.

LABOULBÈNE. **Anatomie pathologique.** 1 vol. in-8, cartonné. ............................ 20 fr.

LIVON (Ch.). **Manuel de vivisections.** 1 vol. in-8, 7 fr.

MOREL (Ch.). **Histologie humaine.** 1 vol. in-8, avec atlas de 56 planches ..................... 16 fr.

RINDFLEISCH. **Histologie pathologique.** 1 v. in-8. 15 fr.

ROBIN (Ch.). **Microscope.** 1 vol. in-8, ............ 20 fr.

— **Programme d'histologie** 1 vol. in-8 ....... 6 fr.

**PATHOLOGIE ET CLINIQUE MEDICALES, PATHOLOGIE GÉNÉRALE, HISTOIRE DE LA MÉDECINE**

BOUCHARD (Ch.). . **Les microbes pathogènes.** 1 vol. in-16. .................................. 3 fr. 50

BOUCHUT. **Pathologie générale.** 1 vol. gr. in-8. 16 fr.

— **Diagnostic et séméiologie.** 1 vol. gr. in-8. 12 fr.

BOUVERET. **La Neurasthénie.** 1 vol. in-8 ....... 6 fr.

BROWNE (Lennox). **Maladies du larynx.** 1 vol. in-8 12 fr.

COIFFIER. **Auscultation** 1 vol. in-18 jésus, cart. ... 4 fr.

CORLIEU. **Aide-mémoire de médecine**, de chirurgie et d'accouchements, 4° *édition*. 1 vol. in-18 jésus, cartonné. 1 fr.

CULLLÈRE. **Maladies mentales.** 1 vol. in-18 jésus. 6 fr.

CYR (J.) **Maladies du foie.** 1 vol. in-8 ........ 12 fr.

DAREMBERG. **Histoire des sciences médicales.** 2 vol. in-8. ................................. 20 fr.

FRERICHS. **Maladies du foie.** 1 vol. in-8 ........ 12 fr.

— **Diabète.** 1 vol. gr. in-8, avec pl. chromolith. ...... 12 fr.

GALLARD. **Clinique médicale de la Pitié.** 1 v. in-8. 10 fr.

GAUTRELET. **Urines, dépôts, sédiments, calculs.** 1 vol. in-18 jésus. ..................... 6 fr.

GRIESINGER et VALLIN. **Maladies infectieuses.** 1 vol. in-8. ................................. 10 fr.

HALLOPEAU. **Pathologie générale.** 1 vol. in-8. 12 fr.

HAMMOND. **Maladies du système nerveux.** 1 vol. gr. in-8. ................................. 20 fr.

HARDY (A.). **Maladies de la peau.** 1 vol. in-8. .. 18 fr.

KELSCH et KIENER. **Maladies des pays chauds.** 1 vol. gr. in-8, avec 6 pl. ..................... 24 fr.

LAVERAN et TEISSIER. **Pathologie médicale.** 2 vol. in-8. ................................. 20 fr.

LEYDEN (E.). **Maladies de la moelle épinière.** 1 vol. gr. in-8 ................................. 14 fr.

---

ENVOI FRANCO CONTRE UN MANDAT SUR LA POSTE

# PRÉCIS

# TOXICOLOGIE

# PUBLICATIONS DU MÊME AUTEUR

Causes d'erreurs qui peuvent survenir dans la recherche toxico-logique des sels de zinc (*Journal de pharmacie et de chimie*, Paris, 1878).

Influence des corps gras sur l'absorption de l'arsenic. Thèse inaugurale. Lyon, 1879 (Mention honorable à l'Académie de médecine de Paris).

Recherche du plomb dans le sous-nitrate de bismuth (*Compte rendu de l'Académie des Sciences*, 1880), en collaboration avec M. Linossier.

Rôle chimique des ferments figurés. Thèse d'agrégation. Paris, 1880.

Des règles a adopter dans les expertises d'empoisonnements (*Annales d'hygiène et de médecine légale*, 1882, tome VII), en collaboration avec M. Lacassagne.

Diverses publications dans les journaux scientifiques : *Journal de pharmacie et de chimie*; *Annales d'hygiène et de médecine légale*; *Lyon médical*, etc.

1265-88. — Corbeil. Imprimerie Crété.

# PRÉCIS

## DE

# TOXICOLOGIE

PAR

### M. D<sup>r</sup> A. CHAPUIS

AGRÉGÉ DES FACULTÉS DE MÉDECINE

---

## DEUXIÈME ÉDITION

REVUE ET AUGMENTÉE

**Avec 54 figures intercalées dans le texte.**

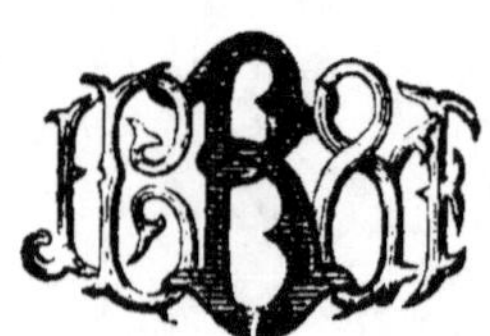

## PARIS

### LIBRAIRIE J.-B. BAILLIÈRE ET FILS

19, rue Hautefeuille, près du boulevard Saint-Germain

---

### 1889

Tous droits réservés.

# PRÉFACE DE LA DEUXIÈME ÉDITION



Désireux de rendre quelques services aux étudiants en médecine et en pharmacie, aux experts et aux chimistes, j'ai publié en 1882 les cours de toxicologie que j'avais faits à l'École pratique de la Faculté de Médecine et de Pharmacie de Lyon.

J'avais étudié les poisons par chapitres, et groupé ces chapitres en suivant l'ordre chimique ; car je considère les classifications physiologiques comme étant au moins prématurées, et je préfère employer la méthode chimique, la considérant comme plus en rapport avec ma manière de voir.

J'avais adopté la disposition suivante :

Après avoir étudié rapidement, sous le nom de *poison et empoisonnements*, l'historique et les différentes législations françaises sur les substances vénéneuses, je donnais avec la *physiologie de l'empoisonnement* la marche générale à suivre dans la recherche d'un toxique quelconque.

Cela fait, je divisais les poisons en :

1° *Corps simples* et *leurs composés* (métaux, métalloïdes et acides minéraux) ;

2º *Gaz et vapeurs* (gaz, liquides spiritueux et alcooliques);

3º *Combinaisons organiques* (acides organiques, alcaloïdes, substances toxiques d'origine végétale ou animale).

Dans chaque chapitre, pour la commodité des recherches, le sujet était disposé de la façon suivante:

1º *Propriétés chimiques* de la substance;

2º *Empoisonnements connus, statistiques, et doses toxiques;*

3º Étude détaillée des *moyens chimiques qui permettent d'isoler et de caractériser le poison;*

4º Sous la rubrique *considérations générales sur l'empoisonnement,* ce que l'on sait sur la *physiologie du poison,* et la recherche des *causes d'erreurs* qui peuvent survenir dans la marche de l'expertise;

5º *Dosage de la substance toxique;*

6º Moyens rapides et pratiques qui peuvent être employés avec succès pour *combattre les effets de l'empoisonnement.*

La deuxième édition que je publie aujourd'hui est, au point de vue de la disposition intérieure de chacun des chapitres et du groupement d'ensemble, une reproduction fidèle de celle de 1882. Le succès obtenu jusqu'à présent ne pouvait que nous confirmer dans notre manière de faire en même temps qu'il nous est un sûr garant pour l'avenir.

Quant aux changements inévitables, indispensables et nécessaires, ils se rapportent à des questions de détails et le plus souvent à des augmentations.

Les modifications de procédés et d'appareils ont été exposées avec le plus grand soin, et les additions sont assez nombreuses.

Certains modèles de rapports déjà un peu anciens sont remplacés par d'autres plus modernes, mieux en harmonie avec nos connaissances actuelles et rédigés par nos légistes et toxicologistes les plus autorisés : nous citerons les noms de MM. P. Brouardel, Lhote, Gabriel Pouchet, Vibert, L. Garnier, etc.

Toute une classe de combinaisons chimiques, à peine effleurée dans l'édition de 1882, aujourd'hui mieux connue, d'un emploi journalier et universel, les *matières colorantes dérivées du goudron de houille*, encore si discutées, ont été l'objet d'une étude complète au point de vue de leurs applications dans l'industrie de la teinture et de leurs rapports avec la toxicologie.

La question des *ptomaïnes*, de jour en jour plus intéressante, a nécessité un remaniement complet de cet important chapitre. En nous inspirant des savantes études du professeur Armand Gautier sur les alcaloïdes physiologiques, pathologiques et cadavériques, nous avons divisé notre nouvel exposé en cinq parties : *historique ; ptomaïnes connues, caractères généraux et procédés employés pour les isoler ; leucomaïnes ; essai sur les origines de ces alcaloïdes*, et enfin *considérations générales sur les empoisonnements par ces substances*. Comme supplément à ce chapitre nous reproduisons le remarquable rapport de MM. P. Brouardel, Vulpian, Schutzenberger, Ogier et Gabriel Pouchet sur une accusation d'empoisonnement par la colchicine. Nous ne saurions trop recommander la lecture de ce travail, car cette affaire servira à la fois à l'étude et à la connaissance des principes actifs des colchiques en même temps que d'*exemple* aux experts aux prises avec les difficultés inhérentes à la caractérisation d'un empoisonnement par les alcaloïdes cadavériques.

Puisse cette édition nouvelle trouver, auprès des toxicologistes, médecins, pharmaciens et étudiants de nos Facultés et de nos Écoles, le même accueil que celle de 1882!

D<sup>r</sup> CHAPUIS.

*Paris, le 1<sup>er</sup> Octobre 1888.*

# PRÉCIS

# DE TOXICOLOGIE

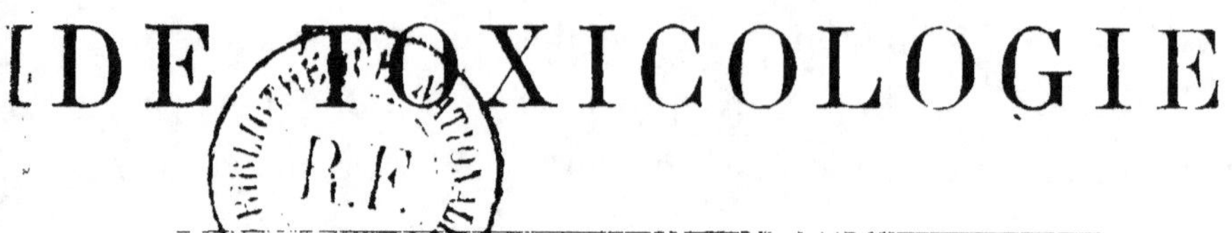

## PREMIÈRE PARTIE

### TOXICOLOGIE GÉNÉRALE

---

## CHAPITRE PREMIER

### POISONS ET EMPOISONNEMENTS

**I.** — **Les poisons dans l'antiquité et au moyen âge.**

Les anciens étaient extrêmement réservés en ce qui concerne la préparation des poisons, ce qui ne les empêchait pas d'avoir à ce sujet des connaissances assez précises. Suivant Galien, les seuls qui se soient occupés de toxicologie sont Orphée, surnommé le théologien, Horus, Mendésius le jeune, Héliodore d'Athènes, Arab et quelques autres. Tout en avouant qu'il est imprudent de traiter des poisons et d'en faire connaître la composition au vulgaire, qui pourrait en profiter pour commettre des crimes, Galien ne se fait aucun scrupule d'indiquer une série de substances réputées vénéneuses, et qui se retrouvent aussi dans Nicandre, Dioscoride, Pline et Paul d'Égine.

Les poisons connus des anciens étaient tirés des trois règnes de la nature :

1° *Poisons tirés du règne animal.* — Aucun des médecins de l'antiquité n'ignorait les propriétés toxiques des cantharides.

Les buprestes étaient des insectes auxquels on attribuait les mêmes propriétés qu'aux cantharides. La sangsue, avalée dans une boisson, amenait la mort, disait-on, par le sang qu'elle suçait dans l'estomac. Le sang de taureau, qui avait probablement subi la fermentation putride, était un poison très usité chez les Athéniens. Le miel d'Héraclée, surnommé Maïnomenon, rendait furieux ceux qui en mangeaient, témoins les soldats de Xénophon. Les aspics, les crapauds, les salamandres, les *lièvres marins* passaient pour fournir des poisons très énergiques. Les crapauds et les salamandres, on le sait, sont très inoffensifs; mais, quant au lièvre marin, les anciens voulaient-ils parler d'une certaine espèce de poisson, de crustacé ou d'araignée de mer? Sans le savoir, nos ancêtres avaient aussi recours aux ptomaïnes, à ces alcaloïdes de la putréfaction décrits et *découverts* de nombreux siècles plus tard. Ils employaient comme poison le sang de taureau putréfié! C'est avec le sang de taureau que, au dire de Plutarque, Thémistocle (1) se donna la mort.

2° *Poisons tirés du règne végétal.* — Nicandre, qui vivait au deuxième siècle avant notre ère, a décrit l'action de l'opium :

Celui qui boit, dit-il, un breuvage dans lequel entre le suc de pavots, tombe dans un sommeil profond : « Les membres se refroidissent, les yeux deviennent fixes, une abondante sueur se déclare sur tout le corps, la face pâlit, les lèvres enflent, les ligaments de la mâchoire inférieure se relâchent, les ongles deviennent livides et les yeux concaves présagent la mort. Cependant ne te laisse pas effrayer par cet aspect, donne vite au malade une boisson tiède, composée de vin et de miel, et remue le corps violemment, afin que le malade vomisse. »

Cette description est surtout remarquable en ce qu'elle montre que les anciens considéraient les vomissements comme les seuls moyens d'évacuer le poison.

La jusquiame, qui signifie littéralement fève de cochon, passait pour causer des vertiges et une folie momentanée. Les anciens distinguaient la jusquiame noire, à graines noires, et la jusquiame blanche, à graines blanches. Comme antidote de ce poison, ils indiquaient le lait.

La racine d'aconit est un des poisons les plus énergiques du

(1) An 470 avant Jésus-Christ.

règne végétal, la mythologie la fait naître de l'écume de Cerbère. Les anciens la connaissaient, car ils lui avaient donné l'épithète de *pardaliankès*, tue-panthère. Un des conjurés de Catilina, Calpurnius Bestia, fit mourir ses femmes avec l'aconit.

La ciguë, qui remplaçait notre guillotine chez les Athéniens et les habitants de l'ancienne Massilia, était le suc condensé des tiges, des feuilles, des fleurs et des graines de ciguë, que nous appelons *Cicuta virosa*, plante très commune des endroits marécageux. Un symptôme bien connu des anciens et particulier à l'empoisonnement par la ciguë était le froid et la pesanteur des membres inférieurs. Platon en parle dans son histoire de la mort de Socrate. Le contre-poison de la ciguë indiqué à l'époque était le vin !

L'État était le dépositaire et le dispensateur du poison, il était défendu d'en prendre sans son autorisation. Ceux à qui la vie semblait un fardeau allaient à la Curie, exposaient les raisons qu'ils avaient de quitter la vie et demandaient l'autorisation d'en finir avec elle. Ceux dont les motifs étaient trouvés suffisants recevaient avec l'autorisation une tasse de ciguë.

On n'opérait pas autrement à Marseille, alors colonie phocéenne. Cette nécessité d'une autorisation préalable pour le suicide avait une sanction : l'individu appartenait à la cité et celui qui la désertait sans permission était puni dans ses enfants qu'on privait de son héritage, et dans sa mémoire, qui était flétrie.

Dans l'histoire ancienne comme dans l'histoire moderne, ce sont surtout les rois et les princes qui se servent des poisons ou qui en sont les victimes. C'est ainsi qu'Alexandre le Grand tend à son médecin Philippe la lettre où l'on accuse celui-ci de vouloir l'empoisonner et d'une main ferme porte le breuvage à ses lèvres; que Mithridate, pour obvier aux inconvénients des tentatives criminelles d'empoisonnements sur sa personne, avait eu soin de se familiariser avec les poisons.

La racine d'ellébore, nom sous lequel on confondait le *Veratrum album* et l'*Elleborus niger*, était autrefois très renommée dans le traitement de la folie. Broyée et délayée dans du lait et de la farine, elle était employée par les Grecs et les Romains pour tuer les rats : c'était leur poudre aux rats. Aulu-Gelle prétend que les Gaulois empoisonnaient leurs flèches en les trempant dans du suc d'ellébore.

Les propriétés vénéneuses du bois d'if étaient aussi connues des anciens; c'est avec ce poison que se fit mourir Cativulcus, roi des Éburons (Belges).

La mandragore, qui a joué un grand rôle dans la pharmacopée des anciens, paraît avoir été indifféremment la belladone ou la stramoine, ou encore d'autres solanées.

Les anciens savaient que les fruits écrasés de ces plantes vénéneuses, administrés en breuvage, produisaient des visions étranges, des hallucinations momentanées. C'était probablement avec une de ces solanées, et non pas avec le colchique, que Médée, célèbre magicienne de la Colchide, préparait des breuvages empoisonnés.

Les sucs de *Dorycenium*, de *Psyllium*, de *Pharicum*, de *Carpasus*, de *Thapsia*, d'*Elaterium*, d'herbe sardonique, regardés comme des poisons plus ou moins violents, étaient très probablement fournis par diverses espèces d'euphorbiacés, d'apocynées, de cucurbitacées et de renonculacées.

Les champignons vénéneux étaient également connus des anciens; Nicandre les appelle le mauvais ferment de la terre. Le meilleur antidote était le vinaigre ajouté à une colature de cendres de sarments.

3° *Poisons tirés du règne minéral.* — L'arsenic, nom dont Dioscoride s'est le premier servi, était un sulfure d'arsenic.

« Pris en breuvage, ajoute-t-il, il cause de violentes douleurs dans les intestins qui sont vivement corrodés. C'est pourquoi il faut y apporter en remède tout ce qui peut adoucir le corrosif. »

A cet effet, il recommande le suc de mauves, la décoction de graines de lin, de riz, des émulsions et des juleps émollients. Le cinabre passait aussi pour un poison corrosif. La litharge, la céruse et la chaux vive étaient également rangées au nombre des poisons.

Plus tard, à l'époque de Rome républicaine, les poisons et les empoisonnements se multiplièrent à un tel point que le législateur dut en enrayer les effets par une loi. On prétendait que le crime d'empoisonnement était commis plus communément par les femmes que par les hommes. On connaît d'ailleurs cet adage porté contre les femmes adultères : *adultera, ergo venefica.*

L'exemple suivant, rapporté par Tite-Live, remontant à l'année 423 de la république romaine, a beaucoup contribué à accréditer cette opinion.

« Un grand nombre de morts subites, toutes avec les mêmes symptômes, jetèrent tout à coup l'effroi dans la société romaine. On ne savait à quelle cause attribuer de si nombreux décès, c'était comme une épidémie, lorsqu'une esclave dénonça le complot formé par vingt dames romaines qui se livraient à la composition de breuvages empoisonnés pour se défaire de ceux qui leur déplaisaient ou dont elles voulaient recueillir la succession. Elles soutinrent pour leur défense que ces breuvages étaient des remèdes. A la demande de l'esclave qui les avait dénoncées, on les invita, à titre d'essais, à boire leurs préparations et elles en moururent toutes. Le procès fut continué contre leurs complices, qui furent condamnés, au nombre de soixante-dix. »

Deux siècles plus tard, au sortir des guerres civiles, ces crimes se renouvelèrent à tel point que Sylla fut obligé de porter une loi contre les assassinats et les empoisonnements, *lex Cornelia de sicariis et veneficiis.* Cette loi s'exprime ainsi :

« *Alio senatus consulto effectum est, ut pigmentarii, si cui tenere cicutam, salamandram, aconitum, pituocampas, aut bubrastim, mandragoram ; quod lustramenti causa, dederint cantharidas, pœna teneantur hujus legis.* »

Les dispositions pénales étaient : « *Insulæ deportatio, bonorum omnium ademptio.....* »

Sous les premiers empereurs, vers l'an 68 de notre ère, Locuste d'abord et Canidie ensuite firent de l'empoisonnement un art. C'est Locuste qui fournit à Néron le poison qui foudroya Britannicus. On lit dans Suétone :

« Locuste, qui avait dénoncé beaucoup d'empoisonneurs dont elle était complice, fournit à Néron un poison qui d'abord ne réussit pas comme il l'espérait, et ne donna à Britannicus que de la diarrhée. Néron fit venir Locuste et la chargea de coups, lui reprochant d'avoir donné un remède au lieu d'un poison ; et comme elle s'excusait sur le dessein qu'elle avait de cacher un crime aussi odieux : Sans doute, dit-il, je crains la loi Julia ; et il lui ordonna de composer devant lui le poison le plus prompt qu'il serait possible : il l'essaya sur un chevreau, qui n'expira que cinq heures après. Il le fit fortifier et recuire encore, et le donna à un marcassin, qui mourut sur-le-champ. Il fit porter le poison dans la salle à manger, et ordonna qu'on le servît à Britannicus, le soir, à souper. Le jeune prince tomba aussitôt qu'il en eut goûté, et Néron dit aux convives que c'était une attaque d'épilepsie, maladie à laquelle il était sujet. »

Cet empereur, à la suite de ces empoisonnements, combla Locuste de faveurs, lui donna même des disciples, et la logea dans son palais. Il la fit cependant périr, lorsqu'il apprit qu'elle s'apprêtait à l'empoisonner lui-même.

Le crime d'empoisonnement est encore commis facilement par les classes élevées de la société. Sous la république, ce sont les dames romaines; sous l'empire, ce sont d'autres empoisonneurs d'origines plus obscures, mais assurés de l'impunité par les relations qu'ils avaient avec les gens de hautes fonctions, les empereurs eux-mêmes.

Dans les descriptions des philosophes grecs des v$^e$ et vi$^e$ siècles on trouve de nombreux détails sur les composés de l'arsenic et leurs transformations. Les sulfures d'arsenic étaient désignés, l'un, le réalgar, sous le nom de *sandaraque*, l'autre, l'orpiment, sous le nom d'*arsenic*. Il en est de même de certains arsénio-sulfures métalliques. Olympiodore, philosophe grec, vivant à Alexandrie aux v$^e$ et vi$^e$ siècles (1), donne même les moyens de changer les sulfures d'arsenic en acide arsénieux par des grillages ménagés, etc.

L'acide arsénieux était désigné tantôt sous le nom d'*alun*, tantôt sous celui de *céruse*.

Dans les siècles qui suivirent, l'histoire parle peu de semblables crimes, et on est obligé de chercher jusqu'au moyen âge pour retrouver alors une recrudescence d'empoisonnements.

Au xii$^e$ siècle, l'empoisonnement était très fréquent, à tel point qu'une foule de livres et de documents ont été écrits et pour préparer les poisons et pour en combattre les effets. Voici les moyens que recommandait Maimonide (2), pour se tenir en garde contre les empoisonneurs et leurs poisons :

« Défiez-vous de ces aliments qui exhalent une mauvaise odeur, d'oignon, par exemple; comme ceux préparés avec du vinaigre et de l'oignon, ou ce qui a cuit avec ce dernier ; l'on ne doit manger de ces

(1) Berthelot, *Ann. phys. et chim.*, mars 1888, t. XIII, p. 430.
(2) Maimonide, traduction de Rabbinoviez.

mets que ce qui a été préparé par une personne dans laquelle on a une confiance absolue, et à l'égard de laquelle il ne reste pas le moindre doute, parce que c'est dans ces sortes de mets que s'exerce la ruse des empoisonneurs, car c'est avec eux que se dissimule facilement la couleur, l'odeur ou la consistance du poison. Il faut se tenir en garde contre les substances dont le goût s'altère et qui n'exhalent point une bonne odeur, et en général contre tout ce dont on ne connait pas l'espèce et la nature. Prenez garde à tout ce qui a cuit avec le garum et dans lequel domine un goût d'acidité, ou styptique, ou bien une saveur douce en excès. Prenez garde au vin, car ce liquide semble disposé pour cet effet, parce qu'il dissimule la couleur, l'odeur et le goût du poison, et ensuite parce qu'il facilite son arrivée au cœur; et celui à qui on en a donné dans l'intention de l'empoisonner — et qui le soupçonne — a certainement besoin d'y porter son attention pour lever les doutes. »

**Plus loin**, en parlant du cheik Abou Merwan Ibn Zohar, il ajoute :

« ... Il avait constamment sous la main un petit coffret d'argent contenant de la grande thériaque ou un morceau d'émeraude. Que Dieu ait pitié de lui : il était très en garde contre le poison! »

La thériaque et la poudre d'émeraude et une foule d'autres substances étaient, à l'époque, appelées préservatifs contre les poisons. Aussitôt empoisonné, ou lorsqu'on croyait l'être, on devait prendre immédiatement de la thériaque et ensuite le mithridate (*confectum mithridaticum*) ou bien encore de la poudre d'émeraude. Cette substance, considérée comme un médicament simple, avait la propriété de triompher de tous les poisons et piqûres d'animaux venimeux, de calmer les douleurs d'estomac et de purifier les dents.

A cette époque et au treizième siècle, les pharmacies n'étaient que des dépôts (apothèques) de sirops, d'électuaires, de conserves, de liqueurs alcooliques épicées. Les apothicaires faisaient venir de l'Italie la plupart des médicaments officinaux et surtout les poisons.

L'une des substances dont les princes paraissent alors avoir fait souvent usage et dont ils connaissaient parfaitement les propriétés, c'était l'arsenic sublimé, la mort aux rats, aujourd'hui appelé *acide arsénieux*. C'est ce qui résulte des instructions que donna, en 1384, Charles le Mauvais, roi de Navarre, au ménestrel Woudreton, pour empoisonner Charles VI, roi de France,

le duc de Valois, frère du roi, et ses oncles les ducs de Berry,
de Bourgogne et de Bourbon.

« Tu vas à Paris ; tu pourras, lui disait le roi de Navarre, faire grand
service si tu veux. Si tu veux faire ce que je te dirai, je te ferai tout
aisé et moult de bien. Tu feras ainsi : il est une chose qui s'appelle
*arsenic sublimat*. Si un homme en mangeait aussi gros qu'un pois,
jamais ne vivrait. Tu en trouveras à Pampelune, à Bordeaux, à Bayonne
et par toutes les bonnes villes où tu passeras, es hôtels des apothicaires.
Prends de cela et fais-en de la poudre, et quand tu seras dans la maison
du roi, du comte de Valois son frère, des ducs de Berry, Bourgogne
et Bourbon, tiens-toi près de la cuisine, du dressoir ou de quelques
autres lieux, où tu verras mieux ton point ; et de cette poudre mets
es potages, viandes et vins, au cas que tu pourrais le faire pour ta
sûreté ; autrement ne le fais point. »

Rien de plus clair que ces royales instructions, elles nous en
apprennent plus sur cette matière que tous les alchimistes du
moyen âge.

Woudreton fut pris, jugé et écartelé en place de Grève, en 1384.

Deux siècles plus tard, on voit en Italie le poison régner en
maître et l'Italie moderne se montrer la digne héritière de
l'Italie ancienne. C'est elle qui est le berceau de l'empoisonnement. C'est là que l'on a fait de l'art pur, et c'est de là que cet
art s'est répandu dans toute l'Europe. L'histoire de ce pays
est pleine de drames sombres et mystérieux dont le souvenir
laissera une trace ineffaçable à travers les siècles.

L'aqua Toffana, encore appelée *aquetta*, fut inventée vers le milieu
du XVIIe siècle, par une Italienne appelée Toffana. Cette femme qui ha-
bita Palerme, puis Naples, faisait partie de ces fameux empoisonneurs
secrets qui passaient pour pouvoir donner la mort en administrant un
fluide. Au XVIe et au XVIIe siècle on ne parlait de cette association
qu'avec terreur. On fit à cette époque, à Rome, l'observation que
beaucoup de jeunes femmes devenaient subitement veuves, et qu'une
foule de maris, soupçonnés de n'être pas en bonne intelligence avec
leurs femmes, mouraient inopinément. Les soupçons s'arrêtèrent enfin
sur une société de jeunes veuves, présidée par une vieille femme qui
avait la réputation de prédire l'avenir et qui avait annoncé exactement
la mort de plusieurs personnes. Grâce à la ruse d'une courtisane qui
joua le rôle d'une grande dame désireuse de se débarrasser d'un époux
importun, le mystère fut dévoilé. Toute la bande fut arrêtée et mise à
la question. La vieille mégère du nom de Spara et quatre autres em-
poisonneuses subirent publiquement la peine capitale. La Spara, paraît-
il, Sicilienne d'origine, tenait son secret de la Toffana, qu'elle avait

connue à Palerme, où le poison était vendu dans de petites fioles de verre portant cette étiquette : *Manna di S. Nicolas di Bari*, et ornées de l'image de ce saint. La Toffana vivait alors dans un monastère d'où elle fut retirée pour subir la torture. Elle avoua que son poison avait donné la mort à six cents personnes, parmi lesquels on compte les papes Pie III et Clément XIV.

Parmi toutes les petites cours qui à cette époque empestaient le sol italien, il n'en est pas une qui ne compte dans ses annales de nombreux empoisonnements, à commencer par ceux de Bianca Capello et de son époux le grand-duc François. Cependant toutes sont distancées par la cour de Rome, et pour la circonstance les papes tiennent de beaucoup le premier rang parmi les artistes en poison.

Le poison des Borgia est connu de tous. Alexandre VI empoisonnait les cardinaux ses ennemis, pour se venger d'eux, et les cardinaux ses amis, pour s'emparer de leurs biens. C'est en voulant empoisonner le cardinal de Cometo qu'il trouva la mort ; le domestique se trompa et servit au pape et à son fils la bouteille de vin destinée au convive.

Ce même pape avait eu d'une certaine Rosa Vanozzo cinq enfants, dont deux surtout acquirent la plus hideuse célébrité. César et Lucrèce Borgia. Cette dernière, laquelle passait pour entretenir des relations incestueuses avec son propre père et ses deux frères, César et François, duc de Gandie, survécut à toute sa famille, se maria plus tard avec Alphonse d'Este, duc de Ferrare, et mourut assez ignorée.

Après eux, beaucoup de papes ont succombé au poison, victimes de cardinaux impatients de régner ou désireux de se venger ; tel fut entre autres le sort de Léon X.

Il paraîtrait que récemment encore Pie IX a dû plus d'une fois montrer une grande circonspection dans le choix de ses aliments.

A côté de ces faits, viennent la légende et les exagérations. Ces légendes se retrouvent dans l'histoire de la pêche empoisonnée seulement d'un côté. On partageait, disait-on, cette pêche avec la femme dont on était jaloux, on pouvait manger sans danger la partie qui avait été touchée par le côté sain du couteau, l'autre moitié donnait la mort.

On parlait aussi de méthodes des plus ingénieuses pour les empoisonnements.

Un prince Savelli aurait eu une clef avec laquelle il empoisonnait ceux de ses gens dont il voulait se défaire. La poignée de cette clef avait une pointe imperceptible que l'on frottait d'un certain poison. Le prince disait à un gentilhomme en lui remettant la clef : « Allez chercher un papier dans telle armoire. » La serrure ne jouait pas bien, le gentilhomme faisait avec la main, sur la clef, un petit effort, et sans s'en apercevoir s'écorchait la main, et vingt-quatre heures après il n'était plus.

Si la plupart de ces crimes demeurèrent impunis, c'est qu'on négligea presque toujours de rechercher les coupables, de peur de se heurter à des personnages trop puissants. « Qui aurait voulu accuser un prince romain, un fils, une fille, un neveu de pape ou tel autre personnage ? » On pense bien qu'avec de pareilles facilités, les empoisonnements florissaient dans une société où les sentiments d'ambition, de vengeance, de luxure étaient encore attisés par une imagination ardente et une nature méridionale.

L'*acqua Toffana, acqua di Napoli, acquetta,* le *poison à la mode,* était, d'après Garelli, médecin de Charles VI d'Autriche, une dissolution d'acide arsénieux dans de l'eau distillée de cymbalaire et additionnée d'une sorte d'alcoolat de cantharides.

L'*aquetta di Peruzia,* autre poison à la mode, était préparée, si on en croit la tradition, de la manière suivante : on tuait un porc, l'ouvrait et le saupoudrait d'arsenic, et on abandonnait le tout au repos pendant un certain temps. On recueillait les liquides qui s'écoulaient de la masse en putréfaction. Ceux-ci possédaient des propriétés toxiques beaucoup plus violentes qu'une simple dissolution d'acide arsénieux.

Il a fallu des siècles pour se rendre compte de ces raffinements dans le crime ! Alexandre VI, Lucrèce Borgia et leurs dignes acolytes, sans grandes notions chimiques cependant, avaient constaté l'activité beaucoup plus grande de leur poison favori associé, combiné qu'il était aux substances organiques. Les combinaisons métalliques ou métalloïdiques avec les corps organiques étaient découvertes, les arsines que nous osions à peine soupçonner et que Selmi mettait en évidence étaient depuis longtemps exploités par ces experts en poisons.

## II. — Les empoisonnements du XVIIᵉ au XIXᵉ siècle.

De l'Italie, le poison passe la frontière et vient établir domicile en France, dans la cour même de Louis XIV. En 1666, au sein de la nation la plus polie, une femme de haut parage, Marie-Marguerite d'Aubray, marquise de Brinvilliers, riche de 40,000 livres de rente, avait empoisonné son père, ses deux frères avant qu'on pût soupçonner ces crimes. Elle couvrait tout cela de l'apparence de la dévotion, se confessait régulièrement et fréquentait les hôpitaux. Elle faisait l'essai de ses poisons sur les pauvres et leur distribuait des biscuits de sa façon. Elle en donnait aux malades des hôpitaux et s'informait de l'effet qu'ils avaient produit.

Il n'est pas inutile de rappeler la vie de cette Locuste moderne. Cette biographie extrêmement intéressante mettra en scène les princes du poison, donnera un aperçu de l'état de la cour de Louis XIV à l'époque du scandale et de l'agitation que produisit à Paris la connaissance de tous ces forfaits. Elle permettra également de nous rendre compte de l'état où se trouvait la médecine légale et la chimie toxicologique.

La marquise de Brinvilliers était fille de M. de Dreux d'Aubray, lieutenant civil au Châtelet de Paris, et épousa, en 1651, Antoine Gobelin, marquis de Brinvilliers, fils d'un président de la Chambre des Comptes. Elle était alors âgée de vingt et un ans. C'était une charmante personne, toute mignonne et toute gracieuse, la peau extraordinairement blanche, le nez assez bien fait, de beaux yeux bleus et les cheveux châtains très longs et très épais. A ces avantages extérieurs elle joignait beaucoup d'esprit, des allures décidées, une parole vive, nette et ferme.

Après quelques années d'union assez tranquille, pendant lesquelles ils eurent cinq enfants, deux filles et trois fils, le marquis ne tarda pas à se lancer dans une vie de luxe et de désordre éhonté, tandis que la marquise, qui avait paru se résigner, se consola avec un officier de cavalerie au régiment de Tracy, M. Gaudin de Sainte-Croix.

Ce fut en 1659, que le marquis de Brinvilliers introduisit Sainte-Croix dans sa maison. Celui-ci prit bientôt une influence absolue sur la marquise et vécut presque publiquement avec elle. Dreux d'Aubray, mis au courant de la conduite scandaleuse de sa fille, voyant que les supplications ne pouvaient rompre cette liaison, obtint, au commencement de 1665, une lettre de cachet contre Sainte-Croix et le fit arrêter dans le carrosse même de la marquise et à côté d'elle.

Sainte-Croix, enfermé à la Bastille, y fit la connaissance d'un prisonnier italien, nommé Exili ou Egidio, détenu là on ne sait pourquoi. Au bout d'un an, Sainte-Croix fut mis en liberté avec Exili, qu'il prit à son service, et tous deux se livrèrent à la fabrication des poisons, avec un apothicaire du faubourg Saint-Germain, nommé Glazer.

Sainte-Croix, rendu prudent à la suite de son arrestation, changea de vie, se maria, affecta des sentiments religieux, ce qui ne l'empêchait pas de recevoir la marquise, mais en apportant une grande réserve dans leurs relations.

Pendant l'automne de 1666, le lieutenant civil en villégiature avec sa fille fut pris tout à coup de vomissements et de douleurs atroces, et mourut en quelques jours. Le médecin qui le soignait attribua une mort si prompte à la goutte remontée. M^me de Brinvilliers était délivrée d'un censeur incommode, et de plus, héritait, mais pas autant qu'elle aurait voulu. Elle avait dû partager avec deux frères et une sœur.

Les relations de la marquise et de Sainte-Croix n'avaient pas tardé à redevenir publiques, au grand désespoir des frères de celle-ci. Au commencement d'avril 1670, son frère, Antoine d'Aubray, tomba gravement malade à la suite d'un dîner qu'il avait donné à son château de Villequoy, en Beauce, et dans lequel on avait servi une tourte de béatilles. A partir de ce moment, il ne fit que languir et mourut le 17 juin suivant Son autre frère le suivit dans la tombe au mois de novembre de la même année. Ces morts répétées firent naître des soupçons.

Les médecins chargés de l'autopsie du frère aîné ne trouvèrent rien d'anormal ni d'extraordinaire, et attribuèrent la mort à une humeur maligne. Les experts, qui quelques mois après firent les constatations médico-légales sur le second frère, ne soupçonnèrent pas l'empoisonnement, ils trouvèrent « la poitrine ulcérée et desséchée, et Jean Delcaux dit que le cœur et le foie étaient flétris. »

En 1669, empoisonnement de Saint-Laurens, receveur général du clergé français. A ce sujet, le rapport des médecins et chirurgiens concernant cette affaire est ainsi conçu :

..... « Que toutes les parties nobles et la poitrine se trouvèrent saines et dans leur naturel. Qu'il se trouve dans l'ouverture du ventre inférieur un demi-litre de pus ou matière flottante parmi les intestins, de couleur grisâtre. Qu'il y avait une excoriation de la grandeur de la main sur le mézantère et aux intestins qui avaient touché contre. Et comme le duodénum, le jéjunum était aussi ulcéré de la grandeur de deux doigts en sa membrane externe, et que desdits ulcères est parvenu le pus qui s'était trouvé dans ladite cavité ; que pour tous lesdits accidents leur jugement est qu'ils ont été causés par quelques exercices violents, lesquels ulcères ont déterminé la mort en raison de la grande douleur qui est survenue. »

C'était l'action du poison (sublimé corrosif) mis sur le compte d'un cheval un peu dur, car Saint-Laurens avait fait un voyage monté sur un cheval de carrosse.

C'est alors que l'imagination populaire fait intervenir d'une façon singulière l'événement qui amena la découverte de ces crimes. Un jour, dit-on, en 1672, Sainte-Croix, renfermé seul dans un laboratoire secret qu'il avait dans le cul-de-sac de la Valette, près de la place Maubert, fabriquait ses poisons les plus subtils. Le visage couvert d'un masque de verre, la tête penchée sur un fourneau, il suivait attentivement une opération, quand tout à coup le masque se brisant, la vapeur du poison l'étendit raide mort.

Comme il vivait séparé de sa femme et qu'il avait de nombreux créanciers, un commissaire fut requis pour apposer les scellés à son domicile.

A l'ouverture de la succession, on trouva entre autres choses une cassette, la clef placée dans la serrure. Dans ce petit meuble, on remarqua une demi-feuille de papier sur laquelle, de sa main, le défunt recommandait de remettre contenant et contenu à la marquise de Brinvilliers, demeurant rue Neuve-Saint-Paul « attendu que tout ce qu'elle contient la regarde et appartient à elle seule, et que d'ailleurs, il n'y a rien d'aucune utilité à personne du monde, son intérêt à part. »

Sur ces recommandations on se contenta de jeter un coup d'œil rapide dans la cassette, puis après l'avoir refermée et scellée on en confia la garde au sergent Cruellebois.

La marquise de Brinvilliers fut saisie d'un grand effroi quand elle apprit cette découverte, et, folle de terreur, elle s'en fut courir chez Cruellebois, le suppliant de lui remettre la cassette contre une récompense de 50 louis. Cette insistance et d'autres démarches qu'elle fit dans le même but ne purent que faire repousser sa demande. Sachant qu'il y allait de sa vie et qu'elle n'avait pas un instant à perdre, elle emprunta quelque argent et courut se réfugier en Angleterre.

D'un autre côté, l'inventaire n'ayant fait trouver que des valeurs insignifiantes, les créanciers et la veuve de Sainte-Croix s'imaginèrent que le plus clair de l'actif pouvait bien être renfermé dans la cassette. On en requit l'ouverture, ce qui fut fait le 18 août.

Entre autres papiers, billets, mémoires, lettres de la marquise, on trouva un grand nombre de paquets contenant du sublimé corrosif, de l'opium, du régule d'antimoine, du vitriol romain, du vitriol calciné et deux liqueurs.

Sainte-Croix possédait, en somme, une eau pour les liquides et une poudre pour les aliments solides.

L'expertise de ces substances fut confiée à Guy Simon, marchand apothicaire.

Voici un extrait de son rapport, curieux en ce sens qu'il donne un aperçu de la science toxicologique à l'époque : « Il a d'abord versé quelques gouttes de la liqueur des fioles dans de l'huile de tartre et de l'eau marine, et il ne s'est rien précipité au fond des vaisseaux. Il a mis un peu de la liqueur dans un matras, sur sable, et il n'a trouvé aucune matière acide ni âcre à la langue, et presque point de sels fixes. Puis il a empoisonné un pigeon, un chien, un poulet d'Inde, et, les ayant ouverts, il n'a trouvé qu'un peu de sang caillé au ventricule du cœur. De la poudre déposée par la liqueur, il en a donné à un chat sur un morceau de fressure de mouton, le chat vomit pendant une demi-heure et fut trouvé mort. » Le poison avait résisté aux recherches et le rapport se termine par ces mots : « *C'est un poison terrible, insaisissable et diabolique.* »

En effet, les connaissances toxicologiques à l'époque se réduisaient à ceci : « Dans l'eau par sa pesanteur, le poison se jette au fond, il obéit, il se précipite et prend le dessous. L'épreuve du feu n'est pas moins sûre ; il évapore, il dissipe et il consume ce qu'il y a d'innocent et de pur, et il ne laisse qu'une matière âcre et piquante qui seule résiste à son impression. Ses effets sur les animaux sont encore plus sensibles, il porte sa malignité dans toutes les parties où il se distribue, il vicie tout ce qu'il touche, il brise et brûle d'un feu étrange et violent toutes les entrailles. »

Quant au poison employé par Sainte-Croix, il ne présente aucun de ces caractères. Il a passé par toutes les épreuves et surmonté l'art et la capacité des experts. Il se joue de toutes les expériences. Ce poison nage sur l'eau, il est supérieur et fait obéir les éléments. Il se sauve de l'expérience du feu et ne laisse qu'une matière douce et innocente. Il se cache et se dérobe avec tant d'adresse qu'on ne peut le reconnaître. Administré aux animaux, toutes les parties sont saines et les médecins n'y reconnaissent rien.

La découverte de tous ces poisons, les relations de Sainte-Croix avec la marquise, la fuite de celle-ci, la mort si rapide, à quatre années d'intervalle, de Dreux d'Aubray et de ses deux fils, ouvrirent enfin les yeux à la justice. On se rappela aussi qu'un ancien domestique de Sainte-Croix, nommé La Chaussée, avait disparu aussitôt que le bruit de la découverte de la cassette s'était répandu. Or, La Chaussée, après avoir été quelque temps chez Sainte-Croix, était entré, sur la présentation de la marquise, au service du conseiller d'Aubray, chez lequel il était resté jusqu'à sa mort.

Ces rapprochements furent autant de traits de lumière. La Chaussée fut arrêté le 4 septembre, et condamné malgré ses dénégations, le 24 mars 1673, à être rompu vif et à expirer sur la roue. Avant d'être exécuté, La Chaussée, soumis à la question préalable, avoua tout. Il déclara qu'il avait empoisonné le conseiller d'Aubray. Il tenait le poison de Sainte-Croix auquel il rendait compte de l'effet produit. C'était le plus souvent une eau blanche qu'il versait, soit dans les bouillons, soit dans les tourtes. La marquise de Brinvilliers, d'après lui, était au courant de tout.

La complicité de cette dernière parut tellement évidente que le jour de la condamnation de La Chaussée, elle fut condamnée à avoir la tête tranchée.

En quittant Paris, la marquise se réfugiait à Londres où une demande d'extradition fut adressée au gouvernement anglais. La marquise ayant eu vent du danger passait dans les Pays-Bas, et en 1676 elle se trouvait dans un couvent de Liège. Sa résidence fut découverte par l'indiscrétion d'un de ses correspondants. En avril 1676, le lieutenant de police La Reynie la capturait par ruse et l'amenait à Paris. Des perquisitions faites dans sa chambre amenèrent la découverte d'un essai de confession générale dans lequel elle s'accusait : d'avoir elle-même empoisonné son père, d'avoir fait empoisonner ses deux frères et voulu faire subir le même sort à sa belle-sœur. Elle avait donné cinq ou six fois du poison à son mari, mais chaque fois le regret l'avait prise et elle l'avait fait soigner. Elle en avait également donné à une de ses filles, parce qu'elle était grande. Elle reconnaissait avoir donné du poison à une femme qui voulait se débarrasser de son mari, etc., etc., etc....

L'arrivée de la marquise à Paris surexcita au plus haut point la curiosité publique. Le scandale fut à son comble quand on connut le contenu de la confession de Liége. Bientôt des bruits se répandirent que la justice n'aurait pas son cours ordinaire, parce qu'il y avait dans le procès des personnages importants que l'on tenait à ménager. On disait même que pour obtenir ce résultat des sommes considérables avaient été distribuées. L'agitation était telle que Louis XIV, alors au camp de Quiévrain, écrivait à Colbert une lettre, en lui recommandant de le tenir au courant, et terminant par ces mots : « On prétend qu'il y a de fortes sollicitations et beaucoup d'argent répandu. »

Pendant le procès, les preuves abondèrent de toutes parts, tant et si bien que le doute n'était plus permis. Aussi les juges rendirent-ils, le 16 juillet 1676, un arrêt aux termes duquel, après avoir été appliquée à la question ordinaire et extraordinaire, la marquise de Brinvilliers devait être traînée devant l'église Notre-Dame, dans un tombereau, nu-pieds, la corde au cou, tenant en ses mains une torche ardente du poids de 2 livres, pour y faire à genoux amende honorable. Elle devait ensuite être menée et conduite dans ledit tombereau, en la place de Grève, pour y avoir la tête tranchée, son corps brûlé et les cendres jetées au vent.

L'exécution eut lieu le lendemain.

La Brinvilliers laissa après elle toute une école d'imitateurs, et les empoisonnements se multiplièrent dans la haute société avec une effrayante progression.

C'est alors que le 11 janvier 1680 fut ouverte à Paris une chambre ardente qui reçut pour mission de sévir contre les empoisonneurs. Cette chambre siégea en 1680-81 et 1682, jugea deux cent vingt-six individus dont cent trente-huit femmes.

Ce fut, on le sait, à la mort de madame, duchesse d'Orléans, en 1670, que les bruits d'empoisonnements nombreux commencèrent à se répandre dans Paris. Ce crime, par une fatalité singulière, infecta la France non point pendant les horreurs d'une guerre civile, mais dans un temps de gloire et de plaisir, comme il se glissa dans l'ancienne Rome aux plus beaux jours de la république. Cette chambre désignée dans l'histoire tantôt sous le nom de *chambre de justice*, tantôt sous celui de *chambre des poisons*, tantôt sous celui de *chambre ardente de l'Arsenal*, tenait ses séances dans ce dernier local. Elle vit comparaître devant elle les plus grands personnages du royaume, et La Reynie, le farouche lieutenant de police, fut nommé par Louis XIV président, procureur général et rapporteur de ce terrible tribunal. On cita très injustement à la barre des personnes qui étaient dans la disgrâce du roi. En interrogeant la duchesse de Bouillon, il lui demanda si dans ses entretiens avec les sorcières elle avait vu le diable. La duchesse de

Bouillon lui répondit : « Je le vois en ce moment et la vision est fort laide, il est déguisé en conseiller d'État. » La comtesse de Soissons se vit imputer des choses assez sérieuses pour juger prudent de se retirer à Bruxelles. Le maréchal de Luxembourg fut mis à la Bastille et subit un long interrogatoire après lequel il resta environ quatorze mois sous les verrous.

M^me de Sévigné écrit à ce sujet : « La duchesse de Bouillon alla demander à la Voisin, devineresse de l'époque, un peu de poison pour faire mourir un vieux et ennuyeux mari qu'elle avait, et une invention pour épouser un jeune homme qu'elle aimait. »

La Voisin et ses complices appelaient leur poison *poudre de succession*. Elle n'était pas seule, mais faisait partie d'une association d'empoisonneurs, parmi lesquels Vanens, Sainte-Colombe et Bachimont. La compagnie vendait de l'arsenic, du vitriol, du sublimé corrosif à qui en voulait et surtout aux femmes pressées de devenir veuves. A côté de jongleries, dans le but de cacher leur véritable commerce, ils faisaient de nombreux voyages pour la vente, en un mot les commissionnaires en poisons. Vanens surtout parcourait l'Allemagne, l'Italie, rayonnait, en France, de Paris à Lille, et de Paris à Marseille. Ils étaient tous entrepositaires de substances vénéneuses et traitaient les crimes à forfait. Ils prenaient des commandes chez la Laforest, la Chapelain et la Beauregard. Ces femmes avaient leur clientèle dans le plus grand monde. Le but à atteindre était indifférent ; elles faisaient avorter, hériter et changer de mari ou d'épouse. Les femmes, paraît-il, étaient de meilleures et plus nombreuses clientes que les hommes. Aux clients sérieux, elles vendaient purement et simplement, à belles pistoles sonnantes, la liqueur ou la poudre, le sucre de cantharides et l'arsenic distillé au suc de crapauds. Aux crédules, on ajoutait à la substance mortelle le ragoût d'une incantation, d'une messe ou d'un feu de fagots.

Quelque temps après l'arrestation de Vanens et de Bachimont, on incarcéra la La Bosse qui s'occupait de poisons depuis vingt ans et la Vigoureux, femme d'un tailleur, et qui faisait le commerce avec la Voisin. Cette dernière fut arrêtée le 12 mars.

Dans les aveux qu'elle fit sur ses habitudes de sorcellerie, on remarque le passage suivant : « J'ai appris, dit-elle, depuis l'âge de neuf ans la nécromancie et la physionomie. Des missionnaires me persécutèrent d'abord pour ces pratiques ; mais ayant eu l'occasion de rendre compte de mon art à messeigneurs les grands vicaires, pendant les vacances du siège de Paris, je n'ai pas été inquiétée depuis. » Elle nia tout le temps s'être servie de sa profession pour nuire. Elle avait bien vendu des poudres d'amour, tiré des horoscopes, indiqué des remèdes, mais en toute pureté de conscience.

Cependant elle fut convaincue d'avoir trafiqué de la poudre de pavot et de la *poudre de diamant*, et enfin se décida à tout avouer et à nommer des complices, parmi lesquels un duc, une Trianon et trois prêtres, le Sage, Mariette et Davot, tous trois habiles à manier l'arsenic et le sublimé corrosif.

En même temps que ces bruits de poisons circulent, on commence à parler de substances mystérieuses, de poisons subtils qui doivent tuer à l'odeur et dont la force meurtrière réside dans les corpuscules ténus et volatils ; on cite des gants, des chemises, des étoffes assaisonnées à l'italienne et qui doivent faire mourir de langueur. On ne sait, à la vérité, à quoi rattacher ces prétendus empoisonnements, et il est probable que les devins de l'époque, se jouant de la crédulité publique, masquaient par les chemises saupoudrées de poudre de diamant, etc., d'autres forfaits, et comme dans tous les autres cas administraient purement et simplement par la voie ordinaire leurs toxiques usuels.

Dans toute cette histoire de la Chambre ardente, il ne faut voir qu'une chose, c'est la crainte qu'avait le roi d'être empoisonné. Sans cela on se fût fort peu occupé dans les hautes régions si les empoisonnements allaient plus ou moins leurs cours et si la bande disciplinée des artistes en poison était un reste de l'association Sainte-Croix et Glazer, passée entre les mains des Mancini — nièces de Mazarin, — de Fouquet ou d'autres. C'est à la suite de ces craintes plus ou moins justifiées que parut contre les empoisonneurs l'ordonnance de 1682 (1).

Les empoisonnements cessèrent en France, et ce qui restait de la bande à peu près détruite par le fameux tribunal de la Chambre ardente, dispersé ou exilé, alla dans les pays voisins continuer sa lugubre besogne. C'est ainsi que la comtesse de Soissons, pendant un voyage qu'elle fait en Espagne, empoisonne la reine d'Espagne, Marie-Louise d'Orléans. Le moyen employé est toujours le même, celui qu'employait Glazer, ou Sainte-Croix.

Vers la fin de cette association, on voit encore comme chef et dirigeant les empoisonnements un nommé Barenton.

Ce Barenton, simple laboureur en Beauce, s'était, de sa propre autorité, institué vétérinaire et rebouteur, jeteur de sort et noueur d'aiguillette. Il s'était fait dans tout l'Orléanais une réputation de maître en maléfices. Barenton, homme précieux pour la compagnie, cumulait même, avant de connaître Glaser et Sainte-Croix, le poison et la magie. Il disait pour les gens venus de Paris des messes sur le ventre de sa servante. Il vendait aux femmes de l'arsenic pour leurs maris, aux maris de l'arsenic pour leurs femmes, aux amoureux de la poudre de mouches d'amour, aux jaloux des semences froides et des extraits destinés à amortir les sens.

(1) Voir plus loin, page 27.

Ainsi donc, au dix-septième siècle, les poisons employés sont purement minéraux, et les plus connus sont, avec quelques vitriols et un peu d'opium, le sublimé corrosif et l'arsenic. Les poisons végétaux n'avaient que peu de vogue; cependant Glazer, qui avait fait ses études en Allemagne et faisait chaque année un voyage en Italie, en avait rapporté quelques plantes toxiques et parmi elles la spigélie, plante de la famille des loganiacées, réputée vénéneuse et pour cela appelée *brinvillière*. Nous devons ajouter que, parmi les poisons subtils, il est possible — les Italiens surtout — qu'on ait connu à l'époque l'acide cyanhydrique, ou mieux le poison des fleurs à pêcher, toxique déjà connu des Égyptiens et avec lequel les prêtres faisaient mourir les sacrilèges. Jeanne d'Albret, dit-on, mourut empoisonnée par ce composé vénéneux.

En 1776, c'est-à-dire un siècle plus tard, l'arsenic reparaît encore, et l'épicier Desrues empoisonne M^me de La Motte et son fils.

Enfin nous arrivons au dix-neuvième siècle, à une époque où si les poisons sont plus connus, leur liste plus vaste, on commence aussi à les mieux étudier. A chaque affaire célèbre, nous verrons des autorités scientifiques aux prises et nous assisterons, pour ainsi dire, au développement de cette science nouvelle, la toxicologie.

En 1823, s'est jugée à Paris l'affaire Boursier. On supposait que Boursier, épicier à Paris, avait été empoisonné par sa femme et son domestique Kostolo. A la suite d'une expertise, Orfila, Gardy et Barruel trouvèrent de l'arsenic dans le corps de Boursier. Mais nous allons voir par quelles péripéties et quelles contradictions ont passé les débats et combien les experts ont obscurci la question.

Dans un premier procès-verbal, Orfila dit n'avoir pas trouvé traces d'inflammation dans l'estomac.

Dans un second, signé de trois médecins, il est constaté à l'extrémité de l'*ileum*, *la présence de quelques grains blanchâtres, présentant tous les caractères physiques de l'oxyde blanc d'arsenic, avec une odeur d'ail dans la volatilisation, prompte dissolution dans l'eau, et précipité de sulfure jaune d'arsenic produit par la mise en contact de cette dissolution avec l'acide sulfhydrique liquide et l'acide hydrochlorique.*

Dans un troisième rapport, Barruel doute des résultats de la seconde expertise. Il est d'avis *que ces globules blancs en si grande quantité, pris d'abord pour de l'arsenic, n'étaient que de petits corps gras!*

En 1823, on en était encore à douter, à hésiter entre les caractères physiques et chimiques de l'acide arsénieux et ceux des corpuscules graisseux. Si on consulte Orfila, on le verra dire, quelques années plus tard, en 1848 : « Il est souvent arrivé que des experts chargés de faire des rapports devant les tribunaux ont affirmé qu'il y avait eu empoisonnement par l'acide arsénieux, parce qu'ils avaient trouvé dans le canal digestif une matière qui répandait une odeur alliacée quand on la mettait sur des charbons incandescents. Je blâmerai sévèrement cette manière d'agir. En effet, le phosphore, l'ail et quelques autres substances offrent la même odeur. Il peut se développer dans l'estomac, pendant la digestion, des matières qui exhalent une odeur analogue quand on les chauffe. D'ailleurs n'arrive-t-il pas souvent que l'on se trompe sur le véritable caractère des odeurs ? Nous étions rapporteurs, Vauquelin et moi, sur une affaire d'empoisonnement, la matière suspecte fut mise sur des charbons ardents à quatre reprises différentes, et deux fois nous crûmes reconnaître l'odeur d'ail. Nous nous assurâmes bientôt que cette matière ne contenait pas un atome d'arsenic. »

Orfila n'a qu'un tort dans cette petite digression, c'est celui d'oublier qu'il était expert dans l'affaire Boursier et que, comme les autres, il a pris les globules graisseux pour de l'arsenic.

Quoi qu'il en soit, l'hésitation de Barruel et le doute émis par lui à la fin de cette affaire ont dû impressionner assez vivement les juges, car la femme Boursier, peu digne d'intérêt, d'ailleurs, fut acquittée, ainsi que son domestique.

A côté d'empoisonnements criminels, on constate, à cette époque, de nombreux suicides déterminés par l'emploi de l'acide arsénieux. Parmi eux, nous voyons l'assassin Soufflard qui, au moment où il s'entend condamner à mort, avale de l'arsenic, de quoi faire mourir cent personnes, dit le rapport d'Ollivier d'Angers. Sept ans plus tard, le duc de Praslin, pair de France, meurt également empoisonné par cette même substance, ainsi que l'ont dit Orfila et Tardieu.

Mais, en 1840, apparaît une cause célèbre, dans laquelle nous voyons s'élever de violentes discussions, régner le désaccord le plus complet entre les experts. La toxicologie, encore au berceau, va cependant grandir entre les mains d'hommes habiles, mais encore peu expérimentés au maniement d'appareils qui, plus tard, s'imposeront. L'appareil de Marsh était connu et répandu dans le monde scientifique depuis quatre ans ; les moyens de caractériser le poison arsenical n'étaient donc pas aussi défectueux et aussi primitifs que dans l'affaire Boursier, et cependant nous verrons encore ici trois expertises se succéder.

Marie Cappelle, femme Pouch-Lafarge rendue tristement célèbre par le crime d'empoisonnement qui porte son nom, est l'héroïne d'une des affaires les plus obscures de nos fastes judiciaires. Elle appartenait à une famille distinguée et avait épousé en 1830, par l'entremise de l'agence de M. de Foy, dit-on, M. Pouch-Lafarge, maître de forges au Glandier, dans la Corrèze, homme assez mal dans ses affaires, réduit aux expédients et cherchant une dot pour remettre à flot son usine et lui permettre l'exploitation d'un brevet d'invention. Le mariage ne fut pas heureux, et quelques mois après, Lafarge fut obligé de se rendre à Paris pour l'obtention de son brevet d'invention. Son absence dura un mois environ et pendant ce temps il reçut de sa mère une caisse de gâteaux et une lettre le priant de les manger à une heure déterminée en souvenir des hôtes du Glandier. Lafarge mangea une très petite quantité de la pâtisserie et fut pris immédiatement de coliques terribles. Il revint mourant au Glandier et mourut quinze jours après.

Cette mort rapide et les circonstances singulières qui l'avaient entourée éveillèrent les soupçons de la famille, puis, sur des dénonciations, ceux de la justice. Le premier médecin qui avait soigné Lafarge n'avait élevé aucun doute, le second avait cru reconnaître à la surface d'un lait de poule offert au malade des traces arsenicales! La mère de M. Lafarge, deux autres parentes qui vivaient au château et la servante déclarèrent avoir vu plusieurs fois M<sup>me</sup> Lafarge mêler une poudre blanche aux potions du malade. Cette dernière avait trois fois envoyé chercher de l'arsenic chez le pharmacien en lui demandant le secret et sous prétexte de détruire les rats dont était infesté le Glandier. Ces constatations et bien d'autres encore étaient accablantes, la famille réclama l'autopsie de M. Lafarge.

Les premières expériences furent faites par des médecins de Tulle, lesquels déclarèrent avoir trouvé dans le corps du défunt une masse considérable d'arsenic. Pour arriver à ce résultat, ils avaient fait bouillir quelques viscères, ils en avaient extrait un précipité jaune floconneux, soluble dans l'ammoniaque, qu'ils avaient considéré comme de nature arsenicale.

Consulté sur la valeur de cette expertise, Orfila répondit qu'elle était insuffisante, qu'il aurait fallu réduire en arsenic métallique le précipité obtenu, qui pouvait n'être qu'une matière organique. Tout était à refaire, et la plus grande partie des viscères où l'on devait rencontrer le poison avait été gaspillée en pure perte.

Tel était l'état de la cause, lorsque s'ouvrirent, devant la cour d'assises de Tulle, le 8 septembre 1840, les débats de cette affaire. Comme en 1676, pour l'affaire de la Brinvilliers, ces débats passionnèrent la France entière et eurent même un retentissement dans toute l'Europe. La société se trouva partagée en deux camps, les Lafargistes et anti-Lafargistes, on ne lisait plus les journaux que pour savoir ce qui se passait dans le chef-lieu de la Corrèze.

Le point capital pour le procès criminel était la constatation de la présence de l'arsenic dans le corps du défunt. Les premières expertises étant annulées, d'autres chimistes furent commis pour de nouvelles analyses. Cette fois, les expériences furent faites d'après la méthode indiquée par Orfila et à l'aide de l'appareil de Marsh. Le 5 septembre, les médecins présentèrent leur rapport ; ils affirmaient n'avoir pas trouvé une seule trace d'arsenic. En présence de ces divergences l'accusation n'abandonna pas la partie, ordonna l'exhumation de Lafarge et fournit ainsi de nouvelles matières à une nouvelle expertise.

Le 9 septembre, Dupuytren fit connaître ses conclusions : elles étaient également négatives, on ne trouvait d'arsenic nulle part.

La cour alors ordonna qu'Orfila en personne serait mandé à Tulle et procéderait à une expertise définitive. L'issue du procès était désormais entre les mains d'Orfila, on lui avait adjoint deux autres spécialistes, Devergie et Chevalier ; il prit sur lui de n'amener que son préparateur, M. Bussy. Il arriva le 13 à Tulle et le lendemain déposait son rapport. A l'audience, tout l'auditoire était suspendu aux lèvres de l'illustre chimiste qui laissa tomber ces mots d'une voix funèbre :

1° Je démontre qu'il existe de l'arsenic dans le corps de Lafarge ;

2° Que cet arsenic ne provient pas des réactifs avec lesquels j'ai opéré, ni de la terre qui entourait le cercueil ;

3° Je montrerai que l'arsenic retiré par nous ne *vient pas de cette portion arsenicale qui existe naturellement dans le corps de l'homme !*

4° Enfin, je ferai voir qu'il m'est impossible d'expliquer la diversité des résultats et des opinions dans les expertises qui ont été antérieurement faites et comparées avec la mienne, si ce n'est aux difficultés de manipulations d'un appareil encore peu connu.

L'arrêt de M<sup>me</sup> Lafarge était prononcé. Au dernier moment, elle avait fait appeler Raspail pour combattre le rapport présumé défavorable d'Orfila, mais Raspail arriva trop tard, l'arrêt était rendu. Il voulut du moins se rendre compte de la manière dont les expériences avaient été faites ; il obtint de voir les assiettes préparées par Orfila et sur l'une desquelles il avait obtenu de l'arsenic et déclara la quantité d'arsenic trouvée absolument impondérable.

Avec les perfectionnements dans les moyens d'investigations surgissent les difficultés ; on serait tenté de regretter la trop grande sensibilité des procédés. Ainsi, à peine l'appareil de Marsh est-il connu, que l'arsenic devient tellement facile à trouver qu'on en trouve partout. Nous ne nous étendrons pas davantage sur cette question d'arsenic normal des os ; nous renvoyons au chapitre *Arsenic*.

Dans le procès Lacoste, en 1843, on assiste à une espèce de réaction, et la question semble s'établir sous un nouveau jour.

M<sup>me</sup> Lacoste (Euphémie Verzès) était accusée d'avoir empoisonné son vieux mari, malade depuis longtemps et se soignant depuis de longues années au moyen de médicaments qu'il préparait lui-même et à l'abri des regards de tous. Après six mois, le cadavre de Lacoste fut exhumé et soumis à l'examen des chimistes et médecins d'Auch. Les experts trouvèrent de l'arsenic dans le tube digestif et le foie, mais ne purent en découvrir dans la terre du cimetière. Dans une deuxième expertise, faite par Pelouze, Devergie et Flandin, la présence de l'arsenic fut constatée, et les conclusions du premier rapport adoptées. Mais dans la discussion, Devergie soutint que l'arsenic trouvé ne pouvait être de l'arsenic normal. « La science, dit-il, n'admet pas cette manière de voir ; mais ajoute-t-il, cet arsenic a pu prendre son origine dans les médicaments inconnus et employés par la victime. » M<sup>me</sup> Lacoste fut acquittée.

En 1851, la cour d'assises de Rennes condamnait une femme, Hélène Jegado, convaincue d'avoir empoisonné vingt-six personnes et tenté d'en empoisonner huit autres, toujours au moyen de l'arsenic.

Dans la même année, en Belgique, un empoisonnement resté célèbre est perpétré dans des circonstances particulières par une famille haut placée sur la personne du beau-frère de l'empoisonneur.

Ici le poison reste un moment un mystère, ce n'est plus le vulgaire arsenic, mais bien un agent redoutable employé pour la première fois contre la vie humaine et qui tue avec la plus grande rapidité : c'est la nicotine.

Au château de Bitremont, à six lieux de Mons, le comte de Bocarmé et sa femme, Lydie Fougnies, empoisonnent, le 20 novembre 1850, Gustave Fougnies avec de la nicotine.

L'expertise fut confiée à l'habile chimiste M. Stas, qui fut mis sur la voie de la façon curieuse que voici : on savait dès le début de l'instruction que le comte de Bocarmé se livrait depuis quelques mois à des distillations très fréquentes et à des opérations chimiques. Il était aidé dans ces manipulations par un domestique du nom de Deblicquy, homme grossier en apparence, qui avait tout vu et à peu près tout retenu de ce qui se faisait en sa présence. Conduit dans le laboratoire, il reconnut à première vue le zinc, l'acide oxalique, la pierre infernale. Stas lui déboucha un flacon sous le nez, et il dit aussitôt : voilà l'eau de Cologne de M. le comte... c'est ce qui m'a rendu malade à Bitremont... C'était de la nicotine...

Stas, en cherchant parmi les produits nouveaux et les poisons dont on commençait à parler, avait pensé à la nicotine, et c'est par hasard qu'il avait fait sentir ce produit à Deblicquy.

Le comte de Bocarmé fut condamné à mort et exécuté ; la comtesse fut acquittée.

Dans les empoisonnements qui vont suivre, on verra que

presque toujours l'empoisonneur est un homme instruit, savant, souvent un médecin, qu'il emploie de préférence des poisons empruntés au règne végétal, qui ne laissent après eux que des traces bien difficiles à saisir, pour s'assurer ainsi l'impunité. Mais si l'expert ne possède pas des moyens suffisants pour isoler et mettre en évidence le poison, il y a toujours soit par indiscrétion, soit par manque de prévoyance de l'inculpé, des preuves suffisantes pour entraîner la condamnation.

En 1856, William Palmer, médecin anglais, plus encore sportman que médecin, empoisonnait son ami John Parsons Cook. L'expertise démontra la présence de l'émétique dans le cadavre de Cook et rien autre. Les dépositions des experts médecins et chimistes furent contradictoires. Les uns ont admis que la mort de la victime était survenue à la suite d'une angine de poitrine, d'accès tétaniques, de crises épileptiques, d'autres et, parmi eux, Taylor, ont admis l'empoisonnement par la strychnine. Il fut démontré que Palmer avait acheté, avant la mort de Cook, de la strychnine et de l'émétique, et on trouve dans ses notes : « La strychnine donne la mort par l'action tétanique qu'elle exerce sur les muscles. » William Palmer fut condamné à mort et exécuté.

On voit ensuite Castaing se servir de la morphine.

En 1864, Couty de la Pommerais, médecin homœopathe, employa une substance nouvelle, mal connue alors, la digitaline.

Il était accusé d'avoir empoisonné la veuve de Pauw, et, deux ans auparavant, d'avoir probablement intoxiqué sa belle-mère M<sup>me</sup> Dubizy. Dans son rapport sur cette affaire, Tardieu (1), se basant sur ce que la mort ne pouvait être expliquée d'une manière quelconque, et aussi sur ce qu'on avait trouvé chez l'inculpé une quantité de digitaline peu en relation avec les doses communément employées, conclut à un empoisonnement, et *peut-être* à un empoisonnement par la digitaline.

Ces conclusions sont basées :

1º Sur des expériences faites sur des animaux ;

2º Sur les symptômes concordants avec les effets de la digitaline ;

3º Sur l'absence de toutes lésions caractéristiques.

Sans rapporter les nombreuses polémiques qu'ont soulevées les expériences et les conclusions des deux experts chargés par le tribunal de cette affaire, nous rapporterons en quelques mots une objection faite par un juré sur les conclusions de l'expertise, basées sur ce que l'extrait alcoolique des matières de vomissements injecté dans les veines ou placé dans le tissu cellulaire sous-cutané avait amené la mort chez un chien et du malaise chez d'autres animaux.

*Un juré.....* désire savoir si, lorsque la mort arrive par suite d'une indigestion, les déjections ont le caractère de celles que M. Tardieu a

_______

(1) Voy. Tardieu. Relation médico-légale de l'affaire Couty de la Pommerais (*Ann. d'hyg.*), 1884, t. XXII, p. 80.

observées, et si *les matières vomies ne subissent pas des altérations qui les rendent vénéneuses.*

Ce à quoi M. Tardieu a répondu : S'il n'avait pas été donné de poison, ces matières que nous avons administrées aux animaux sujets de nos expériences n'eussent produit *aucune altération quelconque.*

Un peu plus loin, **M.** Roussin affirme que l'alcool à 95° peut tuer et rendre insoluble tous les poisons de la putréfaction.

Couty de la Pommerais fut condamné à mort et exécuté le 9 juin 1864.

Ce qui était soutenable en 1864 ne pourrait pas l'être en 1889. Nous savons aujourd'hui, et le lecteur pourra s'en convaincre en lisant le chapitre des *Alcaloïdes cadavériques,* que les matières organiques en putréfaction donnent naissance à des amines complexes, fort solubles dans l'alcool, et parfaitement susceptibles d'amener la mort ; ce sont les ptomaïnes de Selmi.

En 1887, la cour royale de la Haye condamna à la réclusion perpétuelle (la peine de mort étant abolie dans les Pays-Bas) la femme Van der Linden, l'*empoisonneuse de Leyde,* qui d'après l'acte d'accusation aurait, depuis 1869, empoisonné ou tenté d'empoisonner 102 personnes.

Sur ces 102 personnes auxquelles la femme Van der Linden a administré l'arsenic, 27 sont mortes, 45 autres sont malades; le reste de ses victimes n'a ressenti que des troubles sans gravité.

Il y a des malheureux que la femme Van der Linden a tenté d'empoisonner cinq ou six fois.

La plupart des crimes reprochés à l'accusée étaient couverts par la prescription, et les preuves matérielles faisant défaut pour un grand nombre d'autres, le ministère public n'a retenu que quatre empoisonnements à la charge de la femme Van der Linden.

L'instruction sembla établir qu'elle a commis tous ses crimes pour toucher, soit les primes que les sociétés de secours mutuels allouent à leurs adhérents en cas de maladies, soit les secours funéraires que les sociétés dites « d'enterrement », payent aux proches parents du défunt pour subvenir aux funérailles.

L'accusée, garde-malade de profession, abonnait à leur insu ses voisins, ses amis, ses clients aux sociétés ci-dessus. Elle payait même les cotisations en leur nom. Quand elle les avait empoisonnés, elle venait annoncer la maladie aux associations de secours mutuels, et elle touchait pour eux la prime stipulée. Quand les victimes étaient mortes, c'est elle encore qui annonçait le décès et qui se faisait remettre le montant des frais funéraires.


### III. — Ce que l'on entend par poison et empoisonnement.

Après l'exposé de cet historique de l'empoisonnement, il nous reste à définir ce que la loi entend par *poison* et *empoi-*

*sonnement*, et dire ce qu'aujourd'hui la science entend par *poisons*, *virus* et *venins*. Nous y ajouterons les diverses législations édictées à ce sujet et nous terminerons par l'exposé d'une statistique des empoisonnements en France depuis 1825 à 1885 avec quelques tableaux graphiques et inédits des empoisonnements et substances vénéneuses employées pendant cette période.

Le Code pénal, celui qui nous régit aujourd'hui, dit :

Art. 301. — Est qualifié empoisonnement tout attentat à la vie d'une personne par l'effet de substances qui *peuvent donner la mort* plus ou moins promptement, de quelque manière que ces substances aient été employées ou administrées, et qu'elles n'en aient été les suites.

Art. 302. — Tout coupable d'assassinat, de parricide, d'infanticide et d'empoisonnement sera puni de mort.

Pour que l'empoisonnement existe, il faut que du poison ait été administré ; c'est alors qu'on doit se demander : qu'est-ce qu'un *poison?* Orfila, après Mahon, Fodéré, Gmelin, donne le nom de *poison* « à toute substance qui, prise intérieurement ou appliquée de quelque manière que ce soit sur les corps vivants, à petite dose, détruit la santé ou anéantit entièrement la vie ». Pour Devergie, le poison est « toute substance qui, prise à l'intérieur ou appliquée à l'extérieur du corps de l'homme, et à petite dose, est habituellement capable d'altérer la santé ou de détruire la vie sans agir mécaniquement et sans se reproduire ».

Pour Vulpian, les mots *médicaments* et *poisons* ne peuvent guère être définis avec netteté ; mais, dit-il, chacun s'accorde généralement sur le sens qu'on doit leur donner. « Les poisons sont des substances qui, introduites par absorption dans l'organisme, déterminent des altérations structurales ou des troubles fonctionnels plus ou moins graves, et peuvent même, lorsque leur action atteint un haut degré d'intensité, déterminer la mort ou tout au moins mettre la vie en danger ».

Le même auteur dit : « Les virus sont des matières albuminoïdes, nées dans la substance organisée des animaux, soit pendant la vie, soit par suite de la décomposition de cette substance (virus cadavérique), et qui peuvent, lorsqu'elles ont pénétré dans la circulation d'un individu vivant, produire des troubles morbides plus ou moins graves, quelquefois fatalement mortels (virus rabique, par exemple). » Les virus diffèrent des poisons non seulement par leur constitution et leur origine, mais encore par d'autres caractères très importants.

En effet, les poisons paraissent agir proportionnellement à la dose ingérée, tandis qu'il ne paraît pas y avoir de relation bien exacte entre la quantité de virus et les actions produites. Bien plus, les poisons agissent presque immédiatement, tandis que les virus n'opèrent qu'après une période plus ou moins longue.

Les venins, dit toujours Vulpian, se rapprochent des poisons beaucoup plus que les virus. Ils diffèrent, il est vrai, des poisons surtout par leur provenance : ils se forment, en effet, dans des organismes animaux et sont des produits de sécrétion glandulaire ; d'autre part on n'en a pas extrait de substances chimiques entièrement assimilables aux principes actifs contenus dans les poisons ; mais ils produisent, comme les poisons, des effets immédiats et proportionnels à la quantité de substance absorbée.

Ne pourrait-on pas ajouter à cette définition que les poisons se différencient des venins en ce que ces derniers n'agissent pas lorsqu'ils sont administrés par les voies digestives, tandis que les premiers manifestent très bien leur action toxique lorsqu'ils ont été administrés de cette manière.

Quoi qu'il en soit, on peut dire qu'il n'y a pas de limite tranchée entre le médicament et le poison ; certains médicaments, en effet, peuvent devenir des poisons lorsqu'ils sont employés à fortes doses, et réciproquement les poisons peuvent devenir des médicaments quand la dose en est peu considérable.

Nous adoptons la manière de voir de Vulpian et considérons que dans l'état actuel de la science on ne peut donner une meilleure définition du mot *poison*. Nous nous abstiendrons donc de parler de certaines substances étudiées par quelques auteurs avec les différents poisons comme le verre pilé, les épingles, les aiguilles, etc. Ce ne sont pas là des poisons ; d'ailleurs, depuis longtemps déjà, un grand nombre de tribunaux ne les ont pas considérés comme tels, et ont acquitté les prévenus.

Un exemple : en novembre 1826, la femme Lioret, qui avait servi à son mari une soupe contenant du verre pilé, fut traduite devant la cour d'assises du Loiret, sous l'inculpation de tentative d'empoisonnement. La défense soutenait que le verre pilé n'était pas un poison et qu'il ne pouvait par conséquent y avoir tentative d'empoisonnement. La femme Lioret fut acquittée.

## IV. — Législation sur l'empoisonnement et la vente des substances vénéneuses.

De tous les crimes, l'empoisonnement est le plus odieux ; la loi romaine le dit en termes précis : *Plus est hominem extinguere veneno, quam occidere gladio.* Cette loi est de l'empereur Antonin.

Et pourquoi cette différence ainsi marquée dans la législation? Les auteurs nous en donnent la raison :

« Ceux qui emploient le poison pour faire mourir quelqu'un, dit Merlin, commettent une espèce d'homicide beaucoup plus criminel que celui qui le commet par le fer, attendu qu'on peut se garantir de celui-ci, au lieu que l'autre renferme toujours une trahison et est souvent commis par celui dont on se défie le moins. »

On retrouve d'ailleurs l'expression de ce sentiment dans les anciennes lois françaises, car elles ne punissent pas seulement ceux qui emploient les poisons, mais ceux qui les inventent et qui les préparent.

Tels sont les termes de l'ordonnance de Louis XIV (juillet 1682), rendue à l'issue du procès de la Chambre ardente :

## ORDONNANCE DE 1682.

*ÉDIT pour la punition des empoisonneurs, devins ou autres.*

Louis, etc. L'exécution des ordonnances des rois nos prédécesseurs contre ceux qui se disent devins, magiciens et enchanteurs, ayant été négligée depuis longtemps, et ce relâchement ayant attiré des pays étrangers dans notre royaume plusieurs de ces imposteurs, il serait arrivé que, sous prétexte d'horoscope et de divination et par le moyen des prestiges des opérations, des prétendues magies et autres illusions semblables, dont cette sorte de gens ont coutume de se servir, ils auraient surpris diverses personnes ignorantes ou crédules, qui s'étaient insensiblement engagées avec eux, en passant des vaines curiosités aux superstitions, et des superstitions aux impiétés et aux sacrilèges ; et par une funeste suite d'engagements, ceux qui se sont le plus abandonnés à la conduite de ces séducteurs se seraient portés à cette extrémité criminelle d'ajouter les maléfices et le *poison* aux impiétés et aux sacrilèges, pour obtenir l'effet des promesses desdits séducteurs et pour l'accomplissement de leurs méchantes prédictions.

Ces pratiques étant venues à notre connaissance, nous avons employé tous les soins possibles pour faire cesser et pour arrêter, par les moyens convenables, les progrès de ces détestables abominations, et bien qu'après la punition qui a été faite des principaux auteurs et complices de ces crimes, nous dussions espérer que ces sortes de gens seraient pour toujours bannis de nos États, et nos sujets garantis de leur surprise ; néanmoins, comme l'expérience du passé nous a fait connaître combien il est dangereux de souffrir les moindres abus qui portent aux crimes de cette qualité, et combien il est difficile de les déraciner lorsque, par la dissimulation ou le nombre des coupables, ils sont devenus crimes publics ; ne voulant d'ailleurs rien omettre de ce qui peut être de la plus grande gloire de Dieu et de la sûreté de nos sujets, nous avons jugé nécessaire de renouveler les anciennes ordonnances et de prendre encore en y ajoutant de nouvelles précautions, tant à l'égard de ceux qui usent de maléfices et de poisons, que de ceux qui, sous la vaine profession de devins, magiciens, sorciers et autres noms semblables, condamnés par les lois divines et humaines, infestent et corrompent l'esprit des peuples par leurs discours et pratiques, et par la profanation de ce que la religion a de plus saint, savoir faisons :

Article premier. — Que toutes personnes se mêlant de deviner ou se disant devins ou devineresses, videront incessamment le royaume, après la publication de notre présente déclaration, à peine de punitions corporelles.

Art. 2. — Défendons toutes pratiques superstitieuses, de fait, par écrit, ou par parole, soit en abusant des termes de l'Écriture sainte, ou des prières de l'Église, soit en disant ou en faisant des choses qui n'ont aucun rapport avec les causes naturelles ; voulons que ceux qui se trouveront les avoir enseignées, ensemble ceux qui les auront mises en usage et qui s'en seront servis pour quelque fin que ce puisse être, soient punis exemplairement et suivant l'exigence des cas.

Art. 3. — Et s'il se trouvait à l'avenir des personnes assez méchantes pour ajouter et joindre à la superstition l'impiété et le sacrilège, sous prétexte d'opération de prétendue magie, ou autres prétextes de pareille qualité, nous voulons que celles qui s'en trouveront convaincues soient punies de mort.

Art. 4. — Seront punis de semblables peines, tous ceux qui seront convaincus de s'être servis de *vénéfices* et de *poisons*, soit que la mort s'en soit suivie ou non, comme aussi ceux qui seront convaincus d'avoir composé ou *distribué du poison pour empoisonner ;* et parce que les crimes qui se commettent par le poison, sont non seulement les plus détestables et les plus dangereux de tous, mais encore beaucoup plus difficiles à découvrir, nous voulons que tous ceux, sans exception, qui auront connaissance qu'il aura été travaillé à faire des poisons,

qu'il en aura été demandé ou donné, soient tenus de dénoncer incessamment ce qu'ils en sauront à nos procureurs généraux ou à leurs
substituts, et, en cas d'absence, au premier officier public des lieux, à
peine d'être extraordinairement procédé contre eux et punis, selon les
circonstances et l'exigence des cas, comme fauteurs et complices desdits
crimes, et sans que les dénonciateurs soient sujets à aucune peine,
ni même aux intérêts civils, lorsqu'ils auront déclaré et articulé des
faits ou des indices considérables qui seront trouvés véritables et conformes à leurs dénonciations, quoique dans la suite les personnes comprises dans lesdites dénonciations soient déchargées des accusations;
dérogeant à cet effet à l'article 75 de l'ordonnance d'Orléans pour l'effet
du vénéfice et du poison seulement, sauf à punir les calomniateurs
selon la rigueur de ladite ordonnance.

Art. 5. — Ceux qui seront convaincus d'avoir attenté à la vie de quelqu'un par vénéfice et poison, en sorte qu'il n'ait pas tenu à eux que
ce crime n'ait été consommé, seront punis de mort.

Art. 6. — Seront réputés au nombre des poisons, non seulement
ceux qui peuvent causer une mort prompte et violente, mais aussi ceux
qui, en altérant peu à peu la santé, causent des maladies, soit que lesdits poisons soient simples, naturels ou composés et faits de main d'ar-
tiste ; et, en conséquence, défendons à toutes sortes de personnes, à
peine de la vie, même aux médecins, apothicaires et chirurgiens, à
peine de punitions corporelles, d'avoir et de garder de tels poisons
simples ou préparés, qui, retenant toujours leur qualité de venin et
n'entrant en aucune composition ordinaire, ne peuvent servir qu'à nuire
et sont de leur nature pernicieux et mortels.

Art. 7. — A l'égard de l'arsenic, du réalgar, de l'orpiment et du
sublimé, quoiqu'ils soient poisons dangereux de toute leur substance,
comme ils entrent et sont employés en plusieurs compositions nécessaires, nous voulons, afin d'empêcher à l'avenir la trop grande facilité
qu'il y a eu jusqu'ici d'en abuser, qu'il ne soit permis qu'aux marchands qui demeurent dans les villes d'en vendre et d'en livrer eux-
mêmes seulement aux médecins, apothicaires, chirurgiens, orfèvres,
teinturiers, maréchaux et autres personnes publiques, qui, par leur
profession, sont obligées d'en employer ; lesquelles néanmoins écriront,
en les prenant, sur un registre particulier tenu à cet effet par lesdits
marchands, leurs noms, qualités et demeures, ensemble la quantité
qu'ils auront prise desdits minéraux ; et si au nombre desdits artisans
qui s'en servent, il s'en trouve qui ne sachent pas écrire, lesdits marchands écriront pour eux ; quant aux personnes inconnues auxdits
marchands, comme peuvent être les chirurgiens et maréchaux des
bourgs et des villages, ils apporteront des certificats en bonne forme,
contenant leurs noms, demeures et professions, signés du juge des
lieux ou d'un notaire et de deux témoins, ou du curé et de deux principaux habitants, lesquels certificats et attestations demeureront chez
lesdits marchands pour leur décharge. Seront aussi les épiciers, mer-
ciers et autres marchands demeurant dans lesdits bourgs et villages,

tenus de remettre incessamment ce qu'ils auront desdits minéraux entre les mains des syndics, gardes ou anciens marchands épiciers ou apothicaires des villes plus prochaines des lieux où ils demeureront, lesquels leur en rendront le prix, le tout à peine de trois mille livres d'amende et en cas de contravention, même de punition corporelle, s'il y échet.

ART. 8. — Enjoignons à tous ceux qui ont droit par leurs professions ou métiers de vendre ou d'acheter des susdits minéraux, de les tenir en lieux sûrs dont ils garderont eux-mêmes la clef. Comme aussi leur enjoignons d'écrire sur un registre particulier la qualité des remèdes où ils auront employé lesdits minéraux, les noms de ceux pour qui ils auront été faits et la quantité qu'ils y auront employée et d'arrêter à la fin de chaque année sur leursdits registres ce qui leur en restera, le tout à peine de mille livres d'amende pour la première fois, et de plus grandes s'il y échet.

ART. 9. — Défendons aux médecins, chirurgiens, apothicaires, épiciers, droguistes, orfèvres, teinturiers, maréchaux, et tous autres, de distribuer desdits minéraux en substance à quelque personne que ce puisse être, et sous quel prétexte que ce soit, sous peine d'être punis corporellement, et seront tenus de composer eux-mêmes, ou de faire composer en leur présence par leurs garçons, les remèdes où il devra entrer nécessairement desdits minéraux, qu'ils donneront après cela à ceux qui en demanderont pour s'en servir aux usages ordinaires.

ART. 10. — Défenses sont aussi faites à toutes personnes autres qu'aux médecins et apothicaires, d'employer aucun insecte vénéneux, comme serpents, crapauds, vipères et autres semblables, sous prétexte de s'en servir à des médicaments, ou à faire des expériences, et sous quelque autre prétexte que ce puisse être, s'ils n'en ont la permission expresse par écrit.

ART. 11. — Faisons très expresses défenses à toutes personnes de quelque profession et condition qu'elles soient, excepté aux médecins approuvés, et dans le lieu de leur résidence, aux professeurs en chimie et aux maîtres apothicaires, d'avoir aucun laboratoire, et d'y travailler à aucune préparation de drogues ou distillations, sous prétexte de remèdes chimiques, expériences, secrets particuliers, recherche de la pierre philosophale, conversion, multiplication ou raffinement des métaux, confection des cristaux ou pierres de couleurs, et autres semblables prétextes, sans avoir auparavant obtenu de nous, par lettres de grand sceau, la permission d'avoir lesdits laboratoires, présenté lesdites lettres, et fait déclaration en conséquence à nos juges et officiers de police des lieux. Défendons pareillement à tous distillateurs, vendeurs d'eau-de-vie, de faire autre distillation que celle de l'eau-de-vie et de l'esprit-de-vin, sauf à être choisi d'entre eux le nombre qui sera jugé nécessaire pour la confection des eaux-fortes, dont l'usage est permis ; lesquels ne pourront néanmoins y travailler qu'en vertu de nosdites lettres et après en avoir fait leurs déclarations, à peine de punition exemplaire.

Et donnons en mandement.....

Cette ordonnance, dans laquelle on fait bon marché de tous les sortilèges et maléfices, a restitué au poison sa véritable nature; on peut même dire qu'elle a servi de base à la législation actuelle.

## ORDONNANCE DU ROI (DU 29 OCTOBRE 1846).

Vu la loi du 19 juillet 1845, portant : « ARTICLE PREMIER. — Les contraventions aux ordonnances royales portant règlement d'administration publique sur la vente, l'achat et l'emploi des substances vénéneuses, seront punies d'une amende de 100 à 300 francs, et d'un emprisonnement de six jours à deux mois, sauf l'application, s'il y a lieu, de l'article 463 du Code pénal. Dans tous les cas, les tribunaux pourront prononcer la confiscation des substances saisies en contravention.

« ART. 2. — Les articles 34 et 85 de la loi du 21 germinal an XI seront abrogés à partir de la promulgation de l'ordonnance qui aura statué sur la vente des substances vénéneuses. »

Sur le rapport de notre ministre secrétaire d'État de l'agriculture et du commerce; notre conseil d'État entendu, nous avons ordonné et ordonnons ce qui suit :

*TITRE PREMIER. — Du commerce des substances vénéneuses.*

ARTICLE PREMIER. — Quiconque voudra faire le commerce d'une ou de plusieurs des substances comprises dans le tableau annexé à la présente ordonnance sera tenu d'en faire préalablement la déclaration devant le maire de la commune, en indiquant le lieu où est situé son établissement.

Les chimistes, fabricants ou manufacturiers employant une ou plusieurs desdites substances seront également tenus d'en faire la déclaration dans la même forme.

Ladite déclaration sera inscrite sur un registre à ce destiné, et dont un extrait sera remis au déclarant; elle devra être renouvelée, dans le cas de déplacement de l'établissement.

ART. 2. — Les substances auxquelles s'applique la présente ordonnance ne pourront être vendues ou livrées qu'aux commerçants, chimistes, fabricants ou manufacturiers qui auront fait la déclaration prescrite par l'article précédent ou aux pharmaciens.

Lesdites substances ne devront être livrées que sur la demande écrite et signée de l'acheteur.

ART. 3. — Tous achats ou ventes de substances vénéneuses seront inscrits sur un registre spécial, coté et parafé par le maire ou par le commissaire de police.

Les inscriptions seront faites de suite et sans aucun blanc, au moment même de l'achat ou de la vente; elles indiqueront l'espèce et la quantité des substances achetées ou vendues, ainsi que les noms, professions et domiciles des vendeurs ou des acheteurs.

Art. 4. — Les fabricants et manufacturiers employant les substances vénéneuses en surveilleront l'emploi dans leur établissement, et constateront cet emploi sur un registre établi conformément au premier paragraphe de l'article 3.

Titre ii. — *De la vente des substances vénéneuses par les pharmaciens.*

Art. 5. — La vente des substances vénéneuses ne peut être faite, pour l'usage de la médecine, que par les pharmaciens et sur la prescription d'un médecin, chirurgien, officier de santé ou d'un vétérinaire breveté.

Cette prescription doit être signée, datée et énoncer en toutes lettres la dose desdites substances, ainsi que le mode d'administration du médicament.

Art. 6. — Les pharmaciens transcriront lesdites prescriptions, avec les indications qui précèdent, sur un registre établi dans la forme déterminée par le paragraphe 1<sup>er</sup> de l'article 3.

Ces transcriptions devront être faites de suite et sans aucun blanc.

Les pharmaciens ne rendront les prescriptions que revêtues de leur cachet et après y avoir indiqué le jour où les substances auront été livrées, ainsi que le numéro d'ordre de la transcription sur le registre.

Ledit registre sera conservé pendant vingt ans au moins, et devra être représenté à toute réquisition de l'autorité.

Art. 7. — Avant de délivrer la préparation médicale, le pharmacien y apposera une étiquette indiquant son nom et son domicile, et rappelant la destination interne ou externe du médicament.

Art. 8. — L'arsenic et ses composés ne pourront être vendus pour d'autres usages que la médecine, que combinés avec d'autres substances.

Les formules de ces préparations seront arrêtées, sous l'approbation de notre ministre secrétaire d'État de l'agriculture et du commerce, savoir :

Pour le traitement des animaux domestiques, par le conseil des professeurs de l'école royale vétérinaire d'Alfort : pour la destruction des animaux nuisibles et pour la conservation des peaux et objets d'histoire naturelle, par l'École de pharmacie.

Art. 9. — Les préparations mentionnées dans l'article précédent ne pourront être vendues ou délivrées que par les pharmaciens, et seulement à des personnes connues et domiciliées. Les quantités livrées, ainsi que le nom et le domicile des acheteurs, seront inscrits sur le registre spécial dont la tenue est prescrite par l'article 6.

Art. 10. — La vente et l'emploi de l'arsenic et de ses composés sont interdits pour le chaulage des grains, l'embaumement des corps et la destruction des insectes.

### TITRE III. — *Dispositions générales.*

**ART. 11.** — Les substances vénéneuses doivent toujours être tenues, par les commerçants, fabricants, manufacturiers et pharmaciens, dans un endroit sûr et fermé à clef.

**ART. 12.** — L'expédition, l'emballage, le transport, l'emmagasinage et l'emploi doivent être effectués par les expéditeurs, voituriers, commerçants et manufacturiers avec les précautions nécessaires pour prévenir tout accident. Les fûts, récipients ou enveloppes ayant servi directement à contenir les substances vénéneuses ne pourront recevoir aucune autre destination.

**ART. 13.** — A Paris et dans l'étendue du ressort de la préfecture de police, les déclarations prescrites par l'article 1$^{er}$ seront faites devant le préfet de police.

**ART. 14.** — Indépendamment des visites qui doivent être faites en vertu de la loi du 31 germinal an XI, les maires ou les commissaires de police, assistés, s'il y a lieu, d'un docteur en médecine désigné par ordonnance. Ils visiteront, à cet effet, les officines des pharmaciens, les boutiques et magasins des commerçants et manufacturiers vendant ou employant lesdites substances. Ils se feront représenter les registres mentionnés dans les articles 1$^{er}$, 3, 4 et 6, et constateront les contraventions.

Les procès-verbaux seront transmis au procureur du roi, pour l'application des peines prononcées par l'article 1$^{er}$ de la loi du 19 juillet 1845 (1).

LOUIS-PHILIPPE.

### CIRCULAIRE MINISTÉRIELLE DU 10 NOVEMBRE 1846, CONCERNANT LA VENTE DES SUBSTANCES VÉNÉNEUSES.

Monsieur le préfet, j'ai l'honneur de vous adresser quelques exemplaires d'une ordonnance royale, en date du 20 octobre dernier, destinée à régler les conditions relatives à la vente, l'achat et l'emploi des substances vénéneuses.

Le rapport au roi inséré au *Moniteur* du 31 octobre, et que j'ai fait réimprimer avec l'ordonnance, me dispense d'entrer dans de longs développements sur les motifs des principales dispositions de ce règlement; j'ai seulement à vous donner quelques explications sur son exécution.

Aux termes de l'article 2 de la loi du 10 juillet 1845, les articles 34 et 35 de la loi du 21 germinal an XI sont abrogés à partir de la promulgation de l'ordonnance elle-même qui, ainsi que l'article 1$^{er}$ de la loi du 19 juillet 1845, lequel détermine la pénalité applicable aux contraventions, doit avoir son effet à compter de la même époque. Il im-

---

(1) A ce décret était annexé un tableau des substances vénéneuses qui a été remplacé par celui du décret du 8 juillet 1850.

porte donc que les maires de toutes les communes où il existe soit des droguistes ou fabricants de produits chimiques faisant le commerce d'une ou de plusieurs des substances désignées dans le tableau annexé à l'ordonnance, soit des établissements scientifiques ou industriels où l'on fait usage de ces mêmes substances, ouvrent, sans aucun retard, le registre destiné à recevoir les déclarations exigées par l'article 1er. Vous recommanderez qu'un extrait de ce registre, indiquant les déclarations reçues, vous soit adressé dans la quinzaine, et vous en ferez parvenir une expédition à mon ministère.

Les maires devront également s'assurer, soit par eux-mêmes, soit par les soins du commissaire de police, que tous les commerçants, chimistes, fabricants, manufacturiers ou pharmaciens qui vendent ou emploient des substances vénéneuses, tiennent le registre prescrit par les articles 3, 4 et 6.

L'article 14 indique comment cette constatation doit avoir lieu : il est évidemment impossible d'attendre, pour y procéder, la visite annuelle qui est confiée au jury médical. Pour vérifier le fait matériel de la tenue du registre, les maires ou commissaires de police n'ont pas même besoin d'être assistés d'un docteur en médecine désigné par l'autorité préfectorale ; ils peuvent et doivent s'occuper seuls de cette vérification et en dresser procès-verbal, sauf à réclamer le concours d'un docteur en médecine désigné par le préfet, conformément à l'article 14, s'il s'élevait quelques questions dont la solution exigeât des connaissances spéciales.

En cotant et paraphant le registre où doivent être inscrits les achats et l'emploi des substances vénéneuses, les maires ou commissaires de police auront soin de rappeler les dispositions des articles 11 et 12 de l'ordonnance, ainsi que la pénalité que l'article 1er de la loi du 19 juillet 1845 attache à toute contravention à ces prescriptions.

Vous ne négligerez aucun des moyens de publicité et d'influence qui sont à votre disposition, pour obtenir des médecins ou officiers de santé que toute prescription médicale dans laquelle il entre une ou plusieurs substances vénéneuses, soit signée, datée et énonce en toutes lettres les doses desdites substances, ainsi que le mode d'administration des médicaments. Les pharmaciens, seuls responsables, s'ils livraient des médicaments sur des prescriptions qui ne rempliraient pas ces conditions, pourraient en refuser l'exécution, et leur refus entraînerait des retards fâcheux pour les malades ; les médecins comprennent trop bien leurs devoirs pour retarder, par une omission si facile à éviter, la délivrance des médicaments.

L'article 8 réserve aux seuls pharmaciens le droit de vendre des préparations arsenicales, soit pour le traitement des animaux domestiques, soit pour la destruction d'animaux nuisibles et pour la conservation des peaux et objets d'histoire naturelle ; mais ces préparations ne pourront être livrées que sous une forme qui empêche d'en faire un criminel usage. Je ferai connaître prochainement les formules qui auront été adoptées par l'École vétérinaire d'Alfort et par l'École de pharmacie de Paris pour satisfaire à cette condition, conformément aux deux derniers paragraphes de l'article 8.

Vous n'ignorez pas que l'arsenic, qui a trop souvent servi comme moyen d'empoisonnement, avait presque toujours été acheté sous prétexte d'être destiné à la destruction des animaux nuisibles; aucun usage de l'arsenic ne doit donc être l'objet d'une surveillance plus rigoureuse. On vend, sous le nom de mort-aux-rats, diverses préparations dont la composition n'est pas toujours bien connue de ceux qui les vendent ni de ceux qui les achètent; il faut absolument interdire ce débit à tout marchand ambulant et non domicilié dans la commune où il fait son commerce. Toute préparation vendue sous la dénomination de mort-aux-rats ou annoncée comme pouvant servir à la destruction de ces animaux doit être analysée, afin de vérifier si elle ne contient point d'arsenic ou d'autres substances comprises dans le tableau annexé à l'ordonnance; si elle en contient, le vendeur sera poursuivi, conformément à la loi. La vente et l'emploi de l'arsenic pour le chaulage des grains sont prohibés par l'article 10. La science a trouvé des procédés plus sûrs et moins dangereux pour préparer les grains destinés à la semence; ces moyens, qui sont déjà assez généralement employés dans plusieurs départements, et dont une expérience suffisamment prolongée a constaté l'efficacité, seront rappelés ou indiqués par une instruction particulière.

Tout ce que je viens de dire s'applique aux établissements existants; s'il se formait de nouveaux établissements dans lesquels on ferait usage de substances vénéneuses, les mêmes règles, les mêmes formalités devront être observées. Quand on se sera assuré que les registres exigés sont établis partout où ils doivent l'être, il restera à en surveiller la tenue. Pour les pharmaciens, les visites annuelles du jury médical seront généralement suffisantes, sauf les cas où il y aurait lieu de soupçonner quelque contravention. Si votre département était du nombre de ceux où l'insuffisance des allocations empêche de faire procéder, chaque année, à la visite des pharmaciens, vous insisteriez fortement auprès du conseil général, dans sa prochaine session, pour qu'il vous donne les moyens d'assurer un service si essentiel à la sûreté publique. Vous demanderez au moins une allocation qui vous permette de rétribuer convenablement les médecins que vous pourriez désigner, en vertu de l'article 14, pour vérifier dans chaque canton et dans chaque arrondissement l'exécution des dispositions de l'ordonnance. Au reste, des mesures ne tarderont pas à être prises pour rendre obligatoires les dépenses dont il s'agit ici.

## DÉCRET DU 8 JUILLET 1850 CONCERNANT LA VENTE DES SUBSTANCES VÉNÉNEUSES.

ARTICLE PREMIER. — Le tableau des substances vénéneuses annexé à l'ordonnance du 29 octobre 1846 est remplacé par le tableau joint au présent décret.

Art. 2. — Dans les visites spéciales prescrites par l'article 14 de l'ordonnance du 29 octobre 1846, les maires ou commissaires de police seront assistés, s'il y a lieu, soit d'un docteur en médecine, soit de deux professeurs d'une école de pharmacie, soit d'un membre du jury médical et d'un des pharmaciens adjoints à ce jury, désignés par le préfet.

L.-N. BONAPARTE.

TABLEAU DES SUBSTANCES VÉNÉNEUSES A ANNEXER AU DÉCRET<br>DU 8 JUILLET 1850.

Acide cyanhydrique.
Alcaloïdes végétaux vénéneux et leurs sels.
Arsenic et ses préparations.
Belladone, extrait et teinture.
Cantharides entières, poudre et extrait.
Chloroforme.
Ciguë, extrait et teinture.
Coque du Levant (1).
Cyanure de mercure.
Cyanure de potassium.
Digitale, extrait et teinture.
Émétique.
Jusquiame, extrait et teinture.
Nicotine.
Nitrate de mercure.
Opium et son extrait.
Phosphore (2).
Seigle ergoté.
Stramonium, extrait et teinture.
Sublimé corrosif.

CIRCULAIRE MINISTÉRIELLE DU 29 JUILLET 1850, ACCOMPAGNANT<br>L'ENVOI DU DÉCRET PRÉCÉDENT.

Monsieur le préfet, la nomenclature du tableau des substances vénéneuses annexé à l'ordonnance du 29 octobre 1846 a donné lieu à de nombreuses réclamations de la part des pharmaciens et de plusieurs sociétés de pharmacie ; cette nomenclature a été révisée et réduite. Le nouveau tableau qui a été adopté se trouve à la suite du décret dont je vous envoie quelques exemplaires.

MM. les pharmaciens avaient vu avec peine que, dans les visites prescrites par l'article 14 de l'ordonnance du 29 octobre 1846, les médecins étaient seuls appelés à assister les officiers de police judiciaire ; l'article 2 du nouveau décret donne satisfaction à leurs plaintes, en chargeant de cette attribution soit un docteur en médecine, soit deux professeurs d'une école de pharmacie, soit, enfin, un médecin, membre du jury médical, et un des pharmaciens adjoints à ce jury.

DUMAS.

(1) La Coque du Levant a été comprise dans ce tableau par décret du 1er octobre 1864.

(2) Par une circulaire ministérielle en date du 9 avril 1862, la pâte phosphorée a été comprise dans ce tableau.

CIRCULAIRE MINISTÉRIELLE DU 20 MAI 1853, CONTENANT DES INSTRUCTIONS
SUR L'APPLICATION DE L'ORDONNANCE DU 29 OCTOBRE 1846 A L'EXERCICE
DE L'ART VÉTÉRINAIRE.

Monsieur le préfet, les jurys médicaux appelés à faire la visite annuelle des pharmacies, des magasins de droguerie et d'épicerie, conformément aux prescriptions de la loi du 21 germinal an XI, et de
veiller à l'exécution des règlements sur la vente et l'emploi des substances vénéneuses, ont plusieurs fois appelé l'attention de l'administration sur l'exercice de la médecine vétérinaire, et demandé si les
dispositions de l'ordonnance du 29 octobre 1846, rendue pour l'exécution de la loi du 19 juillet 1845, sont applicables à ceux qui se livrent
à l'exercice de cette profession.

Après avoir pris l'avis du Comité consultatif d'hygiène publique, je
vais examiner ici cette question et préciser, en ce qui la concerne, les
applications à faire de l'ordonnance précitée.

Je rappellerai d'abord, Monsieur le préfet, qu'aux termes du décret
du 15 janvier 1813, les écoles vétérinaires délivrent des brevets qui
confèrent le titre de médecin vétérinaire ou de maréchal vétérinaire,
avec certains privilèges, à ceux qui en sont investis. Il y a, en outre,
des maréchaux experts munis d'un certificat de capacité délivré, soit
par un médecin, soit par un maréchal vétérinaire, conformément aux
articles 15, 16 et 17 dudit décret. Il y a enfin des empiriques qui, sans
aucun titre, se livrent au traitement des animaux domestiques, aucune
disposition législative ne s'opposant jusqu'à présent à l'exercice de
cette espèce d'industrie.

Cela posé, je rappellerai que l'article 6 de l'ordonnance du 29 octobre 1846 est ainsi conçu : « La vente des substances vénéneuses ne
« peut être faite, pour l'usage de la médecine, que par les pharma-
« ciens, et sur la prescription d'un médecin, chirurgien, officier de
« santé, ou d'un vétérinaire breveté. » D'où il suit qu'à l'exception
des médecins et des maréchaux vétérinaires, les individus quels qu'ils
soient, sans en excepter les maréchaux experts, qui emploient des
substances vénéneuses pour le traitement des animaux domestiques,
ne doivent acheter ces substances que chez les pharmaciens et sur les
prescriptions d'un vétérinaire breveté, c'est-à-dire d'un médecin ou
d'un maréchal vétérinaire.

Maintenant, les maréchaux experts ou les empiriques pourront-ils
conserver, sans aucune précaution, les substances vénéneuses qu'ils
se seront ainsi procurées dans les pharmacies? Ne seront-ils assujettis
à aucune des règles prescrites par l'ordonnance du 29 octobre 1846
pour la vente et l'emploi des substances vénéneuses? Ces questions
trouvent, par analogie, leur solution dans l'article 1er de cette ordonnance, ainsi conçu : « Quiconque voudra faire le commerce d'une ou
« de plusieurs des substances comprises dans le tableau annexé à la
« présente ordonnance sera tenu d'en faire préalablement la décla-

« ration devant le maire de la commune, en indiquant le lieu où est
« situé son établissement.

« Les chimistes, fabricants ou manufacturiers employant une ou
« plusieurs desdites substances seront également tenus d'en faire la
« déclaration dans la même forme. »

Les maréchaux experts ou les empiriques dont il s'agit ici ne sont,
à la vérité, ni chimistes, ni fabricants, ni manufacturiers ; mais ils
doivent être considérés comme faisant réellement le commerce des
substances vénéneuses, soit qu'ils administrent eux-mêmes les médicaments, en en comptant ou sans en compter le prix séparément de
leur salaire, soit qu'ils se bornent à les délivrer, sur consultation, aux
propriétaires des animaux malades. En effet, dans l'un et dans l'autre
cas, les médicaments sont vendus ou administrés par un intermédiaire qui fait en cela commerce de substances vénéneuses, dans le
sens de l'article 1er de l'ordonnance du 20 octobre 1846.

En résumé, Monsieur le préfet, tous ceux qui font profession de se
livrer au traitement des animaux domestiques, sans être munis d'un
brevet de médecin ou de maréchal vétérinaire, doivent être soumis
aux dispositions de l'ordonnance précitée, s'ils veulent se servir de
substances vénéneuses. Conséquemment, ils sont tenus de faire la
déclaration exigée par l'article 1er ci-dessus transcrit, sans être d'ailleurs dispensés de se soumettre aux articles 3, 4, 5, 11, 12, 13 et 14
de la même ordonnance. Il doit être, du reste, entendu que les médecins vétérinaires brevetés sont eux-mêmes soumis, comme les pharmaciens, aux dispositions des articles 11 et 14, qui prescrivent de tenir
les substances vénéneuses dans un lieu sûr et fermé à clef, et qui sou-
mettent les approvisionnements de ces substances à des visites spéciales.

CIRCULAIRE MINISTÉRIELLE DU 25 JUIN 1855, CONCERNANT LA VENTE DES
SUBSTANCES VÉNÉNEUSES.

Monsieur le préfet, malgré les garanties résultant de la législation
sur l'exercice de la pharmacie, malgré toutes les précautions des
pharmaciens et la surveillance de l'administration, on a trop souvent
à déplorer des empoisonnements par imprudence. Une des causes les
plus fréquentes de ces accidents est la confusion que les personnes
qui soignent les malades sont exposées à faire entre les médicaments
destinés à être pris à l'intérieur et ceux réservés à l'usage externe.
On s'explique la facilité avec laquelle ces regrettables méprises peuvent être commises, quand on pense que les malades sont souvent entourés de plusieurs médicaments de diverses natures, destinés à des
usages différents, et qui leur sont administrés par des personnes souvent peu éclairées. Il est vrai que, dans le but de prévenir la confusion,
les pharmaciens ont ordinairement soin d'indiquer par ces mots :
*usage externe*, que le médicament serait dangereux s'il était pris intérieurement. Mais, indépendamment de ce que cette précaution peut
être souvent négligée, elle ne s'adresse qu'aux personnes qui savent

lire, et elle n'a d'effet utile que lorsqu'elles ont la prudence de vérifier sur l'étiquette la nature et la destination du remède.

Désirant mettre un terme au danger que je viens signaler, j'ai consulté le Comité d'hygiène publique sur les mesures à prendre à cet effet, et, d'après son avis, je crois devoir adresser à MM. les préfets les instructions qui vont suivre.

Un moyen toujours efficace pour prévenir de funestes erreurs consisterait dans un signe de convention apparent, que chacun pût facilement reconnaître, et qui fût susceptible d'attirer l'attention et d'éveiller la méfiance des personnes illettrées. Plusieurs préfets ont pensé que le but serait atteint si on imposait aux pharmaciens l'obligation de placer sur les fioles ou paquets contenant des médicaments toxiques destinés à l'usage externe une étiquette de couleur tranchante portant l'indication de cet usage.

Cette mesure, pratiquée déjà dans quelques pays étrangers, m'a paru mériter d'être adoptée dans tous nos départements. Les lois de police des 16-22 décembre 1789, 16-24 août 1790, 19-22 juillet 1791; celles des 21 germinal an XI, 10 juillet 1837, 19 juillet 1843; l'ordonnance du 29 octobre 1846 et le décret du 8 juillet 1850, sur la vente des substances vénéneuses, donnent à l'administration les pouvoirs nécessaires pour en prescrire l'application. Je crois donc devoir vous inviter à prendre un arrêté pour imposer cet usage d'intérêt public aux pharmaciens de votre département.

Le signe de convention dont il s'agit ne saurait être un préservatif qu'à la condition d'être partout uniforme. Autrement, on ne ferait qu'accroître le danger qu'on se proposerait de conjurer. Une personne, en effet, sachant que dans le département où elle réside habituellement, telle couleur est caractéristique d'une substance toxique réservée à l'usage externe, serait tout naturellement portée à attribuer une autre signification à la couleur différente qui serait usitée dans un autre département, et cette personne se trouverait exposée ainsi à employer avec confiance à l'intérieur une substance vénéneuse. Peu importait la couleur à adopter, pourvu qu'elle fût partout la même. J'ai fait choix de la couleur *rouge orangée*, dont l'éclat est de nature à frapper les yeux. Sur ce fond, les mots « *médicament pour l'usage extérieur* » seront imprimés en noir et en caractères aussi distincts que possible. Il importe que l'étiquette rouge orangé porte uniquement ces mots. D'autres indications, des détails d'ornementation, pourraient avoir l'inconvénient de faire manquer le but, qui est d'ailleurs d'attirer l'attention sur la signification de l'étiquette et sur les mots dont elle se compose. Pour mieux assurer l'uniformité, j'ai fait dresser des échantillons de la couleur et de la composition de cette étiquette. Le type en sera conservé dans les archives de mon ministère, et un certain nombre de ces échantillons sont joints à la présente circulaire; ils sont destinés à votre préfecture et aux sous-préfectures de votre département. Il sera bon que de semblables échantillons figurent dans les affiches que vous aurez à faire apposer.

Il est bien entendu, Monsieur le préfet, que l'étiquette spéciale ne dispense pas de l'étiquette ordinaire, qui devra être imprimée sur papier blanc et porter le nom du pharmacien, la désignation du médicament, toutes les indications nécessaires à son administration, et qui pourra, en outre, représenter les attributs qui seraient propres à l'établissement et dont le pharmacien croirait utile de faire usage. La présence de ces deux étiquettes, dont les couleurs trancheront vivement l'une sur l'autre, sera de nature à fixer l'attention des personnes qui ne seraient pas initiées à l'avance à la signification respective.

Afin que l'étiquette rouge orangé prenne promptement et sûrement dans le public son caractère distinctif, il convient qu'elle soit exclusivement réservée aux médicaments toxiques affectés à l'usage externe. Celles qui seront appliquées sur les autres remèdes externes non dangereux ou sur ceux destinés à être administrés à l'intérieur devront partout être imprimées en noir sur papier fond blanc.

Je n'ai pas cru, Monsieur le préfet, qu'il y eût lieu d'appliquer, ainsi que cela avait été proposé, la mesure aux droguistes et herboristes. En effet, en ce qui concerne les droguistes, aux termes de la loi du 21 germinal an XI, qui régit la vente des médicaments, ils ne peuvent vendre que des drogues simples, en gros ; il leur est interdit d'en débiter aucune au poids médicinal (art. 28). Il résulte de là que le droguiste, à moins qu'il ne soit pharmacien, ne vend pas directement au malade. Il ignore complètement si la drogue qu'il vend sera appropriée à l'usage interne ou externe, si même elle servira à la pharmacie ou à l'industrie. Dès qu'elle est sortie de chez lui, dans les conditions fixées par l'ordonnance du 29 octobre 1846 sur les substances vénéneuses, il n'est plus responsable. Exiger de lui l'indication de l'usage à faire de la substance serait lui demander plus qu'il ne doit et ne peut faire. Quant aux herboristes, la vente des substances vénéneuses pour l'usage médical leur est implicitement interdite par l'ordonnance (art. 5, tit. II). Ils ne peuvent vendre que des plantes vertes ou sèches; et ces plantes, qui ne s'emploient pas en nature, sont également destinées à être préparées par un autre que l'herboriste.

La formalité de l'étiquette spéciale (rouge orangé) ne saurait donc être imposée ni aux droguistes ni aux herboristes; mais elle doit l'être aux médecins des communes rurales, qui, à défaut de pharmacien, tiennent des dépôts de médicaments, ainsi qu'aux personnes qui dirigent les pharmacies des hospices et des bureaux de bienfaisance.

Il est permis, Monsieur le préfet, d'attendre d'heureux résultats des dispositions qui précèdent, dans une matière qui touche de si près à la santé et à la sûreté publiques. Je ne doute donc pas que vous ne vous pénétriez de leur esprit, et que vous ne vous attachiez, d'une manière toute particulière, à en assurer l'exacte application. La visite annuelle des officines fournira le moyen de vérifier si les pharmaciens s'y conforment exactement.

Signé : E. ROUHER.

CIRCULAIRE MINISTÉRIELLE DU 25 DÉCEMBRE 1857, CONCERNANT LA VENTE DES SUBSTANCES DANGEREUSES PAR LES ÉPICIERS.

Monsieur le préfet, par une imprévoyance que certains jurys médicaux ont eu l'occasion de constater, des droguistes et des épiciers ont coutume de renfermer dans des tiroirs mal clos, placés au-dessus de ceux où se trouvent des denrées médicales ou alimentaires, des substances dangereuses, en particulier du sulfate de cuivre, dont il se fait un commerce assez considérable pour le chaulage des blés. Je n'ai pas besoin d'insister sur les graves inconvénients que cet usage peut entraîner.

Le sulfate de cuivre n'étant pas compris dans la nomenclature formulée dans le décret du 8 juillet 1850, on ne peut appliquer à ce produit chimique les dispositions de la loi du 19 juillet 1845 et de l'ordonnance du 29 octobre 1846, qui régissent le commerce des substances vénéneuses. Mais l'administration ne doit pas pour cela fermer les yeux sur un état de choses compromettant pour la sécurité publique. Il est, au contraire, de son devoir d'user de son influence et de ses conseils pour prévenir des accidents que les marchands eux-mêmes ont le plus grand intérêt à éviter.

Je pense donc, Monsieur le préfet, qu'il y aurait lieu d'appeler l'attention des commerçants dont il s'agit sur les accidents que peut occasionner le manque de soin signalé, sur les peines correctionnelles et les réparations civiles auxquelles ils s'exposeraient, dès lors, s'ils mettaient en vente le sulfate de cuivre, ou toute autre substance notoirement dangereuse, bien que non soumise au régime spécial de l'ordonnance du 29 octobre 1846, sans prendre toutes les précautions nécessaires, et notamment sans employer des vases hermétiquement fermés, parfaitement distincts et suffisamment éloignés des récipients où sont renfermées, dans les laboratoires, boutiques et magasins, les denrées alimentaires ou médicinales.

En vous invitant, Monsieur le préfet, à prendre en ce sens les dispositions convenables, je laisse à votre appréciation le choix des moyens, qui peuvent consister en avertissements personnels, en avis par voie d'affiche, ou même en un arrêté de police municipale, suivant que les habitudes du commerce vous paraîtront compromettre plus ou moins gravement la santé des consommateurs, dans le département que vous administrez.

*Signé :* ROUHER.

CIRCULAIRE MINISTÉRIELLE PORTANT EXÉCUTION DU DÉCRET DU 1ᵉʳ OCTOBRE 1866, CONCERNANT UNE MODIFICATION A INTRODUIRE DANS LE TABLEAU DES SUBSTANCES VÉNÉNEUSES.

Monsieur le préfet, le tableau annexé à l'ordonnance royale du 29 octobre 1846, portant règlement d'administration publique pour la vente des substances vénéneuses, comprenait soixante-douze articles, au nombre desquels figurait la *coque du Levant*. Plus tard, on reconnut que les restrictions auxquelles se trouvait ainsi soumis l'emploi d'un aussi grand nombre de substances pouvaient entraver l'industrie, et, pour remédier à cet inconvénient, un décret du 8 juillet 1850 réduisit ce nombre à dix-neuf.

Probablement à cause de la rareté de l'usage qu'on en fait en médecine, la coque du Levant fut une des substances qui disparurent du nouveau tableau.

Mais, depuis lors, la facilité avec laquelle on se procure cette matière dans le commerce et l'emploi abusif qu'on en fait ont été signalés à mon ministère comme étant les causes principales du dépeuplement des rivières et cours d'eau de certaines contrées de la France; et, attendu qu'il n'est pas démontré que le poisson pris au moyen d'une substance aussi éminemment toxique n'offre aucun inconvénient pour la santé des consommateurs, le comité consultatif d'hygiène publique établi près de mon ministère a pensé qu'il conviendrait de la faire rétablir au tableau des poisons auxquels les dispositions de l'ordonnance précitée du 29 octobre 1846 sont applicables.

J'ai porté, en conséquence, la question à l'examen du conseil d'État, et, d'après son avis, un décret, rendu à la date du 1er octobre présent mois, a décidé, dans un double intérêt d'alimentation et de santé publiques, que « *la coque du Levant est désormais ajoutée aux substances* « *vénéneuses dont le tableau est annexé au décret du 8 juillet* 1850. »

*Signé :* ARMAND BÉHIC.

CIRCULAIRE MINISTÉRIELLE CONCERNANT LA VENTE DE L'ARSENIC.

Monsieur le préfet, les journaux judiciaires ont, dans ces derniers temps annoncé plusieurs cas criminels d'empoisonnement, qui paraissent avoir eu lieu au moyen d'arsenic délivré en nature, par les pharmaciens, sans prescription médicale.

Les livraisons de cette espèce constituent une contravention aux articles 5, 8 et 10 de l'ordonnance du 29 octobre 1846, portant :

« ART. 5. — La vente des substances vénéneuses ne peut être faite, pour l'usage de la médecine, que par les pharmaciens, et sur prescription d'un médecin, chirurgien, officier de santé, ou d'un vétérinaire breveté.

« ART. 8. — L'arsenic et ses composés ne peuvent être vendus, pour d'autres usages que la médecine, que combinés avec d'autres substances, etc.

« ART. 10. — La vente et l'emploi de l'arsenic et de ses composés sont interdits pour le chaulage des grains, l'embaumement des corps et la destruction des insectes. »

La loi du 19 juillet 1845 assurant la répression des infractions de cette nature, je pense qu'il pourra être utile de rappeler aux pharmaciens les peines auxquelles ils s'exposent en s'y livrant.

## DÉCRET DU 28 SEPTEMBRE 1882 RELATIF A LA VENTE DE LA COQUE DU LEVANT

ART. 1er. — Les droguistes et pharmaciens pourront seuls, à l'avenir, avoir en dépôt de la coque du Levant. La vente au détail en est rigoureusement prohibée et exclusivement limitée aux préparations et prescriptions médicales.

ART. 2. — L'ordonnance du 29 octobre 1846 est rapportée en ce qu'elle a de contraire au présent décret.

### V. — Statistique des empoisonnements.

Des procès tristement célèbres ont éveillé l'attention publique, et l'on a pu croire que les attentats par les poisons étaient devenus plus fréquents ; mais il résulte des statistiques publiées par le ministre de la justice que si le nombre des empoisonnements poursuivis offre quelquefois d'une année à l'autre, et même d'une période quinquennale à une autre, d'assez nombreuses variations, le nombre, loin d'augmenter, diminue dans des proportions considérables.

Nous donnons ci-joint une série de tableaux, qui montreront que les empoisonnements et les empoisonneurs diminuent et tendent presque à disparaître.

Ces tableaux, nous les devons à l'obligeance de M. le professeur Lacassagne, qui les a gracieusement mis à notre disposition.

Le premier tableau (pages 44 et 45) donne la statistique de l'empoisonement criminel en France en 1825 à 1885 par période de cinq années. Nous avons indiqué les accusés hommes et femmes, et le degré d'instruction des accusés. Il faut ajouter à la liste : Curare, 1. Pétrole, 1.

Le second tableau (fig. 1) donne le graphique, pendant la même période, du nombre total des accusés d'empoisonnements et indique également le nombre des hommes et des femmes poursuivis.

Le troisième tableau (fig. 2) donne le graphique des crimes d'empoisonnements et celui des substances vénéneuses administrées volontairement.

|  | 1825 à 1830 | 1830 à 1835 | 1835 à 1840 | 1840 à 1845 | 1845 à 1850 |
|---|---|---|---|---|---|
| Total des crimes d'empoisonnement. | 150 | 145 | 221 | 250 | 259 |
| Accusés........................ | 200 | 179 | 250 | 207 | 212 |
| Hommes........................ | 77 | 103 | 127 | 108 | 105 |
| Femmes ........................ | 73 | 76 | 123 | 99 | 107 |
| DEGRÉ D'INSTRUCTION DES ACCUSÉS |  |  |  |  |  |
| Ne sachant ni lire ni écrire....... | » | 114 | 146 | 112 | 136 |
| Sachant à peine lire et écrire..... | » | 44 | 70 | 70 | 52 |
| Sachant bien lire et écrire........ | » | 17 | 24 | 24 | 17 |
| Instruction supérieure............ | » | 4 | 10 | 10 | 7 |
| POISONS EMPLOYÉS |  |  |  |  |  |
| Arsenic......................... | ...... | ...... | 110 | 168 | 179 |
| Phosphore ..................... | ...... | ...... | ...... | 1 | 4 |
| Sulfate de cuivre................ | ...... | ...... | 6 | 12 | 12 |
| Vert de gris..................... | ...... | ...... | 15 | 12 | 12 |
| Acide sulfurique................. | ...... | ...... | 4 | 10 | 11 |
| Cantharides .................... | ...... | ...... | 7 | 7 | 10 |
| Opium, Laudanum............... | ...... | ...... | 1 | 1 | 2 |
| Ellébore........................ | ...... | ...... | ...... | ...... | 4 |
| Émétique ....................... | ...... | ...... | 1 | 1 | ...... |
| Sulfate de fer................... | ...... | ...... | ...... | 1 | ...... |
| Acide nitrique................... | ...... | ...... | ...... | 5 | ...... |
| Ammoniaque .................... | ...... | ...... | ...... | ...... | ...... |
| Mercure........................ | ...... | ...... | ...... | ...... | 1 |
| Datura.......................... | ...... | ...... | ...... | 1 | ...... |
| Noix vomique................... | ...... | ...... | ...... | 3 | 7 |
| Acide chlorhydrique.............. | ...... | ...... | 1 | ...... | 1 |
| Potasse ........................ | ...... | ...... | ...... | ...... | ...... |
| Acétate de plomb................ | ...... | ...... | ...... | 6 | 2 |
| Gaz acide carbonique............ | ...... | ...... | ...... | ...... | ...... |
| Colchique....................... | ...... | ...... | ...... | 4 | ...... |
| Champignons,................... | ...... | ...... | ...... | ...... | ...... |
| Euphorbe ...................... | ...... | ...... | ...... | ...... | ...... |
| Baume de Fioravanti............. | ...... | ...... | ...... | ...... | ...... |
| Eau sédative.................... | ...... | ...... | ...... | ...... | ...... |
| Belladone....................... | ...... | ...... | 5 | ...... | ...... |
| Strychnine...................... | ...... | ...... | ...... | ...... | ...... |
| Digitaline....................... | ...... | ...... | ...... | ...... | ...... |
| Acide prussique ................. | ...... | ...... | ...... | ...... | ...... |
| Bichlorure de mercure............ | ...... | ...... | ...... | ...... | 5 |
| Eau de javelle................... | ...... | ...... | ...... | ...... | ...... |
| Acétate de cuivre................ | ...... | ...... | 1 | 7 | ...... |
| Cyanure de potassium............ | ...... | ...... | ...... | ...... | 2 |
| Sulfate de zinc.................. | ...... | ...... | ...... | 4 | 2 |
| Nicotine. Tabac................. | ...... | ...... | ...... | ...... | ...... |
| Huile de croton................. | ...... | ...... | ...... | ...... | ...... |
| Ether........................... | ...... | ...... | ...... | ...... | ...... |
| Vert de mittis................... | ...... | ...... | ...... | ...... | ...... |
| Oxalate de potasse............... | ...... | ...... | ...... | ...... | ...... |
| Antimoine....................... | ...... | ...... | ...... | ...... | ...... |
| Nitrate d'argent................. | ...... | ...... | ...... | ...... | ...... |
| Racine d'œnanthe crocata......... | ...... | ...... | ...... | ...... | ...... |

| 1850 à 1855 | 1855 à 1860 | 1860 à 1865 | 1865 à 1870 | 1870 à 1875 | 1875 à 1880 | 1880 à 1885 | TOTAUX de 1825 à 1885 |
|---|---|---|---|---|---|---|---|
| 240 | 281 | 181 | 165 | 99 | 78 | 46 | 2169 |
| 209 | 257 | 155 | 139 | 93 | 60 | 58 | 1969 |
| 102 | 95 | 67 | 49 | 38 | 19 | 26 | 916 |
| 107 | 112 | 88 | 90 | 55 | 41 | 32 | 1003 |
| 118 | 128 | 85 | 64 | 46 | 27 | 16 | 951 |
| 64 | 54 | 53 | 53 | 24 | » | » | 437 |
| 22 | 22 | 15 | 10 | 10 | 22 | 10 | 219 |
| 6 | 3 | 2 | 9 | 3 | 2 | 2 | 53 |
|  |  |  |  |  |  |  | **De 1835 à 1885** |
| 169 | 92 | 37 | 36 | 13 | 19 | 13 | 836 |
| 34 | 94 | 74 | 60 | 43 | 26 | 1 | 340 |
| 20 | 34 | 28 | 22 | 21 | 14 | 1 | 182 |
| 20 | 9 | 4 | 4 | ...... | ...... | ...... | 76 |
| 7 | 8 | 7 | 5 | 3 | 2 | 2 | 59 |
| 13 | 11 | 4 | 4 | 2 | 1 | ...... | 59 |
| 1 | 3 | 5 | 1 | 3 | 1 | 1 | 22 |
| 1 | 4 | 2 | 1 | ...... | ...... | ...... | 12 |
| 1 | 2 | 1 | ...... | ...... | ...... | ...... | 6 |
| 2 | 2 | 1 | 2 | ...... | ...... | ...... | 8 |
| 4 | ...... | ...... | ...... | 1 | 1 | ...... | 11 |
| 1 | 1 | 2 | ...... | ...... | 2 | ...... | 7 |
| 1 | 1 | 2 | ...... | ...... | ...... | ...... | 5 |
| 3 | ...... | ...... | 1 | ...... | ...... | ...... | 5 |
| ...... | 2 | ...... | 1 | ...... | ...... | ...... | 13 |
| ...... | 1 | 3 | 2 | ...... | ...... | ...... | 8 |
| 1 | ...... | 1 | ...... | ...... | ...... | ...... | 2 |
| 1 | ...... | ...... | ...... | ...... | ...... | ...... | 9 |
| ...... | 1 | ...... | ...... | ...... | ...... | ...... | 1 |
| ...... | 1 | ...... | ...... | 2 | ...... | ...... | 7 |
| 1 | ...... | ...... | ...... | ...... | ...... | ...... | 1 |
| 1 | ...... | ...... | ...... | ...... | ...... | ...... | 1 |
| ...... | 1 | ...... | ...... | ...... | ...... | ...... | 1 |
| ...... | 1 | 1 | ...... | ...... | ...... | ...... | 2 |
| 1 | ...... | ...... | ...... | ...... | 1 | 1 | 8 |
| ...... | ...... | 4 | 4 | 1 | 1 | 5 | 15 |
| ...... | ...... | 2 | ...... | ...... | 1 | ...... | 3 |
| ...... | ...... | 4 | 1 | 1 | 1 | 1 | 8 |
| ...... | ...... | ...... | 3 | ...... | ...... | ...... | 8 |
| ...... | ...... | ...... | 2 | ...... | ...... | ...... | 3 |
| 1 | 1 | ...... | ...... | ...... | ...... | ...... | 10 |
| ...... | ...... | ...... | 2 | ...... | ...... | ...... | 4 |
| ...... | ...... | ...... | ...... | 2 | ...... | ...... | 8 |
| ...... | ...... | 1 | ...... | ...... | 1 | ...... | 2 |
| ...... | ...... | ...... | 1 | ...... | ...... | ...... | 1 |
| ...... | ...... | ...... | 1 | ...... | ...... | ...... | 1 |
| ...... | ...... | ...... | 1 | ...... | ...... | ...... | 1 |
| ...... | ...... | ...... | ...... | 1 | ...... | ...... | 1 |
| ...... | ...... | ...... | ...... | ...... | 1 | 1 | 2 |
| ...... | ...... | ...... | ...... | ...... | 1 | ...... | 1 |
| ...... | ...... | ...... | ...... | ...... | 1 | ...... | 1 |

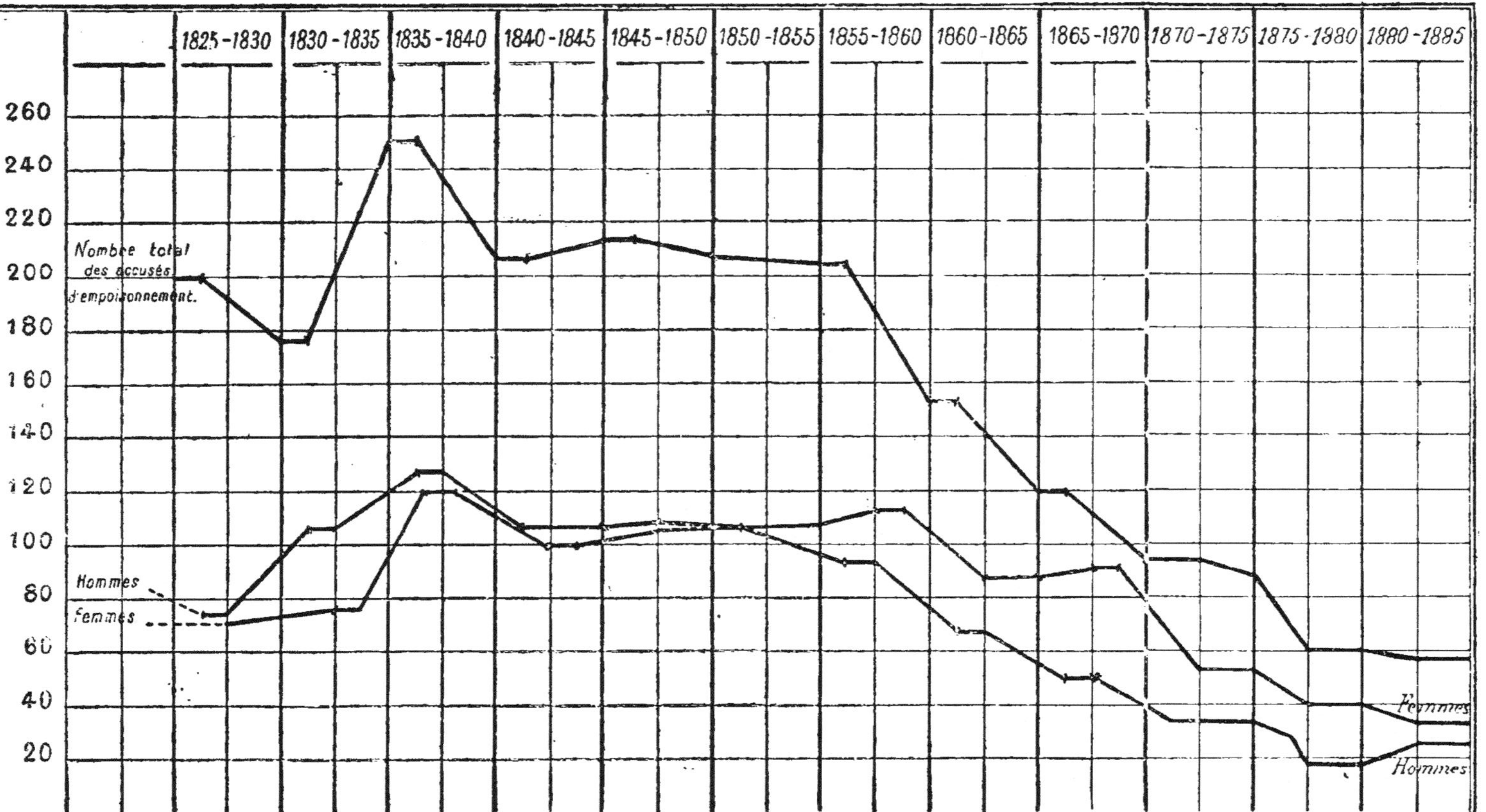


Fig. 1. — Statistique de l'empoisonnement (1825-1885).

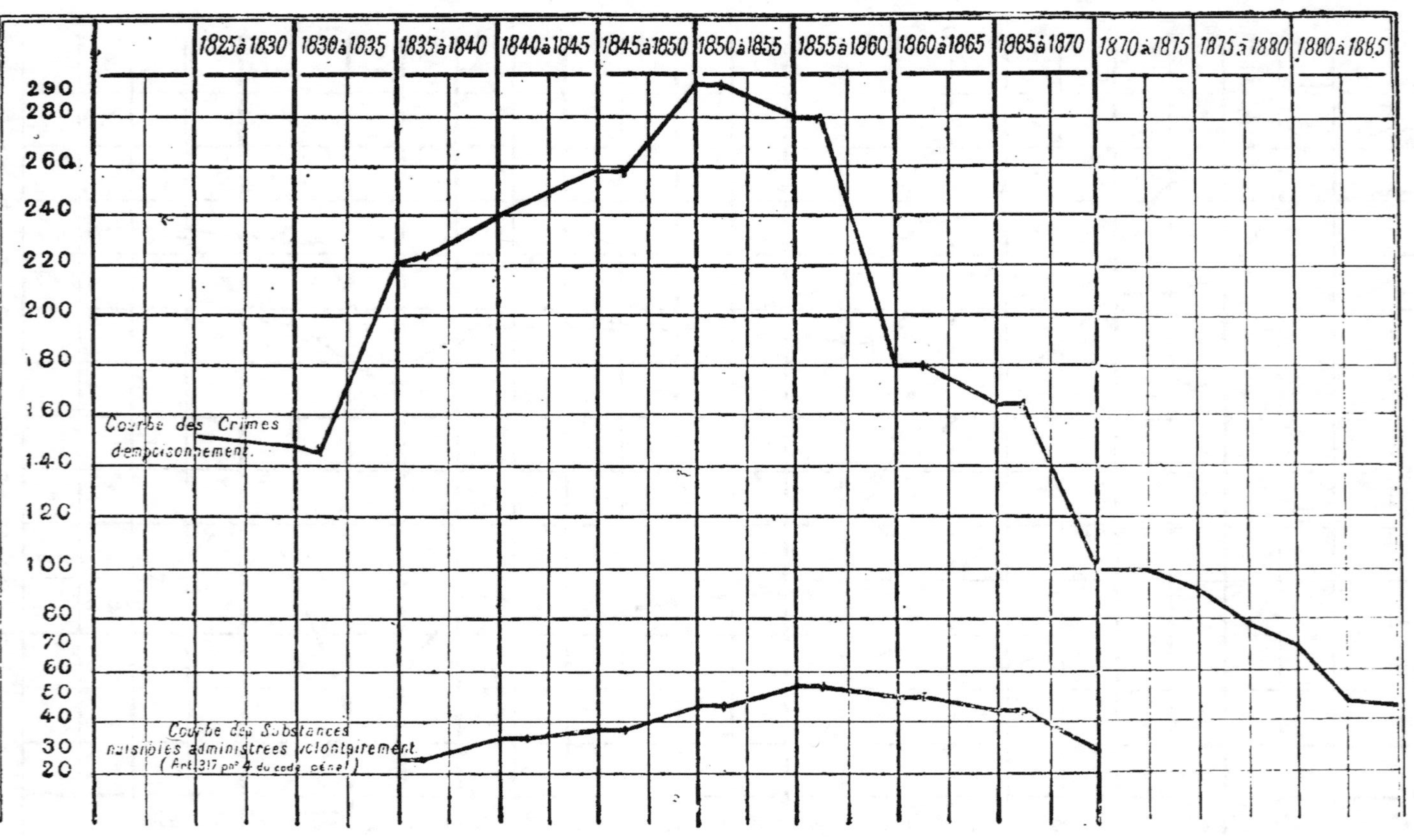


Fig. 2. — Statistique de l'empoisonnement (1825-1885).

Un graphique des empoisonnements par mois montrerait qu'il y a un maximum en hiver et un autre en mai. On serait tenté de se demander si ce sommet en mai ne tiendrait pas à ce fait, que la femme surtout empoisonneuse est plus impressionnable à l'influence de la chaleur, ce qui permettrait de croire alors que les empoisonnements d'été sont sous la dépendance de l'instinct génésique.

Nous ne nous engagerons pas davantage dans cette voie de déduction, laissant au lecteur le soin de se rendre compte par lui-même des rapports de l'instruction, du sexe, des milieux sociaux, avec le crime d'empoisonnement.

## VI. — Physiologie de l'empoisonnement.

Claude Bernard admet les deux propositions physiologiques suivantes :

1° Toutes les substances qui se trouvent dans un état chimique ou physique tel, qu'elles peuvent faire partie de notre sang, ne sont en général ni des poisons ni des médicaments.

2° Toutes les substances qui, à raison de leur constitution chimique ou physique, ne peuvent entrer dans la composition de notre sang, ne sauraient pénétrer dans notre organisme, où elles ne doivent pas rester sans y causer des désordres passagers ou durables.

Après avoir démontré son dire et réfuté les objections indiquées à propos du chlore, du phosphore, etc., il ajoute : Ces composés ne se fixent dans les êtres vivants qu'enfermés dans des combinaisons organiques, combinaisons qui changent complètement leurs propriétés minérales en les faisant entrer comme éléments constituants d'un principe organique nouveau. Tels sont les phosphates dans les os, les sulfates et les chlorures dans le sang, etc.

Quand, plus tard, ces composés sont éliminés, c'est qu'ils abandonnent les corps organiques qui ont joué leur rôle dans l'accomplissement de la vie.

Pour que les éléments qui constituent l'organisme puissent y circuler sans y produire d'action médicamenteuse ou toxique, il est donc nécessaire qu'ils ne soient pas introduits a l'état de corps simples ou libres. Il faut en outre, pour que ces éléments demeurent dans l'économie sans y causer de trouble, qu'ils y soient retenus par une combinaison qu'ils ont contractée avec la matière organique.

Pour bien comprendre la physiologie de l'empoisonnement, on doit étudier :

1° Le véhicule ;

2° Les voies d'introduction des poisons :

3° L'absorption ;

4° La distribution aux divers tissus :

5° La localisation ;

6° Les voies d'élimination.

### 1° LE VÉHICULE DU POISON.

Le plus souvent les poisons non liquides ne sont pas ingérés sous cette forme, mais toujours administrés dans un véhicule. Lorsque le poison est administré clandestinement, ce sont presque toujours des médicaments ou des aliments qui servent de véhicule. Celui-ci peut, selon ses propriétés, augmenter, affaiblir ou même atténuer complétement l'effet fâcheux du toxique. La substance vénéneuse est-elle soluble dans le véhicule, l'action du poison sera plus intense, et si l'on tient compte du moment où l'on a mis le toxique dans le véhicule, on pourra dire que son action sera d'autant plus rapide que la solubilité a été plus facile et plus grande.

L'acide arsénieux donne un bel exemple de ce cas. Si on l'administre en morceaux ou en poudre dans une boisson aqueuse ou dans un aliment, les symptômes toxiques se manifestent quelquefois un temps assez long après l'ingestion, et se traduisent par les manifestations d'une gastro-entérite très vive, vomissements, etc. Si, au contraire, l'arsenic a été ingéré en solution, l'action non seulement se manifeste plus tôt, mais présente un tableau tout différent : les symptômes généraux et secondaires prédominent sur les symptômes locaux, en raison de la résorption plus grande et plus rapide. Nous avons démontré aussi l'influence des corps gras sur l'absorption de l'arsenic, et fait voir que l'adjonction de corps gras à l'acide arsénieux non seulement retardait son action, mais encore en modifiait l'absorption et les symptômes toxiques déterminés par cette ingestion.

L'action du poison peut être augmentée dans certains cas; par exemple, si dans une substance toxique le véhicule met en liberté une autre substance encore plus toxique. On peut réaliser ce problème en administrant du cyanure de potassium dans une solution acide ou dans une limonade tartrique; l'acide met en liberté l'acide cyanhydrique, corps éminemment toxique. Un autre exemple: l'amygdaline, qui par elle-même n'est pas un toxique, peut le devenir si on l'administre après l'avoir laissée séjourner dans un lait d'amande; dans ces conditions elle se décompose en glucose, en essence d'amande amère et en acide cyanhydrique.

Le véhicule peut atténuer, retarder ou empêcher l'action du poison. L'action du poison sera déjà d'autant moins sensible que le véhicule sera en plus grande quantité. D'un autre côté, le véhicule peut engendrer des combinaisons chimiques insolubles avec le poison. C'est ainsi que si on administre le sublimé dans un blanc d'œuf, des alcaloïdes dans une infusion concentrée de café, on a grande chance de ne pas déterminer d'empoisonnement.

### 2° VOIES D'INTRODUCTION DU POISON.

L'introduction du poison dans l'organisme peut avoir lieu par l'appareil digestif, par les voies respiratoires, par la méthode endermique, par les téguments externes et les muqueuses, et enfin par pénétration directe dans le torrent circulatoire.

*a.* **Absorption gastro-intestinale.** — C'est là le mode d'introduction le plus usité; le poison n'arrive aux organes essentiels qu'après un trajet assez lent et assez compliqué. Il est absorbé par les capillaires, les veines mésaraïques et les chylifères. Avant d'arriver au cœur et d'être projeté dans la circulation générale, il traverse donc le foie. La substance toxique pourra aussi ne pas pénétrer dans la circulation, parce qu'elle peut être éliminée avant que d'y arriver. Elle a en effet à traverser le système de la veine porte, le foie, les veines hépatiques, le tissu pulmonaire; or, dans ce trajet, elle peut être éliminée dans le foie par la bile, dans le poumon par exhalation, surtout si elle est volatile.

L'expérience suivante, due à Claude Bernard (1), rend témoin de l'élimination par le poumon d'un poison introduit dans le tube digestif ou les veines, poison qui, n'arrivant pas dans le système artériel, restera sans action.

On peut introduire impunément dans le tube digestif ou dans les veines, pourvu qu'on ait soin de n'en pas trop introduire à la fois, de l'hydrogène sulfuré, corps éminemment toxique. On raconte même que Monge, qui aimait l'hydrogène sulfuré, buvait l'eau saturée de ce gaz et n'en éprouvait aucun inconvénient. C'est qu'alors le toxique absorbé dans les voies digestives arrive par la veine porte, à travers le foie, dans la veine cave inférieure et passe de là dans le poumon d'où il s'élimine.

Sur un chien de taille moyenne, Claude Bernard introduit dans le rectum ou ouvre la veine jugulaire pour y introduire, en la dirigeant du côté du cœur, la canule d'une seringue pleine d'hydrogène sulfuré. Une ligature placée au-dessus de l'ouverture faite à la veine est destinée à s'opposer à l'issue du sang. Avant de pousser le poison dans le vaisseau, il place devant le museau du chien un papier encore humide qui a été trempé dans une solution d'acétate de plomb. Il vide alors la seringue, en poussant avec précaution quelques centimètres cubes d'eau saturée d'hydrogène sulfuré. Immédiatement il se forme une large tache noire sur le papier présenté au museau de l'animal. L'hydrogène sulfuré éliminé par le poumon a été expiré et est venu former du sulfure de plomb. L'effet se produit au bout de 3 à 5 secondes et l'élimination est bientôt complète. Par le rectum il faut 65 secondes pour produire le même résultat.

Il résulte de cette expérience qu'une substance toxique introduite dans le tube digestif peut rester sans action par le fait de son élimination totale ou partielle avant qu'elle ait pénétré dans le système artériel.

En outre, il peut arriver avec certains poisons, ceux que Tardieu (2) place dans la classe des irritants, que les effets généraux de l'absorption de la substance toxique s'effacent devant

(1) Cl. Bernard, *Leçons sur les effets des substances toxiques et médicamenteuses*. Paris, 1883.

(2) Tardieu, *Étude médico-légale et clinique sur l'empoisonnement*, 2e édition. Paris, 1875.

les effets locaux, à tel point que la mort soit due dans la généralité des cas à la cautérisation, à la destruction, à la perforation des organes digestifs, plutôt qu'à l'empoisonnement proprement dit.

Anglada (1) rapporte que Damien, l'assassin de Louis XV, déclara dans son interrogatoire qu'il avait fait mourir le comte de Labourdonnais en lui administrant un lavement d'eau-forte.

La cour d'assises de l'Ariège eut à se prononcer, il y a plusieurs années déjà, sur un empoisonnement semblable. Une domestique avait mis une demi-once d'acide arsénieux dans le liquide du lavement qu'elle avait donné à sa maîtresse; celle-ci, légèrement indisposée, tombe subitement dans l'état le plus grave et meurt.

*b*. **Absorption par les voies respiratoires.** — Ce mode d'absorption s'effectue avec une grande rapidité, non seulement pour les gaz, mais encore pour les substances dissoutes dans des liquides dialysables qui, injectés dans la trachée, disparaissent en quelques secondes. C'est ainsi que Tachénius, au dix-septième siècle, fut en danger de mort pour avoir respiré les vapeurs qui se dégageaient d'un appareil où il sublimait de l'arsenic.

Ambroise Paré rapporte que le pape Clément VII fut empoisonné par les vapeurs exhalées d'une mèche en combustion. Au mois de juillet 1815, Gehlen s'occupait, avec M. Ruhland, de recherches sur l'action réciproque de l'arsenic et de la potasse. Une très faible proportion d'hydrogène arsénié fut absorbée par Gehlen durant les expériences. Au bout d'une heure il survint des vomissements continuels s'accompagnant de frissons et d'une grande faiblesse. Ces symptômes ne firent que s'accroître jusqu'au neuvième jour, où la mort survint au milieu de souffrances insupportables. Enfin on sait avec quelle rapidité la mort arrive chez les sujets qui respirent de l'acide cyanhydrique, de l'oxyde de carbone, de l'hydrogène sulfuré, etc.

*c*. **Absorption par la méthode endermique.** — Ce moyen, qui est employé quelquefois par les physiologistes, et qui consiste à appliquer la substance toxique sur le derme préalablement

_____________

(1) Anglada, *Traité de toxicologie*.

dénudé par une substance vésicante ou par un moyen quelconque, n'a pour ainsi dire jamais été signalé en toxicologie.

*d.* **Absorption par les téguments externes et les muqueuses.** — 1° L'absorption par la peau des substances gazeuses est considérable, mais celle des substances solides ou en dissolution dans l'eau est nulle ou à peu près nulle.

*a)* La peau est perméable aux gaz; on connaît l'expérience de Bichat par laquelle il démontre que la surface cutanée d'un membre plongé dans les gaz putrides les absorbe, de sorte que ceux-ci, transportés dans l'organisme, sont ensuite éliminés par la partie inférieure du tube digestif. Cette facile absorption du gaz par la peau a porté quelques auteurs à n'admettre d'absorption cutanée que par les substances volatiles. D'après Rabuteau, si l'on trouve de l'iode dans les urines après s'être frictionné avec une pommade renfermant un iodure, ou après avoir porté une chemise trempée dans l'iodure de potassium, c'est que les acides des graisses qui rancissent à la longue ou les acides de la sueur ont mis en liberté l'iode qui, volatile, est absorbé par la peau.

*b)* L'absorption par la peau des substances solides ou en dissolution est encore en litige. Il est vrai que toute une méthode de traitement — méthode iatraleptique — suppose l'existence de l'absorption cutanée. Mais le plus souvent, dans ces cas, on altère la peau par les actions mécaniques, par le frottement, comme dans les frictions mercurielles, ou bien par des actions chimiques, comme dans les applications de teinture alcoolique, de pommades rances, etc.

C'est par une action mécanique que G. Colin (1) arrive à obtenir l'absorption dans l'expérience suivante : si on vient à laisser tomber goutte à goutte pendant cinq heures une solution chargée de cyanure de potassium sur le dos d'un cheval, on arrive à produire l'intoxication et la mort. Mais la percussion n'a-t-elle pas déterminé à la longue la destruction de la matière sébacée et l'imbibition du cyanure à travers la peau et provoqué ainsi l'empoisonnement?

C'est aussi de cette manière qu'agit le nitrate acide de mer-

_________

(1) G. Colin, *Traité de physiologie comparée*, 3ᵉ édition, 1888, t. II, p. 130.

cure en application sur la peau. Il y a destruction de l'épiderme au bout d'un temps très court et contact plus ou moins direct du poison avec les surfaces sous-cutanées. Ces effets déplorables de l'application renouvelée de nitrate acide de mercure ont été signalés par Tenon sur les ouvriers chapeliers, travaillant à la confection des chapeaux de feutre et au sécrétage des poils, opération qui a pour but de rendre plus facile et plus complet le feutrage de ces poils.

Il résulte de ces observations que les ouvriers employés à cette opération sont affectés de coliques, de douleurs articulaires, de tremblements partiels; presque tous sont remarquables par leur état de maigreur et de faiblesse; ils sont souvent affectés de gerçures ou de crevasses des mains. Enfin, pour la plupart, la durée de la vie ne se prolonge pas au delà de quarante à cinquante ans.

Mais la question vraiment physiologique de l'absorption par la peau se réduit à savoir si la peau saine absorbe l'eau. Les anciens répondaient par l'affirmative, mais aujourd'hui tout semble contredire cette manière de voir. Si l'on se met à l'abri des nombreuses causes d'erreur, on peut constater qu'il n'y a rien d'absorbé après un séjour prolongé dans un bain; et encore, à Vienne, dans des essais d'un traitement nouveau des maladies cutanées par une longue immersion, on a conservé des malades plongés dans le bain pendant des semaines et des mois, sans qu'on puisse percevoir la moindre absorption, car les malades éprouvaient la sensation de la soif et étaient obligés d'ingérer autant de liquide que s'ils avaient vécu dans l'air. Le peu qui est quelquefois absorbé s'introduit soit par les points de transition de la peau aux muqueuses, soit par l'orifice des glandes sudoripares ou sébacées.

Du reste, la structure de l'épiderme est très peu favorable à la pénétration des liquides déposés à sa surface, et l'on se demande comment un tel passage pourrait se faire à travers ses couches cornées, non vascularisées et enduites de matières grasses. Aussi ne peut-on arriver à produire artificiellement des absorptions que par des détours : on emploie les corps gras qui se mélangent facilement à l'enduit graisseux de l'épiderme; ou bien pour faire pénétrer des liquides aqueux, on savonne soigneusement la peau de façon à la dégraisser aussi complètement que possible, et encore, malgré cette dernière précaution, n'obtient-on que des absorptions presque nulles.

On arrive donc à dénier à peu près complètement à la peau le pouvoir d'absorber les liquides aqueux et les substances solides en dissolution.

2° L'absorption par les muqueuses des gaz et des substances solides en dissolution est complète et rapide.

Nous ne reviendrons pas ici sur ce que nous avons dit plus haut sur l'absorption de la muqueuse intestinale, mais nous donnerons avec quelques exemples des cas d'empoisonnement survenus à la suite d'absorption de substances toxiques déposées sur des muqueuses d'appareils différents, du vagin, du nez, etc.

On a vu des personnes éprouver tous les symptômes du narcotisme pour avoir prisé du tabac dans lequel on avait incorporé des substances capables de produire cet effet. La célébrité qu'a obtenue pendant un certain temps le tabac dit *de l'endormi* avait sans doute sa source dans de semblables mélanges.

M. Ansiaux de Liège (1) a publié le fait suivant :

Une femme du village de Loueux, département de l'Ourthe, qui succomba à l'âge de quarante-quatre ans, après une courte maladie qui s'était manifestée par une tuméfaction considérable des parties génitales, avec pertes utérines, vomissements, selles abondantes. L'ouverture du corps fit reconnaître un état gangreneux de la vulve et du vagin. Le ventre était météorisé, les intestins enflammés et frappés de gangrène. Il est résulté du procès intenté à son mari, que celui-ci, au moment de jouir de ses droits conjugaux, avait introduit de l'acide arsénieux dans le vagin de sa femme. Il fut condamné à la peine capitale.

On cite encore un exemple analogue (2).

Un paysan avait fait périr ses trois femmes en leur introduisant de l'acide arsénieux dans le vagin au moment de la copulation. Ici les experts trouvèrent encore des parcelles de ce poison dans les parties génitales. La troisième femme, qui avait aidé à préparer le poison pour la seconde, fit connaître ce crime. Cependant ces résultats laissant encore quelques doutes dans l'esprit des magistrats, le collège de Copenhague fut consulté. Il fit alors l'expérience suivante : une demi-once d'acide arsénieux incorporé à du miel fut introduite dans le vagin de deux juments. Une demi-heure après, signes de douleurs vives, émissions fréquentes d'urine,

(1) Ansiaux de Liège, *Journal général de médecine*, 1816.
(2) *Actes de la Société de médecine de Copenhague.*

agitation extrême; quatre heures après, gonflement de la vulve. Le lendemain au matin, refus de se tenir debout, tumeur et rougeur plus considérable. On abandonne l'une des juments à l'action du poison, on administre des secours à l'autre et elle guérit. Chez la première l'inflammation devint extrême et la vulve se couvrit de phlyctènes. Au quatrième jour de l'expérience, le pouls ne donnait plus que trente pulsations, et la mort survint à midi. A l'autopsie, on a trouvé le col de l'utérus gonflé, sphacélé, un épanchement de sérosité sanguinolente dans l'abdomen, des traces d'inflammation de l'estomac, de l'intestin, des poumons, et beaucoup de sérosité sanguinolente dans le péricarde.

Calpurnius tuait ses femmes en leur introduisant avec le doigt certaines substances dans le vagin, *digito interficiebat uxores*.

Zacchias rapporte que Ladislas aurait été empoisonné par son membre viril, lequel avait absorbé de l'acide arsénieux introduit dans le vagin de sa maîtresse.

*e*. **Absorption par pénétration directe dans le torrent circulatoire.** — C'est là le mode d'action le plus rapide, et depuis longtemps déjà, Orfila (1) disait que les effets produits par les substances vénéneuses appliquées sur la peau ulcérée ou sur le tissu lamelleux sont plus marqués que lorsque ces substances sont avalées.

C'est à ce procédé qu'on peut rapporter les blessures faites par les armes ou les flèches empoisonnées. Devergie, à ce sujet, rapporte que l'amirauté anglaise, sur la proposition de M. Lukin, ayant résolu d'employer pour les constructions navales du bois que l'on avait imprégné d'une dissolution d'acide arsénieux, afin de le préserver des vers, dut y renoncer à cause des accidents graves qui survenaient à la suite des blessures les plus légères auxquelles les ouvriers étaient exposés en travaillant. Deux d'entre eux s'étant enfoncé une écharde sous la peau, furent empoisonnés comme par la piqûre d'un animal venimeux et en moururent.

L'intoxication déterminée par le genre d'introduction du poison dans l'organisme est presque aussi rapide que dans l'absorption par les voies respiratoires. Les poisons sont, en effet, directement placés dans le torrent circulatoire, et transportés d'emblée vers les organes essentiels, cœur, cerveau, moelle, etc.

(1) Orfila, *Dictionnaire de médecine*, 2e édition. Paris, 1835, t. XI, art. EMPOISONNEMENT, p. 377.

La voie par laquelle le poison est introduit pour être lancé dans l'organisme n'est nullement indifférente. On a pu s'en convaincre par tout ce que nous venons de dire, mais nous ajouterons encore que souvent une substance ne devient toxique qu'avec le mode d'introduction dans l'organisme. Nous ne reviendrons pas sur ce que nous avons écrit à propos de l'acide sulfhydrique, gaz éminemment toxique lorsqu'il prend pour arriver à l'organisme la voie pulmonaire, et au contraire peu ou pas dangereux lorsqu'on l'introduit dans le tube digestif par la bouche ou le rectum, ou encore directement dans le système veineux. Mais nous insisterons sur ce qu'une quantité donnée de chloroforme ingérée dans l'estomac ou dans le rectum ne produit pas les effets anesthésiques que cette même quantité aurait déterminés si elle avait été absorbée par les voies pulmonaires. Inversement cependant, la strychnine, comme l'ont signalé Leube et Rosbach, possède une action plus intense par la voie digestive que par la voie sous-cutanée. Boehm a prétendu que la dose minima d'arsenic mortelle dans l'administration par la bouche, introduite directement dans une veine, ne suffit pas pour tuer un animal de même grandeur, et que, dans ce dernier mode d'administration, la mort arrive toujours un peu plus tard que dans l'empoisonnement par la voie digestive.

Mosso a confirmé ce fait, avancé par plusieurs auteurs, que l'émétique introduit dans les veines n'agissait qu'à doses beaucoup plus élevées — un décigramme — que lorsqu'il était administré par le tube digestif.

Les sels de potasse donnent encore un exemple de ce fait que certains poisons ne manifestent leur action toxique que s'ils sont administrés par une voie déterminée. Introduits directement dans la circulation, ils agissent comme des poisons violents du cœur, tandis que des doses plus fortes ingérées par la bouche amènent tout au plus un ralentissement du pouls.

Il suffit d'ajouter à cette liste, longue déjà, le fait du curare. Vient-on à injecter dans le tissu cellulaire d'un animal quelconque quelques gouttes d'une dissolution de curare, on le voit tomber immédiatement, s'affaisser sans convulsions et mourir aussitôt. Au contraire, si au moyen d'une sonde on injecte la substance dans l'estomac d'un animal semblable, le poison ainsi directement introduit dans le canal intestinal y restera sans effet.

Hermann, dans le but d'expliquer ces différences curieuses, admet que par l'estomac les poisons sont absorbés lentement et plus rapidement encore éliminés, de sorte que dans l'administration de ces toxiques par la bouche la quantité de ces substances ne s'accumule pas assez dans le sang pour donner lieu à une action généralisée.

Cette manière de voir qui s'applique à la généralité des poisons ne peut recevoir d'application pour les cas particuliers de la strychnine et de l'émétique, ces composés ayant une énergie toxique plus grande lorsqu'ils sont introduits par les voies digestives.

3° ABSORPTION.

Les phénomènes qui précèdent ne sont que la préface de l'empoisonnement. Les accidents, en effet, ne commencent, le plus souvent, que lorsque l'absorption a eu lieu et que le poison, arrivant dans le sang, va circuler avec lui et pénétrer dans les profondeurs des tissus.

Les caractères de cette absorption varient eux-mêmes suivant telle ou telle condition. Ainsi il existe des substances qui ont la propriété, par leur action sur les vaso-moteurs, de contracter les capillaires; de retarder l'absorption et par le fait d'atténuer l'intoxication. L'ingestion simultanée d'opium et de tartre stibié, en quantités déterminées, produit un effet bien inférieur à la somme des effets que produiraient séparément les deux poisons.

On peut encore ajouter à cette cause l'état de l'individu ayant avalé le poison. On sait que l'absorption est plus active chez les sujets affaiblis par une saignée ou par la maladie. L'état de l'estomac, sa vacuité, sa réplétion, influent puissamment sur la rapidité des effets du poison introduit dans cet organe. On peut dire d'une manière générale que l'action des substances toxiques introduites dans l'estomac est plus rapide lorsque cet organe est vide que lorsqu'il contient des aliments ou des liquides qui diluent la substance vénéneuse et en retardent l'absorption. C'est de cette manière qu'il conviendrait d'interpréter et d'expliquer, suivant Claude Bernard (1), les prétendues immunités que l'on a attribuées à une disposition particulière individuelle, à une idiosyncrasie, à une condition de race ou d'espèce et qui pour lui n'existent pas. Des animaux que nous voyons manger impunément dans les prairies des herbes vénéneuses ne seraient protégés que par la plénitude de leur panse. C'est, on le voit, une manière d'apprécier les choses beaucoup trop absolue.

Dans cette atténuation du poison arrivant dans l'estomac rempli d'aliments, il y a cependant des nuances et quelques différences à établir. Ainsi le cyanure de potassium ingéré dans l'estomac en pleine digestion tue plus vite que lorsque cet organe est vide. Dans le premier cas l'estomac est très acide, le cyanure se décompose facilement au contact de l'acidité du suc gastrique et donne naissance à de l'acide cyanhydrique. Dans le second cas, l'estomac est très peu acide, la décomposition est moindre ou plus lente, l'empoisonnement se trouve retardé.

La nature des substances alimentaires ou autres introduites dans le tube digestif en même temps que le poison joue également un rôle considérable. Sans revenir sur ce que nous avons déjà dit à ce sujet, nous ajouterons que les corps gras, les huiles modifient et retardent l'empoisonnement par les arsenicaux alors qu'ils favorisent l'intoxication par le phosphore.

### 4° DISTRIBUTION DU POISON AUX DIVERS TISSUS.

Introduit dans la circulation par un moyen quelconque et véritablement dissous dans le sang, le poison se distribue aux divers tissus, et c'est alors que les effets se manifestent.

Le sang, dans les conditions normales de la vie, est le siège d'un travail corrélatif d'assimilation et de désassimilation qui opère sans cesse le renouvellement des éléments anatomiques et dont le résultat final s'appelle la nutrition des organes. Les parties constituantes du sang, globules ou plasma, jouent dans l'accomplissement de ce phénomène un rôle différent. Tandis que les globules se comportent à la manière de petits organes

(1) Claude Bernard, *Leçons sur les substances toxiques et médicamenteuses* Paris, 1883.

doués d'une vie propre, et sont les agents essentiels du renouvellement de l'oxygène et de l'expulsion de l'acide carbonique, le plasma semble n'agir que par ses propriétés physiques de dissolution et n'être que le véhicule des substances introduites dans l'organisme et destinées à pénétrer l'intimité des tissus par voie d'endosmose.

Les globules sanguins, qui remplissent une fonction indispensable à l'entretien de la vie, peuvent être directement frappés par l'action de certains poisons. C'est ainsi que l'acide cyanhydrique et l'oxyde de carbone rendent le globule impropre à l'hématose, le premier par une action encore peu connue, le second en donnant naissance avec l'hémoglobine à une combinaison plus stable que celle que forme cette même hémoglobine avec l'oxygène. Le secret de l'action foudroyante de ces poisons serait dans la rapidité du torrent circulatoire, qui, dans l'intervalle d'une minute, fait parcourir à un globule sanguin deux fois le tour du corps.

Dans la majorité des cas les poisons n'influencent pas aussi directement les globules sanguins ; le plus souvent ils se dissolvent dans le plasma à l'état de chloro-albuminate pour les poisons minéraux, et alors, à la suite d'échanges exosmotiques, manifestent les phénomènes d'empoisonnement. On voit alors les substances se distribuer aux divers organes, ou mieux aux divers tissus, comme si elles obéissaient à une loi, à une sorte d'affinité déterminée à l'avance.

### 5° LOCALISATION DU POISON.

Il n'est pas possible, dans l'état actuel de la science, d'expliquer et d'indiquer rigoureusement l'électivité des substances nuisibles à l'organisme. L'action complexe de ces substances est encore mal connue.

Rabuteau a cru cependant pouvoir formuler la loi suivante : *Une substance agissant sur des éléments anatomiques déterminés, et se trouvant en circulation dans le sang, impressionne d'autant plus vivement les organes composés de ces éléments anatomiques qu'ils sont plus irrigués.*

On doit encore attendre avant d'accepter avec ses caractères absolus une loi qui subordonne les effets du poison à des conditions qu'on sait être très importantes, mais qu'on n'est pas encore autorisé à considérer comme exclusives.

Ces localisations, comme nous le disions tout à l'heure, sont loin d'être connues : c'est à peine si actuellement on sait que l'arsenic absorbé et en circulation dans le sang a la propriété de séjourner plus ou moins longtemps dans l'organisme, de contracter avec les organes ou les tissus des combinaisons stables et insolubles. Les autres poisons minéraux ont été étudiés également à ce point de vue, ainsi que quelques poisons gazeux, ceux dont nous avons parlé tout à l'heure. Mais quant aux poisons végétaux, à part la strychnine, rien n'a été fait dans ce sens.

En un mot, on entend par *localisation* la propriété qu'ont les substances médicamenteuses ou toxiques une fois entrées dans la circulation, de contracter avec les albuminoïdes ou les tissus des combinaisons plus ou moins stables et de séjourner un temps indéterminé dans l'organisme.

## 6° ÉLIMINATION DU POISON.

Dans l'étude de l'élimination des poisons, il convient d'examiner les voies d'élimination, l'état sous lequel le poison est éliminé et enfin la durée de cette élimination.

*a.* **Voies d'élimination.** — Quand on pense aux conditions dans lesquelles une substance toxique est absorbée et répartie dans les divers tissus, on comprend que l'élimination est le complément forcé, nécessaire de l'absorption.

Un mode important d'élimination, mode sur lequel il convient d'insister, car c'est celui que le médecin provoque avant tout pour prévenir les effets de l'intoxication, c'est le *vomissement*. Le vomissement n'est pas dû seulement à l'action du poison sur l'estomac, car on sait que l'on peut faire vomir aussi bien en administrant de l'émétique par la voie sous-cutanée qu'en le donnant par la voie digestive. Cependant, au point de vue toxicologique pur, on peut considérer ce moyen d'élimination comme naturel, car c'est lui qui nous indique et nous explique pourquoi la mort arrive rarement à la suite de l'ingestion d'une dose énorme de poison.

Le vomissement est donc, à proprement parler, un mode d'expulsion, tandis que le mot *élimination* doit plutôt s'appliquer aux actes qui succèdent à l'absorption et qui ont pour effet de débarrasser l'économie du poison qu'elle renferme. Aux vomissements et toujours comme variété de ce mode d'expulsion on peut citer les fèces. Il arrive souvent en effet que, sous l'influence du poison, le tube digestif, excité, congestionné, sécrète une quantité abondante de sérosité, amène de la diarrhée qui entraîne ainsi au dehors la plus grande quantité de la substance vénéneuse.

Les véritables voies d'élimination sont les reins, la muqueuse pulmonaire, la bile, les muqueuses en général et enfin la peau.

Les substances fixes s'éliminent spécialement par les reins; c'est à cet organe qu'est dévolu le principal rôle. On retrouve dans l'urine les alcaloïdes, les sulfates alcalins, les principaux métaux, et certaines substances spéciales, comme l'alcool et le chloroforme.

Les voies respiratoires, ou la muqueuse pulmonaire, se prêtent merveilleusement à l'élimination de la plupart des substances gazeuses et volatiles, telles que l'oxyde de carbone, l'acide sulfhydrique, l'acide cyanhydrique et une partie de l'éther, du chloroforme, de l'alcool, etc. On est même obligé d'attribuer souvent par exclusion une importance considérable à cette voie, quand on ne trouve dans aucun des liquides excrétés des traces du toxique réellement absorbé. L'odeur de l'haleine des animaux ou des personnes empoisonnées indique souvent que l'élimination par cette voie est considérable.

Le rôle éliminateur des muqueuses est peu important, elles ne se prêtent pas, comme les muqueuses pulmonaires, à une élimination directe. C'est spécialement par les glandes qu'elles favorisent l'issue de substances toxiques. Encore il arrive que presque toujours la substance éliminée par les glandes salivaires ou autres rentre dans le tube digestif et subit une nouvelle absorption.

Les glandes intestinales sont, elles, de puissants organes d'élimination. M. Chatin a démontré, pour le cas particulier de l'arsenic, que cet agent toxique, pénétrant dans la circulation par la voie hypodermique, s'élimine non seulement par les urines, la peau,... mais encore par la muqueuse intestinale.

La bile est souvent aussi un véhicule pour l'élimination. Certains poisons, surtout les toxiques métalliques, les mercuriaux en particulier, prennent cette voie. Mais encore ici l'élimination n'est pas complète, car la bile, déversée dans la première portion de l'intestin grêle, peut abandonner la substance vénéneuse et être seule rejetée au dehors avec les selles.

La peau est aussi un éliminateur puissant des substances toxiques. Ainsi l'arsenic et quelques autres composés métalliques s'éliminent par la surface cutanée. L'alcool et les alcooliques en général s'éliminent par la peau.

On connaît à ce sujet l'expérience concluante de MM. Lallemand, Perrin et Duroy.

Pour prouver l'élimination de l'alcool par la surface cutanée ils ont procédé de la façon suivante : ils ont pris une levrette, parce que dans cette race la peau est plus fine et moins fournie de poils que dans les autres races canines, et ils l'ont introduite dans une cage en verre. Une des parois verticales de cette cage présente une ouverture pouvant donner passage à la tête de l'animal. La paroi opposée est percée d'un trou où est fixé un tube recourbé trois fois à angle droit et plongeant dans un tube plus large contenant la liqueur d'essai. Enfin ce dernier communique avec un aspirateur ordinaire rempli d'eau. Les choses étant ainsi disposées, on y place l'animal sans lui avoir donné de l'alcool, et on fait l'aspiration. Après une demi-heure de fonctionnement, la liqueur d'essai n'accuse pas la plus petite trace d'alcool. On retire la chienne de la cage et on lui administre 50 grammes d'alcool à 56° étendu d'un volume d'eau. On la replace dans la cage, la tête en dehors et le cou enveloppé d'un linge mouillé qui forme écran, et destiné à arrêter les vapeurs alcooliques exhalées par la respiration. Au bout d'un quart d'heure, la liqueur du tube d'essai prend une teinte vert émeraude. Cette modification ne peut être produite que par l'alcool éliminé par la surface cutanée de l'animal.

M. Chatin a aussi trouvé et caractérisé d'une façon manifeste la présence de l'arsenic dans la sérosité d'un vésicatoire appliqué sur un individu empoisonné par de l'acide arsénieux.

Ainsi qu'on peut s'en rendre compte, il y a une sorte d'électivité des voies d'élimination aussi constante, aussi certaine que celle que nous avons signalée pour la localisation, mais la raison est aussi inconnue pour l'une que pour l'autre. En effet, pourquoi l'iodure de potassium passe-t-il dans les urines ; pourquoi les mercuriaux et un grand nombre de sels métalliques s'écoulent-ils par la bile ; pourquoi l'acide sulfhydrique, l'alcool, etc., s'éliminent-ils par la peau? ce sont des questions auxquelles il est difficile de répondre et pour lesquelles on trouve plus d'hypothèses que de raisons démonstratives.

*b.* **État sous lequel le poison est éliminé.** — Cette histoire est encore à faire et ne sera bien résolue que le jour où on connaîtra l'action des substances toxiques et médicamenteuses sur les organes. Tantôt les poisons sont éliminés en nature, tantôt ils subissent des métamorphoses.

Parmi les poisons que l'on retrouve en nature dans les divers produits de sécrétion et d'excrétion, on peut citer le nitre, la plupart des sulfates métalliques, les chlorates, les carbonates, le sulfate de quinine, la morphine, la strychnine, la brucine, la cicutine, la nicotine et, en général, toutes les bases végétales. Cependant on a avancé que la quinine se transformait en quinidine, mais personne n'a démontré le fait. A cette liste, on peut ajouter l'oxyde de carbone, l'acide cyanhydrique, l'alcool, le chloroforme, l'éther, etc.

Les autres substances sont ou détruites, dissociées, réduites, ou métamorphosées. On connaît peu de chose sur leurs transformations. Cependant on sait que les sels d'argent, de cuivre et de mercure laissent déposer leur métal dans les tissus, et que spécialement le nitrate d'argent dépose l'argent sous la peau, dans les membranes du cerveau, parfois même dans les reins sous forme de taches pointillées dont la coloration et la résistance aux lavages sont caractéristiques.

Nous empruntons à Rabuteau (1) le tableau suivant des métamorphoses que subissent certains corps dans leurs passages à travers l'organisme :

| | |
|---|---|
| Sulfures *se transforment en*..... | Sulfates (VÖHLER). |
| Hyposulfites.................... | Sulfates (RABUTEAU). |
| Sulfites........................ | Sulfates (Id.). |
| Cyanates de potasse et de soude.. | Carbonates de potasse et de soude (RABUTEAU et MASSUL). |
| Acétates, Tartrates, Malates, Citrates alcalins................ | Carbonates alcalins (VOHLER). |
| Formiates, Valérianates, Quinates, Méconates, Fumarates, Aconitates alcalins.................... | Carbonates alcalins (RABUTEAU). |

(1) Rabuteau, *Traité de Toxicologie*, 2ᵉ édition. Paris, 1887.

| | |
|---|---|
| Acide succinique et Succinates al-calins................................. | Carbonates alcalins (RABUTEAU). |
| Ferricyanure de potassium............. | Ferrocyanure (VOHLER). |
| Perchlorure de fer.................. | Protochlorure (RABUTEAU). |
| Hypochlorites..................... | Chlorures (KLETZINSKI). |
| Iodates.......................... | Iodures (MELSENS). |
| Bromates........................ | Bromures (RABUTEAU). |
| Séléniates........................ | Acide sélénhydrique (RABUTEAU). |
| Tellurites et Tellurates........... | Acide tellurhydrique et Tellure (RABUTEAU). |
| Acides benzoïque et cinnamique. | Acide benzoïque (VOHLER). |
| Acide nitro-benzoïque............. | Acide nitro-hippurique. |
| Acide tannique................... | Acide gallique (LANDERER). |
| Hypophosphites.................. | Phosphates (RABUTEAU). |
| Phosphites...................... | Phosphates (Id.). |

On voit que les métamorphoses subies par les diverses substances reviennent tantôt à des oxydations, tantôt à des réductions. Il est remarquable, en effet, que les sels à acides organiques sont brûlés dans l'économie, de sorte que les urines deviennent alcalines par suite de la formation de carbonates alcalins. Bien plus, il existe des différences considérables entre des composés cependant de même famille chimique : ainsi les sulfites se transforment en sulfates, tandis que les séléniates et tellurates sont réduits en acides sélénhydrique et tellurhydrique.

c. **Durée de l'élimination.** — Cette question est pour le toxicologiste du plus haut intérêt. En effet, supposons qu'il s'agisse d'un empoisonnement par l'arsenic, le tartre stibié ou autre, et que la victime ait pris quelque temps auparavant, comme médicament, une certaine quantité de liqueur de Fowler ou d'émétique : on conçoit que la présence dans l'économie d'arsenic et d'antimoine ne doit pas nécessairement être une preuve d'empoisonnement. En général, la durée d'élimination est variable non seulement pour chaque substance, mais encore pour une même substance toxique. Elle varie avec les doses, avec le temps pendant lequel on a fait usage des médicaments ou du poison, et encore avec certaines conditions qui ne sont pas encore suffisamment élucidées. Il n'est pas douteux, en effet, que cette élimination doit varier, comme l'absorption elle-même, selon certaines conditions physiologiques, suivant les espèces animales et aussi suivant certaines conditions organiques individuelles dont il sera toujours difficile d'apprécier exactement l'influence.

M. Chatin, en 1840, a cru cependant pouvoir la formuler par une loi, et avancer que *la promptitude d'élimination est, chez les divers animaux, en raison inverse de la faculté de résister au poison.* Tardieu apprécie ainsi cette manière de voir : « L'énoncé de cette loi revient à dire que le poison séjournera d'autant plus longtemps dans les organes qu'il en troublera moins l'économie. Loi providentielle à coup sûr et que l'on serait heureux de voir confirmée par les faits. »

Quant à la durée de l'élimination pour chaque espèce de poison, il y a des données plus particulières et dont la portée dans les constatations médico-légales de l'empoisonnement est de la plus haute importance.

La science doit à ce sujet à Orfila l'initiative de recherches fort utiles, mais encore loin d'être achevées. Ainsi on est maintenant à peu près fixé sur la durée d'élimination de l'arsenic, des mercuriaux et de certains autres poisons métalliques : argent, antimoine, cuivre, plomb. On sait aussi que l'émination des alcaloïdes de l'opium commence environ une heure après l'ingestion et serait complète après trois jours. Le nitre fait son apparition dans les urines quelques minutes après son ingestion, et disparaît complètement vingt-quatre heures après.

## VII. — Mode d'action des poisons et doses toxiques.

Une fois entrées dans la circulation, les substances vénéneuses agissent sur les organes et provoquent des désordres parfois irréparables : depuis longtemps déjà on a expliqué l'intoxication par trois ordres de théories : théories mécaniques ou physiques, théories vitales et théories chimiques.

Dans la première de ces théories, on ne considère dans l'empoisonnement que des mouvements d'endosmose, des phénomènes de capillarité, causant des dérangements dans l'équilibre des liquides ou bien des altérations dans les propriétés physiques de la matière.

Poiseuille a cherché à expliquer l'action des substances toxiques et médicamenteuses par des expériences sur l'endosmose et l'écoulement des liquides (1).

Dans les théories vitales on fait intervenir des forces particulières qui régissent les corps vivants. Les spéculations des vitalistes portent sur des dérangements survenus dans les agents qui concourent aux manifestations de cette force ou dans cette force elle-même.

Dans la dernière théorie, on ne voit que l'intervention d'un agent matériel saisissable ou non, quelles que soient ses propriétés sur les tissus et les liquides de l'économie. Il y aurait dans ce cas une multitude d'actions suivant que tel ou tel agent est en présence.

Aussi a-t-on dû rattacher les poisons à plusieurs types distincts.

Une première série comprend les corps qui peuvent agir en désoxygénant le sang.

Dans cette classe rentrent la plupart des sels acides organiques, tels que les citrates, tartrates, acétates, etc. En passant dans le sang, ces sels s'y décomposent, s'emparent d'une certaine quantité d'oxygène ; ils se transforment en carbonates et sont éliminés sous cette forme par les urines.

La conséquence nécessaire de l'ingestion de ces sels serait donc une désoxygénation, une diminution de l'artérialisation de ce sang, qui perd ainsi une certaine quantité de l'oxygène que lui a fourni la respiration, et qui tend à rendre la respiration, ou mieux l'apport d'oxygène par cette voie, tout à fait insuffisant.

Une deuxième série comprend les corps qui se réduisent dans le sang, qui agissent d'une manière inverse.

Les sels de fer, par exemple, qui à l'air passent si facilement de protosels à l'état de persels, se désoxydent au contraire dans le sang ou mieux se réduisent et sont ramenés de persels à l'état de protosels. Wöhler, ainsi que nous l'avons déjà dit plus haut, a démontré aussi que le prussiate rouge injecté dans le sang se retrouve dans les urines à l'état de prussiate jaune.

Enfin une troisième série comprend les corps qui détermi-

_____________

(1) Poiseuille. *Recherches expérimentales sur le mouvement des liquides dans les tubes de petits diamètres.*

nent des actions médicamenteuses ou toxiques en formant avec les tissus ou liquides animaux des composés stables. A la suite de ces combinaisons, les liquides et les tissus deviendraient impropres aux manifestations des phénomènes vitaux ; l'exercice des fonctions serait, par suite, suspendu ou troublé.

C'est ainsi qu'agiraient les poisons métalliques, les composés du cuivre, de l'arsenic, du plomb, de l'antimoine, du mercure et même du fer.

Pour Liebig, ces actions chimiques directes entre le poison et le tissu, ces combinaisons qui les empêchent de remplir leurs fonctions, résulteraient d'une sorte de cautérisation portée dans l'intérieur des organes. Il compare ces effets à une sorte de tannage. Ces combinaisons de nouvelles formations, combinaisons souvent insolubles, doivent s'éliminer comme des eschares à la suite d'un travail inflammatoire, d'une suppuration expulsive qui produit habituellement la mort. Il voit dans ces actions sur les tissus des combinaisons insolubles qui amèneraient une cessation presque complète de sécrétions. *La force chimique aurait vaincu la force vitale.*

Notre manière de voir, absolument semblable à celle du chimiste allemand quant à la conclusion, devient différente quant à l'application. Peut-on, en effet, envisager les combinaisons des poisons avec les tissus comme des actions tannantes qui font cesser les sécrétions ? Ainsi, pour le foie en particulier, ne voyons-nous pas chez les animaux — en pleine période d'intoxication par l'acide arsénieux, par exemple, — sur le point de mourir, cet organe fonctionner sinon plus, au moins tout autant qu'avant l'expérimentation ? Nous avons toujours constaté que les matières fécales étaient bilieuses, que les urines renfermaient de la bile, en un mot partout de la bile !

C'est pourquoi, tout en conservant l'action des combinaisons, nous les traduirons d'une manière différente et nous dirons : *les altérations organiques produites par les substances médicamenteuses ou toxiques ne sont que des phénomènes de désorganisation ou d'excitation résultant des localisations.*

Claude Bernard ajoute à ces trois séries de corps un quatrième groupe formé par les substances qui se comportent dans l'économie à la manière des ferments.

Voici ce qu'il dit à ce sujet :

« Le mode d'action de ces substances est excessivement obscur, et s'explique en disant qu'il se passe là une action de contact ; que, par exemple, la levure de bière, par son contact avec le sucre, dédouble cette substance, en acide carbonique, en alcool, etc. Dans l'organisme, on pourrait admettre que les ferments agissent d'une manière analogue et que leur présence dans le sang détermine par le contact la décomposition de certains éléments organiques nécessaires de ce liquide, ou leur transformation en un produit délétère. »

Il ajoute encore :

« C'est ainsi que l'on peut comprendre les effets des virus. On cherche à expliquer leur action en admettant qu'ils font fermenter quelques-uns des principes constituants du sang, et donnent ainsi naissance à un corps délétère. Les fermentations peuvent d'ailleurs parfaitement s'effectuer dans l'économie, dont la température ni trop basse, ni trop élevée, leur offre les conditions physiques les plus favorables. Les liquides albumineux n'y mettent non plus aucun obstacle. »

Cette manière de voir émise en 1857 peut-elle être acceptée aujourd'hui que les travaux sur les fermentations se succèdent? Les fermentations sont-elles le résultat du contact, ou sont-elles d'essence vitale? Nous ne le croyons pas. Claude Bernard, d'ailleurs, a modifié avec le temps sa théorie, surtout lorsqu'il écrivait quelque temps avant sa mort : « *L'alcool dans la fermentation alcoolique se forme sous l'influence d'un ferment soluble, en dehors de la vie, dans les fruits mûrissants.* » Quoi qu'il en soit, on peut dire aujourd'hui — en escomptant peut-être l'avenir — que *les fermentations sont des réactions chimiques, déterminées par des produits de sécrétions cellulaires spéciaux, et sans doute différents pour chacune d'elles.*

Rabuteau (1) a cru pouvoir expliquer l'action complexe des substances vénéneuses et formuler une loi qu'il appelle *atomique* ou *thermique.*

Si l'on compare, dit-il, l'énergie physiologique ou la toxicité des métaux dont le poids atomique est élevé, tels que le plomb, le mercure, avec celle des métaux dont le poids atomique est faible, tels que le sodium, le magnésium, on observe des différences considérables. Les sels des deux premiers métaux sont dangereux même à faibles doses, tandis que ceux des der-

_______

(1) Rabuteau, *Traité de Toxicologie*, 2ᵉ édition. Paris, 1887.

niers peuvent être impunément introduits dans l'organisme à des doses considérables. Ces différences d'action peuvent se traduire ainsi : *Les métaux sont d'autant plus actifs que leur poids atomique est plus élevé.*

Cette relation peut s'exprimer d'une autre manière; comme, d'après Dulong et Petit, les poids atomiques des corps simples sont en raison inverse de leur chaleur spécifique, on dira :

*Les métaux sont d'autant plus actifs que leur poids atomique est plus élevé, que leur chaleur spécifique est plus faible.*

Dans cet ordre d'idées le métal le plus toxique serait le bismuth, dont le poids atomique est 210, tandis que celui du plomb n'est que 207 et celui du mercure 200. Les composés de ce métal n'ont cependant jusqu'à ce jour donné naissance à aucun accident, bien qu'ils soient très fréquemment employés et ingérés à hautes doses. Ainsi on emploie journellement le sous-nitrate de bismuth, composé insoluble, il est vrai, et encore le citrate de bismuth ammoniacal, très connu et fort employé en Angleterre sous le nom de *liqueur de bismuth*. Par contre, le cuivre, poids atomique 63, deviendrait une substance presque inoffensive et bien moins vénéneuse que l'étain lui-même.

Nous devons donc attendre avant d'accepter avec ses caractères absolus une loi applicable uniquement aux substances métalliques, et malgré cela susceptible d'être discutée dans une adaptation aussi restreinte. Nous croyons que, dans l'état actuel de nos connaissances, il y aurait témérité à émettre des propositions trop générales sur l'action de toutes les substances toxiques.

M. Ch. Richet d'ailleurs (1) a démontré qu'en général il n'existe aucune relation entre les poids atomiques et la toxicité. Tout ce que l'on pourrait admettre, c'est que dans quelques familles la loi de Rabuteau paraît présenter les apparences de la vérité. Si l'on étudie la famille des alcalino-terreux, on remarque que la toxicité va en croissant du magnésium au baryum. En effet, les poids atomiques augmentent du magnésium au baryum :

<hr>

(1) Ch. Richet, *Comptes rendus Acad. des sciences.* 24 octobre 1881.

| | Poids atomique. |
|---|---|
| Magnésium | 24 |
| Calcium | 40 |
| Strontium | 87 |
| Baryum | 136 |

Également au point de vue biologique, M. J. Blake (1) a appelé l'attention sur quelques relations intéressantes qui existent entre l'atomicité des éléments et les réactions qu'ils font naître dans la matière vivante. Il a expérimenté sur les groupes d'éléments d'atomicités différentes et conclut que c'est toujours le sel dont l'atomicité est la plus forte qui a l'action biologique la plus étendue.

Il est nécessaire, avant de terminer ce chapitre, de donner quelques indications sur les différences d'actions de certains corps toxiques étudiés dans la série. On y voit, en effet, des modifications importantes qui, à certain point de vue, intéressent autant la toxicologie que la thérapeutique.

En premier lieu, et nous en avons déjà parlé, l'état de santé ou de maladie influe beaucoup sur les doses et l'action du médicament même à doses toxiques.

Amoureux rapporte un fait extraordinaire :

Une demoiselle atteinte de phtisie pulmonaire prit, par suite d'un malentendu, 2 onces de poudre de cantharides et n'éprouva qu'un peu de chaleur à la gorge et quelques ardeurs d'urine. Sa sœur très bien portante, qui, pour l'encourager à prendre ce remède, en avait avalé seulement une pincée, fut prise de symptômes des plus violents, et succomba, quoiqu'elle eût en sa faveur l'exiguïté de la dose et un état de santé en apparence propre à la résistance.

L'habitude de prendre des substances toxiques peut à un moment donné amener l'immunité. C'est ainsi qu'on rapporte que Mithridate s'était rendu inaccessible aux poisons par habitude d'en prendre. Il est probable qu'à cette époque les poisons employés pour donner la mort étaient peu nombreux, d'où l'immunité procurée par l'usage plus facile à acquérir.

Le professeur Delile, de New-York, prétendait avoir connu un individu qui prenait chaque jour un gros de sublimé corrosif.

(1) J. Blake, *Comptes rendus Acad. des sciences*. 23 avril 1888.

On peut encore signaler par curiosité certaine idiosyncrasie. M. Deguerre, médecin à Plombières, a rapporté l'observation d'un homme que vingt grains — 1 gramme — d'émétique laissaient impassible, et qui, ironie !! ne pouvait avaler du sucre sans éprouver des nausées et des vomissements.

Dolbeau a également observé que les personnes en proie aux excitations du délire alcoolique tolèrent impunément 10, 12 et 15 grammes de teinture de digitale, quand le quart ou le cinquième de cette dose occasionnerait des accidents redoutables chez les individus bien portants.

Le volume de l'animal doit également entrer en ligne de compte.

En 1820, à Genève, le propriétaire d'un bel éléphant ne pouvant s'en rendre maître, et redoutant son état d'insurrection que favorisait l'orgasme printanier, se vit forcé de le sacrifier à la sécurité publique. On essaya d'abord les poisons. On lui fit prendre 3 onces d'acide cyanhydrique, mêlé à 10 onces d'eau-de-vie, ce mélange resta sans effet ! On eut recours alors à 3 onces d'acide arsénique, pétri avec du sucre et du miel, même résultat. L'animal semblant inaccessible aux poisons les plus redoutables, on suppléa à leur insuffisance par la voie plus sûre du canon.

L'âge, comme le volume de l'animal, comme l'état de santé, exerce aussi une grande influence.

On peut admettre *a priori* que la dose d'un médicament ou d'un poison peut varier chez un enfant ou chez un adulte (1). Gaubius a dressé pour les médicaments une table qu'il n'est pas sans intérêt de reproduire ici. La dose de l'adulte de vingt à soixante ans étant représentée par l'unité :

| | |
|---|---|
| Adulte.................................... | 1 |
| Au-dessus d'un an........................ | { 0,066 ou 1/15 <br> 0,082 ou 1/23 |
| A deux ans............................... | 0,125 ou 1/8 |
| A trois ans.............................. | 0,166 ou 1/6 |
| A quatre ans............................. | 0,25 ou 1/6 |
| A sept ans............................... | 0,33 ou 1/3 |
| A quatorze ans........................... | 0,50 ou 1/2 |
| A vingt ans.............................. | 0,66 ou 2/3 |

(1) On peut à ce sujet consulter les travaux de Bouchard sur la recherche de l'équivalent thérapeutique de certains médicaments : ou la quantité de médicaments, calculée par kilogramme de l'animal, qui injectée dans le sang ne détermine pas de phénomènes toxiques, mais au delà de laquelle l'intoxication se produirait.

Il existe des exceptions à cette loi ; l'opium est pour l'enfant un poison énergique à toutes les doses ; quelques gouttes de laudanum suffisent pour le faire périr, tandis qu'un adulte, en dehors des conditions de l'accoutumance, peut en tolérer jusqu'à 50 gouttes et quelquefois davantage.

Nous ne reviendrons pas sur ce que nous avons dit à propos de cette accoutumance, opiophages, arsénicophages, etc., nous ne parlerons pas ici des doses toxiques de chaque poison, mais nous terminerons en disant que la toxicité d'une substance n'est pas un fait constant pour toutes les espèces. Ainsi, parmi les substances qui sont très vénéneuses pour l'homme, on trouve la cantharide que les poules mangent parfois en quantité considérable et sans inconvénients. Le cheval ingère sans malaise le tabac en pied ou en préparation, pourvu que l'épreuve ne se répète pas. Les vaches avalent le colchique d'automne sans autre inconvénient qu'une diminution dans la quantité du lait. Les porcs mangent sans en mourir les champignons vénéneux, des amanites. Claude Bernard a pu injecter impunément 2 grammes de chlorhydrate de morphine dans les veines d'un chien de 7 à 8 kilogrammes sans le tuer. Les rongeurs, cochons d'Inde, lapins, rats, mangent de la belladone. Les chameaux mangent avec délice des euphorbes. La chèvre supporte des quantités considérables de noix vomique. Mais toutes ces exceptions semblent disparaître lorsqu'il s'agit des poisons minéraux.

Ch. Richet, en continuant ses travaux sur l'action toxique comparée des métaux sur les poissons et les bactéries, a constaté que la dose toxique était à peu près vingt fois moins forte pour les poissons. Il a noté un fait très important, c'est la toxicité extrême des sels d'ammonium, de lithium et de potassium pour les poissons, comme d'ailleurs pour presque tous les animaux. Les microbes et les végétaux présentent au contraire une résistance considérable.

Le mercure, le zinc, le cadmium agissent sur presque toutes les cellules organisées. Ici encore, il y a de curieuses exceptions, et à ce point de vue, les expériences de Raulin sont très concluantes : dans un liquide de culture contenant 50 millièmes de zinc, une ou deux générations d'aspergillus absorberont si bien la totalité du métal qu'une troisième génération deviendra chétive et dans l'impossibilité de se reproduire.

Au contraire, vient-on à introduire dans le même liquide un 1600 millième de nitrate d'argent, la végétation s'arrêtera brusquement. Elles ont tellement horreur de l'argent que dans un vase de ce métal, renfermant un bouillon où il est impossible par tous les réactifs les plus sensibles de découvrir la plus petite trace d'argent, une culture d'aspergillus ne peut absolument pas se développer.

En présence de faits aussi bizarres mais absolument démontrés, la science se trouve momentanément désarmée et ne peut en donner une explication satisfaisante. Les anciens étaient plus courageux, et par des moyens quelconques et plus ou moins osés ils donnaient une démonstration de ces différences toxiques.

Ainsi, nous trouvons dans Maimonide (1) cette curieuse relation que nous transcrivons *in extenso :*

« ... C'est un fait bien connu que les corps qui sont composés de substances élémentaires possèdent des couleurs, des goûts et des odeurs, mais il est hors de doute que tous ces phénomènes sont chez eux des accidents. En effet, la condition de couleur n'est point la même que la condition de goût et d'odenr...

« ... Pour le goût et l'odeur, il n'en est point de même : ainsi une chose qui pour une espèce sera extrêmement douce aura pour une autre une saveur excessivement amère. Je veux dire qu'une espèce trouvera cette chose agréable et bonne, et alors elle sera douce pour elle ; tandis qu'une autre espèce, qui ne pourra y goûter sans éprouver une trop vive douleur, la trouvera amère, âcre ou styptique, suivant les principes de la physique. On connaît généralement l'amertume de la coloquinte et le goût prononcé du porc pour cette cucurbitacée et l'avidité avec laquelle il la mange. Les faits sont exactement les mêmes pour les odeurs, car le même objet exhalera une odeur qui sera goûtée par une espèce d'animal, tandis que la délectation à tel goût ou à telle odeur est en relation avec le tempérament de l'espèce d'animal ; tout ce qui sympathise avec le tempérament d'une espèce aura pour elle un goût agréable et une bonne odeur. C'est ainsi que certaines plantes fournissent une nourriture convenable pour une espèce, tandis qu'elles sont un poison mortel pour une autre, comme l'a dit très bien Galien, qui en a cité des exemples. »

L'auteur ajoute, toujours avec le même esprit : « Toute substance inconnue, plante ou chair d'un animal quelconque, dans laquelle on reconnaîtra une saveur agréable, c'est-à-dire douce,

_______

(1) Maimonide, *Traité des poisons*, Traduction de Rabbinovicz.

et une odeur qui plaise, peut être considérée comme un bon aliment. » (Douzième siècle.)

*Antagonisme de certaines substances toxiques.* — Sans discuter ici l'antagonisme physiologique, nous disons que l'antagonisme toxique n'est que fort peu connu. On avait cru cependant que l'atropine, l'aconitine, la morphine étaient des antidotes de la strychnine ; que la morphine neutralisait les effets de l'atropine, etc. Mais déjà en 1883, Bennett à Edimbourg constatait que la morphine n'est pas l'antidote de l'atropine et récemment encore en Amérique, on a remarqué que les effets de la morphine et de l'aconitine s'ajoutaient. De son côté, M. G. H. Roger a fait au laboratoire de M. Bouchard des expériences pour déterminer si la dose mortelle d'une substance toxique est modifiée par l'introduction simultanée d'une autre substance également toxique. Ces recherches ont porté sur la morphine, l'atropine, etc. Après avoir déterminé les équivalents toxiques des corps en expérience et injectés dans les veines, il a fait des mélanges deux à deux et a recherché leur toxicité. Il a contrôlé que, pour les mélanges d'atropine, l'animal succombe bien avant d'avoir reçu l'équivalent toxique d'un des deux corps. Il en est de même pour les mélanges d'atropine et de quinine, et de morphine. Dans tous les cas, les deux substances agissent synergiquement et leurs pouvoirs toxiques s'additionnent. Cet expérimentateur a encore essayé le mélange de sels de potassium et de morphine, et jamais il n'a observé d'antagonisme toxique, c'est-à-dire de neutralisation plus ou moins complète d'un des poisons par l'autre.

Cependant M. Chouppe (1) en étudiant l'action d'alcaloïdes nouveau venus en thérapeutique, l'antipyrine (diméthyloxyquinizine) et l'acétanilide, a constaté sur des chiens que l'équivalent toxique de la strychnine pouvait augmenter sans donner la mort. Cet expérimentateur a également remarqué que, dans ses essais sur la nicotine, non seulement les deux substances toxiques nicotine et acétanilide ne s'ajoutaient pas, mais encore que l'acétanilide empêchait certainement la mort. Si l'antipyrine ne s'oppose pas à l'intoxication nicotinique, l'acétanilide au

(1) Chouppe, *Bulletin médical*, 23 mai 1888.

contraire, à moins qu'elle ne devienne toxique par elle-même, empêche la mort par la nicotine dont elle supprime les effets convulsivants, et cela pour des proportions de nicotine, dans certains cas, doubles de celles qui auraient foudroyé l'animal.

Enfin, chez des cobayes auxquels il avait injecté des doses de strychnine supérieures aux doses mortelles, il a pu, comme chez le chien, empêcher la mort au moyen du chloral et de l'antipyrine.

Comme nous le disions plus haut, l'antagonisme physiologique nous paraît indiscutable ; quant à l'antagonisme toxicologique, il est prudent de faire toutes réserves.

# CHAPITRE II

## MÉTHODES GÉNÉRALES POUR LA RECHERCHE DES POISONS

### I. — Exhumation et autopsie.

Il faut d'abord examiner deux cas :

*a.* L'expert chimiste assistait à l'exhumation ou à l'autopsie ;

*b.* L'expert chimiste n'assistait pas à ces opérations.

*a.* **L'expert chimiste assistait à l'exhumation ou à l'autopsie.** — Il arrive malheureusement trop souvent en France que, dans une exhumation juridique ou dans une autopsie à la suite d'un cas supposé d'empoisonnement, l'expert chimiste n'assiste pas aux recherches variées que nécessitent de semblables opérations. Cependant la justice aurait tout à gagner dans cette adjonction, d'ailleurs forcée à une époque ultérieure, il est vrai. En effet, un homme de l'art, un toxicologiste seul peut, dans une exhumation et une autopsie, s'entourer de toutes les précautions nécessaires, recueillir avec tous les soins indiqués les organes ou parties d'organes, terre de cimetière, portion de linceuls, etc., sur l'analyse desquels il pourra établir son rapport. Une foule de circonstances peuvent venir en aide à l'analyse ; ainsi l'intégrité des tissus et des organes, après une inhumation relativement ancienne, des lésions au contraire d'une certaine forme et d'une certaine nature localisées en certains endroits ou ne dépassant pas certains autres, mettent sur la voie et impriment aux recherches une marche rapide et sûre. Bien plus, aujour-d'hui que la toxicologie est devenue une science, que l'on connaît pour la plupart des poisons leur rôle et leur action, leur marche, leur localisation et leur élimination, la présence du toxicologiste s'impose. Ajoutons que, suivant tel ou tel empoisonnement, on doit recueillir tel ou tel organe. Un exemple, entre mille : on sait maintenant que l'arsenic absorbé ne s'élimine pas aussitôt, qu'il séjourne pendant un certain temps dans l'organisme avec des degrés d'affinité divers pour les différents organes. En étudiant donc avec soin tous les organes, en recherchant et en dosant, si possible, le poison dans chacun d'eux, on peut jusqu'à un certain point non seulement affirmer un empoisonnement, mais encore décrire l'empoisonnement et dire s'il a été foudroyant ou, au contraire, s'il a été lent et déterminé par l'ingestion de doses fractionnées. Qu'arrivera-t-il si les organes n'ont pas été recueillis avec soin, ou si, ce qui arrive souvent, les experts chargés de l'autopsie ont placé dans le même récipient, ou dans deux au plus, le tube digestif et son contenu, la vessie et les urines, le foie, le sang, le cœur, le cerveau et les muscles? Poser cette question, c'est en indiquer l'importance. En effet, il suffit que l'un des organes soit infecté de poison, pour souiller tous les autres. Le travail du toxicologiste se compliquera à tel point, que souvent au lieu d'éclairer la justice d'une manière évidente, il sera obligé de s'en tenir aux conclusions banales et d'affirmer la présence d'un composé toxique dans les matières soumises à son analyse.

On pourrait ainsi multiplier les exemples et par là démontrer la nécessité de convoquer l'expert chimiste toutes les fois que dans une exhumation ou une autopsie on a quelques soupçons d'empoisonnement.

En supposant la question résolue, quel doit être le rôle de l'expert dans un cas de cette nature ?

Sans rapporter ici les recommandations faites par Orfila et Lesueur (1), lesquelles s'appliquent d'ailleurs aux experts en général, nous disons : l'expert chimiste doit se munir de plu-

_________

(1) Orfila et Lesueur, *Traité des exhumations judiciaires.* Paris. 1831.

sieurs vases de verre, de cire, d'un cachet et de tout ce qui est nécessaire pour fermer ces vases.

A l'ouverture du corps il **devra veiller** à ce que le tube digestif ne soit pas ouvert sur place, mais en dehors de la cavité abdominale. Pour plus de précautions, nous recommandons de séparer le tube digestif en deux parties au moyen de deux ligatures au pylore. Ainsi l'une des portions, l'œsophage et l'estomac, sera examinée sur une large plaque de verre, en ayant soin de ne rien perdre du contenu, puis placée dans un bocal de verre neuf ou parfaitement nettoyé. L'autre portion, intestin grêle et la plus grande partie du gros intestin, examinée de même, sera déposée dans un autre bocal de même nature.

Nous recommandons cette division dans le tube digestif et l'isolement des parties, bien que la plupart des auteurs n'en parlent pas, et voici pourquoi : supposons le cas prévu par Orfila que du poison ait été, dans un but criminel quelconque, introduit par le rectum dans le tube digestif d'un cadavre. L'analyse aura bientôt démontré le fait à l'expert. En effet, l'intestin seul renfermera le toxique, alors que la portion supérieure, estomac et œsophage, n'en renfermera pas la plus petite trace.

Le foie, les poumons, le cerveau et la moelle devront être déposés séparément dans des bocaux de verre. On pourra cependant réunir dans un même verre le cerveau et la moelle.

On recueillera avec soin la vessie et son contenu. Pour plus de précaution, il sera bon de faire une ligature au col pour éviter toute déperdition de liquide.

Enfin l'expert devra prélever une certaine quantité de muscles, de préférence dans la cuisse et dans les muscles de la poitrine.

En résumé, l'expert mettra de côté dans des vases séparés :

*a*) L'œsophage, l'estomac et son contenu ; — *b*) L'intestin grêle, le gros intestin et leurs contenus ; — *c*) Le foie et le sang ; — *d*) Les poumons, ou un seul, ou une partie ; — *e*) Le cerveau et la moelle ; — *f*) Les muscles (environ 250 grammes) ; — *g*) Les reins, la vessie et l'urine.

Tous ces vases, fermés, ficelés et cachetés, doivent porter des numéros d'ordre et la signature des personnes présentes. L'expert devra éviter avec soin l'emploi des désinfectants, chlorure de chaux, eau chlorée, sulfate ferreux, acide phénique, etc. ;

ce sont des complications pour l'analyse. L'alcool doit être
rejeté également, car sa présence peut rendre la recherche de
certains poisons beaucoup plus difficile, notamment celle du
phosphore. La cire à cacheter ne doit servir qu'à fixer les ficelles
et le papier certifiant le contenu ; on ne devra jamais gou-
dronner les bouchons qui servent à la fermeture des bocaux,
mais toujours les recouvrir de papier parchemin. En effet, il
est difficile de déboucher un flacon dont le bouchon est recouvert de cire sans en faire tomber quelques fragments dans le
contenu. D'un autre côté, les cires, achetées dans le commerce,
sont à bases d'oxydes métalliques et souvent arsénicales.

1° Dans les cas où l'autopsie a lieu presque immédiatement
après la mort, l'expert devra, en outre, se renseigner sur la
présence ou l'absence de vomissements, les mettre de côté si
c'est possible, ainsi que les draps et les vêtements, qui pourraient être souillés. Si les vomissements avaient été répandus
sur le plancher, il faudrait enlever avec précaution les raclures
des parties souillées, ou mieux détacher les planches ou les lames
du parquet sur lesquelles se sont répandus les vomissements.

L'expert peut être chargé d'une visite domiciliaire chez une
personne soupçonnée d'être morte empoisonnée, soit accidentellement, soit volontairement, soit par suite d'un crime. Son
attention doit se porter sur tous les objets qui sont de nature à
lui venir en aide : médicaments ayant servi à la victime, aliments, poudres médicamenteuses ou autres, etc.

2° L'autopsie est faite longtemps après la mort, c'est-à-dire
l'exhumation précède l'autopsie. Dans ce cas, l'expert doit s'occuper du mode de sépulture, de l'état de la fosse et du sol, il
doit décrire le cercueil et la condition d'intégrité ou de destruction plus ou moins complète dans laquelle on le trouve, l'état
du linceul et des vêtements du cadavre. Si l'inhumation est récente
et le cercueil intact, il n'y a qu'à enlever le corps et à le déposer
sur la table où doit se faire l'autopsie. Si, au contraire, après un
long séjour dans la fosse, les ais de la bière sont disjoints, le bois,
les vêtements et le linceul en partie détruits, il importe, avant
d'examiner le cadavre, de recueillir quelques-uns des débris
qui sont en contact avec lui, ainsi qu'une certaine quantité de
la terre dont il est entouré et qui adhère parfois à sa surface.

Bien plus, l'expert devra prendre de la terre à différentes hauteurs de la fosse pour servir plus tard de terme de comparaison.

Dans certaines inhumations, comme celles qui se font dans des terrains argileux, compactes, imperméables à l'eau et à l'air, dans des cercueils hermétiquement fermés, de chêne ou de plomb, il arrive souvent que la putréfaction ne marche pas, et que lorsqu'on procède à l'exhumation, l'on trouve non pas un squelette ou une fermentation putride en activité, mais une masse savonneuse qui adhère de partout aux parois de la bière. C'est le *gras du cadavre*, formé par la transformation des albuminoïdes à l'abri de l'air, ou dans un milieu ne permettant pas un libre développement aux microbes de la fermentation.

Dans ces conditions, il est presque impossible de sortir le cadavre de son enveloppe, et souvent aussi difficile de pouvoir distinguer les organes. On devra donc, bien que la chose soit très pénible et fort incommode, recueillir dans le cercueil même les organes encore visibles, quelque peu de la masse savonneuse, les débris de linceul et vêtements qui ont pu résister, et enfin de la terre qui peut souiller les parties périphériques.

Nous verrons quelle importance peut avoir la nature du terrain du cimetière dans une affaire criminelle, et avec quel soin la défense recueille les documents nécessaires à sa cause.

*b.* **L'expert chimiste n'assistait ni à l'inhumation ni à l'autopsie.** — C'est là certainement le cas le plus défavorable à une bonne expertise. En effet, les matières suspectes sont souvent recueillies directement par le tribunal, les organes sont mélangés et réunis dans un même flacon ou vase en verre ou en terre, et le plus souvent, ces matières sont additionnées d'alcool destiné à s'opposer à la putréfaction. Avec les vases scellés, le juge d'instruction joint le plus souvent un rapport fournissant quelquefois des renseignements sur le toxique à rechercher. Mais il ne faut pas se le dissimuler, c'est que si dans certains cas les indications sont d'une grande utilité, souvent elles sont désastreuses au point de vue des résultats. Le mieux pour le chimiste serait de ne rien connaître pour ne pas se laisser influencer par des données souvent fausses et sacrifier ainsi la plus grande partie des matières suspectes à la recherche de poisons introuvables.

## II. — Marche à suivre dans l'analyse.

Le premier devoir de l'expert, avant de commencer ces opérations, est de vérifier l'intégrité des cachets apposés aux vases.
Cela fait, il ouvre les récipients, et met de côté, après en avoir
fait un mélange intime, environ la moitié des substances pour
servir, si cela est nécessaire, à une contre-expertise. Alors il
commence par examiner les caractères physiques des matières
suspectes, en ayant soin de noter toutes les particularités observées, et il procède aux opérations préliminaires.

Le fait suivant, rapporté par A. Tardieu (1), donnera une idée
de l'importance que peuvent avoir les recherches minutieuses
au début d'une expertise.

« En exécution d'une commission rogatoire, nous fûmes chargés de
l'examen des organes d'une enfant de douze ans, qui avait succombé
en l'espace de dix heures à la suite de violentes douleurs. Cette enfant
était en pension et avait reçu une visite de sa belle-mère qui lui avait
apporté diverses friandises. Cette femme, arrêtée, nia toute idée de
crime. L'examen préliminaire de l'estomac et des vomissements, recueillis en partie, nous fit découvrir, indépendamment de quelques
portions non digérées de pruneaux, quelques fragments de mie et de
croûte de pain. Quelques-uns de ces fragments, examinés avec soin au
microscope, nous offrirent un grand nombre de champignons bien caractérisés, le pain était manifestement moisi avant son introduction
dans l'estomac. Les organes étaient, du reste, dans un état parfait de
conservation et presque saturés d'acide arsénieux qu'on découvrait
même à l'état pulvérulent. Cette observation de la moisissure du pain
fut consignée fidèlement dans notre rapport et rien ne faisait prévoir
qu'elle pût être de quelque utilité dans la cause, lorsqu'à l'audience
des assises, l'un des témoins, domestique chez la personne, interrogé
s'il était à sa connaissance que sa maîtresse eût emporté quelques
friandises à sa belle-fille, répondit qu'ordinairement elle lui portait des
tranches de pain avec des confitures, mais que le jour de la mort, elle
dit ne vouloir rien porter à la pension, attendu que le pain était moisi.
Ce témoin affirme, en effet, que, depuis un jour ou deux, le pain de la
maison était moisi sans qu'on pût en découvrir la cause. Cette révé-
lation inattendue, qui semblait désigner la coupable, fit sans doute
une certaine impression sur le jury, car cette femme fut condamnée. »

**Opérations préliminaires.** — L'expert, en présence de l'in-

(1) Tardieu, *Étude médico-légale et clinique de l'empoisonnement,* 2ᵉ édition.
Paris, 1875.

connu, doit supposer dans ses recherches tous les poisons possibles contenus dans les matières soumises à son analyse. Il doit examiner :

I. LA RÉACTION DES MATIÈRES SUSPECTES. — Le plus souvent les substances organiques seront alcalines, réaction due à la présence de l'ammoniaque ou des sels ammoniacaux qui ont pris naissance pendant la putréfaction. On fait alors bouillir pour chasser cette ammoniaque, et on vérifie si l'alcalinité persiste après l'ébullition. Dans le cas affirmatif, on pourra rechercher par les procédés ordinaires les alcalis potasse ou soude. Si, au contraire, les matières suspectes sont très acides, il y aura lieu de soupçonner un empoisonnement par les acides.

II. LA SAVEUR. — Dans le cas d'un liquide ou d'un aliment, d'un reste de médicament, on pourra *essayer la dégustation.* Certains poisons ont une saveur particulière; d'autres, comme la strychnine, ont une amertume forte et persistante.

III. L'ODEUR. — Souvent, lorsqu'on chauffe légèrement des matières suspectes, l'odeur s'exalte et peut mettre sur la trace de certains poisons. De ce nombre sont le chlore ou les chlorures décolorants, le laudanum, l'acide cyanhydrique, le phosphore, etc., etc.

IV. LES LAMES MÉTALLIQUES. — On délaye un peu des matières suspectes dans un peu d'eau acidulée, on triture et on jette sur toile. La liqueur qui passe plus ou moins trouble est divisée en quatre portions. Dans chacune d'elles on introduit une lame métallique : 1º *une lame de zinc;* 2º *une lame de fer;* 3º *une lame de cuivre;* 4º *une lame de platine* au contact d'une *lame de zinc.* On pourra, de cette manière, voir presque aussitôt si on a affaire à un poison métallique. En effet : 1º la lame de zinc noircit, il est probable que la masse renferme un métal. Il faut cependant ici faire attention, car souvent nous avons vu la lame de zinc, parfaitement décapée, noircir dans un milieu organique acide en l'absence de composés métalliques des trois premières séries (sauf le fer); 2º la lame de fer rougit, présence du cuivre; 3º la lame du cuivre blanchit, présence du mercure; 4º la lame de platine noircit, présence d'antimoine.

V. L'ACIDITÉ. — Si les matières suspectes sont très acides, on peut essayer dans une petite portion délayée dans l'eau et filtrée : 1° si les sulfates *sont abondants;* 2° si la liqueur colore en rose des cristaux de sulfate ferreux en présence de l'acide sulfurique.

VI. La réaction sur certains papiers sensibilisés. — On introduit une petite quantité des substances à essayer dans un petit ballon fermé par un bouchon, à la partie inférieure duquel pendent deux bandelettes de papier à filtrer, l'une imprégnée d'une solution de nitrate d'argent, l'autre d'une solution d'acétate de plomb. Si toutes deux noircissent au bout de quelque temps d'exposition à 40° environ, pas d'indications; si l'une d'entre elles noircit seule, celle de nitrate d'argent, on est en droit de rechercher immédiatement le phosphore.

VII. La distillation. — On peut distiller une petite portion des substances à essayer dans une cornue tubulée avec quelque peu d'acide tartrique. On continue la distillation jusqu'à carbonisation de la matière contenue dans la cornue, et on a soin de fractionner les produits distillés. Ainsi on recueille ce qui passe au commencement de l'ébullition, et on met de côté, puis ce qui passe de ce moment à celui où les matières organiques prennent une consistance pâteuse, puis enfin ce qui distille pendant que les mêmes matières organiques commencent à charbonner. Dans les premières parties, on pourra caractériser l'acide cyanhydrique et le phosphore au minimum d'oxydation et peut-être un peu d'acide chlorhydrique. Dans la seconde partie, on recherchera l'acide sulfureux provenant de la décomposition de l'acide sulfurique en présence du charbon des matières organiques décomposées.

VIII. La dialyse. — Enfin, lorsque les matières organiques à analyser sont complètement neutres, on peut sans inconvénients les soumettre à l'épreuve de la dialyse. On essaye, après vingt-quatre heures, le liquide du vase extérieur, et s'il ne donne aucun résultat, on pourra toujours se servir des matières restant dans le dialysateur et qui n'ont subi aucune altération.

Tous ces moyens préliminaires ont pu ne donner aucun résultat; cependant ils peuvent souvent mettre sur la voie et simplifier les recherches.

On procède alors méthodiquement et avec tous les soins indiqués à la recherche des différents poisons.

**1° Recherche des poisons métalliques et des alcalis fixes.** — Dragendorff recommande d'y consacrer :

1/5 de l'estomac, de son contenu, des aliments restants et des matières vomies ;
1/4 des intestins et de leur contenu ;
1/3 des fèces ;
1/3 du foie, de la rate, du cerveau, des poumons, des reins, des urines et des muscles.

**2° Recherche des acides toxiques (minéraux et organiques) :**

1/5 du sang et de l'urine ;
1/5 de l'estomac et son contenu ;
1/8 de l'intestin ;
1/5 du foie, de la rate, etc., etc.

On peut, au préalable, rechercher le phosphore et l'acide cyanhydrique ; le résidu servira à la recherche des acides.

**3° Recherche des gaz, des liquides spiritueux et anesthésiques :**

1/5 du sang et de l'urine ;
1/5 de l'estomac et son contenu ;
1/4 de l'intestin ;
1/5 du foie et de la rate.

Dans cette classe, Dragendorff recommande de rechercher l'alcool, le chloroforme, la nitro-benzine, les huiles essentielles, l'iode, le chlore, les composés cyanhydriques et le phosphore. Pour notre part, nous croyons ce groupe déjà assez chargé, et nous préférons rechercher les composés cyanhydriques et le phosphore au n° 2.

**4° Recherche des alcaloïdes.** — On y consacre :

1/4 de l'intestin et de son contenu ;
1/4 des fèces ;
1/5 du foie et de la rate ;
1/5 du sang et de l'urine.

Dans ce groupe, Dragendorff recommande de rechercher avec les alcaloïdes, l'ammoniaque et ses dérivés — aniline — la cantharidine et la picrotoxine. Nous y ajouterons les ptomaïnes.

Enfin, l'expert chimiste fera bien, lors même qu'il s'est

assuré de la pureté absolue de ses réactifs, de traiter le foie d'un animal tué à la boucherie, avec les réactifs et dans les mêmes conditions que les organes soumis à son analyse. En faisant ainsi une expérience à blanc, il acquiert la certitude que ces substances chimiques sont pures et qu'il n'a rien à redouter de ce côté.

Les opérations terminées, l'expert doit remettre, avec son rapport, les matières cachetées sur lesquelles il n'a pas opéré, ainsi que les poisons en nature, s'il a pu les isoler, ou les produits servant à les caractériser.

### III. — Résultats de l'expertise.

Le résultat de l'examen chimique des parties du cadavre peut être positif ou négatif, c'est-à-dire que l'expert peut trouver ou ne pas trouver un corps considéré comme poison. Nous devons donc examiner:

**A.** Résultat positif.

**B.** Résultat négatif.

**A.** Résultat positif. — A propos des poisons en particulier, nous examinerons chaque cas; cependant nous indiquerons ici, au point de vue général, les circonstances les plus habituelles dans lesquelles les substances toxiques peuvent arriver dans le corps soit pendant la vie, soit après la mort, sans qu'il y ait eu empoisonnement.

1° *Poisons normaux.* — La première discussion ouverte à ce sujet a eu pour point de départ l'arsenic. Devergie et Orfila ont prétendu qu'il existait normalement dans l'organisme, dans les os surtout, des petites quantités d'arsenic. On se souvient d'ailleurs, dans le procès de M^{me} Lafarge, de la déposition d'Orfila : « *Je montrerai que l'arsenic retiré par nous ne vient pas de cette portion arsénicale qui existe naturellement dans le corps de l'homme.* » Cette déposition était un peu hasardée, car six mois auparavant personne ne semblait non seulement admettre, mais encore soupçonner la présence de l'arsenic dans l'économie. Sans chercher à savoir si les violentes polémiques soulevées à propos de cette affaire étaient basées sur l'expérience ou l'intérêt qu'on pouvait porter à l'accusée —

*puisqu'on est allé jusqu'à dire que les corps en se putréfiant étaient capables de produire de l'arsenic, et cela pendant le procès,* — disons que cette manière de voir ne persista pas longtemps, car Devergie lui-même, en 1843, c'est-à-dire trois ans plus tard, dans sa déposition dans l'affaire Lacoste, disait : *La science n'admet pas l'existence d'arsenic normal dans le corps...*

Aujourd'hui la question de l'arsenic normal est absolument tranchée dans le sens de la négative.

Après l'arsenic normal, on a soulevé des discussions sur la présence d'autres composés métalliques dans l'économie ; c'est ainsi qu'on a admis le cuivre normal, le plomb normal, le zinc normal. Nous n'entrerons pas dans de plus longs détails, et tout en disant que nous n'admettons pas ces dénominations, de cuivre, zinc, plomb normal, et que nous proposons, au contraire, de leur substituer le mot *accidentel,* nous renvoyons aux chapitres qui ont rapport à l'étude de ces métaux.

2° *Introduction du poison sous forme de médicaments.* — Tout le monde comprend l'importance de ce fait, que les substances toxiques trouvées dans l'organisme ont pu avoir été prises comme médicaments. L'arsenic a pu être introduit sous forme de liqueur de Fowler ou de préparations arsénicales quelconques (elles sont tellement nombreuses !). L'antimoine est fréquemment employé sous forme de tartre stibié ; le mercure à l'état de sublimé corrosif et d'iodure de mercure. Les alcaloïdes, comme la morphine, sont actuellement d'un usage courant dans la thérapeutique. Il ne faudrait pas croire qu'il s'agisse dans ces cas de petites quantités seulement des composés vénéreux, et que le plus souvent un dosage, une analyse quantitative du corps retrouvé suffise pour aplanir la difficulté. Dans bien des circonstances, en effet, on augmente progressivement la dose à un tel point que la tolérance parvient à s'établir et qu'un individu, sans grands dangers, peut absorber journellement des quantités d'arsenic, de morphine, etc., reconnues toxiques.

L'expert devra s'attacher surtout aux commémoratifs et à la détermination de la quantité de poison actuellement dans l'organisme. Il s'efforcera de préciser à quelle époque le traitement a commencé et à quel moment il a cessé, s'il s'est continué jusqu'à la mort ou si, au contraire, il a été interrompu bien avant et à quelle date; quelle était la dose ingérée chaque fois et combien de fois? C'est alors qu'il pourra raisonner la plus ou moins grande rapidité avec laquelle le poison a pu s'éliminer, car dans les intoxications aiguës par des poisons qui s'éliminent rapidement, la quantité de toxique trouvée dans le corps permet de calculer avec une très grande probabilité, avec certitude quelquefois, la dose qui a été prise peu de temps avant la mort. Dans les intoxications par les poisons qui s'éliminent lentement, la quantité trouvée peut provenir non seulement des doses prises en dernier lieu, mais encore de doses prises à une distance assez grande de la mort.

3° *Intoxications professionnelles.* — Il peut encore arriver que le poison trouvé dans l'organisme provienne d'une absorption lente, par suite de l'exposition continuelle de l'individu dans une atmosphère contaminée par des vapeurs toxiques. L'expert devra toujours penser à cette possibilité quand il s'agira de mineurs, d'ouvriers employés dans les fonderies, dans les fabriques de produits chimiques, de couleurs ou de glaces, etc. Gorup-Besanez a pu trouver des traces très nettes de mercure dans le corps d'une femme qui avait été ouvrière en miroiterie, mais qui avait abandonné son métier plus d'un an avant sa mort.

On pourrait rapprocher de ces intoxications professionnelles l'influence de l'habitude sur les poisons, et citer les opiophages et les arsénicophages... La même influence de l'habitude peut encore se manifester plus ou moins dans l'usage du tabac, de l'alcool, de l'éther, du chloroforme, de la morphine, de la strychnine et d'autres alcaloïdes encore. Dans ces cas, on constatera non seulement la quantité de poison trouvée dans le corps, autant qu'il est possible de le faire, mais encore le rapport de la quantité de poison non résorbé, c'est-à-dire se trouvant dans l'estomac et l'intestin, à celle existant dans les autres organes. Il faut, en général, admettre, dans ces cas spéciaux, que la plus grande partie du toxique ingéré n'est pas absorbée, et que c'est surtout la première quantité qui prédomine. Dans les autres empoisonnements, ce serait le contraire.

4° *Addition des poisons après la mort.* — Les organes soumis à l'analyse peuvent provenir d'un cadavre non inhumé, ou au contraire d'un cadavre exhumé. Dans le premier cas, l'expert, s'il a assisté à l'autopsie, s'il a récolté lui-même les organes dans des vases bien propres et s'il est sûr de ses réactifs, ne doit s'occuper que de la possibilité, dans un but criminel, de l'introduction du poison dans les voies digestives, par le rectum le plus souvent. Le problème est simple et facile, en effet, si on a eu la précaution de séparer le gros intestin des autres portions du tube digestif et des autres organes; l'analyse n'accusera la présence du poison en quantité considérable que dans cette partie seulement, à l'exclusion de toutes les autres.

Si les objets à examiner proviennent d'un cadavre exhumé, il peut se faire que la substance toxique trouvée provienne de causes extérieures. On devra y songer d'autant plus que l'on met en terre, avec le cadavre, des objets peints avec des couleurs métalliques, telles que fleurs et feuillages artificiels, des images de dévotion, des objets métalliques, des croix, et il arrive souvent que le cercueil lui-même est peint à la céruse (hydro-carbonate de plomb). Bien plus, le terrain dans lequel est enfoui le cadavre peut renfermer certains composés métalliques ou métalloïdiques toxiques.

En général, quand le cadavre, le cercueil et les objets qui l'accompagnent sont bien conservés, il est difficile d'admettre que les substances toxiques trouvées dans le corps proviennent des causes extérieures. C'est à peine si l'eau de pluie, venant suinter à la partie supérieure en entraînant des composés toxiques, souillerait la surface du corps de ces matières étrangères. Mais dans aucun cas on ne peut admettre leur introduction dans l'organisme par cette voie. Si, au contraire, la putréfaction est avancée, la décomposition du cadavre et celle du cercueil en partie accomplie, il est impossible que les parties exhumées du cadavre aient reçu les composés toxiques de cette source. Le plus souvent l'expert aura affaire à des cas tout particuliers; c'est ainsi que Schanenstein a trouvé dans l'intérieur d'une masse visqueuse, provenant de l'estomac d'un cadavre exhumé après sept ans, un bouton de cuivre rongé, et les parties environnantes contenant une quantité manifeste de cuivre et de zinc, mais aussi dans les parties très éloignées des traces d'arsenic qu'il était difficile d'attribuer à la présence du bouton de cuivre. Dans une expertise de ce genre, Tardieu et Roussin ont vu la surface interne de l'estomac tapissée, dans une grande étendue, d'oxyde et de carbonate de cuivre par le seul fait de la présence d'une grosse épingle accidentellement tombée dans cet organe après l'autopsie. Nous ajouterons le cas si extraordinaire de Casper, dans lequel on ne trouva de l'arsenic que dans les cheveux d'une femme exhumée après onze ans. Cet arsenic provenait probablement de fleurs qui avaient été mises dans les cheveux au moment de l'enterremeut.

Mais à côté de tous ces faits plus ou moins rares, il convient d'étudier avec quelques détails la question si importante des terrains d'inhumation. En un mot, il importe de savoir si les terrains des cimetières renfermant des composés toxiques sont susceptibles de contaminer les cadavres qu'ils renferment, et si à l'expertise il est possible de distinguer si le poison extrait du cadavre provient de ce cadavre ou du terrain.

Orfila qui s'est, en 1839, un des premiers, occupé de la question, répond par l'affirmative. Toutes ses expériences ont été faites sur des terrains arsénicaux.

*a)* Il suppose tout d'abord : *Que le cadavre a été inhumé dans une bière, et qu'au moment de l'expertise, celle-ci est entièrement et parfaitement close.* L'arsenic du terrain n'aura pas pénétré dans l'intérieur de la bière, parce qu'il existe dans ce terrain à l'état d'arsénite ou d'arséniate insoluble, même dans l'eau bouillante, et qu'il faut, pour le dissoudre, traiter les terres qui en contiennent par la potasse ou par l'acide sulfurique bouillant pendant plusieurs heures, et encore après avoir fait agir pendant deux ou trois jours à froid sur ces terres cet acide étendu. Dans plus de vingt analyses faites dans la Somme, sur des terrains chaulés depuis quelque temps avec de l'acide arsénieux, il n'a jamais vu ces terres céder à l'eau bouillante la plus petite trace d'arsenic, ce qui prouve que l'acide arsénieux s'était transformé en un sel insoluble. Bien plus, Orfila a encore démontré que dans ces mêmes terrains chaulés, la couche prise à la surface contenait de l'arsénite de chaux, tandis que la couche prise à 36 centimètres au-dessous et à plus forte raison à 1 mètre n'en contenait pas la plus petite trace. On peut conclure de ces expériences que lorsque les terres contiennent du carbonate de chaux, l'acide arsénieux se combine promptement avec la chaux et que l'arsénite insoluble formé reste à peu près à la place où il a pris naissance, sans que l'eau des pluies l'entraîne plus bas, et sans que l'ammoniaque provenant de la décomposition du fumier au milieu duquel il plonge, en quelque sorte, le décompose et le change en arsénite d'ammoniaque soluble.

Sans infirmer en quoi que ce soit les expériences d'Orfila, il semble *à priori* que ses conclusions sont un peu trop affirmatives; car, d'après nous, l'ammoniaque et les phénomènes électriques (comme il dit) ne sont pas les seuls agents susceptibles de transformer l'arsénite de chaux insoluble en sel soluble. L'acide carbonique doit jouer un rôle bien autrement prépondérant. En effet, l'eau des pluies dissout et entraîne de l'acide carbonique dans le sol; d'un autre côté, les fermentations qui prennent naissance dans les terrains, aux dépens des substances organiques toujours nombreuses, dégagent, elles aussi, de l'acide carbonique qui se trouve en raison de la difficulté des départs en dissolution dans l'humidité du milieu et presque sous pression. Dans ces conditions, nous croyons que cet acide carbonique qui peut dissoudre de la silice et des phosphates de chaux pourra dissoudre au moins momentanément l'arsénite de chaux, favoriser ainsi son déplacement, et, en raison de la déclivité, l'entraîner plus ou moins dans les couches profondes.

Un exemple fera mieux sentir et mieux comprendre toutes les difficultés que peut amener la présence de l'arsenic dans les cimetières.

En août 1844, M. Flandin déposait de la façon suivante, devant la Cour d'assises de la Vendée, où il s'agissait de déterminer si l'arsenic extrait des cadavres de Roturier et Martinie Chabot était le résultat d'une intoxication ou bien s'il provenait de la terre du cimetière de Michel-en-Lherni, terre reconnue arsénicale, et où les cadavres avaient séjourné, celui de la femme pendant plusieurs mois et celui de Roturier pendant quatre ans et demi.

« De 250 grammes de terre pris au-dessus de la bière de Roturier, on a retiré, dans trois analyses successives faites par des procédés différents, des quantités d'arsenic très sensiblement appréciables. On a opéré sur les terres recueillies au-dessous de la bière de Martinie Chabot, absolument comme on avait opéré précédemment sur les terres recueillies au-dessus de la fosse de Roturier. Les résultats ont été identiques. »

**Aux** objections faites à cette manière de voir par le procureur du roi et basées sur des expériences et des expertises faites sur les terrains arsénicaux du cimetière d'Épinal, M. Flandin ajoute : « Si les experts d'Épinal et M. Orfila ont dit le contraire, je me crois obligé de n'être pas de leur avis. Expérimentalement, la science n'est pas fixée. Il n'y a que cinq ou six ans que cette question est à l'étude. Théoriquement, je pense qu'il ne faut pas se hâter de conclure. L'arsenic des terres est insoluble dans nos laboratoires, *mais celui de la nature ne diffère-t-il pas du nôtre ?* » Puis, entre autres arguments pour expliquer la présence de l'arsenic soluble dans les terrains et la facilité de son transport à travers les différentes couches, M. Flandin fait entrer en ligne de compte l'acide azotique des pluies d'orage, l'ammoniaque des fermentations, puis enfin, d'après Vandenbroeck, professeur de chimie à l'école des mines du Hainaut, l'influence de l'acide carbonique en dissolution dans l'eau du sol, et dissolvant ainsi l'arséniate ou l'arsénite de chaux insoluble.

Quoi qu'en dise M. Orfila dans une violente diatribe contre M. Flandin et M. Vandenbroeck — M. Flandin, dit-il, eût rendu un important service à M. Vandenbroeck en ne publiant pas sa manière de voir, — nous croyons, ainsi que nous le disions tout à l'heure, l'action de l'acide carbonique parfaitement possible, et cette idée est de tout point acceptable, car si elle n'a pas été vérifiée pour les sels de chaux à acide de l'arsenic, elle l'est pour ces mêmes sels à base d'acide phosphorique.

En 1841, Nicolas Noble et la femme Jérôme, que l'on soupçonnait être morts empoisonnés, avaient été inhumés à deux mètres l'un de l'autre dans le cimetière d'Épinal, cimetière dont la terre contient de l'arsenic. L'exhumation fut ordonnée : on ne trouva pas chez la femme la moindre trace d'arsenic, mais il en existait dans l'estomac et les intestins de Nicolas Noble. Les débats ayant nécessité une seconde exhumation, six mois après la première, les résultats furent les mêmes : et cependant, après la première exhumation, le corps de la femme Jérôme avait été immédiatement recouvert avec la terre du cimetière, détrempée ce jour-là par une pluie abondante, et cette terre était tout aussi arsénicale autour de la femme Jérôme qu'autour de Nicolas. Là se trouvaient réunies toutes les conditions de putréfaction et d'humidité favorables à la formation d'un arsénite ou d'un arséniate d'ammoniaque et à l'imbibition d'un cadavre ; cependant les terres, traitées par l'eau bouillante, n'ont fourni à ce liquide aucun sel arsénical, et, comme la première fois, le cadavre de la femme Jérôme ne contenait pas une parcelle d'arsenic. Chez Nicolas, il n'y en avait ni dans les liquides putrides, ni dans les détritus organiques, le foie seul débarrassé des matières sanieuses qui l'entouraient en contenait, comme l'estomac en renfermait lors de la première expertise.

Une double condamnation à mort amena les révélations qui sanctionnèrent les conclusions des experts.

Un autre fait non moins remarquable s'est présenté en septembre 1851 devant la cour d'assises de Lot-et-Garonne.

Depuis plus de trois ans, Venaud était inhumé dans le cimetière de la Maurelle, et depuis dix-huit mois la femme Goubinel avait été enterrée dans celui de Cazeneuve, lorsqu'une instruction criminelle fut dirigée contre les époux survivants qui s'étaient mariés ensemble après un veuvage de neuf mois. L'exhumation eut lieu, l'un et l'autre cadavre fournirent de l'arsenic, et il fut reconnu que les deux cimetières étaient arsénifères. Considérant que le cercueil de la femme Goubinel était parfaitement clos et conservé ; que le suaire et les vêtements épais avec lesquels — contre toute habitude — cette femme avait été inhumée, étaient parfaitement intacts, les experts conclurent que le poison dont ils avaient constaté la présence était bien de l'arsenic toxique. Quant à Venaud, dont le cercueil était pourri et effondré, à un tel point que la terre était mêlée aux détritus cadavériques, ils n'osèrent exprimer qu'un doute.

Le ministère public invoqua les lumières de M. J. Barse. « L'arsenic des terres, dit le chimiste, ne s'y montre qu'à l'état d'insolubilité ; donc l'arsenic des terres, en quantité, du reste, très minime, ne peut se communiquer par le moyen des infiltrations aux corps que ces terres environnent : donc si ces corps renferment de l'arsenic, il leur est propre et non point communiqué. A la vérité on a émis, dans la science, l'opinion que l'arsenic des terres, généralement insoluble, pouvait peut-être devenir soluble sous l'influence de certains agents naturels dont le hasard ou des circonstances particulières pourraient, à la rigueur, amener la présence. C'est une erreur, et, dans l'espèce, les terrains arsénifères des cimetières de la Maurelle et de Cazeneuve n'ont fourni de l'arsenic que sous l'action combinée de l'acide sulfurique et d'une haute température. On peut donc poser en principe que l'arsenic des terres est insoluble sous l'influence de tous les agents naturels ; l'arsenic retiré des restes de Venaud est facilement soluble. L'empoisonnement est donc incontestable à l'égard de Venaud comme à l'égard de la femme Goubinel. »

Pour établir une plus complète conviction, Barse fait exhumer des corps datant de la même époque que celui de Venaud et voisins du sien. Pris dans les mêmes conditions, et soumis à la même analyse ils ne donnent point d'arsenic ; seul dans le cimetière de la Maurelle, celui de Venaud en fournit. J. Barse se rend ensuite dans la chambre où a eu lieu, il y a trois ans, l'agonie de Venaud ; il fait racler le plancher où ont dû tomber près du lit les matières vomies — on savait qu'il y avait eu de violents vomissements, — il fait racler sur la muraille voisine une place qui paraît avoir reçu des éclaboussures, et l'analyse constate dans ces raclures la présence de substances arsénicales. Des

raclures de ce même plancher et de la même muraille, prises dans
d'autres endroits, n'en contiennent pas. La défense aurait pu dire que
les terrains étant arsénifères, l'arsenic trouvé dans les raclures du
plancher pouvait provenir de la boue apportée par les chaussures déposées près du lit, mais l'insolubilité de l'arsenic des terres s'opposait
encore à cette supposition : l'arsenic des raclures était soluble, donc
c'était de l'arsenic d'empoisonnement, provenant des vomissements.

Les deux accusés ont été condamnés.

Pour résoudre cette première question, on peut conclure que :
*L'arsenic ne passe pas du terrain dans les tissus organiques.*

*b*) Il suppose ensuite que, *par suite de la disjonction des planches qui composent la bière, les débris du cadavre pourri soient
mélangés avec la terre,* ou encore *que les corps enterrés à nu et
déjà complètement putréfiés soient mélangés avec la terre arsénicale.*

Nous ferons remarquer que cette question a été traitée
incidemment dans la précédente. En effet, dans l'affaire du cimetière d'Épinal, à la deuxième exhumation, la femme Jérôme
avait été enfouie, et sans bière, dans le cimetière, terrain arsénical. Devant la cour d'assises de Lot-et-Garonne, à l'exhumation de Venaud, on a trouvé le cercueil pourri et effondré,
de telle sorte que de la terre asénicale se trouvait mélangée aux
matières organiques en décomposition (1).

Les conclusions seront donc les mêmes que précédemment :
*l'arsenic des terres ne peut pas passer dans les tissus organiques.*

**B.** Résultat négatif. — Le résultat négatif ne prouve pas
qu'il n'y a pas eu d'empoisonnement. Il existe d'abord une
série de poisons — végétaux et animaux — que l'analyse met
difficilement en évidence, et d'un autre côté les recherches peuvent ne pas aboutir parce que le poison a pu ou être éliminé
complètement ou décomposé. L'élimination se fait surtout par
les vomissements et les selles, plus tard par les urines et les
autres sécrétions, et cela d'une façon d'autant plus rapide et
plus complète que le poison est plus diffusible. Il s'ensuit que
l'élimination complète et totale du poison n'empêche pas la
mort de se produire, laquelle se trouve déterminée par suite des
modifications que le poison a apportées dans les organes. On
en a un exemple frappant dans l'empoisonnement par l'oxyde

(1) Voy. L. Garnier, l'*Arsenic du sol au point de vue toxicologique* (Ann. d'hyg.,
1887. tome XVII, p. 28).

de carbone, qui entraîne souvent la mort, alors que l'individu empoisonné a été retiré vivant de l'atmosphère toxique, et que tout l'oxyde de carbone a déjà disparu du sang, comme l'indique l'analyse spectrale.

La disparition du toxique sous l'influence de la fermentation est en général peu à craindre; presque tous les poisons minéraux et un grand nombre d'alcaloïdes et poisons végétaux résistent à la putréfaction. Stas a trouvé de la morphine dans les organes d'un cadavre enterré depuis treize mois. Taylor a pu isoler du méconate de morphine ajouté à des substances putrescibles et exposées quatorze mois à l'air. Tardieu a retrouvé de la strychnine au bout de onze ans dans les intestins putréfiés d'un taureau, et enfin Heintz a mis en évidence du nitrate de strychnine introduit trois ans auparavant dans un morceau de viande.

Mais lorsqu'on soupçonne le cadavre d'un individu d'avoir été empoisonné, sans qu'il donne de substance vénéneuse à l'analyse, n'est-il pas possible que celle-ci ait été dissoute et entraînée, par les eaux qui filtrent à travers la terre?

L'observation a démontré, quant à l'arsenic contenu dans les voies digestives, qu'il reste à l'endroit où il était au moment de la mort; que lors même que, par les progrès de la putréfaction, l'estomac et les intestins sont desséchés et ne forment plus qu'un très petit volume, ils continuent à présenter une cavité dans laquelle on retrouve encore, sinon la totalité, du moins une partie du poison. Lorsque la décomposition putride est arrivée au point de réduire le tissu de l'estomac et des intestins en une sorte de cambouis, une partie de l'arsenic se transforme à la longue, à mesure qu'il se produit de l'ammoniaque, en arsénite d'ammoniaque, beaucoup plus soluble que l'acide arsénieux, et qui peut filtrer avec l'eau des pluies dans les couches de terre les plus voisines. Malgré cela, il est encore possible de découvrir, dans le résidu des organes digestifs, de l'acide arsénieux échappé à l'action de l'ammoniaque ou combiné avec cet alcali.

Certains auteurs admettent que si toutes les parties du cadavre sont dans un état de putrilage qui les rend méconnaissables, l'arsenic qui aurait abandonné les tissus organiques resterait mêlé aux couches de terre qui se trouvent en contact du cadavre, *et si l'on trouvait dans le terrain le plus proche un poison arsénical soluble, on pourrait encore affirmer que c'est du cadavre que provient le poison.*

Tel n'est pas notre avis, et nous croyons que la prudence exige bien moins qu'une affirmation, tout au plus un doute. En effet, comment peut-il se faire que de l'arsenic, transformé en arsénite ou arséniate d'ammoniaque sous l'influence des produits de la fermentation putride, puisse séjourner à cet état dans le sol, alors que toutes les expériences d'Orfila, celles que nous avons rapportées un peu plus haut, sont absolument contraires à cette manière de voir? Il est donc préférable de penser que, si pareille chose arrivait, l'arsenic qui aurait abandonné la masse putréfiée, en arrivant au contact du sol toujours plus ou moins calcaire, se transformerait presque immédiatement en arsénite ou arséniate de chaux insoluble.

D'ailleurs, nous recommandons à l'expert la plus grande réserve dans les cas de cette nature.

Quant au mercure, comme son élimination est assez lente, il peut en résulter que les cimetières des villes, par exemple, en renferment une certaine quantité.

M. Schutzenberger, appelé par la défense dans l'affaire de Martin Reau (Cour d'assises des Deux-Sèvres, décembre 1866), a soutenu que la présence du mercure dans les parties examinées pouvait dépendre du terrain et n'avait aucune valeur décisive. Mais l'examen des planches de la bière, qui ne contenaient du poison que dans les parties déclives, fit penser à l'expert que le mercure venait du corps, et du corps seul.

Enfin, lorsqu'on ne réussit pas à trouver chimiquement la substance toxique là où il y a cependant soupçon d'empoisonnement, on peut, comme Orfila, Magendie, Christison et Tardieu, tenter des expériences physiologiques sur les animaux. Les premiers auteurs opéraient avec le contenu de l'estomac tel qu'on le trouve, le dernier avec l'extrait alcoolique de ce même contenu et de certaines parties du cadavre.

On ne peut refuser à ces expériences une valeur corroborante pas plus qu'à cette circonstance qui se présente souvent, que des animaux, poules, chiens, cochons, tombent rapidement malades et meurent presque aussitôt après avoir mangé les matières vomies par l'individu supposé empoisonné. Mais il faut s'en souvenir, ces expériences physiologiques n'ont de valeur que lorsque les symptômes produits correspondent exactement à ceux que provoquent des substances toxiques bien connues. C'est ainsi que l'action vésicante, la dilatation des pupilles, le ralentissement de l'activité du cœur, l'action tétanisante de certaines substances constatée par des expériences physiologiques, peuvent servir à déterminer la nature du poison employé. Mais il faut tenir ici un grand compte de la sensibilité particulière ou encore de l'immunité que présentent certains animaux à l'égard de certains poisons. On sait, en effet, que les pigeons sont insensibles à l'opium, à la morphine et à l'atropine; les grives peuvent être nourries avec des baies de belladone, les lapins avec des feuilles de belladone et de tabac, les poules et les grenouilles avec des cantharides, etc.

Voici, d'ailleurs, ce que recommande A. Tardieu à ce sujet :

« Les expériences physiologiques se pratiquent ordinairement sur des chiens, des lapins ou des grenouilles; ces dernières surtout sont précieuses, comme moyen d'essai et de contrôle, par la facilité qu'on a de se les procurer, leur petit volume, leur docilité et l'innocuité de leurs mouvements, leur sensibilité extrême aux divers agents et la faculté qu'on a de pouvoir, sans déterminer immédiatement leur mort, pratiquer sur elles diverses vivisections et découvrir les organes internes. Mais les expérimentations sur les chiens sont indispensables pour conduire à des observations comparatives qui peuvent seules permettre des rapprochements fondés avec les phénomènes de l'empoisonnement chez l'homme, et autoriser les conclusions positives. »

Les lapins doivent être à peu près rejetés ou du moins employés avec une extrême réserve, attendu qu'ils sont réfractaires à certains poisons, et surtout beaucoup trop prompts à mourir sous l'influence du moindre trouble.

Nous ajouterons que l'on doit toujours s'entourer des plus grandes précautions lorsqu'on utilise les expériences physiologiques faites au moyen des extraits de cadavre. Les travaux de Lusana, de Moriggia et Bastini, de Selmi, ont montré que les extraits cadavériques obtenus soit par l'alcool, le chloroforme, l'alcool amylique, l'éther, étaient quelquefois susceptibles de tuer rapidement, sans que pour cela l'individu sur lequel on opère ait été empoisonné. De même Bagnatelli et Lombroso ont démontré qu'au moyen de l'alcool on pouvait retirer du maïs altéré une substance offrant des propriétés à peu près analogues à celles de la strychnine. Cette question si importante des ptomaïnes doit donc mettre en garde le toxicologiste contre les expériences physiologiques, et lui rappeler que les alcaloïdes cadavériques possèdent en grande partie les réactions générales des alcaloïdes végétaux et artificiels, et présentent des actions physiologiques à peu près similaires. Nous renvoyons le lecteur, pour plus de détails, au chapitre *Ptomaïnes*.

Après avoir exposé assez longuement les procédés généraux de recherche des poisons, ainsi que la marche à suivre dans les analyses de cette nature, nous rapportons le fait suivant qui s'est passé devant la cour d'assises des Côtes-du-Nord et qui démontre avec quel soin l'expert doit consigner toutes choses et ne doit pas, sur des données théoriques seules, édifier ses conclusions.

Rouillé était accusé de tentative d'empoisonnement sur son père ; il avait jeté du sulfate de cuivre dans une marmite dans laquelle celui-ci préparait une soupe au lard. Les premiers experts nommés avaient déclaré que la plus grande partie du sulfate de cuivre s'était transformée en sulfate de fer dissous dans le bouillon, transformation opérée par la fonte de la marmite, et en cuivre métallique qui avait dû se déposer sur les parois intérieures de celle-ci ; que c'était au sulfate de fer que le bouillon devait son goût particulier et sa saveur styptique ; que, par suite de cette substitution du fer au cuivre, l'empoisonnement n'aurait probablement pas eu lieu, le fer étant indiqué comme particulièrement propre à combattre l'action des sels de cuivre sur l'économie animale. Une poursuite pour tentative d'empoisonnement était possible. mais il fut établi par une nouvelle expertise que la soupe contenait réellement un sel de cuivre, et était par conséquent empoisonnée ; qu'on avait tort de conclure à la décomposition du sel de cuivre, par cela qu'il avait été jeté dans un récipient de fonte, qu'il fallait examiner auparavant si ce récipient se trouvait dans les conditions voulues pour que son action décomposante ne fût pas anéantie ; que les vases employés dans les préparations culinaires sous le nom de *marmites affranchies* se trouvent enduits d'une couche de matière grasse qui, en abritant la fonte, lui ôte la faculté de décomposer les sels de cuivre en empêchant leur contact mutuel ; que Rouillé père ayant employé un de ces vases, la décomposition n'avait pas eu lieu, et qu'en conséquence il y avait bien tentative d'empoisonnement.

Rouillé fils fut condamné à dix ans de travaux forcés.

### IV. — La crémation dans ses rapports avec la recherche des poisons.

A côté des nombreuses causes d'erreurs qui peuvent surgir dans l'expertise chimico-légale, il en est une, qui, si elle se réalisait, enlèverait le moyen de retrouver la plupart des poisons au bout de quelque temps ; nous voulons parler de la *crémation*.

Sans entrer ici dans les questions d'hygiène, de sentimentalité, de religion, de morale, etc., toutes choses qui plaident pour ou contre l'établissement d'un tel moyen de faire disparaître les cadavres, nous croyons qu'au nom de la médecine légale et de la toxicologie nous sommes en droit de protester, de réclamer même contre la crémation facultative.

Nous ne traiterons pas ici des différents appareils crématoires, de ceux de Polli et Clericetti, à Milan ; de Garini, à Lodi ; de Brunetti, à Padoue ; de Siemens, à Dresde ; de Küborn, à Bruxelles ; nous ne parlerons pas davantage des prétendus dangers des cimetières, tellement exagérés, que certains auteurs ont cru devoir, dans l'intérêt de leur cause, rapporter des faits et des observations qui tiennent de la légende (1) ; mais nous rapporterons seulement ici les conclusions du docteur F. Martin, en les approuvant à peu près complètement (2).

« Les cimetières ne présentent pas la nocuité dont on les accuse.

« 1° Les produits gazeux de la décomposition cadavérique que le sol peut laisser échapper sont incapables de vicier l'atmosphère ;

« 2° Les microgermes recueillis dans l'air des cimetières ne sont pas autres ni plus nombreux qu'ailleurs ; on n'en a jamais réellement constaté les effets pernicieux ;

« 3° Les cours d'eau ni les puits ne sont pas et ne peuvent être contaminés par le voisinage des cimetières tels qu'on les établit ;

« 4° Les terrains à inhumations même réitérées ne se saturent pas et ne deviennent pas insalubres. Leur composition chimique, après comme avant l'absorption des produits ultimes de la décomposition, reste sans influence bien appréciable sur ce phénomène ; mais les remaniements successifs qu'ils subissent leur communiquent des propriétés nouvelles et les modifient dans un sens favorable.

« La crémation n'est réclamée par aucune nécessité hygiénique.

« 1°... 2°... 3°...

(1) Voir Orfila et Lesueur, *Traité des exhumations juridiques*. Paris, 1831.
(2) F. Martin, *Les cimetières et la crémation*. Paris, 1881.

« 4° En autorisant la crémation facultative, la loi devra spécifier qu'elle sera toujours précédée d'un examen médico-légal donnant toute satisfaction à la sécurité publique. »

Si à ces conclusions nous ajoutons le rapport fait à ce sujet par MM. Baude, Boussingault, Bouchardat et Troost, la question de la crémation nous paraîtra complètement tranchée dans le sens de la négative.

L'inhumation présente pour la société des garanties que l'on ne trouve pas dans la crémation, si l'on considère la question au point de vue de la recherche et de la constatation des poisons, dont l'existence n'est souvent soupçonnée que longtemps après le décès.

En effet, les poisons peuvent, au point de vue qui nous occupe, être divisés en deux classes :

1° Les poisons que la crémation fait disparaître ;

2° Les poisons qu'elle ne détruirait pas complètement.

Dans la première classe, se rangent toutes les substances toxiques d'origine organique, et, de plus, l'arsenic, le phosphore et le sublimé corrosif, c'est-à-dire les poisons qui sont le plus fréquemment employés. Dans tous les cas d'empoisonnement par l'une de ces substances, la crémation fera disparaître toute trace du crime, elle en amènerait l'impunité, et, par suite, en encouragerait le renouvellement.

Dans la seconde classe, se rangent les sels de cuivre et ceux de plomb. Le métal pourrait être retrouvé dans les cendres; mais il est évident que les intéressés auraient toujours la ressource de disperser ces cendres ou de les remplacer par d'autres, de sorte que dans le second cas les traces d'un crime seraient généralement aussi faciles à faire disparaître que dans le premier.

Par suite, les criminels pourraient trouver dans la crémation une sécurité qu'ils ne rencontrent pas dans les procédés actuels d'inhumation, et qu'il importe de ne pas leur assurer, car elle serait pour les populations une source de dangers plus graves que l'insalubrité reprochée aux cimetières.

Les objections que l'on peut faire à la crémation seraient levées si la loi exigeait qu'avant toute crémation il fût procédé à l'autopsie du cadavre et à l'expertise chimique des organes

essentiels, pour y constater la présence ou l'absence de tout
poison. Mais ces expertises, qui n'ont de valeur qu'alors qu'elles
sont conduites comme une expérience vraiment scientifique,
sont toujours délicates, même lorsque le champ des recherches
a été limité par une instruction judiciaire ; elles deviendraient
extrêmement longues et pénibles en l'absence de toute indication préliminaire. Aussi, en admettant qu'elles puissent être
pratiquées avec la prudence et le talent qu'elles exigent de la
part de l'opérateur, tant qu'il n'y aura qu'un petit nombre de
crémations, il est bien difficile d'affirmer qu'elles seraient encore sérieusement praticables le jour où les demandes d'incinération se multiplieraient.

Le dernier paragraphe du rapport nous semble difficilement
réalisable. En effet, l'obligation de l'autopsie soulèvera des
répugnances presque invincibles ; elle ne sera pas partout applicable, et elle entraînera des difficultés et des frais considérables.

Pour se soustraire à cette obligation, les partisans de la
crémation ont allégué le petit nombre d'exhumations faites
par autorité de justice, et vont même jusqu'à prétendre qu'il
vaudrait mieux laisser çà et là échapper un coupable que de
*suspecter l'humanité tout entière.*

Bien plus, ils font des statistiques et disent :

1° En 1860, année qui a fourni le plus de crimes de ce genre,
vingt-cinq accusations ont été relevées, portant sur vingt-six
femmes et cinq hommes. Huit de ces inculpés furent acquittés ;
les autres eurent à subir la réclusion, les travaux forcés ou la
peine capitale. Ainsi dix-sept coupables sur vingt-cinq accusés ;

2° Depuis huit ans, dans le département de la Seine, on a
fait dix-sept exhumations juridiques ; six ont eu lieu après
soupçon d'empoisonnement, les onze autres pour vérifier des
coups et blessures ou avortements.

Dans trois cas sur six, l'analyse a démontré le bien fondé
des soupçons. Ainsi trois vérifications d'empoisonnement *post
mortem* en huit ans, voilà ce qu'on peut mettre à l'actif de
l'exhumation pour un nombre considérable de décès. Encore
l'affaire Moreau seule y est pour deux.

3° Le D$^r$ Bonfanti Tarchini, médecin expert près le tribunal de Milan, apporte une statistique analogue. En vingt-six ans d'exercice, dit-il, il a vu sous ses yeux passer des milliers de procès criminels. Souvent la médecine légale fut interrogée ; dix cas seulement furent suivis d'exhumation. Dans quatre, le crime fut découvert ; encore les quatre cas peuvent-ils se réduire à un, le même homme ayant enterré dans un même lieu — sa cave — quatre victimes.

Après l'exposé de ces faits, assez peu nombreux et encore moins concluants, on demeure peu convaincu de l'efficacité des moyens proposés. Peut-on, en effet, admettre comme bonne une raison qui s'appuie sur le petit nombre d'exhumations faites dans une période donnée ? Ne doit-on pas craindre, au contraire, alors que l'impunité sera à peu près certaine, de voir les crimes d'empoisonnement augmenter d'une façon prodigieuse ?

Mais, nous objectera-t-on, les statistiques démontrent que les empoisonnements diminuent, et si on en a compté deux cent quatre-vingt-quatorze de 1850 à 1855, on n'en signale plus que quatre-vingt-dix-neuf de 1870 à 1875. Mais précisément cette diminution va en croissant avec l'instruction, avec les progrès de la toxicologie. Un exemple : de 1840 à 1845, il y a eu cent soixante-huit empoisonnements par l'arsenic et un seul par le phosphore ; de 1855 à 1860, quatre-vingt-douze seulement par l'arsenic et vingt-quatre par le phosphore ; depuis ce temps, l'arsenic prend la seconde place, cédant la première au phosphore. Cette interversion nous indique que les allumettes phosphoriques s'étant répandues davantage se sont trouvées entre les mains de tout le monde, que les empoisonneurs les ont employées de préférence à l'arsenic, poison beaucoup trop étudié et beaucoup trop facile à caractériser. En un mot, les empoisonnements par l'arsenic diminuent avec l'apparition du phosphore et la découverte de l'appareil de Marsh (1836).

Aujourd'hui que l'instruction augmente, les empoisonnements diminuent, parce que tout le monde connaît de près ou de loin les progrès de la toxicologie ; mais le jour où celle-ci serait réduite à l'impuissance, la courbe remonterait brusquement, et cette fois, dans le même sens que celle de l'instruction.

« En admettant que cette espérance d'impunité que la crémation fait luire aux yeux des criminels aux aguets n'en décuplera pas le nombre, même en se résignant, ce qui n'est pas possible, à cette prime immorale et monstrueuse donnée aux assassins expérimentés, quel ne serait pas le soulèvement de l'opinion publique, le jour où une accusation d'homicide viendrait se heurter contre une seule victime réduite à ne plus crier vengeance contre une poignée de cendres à jamais muettes, grâce aux imprudences et à la complicité d'une loi favorable à la crémation (1). »

Comme le docteur F. Martin, comme Baude, Boussingault, Bouchardat et Troost, nous ne croyons pas que les cimetières doivent être supprimés en raison de la contagiosité de leur voisinage, et nous sommes persuadé qu'au point de vue légal et toxicologique, la crémation ne saurait que favoriser le développement du crime et augmenter d'une manière considérable le nombre des empoisonnements.

Cependant l'idée a fait des progrès, et ce que la toxicologie avait tant à redouter est aujourd'hui un fait accompli ; la loi du 15 novembre 1887 donne le champ libre à la crémation facultative.

La société qui s'est formée à Paris pour propager la crémation n'a pas perdu son temps et le 20 décembre dernier, on a fait au cimetière du Père-Lachaise les premières expériences d'incinération des corps humains dans le monument crématoire construit par MM. Bartet et Formigé suivant le système Gorini (2). L'inauguration en a été faite par l'administration de la préfecture de la Seine, laquelle a invité les membres du conseil municipal et la presse à visiter le monument et à assister aux expériences.

Cet empressement de la ville de Paris à recourir à la crémation est le résultat d'une panique ; car jusqu'aux achats des terrains à Pantin et à Bagneux la question des cimetières était devenue inquiétante, non pas à cause d'insalubrité, mais en raison de l'encombrement des cadavres. Plutôt que de recourir à la réouverture des anciens cimetières, aux reprises de concessions, etc., on avait calculé que la crémation ménagerait un

<hr>

(1) Martin, *Cimetières et crémation*. Paris, 1881.
(2) Voyez Du Mesnil, *Le monument crématoire du cimetière de l'Est, la crémation à Paris* (*Ann. d'hyg. publ. et de méd. lég.*, 1888. t. XIX, p. 77).

d bel espace de terrain, si on trouvait moyen de se débarrasser
b décemment de quatre mille corps envoyés annuellement par
l les hôpitaux et amphithéâtres à l'état de débris.

Voilà la principale raison du vote de la loi du 15 novembre ;
aujourd'hui la ville de Paris a acheté des terrains, l'inhumation
des cadavres est assurée. Espérons que la loi ne recevra pas
d'application.

## V. — Classification des poisons.

De tous temps, les toxicologistes ont reconnu la nécessité
de classer les poisons en groupes déterminés ; c'est pourquoi
chacun d'eux, s'inspirant des idées et des connaissances de
l'époque, a tracé une classification fondée soit sur les données
de la chimie et de l'histoire naturelle, soit sur celles de la
physiologie.

L'une des premières, ancienne déjà, est celle de Jacob
Plenck (1). Cet auteur divise les poisons en :

1º POISONS ANIMAUX. — Serpents venimeux, insectes venimeux, poissons ;
et il ajoute les miasmes, le virus rabique, varioleux, scarlati-
neux, etc., etc.

2º POISONS VÉGÉTAUX. — Les plantes narcotiques, le pavot, l'opium,
le datura, les narcotico-âcres, les strychnées, la nicotiane, les âcres,
le staphysaire, la digitale, l'ellébore, les glutineux, le gui, etc., etc.

3º POISONS MINÉRAUX. — Les poisons mécaniques, verre ; terreux, le
gypse ; acides, le vitriol concentré, les sels en solution concentrée,
les alcalis caustiques ; la pierre caustique, la chaux vive ; et enfin
les métaux, les préparations d'or, d'argent, de plomb, de mercure,
d'arsenic, etc., etc.

4º POISONS QUI PROVIENNENT DE LA VAPORISATION OU DE LA VOLATILISATION
DE CERTAINES SUBSTANCES. — Vapeur d'acide chlorhydrique, de la
bière en fermentation, des matières en putréfaction, vapeurs arsénicales, mercurielles, etc., etc.

A cette classification, Plenck ajoute quelques considérations
sur la durée d'action des poisons, qu'il divise en *aigus* et *lents* ;
sur les symptômes qu'ils provoquent, il admet pour cela les
poisons irritants ou drastiques, les convulsifs, les paralysants,
les narcotiques, les suffocants, les desséchants et les septiques.

Après Plenck, Olivier Mahon, celui qui fut le premier pro-

(1) Plenck, *Toxicologia seu doctrina de venenis et antidotis.* Viennæ, 1785.

fesseur de médecine légale et de police sanitaire à l'école de médecine de Paris, publia une classification (1) dans laquelle il divise les poisons en trois classes : *animaux, végétaux* et *minéraux*. Chacune de ces classes se subdivise en deux groupes : poisons *volatils* ou *gazeux*, et poisons *fixes* et *solides*.

### 1° POISONS ANIMAUX.

*Volatils.* Gaz et vapeurs émanant des animaux en putréfaction, de la respiration, des cimetières, des hôpitaux..., etc.
*Fixes.* Venins de la vipère, du scorpion, virus hydrophobique, cantharides.

### 2° POISONS VÉGÉTAUX.

*Volatils.* Effluves de la stramoine, de la jusquiame, de l'opium, du laurier-cerise.
*Fixes.* Opium, datura, fève de Saint-Ignace, feuilles et baies de belladone, tabac, ciguë, champignons vénéneux, ellébore, colchique.

### 3° POISONS MINÉRAUX.

*Volatils.* Acides sulfureux, chlorhydrique, carbonique, chlore, ammoniaque, émanations des fosses d'aisances, minéraux réduits en vapeurs, vapeurs d'arsenic.
*Fixes.* Minéraux mécaniques, verre pilé, silice, minéraux chimiques et métallo-chimiques. Acides sulfurique, azotique, arsenic, plomb, cuivre, mercure.

En 1813, Fodéré (2) abandonne la manière de faire de Plenck et de Mahon, et sans tenir compte des règnes de la nature, il répartit les poisons en six classes :

1° SEPTIQUES. — Miasmes, hydrogène sulfuré, venin de la vipère.
2° STUPÉFIANTS OU NARCOTIQUES. — Gaz nitreux, pavot, jusquiame, laurier-cerise, etc.
3° NARCOTICO-ACRES. — Acide carbonique, digitale, etc.
4° ACRES OU RUBÉFIANTS. — Chlore, coloquinte, staphysaigre, ellébore.
5° CORROSIFS OU ESCHAROTIQUES. — Alcalis, acides, sublimé corrosif, etc.
6° ASTRINGENTS. — Acétate de plomb, etc.

Orfila (3) reprenant cette classification de Fodéré réduit les poisons en quatre groupes; les poisons âcres ou rubéfiants, les corrosifs ou escharotiques et les astringents sont réunis sous la rubrique « poisons irritants ».

(1) Mahon, *Œuvres posthumes*. Paris, an X (1801), t. II, p. 320.
(2) Fodéré, *Traité de médecine légale*. Paris, 1831, 2ᵉ édition, t. IV, p. 6.
(3) Orfila, *Traité de toxicologie*. Paris, 1814, 5ᵉ édition. Paris, 1852.

1° POISONS IRRITANTS. — *Minéraux*. Phosphore, iode, brome, chlore, acides, baies, arsenic et antimoine, étain, zinc, chrome.
*Végétaux*. Bryone, garou, coloquinte, gomme-gutte, renoncule, staphysaigre, créosote.
*Animaux*. Cantharides, moules, huîtres, crustacés, poissons venimeux.
2° POISONS NARCOTIQUES. — Opium, morphine et ses sels, narcotine, codéine, jusquiame, solanum, acide cyanhydrique, cyanure de potassium, laurier-cerise, amandes amères.
3° POISONS NARCOTICO-ACRES. — Scille, aconit, ellébore, vératrine, colchique, belladone, datura, nicotine, tabac, digitale, laurier-rose, ciguë, aristoloche, cyanure d'iode, strychnine, brucine, noix vomique, fève de Saint-Ignace, upas ticuté, fausse angusture, upas anthiar, camphre, coque du Levant, picrotoxine, champignons vénéneux, seigle ergoté, protoxyde d'azote, hydrogène phosphoré, hydrogène arsénié, hydrogène bicarboné, acide carbonique, gaz, vapeurs de charbon.
4° POISONS SEPTIQUES OU STUPÉFIANTS. — Acide sulfhydrique, gaz des fosses d'aisances, méphitisme des égouts, matières putréfiées, matières alimentaires n'ayant subi aucune altération apparente. Animaux venimeux, vipère, serpent à sonnettes, scorpion, tarentule, abeille, bourdon, guêpe, frelon.

Voici comment s'exprime Orfila au sujet des classifications, en général, et de celle qu'il adopte en particulier :

« Il faut l'avouer, quelque nombreuses que soient les expériences et les observations sur l'empoisonnement, je ne les crois pas encore suffisantes pour établir une classification *à l'abri de tout reproche;* une pareille tâche me paraît tellement au-dessus de nos forces que je renonce à la remplir pour le moment. »

Cependant, après avoir fait ressortir les difficultés d'un pareil travail, il ajoute :

« On sentira maintenant le vide et le peu d'importance de la classification proposée par Giacomini (1). L'auteur, reproduisant, au reste, les idées de Guérin, classe les poisons à l'instar des médicaments en hypersthénisants et en hyposthénisants. On voit bien qu'en rangeant ainsi des substances dont l'action est si variée, Giacomini ne s'est jamais donné la peine d'examiner les faits. Les observations qui précèdent et une multitude d'autres m'engagent à adopter provisoirement la classification de Vicat modifiée, contre laquelle je pourrai faire de graves objections. »

(1) Giacomini, *Traité philosophique et expérimental de matière médicale et de thérapeutique*, trad. par Mojon et Rognetta. Paris, 1842.

Guérin n'admettait que deux classes de poisons : les *poisons irritants* et les *poisons sédatifs*.

La première classe se divisait en deux sections : 1° les poisons irritants par action sur les extrémités nerveuses ; 2° les poisons irritants par action directe sur le système nerveux ou l'encéphale. La seconde classe ne présente aucune division ; les substances y sont seulement rangées par ordre de règne, ainsi que cela a lieu pour les divisions des sections qui composent la première classe. Dans cette classification ne se trouvent pas compris le phosphore, l'iode, le brome, les composés de ces deux derniers corps avec le mercure, et d'autres substances encore.

Vers la même époque, J. Anglada (1) avait adopté une classification basée sur l'état de la nature des poisons : 1° *solides* ou *liquides;* 2° *gazeux* ou *expansifs*. Les premiers distingués en *non carbonisables*, minéraux, et *en carbonisables*, végétaux et animaux. Parmi les poisons végétaux, il en admet de carbonisables en totalité. On voit que cette classification est purement chimique, et que son but était de conduire à l'analyse. Cependant le même auteur les a encore rangés en deux grandes classes par rapport à leur mode général d'action. Les uns, qu'il nomme *chimiques* ou *cathérétiques, désorganisateurs, anti-organiques,* sont ceux qui agissent directement sur les tissus en vertu de leurs propriétés chimiques. Les autres qu'il appelle *antivitaux,* parce qu'ils n'exercent leur influence délétère qu'en vertu de l'atteinte qu'ils portent à la sensibilité vitale, au dynamisme vital; s'ils donnent lieu à quelques altérations locales, celles-ci ne sont que secondaires par rapport au rôle qu'elles jouent dans l'influence délétère des poisons. Cette classe est de beaucoup la plus nombreuse, puisque la première ne comporte que ce que l'on nomme *poisons caustiques irritants,* et que la seconde, au contraire, embrasse toutes les autres matières vénéneuses.

Dans la suite, les classifications de Fodéré et d'Orfila subirent encore une modification importante. Christison et Beck ramènent à trois les quatre ou six groupes admis ou conservés par les premiers auteurs. C'est la classe des poisons septiques qui disparaît.

(1) Anglada, *Tableaux toxicologiques pour servir à la recherche analytique des poisons.* Montpellier, in-folio.

« Aucun poison, dit Christison, ne peut produire la putréfaction dans les corps vivants, et dans le sens que les toxicologistes ont donné au mot *septique*, on peut rigoureusement rapprocher les poisons ainsi nommés de ceux qu'on a désignés sous le nom d'*irritants*. En supprimant donc la classe des poisons septiques, on trouvera facilement pour eux une place dans l'une des trois autres classes, les poisons *irritants, narcotiques* et *narcotico-âcres*.

En 1845, la classification physiologique perd du terrain, et Flandin (1) ne voit dans les poisons que des composés ou des produits chimiques empruntés aux différents règnes de la nature, c'est-à-dire des poisons *minéraux, végétaux* et *animaux*.

Dix ans plus tard, Galtier (2) divise les poisons en :

1º Poisons inorganiques. — Métalloïdes, acides, alcalins, salins métalliques.

2º Poisons organiques. — Poisons végétaux, poisons animaux et empoisonnement par les matières alimentaires.

3º Poisons gazeux. — Gaz simples, acide carbonique…, gaz complexes, gaz de la combustion, de l'éclairage…; ou encore il les divise, d'après leurs effets, en gaz *asphyxiants, narcotiques, anesthésiques, irritants, septiques.*

Nous mentionnons les classifications de Husemann : poisons organiques et poisons inorganiques; — de Hofmann (3) : poisons irritants locaux et poisons agissant par résorption, — pour arriver à celle de A. Tardieu (4).

La classification adoptée par A. Tardieu est un mélange de celles de Fodéré, d'Orfila et Devergie, et de Giacomini. Il divise les poisons en cinq groupes :

1º Poisons irritants et corrosifs;
2º Poisons hyposthénisants ou cholériformes;
3º Poisons stupéfiants;
4º Poisons narcotiques;
5º Poisons tétaniques ou nevrosthéniques.

Voici, d'après A. Tardieu, la justification de sa méthode et de son classement :

(1) Flandin, *Traité des poisons en toxicologie.* Paris, 1845.
(2) Galtier, *Traité de toxicologie.* Paris, 1855.
(3) Hofmann, *Nouveaux éléments de médecine légale*, commentaires par P. Brouardel. Paris, 1881.
(4) Tardieu, *Étude médico-légale et clinique sur l'empoisonnement.* 2º édition. Paris, 1875.

1º L'empoisonnement par les *poisons irritants* et *corrosifs* a pour caractère essentiel une action locale irritative qui peut aller jusqu'à l'inflammation la plus violente, la corrosion ou la désorganisation des tissus atteints par la substance vénéneuse ingérée, dont les effets sont presque exclusivement bornés à la lésion des organes digestifs.

Il comprend : les *acides* et les *alcalis forts* ou *concentrés*, les *sels acides*, le *chlore*, le *brome*, l'*iode*, les *sulfures alcalins* et divers produits organiques, notamment les substances *purgatives* dites *drastiques*.

2º L'empoisonnement par les *poisons hyposthénisants* ou *cholériformes* a pour caractères essentiels non pas l'irritation locale produite par les poisons, bien qu'elle soit réelle, mais les accidents généraux résultant de l'absorption, tout à fait disproportionnée avec les effets locaux qui manquent d'ailleurs très souvent, complètement opposés à l'irritation et à l'inflammation, consistant, en effet, en des évacuations abondantes et répétées, vraiment cholériformes, suivies d'une dépression rapide et profonde des forces vitales et liées à une altération souvent manifeste du sang.

Cette action, que l'on peut très rationnellement appeler *hyposthénisante*, appartient aux préparations *arsénicales*, au *phosphore*, aux *sels de cuivre*, de *mercure*, d'*étain*, de *bismuth*, à l'*émétique*, au *nitre*, au *sel d'oseille*, à la *digitale*, à la *digitaline* et aux *principes végétaux du même ordre*.

3º L'empoisonnement par les *poisons stupéfiants*, dont la plupart étaient compris autrefois sous la dénomination de *narcotico-âcres*, bien que ne produisant ni narcotisme, ni âcreté, a pour caractère essentiel une action dépressive qui répond à ce que l'on nomme en sémiotique la stupeur, accompagnée parfois d'une irritation locale toujours peu intense.

Dans ce groupe se rangent les préparations de *plomb*, *gaz carbonique*, *oxyde de carbone*, *hydrogène carboné*, *hydrogène sulfuré*, l'*éther*, le *chloroforme*, la *belladone*, le *tabac* et les autres *solanées vireuses*, ainsi que les principes qu'on en retire, la *ciguë* et les *champignons vénéneux*.

4º L'empoisonnement par les *narcotiques* est caractérisé par l'action toute spéciale et distincte que l'on ne peut définir que par son nom même, le narcotisme.

Ce groupe est tout entier formé par l'*opium* et ses *composés*.

5º L'empoisonnement par les *poisons tétaniques* a pour caractère essentiel une excitation violente des centres nerveux dont l'intensité peut aller jusqu'à produire instantanément la mort.

Ce dernier groupe a pour type la *strychnine* et comprend la *noix vomique*, la *brucine*, l'*acide prussique*, l'*aconit*, le *sulfate de quinine*, les *cantharides*, le *camphre* et l'*alcool*.

Enfin, Rabuteau (1) propose la classification suivante, qu'il appelle rationnelle :

(1) Rabuteau et Bourgoin, *Éléments de toxicologie et de médecine légale appliquées à l'empoisonnement*, 2ᵉ édition. Paris, 1887, p. 32.

### 1º Hématiques.

| | |
|---|---|
| **Agissant spécialement sur les globules rouges, ou** *poisons globulaires.* | Oxyde de carbone.<br>Acide cyanhydrique.<br>Acide et sulfhydrate d'ammoniaque.<br>Sélénium et tellure (composés).<br>Phosphore.<br>Arsénicaux.<br>Alcooliques. |
| **Agissant sur les globules et le plasma, ou** *poisons plasmiques.* | Nitrites et vapeurs nitreuses.<br>Sels d'argent injectés dans les veines.<br>La plupart des sels métalliques (à doses faibles et continues). |

### 2º Neurotiques.

| | |
|---|---|
| **Abolissant les fonctions des nerfs moteurs, 1º** *paralyso-moteurs.* | Curare.<br>Fève de Calabar.<br>Aconitine.<br>Cicutine. |
| **Exagérant le pouvoir réflexe, 2º** *spinaux.* | Strychnine, M'boundou.<br>Oxygène comprimé.<br>Cantharide, etc. |
| **Agissant sur les éléments du cerveau et de la moelle épinière, 3º** *cérébro-spinaux.* | Chloroforme.<br>Éther.<br>Opium. |

### 3º Névromusculaires.

**Solanées vireuses.**            Antimoniaux.
**Digitale.**

### 4º Musculaires.

| | |
|---|---|
| **Acide carbonique.**<br>**Inée.**<br>**Vératrine.**<br>**Sels de potassium.** | Sels de baryum.<br>Cuivre, zinc, cadmium.<br>Étain, plomb.<br>Mercure, etc. |

### 5º Irritants et corrosifs.

| | |
|---|---|
| **Acide sulfurique.**<br>— azotique.<br>— chlorhydrique.<br>— fluorhydrique.<br>— oxalique.<br>**Potasse.** | Soude.<br>Ammoniaque.<br>Sulfures alcalins.<br>Iode.<br>Brome.<br>Chlore, etc. |

Voici les développements que l'auteur donne à l'appui de sa classification :

1° Il existe un certain nombre de poisons qui portent primitivement leur action sur le sang. Ce sont surtout les poisons gazeux ou volatils, tels que l'oxyde de carbone, l'acide cyanhydrique, l'acide sufhydrique, le sulfure ammonique et l'hydrogène phosphoré. Tous ces composés se fixent sur l'hémoglobine, et lui font éprouver des modifications remarquables que l'analyse spectrale a permis d'étudier. Il en est d'autres qui modifient à la fois les globules et le plasma; tels sont les sels solubles d'argent introduits dans le torrent circulatoire. Nous aurons donc une première classe de poisons, les *hématiques*, qu'on peut diviser en : 1° ceux qui agissent spécialement sur les globules, ou *poisons globulaires;* 2° ceux qui agissent sur les globules, mais surtout sur le plasma ou *poisons plasmiques*.

Les poisons globulaires sont ceux dont l'effet est le plus rapide. Ils tuent souvent d'une manière instantanée aussitôt que l'absorption s'est effectuée par les voies respiratoires. Les autres substances toxiques portant leur action sur des éléments anatomiques composant les organes tuent nécessairement moins vite ; toutefois, elles peuvent souvent amener la mort en quelques minutes.

2° Il est un autre groupe de poisons qui agissent sur le système nerveux. Ils forment une seconde classe, celle des *névrotiques*, qui ont été divisés en trois groupes. En effet, certains de ces agents toxiques, certains sels, tels que le curare, paralysent le système nerveux moteur, ce sont les *paralyso-moteurs*. Il en est d'autres, tels que les alcaloïdes des strychnos, qui portent leur action sur la moelle épinière, dont ils exagèrent au plus haut point le pouvoir réflexe ; ce sont les *spinaux* qui correspondent en thérapeutique aux *excitateurs réflexes*. Enfin, il en est qui agissent sur les éléments anatomiques du cerveau et de la moelle : tels sont, d'une part, le chloroforme et les anesthésiques, qui seront peut-être un jour classés parmi les poisons globulaires ; et, d'autre part, les opiacés, ce sont les *cérébro-spinaux*.

3° Les alcaloïdes des solanées vireuses, tels que l'atropine, la nicotine, produisent sur la circulation générale, notamment sur la circulation périphérique, des effets qui ont conduit à les ranger parmi les poisons et médicaments vasculaires. De même la digitale, le tartre stibié, exerçant sur le cœur une action prononcée, ont été rangés dans un groupe de médicaments dits *cardiaques*. Mais on sait que l'action sur les vaisseaux et sur le cœur est la résultante des effets exercés par ces substances sur le système nerveux et sur les fibres musculaires. Or, ce sont ces effets primitifs qu'il faut considérer. Rabuteau rejette donc la division des poisons vasculaires et cardiaques, attendu qu'il n'y a pas de poison des organes, mais seulement des éléments anatomiques qui les composent. Les poisons agissant à la fois sur le système nerveux et sur le système musculaire forment donc cette troisième classe, celle des *névro-musculaires*.

4° Les sels métalliques, en général, produisent une prostration considérable due à une paralysie des fibres musculaires. Injectés dans le sang, ils arrêtent instantanément le cœur, lorsque la dose en est un peu forte ; ils ralentissent presque toujours les battements cardiaques et les affaiblissent toujours lorsque la dose en est un peu considérable. Tels sont les sels de potassium, le nitre, par exemple, ceux de plomb, etc. Les muscles trempés dans la solution d'un sel métallique autre que ceux de sodium, de magnésium, de lithium, perdent leur irritabilité que ne réveillent plus, ou que ne réveillent qu'à un faible degré les excitants divers, tels que l'électricité. Les poisons métalliques forment donc la classe des *musculaires*, dans laquelle viendront se ranger la vératrine et le poison de l'inée.

5° Enfin, il existe des substances qui corrodent et détruisent tous les tissus : tels sont l'acide sulfurique, l'acide azotique, l'acide fluorhydrique, la potasse, la soude, et toutes les fois que ces substances se trouvent dans un état suffisant de concentration. Ces mêmes substances peuvent sans doute exercer une action éloignée : ainsi l'acide oxalique qui a pénétré par absorption dans l'organisme produit des effets semblables à ceux que détermine l'oxyde de carbone, mais l'action corrosive est celle qui domine la scène. Ces poisons composent la classe des *irritants* ou *corrosifs*, classe admise de tout temps.

Quelle est la classification que nous devons adopter ? Devons-nous donner la préférence aux groupements basés sur la physiologie ? ou, au contraire, devons-nous accepter les anciennes classifications chimiques ? La seule exacte serait celle qui aurait pour base l'action élémentaire des poisons. Mais ces connaissances sont encore tellement imparfaites que nous croyons les classifications reposant sur ce principe au moins prématurées. En effet, dans les classifications de Tardieu et Rabuteau, ne voit-on pas côte à côte des corps complètement disparates, et encore, ainsi que l'avoue ce dernier, des substances pouvant tout aussi bien appartenir à un groupe qu'à un autre. Bien plus, une fois la classification adoptée, on doit en suivre tous les détours aussi bien au point de vue général qu'au point de vue toxicologique pur, c'est-à-dire de la recherche et de l'isolement du poison. On devra donc étudier l'arsenic à côté des alcooliques ; la digitale à côté des antimoniaux ; la vératrine avec les sels de cuivre et zinc, l'acide sulfurique avec la potasse ; de semblables rapprochements indiquent suffisamment l'impossibilité de telles méthodes.

Enfin, au point de vue judiciaire, il n'est nullement nécessaire de classer les poisons d'une façon systématique, et il suffit de traiter séparément des divers poisons en admettant toutefois un groupement rationnel.

Voici l'ordre que nous adopterons et que nous empruntons à M. le professeur Bouis (1) :

1° CORPS SIMPLES ET LEURS COMPOSÉS :

    *a.* Métaux et composés ;

    *b.* Métalloïdes et acides minéraux.

2° GAZ ET VAPEURS :

    *a.* Gaz ;

    *b.* Liquides spiritueux et alcooliques.

3° COMBINAISONS ORGANIQUES :

    *a.* Acides organiques ;

    *b.* Alcaloïdes ;

    *c.* Substances toxiques diverses, d'origine végétale ou animale.

(1) Bouis, *Traité de chimie légale*, in *Manuel de médecine légale*, de Briand et Chaudé, 10ᵉ édition. Paris, 1879.

# DEUXIÈME PARTIE
## TOXICOLOGIE SPÉCIALE

---

## CHAPITRE PREMIER
### CORPS SIMPLES ET LEURS COMPOSÉS

### I. — Poisons métalliques.



En effet, il est en général facile de caractériser un composé
métallique, en solution aqueuse, neutre, alcaline ou acide. Les
moyens employés aujourd'hui à l'abri de tous reproches sont
bien connus.

**Élimination des matières organiques.** — Mais il n'en est
plus de même lorsque ces poisons se trouvent mélangés à des
matières albuminoïdes, à des matières organiques quelconques.
Il suffit de jeter les yeux sur ce qui a été écrit, en 1835, pour
s'en convaincre, pour se rendre compte des difficultés insur-
montables pour l'époque, et pour s'expliquer les erreurs grossières que ces mélanges de poisons et de matières organiques
ont occasionnées.

« Marguerite Jœger (1) faisait bouillir une certaine quantité d'arsenic (acide arsénieux) dans un litre d'eau, passait le liquide à travers un
linge lorsqu'il était refroidi, et mêlait cette eau avec un verre de vin,
une tasse de lait ou de bouillon. Il en résultait que cet *arsenic*,
*extrêmement divisé*, ne pouvait être retrouvé dans les intestins des

(1) Le journal *l'Armoricain*, du 18 avril 1835.

personnes à qui elle l'administrait. Les gens de l'art en firent l'essai sur un veau, un porc ; ces animaux sont morts avec une rapidité effrayante et l'ouverture de leurs entrailles n'a présenté *aucune trace d'empoisonnement.* »

En 1836, Hombron et Soulié (1) s'exprimaient ainsi :

« Les matières vomies, les liquides contenus dans le canal digestif et les dissolutions provenant des décoctions aqueuses de l'estomac, du sérum, de caillots de sang, de la bile, de chiens robustes empoisonnés par 2,20 grammes d'acide arsénieux dissous dans 64 grammes d'eau et introduits dans l'estomac ne *fournissent point d'arsenic à l'analyse.* »

Quelques années plus tard, Orfila donne l'explication de ces résultats négatifs ; il observe que si, après avoir ajouté de l'acide arsénieux à une substance organique, on vient à rechercher le poison dans la décoction aqueuse après un temps plus ou moins long, on est tout étonné de ne plus le retrouver. Le poison, dit-il, reste sur la toile à l'état insoluble. C'est ce qui est arrivé en 1839 dans l'empoisonnement suicide de Soufflard. Les experts font bouillir les matières de l'estomac assez longtemps avec de l'eau ordinaire et jettent le tout sur toile. La liqueur obtenue après filtration, acidulée avec quelques gouttes d'acide chlorhydrique et traitée par un courant d'hydrogène sulfuré ne donne, après un temps très long, qu'un très léger précipité jaune de sulfure d'arsenic. Ce résultat était surprenant ; car Orfila, qui faisait partie des experts, avait soigné lui-même la victime et savait pertinemment que la quantité d'arsenic ingérée, assez considérable, n'avait pas été éliminée en totalité par les vomissements et par les fèces. Ici comme dans les expériences précédentes, l'acide arsénieux avait formé avec les membranes animales des combinaisons insolubles.

La présence des matières organiques rend donc plus compliquée la recherche des poisons, et ceci nous explique le silence des premiers auteurs à ce sujet. Ainsi Orfila laisse de côté la recherche des toxiques dans les matières de l'estomac et des intestins. A plus forte raison ne parle-t-il pas de leur recherche dans les organes tels que le foie, les reins, le cerveau. Il est vrai de dire qu'à cette époque l'absorption n'était pas

(1) Hombron et Soulié, *Nouvelles recherches sur l'empoisonnement par l'acide arsénieux.*

encore soupçonnée. Il se contente de donner des moyens de caractériser les toxiques dans les liqueurs, comme le vin, le thé, parfois dans les vomissements, mais en recommandant toujours la décoction simple.

Vers 1826, on remarque pourtant une tendance à se débarrasser de ces matières organiques si gênantes et précisément dans les cas où il importe le plus de caractériser le poison.

Devergie recommande l'emploi du noir animal; Orfila, un courant de chlore (1). D'autres font bouillir les matières suspectes avec de l'alcool fort, filtrent et reprennent plusieurs fois par du nouvel alcool le magma insoluble et les résidus de l'évaporation des premières solutions alcooliques. Ils obtiennent ainsi une liqueur limpide débarrassée de nombreux produits organiques insolubles dans ce véhicule.

Mais tous ces moyens restent insuffisants. Un seul, employé convenablement, aurait pu être d'une utilité incontestable, c'est l'emploi du chlore. Orfila, malheureusement, ne visait qu'à décolorer les liquides et non à décomposer et à fluidifier les matières organiques; pour lui le chlore était un succédané du noir employé par Devergie. Le but n'étant pas atteint, les mêmes inconvénients persistant, Rapp, vers la même époque, propose la destruction complète et brutale de ces mêmes composés. Pour cela, il sèche les substances sur lesquelles il opère, les arrose de potasse, les dessèche de nouveau, puis les projette par petites portions dans un creuset chauffé au rouge. Sous l'influence de la haute température, en présence d'une grande quantité de charbon, les poisons métalliques étaient réduits, les uns à l'état de métal en fusion et se rassemblaient au fond du creuset; les autres, comme l'arsenic, se volatilisaient sous forme de fumées blanches et se perdaient dans l'atmosphère. Il ne restait plus qu'à faire bouillir le charbon, ou plutôt le culot avec de l'eau acidulée et à rechercher le poison par les procédés ordinaires.

Les réactifs employés alors sont peu variés. Parmi les plus en vogue nous rencontrons l'hydrogène sulfuré, le sulfate de cuivre ammoniacal, le nitrate d'argent, la calcination dans un

_______

(1) Orfila, *Traité des Poisons*. 1813-1815.

tube fermé par un bout d'un mélange de flux noir et d'arsenic, etc.

Voilà où en était la science toxicologique vers 1826. De cette époque à 1836, elle reste stationnaire.

En 1836, Marsh donne la description d'un nouveau procédé pour séparer de petites quantités d'arsenic des substances avec lesquelles il est mélangé (1).

En 1839, Orfila modifie le procédé cité plus haut et si défectueux de Rapp, et propose la destruction des matières organiques par leur calcination ménagée avec l'azotate de potasse. De cette façon l'arsenic et les autres corps volatils se retrouvaient dans le résidu au maximum d'oxydation et transformés en corps non volatils.

L'année suivante, Barse propose la substitution de l'acide sulfurique à l'azotate de potasse. Elle est mise en usage par Flandin et Danger, en 1841. Par ce procédé, on traite dans une capsule en porcelaine les matières à essayer par de l'acide sulfurique concentré et pur.

*Procédé de Flandin et Danger.* — Le mélange chauffé au bain de sable, on obtient après un certain temps un charbon poreux, friable et d'un lavage facile. Repris par de l'eau aiguisée d'acide sulfurique, il fournit une liqueur limpide, d'un maniement facile et très propre à être soumise aux essais ultérieurs. Mais un inconvénient énorme surgissait surtout au point de vue de l'arsenic. Les matières organiques, provenant des organes, vomissements, etc., contiennent des chlorures, du chlorure de sodium, par exemple. Or, l'acide arsénieux et les arsénites couraient grand risque de disparaître après le traitement sulfurique. Voici pourquoi : au contact de l'acide sulfurique, les chlorures sont décomposés ; l'acide chlorhydrique, mis en liberté en présence des composés de l'arsenic au minimum d'oxydation, les transforme en chlorure arsénieux volatil. Les recherches restaient donc impraticables avec des composés arsénicaux tels que l'acide arsénieux et les arsénites. De plus, comme l'a fait remarquer Blondlot, pendant la carbonisation sulfurique, il peut se former du sulfure d'arsenic qui reste dans le charbon et ne peut être entraîné par les lavages.

(1) Voir *Arsenic*, p. 142.

En raison de ces nombreux accidents d'opération, et pour généraliser l'emploi de cette méthode, les uns conseillent de faire le traitement sulfurique en vases clos, d'autres, et parmi eux Filhol, en 1848, préfèrent employer un mélange d'acides azotique et sulfurique et continuer l'opération en vases ouverts, cela avec raison, car quel que soit le métal, quel que soit l'état sous lequel l'arsenic se trouve dans les substances à décomposer, on doit l'obtenir à l'état d'acide arsénique. La calcination pourra être continuée sans crainte de perdre du poison en raison de la stabilité des composés formés. Mais, en outre, pour le cas spécial de l'arsenic, la présence de l'acide azotique n'a pas seulement empêché la formation de chlorure arsénieux, elle rend encore impossible une autre cause d'erreur, la transformation en sulfure d'arsenic.

Ces procédés ont reçu quelques modifications, et c'est l'un d'eux, légèrement modifié par nous, que nous donnons avec quelque détail au chapitre de l'arsenic.

En 1841, en même temps que Barse, Devergie propose la destruction des matières organiques par la potasse d'abord, l'azotate de chaux ensuite. Il dessèche les matières animales, les pèse et les fait bouillir avec de l'eau à laquelle il ajoute de la potasse à l'alcool en quantité suffisante pour dissoudre la matière organique. Il prend alors de l'azotate de chaux en poids égal à la matière sèche, et chauffe jusqu'à calcination. Ce procédé, abandonné aujourd'hui, a été employé successivement et avec quelques variantes par Roloff, qui préfère commencer par l'acide azotique pour finir par la potasse, et par Rose, Devergie, Thenard, qui font le contraire.

En 1841, apparaît un nouveau mode d'expérimentation, qui, laissé de côté assez longtemps, fut remis en honneur, avec plus ou moins de succès, par quelques toxicologistes modernes. Le docteur Gianelli faisait avaler à des moineaux, à des oiseaux de nids — *passeri di nido,* — des fragments de poumons, du sang, etc., d'une personne empoisonnée, et prétendait acquérir ainsi la certitude de l'intoxication sans recourir aux essais chimiques.

En 1843, Jacquelin ne détruit plus les matières organiques, il les transforme, les fluidifie d'une manière suffisante pour ob-

7.

tenir une filtration rapide et une liqueur renfermant tout le toxique. Il fait passer dans la masse suspecte un courant de chlore pendant plusieurs heures. Quand elle a acquis la blancheur du caseum — c'est là son expression, — il chasse l'excès de chlore au moyen de la chaleur et introduit la liqueur filtrée dans l'appareil de Marsh, ou la soumet aux réactifs ordinaires des métaux.

Trois ans plus tard, ce procédé, d'une application difficile, d'une longueur désespérante, fut heureusement modifié par Fresenius et Babo, en Allemagne ; puis, en France, par Millon, dans ses recherches sur l'antimoine.

*Procédé de Fresenius et Babo.* — On ajoute aux matières suspectes contenues dans une capsule un tiers de leur volume d'acide chlorhydrique de densité 1,12, de façon à obtenir une bouillie claire, avec un peu d'eau s'il est nécessaire. On chauffe ensuite le magma au bain-marie, en ayant soin d'y ajouter de cinq en cinq minutes, en remuant, une pincée de chlorate de potasse, soit 2 grammes environ. On continue ainsi jusqu'à ce que le contenu de la capsule soit devenu jaune clair, bien homogène et fluide. Par des additions successives d'eau chaude, on maintient le niveau constant dans la capsule. Ce point atteint, on projette encore une pincée de chlorate de potasse et on retire la capsule du bain-marie. La liqueur, complètement refroidie, est, après filtration, chauffée doucement jusqu'à disparition totale d'odeur de chlore. Enfin le produit obtenu est soumis, après douze heures — à 90°, — à un courant lent d'hydrogène sulfuré.

Ce procédé, très employé par beaucoup de chimistes, très commode dans la recherche des poisons en général, nous semble, pour le cas particulier de l'arsenic, moins recommandable que celui de Danger et Flandrin modifié. Il y aurait d'ailleurs une légère critique à lui faire. Pourquoi chauffer le mélange de matières organiques et d'acide chlorhydrique avant d'ajouter le chlorate de potasse? N'y a-t-il pas à craindre une perte d'arsenic à l'état de chlorure arsénieux ? A notre avis, il est donc préférable d'ajouter tout d'abord les 2 grammes de chlorate de potasse et de chauffer ensuite pour continuer comme il est dit plus haut.

En même temps que Jacquelin, Pettenkofer d'abord, Hugo Reinsch ensuite, ne cherchent ni à détruire ni à décomposer les matières organiques (1).

Nous passons sous silence la recherche de l'arsenic par la pile, procédé indiqué par H. Gaultier de Claubry et repris par Bloxam, et nous arrivons à la méthode indiquée en 1853 par MM. Schneider et Fyfe et uniquement destinée à la recherche de l'arsenic (2).

*Procédé de la dyalise.* — En 1861, Thomas Graham, par une invention des plus heureuses, la dialyse, ouvre la voie à de nombreuses applications toxicologiques. Il publie ses recherches sur la dialyse ou séparation des substances colloïdes des cristalloïdes, comme il les appelle. Pour cela, il se sert d'une membrane animale ou d'un papier parchemin obtenu par l'action de l'acide sulfurique convenablement étendu sur du papier ordinaire, et nommé *dialyseur* ou *dialysateur*. Ce procédé ne réclame aucun réactif, et donne une liqueur immédiatement propre aux recherches analytiques.

Voici comment il convient d'opérer. Les matières organiques suspectes sont délayées dans un peu d'eau et transformées en une bouillie claire et homogène, puis franchement acidulées avec de l'acide chlorhydrique. On laisse macérer pendant quelque temps — douze heures à peu près — à une température de 40° environ et on verse dans le dialyseur. Certains auteurs recommandent de ne pas donner à la masse plus de 2 centimètres de hauteur. Cela fait, après s'être assuré que le dialyseur

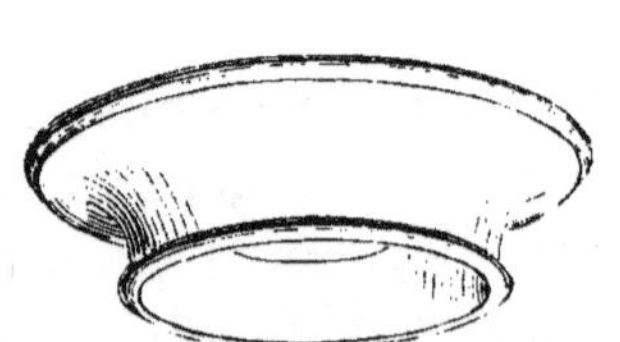

Fig. 3. — Tambour du dialyseur.

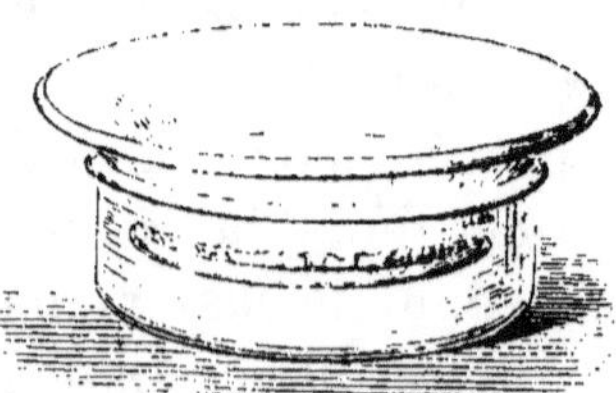

Fig. 4. — Dialyseur.

(fig. 3) était en bon état, on le place dans un vase en verre (fig. 4) contenant un volume d'eau distillée égal au quadruple de celui du liquide à dialyser, et on fait en sorte que le niveau

(1) Voir, pour les détails, l'article *Arsenic*.
(2) Idem.

des liqueurs dans le vase et dans le dialyseur soit le même. Pour s'assurer de l'intégrité du parchemin du dialyseur, Dragendorff recommande de remplir d'eau l'appareil avant d'y verser les substances à dialyser, et de marquer toutes les parties qui sont devenues humides extérieurement au bout de quelques minutes. Tous ces endroits sont le siège d'une petite solution de continuité que l'on obture en y appliquant un peu d'albumine et en desséchant à une température de 100°.

Toutes ces précautions prises, et le dialyseur en place, on peut considérer l'opération comme terminée après vingt-quatre heures. La liqueur obtenue servira à rechercher les poisons.

Cette méthode n'a pas rendu les services qu'on en attendait. Dans certains cas, elle ne donne pas de résultats, ou, si elle en donne, ils sont quelquefois très incertains. En effet, certaines combinaisons de métaux avec les albuminoïdes ne sont décomposées que par les acides forts, ce qui n'est pas le cas dans la dialyse; d'un autre côté, le pouvoir diffusif des colloïdes et des cristalloïdes n'est pas absolu, certains colloïdes passent plus ou moins, et certains cristalloïdes ne dialysent que fort peu et très lentement.

Malgré tous les avantages que peut présenter ce procédé, il ne doit jamais servir que comme moyen préliminaire.

Nous venons de passer successivement en revue tous les procédés et toutes les méthodes employés pour éliminer les matières organiques et mettre le toxique dans les conditions ordinaires de la chimie analytique; nous devons maintenant indiquer les moyens de les caractériser.

**Caractères des poisons métalliques.** — Nous supposerons ici le cas le plus général, c'est-à-dire le mélange de tous les poisons métalliques.

Les procédés changent avec les méthodes de destruction des matières organiques; c'est pourquoi, pour être plus rapide, nous n'examinerons que deux cas : les matières organiques ont été détruites par le procédé de Flandin et Danger modifié, ou elles ont été fluidifiées et transformées par le procédé de Fresenius et Babo.

A. LES MATIÈRES ORGANIQUES ONT ÉTÉ DÉTRUITES PAR LE PROCÉDÉ FLANDIN ET DANGER MODIFIÉ. — Le charbon sec et friable obtenu est soumis à des traitements différents suivants les auteurs. Schneider emploie l'acide azotique affaibli ; Gaultier de Claubry préfère l'eau régale ; Pfaff le fait bouillir avec une solution de potasse faible, sature ensuite par l'acide chlorhydrique et continue l'analyse. Dans le cas où on ne recherche que l'arsenic nous traitons le charbon par l'acide sulfurique étendu d'eau au sixième ; si, au contraire, on veut caractériser tous les poisons, nous employons l'acide chlorhydrique.

Mais, auparavant, il est bon de se rendre compte de ce que sont devenus les poisons métalliques pendant cette carbonisation des matières organiques par les acides sulfurique et azotique. L'arsenic s'est transformé en acide arsénique fixe et non volatil. L'antimoine peut donner du chlorure d'antimoine volatil et un peu d'acide antimonique fixe. Presque tous les sels mercuriels ont disparu : les sels de plomb se sont transformés en sulfate de plomb insoluble ainsi que les sels de baryum et de strontium. Quant aux autres, ils restent dans le charbon à l'état de combinaisons solubles.

Si donc on reprend le charbon sulfurique par de l'eau aiguisée d'acide chlorhydrique et si on le jette sur filtre, on obtiendra une liqueur limpide et acide, et sur filtre un résidu insoluble.

a. *Examen de la liqueur.* — La liqueur chlorhydrique renferme tout l'arsenic, une partie de l'antimoine, le cuivre, des traces de mercure, peut-être un peu de plomb, le bismuth, le cadmium et tous les autres métaux, sauf le baryum et le strontium.

On la soumet pendant douze heures environ — à 90° à peu près — à un courant d'hydrogène sulfuré, ou bien on la fait bouillir pendant quelques instants avec une solution d'acide sulfureux ou de sulfite de soude, dans le but de réduire l'acide arsénique à l'état d'acide arsénieux, et on traite alors par l'hydrogène sulfuré après avoir chassé complètement l'excès d'acide sulfureux.

L'hydrogène sulfuré précipite en solution acide tous les métaux des deux premières sections, c'est-à-dire l'or, le platine, l'arsenic, l'antimoine, l'étain, le mercure, l'argent, le cuivre, le plomb, le bismuth, le cadmium, et laisse en dissolution tous les autres. On laisse digérer à chaud pendant quelque temps, on filtre et on lave le précipité à l'eau bouillante. On a donc un précipité de sulfure c) et une liqueur non précipitable par l'hydrogène sulfuré d).

*c*) Le précipité de sulfure est mis en digestion à 80° à peu près avec quelques gouttes de sulfure ammonique; les sulfures d'or, de platine, d'arsenic, d'antimoine et d'étain seuls se dissolvent, les autres restent insolubles. On sépare par filtration, et pour caractériser chacun d'eux il suffit de consulter les tableaux A et B, pages 125-126.

*d*) La liqueur acide, contenant l'hydrogène sulfuré en excès, est neutralisée par l'ammoniaque, et sans s'occuper s'il se forme ou non un précipité, on ajoute quelque peu de sulfure ammonique, on agite, on chauffe légèrement et on jette sur filtre. Tous les métaux de la troisième section, zinc, manganèse, nickel, cobalt, fer, uranium, aluminium et chrome, sont précipités les premiers à l'état de sulfures, l'uranium à l'état d'oxy-sulfure ou de sulfure suivant la température et les deux derniers à l'état d'oxydes insolubles. On a donc une liqueur *e* et un précipité *f*).

*e*) La liqueur renferme du sulfhydrate d'ammoniaque, des sels de magnésie, de potasse, de soude et d'ammoniaque. Pour les caractériser, voir le tableau E, page 129.

*f*) Le précipité est lavé à l'eau bouillante et traité suivant le tableau C, page 127.

b. *Examen du charbon et du résidu insoluble.* — Le résidu sur filtre, outre le charbon, renferme le plomb à l'état de sulfate, l'argent à l'état de chlorure, et les sels de baryum et strontium, transformés en sulfates insolubles (1). Suivant les cas, on traite ce résidu par l'acide chlorhydrique concentré ou par le carbonate d'ammoniaque ammoniacal. L'acide chlorhydrique concentré et bouillant dissout le sulfate de plomb et une suffisante quantité de chlorure d'argent pour qu'il soit possible de le retrouver dans la liqueur filtrée.

Le carbonate d'ammoniaque à l'ébullition transforme le sulfate de plomb, et dissout le chlorure d'argent. Si donc on filtre, la liqueur contiendra tout le chlorure d'argent en solution ammoniacale, et le résidu sur filtre, débarrassé du sulfate d'ammoniaque formé, retiendra le plomb à l'état de carbonate de plomb insoluble dans l'eau, mais soluble dans les acides étendus, acide azotique ou acide chlorhydrique et eau bouillante.

(1) On peut également y rencontrer de l'or et du platine.

Quant aux sulfates de baryum et strontium, ils sont complètement insolubles. Pour les mettre en évidence, il faut recourir
à l'incinération d'abord et à la fusion avec les carbonates alcalins ensuite. Le charbon, après avoir été incinéré, est mélangé
avec dix fois au moins son poids d'un mélange de carbonate de
potasse et de soude et fondu dans un creuset de platine. Sous
l'influence des alcalis carbonatés et de la température, ces sulfates insolubles se sont transformés en sulfates alcalins solubles
et ont donné naissance à des carbonates de baryum et strontium
insolubles, on reprend la masse fondue par de l'eau bouillante,
on sépare par filtration les sulfates alcalins, et dans le résidu
insoluble repris par de l'eau acidulée par de l'acide chlorhydrique, on caractérise la présence de ces métaux en dissolution à
l'état de chlorures (tableau D, page 128).

B. Les matières organiques ont été décomposées par le procédé de Fresenius et Babo. — La liqueur jaunâtre obtenue est
jetée sur filtre. On obtient ainsi une liqueur limpide, très acide,
renfermant, avec une grande quantité de chlore, tous les
métaux à l'état de chlorures, et sur filtre un résidu insoluble de
matières organiques et de combinaisons métalliques spéciales.

a. *Examen du résidu insoluble.* — Le magma de matières organiques resté sur filtre peut retenir des métaux engagés dans des
combinaisons insolubles : ainsi le chlorure d'argent en presque
totalité, car une partie est dissoute dans l'acidité de la liqueur,
peut-être un peu de sulfate de plomb et la totalité des sulfates de
baryum et strontium. Quelques auteurs ont cru pouvoir dire que
le chlorure de plomb, le chlorure de baryum et strontium, insolubles dans les liqueurs trop acides, étaient susceptibles de rester sur le filtre. Il n'en est rien, et si les lavages ont été faits à
l'eau bouillante, ces chlorures passent complètement solubles.

Pour faire l'analyse de ce résidu, on suivra exactement la
même marche que précédemment.

b. *Examen de la liqueur.* — La liqueur renferme tous les métaux à l'état de chlorures, et l'arsenic à l'état d'acide arsénique. Avec l'antimoine, il serait bon d'opérer en vases
clos ; car le chlorure d'antimoine est un peu volatil. On
chasse tout d'abord l'excès de chlore, on fait bouillir quelque
temps avec de l'acide sulfureux ; puis lorsque tout l'excès

d'acide sulfureux est parti, on soumet à un courant d'hydrogène sulfuré. Telle est l'indication donnée par tous les auteurs.

Pour notre part, nous croyons qu'il est utile d'apporter une
légère modification à ce mode de faire. La liqueur sur laquelle
on opère est très acide ; n'est-il pas à craindre que les sels d'antimoine et d'étain ne précipitent pas dans ces conditions par
l'hydrogène sulfuré ? car on sait que les sulfures de ces métaux
sont solubles dans l'acide chlorhydrique chaud. C'est pourquoi
il nous semble préférable, après avoir réduit l'acide arsénique
en acide arsénieux par l'acide sulfureux ou le sulfite de soude,
de neutraliser presque complètement la liqueur par l'ammoniaque, de réaciduler franchement par l'acide chlorhydrique et
de soumettre alors au courant d'hydrogène sulfuré, sans s'in-
quiéter si l'acide ajouté a dissous complètement le précipité
qu'avait fait apparaître le traitement par l'ammoniaque. En opérant ainsi, on se met à l'abri de toutes les causes d'erreurs (1).

Pour le reste, on doit suivre exactement ce que nous avons
dit pour les traitements successifs des liqueurs provenant du
charbon sulfurique (procédé Flandin et Danger).

Dans les chapitres qui suivent, nous étudions séparément les
poisons métalliques. Mais comme il nous a été impossible de les
passer tous en revue, vu le peu d'importance de certains d'entre
eux, nous donnons, pour être complet, la marche à suivre dans
la recherche de tous les métaux, et cela en cinq tableaux.

Tableau A. Métaux précipitables par l'hydrogène sulfuré en solutions acides et dont les sulfures sont solubles dans le sulfhydrate d'ammoniaque.

Tableau B. Métaux précipitables par l'hydrogène sulfuré en solutions acides et dont les sulfures sont insolubles dans le sulfhydrate d'ammoniaque.

Tableau C. Métaux non précipitables par l'hydrogène sulfuré en
solutions acides, mais précipités de leurs solutions neutres par
le sulfhydrate d'ammoniaque.

Tableau D. Métaux précipitables par le carbonate d'ammoniaque
mais non par l'hydrogène sulfuré et le sulfhydrate d'ammoniaque.

Tableau E. Métaux précipitables par aucun de ces réactifs.

_______

(1) Voir ce que nous avons dit à ce sujet en étudiant les sels de zinc.

## Tableau A. — Métaux précipitables par H²S. Sulfures solubles dans (AzH⁴)²S.

Les solutions préparées comme il a été dit, sont chauffées à 90° et traitées par un courant de H²S pendant 20 à 30 minutes.

Précipité de AS²S³. Sb²Sb³. SnS²,Au²lS³.Pt S². PbS. CuS. HgS. AgS. CdS BiS et S provenant de SO². S peut être enlevé par lavage au sulfure de carbone.

On lave le précipité avec beaucoup de soin. On en met dans un tube une petite portion, et on ajoute un peu d'eau et 10 à 20 gouttes de sulfure ammonique jaune et on met à digérer pendant quelques instants à 60°.

Le *précipité se dissout complètement*. On traite alors le reste du précipité, on filtre et la liqueur est décomposée par HCl. Tous les sulfures Sb2S3. AS²S³.Au²S³.PtS² et SnS² se reprécipitent. On les sèche et on les broie avec 1 partie de Co³Na² et 1 partie d'Azo³na, et on projette le mélange dans une capsule de porcelaine préalablement chauffée et contenant 2 parties d'Azo³na en fusion. On verse la masse fondue dans un vase en porcelaine. On la réduit en poudre et on la lave à froid avec Q. s. d'alcool.

La *solution* alcoolique contient l'arséniate de soude. On constate la présence de l'arsenic en acidifiant le liquide avec AzO³H ; on chauffe et on traite successivement par AzO³ Ag et AzH⁴O, ou par la mixture magnésienne. Précipité brique soluble dans AzH³ ou blanc insoluble...................... **ARSENIC.**

Le *résidu* insoluble contient Sbo⁴na²,Sno². Pt et Au métallique. On met ce résidu dans une capsule de platine et on chauffe avec HCl et un peu d'eau et de zinc pur.Au et Pt restent à l'état métallique, mais SnO2 et SbO⁴H² sont réduits. Il se forme un enduit noir sur le platine. Quand Il a cessé de se dégager, on recueille les métaux déposés, ou décante ZnCl² et on chauffe avec l'acide chlorhydr.

*Solution.* Protochlorure d'étain. Pour connaitre son degré d'oxydation dans la liqueur primitive (V. Fres. 490, 7 et 8). On enlève le tout par plusieurs lavages avec HCl et eau..................... **ÉTAIN.**

*Résidu* Sb. Au. Pt.

On le chauffe dans la petite capsule avec un peu d'eau et quelque peu d'acide tartrique en cristaux, puis on ajoute HCl et on chauffe légèrement.

La *Liqueur* filtrée + H²S précipité orangé......... **ANTIMOINE.**

*Résidu* + eau régale.On évapore à sec avec AzH⁴Cl et on reprend le résidu avec alcool faible.

*Solution.* Étendue d'eau + SO⁴Fe, réduction. **OR.**

*Résidu* cristallin.. **PLATINE.**

*Il y a un résidu* (Tableau B).

*Pas de précipité.* Liqueur à examiner suivant le Tableau C.

TABLEAU **B.** — **Métaux précipitables par $H^2S$, sulfures insolubles dans $(AzH^4)^2S$.**

*Il y a un résidu.* Après un lavage complet avec de l'eau, on fait bouillir avec $Azo^3H$ dans une capsule en porcelaine, en remuant. — Il faut éviter un excès d'acide.

Le précipité se dissout incomplètement dans $Azo^3H$ bouillant. Car, outre le dépôt de soufre, on a encore une partie des précipités non dissous. On laisse déposer et on filtre.

*Solution.* On en traite une partie par $H^2S$, pour voir s'il y a des métaux dissous. On peut avoir Cu Ag. Pb. Bi. Cd. On évapore pour chasser la plus grande partie de $Azo^3H$ et on ajoute en excès d'$AzH^3$.

*Précipité.* Bi. Pb. On dissout le précipité dans $Azo^3H$ on y ajoute $SO^4H^2$

*Précipité* ........................... PLOMB.

*Liqueur* $+ AzH^3$ un précipité....... BISMUTH.

*Liqueur.* Cu. Cd. Ag. On acidule avec HCl.

*Précipité* caillebotté............... ARGENT.

Liqueur $+$ Carbonate d'ammoniaque en excès.

*Liqueur bleue*... CUIVRE.

*Précipité*........ CADMIUM.

*Résidu.* Il peut contenir HgS et $So^4Pb$ provenant de l'action de $Azo^3H$ sur les sulfures.

On lave les résidus. On en dissout une partie dans HCl et un peu de $ClO^3K$, ou dans un mélange d'acide azotique et d'acide chlorhydrique. Dans la liqueur on essaie, après évaporation convenable, avec Cu ou $SnCl^3$ précipité blanc ou noir.............................. MERCURE.

L'autre partie est mise en ébullition avec KHO et $CrO^4K^2$ et filtrer. La liqueur filtrée $+$ acide acétique en excès donne un précipité jaune...................... PLOMB.

TABLEAU C. — [Métaux précipitables par (Az...)] *(en-tête en partie illisible)*

La solution +5 à 10 goutt. d'ammoniaque + (AZ.H⁴)²S en léger excès. Il faut s'assurer que la solution ne contient plus de métaux précipités par H²S. Pour cela, on ajoute SO², on fait bouillir et on continue l'ébullition jusqu'au départ complet de SO² et on ajoute H²S.

$\Big\{$ **Précipité.** FeS. NiS. CoS. MnS. ZnS. Cr²O³. Al³O³. Ur²S³.

BaO $\}$ Borates.
SrO $\}$ Phosphates
CaO $\}$ Oxalates.
MgO $\}$ Fluorures.
$\}$ Silicates.
SiO² Hydraté libre.

Le reste du précipité est séché à 130° pour rendre la silice insoluble. On traite le résidu par l'eau régale.

1/10 de ce précipité est traité par HCl. On fait bouillir le liquide filtré pour chasser H²S. On divise la liqueur filtrée en 2 parties.

- 1re *partie* + AzH⁴O = précipité qui, lavé et séché, est mêlé avec mno² exempt de carbonate + SO⁴H². On chauffe; le gaz résultant est dirigé dans eau de chaux ............. **OXALATES.**
- 2e *partie* + molybdate d'ammoniaque + Azo³H en excès. Précipité jaune à 40°. **PHOSPHATES.**

*Résidu.* On calcine.
- Brûle avec odeur de So² ......... **SOUFRE.**
- Ne brûle pas ......... **SILICE.**

*Liqueur.* On évapore à sec. On reprend par HCl et on traite à froid par suspension de CO³Ba. On agite pendant 20 min. et on jette sur filtre. Avant le traitement au Co³Ba, il est bon de s'assurer que la liqueur ne contient pas de sels alcalino-terreux par addition, sur une petite portion du liquide, d'un peu d'acide sulfurique.

*Précipité.* F²O³ Al³O³. Cr²O³. Ur²O³.

BaO $\}$ Borates.
FrO $\}$ Phosphates
CaO $\}$ Oxalates.
MgO $\}$ Fluorures.
$\}$ Silicate.
+ Co³Ba en excès. On lave, reprend par HCl + So⁴H². On filtre et on évapore et calcine le résidu avec 4 fois son poids de Co³na² et Azo³na. On reprend par eau la masse fondue.

*Solution.* Acide chromique, alumine, Borates, Phosphates. Fluorures alcalins. Carbonate et azotate en excès. On ajoute Azo³H j. q. acidité et on neutralise par AzH3 et AzH⁴Cl. Si la liqueur est jaune, il y a de l'ac. chromique.

- *Précipité* ............. **ALUMINE.**
- *Liqueur* divisée en 4 parties :
  - 1re partie. Recherche. A. **PHOSPHORIQUE.**
  - 2e partie ......... A. **FLUORHYDRIQUE.**
  - 3e partie ......... A. **CHROMIQUE.**
  - 4e partie ......... **BORIQUE.**

*Résidu.* Ur²O³ Fe²O³ et carbonate de Ba. Sr. Ca. Mg. (On traite par HCl. Tout se dissout. On ajoute : AzH⁴ ²S + AzH3.

- *Précipité.* Soluble .. **URANE.** +CO³2AzH⁴. Insoluble. **FER.**
- *Liqueur* ............. **CHLORURES alcalino-terreux. MANGANÈSE.**

*Liqueur.* NiCl². CoCl². MnCl². ZnCl² BaCl². On concentre, on traite par AzH⁴o + (AzH⁴ 2S et, dans le vase, on ajoute acide acétique en excès.

*Liqueur* ............. **CHLORURES alcalino-terreux. MANGANÈSE.**

*Résidu* + HCl au 1/10 en poids.
- *Solution.* Zn. et traces de Mn. Ni. Co. On traite par KHO en excès, filtre et ajoute H³S. Précipité ............. **ZINC.**
- *Résidu* ............. **NICKEL ET COBALT.**

*Liqueur* TABLEAU **C.**

TABLEAU **D.** — **Métaux précipitables par** $CO3.2(AzH^4)$.

*Résidu*, chlorure de baryum.............................. BARYUM.

La liqueur évaporée à consistance convenable, on ajoute alors du carbonate d'ammoniaque et on chauffe doucement sans faire bouillir.

*Précipité.* On le reprend par de l'acide chlorhydrique moyennement concentré. On ajoute de l'alcool à 90°. On fait digérer quelque temps et on décante.

*Liqueur* TABLEAU **E.**

*Liqueur.* La solution alcoolique + quelques gouttes d'eau + acide hydrofluosilicique.
On laisse déposer longtemps.

*Précipité*, traces de baryte.

*Liqueur.* On fait bouillir pour chasser alcool et on divise en deux parties.

1re *Partie.* On ajoute SO⁴Ca en solution ou chromate neutre de potasse, et on agite vigoureusement.

*Précipité*........ STRONTIUM.

*Précipité*, So⁴Sr SO⁴CA.

2e *Partie.* On traite par sulfate neutre de potasse, on fait bouillir et on filtre.

*Liqueur.* Il reste encore assez de chaux pour que oxalate d'ammoniaque donne un précipité insoluble dans acide acétique ........ CALCIUM.

TABLEAU **E.** — **Métaux non précipitables par** $CO^3$. $2AzH^4$.

*Précipité.* Le précipité est toujours cristallin ; le voir au microscope, ce sont le plus souvent des aiguilles découpées sur les bords et ramifiées. rarement des cristaux scaphoïdes...... Magnésium.

La liqueur ammoniacale est divisée en deux parties. L'une d'elles est additionnée de phosphate de soude et agitée pendant quelques instants.

Si la 1re partie renferme de la magnésie, on évapore la 2e portion à sec, on calcine pour chasser les sels ammoniacaux, on reprend par un peu d'eau et 2 ou 3 gouttes de HCl. On filtre et on ajoute de l'eau de baryte (préparée avec cristaux de baryte) tant qu'il se forme un précipité. On fait bouillir, on filtre. Au liquide filtré, on ajoute de l'ammoniaque et du carbonate d'ammoniaque, on chauffe et on laisse déposer.

*Précipité* de carbonate de baryum.

*Liqueur.* On concentre et calcine pour chasser ammoniaque et son carbonate. on reprend par quelques gouttes d'acide chlorhydrique. On évapore et on reprend le résidu acide par un mélange à parties égales d'alcool et d'éther.

*Solution.* On ajoute eau. on évapore presque à sec et on ajoute $PtCl^4$.

*Précipité*..................... Coesium et Rubidium.

*Liqueur*..................... Lithium.

*Résidu.* On reprend par eau $+ PtCl^4$ : on évapore à sec au bain-marie et on reprend par un peu d'eau.

*Précipité* cristallin. octaèdres....... Potassium.

*Liqueur* + solution aqueuse de biméta-antimoniate de potasse.

*Précipité* cristallin.

Prismes. etc.

Sodium.

# I

## ARSENIC ET SES COMPOSÉS

L'arsenic, du grec ἄρσην, mâle (1), encore appelé *régule d'arsenic*, *arsenic noir*, *Cobolt* ou *Kobolt*, est un corps solide, gris d'acier, cassant; sa densité est 5,7, et celle de sa vapeur 10,37. Exposé à l'air, il se ternit rapidement et perd son aspect brillant, par suite d'un commencement d'oxydation. Aussi, pour lui conserver son éclat métallique, est-on obligé de l'enfermer dans des flacons remplis d'eau distillée et bouillie.

On le rencontre rarement dans la nature à l'état natif; cependant il existe sous cette forme en France, à Sainte-Marie-aux-Mines. Le plus souvent il accompagne les minerais de certains métaux, à l'état d'arséniures simples ou en combinaison avec le soufre, comme dans les sulfo-arséniures de fer, de nickel, de cobalt. Certaines eaux minérales (2), à dépôts ocracés, en renferment également : celle de la Bourboule, source Choussy, celle de Saint-Honoré, etc., sont dans ce cas.

L'arsenic métalloïdique est-il un poison? Bien qu'ayant eu à une certaine époque des propriétés toxiques contestées, nous ne le croyons pas vénéneux. Orfila, Chevalier, Barruel déterminèrent, il est vrai, des symptômes d'empoisonnement chez des chiens auxquels ils avaient administré un gramme d'arsenic du commerce. Il advint même que ces animaux moururent dix heures après l'ingestion. Bayen, se servant d'arsenic récemment préparé, a pu en donner à des chiens jusqu'à 4 grammes sans que leur santé fût compromise. Ces divergences d'actions doivent être attribuées à des impuretés de l'arsenic employé

---

(1) Les philosophes anciens considéraient dans le monde minéral deux principes : le principe mâle et le principe femelle ou passif.

(2) C'est un pharmacien de l'armée, M. Tripier, qui, le premier, en étudiant les eaux d'Hammam Meskoutine (Algérie), découvrit l'arsenic dans les eaux minérales.

dans les premières expériences, à de l'acide arsénieux formé par exposition et oxydation de l'arsenic à l'air.

L'arsenic forme avec l'oxygène deux principales combinaisons : l'*acide arsénieux* et l'*acide arsénique*.

L'acide arsénieux, plus connu sous le nom d'*arsenic*, *arsenic blanc*, *oxyde blanc d'arsenic*, de *mort aux rats*, s'obtient, soit comme produits secondaires dans le traitement des mines de cobalt, d'étain, soit directement à Reichenstein et à Altemberg, en Silésie. Le procédé le plus généralement employé est le grillage à l'air du mispickel, sulfo-arséniure de fer. L'acide arsénieux est un corps solide, blanc, sans odeur; sa saveur est très faiblement amère. Récemment préparé, il est amorphe ou vitreux, mais ne tarde pas à cristalliser lentement de la périphérie au centre, et à prendre l'aspect de la porcelaine, de là le nom de *porcelanique* qu'on lui donne. C'est un corps dimorphe; si on le sublime en le recueillant dans une atmosphère à 300°, il cristallise en prismes droits à bases rhombes; à 200° seulement, il cristallise en octaèdres réguliers. La solubilité varie avec son aspect physique; amorphe ou vitreux, il se dissout dans 25 parties d'eau à + 13°; cristallin ou porcelanique il en exige à la même température 80 parties. Ces dissolutions aqueuses sont lentes à se produire, l'acide arsénieux n'est que très difficilement mouillé par l'eau et demande, pour se dissoudre, une ébullition très longue. Il est très soluble dans l'acide chlorhydrique, également très soluble dans l'alcool. Chauffé avec le charbon ou l'hydrogène, il perd son oxygène et se trouve réduit à l'état métalloïque. En combinaisons avec les alcalis, il précipite en jaune les sels d'argent et en vert les sels de cuivre. L'hydrogène sulfuré le précipite de ses dissolutions acides en jaune.

*L'acide arsénieux et ses sels solubles sont des poisons violents.* — L'acide arsénique s'obtient en traitant, par un oxydant énergique, l'arsenic ou l'acide arsénieux. L'oxydant le plus souvent employé est l'acide azotique, ou mieux l'eau régale. On obtient ainsi, par évaporation de la solution azotique, un corps cristallin très déliquescent lorsqu'il est hydraté; anhydre, il a la forme d'une masse blanche compacte et amorphe. Soumis à l'action de la chaleur, il fond au rouge sombre et se décompose vers cette température en oxygène et en acide arsénieux. Il n'est pas précipité de ses dissolutions acides par l'hydrogène sulfuré; mais, comme l'acide arsénieux, il est réduit par le charbon et l'hydrogène. En combinaisons avec les alcalis, il précipite en blanc bleuâtre les sels de cuivre, et en rouge brique les sels d'argent.

*L'acide arsénique et ses sels sont des poisons violents.*

Parmi les combinaisons que l'arsenic peut former avec le soufre, nous devons tout d'abord séparer et différencier les sulfures naturels des sulfures artificiels; en effet, les premiers (lorsqu'ils ne renferment pas accidentellement de l'acide arsénieux) ne sont pas vénéneux, de nombreuses expériences viennent le démontrer; les seconds, au contraire, le sont au plus haut degré. Comment expliquer ces divergences d'actions? La cause réside-t-elle dans une plus ou moins grande solubilité? Les sulfures artificiels sont tous aussi solubles ou insolubles dans les acides que les sulfures naturels, l'acide chlorhydrique n'a pas plus d'action sur les uns que sur les autres; l'influence du suc gastrique ne peut donc servir à l'explication du phénomène. Pour nous l'action toxique du sulfure artificiel serait due à sa transformation lente en *acide arsénieux* au sein d'une liqueur aqueuse même chargée de gaz sulfhydrique.

L'hydrogène arsénié se prépare en mettant en contact de l'hydrogène naissant, soit de l'acide arsénieux ou un arsénite, soit de l'acide arsénique ou un arséniate, soit encore une combinaison de l'arsenic avec les hydracides, l'acide chlorhydrique, par exemple. C'est un gaz éminemment toxique, témoin la mort foudroyante du chimiste suédois Gehlen. Quant aux autres combinaisons de l'arsenic avec les radicaux organiques, elles sont également toxiques; mais leurs propriétés vénéneuses sont encore peu connues.

**Empoisonnements et doses toxiques.** — Les empoisonnements par les arsénicaux sont très nombreux. Cette fréquence est justifiée par la facilité avec laquelle, sans éveiller les soupçons, on peut en administrer les préparations, la commodité avec laquelle on peut se les procurer, en raison des mesures de police insuffisantes édictées à ce sujet. Ils ont occupé et occupent encore une des premières places dans les annales des empoisonnements. En effet, si l'on consulte les statistiques, on remarque que de 1851 à 1864, sur 617 empoisonnements criminels, il en est 235 — les deux cinquièmes! — par les préparations arsénicales.

Les arsénicaux n'ont pas été employés de tout temps; ce n'est guère que vers la fin du quatorzième siècle que les empoisonneurs commencent à s'en servir, et avec d'autant plus d'impunité que les moyens de recherche sont plus défectueux. Les composés de l'arsenic étaient alors indéfinis, mal connus; mais on savait que si l'on vient à brûler à l'air des terres arsénicales, il s'en dégage une poudre blanche éminemment toxique. C'est avec cette poudre que les Borgia font tant de victimes, que la fameuse Toffana compose son poison appelé *acqua Toffana, acquetta di Napoli*, et fait périr, dit-on, cinq cents personnes, entre autres les papes Pie III et Clément XIV. C'est avec cette poudre, cet arsenic sublimé, mélangé au bichlorure de mercure, que la marquise de Brinvilliers et son amant Sainte-Croix acquièrent une si triste célébrité.

Nous connaissons maintenant la constitution et la nature des composés de l'arsenic, et nous savons que les combinaisons oxygénées jouissent de propriétés à peu près identiques; nous ajouterons cependant qu'à poids égal l'acide arsénieux est plus toxique que les arsénites, acide arsénique et arséniates. Mais certaines observations phénoménales rapportées par Tschudi semblent contredire ce que nous venons d'avancer. Les habitants de la basse Autriche, de la Styrie et de la Carinthie, du Tyrol, dit cet auteur, arrivent à manger par jour 20 et même 30 grammes d'acide arsénieux. On se souvient également de cet arsénicophage qui, présenté au Congrès des naturalistes allemands à Graz (1), avala en présence de tous 30 centigrammes d'acide arsénieux. S'ensuit-il que l'acide arsénieux ne soit pas un poison? Non. Malgré tout ce que ces faits peuvent présenter d'extraordinaire on ne doit pas, à notre avis, y voir autre chose qu'une absorption très faible du poison ingéré, en même temps que la plus grande quantité passe inactive avec les matières fécales. On connaît d'ailleurs la difficulté avec laquelle cet acide

(1) Il paraît démontré aujourd'hui que la substance ingérée n'était pas de l'acide arsénieux, mais du sulfure d'arsenic naturel.

se dissout dans l'eau, les liquides ordinaires, les solutions alcalines elles-mêmes. Les quelques expériences qui suivent viennent encore étayer cette manière de voir : Jœger donna 30 grammes d'acide arsénieux à un ours, qui fut à peine purgé. Des moutons ne parurent pas incommodés à la suite d'ingestion de 32 grammes, et le fait parut si étrange que pendant un certain temps ce poison passait pour n'avoir aucune action sur ces animaux.

Ces questions résolues, étudions les doses d'acide arsénieux susceptibles d'amener la mort et disons de suite que les auteurs sont loin d'être tous d'accord.

1° Le docteur Lachèse fils admet qu'un homme adulte peut facilement prendre 1/8 de grain, mais qu'un demi-grain détermine des symptômes graves, et deux grains amènent sûrement la mort.

2° Le docteur Armand conclut qu'à la dose de $0^{gr},02$ par jour, l'acide arsénieux peut déterminer des accidents d'empoisonnements.

Les toxicologistes ont généralement des tendances à considérer ces limites comme trop absolues, et avec raison, car il est bien difficile de tirer des conclusions d'expériences faites par ingestion du poison ; on ne peut connaître, en effet, les quantités réellement absorbées. C'est pourquoi le docteur Rouyer ne calcule pas ainsi les chances d'empoisonnement, mais établit ces bases de calcul sur les quantités absorbées. Il admet qu'il suffit :

1° De l'absorption de $0^{gr},0006$ d'acide arsénieux par kilogramme de l'individu pour faire naître des symptômes d'empoisonnement ;

2° De $0^{gr},0025$ par kilogramme pour produire la mort, quelquefois vingt-quatre ou vingt-cinq heures après ;

3° De $0^{gr},003$ par kilogramme pour toujours la donner environ huit heures après.

Si les premiers chiffres sont exagérés dans le sens de la petitesse des doses, ceux-ci nous semblent atteindre un résultat tout opposé. Prenons en moyenne les $0^{gr},003$ admis par le docteur Rouyer comme pouvant donner la mort dans tous les cas. Nous verrons que pour tuer un homme de taille et de poids moyens — soit 62 kilogrammes, — il faudrait employer $0^{gr},185$ ou $0^{gr},155$ d'acide arsénieux. Nous sommes persuadé qu'une dose inférieure réellement absorbée est susceptible de donner la mort.

Les arsénites solubles sont toxiques à doses plus élevées que l'acide arsénieux. Quelquefois cependant, en raison de leur rapide solubilité, de leur facile absorption, ils manifestent plus vite leur action.

L'acide arsénique doit être placé au même rang que l'acide arsénieux ; mais encore ici, à cause de sa grande solubilité, de son action caustique très vive, il peut produire des effets sinon plus redoutables, du moins plus rapides. Les arséniates solubles agissent comme lui, mais à doses beaucoup plus élevées. L'arséniate de soude (1), par exemple, n'est vénéneux qu'à la dose de $0^{gr},15$ à $0^{gr},25$ et quelquefois davantage.

**Recherche de l'arsenic dans les cas d'empoisonnements. —** Essais préliminaires. Dans une recherche de chimie légale, l'expert peut se trouver en présence de plusieurs cas :

1° Il n'y a eu que tentative d'empoisonnement :

2° La mort a suivi l'absorption du poison.

Dans le premier cas, les analyses ne pourront porter que sur certains liquides de l'économie, aliments, poudres suspectes, vomissements et déjections.

Dans le second, l'expert recevra, en outre, les organes de la digestion, le foie, le cerveau, les reins, la vessie et son contenu. Il veillera — et cela est de la plus haute importance — à ce que toutes ces matières ou tous ces organes soient placés *séparément* dans des bocaux de verre scellés.

Le premier acte de l'expert sera d'ouvrir le récipient renfermant l'appareil digestif, d'en séparer provisoirement l'œsophage, l'estomac et une petite portion de l'intestin grêle ; de les ouvrir dans le sens de la longueur, de recueillir avec soin les liquides ou solides qui pourraient s'en écouler et de procéder à un examen attentif des muqueuses. Il arrive souvent,

---

(1) Il importe ici de tenir un grand compte de l'eau de cristallisation de l'arséniate de soude. On sait que, suivant la quantité d'eau, les cristaux répondent aux formules $AsO^4. 2NaH. 14H^2O$. $AsO^4. 2NaH. 13H^2O$ et $AsO^4. 2NaH. 24H^2O$, c'est-à-dire contenant 40, 53 et 57 p. 100 d'eau (Lefort. *Journ. de chim. et de pharm.*, juin 1800).

dans les intoxications arsénicales, même après avoir lavé les muqueuses au moyen d'un faible courant d'eau distillée, que des particules d'acide arsénieux viennent s'incruster dans les replis muqueux, et y déterminent des ecchymoses manifestes. Il suffit de regarder au centre de la rougeur pour en retirer quelquefois, au moyen de petites pinces, des parcelles de poison.

Dans le cas où l'on aurait isolé quelques particules d'une substance ayant déterminé ces ecchymoses, on peut tout d'abord, après les avoir séchées entre deux feuilles de papier Berzelius, les soumettre aux essais suivants :

1° Une petite portion de la substance pulvérisée est projetée sur un charbon incandescent ; s'il s'en dégage une vapeur blanche à odeur d'ail, c'est de l'arsenic. Cette réaction n'est pas à recommander, elle est trop fugace et demande trop de matières ; il est donc préférable de lui substituer la suivante :

2° Dans un petit tube fermé par un bout, on introduit la poudre à examiner, mélangée à quatre ou cinq fois son poids d'acétate de potasse ou de soude, puis on chauffe. Si le mélange est arsenical, il s'en dégage une vapeur lourde, d'abondantes fumées à odeur désagréable caractéristique du cacodyle. Cette odeur rappelle celle de l'ail ; elle est beaucoup plus intense et plus facile à percevoir que celle de la première réaction ;

3° Une autre portion de la poudre est placée dans un tube de faible diamètre, fermé par un bout. L'extrémité fermée est

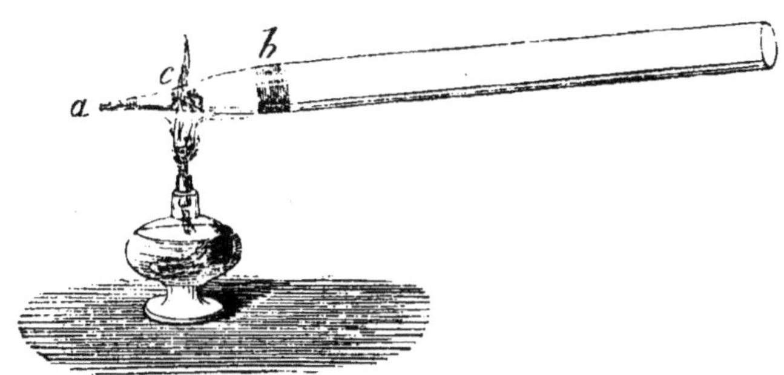


Fig. 5. — Réduction de l'anhydre arsénieux.

effilée ou renflée. On recouvre alors la poudre suspecte avec du charbon en poudre, et on chauffe en commençant par le charbon. S'il se forme, à quelque distance du point chauffé, un anneau brillant gris d'acier, le mélange peut contenir de l'arsenic (fig. 5).

Il est préférable, dans l'intérêt de l'expérience, de substituer au charbon un mélange de flux noir et de carbonate de soude, ou mieux encore, un mélange de cyanure de potassium et de carbonate de soude (1). Cette dernière réaction, bien que d'une sensibilité très grande, peut être empêchée dans une foule de circonstances. Si la présence des sels de bismuth, d'antimoine, des oxydes terreux, alcalino-terreux et alcalins ne gêne pas, les oxydes de plomb, de cuivre, d'argent, de nickel, de cobalt. de fer s'y opposent à peu près complètement.

Le sulfure d'arsenic mélangé de soufre ne donne pas non plus d'arsenic métalloïdique avec le cyanure de potassium seul ; mais la réaction se produit si, au cyanure, on ajoute une certaine quantité de carbonate de soude.

Ces essais peuvent encore s'appliquer à l'examen rapide des poudres soupçonnées de renfermer des composés de l'arsenic ; mais, nous le répétons, ces moyens sont insuffisants et ne doivent être tentés que lorsqu'on a à sa disposition d'assez grandes quantités de substances.

MÉTHODES GÉNÉRALES. — Nous étudierons d'abord celles qui permettent d'isoler le poison lorsqu'il est mélangé à des matières organiques ; puis nous passerons en revue les moyens de le caractériser.

Tous les procédés, ou à peu près, employés dans la recherche des poisons métalliques, ont eu en vue l'intoxication arsenicale. Nous nous contenterons de retracer les recherches qui nous paraissent présenter un réel intérêt, et, pour plus de clarté, nous les diviserons en trois catégories :

A. Recherche de l'arsenic sans destruction préalable des matières organiques ;

B. Recherche de l'arsenic par destruction incomplète ou transformation des matières organiques ;

C. Recherche de l'arsenic par destruction complète des matières organiques.

_______________

(1) Pour certains auteurs, il vaut mieux employer le cyanure de potassium seul : le carbonate de soude ne servirait qu'à augmenter le boursouflement déterminé par la fusion du cyanure.

**A.** *Procédé de Hugo Reinsch.* — On fait bouillir les matières suspectes avec de l'acide chlorhydrique et une lame de cuivre. Si le mélange renferme de l'arsenic, la lame se recouvre d'un dépôt gris d'acier, d'arséniure de cuivre, renfermant environ 32 p. 100 d'arsenic, et répondant à la formule $Cu^5As^2$. Il suffit, ensuite, pour caractériser le dépôt, d'introduire dans un appareil de Marsh la lame sur laquelle s'est effectué le dépôt.

Ce procédé, pas plus que ceux de H. Gaultier de Claubry, de Bloxam (1), n'est à conseiller. Il en est de même de la dialyse de Graham, page 119.

**B.** 1° *Procédé de Fresenius et Babo* (page 118). — Excellent moyen, si toutefois on tient compte de la petite modification apportée par nous à cette méthode.

2° *Procédé de Schneider et Fyfe.* — Ces chimistes ont fondé leurs recherches sur la formation et la volatilisation du chlorure arsénieux. On introduit dans une cornue tubulée les substances à examiner, coupées en menus morceaux, du chlorure de sodium fondu, de l'eau et de l'acide sulfurique pur. La cornue communique par l'intermédiaire d'un ballon vide avec un tube à boule contenant de l'eau ordinaire. En chauffant cette cornue, l'acide sulfurique met en liberté de l'acide chlorhydrique qui, en distillant, entraîne du chlorure d'arsenic. Ce composé volatil arrive dans le tube à boule et se décompose au contact de l'eau, en régénérant de l'acide chlorhydrique et de l'acide arsénieux. En arrêtant l'opération lorsque tout le chlorure d'arsenic a passé, c'est-à-dire lorsque l'hydrogène sulfuré ne donne plus de précipité jaune avec les produits distillés, on est certain d'avoir recueilli tout l'arsenic.

Ce procédé simple en apparence est d'une exécution difficile, d'une pratique restreinte, car il ne décèle absolument que l'arsenic provenant soit des arsénites, soit de l'acide arsénieux. De plus, l'acide sulfurique employé à la décomposition du chlorure de sodium est, à la température à laquelle on opère, partiellement transformé en acide sulfureux qui distille, et se dissout dans l'eau du récipient en même temps que l'acide arsénieux. De plus, s'il se forme pendant l'opération un peu de

---

(1) Bloxam, *Recherche de l'arsenic par la pile au sein des matières organiques.*

sulfure d'arsenic, il restera dans la cornue, non décomposé, et par le fait non volatilisable.

Le premier inconvénient concernant la généralisation de la méthode peut être évité en faisant bouillir préalablement les matières suspectes avec de l'acide sulfureux, pour réduire en acide arsénieux l'arsenic qui pourrait s'y trouver au maximum d'oxydation ou encore, comme le recommande E. Fischer (1), faire bouillir les matières avec du chlorure ferreux, réduire ainsi l'acide arsénique à l'état d'acide arsénieux pour réparer l'arsenic à l'état de trichlorure, par distillation avec l'acide chlorhydrique. Pour ne pas s'exposer à perdre du poison, il faut toujours avoir soin d'examiner non seulement le produit distillé, mais encore le résidu de la cornue, en le traitant soit par un acide, soit par l'eau ammoniacale, pour dissoudre le sulfure d'arsenic qui aurait pu se former. Enfin la production d'une grande quantité d'acide sulfureux est très gênante ; elle peut masquer plus tard les réactions de l'arsenic. Si l'on n'était pas prévenu, on pourrait, après un traitement insuffisant par l'hydrogène sulfuré, au milieu de l'abondant dépôt de soufre formé, laisser passer inaperçue la présence du toxique. Pour éviter sa formation en aussi grande proportion, on a conseillé d'employer seulement un équivalent de chlorure de sodium pour un demi d'acide sulfurique.

Quoi qu'il en soit et malgré tous ces perfectionnements, cette méthode n'est pas à recommander.

C. *Procédé Flandin et Danger*. — Le procédé de Flandin et Danger a été modifié par Millon, Filhol et Arm. Gautier :

1° *Modification de Arm. Gautier*. — Il est ainsi décrit par son auteur :

« 100 grammes de muscles eu de toute autre matière organique sont additionnés de 30 grammes d'acide azotique. Le mélange est chauffé modérément. Quand la masse est devenue visqueuse, on y ajoute 6 grammes d'acide sulfurique et on chauffe jusqu'à ce que la matière brun noirâtre s'attache aux parois du récipient. Alors et sur la masse chaude, 15 grammes d'acide azotique sont versés goutte à goutte. La température

_______

(1) Fischer, *Ann. chim.*, t. CCVIII, p. 1182.

s'élève ; on la maintient ainsi quelque **temps**. Un commencement de carbonisation et l'apparition de vapeurs blanches et denses font retirer le feu. Le tout est refroidi, pulvérisé et épuisé par l'eau bouillante. »

Ce moyen de destruction des matières organiques, qui laisse peu à désirer, nous paraît susceptible encore de quelques améliorations visant la sûreté et la rapidité de l'opération.

La quantité d'acide azotique ajoutée au début de l'opération est un peu faible; de plus la liquéfaction, et de fait la décomposition des matières organiques, se fait plus facilement et plus rapidement par le mélange de cet acide, avec quelques gouttes d'acide sulfurique. En deuxième lieu, l'addition de 15 grammes d'acide azotique à la fin de l'opération peut être considérablement réduite ; mais il est surtout imprudent, sinon dangereux, d'opérer, ainsi qu'il est dit, sur la masse chaude. Les matières organiques qui jusque-là ont échappé à la décomposition, en présence d'un corps qui cède si facilement de grandes quantités d'oxygène, et en raison de la température, s'enflamment subitement avec violence et provoquent presque toujours des projections déplorables. De plus, la fin de l'opération nous paraît trop précipitée. S'arrêter au moment où les vapeurs denses d'acide sulfurique commencent à apparaître, c'est ne pas compléter la carbonisation, la destruction; d'où la couleur madère laissée à la liqueur obtenue par lixiviation du résidu.

2° *Modification de l'auteur*. — Pour remédier à ces inconvénients, il nous semble préférable de conduire la destruction des matières organiques de la manière suivante :

« 100 grammes de muscles coupés en petits morceaux sont introduits dans une capsule d'un litre de capacité avec 35 centimètres cubes d'acide azotique pur. On chauffe au bain de sable avec précaution d'abord, car il se forme une mousse jaunâtre, très abondante et qu'il est très difficile de faire tomber au début; on continue jusqu'à commencement de carbonisation. Quand la masse noire commence à adhérer aux parois, sans cependant émettre des vapeurs blanches, on retire du feu; on laisse refroidir et on ajoute alors 10 centimètres cubes d'acide azotique. Il se dégage presque aussitôt des torrents de vapeurs rutilantes, mais sans la moindre projection. On replace sur le feu, et on attend pour retirer que les vapeurs blanches aient complètement disparu. Le charbon poreux et friable ainsi obtenu, sans perte d'arsenic, est refroidi et repris par 30 centimètres cubes d'acide sulfurique étendu d'eau au sixième. Le magma est amené à l'ébullition, jeté sur filtre et lavé deux ou trois fois avec ce même acide dilué et bouillant, de façon à obtenir 80 à 90 centimètres cubes de liquide au maximum. C'est dans cette liqueur, incolore et refroidie, que l'on doit rechercher l'arsenic.

Si le temps le permet, après avoir mis ensemble muscles et acides, il est préférable de chauffer très peu, pendant dix minutes à peu près et d'abandonner la masse à elle-même jusqu'au lendemain. On obtient ainsi une dissolution complète sans mousse ni boursouflement. Il ne reste plus qu'à évaporer et à calciner comme ci-dessus.

CARACTÈRES DU POISON. — Après l'exposé des méthodes générales qui nous ont permis d'isoler le poison arsenical, nous devons maintenant donner les moyens de le caractériser.

La marche à suivre varie avec les procédés employés ; elle est plus ou moins rapide suivant que les matières organiques ont été transformées seulement ou détruites complètement :

1° *L'expert n'a pas détruit complètement les matières organiques; il s'est servi du procédé de Fresenius et Babo.* — La liqueur jaune, obtenue après traitement des matières organiques par le chlorate de potasse et l'acide chlorhydrique, est débarrassée de l'excès de chlore par un courant d'acide carbonique, saturée d'acide sulfureux et abandonnée à elle-même pendant une heure environ. On chauffe ensuite pour chasser l'acide sulfureux et on soumet pendant deux heures à un courant d'hydrogène sulfuré. Le magma est introduit dans un flacon, bien bouché et laissé ainsi à une température de 60°. Après ce temps et à l'ouverture du flacon, le liquide doit sentir manifestement l'hydrogène sulfuré. On jette sur filtre. Le précipité recueilli est un mélange de sulfure d'arsenic, de soufre et de matières organiques. On lave alors le précipité sur le filtre avec de l'eau ammoniacale au tiers, qui dissout le sulfure d'arsenic, en même temps qu'un peu du mélange de soufre et matières organiques.

La liqueur qui passe est colorée en brun, on l'évapore à siccité et on l'oxyde par addition de quelque peu d'acide azotique. On évapore et on chasse l'excès de l'acide par quelques gouttes d'acide sulfurique. Il suffit alors de reprendre par de l'eau et d'introduire dans l'appareil de Marsh.

2° *L'expert a détruit complètement les matières organiques ; il s'est servi du procédé de Flandin et Danger modifié.* — Les liqueurs obtenues ne réclament plus aucun traitement ; elles sont aussitôt refroidies et versées par petites portions dans l'appareil de Marsh.

*Méthode et appareil de Marsh.* — En octobre 1836, un employé de l'arsenal de Londres, James Marsh, chimiste à ses heures, substitua un nouveau procédé de séparation à l'ancienne méthode de recherche de l'arsenic dans les cas d'empoisonnements.

Son procédé consiste à transformer en hydrogène arsénié volatil les composés oxygénés ou chlorurés de l'arsenic en présence de l'hydrogène naissant. Il se sert d'un tube recourbé en siphon de 2 à 2,5 centimètres de diamètre intérieur, ouvert à ses deux extrémités.

Un tube de métal, muni d'un robinet et terminé par une ouverture circulaire très étroite, s'engage dans la petite branche au moyen d'un bouchon ; une lame de zinc y est également suspendue à quelques centimètres de la courbure. Tout l'appareil est maintenu verticalement sur un support. Ceci fait, la liqueur suspecte, préalablement acidulée par l'acide sulfurique, est versée dans la grande branche et le robinet fermé (fig. 6). Le zinc est attaqué, il se dégage de l'hydrogène qui déprime la colonne liquide dans la petite branche et la fait monter dans la grande. Le zinc est bientôt mis à nu et le dégagement s'arrête. On ouvre alors le robinet, et l'on a soin d'enflammer le gaz à sa sortie. Si à ce moment on vient à couper la flamme avec un corps froid, une soucoupe de porcelaine,

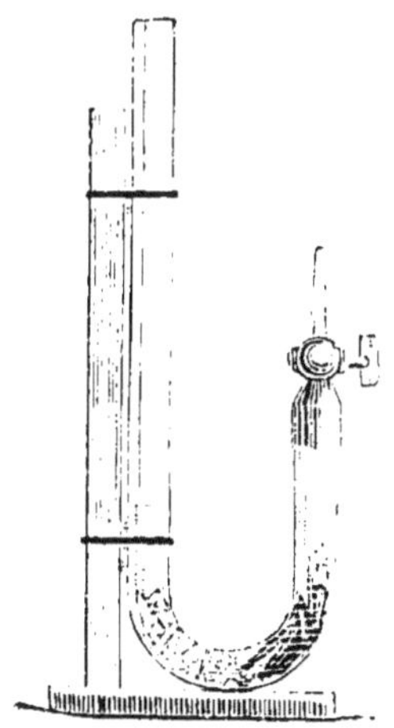

Fig. 6. — Appareil de Marsh.

par exemple, il s'y dépose de l'arsenic métalloïdique sous forme de taches noirâtres ; sinon l'hydrogène, et, par suite, la liqueur essayée, sont exempts d'arsenic. On peut refermer le robinet et recommencer l'opération un certain nombre de fois.

Cet appareil, d'un maniement difficile, en raison des dégagements intermittents d'hydrogène, a reçu successivement de nombreuses modifications.

Mohr emploie la lampe philosophique, c'est-à-dire un flacon dont la tubulure est fermée par un bouchon où s'engage, sans le dépasser par en bas, un tube droit, effilé à sa partie supérieure.

Orfila conserve la même disposition, mais coude le tube à angle droit.

Dans la crainte d'une explosion, on commençait par chasser complètement l'air du flacon au moyen de l'hydrogène pur. Puis il fallait ouvrir le flacon pour y introduire aussi rapidement que possible la liqueur à essayer, et cela à chaque addition nouvelle. Ces ouvertures fréquentes permettaient la rentrée d'une petite quantité d'air et le départ d'un peu d'hydrogène arsénié.

Pour remédier à cet inconvénient, Chevalier adapte simplement au flacon un tube de sûreté par lequel on introduit facilement le liquide suspect (fig. 7).

Comme dans le procédé de Marsh, l'hydrogène arsénié qui se dégageait servait uniquement à recueillir des taches ; c'est alors que Fresenius et Liebig proposent une très heureuse modification.

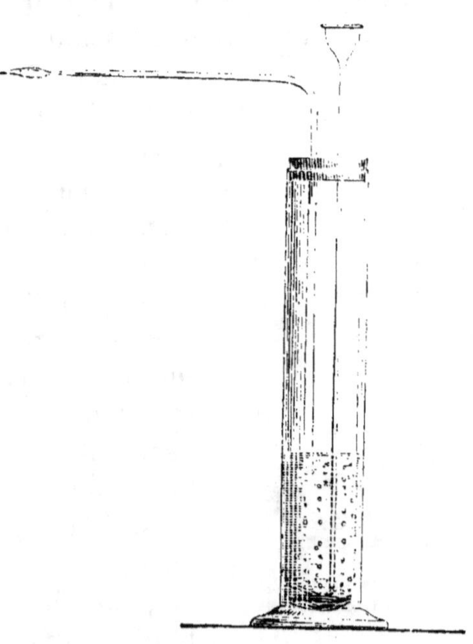

Fig. 7. — Appareil de Marsh modifié par Chevalier.

Au sortir du flacon, les gaz hydrogène et hydrogène arsénié passent dans un tube horizontal, chauffé vers son milieu avec une lampe à alcool, et sont enflammés à son extrémité libre dans un grand ballon de verre.

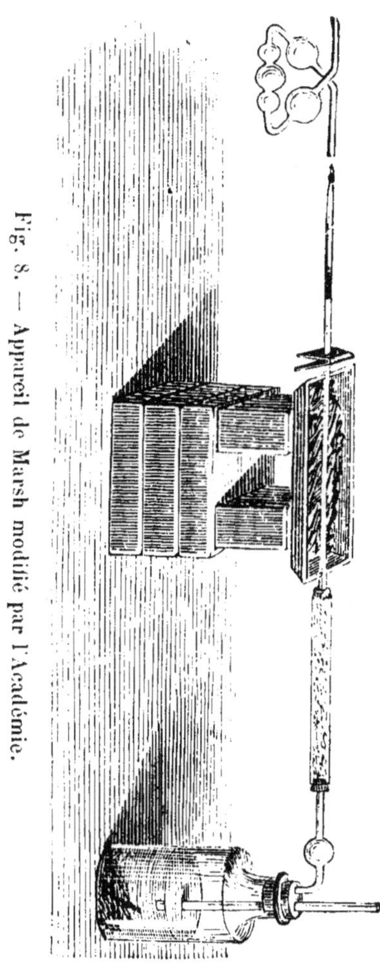

De cette façon, l'hydrogène arsénié qui échappe à l'action décomposante de la lampe vient s'y convertir en acide arsénieux qui peut être recueilli sur les parois du ballon et réintroduit dans l'appareil.

Fig. 8. — Appareil de Marsh modifié par l'Académie.

Après quelques autres changements de détails, une commission nommée par l'Académie adopte, à la suite d'expériences nombreuses, les conclusions suivantes :

1° Le procédé de Marsh rend facilement sensible 1/100.000 d'acide arsénieux dissous dans une liqueur.

2° La quantité proportionnelle d'acide arsénieux étant la même, les taches ne se montrent pas mieux avec une grande quantité de cet acide qu'avec une quantité faible, mais elles se forment plus longtemps dans le premier cas que dans le second.

3° Il est indispensable d'interposer dans le passage du gaz un tube assez long et de 3 centimètres de diamètre au moins, renfermant un peu d'amiante ou de coton pour retenir les gouttelettes de la dissolution entraînée mécaniquement (fig. 8).

4° L'hydrogène doit être obtenu par action de l'acide sulfurique étendu sur le zinc pur.

A ces documents nous devons ajouter avec Blondlot :

1° Que l'hydrogène arsénié volatil se transforme en hydro-

...gène d'arsenic non volatil sous l'influence des composés nitreux ou nitriques;

2° Que la même transformation peut s'effectuer si la pression vient à augmenter dans le flacon producteur d'hydrogène.

3° Avec Fordos et Gélis, que si la température s'élève dans l'appareil, il y a réduction de l'acide sulfurique sous l'influence de l'hydrogène naissant, formation d'acide sulfureux, puis d'acide sulfhydrique, qui s'oppose à la volatilisation de l'hydrogène arsénié en donnant du sulfure d'arsenic.

Quand on se sert d'un appareil de Marsh, il faut donc avoir soin de le refroidir, et surtout de n'y pas introduire de substances capables de donner naissance à des produits nitreux.

L'appareil de Marsh qui nous sert (fig. 9) se compose d'un flacon de Woolf à deux tubulures. L'une contient un tube droit peu large, que l'on fait descendre jusqu'au fond du flacon; l'autre, un tube coudé à angle droit, dont la portion horizontale porte une boule soufflée dans le verre. Le tube de dégagement communique avec un tube plus large B, rempli de coton peu serré, destiné à tamiser le gaz et à arrêter les gouttelettes liquides qui pourraient mécaniquement être entraînées du flacon. Le tube large se continue par un tube de verre peu fusible (se garder d'employer des verres à base de plomb), long de 40 à 45 centimètres, et de 3 millimètres de diamètre au plus, effilé deux fois, coudé à son extrémité libre à environ 10 centimètres de cette extrémité et plongeant dans une solution d'azotate d'argent. L'effilure E peut être courte et n'avoir que 4 ou 5 centimètres de longueur, la portion renflée 12 centimètres, et entourée d'une feuille de clinquant de 15 centimètres; enfin l'effilure D doit être suffisamment grande (15 à 18 centimètres au moins). Pour opérer, le flacon de Woolf étant placé dans un réfrigérant, on y introduit une certaine quantité de grenaille ou de rognures de zinc pur; on le bouche et, par le tube droit, on verse de l'acide sulfurique pur, étendu de six fois son volume d'eau. L'acide et le zinc ne doivent pas occuper plus du quart de l'appareil. Il se produit faiblement d'abord, abondamment ensuite, un dégagement régulier d'hydrogène. Après un quart d'heure, lorsque tout l'air de l'appareil aura été entraîné par l'hydrogène, on chauffe vigoureuse-

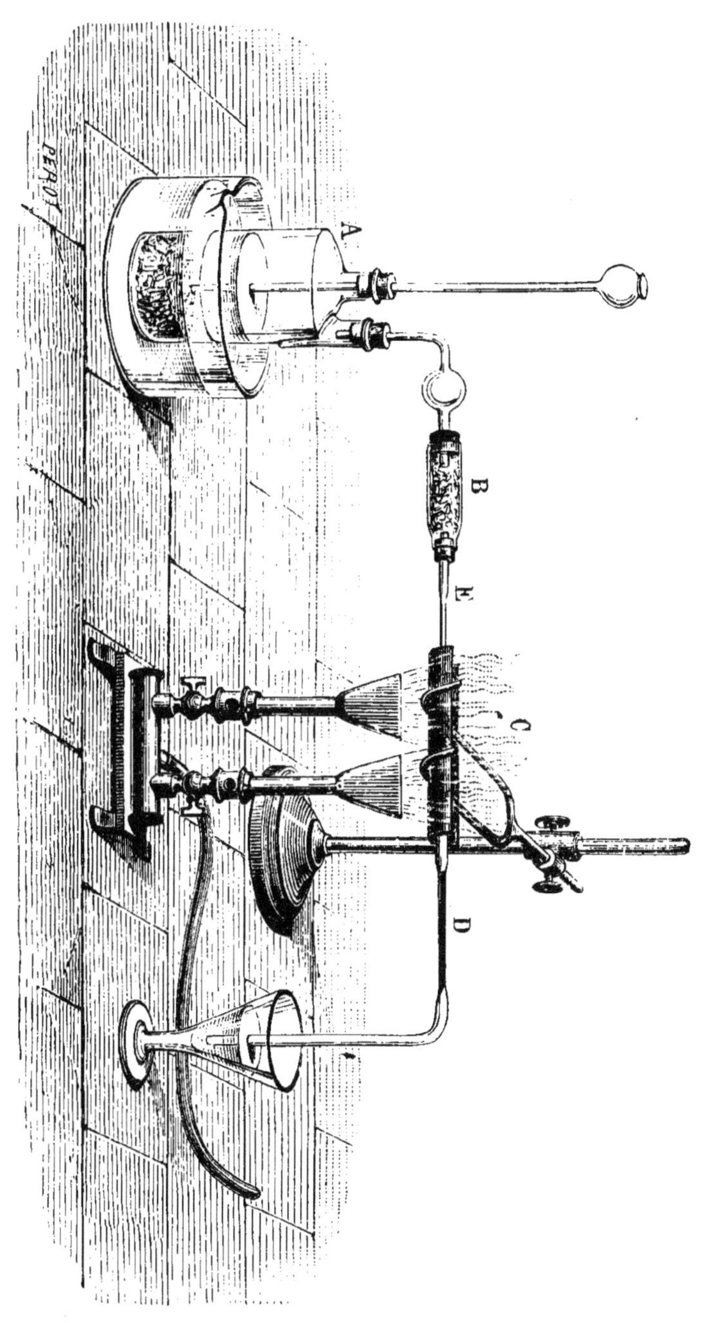


Fig. 9. — Appareil de Marsh, modifié pour le dosage de l'arsenic.

ment le tube de verre dans l'endroit où il est protégé par la
feuille de clinquant. (Dans une recherche qualitative, un brûleur de Bunsen seul suffit.) Si, après une heure, il ne s'est pas
formé d'anneau en D ; si la solution d'azotate d'argent n'a pas
noirci, les réactifs sont purs, et l'on peut procéder à la recherche de l'arsenic (1).

Par le tube droit, on introduit par petites portions et à intervalles d'au moins dix minutes la liqueur provenant de la
destruction des matières organiques, soit par le procédé Fresenius et Babo, soit par le mélange sulfurico-nitrique.

Si elle est arsénicale, on voit bientôt apparaître, à un centimètre environ du point chauffé, dans l'effilure D, un anneau
d'abord grisâtre, puis noir brillant, et d'autant plus intense et
plus étendu que la quantité d'arsenic est plus grande. La décomposition de l'hydrogène arsénié est complète si la source
de chaleur est suffisante, et la totalité de l'arsenic se dépose
sur les parois du tube. Mais avec un seul bec de gaz ce résultat
est rarement atteint, le gaz non décomposé, en passant dans
la solution d'azotate d'argent, la réduit et donne un dépôt d'argent, en même temps qu'il se forme de l'arsénite d'argent (2)
soluble dans l'acide azotique libre.

Dans le cas où l'on veut obtenir des taches, il suffit de remplacer le tube coudé par un tube droit simplement effilé à son

---

(1) Lhote, en étudiant le zinc servant à l'appareil de Marsh, a remarqué que
presque tous ceux du commerce étaient arsenicaux et que la purification de ce métal par l'azotate de potasse était le plus souvent insuffisante (*).

Il propose, pour éliminer complètement l'arsenic, de projeter dans le zinc en fusion
1 à 1 1/2 p. 100 de chlorure de magnésium anhydre. Par agitation il se dégage de
la masse des fumées blanches de chlorure de zinc, lesquelles entraînent l'arsenic.
Le métal projeté alors dans l'eau froide donne des grenailles exemptes d'arsenic et
facilement attaquables par l'acide sulfurique au 10e.

Ce procédé serait également applicable à la purification du zinc renfermant de
l'antimoine.

Selmi recommande dans le même but le procédé suivant : fondre le zinc à employer
dans un creuset, introduire dans le métal en fusion un morceau de chlorure d'ammonium que l'on oblige à descendre jusqu'au fond du vase. L'arsenic se dégage
sous forme de bichlorure.

(2) Contrairement à ce que disent les auteurs, la liqueur renferme de l'arsénite
et non de l'arséniate. Cet arsénite d'argent peut séjourner très longtemps, à la
température ordinaire, en présence de l'acide azotique sans se peroxyder.

(*) Lhote, *Comptes rendus Ac. des sc.*, 1884, p. 1491.

extrémité libre. On a soin de ne pas le chauffer et on enflamme le gaz hydrogène à sa sortie, en réglant le dégagement de manière à obtenir une flamme petite et longue de 5 à 6 millimètres au plus. On écrase alors cette flamme au moyen d'un corps froid, une soucoupe ou une capsule de porcelaine. L'arsenic métalloïdique, en rencontrant un corps froid, se dépose à sa surface et ne brûle pas. En répétant cette manœuvre et en changeant de place la soucoupe aussitôt qu'elle s'échauffe, on arrive rapidement à faire une certaine provision de taches.

Il importe maintenant de caractériser ces taches, les anneaux, et la réaction produite dans la solution argentique.

*Examen des taches.* — 1° Elles sont grises noirâtres et très souvent brillantes. Il ne faut cependant pas attacher une grande valeur à ce caractère, car souvent la couleur et le brillant des taches dépendent de la façon de les recueillir.

2° Une dissolution d'hypochlorite de soude dissout instantanément les taches arsénicales.

3° Une goutte de sulfhydrate d'ammoniaque placée sur une tache laisse, après évaporation, un résidu jaune clair de sulfure d'arsenic, que quelques gouttes d'acide chlorhydrique ne font pas disparaître. Cette réaction n'a de valeur qu'autant que le sulfhydrate d'ammoniaque est bien pur, et il faut se garder de confondre un résidu de soufre avec un résidu de sulfure d'arsenic.

4° Quelques autres taches traitées par l'acide azotique pur disparaissent avec rapidité. L'arsenic s'est transformé en acide arsénique. On évapore doucement, en ayant soin de rassembler le résidu sur un seul point : le fond d'une petite capsule est ce qu'il y a de mieux dans cette circonstance. *Après refroidissement complet*, on touche le résidu qui doit toujours être blanc, avec une goutte d'une dissolution de nitrate d'argent ammoniacal (1). Il se produit immédiatement une tache rouge brique caractéristique de l'arsenic. Cette tache est soluble dans l'acide azotique, dans l'ammoniaque, et un peu dans l'azotate d'ammoniaque.

---

(1) On prépare le nitrate d'argent ammoniacal en versant de l'ammoniaque goutte à goutte dans une solution de nitrate d'argent jusqu'à ce que le précipité formé se soit redissous dans le plus petit excès du précipitant.

*Examen de l'anneau.* — Les anneaux obtenus par ce moyen se forment toujours ou presque toujours entre le point chauffé et l'extrémité de l'appareil, c'est-à-dire en D (fig. 9). Cependant, il peut arriver dans le cas d'une source de chaleur trop intense que le rayonnement du foyer soit suffisant pour produire la décomposition de l'hydrogène arsénié, et, par suite, la formation d'un petit anneau en E. Mais, nous le répétons, c'est là un cas très rare.

1º L'anneau d'arsenic est parfaitement volatilisable; sous l'influence d'une température peu élevée, il disparaît sans fondre.

2º Si dans le tube où s'est faite la décomposition de l'hydrogène arsénié ouvert aux deux bouts et incliné à 35º, on chauffe la portion occupée par la tache, on obtient une oxydation de l'arsenic en même temps qu'il se dépose, à quelques centimètres plus haut, des cristaux transparents, oc-

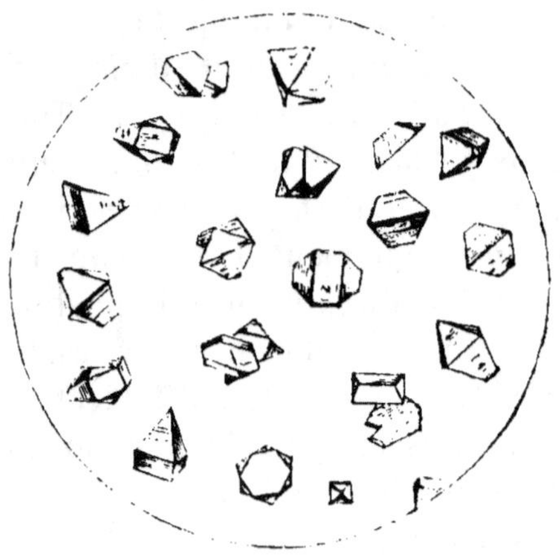

Fig. 10. — Acide arsénieux.

taédriques et caractéristiques de la présence de l'arsenic. La figure 10 montre de semblables cristaux vus à la loupe.

3º Dans le tube où l'anneau s'est produit, on fait passer un courant lent de gaz sulfhydrique, en ayant soin de chauffer doucement le miroir en sens contraire du courant gazeux. Il se forme une tache plus ou moins jaune. On fait alors passer dans ce même tube, qui contient maintenant un sulfure, un courant d'acide chlorhydrique sec sans chauffer, la tache doit se maintenir intacte tout le temps que dure l'opération.

4º Au moyen de deux traits de lime, on détache la partie du tube renfermant l'anneau et on la traite par quelques gouttes d'acide azotique pur. La tache disparaît. On évapore à siccité, et il ne reste plus qu'à continuer comme il est dit au nº 4 de l'examen des taches. Après évaporation, il doit se former une tache rouge brique d'arséniate d'argent.

Enfin on peut ajouter à ces procédés les moyens déjà indiqués pour l'examen des taches.

*Examen de la liqueur argentique.* — Nous avons vu que tout l'hydrogène arsénié qui pouvait échapper à la décomposition était retenu et fixé par la solution argentique. Il se forme, en même temps qu'un précipité noir d'argent métallique, de l'arsénite d'argent qui reste dans la liqueur acidulée. On filtre, et dans la liqueur introduite dans un tube à essais, on ajoute avec précaution, et en laissant glisser sur les bords, quelques gouttes d'ammoniaque. La solution ammoniacale plus légère surnage, et à la zone d'intersection des deux couches il se forme un anneau ou un nuage jaune intense d'arsénite d'argent. La coloration prend de l'intensité si l'on vient à agiter légèrement la masse liquide. Nous recommandons la plus grande attention dans la pratique de cette méthode, car on sait que l'arsénite d'argent formé est soluble dans les acides comme dans l'ammoniaque et les sels ammoniacaux.

Si la quantité d'arsenic était trop faible pour en caractériser la présence, on devrait évaporer à siccité la solution argentique, reprendre par quelques gouttes d'eau distillée, évaporer de nouveau et toucher ensuite le résidu avec le réactif, azotate d'argent ammoniacal.

Fresenius et Babo, ayant remarqué l'impossibilité de se servir du procédé de Marsh dans certaines conditions, proposèrent de lui substituer l'emploi du mélange de cyanure de potassium et de carbonate de soude. Ces réactifs ont l'avantage de réduire tous les composés arsénicaux et les sulfures eux-mêmes en arsenic métalloïdique volatilisable. Ils ont de plus remarqué une sensibilité beaucoup plus grande de la réaction, lorsqu'on la réalisait dans un milieu carbonique ou dans un courant de ce gaz.

L'opération se fait au moyen de l'appareil décrit figure 11.

A est un flacon de Woolf producteur d'acide carbonique, dans lequel on a introduit des fragments de marbre et quelque peu d'acide chlorhydrique avec précaution. C est une pince à vis destinée à régler le courant du gaz formé. B un flacon laveur et dessiccateur, renfermant de l'acide sulfurique concentré. Enfin D le tube à réduction, d'un diamètre assez fort (8 millimètres environ). On broie alors dans un mortier le composé arsénical

quel qu'il soit, avec neuf parties de carbonate de soude et trois
parties de cyanure de potassium. Le mélange homogène est introduit dans le gros tube par la portion non effilée et placé
en D. On verse de l'acide chlorhydrique dans le flacon de Woolf,
et au moyen de la pince à vis on règle le courant gazeux de
telle sorte que les bulles se succèdent dans l'acide sulfurique
*de seconde en seconde*. Ce résultat obtenu, on amène au rouge
le mélange, en ayant soin, au moyen d'une lampe à alcool, de
chauffer graduellement toute la portion du tube située du côté
de l'appareil. L'arsenic réduit se volatilise sans s'oxyder, vient

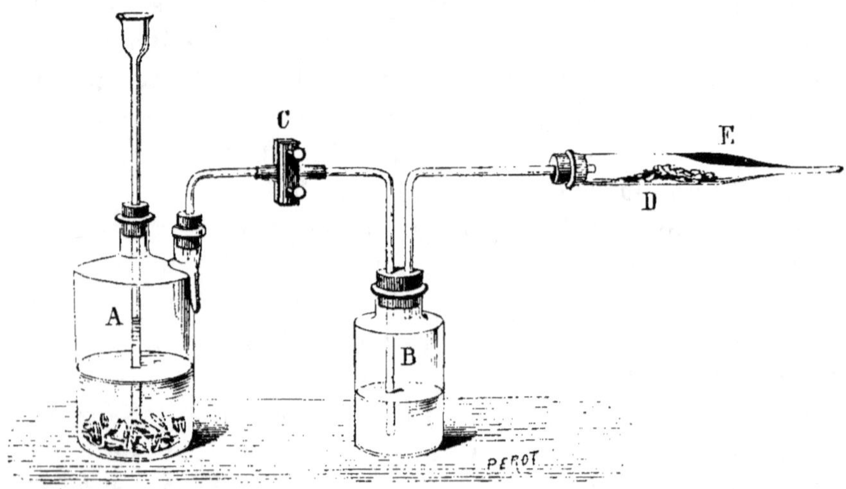


Fig. 11. — Appareil de Fresenius et Babo.

se réunir en E, sous forme d'une tache noire, en même temps
qu'une très petite quantité fuit par l'effilure et se répand dans
l'atmosphère, en produisant une odeur d'ail très prononcée.

Ce procédé pourrait donner, d'après les auteurs, un dépôt miroitant très visible avec 2/10 de milligramme de sulfure d'arsenic.

Malgré ces résultats, et sans repousser l'emploi de cet appareil, nous préférons celui de Marsh modifié. En effet, les reproches
qu'on lui adresse, au point de vue de la généralisation, sont plus
spécieux que fondés. Il est toujours possible de transformer les
sulfures en combinaisons arsénicales donnant de l'hydrogène
arsénié au contact de l'hydrogène naissant, et par là suscep-

tibles du procédé Marsh. D'un autre côté, l'appareil Fresenius ne peut servir à un dosage d'arsenic ; car malgré toutes les précautions employées, l'arsenic volatilisé est toujours un peu entraîné par le courant gazeux et répandu dans l'atmosphère. Il demande enfin une grande habitude des manipulations.

**Considérations générales sur l'empoisonnement arsenical.** — Avant d'étudier et de tirer quelques conclusions des signes chimiques qui peuvent venir en aide aux chimistes experts, nous poserons comme faits établis :

1° Qu'il n'y a pas d'arsenic normal dans l'économie.

2° Que l'arsenic et ses composés, introduits dans le tube digestif, sont absorbés et passent dans la circulation.

Puis, nous diviserons l'étude toxicologique de l'arsenic en quatre catégories :

*a*) Une dose unique de poison a suffi pour donner la mort.

*b*) Il y a eu empoisonnement lent, c'est-à-dire que la mort n'est arrivée qu'à la suite d'un certain nombre de doses toxiques souvent répétées.

*c*) Il y a eu tentative d'empoisonnement non suivie de mort.

*d*) Dans un cas de mort subite, il y a suspicion d'empoisonnement par l'arsenic, et l'individu, avant sa mort, a ou n'a pas suivi de traitement arsénical.

Sans retracer tout entière la physiologie de l'arsenic et de ses principaux composés, nous sommes obligé de dire quelques mots de son absorption, de sa marche à travers l'organisme et enfin de son élimination.

Qu'il soit arrivé dans la circulation par les voies cutanées ou respiratoires, une partie du poison se rend presque immédiatement dans les reins et sort de l'économie, tandis que l'autre se fixe, par des moyens encore peu connus, dans quelques points de l'organisme et de préférence sur certains organes. Ces localisations, bases des développements qui vont suivre, varient encore avec la quantité du poison absorbé, tant au point de vue de la proportion d'arsenic déposé que de la quantité d'organes contaminés.

*a*) Dans l'empoisonnement aigu, en dehors des commémoratifs, des ulcérations manifestes des muqueuses stomacales et intestinales, l'expert trouvera, dans le tube digestif et son contenu (portion restante des vomissements et matières fécales), une assez grande quantité d'arsenic. Il constatera également sa présence dans le sang, dans les reins, dans les urines et dans le foie; mais la plupart du temps en proportion très faible, surtout dans ce dernier organe.

Ces quelques données, d'une exactitude rigoureuse, nous permettent de résoudre le problème suivant, posé par Orfila : Comment reconnaître que de l'arsenic a été, dans un but criminel, introduit dans le tube digestif d'un cadavre? La réponse est facile; l'introduction n'a pu ou ne peut se faire que par le rectum ou l'estomac, au moyen de la sonde, d'où il suit que le gros intestin ou l'estomac seuls contiendront de l'arsenic. Quant au foie, aux reins et aux urines, jamais l'analyse n'en décélera la plus petite trace. L'expertise chimique a donc démontré, dans ce cas, qu'il n'y avait pas eu absorption, et que par conséquent l'arsenic ne peut être accusé d'avoir donné la mort.

*b)* L'empoisonnement lent, en outre des caractères histologiques, du ressort de l'expert médecin, des ulcérations quelquefois prononcées de la muqueuse intestinale, présente les caractères suivants : Le tube digestif et son contenu renferment toujours de l'arsenic, quelquefois peu. Les reins et les urines en contiennent souvent davantage. Mais les caractères saillants résident dans les localisations. Elles sont manifestes dans les organes comme le foie, les muscles, le cerveau, la moelle, et d'autant plus marquées que l'empoisonnement a été plus lent, que les doses toxiques plus fractionnées ont été plus nombreuses. D'après M. Scolosuboff (1), les organes les plus infectés seraient, par ordre décroissant, la moelle, le cerveau, les muscles et le foie. D'où il résulte que, tandis que la moelle et le cerveau contiendraient une grande quantité d'arsenic, le foie n'en renfermerait que des traces. Malheureusement, ces conclusions n'ont pas été adoptées par tous les toxicologistes: nos expériences, et nous sommes heureux de nous trouver en cela d'accord avec les recherches de M. Garnier de Nancy, nous ont donné des résultats presque inverses, et là où M. Scolosuboff trouve une quantité d'arsenic très forte, nous la constatons très faible. C'est pour-

(1) Voy. Armand Gautier, *Recherche et dosage de l'arsenic contenu dans les matières animales* (*Ann. d'hyg.*, 1876, t. XLV. p. 136).

quoi nous dirons : Dans l'empoisonnement lent par l'arsenic, l'expert, en dehors du tube digestif, trouvera une certaine proportion d'arsenic dans le foie, les reins, les urines, dans les muscles et le sang, et fort peu dans le cerveau et la moelle.

*c*) Dans une tentative d'empoisonnement non suivie de mort, nous considérerons :

1° Un cas où le poison a été administré en une seule fois ;

2° Un second cas, où les tentatives, au contraire, ont été renouvelées plusieurs fois à peu d'intervalle.

Si la dose a été suffisante, ce qui est l'habitude, les vomissements répétés, accompagnés de douleurs stomacales aiguës, mettent sur la voie. L'expert trouvera le poison dans les vomissements, les déjections, les boissons ou poudres médicamenteuses suspectes. Quelquefois il en constatera également la présence dans les urines. Bien que l'expulsion ait été rapide, il n'y a pas moins une légère absorption.

Dans le deuxième cas, les résultats seront les mêmes, et plus accentués. Mais il peut arriver que l'éveil ne soit pas donné de suite et que les recherches ne commencent que quelques jours après la dernière tentative. L'expert alors devra se souvenir que les matières fécales sont encore arsénicales deux ou trois jours après l'ingestion de la dernière dose de poison, que les urines en renferment encore trois jours après. Donc un individu n'ayant pas subi de traitement par l'arsenic, chez lequel on trouvera les déjections arsénicales, les urines également arsénicales trois jours après un malaise suspect, pourra être considéré comme victime d'une tentative d'empoisonnement. Passé trois jours, alors même que les urines renfermeraient encore quelque peu d'arsenic, l'expert ne devra se prononcer qu'avec la plus grande réserve.

*d*) 1° Si le malade n'a pas subi de traitement arsénical, deux mois au moins avant sa mort, le problème est en général facile. L'analyse chimique, en effet, dans un cas d'empoisonnement, mettra en évidence l'arsenic dans le tube digestif, le foie, le sang, les reins et les urines. Que les recherches se fassent de suite ou après une inhumation même assez longue, les résultats seront les mêmes. D'autres fois, l'expert ne trouve d'arsenic ni dans le tube digestif, ni dans les reins et les urines, mais seulement des traces infinitésimales dans le foie. Doit-il, dans ces circonstances, accuser l'arsenic d'avoir déterminé la mort? La situation est embarrassante, et une marche à suivre est difficile à donner en pareil cas. Cependant, dans une situation de ce genre, nous recommandons, avant de conclure, de s'entourer de tous les renseignements qui peuvent étayer un jugement. L'expert devra analyser non seulement les médicaments qui ont servi au malade, mais encore les boissons et les aliments dont ce dernier avait coutume de se servir. On sait, en effet, que certains médicaments d'un usage courant sont souvent arsénicaux, comme le phosphate de chaux, le kermès, le sous-nitrate de bismuth, le sulfate de soude, etc. Les vins fuchsinés (1) ou ceux qui ont séjourné dans des tonneaux soufrés ou vitriolés, les vins de glucose sont également arsénicaux.

L'expertise suivante le démontre d'une manière évidente, M. Barthelemy (2) rapporte le fait suivant : sollicité par un viticulteur de faire l'analyse d'un vin dont on se plaignait, il a trouvé dans l'échantillon remis une dose relativement considérable d'arsenic. Cependant il était certain qu'il n'y avait pas trace de matières colorantes artificielles.

Les quatre pièces examinées sur les instances du propriétaire, dont on conçoit l'inquiétude, se présentèrent ainsi : trois étaient arsénicales, la quatrième ne contenait pas trace de poison et elle était neuve.

L'explication en fut donnée par la préparation que le viticulteur faisait subir à ses pièces : toutes celles qui étaient vieilles et qui avaient contracté mauvais goût, il les avait lavées à l'acide sulfurique, les autres et les neuves n'avaient pas été soumises à ce traitement. Une vérification sur un grand nombre de bariques démontra nettement que l'acide sulfurique employé était le seul coupable.

Il en serait de même des eaux de puits situés dans le voisi-

---

(1) Les fuschines préparées par oxydation des amines, anilines et toluidines, par l'acide arsénique sont toujours arsenicalés. Si elles ont comme origine une oxydation à la nitrobenzine et aux nitrotoluènes, elles ne peuvent pas être arsenicales. Dans le premier cas, malgré les purifications, elles renferment toujours de 1 à 1/2 % d'arsenic. Les bleus de rosaniline provenant de semblables fuschines sont toujours arsenicaux.

(2) A. Barthélemy, *Comptes rendus Acad. des sciences*. 1er oct. 1883.

nage d'industries où on emploie des composés toxiques et des aliments préparés dans des vases métalliques étamés à l'étain arsénical (1). Il importe donc de tenir un grand compte des commémoratifs (2) et surtout d'évaluer, par un dosage approprié, la quantité d'arsenic trouvée (3).

2° Mais le malade était soumis, au moment de sa mort, à un traitement arsénical continu. La solution du problème devient presque impossible. On conçoit en premier lieu toute l'importance que peut avoir un dosage d'arsenic trouvé dans les voies digestives et les organes où il séjourne. On peut, en outre, chercher à bien établir le moment où la médication arsénicale a cessé. On sait alors que, dans un semblable traitement, les localisations arsénicales sont nettement marquées ; avec le tube digestif, le foie, les reins et les urines, les muscles, le cerveau et la moelle en renferment. Mais deux jours ou trois au plus après la dernière dose médicamenteuse, les voies digestives sont normales ; tandis que les urines et le foie peuvent encore en contenir trois ou quatre jours, et même quinze jours, suivant certains auteurs. Il en résultera donc que si, pendant la maladie qui a provoqué la mort, le traitement arsénical a été suspendu, on ne devra plus trouver le poison dans le tube digestif et son contenu. Le foie, les reins, le cerveau seuls seront arsénicaux. Cette appréciation n'a rien de bien absolu, surtout si l'on admet avec quelques expérimentateurs que les reins ne sont pas la seule voie d'élimination, mais que l'arsenic localisé dans le foie s'écoule avec de la bile dans les voies digestives pour être ou réabsorbé ou rejeté au dehors par les fèces.

Nous venons d'étudier ce que nous appellerons l'intoxication normale. Mais, avant de terminer, nous dirons un mot de l'empoisonnement spécial de l'arsenic mélangé aux corps gras (4).

(1) Il ne faudrait pas croire que toutes ces substances, pouvant occasionner des causes d'erreurs, ont été citées à plaisir. Toutes, dans les causes célèbres, ont été fortement discutées et soulevées par la défense en faveur des accusés.

(2) Il faut également savoir que l'hydrate de peroxyde de fer, employé comme antidote de l'arsenic, est lui-même souvent arsénical.

(3) Quant à la question des cimetières à terrains arsénicaux, elle a été traitée au chapitre premier dans les explications générales.

(4) Chapuis, *Influence des corps gras sur l'absorption de l'arsenic.*

Toutes les fois que l'acide arsénieux parfaitement mélangé à des corps gras est administré à doses massives, l'intoxication *est considérablement retardée.* L'absorption est liée à celle des corps gras qu'elle accompagne, c'est-à-dire ne s'opère que six à huit heures après l'ingestion. L'élimination est rapide, et les localisations manquent même après un traitement prolongé. Les symptômes habituels de l'empoisonnement disparaissent, ainsi que les altérations profondes d'organes essentiels. La mort peut arriver subitement, accompagnée de phénomènes nerveux intenses que rien ne peut faire prévoir vingt-quatre ou trente-six heures auparavant. Le plus souvent, le tube digestif, le sang et les urines contiendront de l'arsenic, le foie, le cerveau n'en renfermeront pas trace. Nous conseillons alors dans un cas de ce genre :

1° L'examen spectroscopique du sang recueilli après la mort. Le sang présente un spectre à raie unique débordant les raies D et E et ne se divisant sous l'influence de l'oxygène qu'avec la plus grande difficulté, à tel point que le sang agité à l'air ne se réoxyde pas. Ce n'est qu'après avoir subi le contact d'un courant d'oxygène et avec une extrême lenteur que le spectre d'absorption de l'hémoglobine oxygénée commence à apparaître.

2° De rechercher dans les urines à quel état s'y trouve l'arsenic. Dans l'intoxication ordinaire, d'après M. Roussin, l'arsenic est au maximum d'oxydation et combiné à la chaux ou à la magnésie. Au contraire, dans le cas présent, on y constatera la présence d'un composé arsénical spécial, susceptible de dégager de l'hydrogène arsénié en présence des alcalis caustiques, la potasse ou la soude (1).

Nos conclusions ont été quelque peu attaquées par M. Papadokis (2).

Le passage suivant pris dans ce travail exposera nettement le point discuté :...

« Cependant lorsqu'il s'agit des corps gras, le professeur

(1) Nous avions pensé à la formation d'une arsine. Dans une lettre, M. le professeur Selmi confirme notre supposition. Il a réussi, dit-il, à extraire d'un chien empoisonné avec l'arsenic une arsine volatile d'une action vénéneuse tétanique.

(2) Papadokis. thèse inaugurale. Paris. 1883.

Brouardel semble déjà adopter jusqu'à un certain point l'opinion émise par M. Chapuis. Quant à nous, nous ne pouvons admettre cette manière de voir dans toute son acception, mais, qu'on le remarque bien, nous ne faisons pas ici la moindre allusion à leur influence sur l'absorption de l'acide arsénieux, que cet auteur a eu le mérite d'avoir bien mise en lumière, ni sur l'intensité et la marche des symptômes, mais tout simplement à leur prétendue influence sur l'époque d'apparition des symptômes toxiques. »

L'influence des corps gras sur l'absorption de l'acide arsénieux, l'intensité et la marche des symptômes sont donc hors de conteste ; reste le point discuté, l'influence de ces corps gras sur l'époque d'apparition des symptômes toxiques.

Il suffira de lire notre travail (1) pour se convaincre que le dernier point est encore indiscutable. En effet, dans un empoisonnement arsénical aigu ordinaire, les symptômes que l'on observe sont des douleurs stomacales, les vomissements, une soif ardente, sensation de brûlure à la gorge, etc., etc. Tous symptômes déterminés par des lésions d'organes qui précèdent les symptômes consécutifs à l'absorption.

Dans un empoisonnement par l'arsenic mélangé aux corps gras, les premiers font la plupart du temps défaut et les symptômes d'empoisonnement le plus souvent observés sont ceux que détermine la présence du poison dans l'économie.

INFLUENCE DE L'ARSENIC SUR LA MARCHE DE LA PUTRÉFACTION (2). — L'opinion généralement répandue est que l'empoisonnement arsénical retarde la putréfaction et provoque le plus souvent la momification des cadavres. Cependant les nombreuses autopsies faites par Zaaïger, (de Leyde) d'une part, Keber, Kelp et Gaulke d'autre part, démontrent, d'une façon nette, qu'au moins dans les conditions ordinaires de l'empoisonnement arsénical, l'arsenic n'a aucune action sur la marche de la putréfaction et la momification des cadavres.

Les causes de l'altération comme celles de la momification des cadavres sont multiples. Elles dépendent de l'âge, de la maladie, de l'accès de l'air, de l'humidité de la température,

(1) Chapuis, *Influence des corps gras sur l'absorption de l'arsenic.* Paris, 1880.
(2) *Archives de l'anthropologie criminelle et des sciences pénales.* 1886.

de la qualité du sol, etc., etc., mais nullement de l'arsenic dont le rôle est absolument nul.

**Dosage de l'arsenic.** — Les procédés de dosage de l'arsenic sont multiples et variés : on le pèse soit à l'état de sulfure d'arsenic, d'arséniate de plomb, de magnésie, ammoniaco-magnésien (Levol), de fer, d'urane (Werther), d'arsénio-molybdate d'ammoniaque, soit enfin à l'état d'arsenic métalloïdique. Sans les passer tous en revue, nous dirons de suite que deux d'entre eux sont seuls recommandables. Si les quantités d'arsenic sont assez considérables, supérieures aux milligrammes, il est préférable de se servir du procédé Levol. Il ne faudrait pas opérer dans le liquide résultant de la destruction des matières organiques, en raison des fortes quantités de sels alcalins, terreux, métalliques qu'il renferme ; mais on peut l'appliquer à la dissolution du sulfure dans l'acide azotique. Le précipité obtenu sera lavé avec le moins d'eau possible, de l'eau ammoniacale, séché à 102° environ et pesé à l'état d'arséniate ammoniaco-magnésien, et non à l'état de pyro-arséniate. L'arséniate ammoniaco-magnésien perd un peu d'ammoniaque à 100° ; il est un peu soluble dans l'eau ammoniacale (une partie dans 15,786) ; mais par compensation il retient un peu de sulfate de magnésie.

Si les quantités d'arsenic sont inférieures aux milligrammes, ce qui arrive souvent dans l'analyse des muscles, de la moelle et du cerveau, il est préférable de le doser à l'état métalloïdique. On se servira pour ce dosage de l'appareil de Marsh (fig. 9) avec deux brûleurs de Bunsen, et on aura soin de produire un dégagement d'hydrogène régulier et pas trop abondant. On doit aussi proscrire l'emploi du chlorure de platine et du sulfate de cuivre pour faciliter l'attaque du zinc par l'acide sulfurique. Si la solution argentique ne noircit pas, l'opération a bien marché et l'on peut être sûr que tout l'arsenic s'est déposé dans l'effilure du tube chauffé. L'anneau obtenu, séparé par deux traits de lime du reste du tube, est pesé avant, puis après le lavage, dans l'acide nitrique ; la différence de poids représente l'arsenic.

**Antidotes et traitements.** — Dans un empoisonnement par l'arsenic, alors même que les vomissements ont eu lieu, il faut encore les aider et les provoquer. En même temps, on administrera les antidotes spéciaux, comme l'hydrate de peroxyde de fer, le sulfure de fer, l'acétate ferrique ou la magnésie hydratée.

Le meilleur et celui que l'on doit employer de préférence est le peroxyde de fer gélatineux. Son action est toute chimique ; il engendre des combinaisons insolubles avec l'acide arsénieux, les arsénites, l'acide arsénique et les arséniates solubles contenus dans l'estomac. Il s'oppose donc à l'absorption du poison. Mais, bien qu'ils soient insolubles, l'arsenic et l'arséniate de fer pourraient, par leur séjour dans l'estomac, devenir dangereux. C'est pourquoi on doit, à chaque dose ingérée, provoquer les vomissements. On a calculé que 100 grammes de cet hydrate ne saturaient que 1 gramme d'acide arsénieux, d'où il résulte que son ingestion doit se faire à fortes doses, 1 à 2 kilogrammes quelquefois. Mais les quantités généralement employées sont 4 à 8 grammes dans une tasse d'eau sucrée, à des intervalles assez rapprochés, dix minutes à peu près.

Ce contrepoison n'a d'action que lorsqu'il est hydraté ; il importe donc aux pharmaciens d'en avoir constamment sous cette forme. Le moyen de l'empêcher de prendre de la cohésion, c'est de le conserver sous l'eau, dans une atmosphère à température uniforme de 10° à 15° : à la cave, par exemple.

Dans l'impossibilité absolue de se procurer du peroxyde de fer gélatineux, on pourrait se servir de l'hydrate de magnésie ou du sulfure de fer hydraté, récemment préparé.

On a encore préconisé l'eau de chaux, les corps gras, l'huile, le beurre, le lait, etc. Mais nous ne recommandons pas ces dernières substances ; elles ne s'opposent pas à l'absorption de l'arsenic ; c'est à peine si elles la retardent.

En Allemagne, on a associé l'hydrate ferrique à la magnésie hydratée. On ajoute 12 grammes de magnésie à 30 grammes de sulfate ferrique dans 250 grammes d'eau, et par quart d'heure on donne de six à douze cuillerées de ce mélange trouble.

Enfin, si l'absorption a eu lieu, il faut favoriser l'élimination par tous les moyens possibles. Orfila donnait de l'eau de Seltz et du vin blanc ; Rognetta, du bouillon, du vin blanc et de l'eau-de-vie.

# MODÈLES DE RAPPORTS

*Affaire Pel. — Empoisonnement d'Eugénie Buffereau* (Rapports médico-légaux par MM. Brouardel et Lhote) (1).

Le 21 octobre, nous fûmes commis par ordonnance de M. Habert, juge d'instruction, à l'effet de :

1º Assister à l'exhumation du corps de Marie-Eugénie Buffereau, femme de Pel, Albert, fille de Pierre-Alexandre Buffereau et de Marie-Cécile Bigot, décédée le 24 octobre 1880, à l'âge de 31 ans, à son domicile, avenue Kléber, 110, Paris, inhumée au cimetière parisien de Clichy ;

2º Examiner le corps ;

3º Rechercher et préciser la cause de la mort.

Le 21 octobre 1884, l'un de nous s'est rendu au cimetière de Clichy pour remplir la mission qui nous avait été confiée. La tombe de M<sup>me</sup> Pel est située dans la 8e division, 3e ligne, nº 15. Les ouvriers ont procédé à l'extraction de la terre qui recouvrait le cercueil enfoui à une profondeur de 1<sup>m</sup>,50.

Avant de retirer le cercueil on a pris de la terre dans la portion correspondante au bassin, puis à la tête et aux pieds. Ces échantillons ont été placés dans des bocaux.

Lors de l'extraction du cercueil, nous remarquons qu'une certaine quantité de terre a dû pénétrer par une petite séparation existant entre les planches du dessus.

La plaque du cercueil porte le numéro 943, XVIe arrondissement, 1880. Nous prélevons également un échantillon de terre sous le cercueil.

Le cercueil, scellé par les soins de M. le commissaire de police, a été transporté à la Morgue.

Le 24 octobre 1884, le D<sup>r</sup> Brouardel a procédé à l'examen du cadavre de M<sup>me</sup> Pel.

Le cadavre était enfoui dans une grande quantité de mixture. Il était momifié, mais relativement bien conservé. Les os des avant-bras repliés sur l'abdomen, les tibias étaient à nu, mais on reconnaissait bien les diverses parties du corps. Le tissu adipeux avait subi la transformation en gras de cadavre, il était très abondant dans la région des reins et des fesses. Cette momification avait en quelque sorte soudé les divers organes, on ne pouvait facilement les isoler, mais on reconnaissait aisément que les viscères importants ne présentaient aucune lésion profonde telle que cavernes des poumons, cancer, etc. Le cerveau, très consistant, n'occupait que la moitié de la cavité crânienne.

Dans la bouche on trouvait une pièce dentaire en platine, avec soudure en or. Elle portait trois fausses dents (deux incisives supérieures et une petite molaire). Cette pièce a été placée sous scellé.

(1) Brouardel et Lhote, *Affaire Pel, accusation d'empoisonnement.* (Ann. d'hyg., 1886, t. XV, p. 12, 106.)

Le cadavre a été enlevé en totalité. Les restes comprenant la mixture recouvrant le cadavre, les parties molles mélangées à une petite quantité de terre et de mixture, et les os ont été soigneusement placés dans des flacons et boîtes qui ont été scellés et portés au laboratoire de l'un de nous au Conservatoire des arts et métiers.

Les bocaux portent les pancartes scellées suivantes :

*Scellés du 23 octobre relatifs à la terre du cimetière.*

« *Scellé n° 1.* — Préfecture de police. Commissariat du service de « sûreté. Procès-verbal du 23 octobre 1884. Affaire c. Pel Albert, in- « culpé d'homicide volontaire. Terre prise au-dessus et au milieu du « cercueil contenant les restes de Buffereau, femme Pel. Le commis- « saire de police..... »

« *Scellé n° 2.* — Préfecture de police. Terre prise à la tête du cer- « cueil contenant les restes de Buffereau, femme Pel, avant la levée « dudit cercueil. »

« *Scellé n° 3.* — Préfecture de police. Terre prise aux pieds du cer- « cueil contenant les restes de Buffereau, femme Pel, avant la levée « dudit cercueil. »

« *Scellé n° 4.* — Préfecture de police. Terre prise au milieu et des- « sous le cercueil renfermant les restes de Buffereau, femme Pel, « dans la fosse. »

*Scellés du 24 octobre relatifs à l'autopsie.*

« *Scellé n° 1.* — Préfecture de police. Terre prise dans l'intérieur « du cercueil de la nommée Buffereau, femme Pel. »

« *Scellé n° 6.* — Mixture prise sur le corps de la nommée Buffereau, « femme Pel. »

« *Scellé n° 8.* — Portions correspondantes à l'abdomen de Buffereau, « femme Pel. »

« *Scellé n° 9.* — Portions correspondantes au foie et aux reins de « Buffereau, femme Pel. »

« *Scellés n° 11 et 12.* — Portions correspondantes aux muscles des « cuisses de la nommée Buffereau, femme Pel. »

« *Scellé n° 13.* — Matières prises sous le siège du cadavre de Buffe- « reau, femme Pel. »

« *Scellé n° 22.* — Tête et ossements de Buffereau, femme Pel. »

En raison du temps écoulé depuis la mort et de l'état de profonde alté- ration des organes, il ne fallait pas songer à la recherche des poisons organiques. La plupart des poisons végétaux ne résistent pas à la dé- composition dans un milieu organique qui se putréfie et éprouve la combustion lente. Il se forme d'autres poisons de la putréfaction qu'on nomme *ptomaïnes* et dont la constatation dans le cas particulier n'offre aucun intérêt au point de vue de l'empoisonnement.

*Recherche de l'arsenic, du plomb, du zinc, du cuivre et du mercure.* — On a opéré sur la matière des scellés 8 et 9 « portions correspon- dantes à l'abdomen, au foie et aux reins. »

Dans chaque flacon on a prélevé 100 grammes de matière organique, soit en tout 200 grammes qui ont été divisés en petits fragments avec des ciseaux bien propres. Cette matière n'exhale aucune odeur putride. On a fait deux parts de 100 grammes chacune, l'une pour le traitement par la voie humide, l'autre pour l'incinération.

A. Nous avons suivi le procédé de Filhol légèrement modifié. La masse organique a été placée dans une grande cornue de verre vert munie d'un ballon à long col convenablement refroidi. On a ajouté 50cc d'acide sulfurique pur et bouilli. Le mélange chauffé a pris une teinte brune par suite de la dissolution de la matière organique carbonisée. Sur le produit épaissi on a versé par la tubulure de la cornue de l'acide azotique pur. Il s'est produit une réaction vive avec dégagement de vapeurs rutilantes. En ajoutant à plusieurs reprises de l'acide azotique, puis chauffant et cohobant, on est arrivé à une destruction presque complète de la matière organique. Le liquide jaune de la cornue et le produit distillé ont été concentrés dans une capsule de porcelaine. La liqueur acide refroidie a été saturée dans un flacon par de l'acide sulfureux pour détruire les composés nitreux. La nouvelle liqueur soumise à l'ébullition pour chasser l'excès de gaz sulfureux, puis refroidie, a été saturée par le gaz hydrogène sulfuré lavé, jusqu'à refus. Au bout de vingt-quatre heures il s'est formé un précipité qui a été recueilli sur un filtre et lavé avec de l'eau chargée d'hydrogène sulfuré. Ce précipité humide a été mis à digérer sur le filtre même avec de l'ammoniaque pure.

Après un contact suffisant on a laissé écouler la solution ammoniacale et le filtre a été lavé avec de l'eau distillée jusqu'à plus d'alcalinité.

Les liqueurs filtrées, concentrées au bain-marie, ont fourni un résidu brun qui a été attaqué par l'acide azotique fumant pur, puis à l'acide azotique à 36°, pur. Le résidu débarrassé des produits nitreux a été additionné d'acide sulfurique, puis introduit dans un appareil de Marsh, disposé comme celui qui a été adopté par l'Académie des sciences, essayé à blanc et alimenté avec de l'acide sulfurique au 1/10.

En suivant le fonctionnement de l'appareil, nous avons pu recueillir des taches sur des soucoupes et au fond de capsules de porcelaine interposées dans la flamme ; en chauffant la portion du tube recouverte d'un clinquant il s'est déposé un anneau brun miroitant.

Ces taches présentent les caractères suivants :

1° Mouillées avec une goutte d'hypochlorite de soude, elles disparaissent instantanément ;

2° Mouillées avec une goutte de sulfure d'ammonium incolore, puis chauffées au bain-marie, elles se colorent en jaune ;

3° Chauffées avec une goutte d'acide azotique pur au bain-marie, puis le résidu étant mouillé avec une goutte d'ammoniaque et chauffé de nouveau, on obtient avec le nitrate d'argent neutre au 1/20 une coloration rouge brique caractéristique de l'arséniate d'argent.

L'anneau séparé après refroidissement avec un trait de lime a offert les mêmes caractères chimiques.

Ces premières expériences démontrent que les taches obtenues ainsi que l'anneau présentent bien les caractères de l'*arsenic*.

Avant de pousser plus loin nos investigations, nous avons vérifié que le précipité insoluble dans l'ammoniaque (résultant du traitement des sulfures) était jaunâtre et formé exclusivement de soufre. Il ne contient ni plomb, ni cuivre, ni mercure.

Dans la liqueur sulfhydrique acide privée des sulfures, nous avons constaté l'absence du zinc.

B. La deuxième masse organique pesant 100 grammes a été carbonisée dans une capsule de porcelaine. Le charbon incinéré dans un fourneau à moufle, à aussi basse température que possible, a donné une cendre qui a été traitée par l'acide azotique à la température du bain-marie. Le résidu repris par l'eau distillée acidulée a fourni une liqueur qui a été saturée par l'acide sulfhydrique dans un petit flacon. Il s'est déposé un très faible précipité impondérable qui, recueilli et traité par l'acide azotique, a donné quelques gouttes d'une liqueur dans laquelle on a constaté des traces de cuivre avec le prussiate jaune de potasse. Ces traces de cuivre existent normalement dans l'organisme et ne doivent aucunement être attribuées à un empoisonnement.

*Examen des réactifs employés pour la recherche de l'arsenic.* — Nos premières recherches établissent la présence de l'arsenic dans les organes de M^me Pel. Avant de décrire la suite de nos recherches, nous croyons devoir insister en quelques mots sur la pureté des réactifs qui nous ont servi dans cette expertise chimique.

La recherche de l'arsenic comprend trois opérations : la destruction de la matière organique, la précipitation de l'arsenic à l'état de sulfure, et sa transformation en acide arsénique, puis sa constatation par l'appareil de Marsh.

Dans les deux premières opérations les réactifs employés sont l'acide sulfurique, l'acide azotique, l'acide sulfureux, l'ammoniaque et l'hydrogène sulfuré. Tous ces réactifs sont volatils et leur pureté en arsenic est facile à vérifier.

Le zinc servant dans l'appareil de Marsh a été purifié au chlorure de magnésium et ne contient pas la plus petite trace d'arsenic. Pour nos recherches toxicologiques nous avons une provision de ces réactifs dont la pureté en arsenic est absolue. On éprouve la pureté du zinc et de l'acide sulfurique en épuisant 25 grammes de métal par de l'acide sulfurique au 1/10 dans un appareil de Marsh. L'opération dure environ trois heures. On observe qu'il ne s'est formé aucune tache dans la portion chauffée du tube. Avant de verser le liquide suspect dans l'appareil de Marsh on le laisse toujours fonctionner à blanc pendant une heure.

L'acide azotique pur et l'ammoniaque ne laissent pas de résidu. L'acide sulfureux est préparé avec de l'acide sulfurique pur et du charbon. Les tubes reliant les générateurs employés pour la production de l'acide sulfureux et de l'acide sulfhydrique sont en caoutchouc naturel (non vulcanisé).

Nous avons vérifié de nouveau tous ces réactifs, d'abord isolément, puis en traitant 100 grammes de foie de veau par la méthode précédemment décrite.

Le foie a été chauffé avec de l'acide sulfurique et de l'acide nitrique pour la destruction de la matière organique. La liqueur acide saturée par l'acide sulfureux après concentration préalable, puis par l'acide sulfhydrique, après ébullition et refroidissement, a fourni un précipité qui a été traité pour la recherche de l'arsenic. Le résidu final introduit dans l'appareil de Marsh n'a fourni aucune tache dans la portion chauffée du tube.

Ces différentes vérifications nous permettent d'affirmer que les réactifs essayés, soit isolément, soit après traitement d'une matière organique (foie), ne renferment aucune trace d'arsenic.

*Recherche de l'arsenic dans la terre et la mixture.* — Nous avons dit que les restes de M$^{me}$ Pel étaient mélangés à une certaine quantité de terre et de mixture. Avant de procéder à l'analyse chimique des autres pièces à conviction, nous avons dû nous demander si l'arsenic retrouvé dans les restes n'avait pas pu être apporté, soit par la terre mélangée accidentellement aux organes, soit par la mixture (mélange de sciure et de produits antiseptiques), qui recouvrait le cadavre.

*Examen de la terre.* — L'arsenic a été recherché dans les quatre échantillons de terre, en suivant une méthode qui diffère peu de celle précédemment décrite.

La terre prélevée est un mélange de sable, d'argile, de carbonate de chaux et de sulfate de chaux; elle est essentiellement calcaire.

On a traité 500 grammes de terre par l'eau régale (mélange d'acide chlorhydrique pur et d'acide azotique).

L'acide chlorhydrique qui nous a servi est préparé au laboratoire avec de l'acide sulfurique au soufre (pur d'arsenic) et du sel marin. L'attaque de la terre se fait à chaud. La masse acide est jetée sur un filtre Berzélius, et le résidu insoluble est lavé jusqu'à épuisement avec de l'eau distillée bouillante. Toutes les liqueurs sont réunies, puis soumises à l'évaporation. La solution ainsi obtenue est traitée par l'acide sulfureux, puis par la série successive des autres réactifs.

La recherche de l'arsenic dans la terre du cimetière a fourni par l'appareil de Marsh des résultats complètement négatifs. Cette terre est pure d'arsenic.

*Mixture.* — Il résulte des renseignements fournis par l'administration des pompes funèbres, que la mixture absorbante et antiputride placée dans le cercueil de M$^{me}$ Pel, le 26 octobre 1880, était composée de :

| | |
|---|---|
| Sciure de bois...................... | 1 hectolitre. |
| Acide phénique brut.............. | 400 grammes. |
| Essence de mirbane rouge......... | 40 — |

Ces produits ont été fournis en 1880, par M. Coblenz, négociant en produits chimiques.

Le 10 décembre 1884, l'un de nous s'est transporté à l'administration des pompes funèbres, 126, rue d'Aubervilliers, pour assister à la préparation d'une mixture identique à celle de 1880. Cette opération a été effectuée en présence de M. Kuehn, commissaire de police.

On a versé sur 50 litres de sciure de peuplier :

Acide phénique.................... 200 grammes.
Essence de mirbane............... 20 —

ces deux derniers produits ayant été également fournis par M. Coblenz.

Le mélange intime de ces éléments a été opéré, puis on a prélevé des échantillons qui ont été placés dans des bocaux portant l'étiquette scellée :
« Procès-verbal du 10 décembre 1884. Affaire c. Pel Albert, inculpé « d'assassinat. Mixture préparée suivant la formule de 1888. »

On a procédé à la recherche de l'arsenic en opérant sur 200 grammes de mixture qui ont été traités par la méthode suivie pour l'analyse des restes de M$^{me}$ Pel. Cette opération exécutée sur un grand volume de sciure fraîche est très longue. Le liquide final obtenu, introduit dans l'appareil de Marsh, n'a laissé déposer aucune trace d'arsenic.

Ces nouveaux résultats permettent d'établir que l'arsenic constaté dans les restes de M$^{me}$ Pel n'a été apporté ni par la terre qui recouvrait le cercueil, ni par la mixture antiseptique préparée comme celle de 1880.

*Recherche et dosage de l'arsenic dans les différentes pièces à conviction.* — Pour compléter nos analyses, nous avons dû vérifier s'il est possible de doser l'arsenic dans les diverses pièces à conviction, qui ont été isolées lors de l'autopsie. Ce dosage de l'arsenic « à l'état métallique » est possible lorsque la quantité déposée dans la partie chauffée de l'appareil de Marsh est suffisante pour être appréciée à une balance sensible, accusant le dixième de milligramme au moyen d'un cavalier curseur. A l'aide d'une lime, on sépare la portion du tube contenant l'anneau d'arsenic. On pèse le tube, puis on le traite par quelques gouttes d'acide azotique qui dissolvent l'arsenic. Le tube lavé et séché est pesé de nouveau ; la différence de poids indique la quantité d'arsenic. On constate à l'aide du nitrate d'argent que le corps dissous dans l'acide azotique est bien de l'arsenic.

Voici les résultats obtenus :

*Scellé n° 1.* « Terre prise dans l'intérieur du cercueil. » Cette terre n'est pas pure, elle est mélangée à des débris organiques provenant du corps de M$^{me}$ Pel. 100 grammes de matière traités par la méthode précédemment décrite ont donné un très faible dépôt d'arsenic, non dosable.

*Scellé n° 6.* « Mixture prise sur le corps. » 1° On opère sur 100 grammes de mixture ; il se produit dans le tube des traces d'un dépôt brun qui, traité par l'acide azotique, ne donne pas les caractères de l'acide arsénique. Ce dépôt est de la matière organique.

2° On fait une nouvelle opération sur 208 grammes en prolongeant l'attaque de la matière. La liqueur très peu colorée, nouvellement obtenue, ne donne dans l'appareil de Marsh aucune trace d'arsenic.

*Scellé n° 8.* « Portions correspondantes à l'abdomen. »

200 grammes de matière ont été attaqués dans une cornue, par l'acide sulfurique et l'acide nitrique. Il s'est déposé dans le tube de l'appareil de Marsh un faible anneau non dosable d'arsenic.

*Scellé n° 9.* « Portions correspondant au foie et aux reins. »

200 grammes de matière ont été traités comme ci-dessus. L'anneau qui s'est déposé est noir, très miroitant, et a pu être évalué par la balance : il a pesé 0$^{gr}$,0012. Nous avons constaté que cet anneau traité par l'acide nitrique présentait bien les caractères de l'arsenic.

*Scellés n$^{os}$ 11 et 12.* « Portions correspondantes aux muscles des cuisses. »

La matière organique a été attaquée par le procédé Gautier. Ce procédé, plus rapide que celui que nous employons, permet de traiter la matière dans une capsule de porcelaine. Tous les réactifs employés sont les mêmes que ceux qui nous ont servi. On commence l'attaque de la matière par l'acide nitrique et non par l'acide sulfurique. Le charbon friable et acide est épuisé par l'eau distillée chaude. Les liqueurs acides concentrées sont traitées par l'acide sulfureux, puis par l'acide sulfhydrique, après avoir chassé l'acide sulfureux. L'arsenic est décelé dans le précipité toujours par le même procédé.

Nous avons opéré sur 100 grammes de matière. Aucune tache ne s'est produite dans le tube. Cette portion des restes est exempte d'arsenic.

*Scellé n° 13.* « Matières prises sous le siège » (formées en majeure partie de mixture). Opération effectuée sur 100 grammes de matière par le procédé Gautier. On a trouvé de l'arsenic en quantité non dosable.

*Scellé n° 22.* « Tête et ossements. » Après avoir fait une section du crâne au moyen de la scie, on a pu retirer le cerveau. Le cerveau pèse 596 grammes ; il est constitué par une matière grisâtre, molle et fétide. 100 grammes de matière cérébrale ont été attaqués par la méthode de Gautier. Il ne s'est pas formé d'anneau arsenical, dans le tube chauffé.

De l'ensemble de ces recherches, il résulte que les restes de M$^{me}$ Buffereau renferment de l'arsenic. L'analyse chimique a montré que l'arsenic est particulièrement localisé dans les portions correspondantes au foie et aux reins (scellé 9).

*Conclusions.* — 1° Nous avons constaté dans les restes de M$^{me}$ Buffereau, femme Pel, une proportion appréciable d'arsenic.

2° Nos recherches démontrent que cet arsenic n'a été apporté, ni par la mixture absorbante et antiseptique, ni par la terre qui recouvrait le cercueil.

3° L'arsenic n'existe pas à l'état normal dans l'organisme.

Nous joignons à notre rapport : deux tubes de l'appareil de Marsh, renfermant à l'état d'anneaux de l'arsenic extrait du cadavre de M$^{me}$ Buffereau, quatre soucoupes présentant des taches arsenicales.

*Rapport d'ensemble sur les symptômes observés pendant la vie de M$^{me}$ Pel, née Buffereau, sur les résultats de l'autopsie du cadavre et de l'analyse chimique des viscères.*

Pour répondre à la dernière question posée par le juge d'instruction, dans son ordonnance du 21 octobre 1884, il est nécessaire de rapprocher les symptômes observés pendant la dernière maladie de M^me Pel, née Buffereau, les résultats de l'autopsie et ceux de l'analyse chimique des viscères. La concordance de ces divers renseignements et constatations peut seule autoriser une conclusion ferme.

I. — *Symptômes observés pendant la dernière maladie de M^me Pel, née Buffereau.* — M. le D^r Raoult a donné des soins à M^me Pel, du 12 au 24 octobre 1880 : il affirme que M^me Pel « se plaignait de vomissements et de selles continuelles,... de violentes douleurs dans l'estomac et les intestins ». Dès sa première visite, M. le D^r Raoult trouvait la malade dans une prostration très grande. M^me Pel déclarait qu'auparavant elle se portait bien : « Je n'avais rien, » dit-elle. La diarrhée et les vomissements persistèrent jusqu'au 22 octobre, malgré la médication instituée. M^me Pel avait la bouche desséchée ; la langue, très rouge, était sèche comme un copeau.

Tels sont les symptômes observés par M. le D^r Raoult. D'autres témoins ajoutent que la malade avait une soif excessive.

Ces symptômes sont ceux qui tiennent le premier rang dans l'intoxication arsenicale subaiguë, celle qui entraîne la mort en six à dix ou douze jours.

Le tableau est d'ailleurs incomplet en ce sens que M. le D^r Raoult n'a pas dit ou ne se rappelle peut-être pas, après quatre ans, quels étaient la température des extrémités et l'état de la circulation.

Nous pouvons donc dire que les symptômes observés par le D^r Raoult chez la femme Pel, du 12 au 23 octobre 1880, sont ceux qui sont classiques dans l'intoxication arsenicale subaiguë, qu'aucun d'eux n'est contraire à cette hypothèse.

II. — *Exhumation et autopsie.* — L'exhumation a été faite quatre ans, jour pour jour, après la mort. Le cadavre était, après ce long temps, remarquablement conservé. Les os des avant-bras, des mains, ceux du crâne, les tibias étaient dénudés, mais dans les autres régions les os étaient couverts de leurs parties molles. On distinguait la peau doublée par le tissu cellulaire transformé en gras de cadavre, surtout à la partie postérieure du tronc et dans les régions fessières. Les muscles avaient conservé leur forme, mais le tissu musculaire lui-même avait presque disparu, les cloisons cellulaires et aponévrotiques qui constituent la charpente musculaire avaient seules persisté.

Les viscères du tronc et de l'abdomen étaient encore reconnaissables, mais les modifications subies les avaient si intimement unis aux organes voisins qu'ils n'étaient plus isolables.

Le cerveau n'avait pas subi la liquéfaction qui caractérise sa putréfaction ordinaire. Il occupait la moitié droite de la cavité crânienne, il pesait 596 grammes, il était de consistance pâteuse.

En comparant l'état du corps avec celui dans lequel se trouvaient d'autres cadavres dans des conditions d'ancienneté d'inhumation analogues et surtout avec ceux que l'un de nous avait vus, comme membre d'une commission d'hygiène, lorsque l'on ouvrait devant elle au cimetière d'Ivry une tranchée où des cadavres étaient inhumés depuis cinq ans, on peut dire que l'état de conservation du cadavre de la femme Pel dépassait de beaucoup ce dont il avait alors été témoin.

L'intoxication arsenicale détermine souvent une conservation insolite du cadavre, mais d'autres circonstances peuvent produire des résultats analogues, nous devons donc simplement conclure que l'état dans lequel était le cadavre de Mᵐᵉ Pel (Buffereau) au moment de son inhumation n'est pas contraire à l'hypothèse d'une intoxication.

III. — *Analyse chimique des viscères.* — L'analyse chimique des viscères donne des résultats beaucoup plus précis. Nous avons trouvé une quantité appréciable d'arsenic localisé presque exclusivement dans les portions du cadavre qui correspondaient au foie, aux reins et aux intestins. Cet arsenic ne provenait ni de la terre ni de la mixture.

Avant de conclure que la mort est due à une intoxication par l'arsenic, nous devons répondre à plusieurs objections qui sont habituellement présentées dans des cas semblables.

A. La quantité d'arsenic retrouvé dans les viscères permet-elle d'apprécier la quantité de substance toxique ingérée?

Lorsque l'ingestion d'une dose un peu élevée d'arsenic ou d'un de ses sels détermine des vomissements et de la diarrhée, ce qui est la règle presque constante, on peut répondre sans hésitation que la quantité de poison qu'il est possible de retrouver dans le cadavre ne représente jamais qu'une proportion de poison inférieure à celle qui a été ingérée. De plus, l'arsenic ne s'élimine pas seulement par les vomissements et les déjections, il est également rejeté par les urines.

Même quand la mort survient en quelques heures, une notable proportion du poison est donc rejetée, mais lorsque la mort survient huit, dix ou douze jours après l'ingestion du poison, il ne reste plus dans le cadavre qu'une quantité d'arsenic très faible, celle qui a été assimilée par les organes et qui n'a pas eu le temps d'être éliminée.

Orfila évaluait la durée de l'élimination totale de l'arsenic à trente jours, M. Chatin réduit cette période à douze ou quinze jours. Cette contradiction n'est qu'apparente, elle s'explique facilement parce que les circonstances varient chez chaque individu. On ne peut donc fixer une durée absolue à la disparition du poison, mais on peut dire que plus la vie persiste après l'ingestion du poison, plus sont abondants les vomissements, les déjections et les urines, moins on retrouvera de poison dans les viscères.

B. L'arsenic trouvé dans les viscères de la femme Pel, née Buffereau, peut-il résulter de l'ingestion d'un sel arsenical donné dans un but thérapeutique?

Cette objection, fréquemment présentée, a été soulevée par Pel. Il a déclaré en effet, dans ses interrogatoires, que sa femme avait été malade un an auparavant et que le médecin qui la soignait alors, mais dont il ignore le nom, lui avait prescrit une médication arsenicale.

Il semble établi que Mᵐᵉ Pel (Buffereau) a eu, en effet, une bronchite un an avant son mariage. Elle est restée un mois en convales-

cence chez son frère. Mais tout le monde s'accorde à reconnaître que
depuis lors elle avait une excellente santé. Il serait assez singulier que
cette femme bien portante ait continué à se traiter et à absorber un
médicament qui ne se prescrit que pour un temps limité ; il faudrait,
pour que nous ayons pu retrouver de l'arsenic dans le cadavre, que
cette médication ait été continuée presque jusqu'au moment où la
femme Pel est tombée malade. Il serait surprenant que la femme Pel
ait déclaré au D<sup>r</sup> Raoult qu'elle se portait bien avant le 12 octobre.
D'autre part la localisation de l'arsenic dans les régions du foie et des
reins est plutôt en rapport avec l'hypothèse d'une intoxication brutale.
Lorsque l'économie est soumise à une médication arsenicale longtemps
continuée, la dissémination du poison est plus grande, on le retrouve
dans presque toutes les régions du corps, même dans les os.

Nous ne pouvons nier d'une façon absolue que si M<sup>me</sup> Pel a subi un
traitement arsenical jusque dans les premiers jours d'octobre 1880, les
petites quantités d'arsenic trouvées dans les viscères ne puissent être
considérées comme ayant cette origine, mais nous avons dû faire remarquer que cette hypothèse semble bien peu probable.

*Conclusions.* — 1° La soudaineté du début des accidents gastro-in-
testinaux, chez M<sup>me</sup> Pel, leur durée, la conservation du cadavre, la
localisation de l'arsenic dans la région du foie, des reins, des intestins,
concordent avec l'hypothèse de la mort par une intoxication arsenicale
subaiguë dont la date serait le 11 ou 12 octobre 1880.

2° Nous ne pouvons repousser d'une façon absolue l'hypothèse d'une
imprégnation lente de l'économie par une médication arsenicale suivie
jusque dans les premiers jours d'octobre. Mais dans ce cas, rien n'explique la nature des accidents observés du 12 au 23 octobre, leur marche ni leur terminaison.

Ces rapports furent communiqués à Pel, par M. le juge d'instruction.
L'accusé y opposa une réponse à laquelle M. le juge d'instruction nous
demanda si nous voulions répondre.

*Réponse à la note remise par Pel.*

La note est ainsi conçue :

« Les conclusions de M. le D<sup>r</sup> Brouardel, quoique n'établissant pas la
certitude d'une intoxication subaiguë, me paraissent néanmoins rédi-
gées en termes que le rapport de MM. les experts et diverses circonstances ne sauraient justifier entièrement. C'est pourquoi je demande
que des comparaisons quantitatives soient établies, soit sur des cadavres
de personnes ayant sûrement succombé à une intoxication subaiguë,
s'il s'en trouve, soit en consultant les résultats d'expertises antérieures
se rapportant aux mêmes cas.

« Tout en m'inclinant devant l'autorité scientifique justement établie
de M. le D<sup>r</sup> Brouardel, je crois que le résultat de ces comparaisons
serait plus positif encore que les plus savantes conclusions.

« Les motifs de ma demande sont :

1° Les contradictions que je remarque dans lesdites conclusions avec des toxicologistes et des physiologistes que je crois recommandables ;

2° L'ignorance absolue où l'on est en ce qui concerne la date et les circonstances de l'ingestion, la dose et l'état de combinaison sous lequel l'arsenic a été absorbé ;

3° L'ignorance au moins partielle des symptômes de la maladie et par suite sur la cause réelle de la mort. Je ne saurais suspecter la bonne foi de M. le Dr Raoult, cependant une souvenance aussi précise que celle qu'il paraît avoir conservée après quatre ans et demie, me semble à juste titre contestable, étant donnée la clientèle qu'on lui attribue. « Des conclusions médico-légales basées sur des souvenirs aussi contestables, tant par leurs inexactitudes que par leur ancienneté, ne sauraient avoir une valeur suffisante ;

4° Il est impossible que ma femme eût absorbé une dose toxique d'arsenic, vu qu'à cette époque je n'en avais pas un atome à la maison ;

5° La dose constatée par MM. les experts ne correspond pas à une intoxication. « Dans tous les cas où une intoxication subaiguë a sûrement occasionné la mort, la quantité d'arsenic retrouvée est toujours supérieure à celle qu'on a constatée dans les restes de ma femme.

« Telle est la comparaison que je prie d'établir sur des sujets de même taille.

« Pour les raisons ci-dessus constatées, je conteste et je repousse formellement toute attribution du décès de ma femme à une intoxication arsenicale subaiguë. »

Notre réponse au premier paragraphe des observations de Pel et au cinquième, se trouve dans notre rapport rédigé sur la commission du 21 octobre 1884. Tous les auteurs qui se sont occupés des intoxications sont unanimes pour admettre que l'élimination de l'arsenic se fait en un temps relativement assez court. Par conséquent, plus les accidents évoluent lentement, plus l'élimination du poison pourra être complète.

Nous avons cité Orfila et M. Chatin, nous pouvons citer Husemann (1).

« D'après Orfila et Geoghegan, l'arsenic absorbé est complètement éliminé de l'organisme en douze ou quinze jours. Si cet espace de temps n'est pas constant, puisqu'il résulte des recherches de Maclagen que des traces d'arsenic peuvent être retrouvées chez un empoisonné même après vingt-cinq jours, et de celles de Flandin et Danger, que dans un cas l'élimination était complète au bout de trois jours, tandis que dans un autre elle ne l'a été qu'au bout de trente-cinq jours, toutes les données s'accordent sur ce point que *l'élimination est relativement très rapide.* C'est un fait important en médecine légale que la constatation de l'arsenic dans le cadavre des empoisonnés qui ont survécu longtemps, sera rendue par là même impossible. »

M. Devergie (2) dit : « Dans l'affaire Lafarge, en 1840, on a posé à M. Orfila la question de savoir si dans le cas où un individu mourrait empoisonné il pourrait se faire que l'on ne retrouvât plus d'arsenic, non seulement dans le tube intestinal, mais encore dans tous les or-

(1) Husemann, *Handbuch der Toxicologie*, Zweite Hälfte, p. 823.
(2) Devergie, *Médecine légale*, t. III, p. 500.

ganes où il peut pénétrer par absorption. La réponse devait être affirmative, et elle l'a été. »

La constatation d'une très faible quantité d'arsenic dans un cadavre ne permet donc pas d'écarter, à priori, l'hypothèse d'une intoxication arsenicale, quand la survie après l'ingestion probable du poison a été de quelques jours.

Les motifs invoqués par Pel sont contenus dans cinq alinéas.

Quant aux contradictions que Pel remarque dans nos conclusions avec des toxicologistes, etc., nous attendrons pour y répondre qu'il les ait formulées, car nous pensons être d'accord avec les toxicologistes qui font autorité en France, en Angleterre et en Allemagne.

Nous ignorons, il est vrai, les circonstances de l'ingestion, la dose et l'état de combinaison sous lequel l'arsenic a été absorbé. Nous n'avons fait à ce sujet aucune allusion. Nous ne pourrions cependant accepter que si une personne avait présenté pendant sa vie les symptômes d'une intoxication arsenicale, et si dans les viscères on trouvait de l'arsenic par l'analyse chimique, l'ignorance de ces conditions dût empêcher de conclure à une mort par intoxication.

Quant à la date de l'intoxication présumée, nous supposons qu'elle doit être placée quelques heures avant le début des accidents, nous n'avons pas essayé de préciser davantage.

Nous ne pouvons donc que persister dans nos conclusions et dire : Rien dans les symptômes relatés par le D$^r$ Raoult, dans la marche de la maladie, dans les constatations de l'autopsie, dans celles de l'analyse chimique des viscères de la femme Pel (Eugénie Buffereau), n'est contraire à l'hypothèse d'une intoxication arsenicale.


### *Affaire Danval.* (Rapport adressé à M. le juge d'instruction par M. Bouis.)

#### MONSIEUR LE JUGE D'INSTRUCTION,

Lorsque j'ai eu l'honneur de m'entretenir avec vous pour la première fois de l'affaire Danval, je vous ai dit que je voulais bien me charger d'une contre-expertise; mais je vous ai fait observer que je n'entendais nullement me poser en défenseur quand même de l'inculpé et que je n'acceptais cette délicate mission que dans l'intérêt de la justice et de la vérité.

En venant vous rendre compte aujourd'hui du résultat de mes recherches, j'ai la conscience d'avoir rempli mon devoir sans m'être laissé influencer par aucune considération.

Pour me mettre au courant de la question, vous m'avez remis :

1° Un rapport d'autopsie du cadavre de la dame Danval, en date du 22 septembre 1877, signé : Bergeron, Delens; le rapport d'autopsie conclut que, en l'absence de causes appréciables de mort naturelle, il y a lieu de procéder à l'analyse chimique des viscères.

2° Le rapport chimique, en date du 13 novembre 1877, signé : Bergeron, Delens, Lhote; l'analyse chimique constate dans les organes la présence d'une quantité appréciable d'arsenic.

3° Le rapport médical établissant les causes de la mort de la dame Danval, en date du 9 novembre 1877, signé : Bergeron, Delens, le rapport médical, s'appuyant sur la présence de l'arsenic dans les viscères du cadavre, cherche à établir que l'empoisonnement de la dame Danval provient de l'ingestion de préparations arsenicales.

Notre premier devoir était de répéter les analyses, afin de contrôler les résultats annoncés. Mais, au lieu d'opérer, comme les experts l'ont fait, sur le mélange des divers organes, nous avons demandé à soumettre séparément à l'analyse le foie, l'estomac et les intestins. C'est ainsi que l'on opère habituellement si l'on veut connaître dans quelle partie du corps se trouve le poison, et cela peut avoir une grande importance au point de vue de l'empoisonnement. Nos expériences ont eu lieu au Conservatoire des Arts et Métiers, au laboratoire de M. Lhote.

Nous avons pris 100 grammes de foie que nous avons traités dans une capsule de porcelaine par l'acide chlorhydrique et le chlorate de potasse. La matière organique ayant été complètement désagrégée et décolorée, on a étendu d'eau et filtré sur du papier Berzelius préalablement mouillé. Le liquide, filtré et évaporé au bain-marie pour chasser l'excès de chlore, a été mis à refroidir. Pendant ce temps, on a fait fonctionner un appareil de Marsh, alimenté par de l'acide sulfurique et du zinc purs. Au bout d'une demi-heure, la flamme de l'hydrogène ne produisant aucune tache sur les soucoupes, on a versé par petites portions dans l'appareil le liquide provenant du foie. Après une demi-heure environ d'attente, de légères taches noirâtres se sont produites sur la porcelaine et on a pu recueillir de très minces taches sur deux soucoupes. Pour s'assurer que les taches étaient produites par de l'arsenic, il a fallu sacrifier une soucoupe.

On a constaté qu'une dissolution étendue d'hypochlorite de soude faisait disparaître les taches touchées par ce liquide, et, d'autre part, l'arsenic, transformé en acide arsénique par l'acide nitrique, a produit avec un sel neutre d'argent une coloration rouge due à la formation d'arséniate d'argent.

La présence de l'arsenic a donc été constatée en proportion *excessivement faible* dans le foie. Nous avons ensuite pris le restant de l'estomac, c'est-à-dire 49 grammes, et nous l'avons traité, comme le foie, par l'acide chlorhydrique et le chlorate de potasse. Nous n'avons pu obtenir sur une soucoupe que des taches noires infinitésimales contenant un peu de matière organique, car, en les reprenant par l'acide ozotique et évaporant lentement, il s'est formé un dépôt noir qui n'a disparu qu'en chauffant. Si donc il y avait de l'arsenic dans l'estomac, ce n'était qu'en proportion infinitésimale; et sa présence pourrait même s'expliquer par le contact des instruments ou des mains ayant touché préalablement le foie pendant l'autopsie. Ainsi, la présence dans l'estomac de l'arsenic, *même en quantité infinitésimale*, est douteuse.

Nous avons enfin traité 200 grammes d'intestins par l'acide chlorhydrique et le chlorate de potasse. Ils ont été très rapidement attaqués et décolorés ; après avoir ajouté un peu d'eau dans la capsule pour séparer les matières grasses, on a filtré sur du papier et on a chauffé au bain-marie le liquide filtré. L'odeur du chlore ayant complètement disparu, on a placé le liquide dans un flacon dans lequel on a fait circuler un courant prolongé d'acide sulfhydrique. La liqueur étant bien saturée de ce gaz, on a bouché le flacon et on a laissé en repos pendant deux jours.

Après ce temps, on a décanté le liquide (A) et on a recueilli sur un filtre le dépôt qui avait pris naissance. Ce dépôt était jaune et renfermait en grande partie de la matière organique.

Le dépôt, lavé à l'eau distillée, a été repris par l'ammoniaque qui a produit une coloration brune rougeâtre ; la dissolution ammoniacale évaporée au bain-marie est devenue noire, mais l'addition d'acide azotique a fait prendre au liquide une teinte jaunâtre, et par la concentration il s'est formé un dépôt blanc d'azotate d'ammoniaque. On a chauffé ce résidu avec de l'acide sulfurique pour chasser les composés nitreux. On a enfin repris par l'eau, et le liquide a été versé dans un appareil de Marsh fonctionnant à blanc depuis une demi-heure. On a immédiatement obtenu de petites taches sur trois soucoupes ; l'une d'elles a été employée à constater que les taches étaient dues à l'arsenic.

Ce liquide (A) qui avait fourni le dépôt précédent a été filtré pour recueillir les dernières portions de la matière jaune restée en suspension ; le filtre, lavé à l'eau distillée, a été séché et brûlé dans une capsule de porcelaine par l'acide nitrique ; le charbon, chauffé avec de l'acide sulfurique, a été versé dans l'appareil de Marsh et a fourni encore de très faibles taches sur une soucoupe.

Dans les intestins nous avons donc constaté la présence de faibles quantités d'arsenic.

Nous avons le regret de n'avoir pu faire l'examen du cerveau ; mais, comme nous le verrons plus loin, il paraît qu'en ouvrant le crâne, le cerveau est tombé en bouillie par terre. La présence de l'arsenic dans le foie et dans les intestins a été démontrée en suivant une marche différente de celle employée par les experts, et les résultats, sous ce rapport, sont concordants.

En résumé, nous avons constaté la présence de quantités très faibles d'arsenic dans le foie et dans les intestins de la dame Danval.

Ajoutons toutefois que la proportion d'arsenic se trouve en si minime proportion que nous nous sommes borné à recueillir des taches sans chercher à obtenir des anneaux dans des tubes, par la raison que nous aurions été obligé de les détruire pour constater les caractères de l'arsenic et qu'il nous aurait été impossible de représenter le *corps du délit*.

Nous évaluons par comparaison la proportion d'arsenic que nous avons obtenue à une fraction de milligramme, et celle contenue dans tout le corps à environ 1 milligramme, proportion bien plus faible que celle contenue dans un verre d'eau minérale de la Bourboule, par exemple.

Dans le cours de nos recherches, nous n'avons rencontré dans les organes aucun autre corps toxique.

*L'arsenic existe-t-il normalement dans le corps?* Nous répondrons à cette question : Non. Jamais, dans nos leçons, nous n'avons admis l'arsenic normal. L'arsenic trouvé ne peut se rencontrer dans le corps que s'il y a été introduit soit avec une intention criminelle ou de suicide, soit par les aliments ou les médicaments.

Depuis que l'acide sulfurique se prépare au moyen des pyrites, ce corps contient à peu près toujours de l'arsenic, et tous les produits industriels ou pharmaceutiques dans la préparation desquels entre l'acide sulfurique deviennent suspects. Tous les jours des produits ainsi fabriqués sont signalés comme contenant de l'arsenic, et on a constaté la présence de ce corps toxique dans du *sirop de glucose.*

On sait également que des liqueurs et des bonbons sont colorés par des matières dérivées de l'aniline et renfermant de l'arsenic.

D'un autre côté, certaines préparations pharmaceutiques renferment de l'arsenic apporté par d'autres causes. Ainsi, le sous-azotate de bismuth, dont on fait un si grand usage, est, le plus souvent, arsenical. Ce fait est établi par tous les professeurs de pharmacie, et M. Ritter, professeur à l'école de Nancy, a analysé un échantillon de sous-azotate de bismuth du commerce renfermant 0,4 pour 100 d'arsenic.

Un bismuth de cette nature serait évidemment toxique. Nous connaissons des empoisonnements qui ont été produits par du sous-azotate de bismuth arsenical. Certains médecins prétendent que ce sel n'agit que par l'arsenic qu'il renferme.

Si, dans le cours de sa maladie, M<sup>me</sup> Danval avait absorbé du sous-azotate de bismuth arsenical, on s'expliquerait facilement la présence de l'arsenic dans ses organes.

Malheureusement, nous n'avons pu soumettre à l'analyse le bismuth qu'a pris la dame Danval pendant sa longue maladie.

Les experts, il est vrai, ont examiné le sous-azotate de bismuth trouvé en dernier lieu dans la pharmacie Danval, mais ils n'ont opéré que sur 1 gramme, quantité beaucoup trop faible pour un pareil examen. M. le commissaire de police chargé d'aller prélever à la pharmacie une nouvelle quantité de sous-azotate de bismuth a trouvé la provision épuisée ; il lui a été répondu que le bismuth contenu dans le flacon provenait d'un autre fournisseur.

Quoi qu'il en soit, la quantité très faible d'arsenic trouvée dans le foie et dans les intestins de la dame Danval et son absence dans l'estomac éloignent toute idée d'un empoisonnement aigu par ce corps ; c'est également l'opinion des experts.

Là pourrait se borner mon rôle de chimiste, et je trouve que M. Lhote a sagement agi en ne signant pas ce rapport médical ; mais ma position de professeur de toxicologie m'impose le devoir de pousser plus loin mes investigations et de rechercher si, comme le prétendent les experts, la dame Danval a été empoisonnée par des doses répétées de préparations arsenicales.

Et d'abord, je relève dans un des rapports le paragraphe suivant :

« L'arsenic introduit dans l'organisme n'a pas, comme le cuivre et peut-être d'autres poisons, la propriété de se localiser et de rester dans certains organes, en proportion presque infinitésimale, il est vrai : de telle façon que s'il était possible d'admettre qu'accidentellement, à une époque plus ou moins éloignée, il y ait eu introduction de très petites quantités, l'élimination se faisant très rapidement, surtout par les urines, il n'en pourrait rester aucune trace appréciable ; c'est ce que l'expérience démontre et permet d'affirmer avec une certitude absolue. »

Admettre que l'arsenic ne se localise pas, c'est commettre une erreur grossière et se mettre en contradiction avec tout ce qui est connu depuis quarante ans. On sait très bien que l'arsenic se trouve dans le foie et dans le cerveau, en quantité plus forte que dans d'autres organes.

Les experts, d'ailleurs, reconnaissent eux-mêmes, dans un autre rapport, que *l'arsenic se répand jusque dans le cerveau, qui en contiendrait une notable proportion* (A. Gautier).

Je compléterai la citation faite par les experts en ajoutant que, d'après les expériences faites par le Dr Scolosuboff, lorsque 100 parties de chair musculaire en contiennent 1 d'arsenic, la même quantité de foie en renfermera 10, le cerveau 36, la moelle 37.

Il n'est pas nécessaire d'insister, et nous ne pouvons nous expliquer cette erreur des experts qu'en supposant qu'ils n'attribuent pas au mot *localisation* le sens qui est généralement admis.

Quant à l'*élimination* du poison, elle est très variable selon une foule de circonstances, et le corps ne parvient quelquefois à se débarrasser de tout l'arsenic qu'après un temps très long. Il ne s'élimine pas avec la même rapidité par les différentes voies qui lui sont ouvertes ; c'est pour cela qu'on a pu, longtemps après l'empoisonnement, retrouver de l'arsenic dans le foie, les reins, les poumons.

Les experts prétendent que l'arsenic existant dans l'organisme diminue jour par jour graduellement, de façon qu'après douze ou quinze jours, s'il en existe encore, on n'en pourrait déceler que des traces.

Nous pourrions leur citer des auteurs qui prétendent que l'arsenic peut rester plusieurs années dans le corps ; mais n'exagérons rien et bornons-nous, pour le moment, à signaler ce fait, bien constaté, qu'une jeune fille soumise à un traitement par la liqueur de Fowler présenta les symptômes d'empoisonnement et eut les membres paralysés. L'usage de l'arsenic fut suspendu ; des boissons diurétiques furent administrées pour favoriser l'élimination du poison, et malgré cela, on retrouva de l'arsenic dans ses urines pendant cinquante jours, et rien ne prouve qu'il n'en restait pas encore dans les organes. Il est même à peu près certain que le foie devait en renfermer.

En s'éliminant par la peau, l'arsenic produit des phénomènes d'irritation pouvant aller jusqu'à l'inflammation ; de là, les prurits, les taches brunes, les éruptions, etc.

Partant de ce fait (inexact) que l'arsenic ne se localise pas et qu'il est promptement éliminé, les experts supposent que l'on a administré à la

à la dame Danval des doses d'arsenic capables de produire des accidents
très graves, puis qu'on en a suspendu l'usage jusqu'à ce que le poison fût
bien éliminé et qu'on a ainsi recommencé plusieurs fois l'ingestion du poison. Ce sont là des hypothèses toutes gratuites qui ne nous paraissent
pas sérieuses.

Voyons maintenant sur quoi se fondent les experts pour conclure à
l'empoisonnement. L'opinion de tous les toxicologistes, pour affirmer
qu'un empoisonnement a eu lieu, est qu'il soit établi sur la triple base
des symptômes observés pendant la vie, des altérations constatées
dans les organes et de la recherche du poison par l'analyse chimique.
M. Tardieu, si compétent en pareille matière, s'exprime ainsi : « La
question du diagnostic médical exige l'ensemble des preuves sur lesquelles doit toujours, en matière d'empoisonnement, s'appuyer le
médecin légiste : les symptômes observés pendant la vie, les données
fournies par l'autopsie, les résultats de l'analyse chimique; » dans un
autre passage il ajoute : « Extraire le poison des organes de la victime
et le montrer avec ses caractères palpables, c'est beaucoup sans doute,
quelquefois c'est l'évidence même; en réalité, cependant, cela ne suffit
pas si l'on ne peut rattacher la présence du poison aux symptômes
observés pendant la vie et aux lésions constatées sur le cadavre. »
C'est ainsi que s'expriment tous les vrais toxicologistes.

Dans l'affaire qui nous occupe, nous ne connaissons les symptômes
que par le rapport des experts qui ont puisé, dans les interrogatoires
des médecins appelés à soigner la malade, tout ce qui venait à l'appui
de leur manière de voir.

Il serait à désirer qu'un médecin légiste plus compétent que moi fût
appelé pour discuter cette question.

En me basant seulement sur le rapport des experts, je constate que
la dame Danval était malade depuis dix-huit mois, qu'elle avait été
traitée pour une cholérine, qu'elle était anémique, qu'elle avait des vomissements, des diarrhées, des sueurs nocturnes. Or, je ne vois nulle
part, signalés, aucun des autres symptômes que l'on rencontre dans
les empoisonnements lents par l'arsenic, tels que : saignements de nez,
hémorrhagies variées, taches pétéchiales, éruptions miliaires, syncopes,
attaques convulsives, douleurs des jointures, contractures des doigts
et des orteils, tremblements, paralysies, etc. Certainement, *tous* ces
symptômes ne se rencontrent pas chez un même malade; mais les
éruptions et surtout les accidents nerveux sont très fréquents. La seule
chose qui ait fixé l'attention, ce sont les vomissements, les diarrhées,
les sueurs nocturnes, symptômes qui, comme la sécheresse de la langue, appartiennent à trop de maladies pour offrir rien de caractéristique.

Quant aux lésions, le rapport d'autopsie ne nous en signale aucune.
Les experts constatent seulement l'état de conservation remarquable
des viscères de la cavité abdominale; cela n'a rien d'extraordinaire,
puisque l'autopsie a été pratiquée douze jours seulement après la mort.
La substance cérébrale s'échappe, à l'ouverture de la cavité crânienne,
sous forme d'une bouillie grisâtre, résultat de la putréfaction. La mu-

queuse de l'estomac n'est le siège d'aucune altération ; elle ne présente ni ulcérations, ni érosions, ni hémorrhagies. Les reins sont sains en apparence, mais peu colorés. Le foie a une couleur grisâtre.

Ainsi, pas de lésions indiquées ; cependant, les lésions anatomiques tiennent une place importante parmi les caractères de l'empoisonnement par l'arsenic.

Si les inflammations du tube digestif et les hémorrhagies n'existent pas toujours dans les empoisonnements lents par l'arsenic, il est, au contraire, des lésions qui ne font jamais défaut.

« Il importe d'ajouter, dit M. Tardieu, qu'il ne faut pas se borner à chercher aujourd'hui les lésions caractéristiques de l'empoisonnement, comme on le faisait autrefois à la surface des organes. La science moderne a montré que les éléments anatomiques des tissus organisés sont eux-mêmes atteints par le poison et subissent des altérations, des désorganisations que le microscope permet de reconnaître jusque dans les globules du sang, dans les fibres musculaires, dans les caniculés (*sic*) nerveux, dans les profondeurs des glandes, dans les cellules des épithéliums.

Les globules sanguins sont détruits, le foie est envahi par la stéatose, c'est-à-dire la dégénérescence graisseuse. Le foie devient souvent si graisseux, qu'en le plongeant dans l'eau il surnage. La stéatose du foie est la plus fréquente ; on l'observe aussi sur les reins, sur le système musculaire et principalement sur le cœur.

M. Bergeron, plus que tout autre, a dû porter son attention sur ce point, puisque, en 1863, il a publié dans le *Journal de la Physiologie* un travail sur cette question.

Or, aucune de ces lésions n'a été indiquée dans le rapport d'autopsie ; *elles n'existaient donc pas.*

En résumé :

1º Les symptômes qu'on invoque pour conclure à un empoisonnement par l'arsenic sont très incomplets et peuvent appartenir à certaines maladies ;

2º Les lésions font complètement défaut ;

3º La proportion d'arsenic trouvée dans les organes est infiniment faible, et son origine peut être due à des causes accidentelles.

De l'ensemble de tout ce qui précède, et après avoir mûrement réfléchi, je crois pouvoir conclure, en mon âme et conscience, que la dame Danval n'est pas morte empoisonnée par l'arsenic.

Paris, le 19 décembre 1877.

J. Bouis.

**Tableau indiquant les principales réactions des composés antimoniaux et arséniés et donnant leurs caractères différentiels.**

En tenant compte de toutes les remarques faites aux chapitres spéciaux, la substance à essayer est :

1° Fondue avec de l'acétate de soude.
- Il se dégage une odeur infecte de cacodyle...... ARSENIC.
- Il ne se produit aucune odeur................. ANTIMOINE.

2° Acidulée avec de l'acide chlorhydrique et placée dans une capsule de platine avec un peu de grenaille de zinc.
- Il se forme sur le zinc seul un dépôt noir grisâtre....................... ARSENIC.
- Le platine, en même temps que le zinc, est taché en noir partout où la solution le recouvre..... ANTIMOINE.

3° Introduite dans l'appareil de Marsh.
- On obtient des taches très solubles dans les hypochlorites.......................... ARSENIC.
- Les taches sont insolubles dans les hypochlorites (au moins momentanément)................. ANTIMOINE.

a) Les taches obtenues, traitées par l'acide azotique, puis par le nitrate d'argent ammoniacal.
- Donnent une coloration rouge brique.......... ARSENIC.
- Ne donnent qu'une tache grisâtre ou rien du tout............................... ANTIMOINE.

b) L'anneau obtenu, traité successivement par l'hydrogène sulfuré et un courant de chlore.
- Est fixe............................... ARSENIC.
- Est rapidement et complètement volatil......... ANTIMOINE.

c) Les gaz qui se dégagent de l'appareil traversent une solution légèrement ammoniacal d'azotate d'argent.
- Il se forme un précipité noir d'argent métallique, et la liqueur renferme de l'acide arsénieux.... ARSENIC.
- Il se forme un précipité d'antimoniure d'argent et la liqueur ne renferme pas d'antimoine..... ANTIMOINE.

d) Les gaz qui se dégagent de l'appareil traversent une colonne de potasse solide de 12 centimètres de hauteur environ.
- L'hydrogène arsénié non décomposé passe....... ARSENIC.
- L'hydrogène antimonié est décomposé, et l'antimoine se dépose en couches métalliques sur la potasse........................... ANTIMOINE.

# II

## ANTIMOINE ET SES COMPOSÉS

L'antimoine était appelé autrefois *stibium*. A la suite d'une malheureuse application qu'en fit Basile Valentin sur des moines, qui en moururent presque tous, ce nom lui resta définitivement. Le composé employé dans cette circonstance paraît être le *stibium diaphoreticum* probablement très arsenical.

L'antimoine métallique est un métal bleuâtre, cassant et à texture lamelleuse; sa densité $= 6,80$; il fond à 450°. A l'état métallique, ce n'est pas un poison; mais, exposé à l'air humide, il s'oxyde assez rapidement, même à froid, et peut alors provoquer des accidents. C'est ainsi que devaient agir les pilules perpétuelles (*pilulæ æternæ*).

L'antimoine se combine avec le soufre pour donner naissance à d'assez nombreux sulfures : verre d'antimoine, *crocus metallorum*, foie d'antimoine, soufre doré d'antimoine, oxysulfure d'antimoine (kermès); tous non toxiques, lorsqu'ils sont exempts d'arsenic.

Il se combine avec l'oxygène et donne, suivant les proportions, de l'acide antimonieux ou des acides antimoniques. On ne connaît pas d'empoisonnement par ces acides.

Avec l'acide chlorhydrique, on obtient un proto et un perchlorure d'antimoine (beurre d'antimoine). Ces composés jouissent d'un pouvoir caustique très énergique. La médecine humaine et vétérinaire les emploie fréquemment, l'industrie s'en sert également dans le bronzage des canons de fusils.

Enfin, et c'est une des combinaisons les plus intéressantes pour le toxicologiste, l'antimoine, ou mieux l'acide antimonieux donne, avec la crème de tartre, un sel double, du tartrate de potasse et d'antimoine. Ce sel, encore appelé *émétique*, est un composé cristallin (tétraèdres et octaèdres), transparent lorsque les cristaux sont récents, insoluble dans l'alcool, soluble dans deux parties d'eau chaude et 14,5 d'eau froide.

Les alcalis libres et carbonatés troublent les dissolutions, mais les précipités sont solubles dans un excès d'alcali. Les acides chlorhydrique, sulfurique et azotique donnent également des précipitations (sous-sels d'antimoine) solubles dans un excès de ces acides comme dans l'acide tartrique. Certains métaux, le zinc, le fer, l'étain, introduits dans une solution d'émétique acide, déplacent l'antimoine de sa combinaison.

Le chlorure mercurique donne un précipité de chlorure mercureux, l'iode un précipité jaune d'or d'oxydo-iodure, le tannin un précipité blanc, le chlorure ferrique un précipité jaune.

L'émétique est décomposé par la chaleur. Il y a d'abord perte d'eau, coloration brune et une odeur prononcée de caramel. Au blanc, la destruction est complète, il ne reste qu'un alliage de potassium d'antimoine et de charbon mélangé. Cet alliage constitue une poudre pyrophorique dangereuse. Sans la moindre compression, au contact de quelques gouttes d'eau seulement, il y a détonation, et en même temps des gerbes d'étincelles jaillissent de tous côtés.

L'émétique est un poison violent. C'est ce composé qui prenait naissance, lorsque, dans les vases d'antimoine (*pocula emetica*), on mettait séjourner des vins pauvres en alcool et riches en crème de tartre.

**Empoisonnements et doses toxiques.** — Les empoisonnements par les préparations antimoniales ne sont pas bien fréquents; cependant, une cause célèbre (affaire Pritchard) et la similitude de réaction de ces composés avec ceux de l'arsenic justifient quelques développements.

De toutes les préparations d'antimoine, à part peut-être les chlorures, l'émétique doit seul attirer notre attention.

Pendant de longues années et encore un peu maintenant, aucune substance chimique n'a eu des propriétés toxiques aussi contestées que celles de l'émétique. A en croire les anciens médecins, sans déterminer d'accidents, dans certaines affections fébriles, on pourrait donner de *quinze à vingt grammes* d'émétique. Il a dû certainement se produire là ce qui qui arrive fréquemment lorsqu'on opère sur des doses massives de poison. Les muqueuses digestives, n'agissant pas, n'absorbent pas, et les vomissements ou déjections entraînent au dehors la presque totalité du poison.

Nous pensons, et en cela nous sommes d'accord avec presque tous les physiologistes, que la dose de *cinq décigrammes* est suffisante pour tuer un adulte.

Dans quelques cas spéciaux, affaiblissement de l'activité cardiaque..., une dose moindre est susceptible de provoquer les mêmes accidents.

**Recherches de l'antimoine dans les cas d'empoisonnement.** Essais préliminaires. — L'ingestion des composés antimoniaux a déterminé la mort ou n'a provoqué que des accidents. Suivant les cas, l'expert devra porter ses recherches sur les vomissements et déjections, aliments et médicaments, ou encore sur les organes de la victime.

Les moyens employés pour isoler le poison sont nombreux, et comme toujours, nous prendrons le cas le plus général, et nous supposerons une recherche d'émétique ou d'un sel d'antimoine autre, en présence de matières organiques, aliments, vomissements, tube digestif, foie, reins, etc.

Une petite portion des matières organiques finement divisées, additionnées d'eau et d'acide chlorhydrique jusqu'à réaction franchement acide, sera placée dans un verre à pied ou une capsule de platine. Si l'opération se fait dans une capsule de platine, on projette quelques morceaux de grenaille de zinc; si, au contraire, on se sert d'un verre à pied, on y introduira une lame de zinc et une lame de platine, en contact. Au bout de quelques instants, si le mélange contient un sel d'antimoine, la capsule de platine, la lame de platine (toute la portion immergée) seront recouvertes d'un enduit noirâtre, mat, d'antimoine métallique.

Ce dépôt peut alors être soumis aux réactions générales des sels d'antimoine.

Méthodes générales. — A. Recherche de l'antimoine, sans destruction préalable des matières organiques.

B. Recherche de l'antimoine, par destruction incomplète ou transformation des matières organiques.

C. Recherche de l'antimoine, par destruction complète des matières organiques.

A. *Procédé de H. Reinsch.* — On fait bouillir les matières organiques suspectes avec quelque peu d'acide chlorhydrique et une lame de cuivre parfaitement décapée. Au bout de quelque temps, si la substance renferme de l'antimoine, le cuivre se recouvre d'un dépôt noir d'antimoine métallique.

La tache ainsi déposée est noir-violet, beaucoup moins volatile que celle d'arsenic formée dans les mêmes circonstances. Introduite dans un petit tube à essai et chauffée, la lame de cuivre souillée d'antimoine ne donne pas de sublimé blanc, ou s'il s'en forme un léger, il n'est jamais cristallin.

Ce procédé n'est pas recommandable.

B. *Procédé Frésénius et Babo,* p. 118. — Nous n'avons rien à objecter à ce procédé, il est suffisamment exact, d'un maniement facile et très recommandable. Seulement l'expert devra se souvenir que le chlorure d'antimoine en solution peu acide est décomposé par l'eau et donne de l'oxychlorure (poudre d'algaroth) insoluble, mais qui se redissout dans l'acide tartrique.

C. Les procédés de ce genre, applicables dans certains cas, doivent être rejetés ici. Cependant nous donnerons, sans le conseiller, le procédé imaginé par M. Naquet.

Les matières organiques sont additionnées d'acide sulfurique et d'azotate de soude. Les proportions employées sont : chair, 100 grammes; azotate de soude, 25 grammes, et acide sulfurique, 39 grammes. On chauffe avec précaution d'abord ; on carbonise ensuite complètement. Le charbon obtenu et refroidi est pulvérisé et bouilli avec une solution aqueuse d'acide tartrique. L'antimoniate de soude insoluble que contient le charbon se transforme en tartrate de soude et d'antimoine soluble. On filtre et dans la liqueur qui passe on recherche l'antimoine.

Que les liqueurs proviennent de l'un ou de l'autre procédé, on les acidule avec l'acide chlorhydrique si ce n'est pas fait, et on les soumet à un courant d'hydrogène sulfuré pendant une heure environ et à une douce température. Les sels d'antimoine précipitent beaucoup plus rapidement que les sels arsénieux. Le sulfure d'antimoine, avec sa couleur propre, jaune orangé, ou plus ou moins souillé par des matières organiques entraînées, se dépose assez rapidement. On le jette sur un filtre, on le lave à l'eau bouillante et on le dissout dans l'acide chlorhydrique concentré et chaud.

La solution chlorhydrique filtrée, évaporée à siccité, à la température de l'ébullition de l'eau, est reprise par quelques gouttes d'eau aiguisée d'acide sulfurique, et sans se préoccuper si elle est limpide ou non, on l'introduit dans l'appareil de Marsh ou dans celui de Naquet.

*Appareil de Marsh*, déjà décrit avec toutes ses transformations, à l'article *Arsenic*, p. 142.

Après s'être assuré, par un fonctionnement de l'appareil à blanc, que les réactifs étaient purs, on verse, par le tube droit, les liqueurs suspectes dans le flacon producteur d'hydrogène. Au bout de peu de temps, si l'on vient à allumer le gaz hydrogène à sa sortie de l'appareil, on pourra constater que d'incolore qu'elle était, la flamme donne une lumière blanche assez vive, en même temps qu'il se produit des fumées blanchâtres.

Cette flamme, écrasée sur une soucoupe de porcelaine ou un corps froid quelconque, y dépose instantanément des taches miroitantes très foncées.

Le tube à dégagement (figure 9), chauffé dans la portion entourée de clinquant, ne tarde pas à se recouvrir, non seulement d'un côté, mais bien souvent des deux côtés du point chauffé, d'un enduit noir brillant, sous forme d'anneau. L'hydrogène antimonié est très facilement décomposable par la chaleur; le rayonnement de la flamme chauffant un point du tube à dégagement suffit souvent pour faire déposer de l'antimoine métallique. Telle est l'explication du deuxième anneau.

Bien plus, d'après certains auteurs, le gaz hydrogène antimonié se décomposerait déjà dans le flacon où il prend naissance. L'appareil de Marsh est donc beaucoup moins sensible pour la recherche de l'antimoine que pour celle de l'arsenic.

*Examen des taches.* — 1° Les taches d'antimoine déposées sur une soucoupe sont très brillantes et légèrement bleuâtres, disent certains toxicologistes. Nous tenons à mettre en garde le lecteur contre ce caractère, qui paraît d'autant plus précieux que les taches d'arsenic obtenues dans les mêmes circonstances sont plus ternes et un peu nuancées en jaune. En effet, il nous est arrivé maintes fois de faire à volonté des taches brillantes ou des taches ternes avec de l'hydrogène antimonié. Le tout est de savoir écraser la flamme.

2° Les taches d'antimoine résistent assez bien aux frottements de l'épiderme sur la soucoupe.

3° Les taches antimoniales résistent assez bien et pendant un certain temps à une solution d'hypochlorite de soude. Elles conservent leur éclat métallique.

4° Traitées par l'acide azotique concentré, les taches d'antimoine disparaissent. La solution acide, évaporée doucement à siccité, puis le résidu, touché avec une goutte du réactif nitrate d'argent ammoniacal, ne donnent ou rien ou une tache jaune, sale ou grise, mais jamais rouge brique.

*Examen de l'anneau.* — 1° L'anneau d'antimoine se forme presque à l'endroit chauffé, quelquefois de chaque côté du point chauffé.

2° L'anneau est très fixe, il se déplace très difficilement dans le tube. L'antimoine est peu volatil.

3° La portion du tube qui renferme l'anneau métallique, circonscrite par deux traits de lime, détachée, est introduite dans une petite capsule de porcelaine, avec quelques gouttes d'acide azotique pur. La solution acide, évaporée à siccité, et le résidu refroidi touché avec une solution légèrement ammoniacale de nitrate d'argent, ne donnent aucune coloration rouge brique.

4° L'anneau d'antimoine légèrement chauffé et soumis à un courant d'hydrogène sulfuré pendant quelques instants, puis à un courant d'acide chlorhydrique, disparaît complètement et avec la plus grande facilité. Il s'est formé dans cette réaction du sulfure d'antimoine très volatil dans un courant d'acide chlorhydrique. L'anneau d'arsenic traité dans les mêmes conditions n'aurait pas disparu.

*Appareil de Dragendorff.* — L'appareil ou mieux le procédé de Dragendorff repose sur l'action de la potasse caustique sur l'hydrogène antimonié. On peut se servir, pour reproduire cette expérience, d'un flacon de Woolf ordinaire, que l'on fait suivre non plus d'un gros tube contenant de l'amiante ou du coton, mais d'une colonne de potasse de 10 à 12 centimètres de hauteur à peu près. L'hydrogène antimonié, formé dans le flacon producteur d'hydrogène, est décomposé par la potasse solide, qu'il soit sec ou humide : celle-ci se recouvre d'un enduit métallique que l'on croit être de l'antimoniure de potassium. Cet alliage est rapidement décomposé et disparaît facilement au contact de l'air ou de l'eau. Il résulte de ces connaissances, qu'un appareil de Marsh qui donnerait des taches noires ou un anneau, pour ne plus rien donner après interposition d'une colonne de potasse sur le trajet du gaz, devrait certainement contenir un composé d'antimoine.

*Appareil de Naquet.* — Dans les opérations qui vont suivre, Naquet, pour caractériser l'antimoine, a mis à profit l'action de l'hydrogène antimonié sur la solution de nitrate d'argent. Dans un flacon de Woolf à deux tubulures, on met de l'amalgame de sodium (1) et la liqueur provenant des opérations précédentes. Il se dégage de l'hydrogène qui, au contact de l'antimoine, donne de l'hydrogène antimonié. Ce gaz et l'hydrogène en excès traversent un gros tube dessiccateur et viennent se rendre dans un tube à boule, contenant une solution d'azotate d'argent. L'hydrogène antimonié produit dans une solution de nitrate d'argent un dépôt noir d'antimoniure d'argent. On continue l'opération pendant une heure ou deux; on démonte l'appareil, on verse le contenu du tube à boule sur un filtre, et on lave le dépôt à l'eau bouillante. Le précipité noir peut alors être caractérisé de plusieurs manières :

1° On le fait bouillir avec une solution de crème de tartre, qui dissout l'antimoine. Il suffit alors d'aciduler avec quelques gouttes d'acide chlorhydrique, de traiter par un courant d'hydrogène sulfuré pour voir apparaître bientôt le précipité jaune orangé caractéristique. Le sulfure d'antimoine ainsi formé est insoluble dans l'ammoniaque, le carbonate d'ammoniaque, soluble dans les sulfures alcalins et dans l'acide chlorhydrique concentré et bouillant.

2° L'antimoniure d'argent est chauffé dans un creuset avec un mélange de carbonate et d'azotate de potasse. On obtient ainsi de l'antimoniate de potasse. On épuise la masse par de l'eau bouillante aiguisée d'acide chlorhydrique; on filtre et l'on

(1) On pourrait également se servir de zinc et d'acide sulfurique; mais il importe alors d'interposer, entre le flacon de Woolf et le tube à boule contenant la solution argentique, un flacon laveur renfermant une solution d'acétate de plomb.

obtient une liqueur que l'on peut soumettre aux réactifs de l'antimoine.

**Considérations générales sur l'empoisonnement par les préparations à base d'antimoine.** — L'antimoine n'existe pas normalement dans l'organisme. Aucune preuve n'a été donnée jusqu'à présent de son existence dans l'économie.

Quant à sa marche, à son absorption, à son élimination, qu'il ait été ingéré ou absorbé par la peau, nous en ferons l'étude physiologique, en reproduisant quelques expériences de Millon et Laveran.

1° Un chien, nourri pendant dix jours avec des aliments mélangés d'émétique (la dose totale a été de 3 grammes), mourut six jours après que l'on eut cessé de lui donner ces aliments. Après l'autopsie, l'analyse chimique a démontré la présence de l'antimoine dans le foie, les muscles, l'intestin, le cerveau.

2° Un deuxième chien, soumis au même traitement, sacrifié six semaines après la cessation du régime, a présenté les mêmes faits, et de plus les os renfermaient une notable proportion d'antimoine.

3° Un chien fut tué trois mois et demi après qu'on eut cessé toute administration stibiée (il avait pris 3 grammes d'émétique en dix jours). L'antimoine s'était à peu près localisé dans la graisse : 50 grammes de graisse en fournirent autant que 500 grammes des autres tissus réunis.

4° Une jeune chienne prit de l'émétique pendant cinq jours, quinze jours environ avant de faire ses petits ; ceux-ci vinrent à terme et furent sacrifiés ainsi que la chienne. Le foie des chiens contenait une quantité notable d'antimoine.

Les conclusions à tirer de ces expériences sont nombreuses. Nous voyons tout d'abord le poison antimonial ingéré passer de l'intestin dans l'économie, se localiser dans les organes comme le foie, le poumon, le cerveau, y séjourner un temps assez long, en même temps que la plus grande quantité du toxique en circulation dans le sang prend la voie des reins et s'élimine avec les urines.

L'expert devra donc toujours, dans un empoisonnement par les sels d'antimoine, porter ses recherches sur le tube digestif, les urines, le foie, le cerveau et le sang. Il devra se souvenir également que quelques-uns de ces sels, et surtout le plus fréquemment employé, est un émétique puissant, et que, par conséquent, la plus grande portion du poison devra se retrouver dans les déjections et les vomissements.

Nous pouvons donc dire, comme pour l'arsenic, dans un empoisonnement antimonial rapide, lorsque la mort ou les accidents ont été déterminés par une seule dose : le tube digestif, les déjections et vomissements renfermeront la majeure partie du toxique; le sang, les reins, les urines en contiendront également, mais peu. Quant au foie, au cerveau, etc., l'analyse chimique n'y accusera pas la présence de l'antimoine.

Dans l'empoisonnement lent, à ces mêmes phénomènes viendront s'ajouter encore ceux des localisations de l'antimoine dans le foie, les poumons et le cerveau.

Nous ajouterons que d'après MM. Caillol de Poncy et Livon, l'empoisonnement lent par les préparations antimoniées présente à l'autopsie tous les caractères de l'empoisonnement arsenical. Ils ont soumis un jeune chat à l'usage quotidien d'une petite quantité d'antimoine dans du lait. Du 26 avril 1882 au 13 août de la même année, l'animal a absorbé d'une manière régulière et progressive 0,628 d'oxyde blanc d'antimoine.

L'animal n'a pas manifesté cette période d'embonpoint par laquelle passent les animaux soumis au traitement arsenical. Il est arrivé peu à peu à un état cachectique, et la diarrhée l'a fait tomber dans le marasme.

A l'autopsie tous les organes, y compris les ganglions mésentériques, présentaient les caractères de la dégénérescence graisseuse.

L'examen histologique du poumon, du foie, des ganglions mésentériques, a donné un résultat à peu près semblable à celui qu'on observe chez les animaux soumis à un empoisonnement chronique par l'arsenic.

Dans un empoisonnement ou dans une tentative d'empoisonnement remontant à plusieurs jours, l'expert pourra encore, dans certains cas, retrouver le toxique dans les urines, sûrement dans le foie, les os et le cerveau. Il devra bien avoir présentes à l'esprit les expériences de Millon et Laveran, et celles de Flandin et Danger. Il se souviendra que les urines renferment de l'antimoine de quatre à huit jours après l'ingestion d'une dose unique de tartre stibié, mais que cet espace de temps est considérablement augmenté si les doses ont été souvent répétées (vingt-quatre à vingt-cinq jours).

Enfin, dans un cas de mort accidentelle, ou dans un cas étranger à un empoisonnement, veut-on savoir si l'individu a été l'objet d'une tentative d'empoisonnement quelque temps auparavant? On sait que l'antimoine se localise dans l'économie, et que, si les doses du poison ont été répétées, on peut encore le caractériser trois mois après toute ingestion.

Nous recommanderons cependant à l'expert de toujours se poser le problème suivant : l'antimoine extrait des organes provient-il d'une source autre que l'empoisonnement ? Il ne faut pas se dissimuler qu'il y a là des difficultés très grandes; on doit rétablir les faits et étudier les commémoratifs avec le plus grand soin. On doit se rappeler cet exemple cité par Tardieu et Roussin :

Une dame affectée d'une petite plaie au sein se laissa entraîner à consulter un individu connu à Paris sous le nom du Docteur Noir. Il lui fit appliquer sur le sein une pommade blanche que Roussin reconnut être un mélange à parties égales d'axonge et d'émétique. Au bout de quelques jours, la malheureuse mourait avec tous les symptômes d'un véritable empoisonnement.

**Dosage de l'antimoine.** — On pèse l'antimoine à l'état de sulfure, à l'état d'antimoniate d'antimoine (acide antimonieux), et enfin, dans quelques cas spéciaux, à l'état d'antimoine métallique.

Dans le premier cas, on aura soin de neutraliser autant que possible l'acidité de la liqueur, de l'additionner d'acide tartrique et de la soumettre à un courant d'hydrogène sulfuré. Si on a saturé complètement le liquide d'acide sulfhydrique, chauffé légèrement la masse, on précipite la totalité du sulfure d'antimoine pur. Desséché à 100°, il ne perd que très difficilement le peu d'eau qu'il renferme; il est préférable, avant de le peser, de le chauffer au rouge dans un courant d'acide carbonique. Le sulfure d'antimoine devient noir, cristallisé, et ne change pas de poids.

Pour peser l'antimoine à l'état d'antimoniate d'antimoine, on peut ou traiter le sulfure par l'acide azotique concentré et chauffer au rouge le produit d'oxydation, ou encore, comme l'a recommandé Bunsen, chauffer au rouge le sulfure d'antimoine, avec trente ou cinquante fois son poids de bioxyde de mercure.

Enfin, et c'est là un procédé peu recommandable, on peut décomposer les sels d'antimoine acidulés par de l'acide chlorhydrique, au moyen de grenaille de zinc. L'antimoine se précipite, on lave le dépôt à l'acide chlorhydrique étendu et bouillant, on sèche à 100° et on pèse.

**Antidotes et traitement.** — Si le poison se trouve encore dans le tube digestif, il faut provoquer les vomissements le plus rapidement possible. D'ailleurs le poison est presque son antidote, car il favorise et détermine lui-même les évacuations. Cependant, dans certaines circonstances, on doit recourir aux moyens ordinaires, ingestions d'eau tiède, ou titiller la luette avec une barbe de plume. Il faudra aussi administrer des contre-poisons, une solution d'albumine, ou même encore une décoction de tannin, d'écorce de chêne, de quinquina gris, de café, etc. Toutes ces substances donnent avec l'émétique des combinaisons insolubles qu'il est bon de ne pas laisser séjourner trop longtemps dans le tube digestif.

Enfin, si le poison a été absorbé, on devra combattre ses effets et favoriser son élimination. Dans ce cas, on pourra administrer de l'alcool, du vin blanc, des diurétiques, des purgatifs et des boissons émollientes.

# III

## MERCURE ET SES COMPOSÉS

Le mercure (*hydrargyre* des Grecs, *vif-argent* des Romains) se rencontre quelquefois dans la nature à l'état natif, mais son minerai ordinaire est le *cinabre* ou *sulfure* de *mercure*. Les principales mines connues actuellement sont celles d'Almaden, en Espagne; d'Idria, en Illyrie; du duché des Deux-Ponts, en Bavière, et celles de San-José, en Californie.

C'est le seul métal liquide à la température ordinaire; il est blanc, brillant; sa densité est 13,6; son point d'ébullition $+360°$, et son degré de solidification $—40°$. Le mercure est volatil à toutes les températures, ce que l'on démontre en exposant dans un flacon une feuille d'or soutenue à une petite distance de la surface du mercure. Cette feuille blanchit peu à peu et au bout de quelques jours elle s'est transformée en amalgame (Faraday). Des insectes introduits dans un flacon, au fond duquel on a déposé quelques globules de mercure, ne tardent pas à périr sous l'influence des vapeurs mercurielles.

Le mercure s'altère lentement au contact de l'air à la température ordinaire; à chaud il se recouvre souvent d'une pellicule grise, et à 350° l'oxydation est assez rapide. Il se produit alors de l'oxyde rouge encore appelé précipité *per se* (expérience de Lavoisier).

L'acide chlorhydrique ne l'attaque ni à chaud ni à froid. L'acide sulfurique étendu ne l'attaque dans aucun cas, mais concentré et chaud, il donne de l'acide sulfureux et du sulfate de mercure. L'acide azotique, même étendu, agit à toutes les températures. Le chlore, l'iode, le brome, le soufre, le phosphore se combinent au mercure même à froid avec une grande facilité.

L'eau aérée a-t-elle une action sur le mercure? Viggers et

Soubeyran sont pour l'affirmative, un grand nombre d'autres chimistes pour la négative. Il est incontestable que lorsqu'on agite du mercure avec de l'eau et qu'on décante le liquide, il présente, après traitement par l'acide azotique ou le chlore, tous les caractères des solutions mercuriques. Le mercure s'y rencontre donc à l'état métallique, en dissolution ou simplement dans un état de division extrême.

Le mercure est toxique.

L'oxygène donne avec le mercure deux principales combinaisons : un *protoxyde gris*, peu employé, et un *bioxyde, jaune* ou *rouge*, suivant sa préparation.

Par voie sèche, c'est-à-dire par calcination de l'azotate mercurique, il est rouge ; par voie humide, décomposition du bichlorure de mercure par la potasse ou la soude, il est jaune et anhydre comme le premier.

Le bioxyde de mercure jaune est beaucoup plus actif que le bioxyde rouge. Tous deux sont des poisons énergiques.

Les sulfures mercuriques, *bisulfure, cinabre, vermillon*, se présentent soit en cristaux rouges, soit sous la variété noire. Ils résistent très bien aux réactifs chimiques. Leur dissolvant est l'eau régale. Le sulfure de sodium les attaque, et le nitrate d'argent ammoniacal noircit la variété rouge.

En raison de leur insolubilité dans les liquides ordinaires, les sulfures mercuriques ne sont pas des poisons (1).

Le chlore forme avec le mercure deux principales combinaisons.

Le *chlorure mercureux, protochlorure, calomel*, lorsqu'il est obtenu par volatilisation ; *précipité blanc*, lorsqu'on le prépare par précipitation. Ce précipité blanc ne doit pas être confondu avec le précipité blanc d'Allemagne, beaucoup plus actif, que l'on obtient en traitant une dissolution de bichlorure de mercure par l'ammoniaque. Il se forme dans ces conditions des combinaisons complexes, variables suivant les modes de précipitation et désignées sous la rubrique : chloramidure de mercure (contenant 3 à 4 p. 100 de sublimé corrosif).

Le calomel est moins actif que le précipité blanc ; ses com-

(1) Cependant, quelques toxicologues prétendent que le vermillon à cosmétique peut parfois amener des accidents graves.

posés non toxiques peuvent le devenir sous certaines influences.

Le chlorure mercurique, *sublimé corrosif*, *dragon*, *poudre de succession*, est un sel cristallin, volatil à +293°, soluble dans l'eau, l'alcool et l'éther. Les chlorures alcalins et ammoniacaux favorisent sa dissolution dans l'eau. Il se forme des sels doubles (sels d'Alembroth).

Le sublimé corrosif seul ou en combinaison avec les chlorures alcalins est un poison des plus énergiques.

Les bromures de mercure, les iodures de mercure sont également vénéneux.

Les sulfates mercureux et mercuriques, les sulfates basiques (turbith minéral) sont d'autant moins vénéneux qu'ils sont plus basiques.

Les azotates mercureux et mercuriques sont des caustiques puissants, des poisons violents. Sous l'influence de l'eau, ils donnent comme le sulfate des combinaisons insolubles, jaunes, appelées turbith nitreux.

Le cyanure de mercure, sel cristallin, incolore, à saveur désagréable, est soluble dans l'eau et l'alcool. Il est extrêmement vénéneux et réunit dans sa molécule deux agents éminemment toxiques, le mercure et l'acide cyanhydrique. Il est curieux à étudier parce qu'il ne présente que quelques-unes des réactions des sels de mercure, toutes les autres étant impossibles à réaliser.

**Empoisonnements et doses toxiques**. — Les empoisonnements par les composés mercuriels, peu nombreux, il est vrai, puisqu'on n'en compte que huit cas depuis 1845 jusqu'à 1885, n'en ont pas moins une certaine importance. Ils ont, à une certaine époque, acquis une triste célébrité, alors que la marquise de Brinvilliers et son amant Sainte-Croix, dans l'accomplissement de leurs crimes, se servaient du bichlorure de mercure associé à l'acide arsénieux. Sainte-Croix d'ailleurs mourut empoisonné par le sublimé corrosif.

Nous avons dit tout à l'heure que le mercure métallique était un poison; il faut ici distinguer et préciser. En effet, à doses massives, dans certaines affections, dans le traitement de l'obstuction intestinale, par exemple, on donne de 100 à 200 grammes de mercure; il est évident que dans ce cas le mercure n'est pas un poison. Mais il n'en est plus de même lorsqu'il est divisé, soit en vapeur, soit dans une masse pulvérulente, visqueuse, grasse ou autre. Si on se souvient que le mercure est volatil à toutes les températures, on comprendra que tous les ouvriers travaillant ce métal (métallurgie, doreurs au trempé, étameurs de glace, etc.) soient sujets aux empoisonnements ou à des accidents chroniques. Il est de la sorte absorbé lentement, répandu qu'il est dans l'atmosphère. Il provoque tout d'abord la salivation et plus tard le tremblement mercuriel. Non seulement les ouvriers sont soumis à ces fâcheuses influences dans les ateliers, mais encore dehors, chez eux, en tout temps et partout. Ils portent avec eux le poison, dans la barbe, dans les cheveux, sur tout le corps.

Ces effets sont d'ailleurs bien démontrés par la médication mercurielle ou avec l'onguent napolitain, le mercure crayeux, les pilules bleues, etc.

On comprend facilement, après ce que nous venons de dire, qu'il soit impossible de fixer des doses.

Les oxydes rouge et jaune sont toxiques. Cependant le jaune, celui qui est préparé par voie humide, est plus actif que le rouge. Cette différence d'action doit tenir à un état moléculaire spécial, à une plus grande division. On sait, en effet, que l'oxyde jaune est beaucoup plus facilement attaqué par les acides que le rouge. Les acides les plus faibles dissolvent le premier et laisse intact le second. Il s'ensuit donc que, dans l'estomac, l'acidité du suc gastrique ayant une action plus énergique sur l'oxyde jaune, donnera dans un même temps une plus grande quantité de sel de mercure soluble, c'est-à-dire toxique. Comme les accidents dépendent de la proportion d'oxyde qui entre en dissolution dans les liquides ambiants, on ne peut indiquer les proportions nécessaires pour déterminer un empoisonnement.

Le protochlorure de mercure, le calomel n'est pas un poison ; mais sous certaines influences, en présence de certains sels, il peut amener des accidents ; d'insoluble qu'il était, il peut se transformer en composés solubles et susceptibles d'être absorbés.

Cette transformation est évidente, que l'on emploie pour l'expliquer telle ou telle théorie : d'ailleurs des symptômes d'intoxication mercurielle aiguë, très manifestes après l'ingestion répétée de doses très petites de calomel (0,005 à 0,01), en sont la meilleure preuve. Il est également à remarquer que, de tous les composés mercuriels, c'est le protochlorure qui provoque le plus rapidement et l'inflammation de la bouche et la salivation. La transformation du calomel en bichlorure se fait-elle, comme le veut Mialhe, au contact des chlorures alcalins, ou, comme l'indique Voit, en présence de l'albumine ? on n'en sait rien. Tout ce que l'on peut dire, c'est que les chlorures transforment lentement, il est vrai, une partie du calomel en bichlorure. L'acidité du suc gastrique (acide chlorhydrique) doit avoir également une influence, et venir en aide à ce changement. Quant à l'action de certains acides, l'acide cyanhydrique, par exemple, elle est manifeste. On sait, en effet, que le pharmacien ne doit, dans aucun cas, introduire dans un looch une dose quelconque de calomel. Le lendemain, douze heures seulement de contact suffisent souvent pour transformer le calomel en partie ou en totalité en cyanure de mercure et en mercure métallique.

On ne peut rien préciser sur les doses capables de produire des accidents déterminés. Il arrive souvent que des quantités relativement très faibles de calomel provoquent des accidents et empoisonnements, alors que des doses énormes, introduites dans le tube digestif, ne produisent autre chose que de la diarrhée.

Le bichlorure de mercure est un poison violent, son nom de *poudre de succession* l'indique assez. Comme le biiodure, il peut donner la mort à la dose de 2, 4 et 5 décigrammes. C'est lui qui a servi dans les huit empoisonnements criminels consignés dans notre statistique. Le sublimé corrosif est fréquemment employé en médecine; il entre dans la liqueur de Van Swieten, les pilules de Dupuytren, l'eau phagédénique jaune. On s'en sert beaucoup chez les naturalistes comme antiputrides. Des solutions excessivement étendues (1/20.000) suffisent pour tuer les organismes inférieurs. Il serait, pour ce cas, dix fois plus actif que le benzoate de soude, vingt fois plus que la créosote et l'acide benzoïque, trente fois plus que l'acide salicylique et cent fois plus que l'acide phénique et la quinine.

Les sulfates mercureux et mercuriques, les azotates de mercure sont également vénéneux et de plus très caustiques. Ces substances n'ont jamais servi comme poisons. Cependant Vidal rapporte un cas de mort qui a suivi de larges frictions faites sur la peau avec le nitrate acide de mercure.

Le cyanure de mercure est aussi toxique, peut-être plus que le bichlorure : deux décigrammes suffisent pour donner la mort. Ce poison agirait comme acide cyanhydrique et comme mercure ; cependant, pour certains auteurs, il n'agirait dans l'économie qu'en donnant naissance à de l'acide cyanhydrique. Son étude tient donc et du mercure et des cyanures. Le sulfocyanure de mercure n'est pas vénéneux. Cependant des serpents de Pharaon mal préparés ont pu dans certains cas provoquer des accidents. D'ailleurs en brûlant ils dégagent de l'acide cyanhydrique.

**Recherches du mercure dans les cas d'empoisonnement.** — Essais préliminaires. — On a proposé, pour rechercher le bichlorure en nature dans un milieu liquide, d'agiter avec de l'éther la masse qui renferme le poison. Le bichlorure se dissout dans l'éther qui surnage la solution aqueuse. Il suffit alors de décanter, d'évaporer l'éther pour obtenir un résidu blanc, cristallin de sublimé corrosif, sur lequel on peut essayer toutes les réactions des sels de mercure.

Ce procédé est mauvais, il peut tout au plus servir dans une recherche de sublimé dissous dans de l'eau pure. L'éther ne parvient jamais à enlever à une solution aqueuse la totalité du bichlorure de mercure qu'elle renferme. D'un autre côté, si l'opération se pratique sur des matières organiques telles que liquides de l'estomac, morceaux d'intestins, vomissements, etc., l'éther se chargera de matières grasses, et laissera par évaporation une masse graisseuse colorée, et sans utilité pour l'expertise. Bien plus, en supposant le procédé sensible, le but cherché n'est pas atteint. En effet, que s'est-on proposé dans cette opération ? rechercher le bichlorure en nature. Mais ne sait-on pas que tout sel mercuriel en présence d'un chlorure alcalin donnera la même réaction ? Cette méthode, même comme essai préliminaire, est absolument mauvaise (1).

Nous donnons ici comme essai préliminaire un procédé d'électrolyse imaginé par MM. Mayençon et Bergeret, d'une sen-

(1) Bien plus, les chlorures doubles de mercure et d'alcali sont à peu près insolubles dans l'éther.

sibilité très grande et qui peut s'appliquer sans opération préalable à la recherche du mercure dans un liquide quelconque,
urine, lait, etc. En deux mots, voici en quoi consiste la méthode : fixer sur un métal le mercure contenu dans la liqueur,
convertir ce mercure en bichlorure, et enfin rendre sa présence
manifeste au moyen de l'iodure de potassium.

Pour opérer, on fait plonger dans le liquide à examiner et
acidulé avec de l'acide chlorhydrique, pendant une heure environ, un couple formé d'un clou de fer et d'un fil ou mieux d'une
lame de platine. On retire l'appareil, au bout du temps indiqué,
on le lave à l'eau distillée et on expose le fil ou la lame de platine seul à des vapeurs de chlore. Tout le mercure de la liqueur
s'est déposé sur le platine, et la vapeur de chlore le transforme
en chlorure mercurique. On sèche alors par agitation à l'air,
sans frotter, puis on touche ou on marque un trait avec le platine sur un papier sensibilisé. Ce papier, ordinairement une
feuille de papier à cigarette, a été trempé dans une solution
moyennement concentrée d'iodure de potassium. Sous l'influence
du bichlorure formé et fixé sur le platine, il se produit un tracé
rouge brique caractéristique d'iodure mercurique, correspondant aux traits faits avec le platine de l'appareil.

Il y a des causes d'erreurs, d'ailleurs signalées par les auteurs. Il peut se faire que la dessiccation à l'air de la lame de
platine après traitement par les vapeurs de chlore n'ait pas été
complète. Cette eau qui reste a certainement dissous un peu de
chlore qui, à lui seul, suffit pour donner sur le papier à l'iodure
de potassium des traits bruns rappelant un peu ceux que pouvait former le bichlorure de mercure. En effet, le chlore, en
présence de l'iodure de potassium, donne du chlorure de potassium et de l'iode mis en liberté et qui colore en brun les parties
où la réaction a eu lieu.

Pour obvier à cet inconvénient, MM. Mayençon et Bergeret ont
recommandé de ne considérer la réaction comme caractéristique que lorsque la coloration rouge disparaîtrait par addition
d'un très léger excès d'iodure de potassium. Le biiodure de mercure, on le sait, est très soluble dans l'iodure de potassium, et
donne une liqueur incolore. L'iode également est très soluble
dans l'iodure de potassium, mais il s'y dissout avec sa couleur

naturelle en donnant une liqueur rouge brun, ou brune, suivant les quantités.

Enfin, M. Merget, pour retrouver le mercure en vapeurs dans une usine, un appartement, etc., recommande l'emploi de certains papiers sensibles :

1° Papier à l'azotate d'argent ammoniacal ;

2° Papier au chlorure de platine et de palladium.

Le premier de ces papiers a un emploi très limité. Il ne peut servir que pour des expériences de courte durée. Seul, à la longue, exposé à la lumière ou même à la demi-obscurité, il noircit. Le deuxième est préférable sous tous les rapports ; suivant les quantités de mercure disséminées dans l'espace à examiner, il devient plus ou moins noir.

Dans l'un et l'autre cas, il y aurait substitution du mercure au métal du sel qui sensibilise les papiers. Cette réaction serait sensible avec des liqueurs au 1/100.000 et même au 1/150.000.

Méthodes générales. — Quel que soit le composé mercuriel à rechercher, nous obtiendrons toujours, après destruction de la matière organique, par un procédé ou par un autre, du chlorure mercurique ou un chlorure double de mercure et de sodium.

Tout d'abord nous dirons qu'on ne doit jamais employer les moyens de destruction des matières organiques nécessitant ou des calcinations (acide sulfurique) ou des déflagrations (azotate ou chlorate de potasse), car le mercure se volatiliserait complètement.

Le seul moyen, qui dans le cas particulier présente un avantage manifeste, est le procédé au chlorate de potasse et à l'acide chlorhydrique. Tous les composés mercuriels toxiques sont attaqués et transformés en bichlorure. Il faut cependant en excepter les cinabres artificiels. Mais, nous l'avons dit, ils ne sont pas vénéneux. Dans les conditions normales de l'opération, on n'a pas à craindre la plus petite perte de mercure, les bichlorures ou mieux les chlorures doubles qui ont pris naissance ne sont pas volatils dans ces circonstances.

Cependant il importe, suivant nous, de pratiquer ce mode de destruction des matières organiques non à l'air libre, dans une capsule de porcelaine, mais pour le cas présent, dans un appareil distillatoire. En effet, un expert doit toujours se préoccuper du cas le plus général ; s'il suppose un empoisonnement par les sels mercuriels, il doit penser au biiodure de mercure.

Si l'opération se fait en vase ouvert, l'iode est perdu ; si, au contraire, la destruction des matières organiques a été faite dans un appareil distillatoire, l'iode provenant de la décomposition du biiodure de mercure par le chlore se rend dans le ballon condensateur ; ou on trouve, après l'opération, du chlore, du chlorure d'iode, de l'acide chlorhydrique et de l'eau. Il suffit tout simplement, pour caractériser cet iode, de neutraliser la liqueur avec de la potasse, d'évaporer à siccité et de donner un coup de feu pour transformer l'iodate formé en iodure et caractériser ce sel au moyen des réactions de la chimie analytique. (On devra rechercher également l'iode dans le liquide de la cornue. Il peut, en effet, en rester quelque peu à l'état d'acide iodique.)

L'expert devra porter ses recherches sur les aliments suspects, les vomissements, les fèces, le tube digestif, les reins, les urines et le foie.

Le liquide acide provenant de la destruction des matières organiques, privé de l'excès de chlore qu'il renferme, est soumis à un courant d'hydrogène sulfuré. S'il y a du mercure, on voit se former un précipité gris sale, puis noir, de sulfure mercurique complètement insoluble dans ce milieu acide. On continue le courant d'hydrogène sulfuré pendant une heure à peu près ; on laisse à une douce chaleur jusqu'au lendemain, et on jette sur filtre. Le magma sur filtre, formé de sulfure mercurique, de soufre et de matières organiques entraînées, est lavé plusieurs fois à l'eau bouillante, et bouilli ensuite avec de l'eau régale. Le sulfure mercurique est insoluble dans le sulfhydrate d'ammoniaque ancien, assez soluble dans les sulfures de potassium et de sodium. L'acide azotique ne l'attaque pas ; l'acide chlorhydrique non plus, mais il est rapidement dissous par l'eau régale. On conçoit de suite de quelle importance sont les lavages effectués sur le sulfure. En effet, si le sulfure mercurique mal lavé renferme une petite quantité de chlorures, très abondants dans les liqueurs de destruction, l'acide azotique donnera naissance à un peu d'eau régale, et de fait provoquera sa dissolution.

Le sulfure mercurique est dissous dans l'eau régale, la liqueur chargée de bichlorure de mercure, filtrée pour séparer les quelques impuretés qui surnagent, est évaporée à une douce chaleur jusqu'à siccité et reprise par un peu d'eau aiguisée d'acide chlorhydrique.

Cette nouvelle solution acide, débarrassée de l'acide azotique et du chlore, est soumise aux réactions suivantes :

1° *Réaction avec le chlorure stanneux.* — Traitée par une solution de protochlorure d'étain, il se forme, suivant les quantités de ce réactif, des précipités blanc, gris ou noir. Tout d'abord une petite proportion du sel stanneux réduit le bichlorure de mercure à l'état de chlorure mercureux, en même temps qu'il se transforme en bichlorure d'étain. Le précipité est blanc, mais la déchloruration est plus complète avec un excès de sel d'étain ; le précipité blanc perd le reste de son chlore et laisse du mercure métallique, qui précipite en noir ou grisâtre. La réaction, si on s'en tient là, n'est pas encore absolument caractéristique ; le mercure, extrêmement divisé, ne peut pas être nettement aperçu dans le dépôt, même à la loupe. Pour y parvenir, c'est-à-dire pour donner aux particules de mercure une grosseur suffisante, il suffit de faire bouillir quelques instants le précipité obtenu avec de l'acide chlorhydrique concentré et bouillant. Cet acide n'attaque pas le mercure ; mais en dissolvant les impuretés ou les substances étrangères qui peuvent s'opposer à l'agglomération des globules de mercure, il le met en évidence d'une façon absolument caractéristique.

Cette réaction est sensible au 1/40.000 suivant Overbeck, et au 1/50.000 d'après Schneider.

2° *Réaction avec le cuivre.* — Une lame de cuivre bien décapée introduite dans la liqueur acide — pas trop acide — ne tarde pas à se couvrir d'un dépôt blanchâtre ou grisâtre qui devient très brillant par le frottement. C'est du mercure qui s'est déposé sur la lame de cuivre. La tache chauffée doit disparaître complètement et le cuivre doit reprendre sa teinte primitive. Cette réaction d'une extrême sensibilité peut se faire de diverses façons et avec quelques variantes.

On peut substituer à la lame de cuivre de la tournure de cuivre bien brillante et l'immerger dans la liqueur. Lorsque

la couleur rouge du cuivre a disparu ou que le cuivre a pris
une couleur gris sale, on le retire, on le sèche, et on l'introduit dans un tube fermé par un bout. On chauffe fortement;
le mercure se volatilise et vient se déposer à quelque distance
du point chauffé sur les parois froides du tube, sous forme
de gouttelettes isolées, ou encore d'anneaux blanchâtres. Si
on aperçoit les globules de mercure, la réaction est suffisamment caractéristique, sinon on continue, et on transforme le
mercure divisé en biiodure de mercure rouge. Pour cela, au
moyen d'un trait de lime, on détache l'extrémité fermée du
tube dans lequel on a fait l'expérience, et on place à une des
ouvertures un tout petit cristal d'iode. Les deux ouvertures
du tube sont fermées par deux boules de cire molle, et le tout
placé dans une atmosphère de 30° à 40° à peu près. Si le
dépôt formé dans le tube est constitué par du mercure très
divisé, au bout de douze heures au plus tard, il aura changé
de teinte et aura pris une couleur rouge vif, due à la formation du biiodure de mercure. On enlève alors ce qui reste du
cristal d'iode, et on chauffe doucement et progressivement
la portion devenue rouge. Si on a affaire à du biiodure de
mercure, la couleur rouge passera au jaune, et cette dernière
persistera tant que le tube sera chaud. Par le refroidissement
ou le contact d'un corps étranger, le biiodure reprendra sa
teinte rouge. On pourrait encore, comme dernière épreuve, traiter la tache ou l'anneau par une solution au dixième d'iodure
de potassium. La tache rouge ou l'anneau rouge de biiodure
de mercure disparaîtrait aussitôt en contact avec cette solution,
car on sait que ce sel est très soluble dans l'iodure de potassium avec lequel il donne une liqueur absolument incolore.

3° *Procédés électrolytiques.* -- Pile de James Smithson. --
On enroule en forme de spirale une petite lame d'or autour
d'une lame épaisse d'étain pur, de manière que les spires ne
se touchent pas et laissent à découvert une partie de la lame
d'étain. On dépose cet appareil dans la liqueur à essayer;
celle provenant de la dissolution du sulfure mercurique est
traitée comme nous l'avons dit plus haut. Au bout de quelque temps, une demi-heure, une heure quelquefois, le mercure
s'est exclusivement porté sur l'or, qu'il a blanchi. Il suffit en-

suite de laver la lame d'or, de la sécher, de la chauffer dans un tube pour obtenir le mercure sublimé et faire reprendre la couleur jaune à la portion de lame d'or blanchie.

Pour caractériser le mercure, on devra faire les expériences décrites aux paragraphes précédents.

Mais il importe tout d'abord de bien savoir que le petit appareil imaginé par James Smithson ne peut servir à déceler des quantités très faibles de mercure dans une liqueur suspecte, et qu'il ne suffit pas de voir la lame d'or blanchir, puis reprendre sa couleur jaune par l'action de la chaleur, pour affirmer la présence de ce métal. En effet, cet appareil blanchit lorsqu'on le place dans des liqueurs non mercurielles, légèrement acides, ou qui contiennent seulement une petite quantité de chlorure de sodium. C'est l'étain qui s'est dissous en partie dans la liqueur, qui se décompose ensuite et se dépose sur la lame d'or et la blanchit. Ainsi blanchi et chauffé, l'or reprend sa couleur jaune, ce qui pourrait induire en erreur et faire croire à la présence du mercure.

Cependant ce fait est tout accidentel et ne se présente que dans les liqueurs très acides. Il est d'ailleurs toujours facile de reconnaître la présence de l'étain sur la lame d'or. Une lame d'or blanchie par le dépôt de l'étain redevient jaune par ébullition dans l'acide chlorhydrique; blanchie, au contraire, par le mercure, elle ne perd rien de sa couleur par ce traitement.

De plus, pour éviter cette cause d'erreur qu'il est toujours désagréable de discuter dans une expertise, on peut substituer à la lame d'étain une lame de fer, ou tout simplement un fil de fer, de sorte que la pile de Smithson, ainsi transformée, lame d'or et lame de fer, pourra servir sans crainte d'accident du genre de ceux que nous venons de signaler.

Comme sensibilité, la pile de Smithson n'est pas ce qu'il y a de mieux. En effet, on sépare rarement d'une liqueur tout le mercure qu'elle renferme, à moins que la surface de la lame ne soit assez grande et le séjour très prolongé, car la précipitation du mercure s'affaiblit beaucoup lorsque la lame d'or est complètement blanchie.

4° *Procédé Flandin et Danger*. — Le moyen qui consiste à

plonger dans le liquide à examiner les deux électrodes d'une pile est beaucoup plus sensible que la pile de Smithson. Dans ces conditions, si les électrodes sont terminées par des feuilles d'or, tout le mercure se dé-pose au pôle négatif. Pour atteindre ce but, Flandin et Danger font passer tout le liquide ou la liqueur à essayer sur l'électrode négative, en adoptant la disposition sui-vante (fig. 12): A est un ballon renversé dans lequel se trouve le liquide à examiner; le bal-lon plonge dans un tube B recourbé à angle droit et ter-miné par un orifice presque capillaire. Par cet orifice pé-nètre le fil négatif de la pile, tandis que le fil positif entre par la partie supérieure. Le li-quide s'écoule goutte à goutte

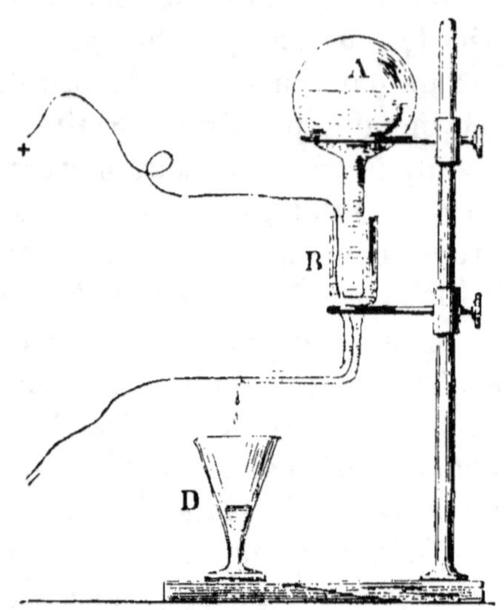

Fig. 12. — Procédé Flandin et Danger pour la recherche du mercure.

dans un vase D après avoir passé sur l'électrode négative. L'écoulement peut être réglé à volonté en plaçant le ballon de manière à élever plus ou moins le niveau dans l'entonnoir.

On peut, à cet appareil ainsi décrit, substituer avantageu-sement au tube recourbé un entonnoir dont la douille sera coudée et effilée. Ce procédé est d'une sensibilité extrême ; il a de plus l'avantage de fixer sur la lame d'or tout le mercure de la liqueur. De plus, on peut soumettre à l'électrolyse, sans opération préalable, le liquide qui provient de la destruction des matières organiques par le procédé au chlorate de potasse et à l'acide chlorhydrique. Hittorf a constaté que la présence du chlorure de potassium, ce qui est le cas, était très utile, le courant électrique décomposant plus rapidement les sels dou-bles que le sublimé corrosif pur.

Comme pour la pile de Smithson, nous recommandons à l'expert de ne pas s'en tenir à l'aspect que prend la lame d'or, mais, toujours avec les soins déjà indiqués, sublimer le mer-

cure et essayer sur la partie volatilisée ses réactions caractéristiques.

En effet, les causes d'erreurs sont les mêmes dans l'un et
dans l'autre cas ; nous voulons parler de certaines impuretés
ou de la présence de certains métaux étrangers qui peuvent
se rencontrer dans les liquides. L'arsenic, par exemple, en dissolution dans la liqueur suspecte à essayer, peut provoquer
une erreur : témoins ces analyses qui ont fait croire un instant à la présence du mercure dans certaines eaux arsenicales.
Les acides arsénieux et arséniques sont facilement réduits,
dans ces circonstances. Si c'est avec la pile de Smithson qu'on
opère, l'arsenic se dépose sur l'étain d'abord et sur l'or ensuite ; si c'est avec l'appareil de Flandin et Danger, c'est directement sur la lame d'or de l'électrode négative. Bien plus,
l'arsenic comme le mercure est volatil ; l'iode donne avec le
métalloïde une réaction un peu comparable à celle que donnerait le mercure ; il se forme de l'iodure d'arsenic comme du
biiodure de mercure. On conçoit donc que ces similitudes de
réaction, plutôt apparentes que réelles, si elles ont pu tromper
dans ces derniers temps, puissent encore amener des erreurs
plus tard et suffisent pour tenir en éveil l'expert chargé de
rechercher de telles substances.

A cette méthode générale propre à la recherche du mercure
dans les cas d'empoisonnements et recommandable à tous les
points de vue, quelques auteurs se sont crus obligés de donner
des moyens un peu spéciaux pour des cas particuliers.

C'est ainsi que Mayer indique le procédé suivant pour la
recherche du mercure dans les urines :

On fait bouillir l'urine avec 50 grammes de chaux et 5 grammes de sulfite de soude dans un grand ballon à col court,
communiquant par un tube deux fois coudé à angle droit
avec un tube plus large descendant, rempli de verre pilé ou
de coton de verre, trempé préalablement dans une solution
au 1/5 de nitrate d'argent. L'urine dégage de l'ammoniaque ;
il est donc inutile d'employer le nitrate d'argent ammoniacal. On chauffe le tout de 130° à 140° dans un bain d'air. La
vapeur d'eau, dépouillée de mercure en passant sur le verre
pilé, se condense facilement dans un récipient. On continue

l'opération de trois à six heures, suivant les quantités de mercure. Dans ces conditions, 70 à 80 p. 100 du mercure se trouvent condensés sur le coton de verre. On chauffe alors dans un courant d'air assez lent pour obtenir un enduit d'oxyde de mercure, puis au moyen d'une parcelle d'iode on donne naissance au biiodure de mercure, avec sa teinte rouge caractéristique. Cette méthode serait applicable en présence d'un excès d'iodure de potassium. Elle permettrait de reconnaître 1/20 de milligramme de mercure dans un litre d'urine.

5° *Procédé de Ludwig.* — 400 centimètres cubes d'urine sont additionnés d'acide chlorhydrique et de poudre de zinc, environ 3 grammes. Le liquide est décanté au bout de quelque temps et le zinc non attaqué est lavé à l'eau pure, à l'eau alcaline aiguisée de potasse, puis à l'alcool et à l'éther. Le résidu sec est introduit dans un tube en verre peu fusible de 8 millimètres de diamètre et par-dessus et successivement un tampon d'asbeste, une couche d'oxyde de cuivre et enfin une couche de poudre de zinc, puis on étire le tube de manière à obtenir une pointe capillaire. On chauffe alors la couche d'oxyde de cuivre, puis la poussière de zinc et enfin la partie du tube qui contient le zinc lavé, c'est-à-dire l'amalgame si l'urine était mercurielle. Après quelques minutes tout le mercure se trouve rassemblé dans la pointe capillaire, que l'on peut facilement séparer du tube. Si la quantité de mercure n'était pas suffisante pour donner un indice, ou introduit dans le tube une parcelle d'iode en chauffant légèrement. La présence d'une trace de mercure se traduit par l'apparition d'une auréole rouge d'iodure mercurique.

Malgré la grande sensibilité de ces procédés au dire de leur auteur nous croyons, en présence des difficultés d'opération, qu'il est préférable, dans ces recherches de mercure dans l'urine, le lait, la salive, etc., de se servir du procédé indiqué par MM. Bergeret et Mayençon, et décrit dans les essais préliminaires.

Quoi qu'il en soit de toutes les réactions, la plus sensible et la plus caractéristique est certainement l'extraction même des quelques globules métalliques de mercure. L'expert chimiste ne manquera jamais de les recueillir avec soin et de les joindre à son rapport pour pouvoir les faire passer sous les yeux des jurés. Si la quantité est assez notable pour qu'ils puissent aisément être reconnus à simple vue, on se contentera de les introduire soit dans un petit flacon bien bouché, soit dans un tube étroit fermé aux deux bouts à la lampe d'émailleur. Il peut arriver cependant que la proportion de mercure régénéré soit assez petite pour échapper à la vue simple et permettre sa constatation et ses principales propriétés. Roussin a vu le cas se présenter deux fois dans ses expertises. Voici l'artifice qu'il a employé pour mettre dans ces conditions la nature du métal hors de toute constatation. Il prend un tube capillaire couvert d'émail blanc sur la moitié de sa surface et semblable à ceux dont on fait usage aujourd'hui pour la construction des thermomètres. Après avoir soufflé à la lampe deux petits renflements distants de 10 centimètres environ, on façonne l'un d'eux en petit entonnoir et l'on y introduit le globule mercuriel. En chauffant modérément l'autre boule fermée et refroidissant ensuite, on détermine l'entrée du mercure dans le trou capillaire, où il occupe ainsi une étendue appréciable, souvent longue de quelques centimètres. Le petit entonnoir qui a servi à l'introduction est ensuite hermétiquement fermé à la lampe. On possède ainsi une petite colonne de mercure qu'on peut faire voyager dans toute la longueur du tube, suivant qu'on chauffe ou qu'on refroidit telle ou telle boule des extrémités.

**Considérations générales sur l'empoisonnement par les préparations mercurielles.** — Nous pouvons tout d'abord admettre que tous les composés mercuriels introduits dans l'organisme s'y transforment en bichlorure de mercure. Que cette transformation se fasse dans l'estomac, sous l'influence du chlorure de sodium (Mialhe), de l'albumine (Voit), ou d'autres substances encore, il est évident que l'action du composé mercuriel sera d'autant plus active que la transformation se fera avec plus de rapidité. Là-dessus, Voit établit trois classes de mercuriaux : 1° le mercure métallique ; il fournit très lentement de petites quantités de bichlorure ; 2° le protochlorure (protoxyde et ses sels, protobromure, iodure et sulfure) ; 3° le bichlorure, le cyanure, le biiodure, etc.

Le mercure ingéré est absorbé; on peut en constater la présence dans tous les tissus de l'organisme, si les doses ont été suffisamment répétées. Mais combien de temps y séjourne-t-il?

D'après Schneider, on n'en trouverait plus dans l'organisme après quelques semaines. Gorup-Besanez, au contraire, dit en avoir trouvé dans le foie, un an après l'interruption d'un traitement mercuriel. MM. Mayençon et Bergeret, à la suite d'expériences nombreuses, sont arrivés aux conclusions suivantes :

1° Les sels mercuriels pris en une seule fois et à petites doses sont éliminés promptement et complètement de l'organisme (quatre jours suffisent).

2° Pris pendant un certain temps, même à petites doses, les sels mercuriels mettent plusieurs jours à s'éliminer complètement.

Ils ont également démontré que les reins et le foie semblent être les organes où le mercure se trouve en plus grande abondance ; que ce sont les urines des premières heures qui suivent l'ingestion du poison qui le contiennent en presque totalité, moins cependant la portion fixée.

Pour James Ross, le mercure passe dans le sang après l'absortion et se dirige électivement vers les tissus blancs, les extrémités articulaires des os longs, les membranes séreuses, la peau, les amygdales, les gencives. Son action terminée, il s'élimine surtout par les glandes salivaires, les muqueuses intestinales, spécialement celle du rectum.

Colson admet que le mercure séjourne indéfiniment dans l'économie.

Sans nous arrêter à ces diverses opinions et rapporter tous les cas curieux et plus ou moins fantastiques consignés par certains auteurs, nous admettrons comme conclusions ce qui suit :

1° La dose influe sur l'élimination ;

2° En général, à la suite de plusieurs doses, tout le mercure est expulsé après un mois de cessation de traitement ;

3° La salive contient du mercure ;

4° Les reins sont les éliminateurs ;

5° On trouve encore manifestement du mercure dans les

urines cinq à six jours après que l'ingestion des composés mercuriels a cessé (une seule dose).

6° On trouve encore du mercure dans le foie, alors que tous les autres organes n'en contiennent plus. Le foie retiendrait les dernières traces.

7° Les muscles, le cerveau, le foie, les reins, contiennent du mercure ; mais ce sont les reins et le foie qui en renferment le plus.

L'expert, s'inspirant de ces données, pourra, si l'analyse a été bien conduite, conjecturer dans une certaine mesure si l'empoisonnement a été déterminé par une seule ou plusieurs doses de composés mercuriels. Il saura, soit dans un cas d'exhumation juridique, soit à la suite de tentative d'empoisonnement, que le mercure séjourne un certain temps dans l'économie ; il se souviendra que quatre ou cinq jours après l'ingestion d'une seule dose, alors même que les vomissements en ont éliminé la plus grande partie, les urines lui seront d'une grande ressource, quant à leur composition. Bien souvent, et ceci est à noter, dans les intoxications mercurielles, les urines sont albumineuses pendant toute la période d'action du poison.

Mais le problème le plus difficile à résoudre est le suivant :

Le mercure extrait d'un cadavre peut-il provenir d'une autre source que l'empoisonnement ?

En effet, le mercure extrait des matériaux de l'organisme peut avoir deux provenances : d'une part, avoir comme source l'empoisonnement ; d'autre part, résulter ou d'une médication mercurielle ou d'une exposition accidentelle ou habituelle à des émanations de mercure.

Il y a donc lieu de tenir ici compte des commémoratifs. Et si l'on ne veut admettre comme terme absolu de rigueur les trente jours indiqués pour permettre à l'élimination d'être complète, il est cependant incontestable que l'on ne pourra attribuer la présence du mercure dans les organes à une médication dès longtemps abandonnée.

D'un autre côté, le chimiste expert ne doit pas non plus s'attacher à retrouver dans les organes le composé mercuriel tel qu'il a été administré. Il ne le pourrait pas, car tous ces composés, voire même le bichlorure, se transforment dans l'éco-

nomie. Nous ne reviendrons pas ici sur ce que nous avons dit
de ces transformations ; nous rappellerons seulement que certaines préparations mercurielles ont pu provoquer des accidents souvent regrettables, administrées qu'elles étaient dans
des conditions mauvaises. Nous voulons parler du calomel
associé aux chlorures alcalins, du calomel administré dans un
looch, ou simultanément à de l'eau distillée d'amandes amères
ou d'eau de laurier-cerise. Dans le premier cas, le calomel
donne naissance à du bichlorure ; dans le second, à du cyanure
de mercure.

**Dosage du mercure.** — Il importe parfois non seulement de
caractériser la présence du mercure dans une liqueur ou un
organe, mais encore d'en indiquer la quantité réelle. On peut
le faire au moyen des méthodes qui suivent :

Le plus ordinairement, on pèse le mercure à l'état métallique et quelquefois à l'état de protochlorure ; on peut encore
le doser au moyen de certaines liqueurs titrées.

1° *Dosage du mercure à l'état métallique.* — Le procédé que
nous indiquons, bien que donnant des résultats un peu faibles, se
recommande surtout par sa simplicité et sa rapidité d'exécution.

La liqueur à doser, introduite dans un petit ballon, est
additionnée d'acide chlorhydrique et d'une solution récemment
préparée de protochlorure d'étain. On a eu soin de mettre un
excès de ce réactif; on fait bouillir quelques instants et on laisse
refroidir.

Le précipité se rassemble au fond du ballon ; on décante le
liquide clair, et on obtient des gouttelettes de mercure, sinon,
on fait bouillir de nouveau avec de l'acide chlorhydrique quelque peu de protochlorure d'étain, et on laisse refroidir. Cette
deuxième opération réunit toujours les globules de mercure et
leur donne une grosseur convenable. Il ne reste plus qu'à décanter les liqueurs acides, à laver plusieurs fois avec de l'eau
aiguisée d'acide chlorhydrique, à sécher avec de petits morceaux de papier, à filtrer, et à peser, après avoir placé le tout
sur un exsiccateur pendant quelque temps.

2° *Dosage du mercure à l'état de protochlorure.* — Rose dose
le mercure en solution acide, même avec de l'acide azotique,
mais suffisamment étendu, en additionnant la liqueur d'un

excès d'acide chlorhydrique et d'un excès d'acide phosphoreux.
Il laisse reposer douze heures à froid, ou à une douce chaleur
ne dépassant pas 60°. Au bout de ce temps, le mercure est
complètement transformé en protochlorure ; on le jette sur
filtre, on le lave à l'eau chaude, et on le pèse après l'avoir
séché à 100°.

3° *Dosage du mercure par les liqueurs titrées.* — Personne
a imaginé un procédé de dosage de mercure sur la formation
d'iodomercurate de potassium soluble et dont la solution incolore donne immédiatement un précipité rouge par addition
de chlorure mercurique. Il emploie à cet effet une solution
d'iodure de potassium, contenant 33$^{gr}$,20 d'iodure par litre
(10 centilitres de cette solution correspondent à 0$^{gr}$,1 de mercure), et une solution de chlorure mercurique contenant 13$^{gr}$,55
de chlorure par litre, additionné de 30 grammes de sel marin
dont la présence facilite la dissolution du chlorure mercurique.
Cette dernière liqueur sert à contrôler la solution d'iodure de
potassium. Pour opérer, on doit avoir le mercure à l'état de
bichlorure (c'est notre cas), une liqueur exempte de chlore et
d'acide azotique. On pourra toujours, si ces inconvénients se
présentaient, saturer la liqueur avec de la potasse et réaciduler
avec un peu d'acide chlorhydrique. La solution de ce chlorure
est versée dans 10 centimètres cubes de solution titrée d'iodure
de potassium jusqu'à ce qu'il se produise un trouble rouge
persistant. La quantité de solution mercurique nécessaire pour
obtenir cette réaction renferme donc exactement 1 décigramme
de mercure. Il suffit de multiplier ce chiffre par le rapport du
nombre de divisions ajoutées, au volume total de la liqueur
mercurielle, pour avoir la totalité de mercure cherché.

Cette méthode est d'une pratique facile et d'une exactitude
suffisante.

**Antidotes et traitements.** — Nous ne nous occuperons ici que
de l'empoisonnement aigu, celui qui, le plus généralement, est
produit par le bichlorure ou sublimé corrosif. On s'empresse
d'administrer un antidote et on fait vomir, soit en irritant mécaniquement le pharynx, soit au moyen d'injections cutanées
d'apomorphine.

Un antidote placé en première ligne et pendant longtemps

des plus recommandés est l'albumine du blanc d'œuf. L'albumine, en effet, donne avec les sels mercuriques un composé insoluble dans l'eau et non absorbé. Mais cette formation est entourée de si grandes difficultés et demande tant de circonstances favorables, qu'il est difficile de compter absolument sur son efficacité.

Le précipité ou la combinaison insoluble est, en effet, soluble dans un grand excès d'albumine, soluble également dans les chlorures alcalins et surtout dans le chlorure ammonique. Combien faudra-t-il administrer d'albumine ou d'eau albumineuse ? Ne doit-on pas craindre que cette réaction attendue ne se fasse pas en présence des chlorures contenus dans l'estomac ? Bien plus, dans une foule de circonstances, l'albumine est sans action sur certains composés mercuriques. Pour n'en citer qu'un, l'iodure double de mercure et de potassium n'est pas décomposé par ce réactif.

De ces détails, il ressort l'indication de ne laisser séjourner le poison et l'antidote dans l'estomac que le moins de temps possible et de provoquer les vomissements presque aussitôt l'ingestion terminée.

Un autre antidote, recommandé par A. Bouchardat, est le sulfure de fer hydraté. Ce réactif doit être récemment préparé : il s'obtient en traitant du sulfate ferreux par un sulfure alcalin, ou bien encore on fait une pâte composée d'un mélange de fer en poudre et de soufre. Ce mélange doit être préparé et humecté pour permettre à la réaction de s'effectuer.

On peut encore administrer l'acide sulfhydrique, une bouteille d'eau sulfureuse. On a proposé également les antidotes métalliques, qui ont la propriété de transformer le bichlorure de mercure en protochlorure insoluble. Ainsi le mercure, la limaille de fer, la limaille de fer et d'or, la limaille de fer et d'argent.

Tels sont les moyens à employer au moment de l'ingestion du poison, moyens destinés à s'opposer à son passage du tube digestif dans l'économie.

Si le poison a été absorbé en partie, si l'intervention est tardive, on devra faire tous les efforts pour provoquer l'élimination du poison.

Les purgatifs, les iodures alcalins, les chlorates alcalins, les bains sulfureux, sont avantageux et recommandables.

Poey avait proposé un moyen bizarre. Il consiste à placer le malade dans une baignoire métallique, lui faire tenir à la main l'électrode positive d'une pile et accrocher l'électrode négative de la baignoire. D'après Poey, le mercure doit quitter le corps du patient et se porter sur le métal de la baignoire.

Enfin Merget a proposé différents moyens pour préserver les ouvriers travaillant le mercure de l'intoxication professionnelle. Il purifie l'air des ateliers en répandant sur le sol du chlorure de chaux. Le chlore dégagé, en se répandant dans l'atmosphère, se combine au mercure et donne naissance à du chlorure de mercure qui se précipite. Meyer substitue de l'ammoniaque au chlorure de chaux et dit, sans autres explications, avoir obtenu de bons résultats.

# IV

## CUIVRE ET SES COMPOSÉS

Le cuivre (*Cypris* ou *Vénus*, à cause de la facilité avec laquelle ce métal forme des alliages) se rencontre fréquemment dans la nature à l'état libre. On connaît les mines de Corocoro, en Bolivie, et celles du lac Supérieur (États-Unis). Mais le plus souvent on le trouve à l'état de combinaisons. Tels sont les pyrites cuivreuses (sulfure de cuivre), les malachites et les azurites (hydrocarbonates de cuivre), le vitriol d'almonde (sulfate ferroso-cuivreux).

C'est un métal rouge, à odeur désagréable. Sa densité := 8,8; il fond à 1,100° et se vaporise à une température plus élevée en colorant les flammes en vert. Le cuivre ne s'altère ni dans l'air sec ni dans l'oxygène sec ; mais dans l'air humide, il se recouvre bientôt d'une couche verdâtre connue sous le nom de vert-de-gris. Les acides faibles l'attaquent assez facilement. L'acide sulfurique n'a d'action que concentré et bouillant ; l'acide azotique agit à tous les degrés de concentration et de température, et enfin l'acide chlorhydrique ne l'attaque que lentement et encore à l'ébullition seulement. L'ammoniaque le dissout et donne une liqueur bleue foncée contenant de l'oxyde de cuivre et de l'azotite de cuivre en dissolution dans l'ammoniaque.

Le cuivre sert à faire les alambics, des chaudières, les ustensiles de cuisine et surtout une foule d'alliages très employés dans l'industrie : laiton et épingles, bronze, maillechort, métal anglais, bronze de couleur, etc.

Ce métal n'est pas vénéneux.

Le cuivre forme avec l'oxygène différents composés, le *protoxyde* et le *bioxyde de cuivre ;* avec l'acide carbonique des *hydrocarbonates de cuivre* naturels ou artificiels. Toutes ces combinaisons, qui ne sont pas vénéneuses par elles-mêmes, peuvent le devenir dans l'économie, par suite de leur dissolution facile dans les sucs acides de l'estomac.

Le sulfate de cuivre, connu encore sous les noms de *coupe-rose bleue*, *vitriol bleu*, *vitriol de Chypre*, se rencontre dans le commerce sous forme de gros cristaux (prismes obliques à bases parallélogrammes), très solubles dans l'eau. Chauffé à 250°, il perd 5 équivalents d'eau de cristallisations, et de bleu devient blanc. Au rouge, la décomposition est complète ; il reste de l'oxyde de cuivre et il se dégage de l'oxygène, de l'acide sulfureux et un peu d'acide sulfurique.

Ce sel est journellement employé dans l'industrie. La teinture en noir sur laine et soie, en lilas, en violet, les fabricants de papiers peints, le chaulage des blés, en consomment des quantités considérables.

Les propriétés toxiques de ce sel ont été contestées.

Enfin, et pour ne nous occuper que des combinaisons du cuivre pouvant directement nous intéresser, nous dirons quelques mots des acétates.

On connait un acétate neutre de cuivre et différents sous-acétates.

L'acétate neutre porte le nom de *verdet*, de *cristaux de Vénus*. C'est un sel cristallisé en rhomboèdres, vert foncé, soluble dans l'eau, insoluble dans l'alcool. Chauffé à 140°, les cristaux perdent leur eau de cristallisation ; à 240°, ils abandonnent de l'acide acétique (vinaigre radical) accompagné d'un peu d'acétate de protoxyde, d'acétone, en même temps qu'il reste dans la cornue un résidu de cuivre métallique.

Les autres acétates basiques sont appelés dans le commerce *verdets bleus, verdets verts, verdets de Montpellier, vert-de-gris*. Le vert-de-gris ordinaire du commerce est un mélange à proportions variables d'acétates bibasique, tribasique et sesquibasique. C'est un composé employé en teinture et qui sert à préparer le *vert de Schweinfurt* ou *vert de Vienne* (acéto-arsénite de cuivre). La médecine l'emploie dans la préparation d'un cérat, d'une eau vert-de-grisée, du collyre de Lanfranc et dans certaines formules de pierre divine. L'hippiatrique en fait également une grande consommation.

Les acétates de cuivre sont vénéneux.

**Empoisonnements et doses toxiques.** — Après le phosphore et l'arsenic, le cuivre, ou mieux ses composés (le sulfate et le vert-de-gris), tient la première place dans les annales de l'empoisonnement. De 1835 à 1875, on compte, en effet, 167 empoisonnements par le sulfate de cuivre, et 76 par le vert-de-gris. Ces chiffres indiquent assez l'importance de cette étude et justifient les développements dans lesquels nous allons entrer.

Le cuivre métallique, nous l'avons déjà dit, n'est pas vénéneux; mais sous certaines influences, il provoque souvent des accidents. C'est, on le sait, le métal qui se prête le plus facilement à la fabrication des vases destinés aux préparations culinaires. Ces vases, mal entretenus, mal étamés, se recouvrent, avec la plus grande facilité, de vert-de-gris. D'ailleurs l'usage s'est répandu de faire cuire certains aliments ou de préparer certaines conserves dans des vases en cuivre non étamés. Les confitures sont faites de cette manière; il n'est pas rare d'y rencontrer non seulement des traces, mais encore des quantités de cuivre quelquefois assez fortes pour qu'elles y soient accusées en y plongeant simplement une lame de couteau.

Les cornichons, les câpres, les prunes à l'eau-de-vie ne doivent leur belle couleur verte que parce que ces conserves ont été préparées dans des chaudières en cuivre. Le cuivre de la bassine est attaqué par l'acide acétique, donne naissance à des sels de cuivre qui sont décomposés par la matière organique et cèdent leur cuivre à la matière colorante du fruit. Cette habitude est tellement passée dans les mœurs, qu'il n'est pas rare de voir les personnes dépourvues de chaudières en cuivre pour ces préparations, faire cuire avec du vinaigre leurs fruits à conserver dans des vases en terre et y ajouter quelques monnaies de billon.

Le cuivre métallique est encore attaqué et dissous dans une foule de circonstances. Ainsi Eller a démontré que de l'eau tenant en dissolution 1/10 environ de chlorure de sodium attaquait facilement le cuivre à la température de l'ébullition du liquide.

Les huiles, les corps gras solides, qui se fluidifient à une température peu élevée, attaquent le cuivre et se colorent en vert. Le beurre, le saindoux ou axonge se trouvent dans ce cas. Les matières grasses rancissent à l'air, s'acidifient et donnent naissance à des sels de cuivre. C'est de cette manière que certains auteurs ont expliqué la coloration verte des cheveux et des poils des ouvriers travaillant le cuivre.

La pommade ou les corps gras appliqués sur la tête ou répandus sur le corps attaquent le cuivre en poussière qui vient s'y déposer et donnent des colorations vertes.

Le kirsch renferme du cuivre en quantité infinitésimale, il est vrai, et tous les liquides alcooliques distillés dans des appareils en cuivre en contiennent également.

Mais les accidents déterminés par le sulfate de cuivre sont plus fréquents. En dehors des emplois cités plus haut, le sulfate de cuivre sert dans l'injection des bois (traverses de chemin de fer). Ces bois, vendus dans le commerce, brûlés dans un four de boulanger, ont donné des cendres qui ont communiqué au pain des propriétés nuisibles. Un blé chaulé, destiné à être ensemencé, ayant été par mégarde vendu à un minotier, a produit après mouture une farine très vénéneuse. Enfin les boulangers savent depuis longtemps que des farines provenant soit de blés trop anciens ou avariés peuvent être corrigés par addition de quelque peu de sulfate de cuivre. D'après Kuhlmann, 1 partie de sulfate de cuivre pour 7,000 parties de farine de mauvaise qualité suffirait pour la rendre panifiable (1). Malheureusement le boulanger n'a pas toujours eu la main aussi légère ; beaucoup d'entre eux ont forcé la dose, croyant, par ce fait, non seulement rendre le travail de la farine plus facile, mais encore ajouter au gris terne du pain de qualité inférieure le bleuté du sulfate de cuivre. En un mot, faire sur le pain ce que les blanchisseuses, au moyen des bleus d'indigo, obtiennent dans le blanchiment. Ritter a vu à Strasbourg un pain qui renfermait un cristal de sulfate de cuivre pesant près de 3 décigrammes.

Les vins qui proviennent des vignes attaquées par le mildew, et traitées par la bouillie bordelaise — sulfate de cuivre et chaux — renferment presque toujours du cuivre.

_______

(1) Le sulfate de cuivre empêcherait l'action de la céréaline sur le gluten. Au moment de la fermentation, la céréaline désagrège le gluten et le rend fluide.

Pendant de longues années, la toxicité du sulfate de cuivre et des sels de cuivre solubles fut admise sans conteste; mais depuis quelque temps, cette manière de voir fut mise en doute et ses propriétés vénéneuses niées. M. Galippe (1) prétend impossible l'empoisonnement par ces substances. Il a expérimenté sur des chiens auxquels il donnait de l'acétate de cuivre neutre et bibasique, du sulfate de cuivre mélangé aux aliments. Un seul chien a succombé.

Il conclut de ses expériences que l'empoisonnement aigu est impossible, parce que la tolérance s'établit trop facilement. Cependant il l'admet dans les cas de suicide, parce que, en temps ordinaire, la saveur horrible des composés du cuivre s'oppose à leur ingestion, et les vomissements qui surviennent rejettent la plus grande partie du poison.

Quant à préciser les doses de sulfate de cuivre qui peuvent amener la mort, c'est un point difficile. La médecine emploie ce sel à la dose de 5 à 6 décigrammes comme vomitif. MM. Lévi et Barduzzi de Pise ont remarqué que des doses progressives de 15 centigrammes à 1 et 2 grammes administrées à des chiens non seulement n'ont pas incommodé ces animaux, mais bien mieux ont amélioré leur nutrition.

Le sulfate de cuivre, s'il est toxique, n'est vénéneux qu'à doses massives.

L'acétate de cuivre, ou mieux les acétates, d'après M. Galippe, ne seraient pas plus toxiques que le sulfate. Ce toxicologue, ayant repris ses expériences sur l'absorption du cuivre à petites doses, s'est soumis lui-même à un régime dans lequel il faisait entrer chaque jour une petite quantité de sel de cuivre. Il n'en a pas éprouvé le moindre inconvénient; bien plus, sa santé se serait améliorée sous l'influence du traitement. Ces conclusions ont été combattues par MM. Feltz et Ritter. Ces expérimentateurs, à la suite d'expériences sur des chiens, ont remarqué que:

1º L'acétate de cuivre est plus actif que le sulfate;

2º Les accidents d'empoisonnements sont beaucoup plus intenses et plus longs chez les animaux à jeun;

_______

(1) Galippe, Thèse de Paris, 1875.

CHAPUIS. — Toxicologie.                                        13

3º Les boissons, aliments, auxquels on incorpore l'acétate de cuivre, prennent une saveur telle qu'il est impossible de les avaler sans être averti de leur présence.

Quoi qu'il en soit de ces contradictions, on peut tirer de ces résultats intéressants les conclusions suivantes :

Les sels de cuivre à petites doses sont sans inconvénient.

Le rapport de MM. Bouchardat, Arm. Gautier et Brouardel sur le verdissage des légumes et conserves (1), est absolument conçu dans cet esprit ; nous en donnons les conclusions.

« En tenant compte de ce que le cuivre existe dans l'économie animale et dans beaucoup d'aliments usuels, quelquefois même en quantité plus grande que dans les conserves reverdies avec soin ;

« En considérant que des travaux récents semblent démontrer que de faibles doses de ce métal sont à peu près inoffensives, mais que l'innocuité absolue de leur usage prolongé n'est pas suffisamment démontrée ;

« Nous concluons qu'il y a lieu, tout en n'acceptant pas en principe la pratique du reverdissage des légumes par les sels de cuivre, de la tolérer momentanément jusqu'à une limite précise qu'elle ne devra pas dépasser.

« Cette limite est celle du minimum de sulfate de cuivre que, d'après nos recherches, nous avons constaté être suffisante pour conserver les légumes avec toute leur apparence de fraîcheur, soit 18 millièmes de cuivre par kilogramme de légumes égouttés, ou 6 millièmes par demi-boîte.

« Ces quantités sont un peu supérieures à celles qui ont été trouvées autrefois dans les farines, mais inférieures à celles que l'on a dosées dans des chocolats de qualité inférieure.

« Il y a lieu de poursuivre tout fabricant de primeurs introduisant dans ses conserves une dose plus élevée de cuivre.

« Il y a lieu de ne considérer la tolérance limitée de la pratique du reverdissage par les sels de cuivre que comme momentanée et de rechercher les méthodes qui permettent d'être bientôt utilement substituées à celles que l'on suit trop généralement aujourd'hui. »

(1) Gautier, *Des conserves alimentaires reverdies au cuivre* (*Annales d'hygiène*, 1879, 3ª série, t. I, p, 37).

Nous croyons qu'il est inutile de verdir les petits pois ou autres légumes, car alors cette industrie permet de vendre des produits de basses qualités en leur donnant un aspect séduisant qu'ils n'avaient pas auparavant.

**Recherche du cuivre dans les cas d'empoisonnements.** Essais préliminaires. — Les essais préliminaires peuvent se résumer à quelques réactions ayant directement en vue la recherche du cuivre dans certaines matières alimentaires ou autres.

Une matière organique quelconque, une conserve, un fruit, des aliments supposés contenir du cuivre sont acidulés franchement avec quelques gouttes d'acide chlorhydrique. Dans ce mélange acide, on introduit une lame de fer parfaitement décapée. Si c'est un cornichon, on emploie une aiguille ordinaire ; si ce sont des matières organiques très fluides, il serait préférable de se servir d'une lame de couteau bien polie. On laisse en contact quelques heures. Au bout de ce temps, le cuivre s'est déposé sur le fer et recouvre l'aiguille ou la lame du couteau d'une couche métallique d'un rouge caractéristique.

Hadon a proposé un procédé expéditif pour rechercher le cuivre dans le pain. On coupe deux tranches de pain aussi homogènes que possible, une d'un pain suspect, l'autre d'un pain type et connu. Les tranches sont placées chacune sur une assiette et arrosées avec une solution étendue de ferrocyanure de potassium. Après quelques instants, le pain cuprifère ne tarde pas à prendre une coloration rouge ou rose, suivant la quantité de cuivre qu'il renferme. D'après l'auteur, on ne peut retrouver la présence de ce métal dans le pain que lorsque les proportions de sulfate de cuivre atteignent 20 grammes pour 1,000.

Enfin M. Jeannel a proposé de rechercher dans certains liquides le cuivre de la façon suivante : On introduit dans un petit flacon étroit et allongé une certaine portion du liquide à examiner, puis quelques centimètres cubes d'huile d'olive bien claire et bien limpide et surtout aussi peu colorée que possible ; on agite vivement et on laisse reposer. Pour peu que le liquide aqueux renferme une petite quantité de cuivre en dissolution, l'huile prend une coloration verte caractéristique.

Méthodes générales. — En raison de la fixité relative du cuivre et de ses composés, on peut employer telle ou telle méthode que l'on juge convenable pour la destruction des matières organiques. En général, et pour plus de commodité, il est préférable de se servir des procédés de Fresenius et Babo (emploi du chlorate de potasse et de l'acide chlorhydrique). On peut lui substituer un mélange de trois parties d'acide chlorhydrique et une partie d'acide azotique, comme le recommandait Béchamp. On peut également se servir des moyens de carbonisation dont nous avons déjà parlé. La destruction brutale, au moyen des acides sulfurique et azotique mélangés, donne de bons résultats.

L'expert devra diriger ses recherches du côté du tube digestif, du foie, des urines. Il se souviendra que les sels de cuivre sont des vomitifs assez puissants et que, dans une tentative d'empoisonnement, l'examen des vomissements, déjections, aliments ou médicaments peut lui être d'un grand secours.

Si la destruction des matières organiques a été faite au moyen du procédé de Fresenius et Babo, la liqueur obtenue devra, après filtration et refroidissement, être complètement neutralisée par un alcali, l'ammoniaque, de préférence. Si, au contraire, on s'est servi du procédé d'incinération par l'acide sulfurique, ou du mélange d'acides sulfurique et azotique, les cendres obtenues seront lessivées à l'eau bouillante aiguisée d'acide chlorhydrique.

Les liqueurs obtenues, quelle que soit la méthode employée, sont soumises, pendant une heure environ, à un courant d'hydrogène sulfuré. On a soin de maintenir la température à 70° environ pendant tout le temps que dure l'opération. On abandonne ensuite vingt-quatre heures dans un flacon bouché. Tout le cuivre contenu dans la liqueur, au contact de l'hydrogène sulfuré, s'est transformé en sulfure de cuivre insoluble et s'est déposé au fond du vase.

Le dépôt lavé plusieurs fois avec de l'eau sulfhydrique sur un petit filtre est amené dans une petite capsule et traité par l'acide azotique concentré et chaud.

Ce sulfure de cuivre est noir ou brun foncé ; il est soluble en partie dans le sulfure ammonique ordinaire, mais insoluble dans les sulfures de potassium et de sodium. Il est insoluble dans l'acide chlorhydrique froid et très soluble dans l'acide azotique chaud. Il est très soluble également dans le cyanure de potassium. Ce sel a une assez grande tendance à s'oxyder à l'air et à se transformer en sulfate, d'où il suit que les lavages devront être faits à l'abri de l'air, ou plus facilement avec de l'eau chargée d'hydrogène sulfuré.

La solution azotique, souvent incolore ou légèrement bleu verdâtre, est soumise aux réactions suivantes :

1° Une partie de la liqueur, neutralisée avec soin par de l'ammoniaque, puis additionnée d'un excès de ce réactif, donne, si la solution est suffisamment concentrée, un précipité blanc bleuâtre d'abord, et une solution bleue ensuite. Il est rare, dans ces sortes de recherches, que le précipité apparaisse, mais la coloration se produit pour les plus petites quantités de cuivre. Cette coloration bleu céleste est sensible au 1/4.000.

2° Le ferrocyanure de potassium donnera avec la solution un précipité brun chocolat gélatineux ou une simple coloration vineuse, suivant le degré de concentration. Le ferrocyanure de cuivre formé est insoluble dans les acides minéraux, mais décomposé dans l'ammoniaque et les alcalis. Cette réaction est tellement sensible, qu'avec 1/10.000 de cuivre on obtient encore une coloration rose manifeste.

3° Un mélange d'acide cyanhydrique dilué et de teinture de gaïac donne avec la solution de cuivre une coloration bleue. La réaction est rendue encore plus manifeste, si l'on ajoute à la liqueur un peu de chloroforme. Après agitation, le chloroforme se dépose au fond du tube, entraînant toute la matière colorante dissoute dans ce liquide.

Cette réaction (réaction de Schönbein) n'est probante que si l'acide cyanhydrique est ajouté en dernier lieu. En effet, la coloration bleue de la liqueur n'est pas due au cuivre, mais bien à la teinture de gaïac. D'autres substances, comme le chlore, le brome, l'iode, produisent cette réaction avec la teinture seule. Il faut donc avoir soin de mélanger d'abord la teinture de gaïac avec le liquide dans lequel on recherche le cuivre, ajouter de l'alcool en quantité suffisante pour dissoudre le précipité résineux, puis l'acide cyanhydrique. Si la coloration bleue n'apparaît qu'après l'introduction de cet acide dans le mélange, la présence du cuivre est démontrée.

Il se produit, en effet, dans cette réaction du cyanure de cuivre en même temps qu'une oxydation de la teinture de gaïac qui bleuit sous l'influence de l'oxygène. Cette coloration est encore sensible au 1/500.000.

4° Une aiguille d'acier ou un morceau de fer poli, immergé dans la solution à essayer (1), ne tarde pas à se couvrir bientôt d'une couche de cuivre métallique adhérente. Le dépôt est rouge caractéristique. Il peut arriver que la couleur du dépôt soit douteuse, quelquefois même noirâtre, ce qui arrive souvent lorsqu'on opère avec des liqueurs trop acides. On peut alors gratter légèrement avec un canif la pointe de fer et placer dans un petit verre de montre la poussière métallique obtenue. On arrose alors avec deux ou trois gouttes d'ammoniaque en exposant le tout à l'air. Pour peu que le produit du grattage contienne un peu de cuivre, l'ammoniaque se colore en bleu après quelques instants.

Cette réaction est sensible au 1/15.000.

Certains auteurs ont proposé de substituer au fer une lame de zinc. On a remarqué aussi que si la précipitation avec le zinc se fait dans une capsule de platine, c'est sur le platine que se dépose le cuivre.

Hager prend un fil de platine enroulé en spirale autour d'un fil de fer et en contact avec une de ses extrémités. Le cuivre se dépose tout entier sur le platine. Il suffit alors de traiter le fil de platine par de l'acide azotique pour dissoudre la totalité du cuivre. Ces procédés n'ont aucun avantage sur celui du fer.

Ritter préfère verser le liquide à examiner dans un entonnoir dont la lumière est presque entièrement bouchée par une aiguille, dégraissée et décapée. Tout le liquide obligé de passer goutte à goutte sur la tige de fer donnerait une réaction plus sensible.

5° Enfin le réactif suivant permettrait de déceler la présence de 1/100 de milligramme de cuivre dans une solution. On prend une goutte de la liqueur à examiner, on la met avec une goutte d'acide bromhydrique dans un verre de montre et

_____________

(1) La solution azotique additionnée de quelques gouttes d'acide sulfurique doit être évaporée à sec pour chasser complètement l'acide azotique qui pourrait ici gêner les réactions.

on évapore à une douce chaleur. Le mélange, réduit à moitié, prend aussitôt une teinte rosée manifeste. Cette coloration est trois ou quatre fois plus intense que celle qu'on obtient dans les mêmes conditions avec le ferrocyanure de potassium.

**Considérations générales sur l'empoisonnement par les sels de cuivre.** — Les solutions cuivriques introduites dans le tube digestif pénètrent dans l'estomac, puis dans l'intestin, et de là dans la circulation. Mais, en général, une petite quantité seulement est absorbée, car si la dose de poison est un peu forte, l'estomac s'en débarrasse immédiatement par les vomissements.

L'élimination du poison absorbé ne se fait qu'avec une grande lenteur. Au début, les urines renferment du cuivre et souvent de l'albumine, ainsi que des matières colorantes de la bile. Mais c'est dans le foie que les composés du cuivre séjournent le plus longtemps, et lorsqu'ils viennent à s'y accumuler, c'est par la bile surtout que paraît se faire leur élimination.

Dans tous les cas, nous recommandons à l'expert, lorsqu'il aura trouvé du cuivre dans l'organisme, de se poser le problème suivant :

*Le cuivre extrait d'un cadavre peut-il provenir d'une autre source que l'empoisonnement?*

Rien, en effet, n'est plus compliqué que cette question. Il faut tenir compte de l'absorption professionnelle, l'imprégnation par le cuivre de tout le corps des ouvriers qui manient ce métal et ses composés. Il faut aussi se soucier du cuivre disséminé dans la nature, de celui qu'on a trouvé dans l'organisme humain et qu'on a nommé *cuivre normal*.

C'est Sarzeau qui, le premier, a établi d'une manière positive l'existence du cuivre dans certains végétaux et chez l'homme. Il calcule la quantité de cuivre avalée avec le pain par les habitants de la France, et il évalue, en 1830, cette quantité à 3,650 kilogrammes. Enfin il fait pressentir combien l'existence naturelle du cuivre dans le corps de l'homme peut compliquer les recherches médico-légales. Plus tard, Pernetti annonça la présence du cuivre dans les vins. En 1833, Bouligny en retirait du blé et d'un grand nombre de substances. En 1837, Bouchardat le trouvait dans les moules, et, en 1838, Hervy et Devergie obtinrent quelques traces de ce métal en incinérant plusieurs des organes de l'homme et de la femme. Ils constatèrent encore sa présence chez un enfant nouveau-né.

Durocher et Malaguti ont démontré d'une manière irréfutable que l'eau de mer renfermait des traces de composés cuivriques. Ritter en a également trouvé dans un grand nombre d'eaux minérales (Niederbronn, Soultz, Salzbronn).

Cependant, tous les expérimentateurs n'ont pas toujours été assez heureux pour rencontrer du cuivre partout et d'une manière aussi constante. Lossen, qui a repris les expériences de Blasius, d'Ulex, de Bibra, etc., n'est pas arrivé aux mêmes résultats, et il a remarqué qu'en incinérant 125 grammes de sang de bœuf sur un brûleur de Bunsen dans une capsule de platine placée sur un support en laiton, les cendres contenaient du cuivre ; mais lorsqu'il se servait d'une lampe en verre et d'un support de fer, les cendres n'en contenaient pas. Il peut donc bien se faire que souvent les becs de Bunsen et les supports en laiton ou en cuivre soient une des causes principales de l'introduction du cuivre dans les expertises.

Au point de vue professionnel le cuivre n'aurait pas une grande influence sur la santé des ouvriers employés à travailler ce métal. C'est ainsi que Houles et Pietro Santa (1) ont remarqué que dans un atelier de tourneurs en cuivre, ceux-ci vivant dans une atmosphère imprégnée de ces poussières, l'imprégnation et l'inspiration de ces poussières n'engendraient aucun accident fâcheux.

Dans un village du Tarn, toute une population industrielle, martineurs, chaudronniers, fondant, polissant, martelant le cuivre, passant douze heures par jour dans un milieu saturé de poussières de cuivre, n'a présenté après une longue observation aucun phénomène morbide caractéristique de maladies spéciales ou caractéristiques.

En résumé, les observations relevées dans de nombreux ateliers de tourneurs en cuivre, lesquels présentaient des colorations verdâtres de la peau, une imprégnation profonde de la barbe, des cheveux, du cuivre dans les sécrétions salivaires et dans les urines, et même dans les os après la mort, démontrent :

(1) *Comptes rendus Acad. des sc.*, 31 déc. 1883.

1° Qu'un individu peut vivre dans une atmosphère chargée de poussière de cuivre sans altération pour sa santé ;

2° Que les coliques de cuivre décrites par Dubois de Rochefort, Combolusier, Blandet et Corrigan n'existent pas ;

3° Que la moyenne de la vie de la population industrielle de Durfort (Tarn) est égale à celle de la population agricole de la région.

Cependant, et d'après les nombreuses recherches de gens compétents, nous ne nous refusons pas à admettre que souvent, presque toujours même, si l'on veut, on rencontre du cuivre dans l'organisme. Mais de là à admettre le cuivre normal, il y a loin. Peut-on, en effet, comparer la présence de ce cuivre à celle que l'on rencontre chez les animaux inférieurs ? Chez les poulpes, M. Frédéricq a, en effet, trouvé du cuivre que l'on peut appeler normal. Il a découvert une substance nouvelle, l'hémocyanine, formant avec l'oxygène une combinaison plus stable, bleue foncée, qui jouerait dans la respiration le rôle de l'hémoglobine. Le sang veineux des poulpes serait incolore, le sang artériel bleu foncé. Cette substance bleue laisse en brûlant des cendres très riches en cuivre. Ce cuivre paraît s'y trouver au même état que le fer dans l'hémoglobine.

Voilà bien du cuivre normal ; mais, chez l'homme, la présence du cuivre est purement accidentelle ; elle tient aux nombreuses occasions qui se présentent d'ingérer des substances cuprifères. Nous préférons donc substituer à cette dénomination « cuivre normal » celle de « cuivre accidentel ».

Un enseignement naturel et logique ressort de ces faits : c'est que, dans la recherche du cuivre, il faut non seulement se garder d'opérer avec des vases ou ustensiles pouvant fournir ce métal, mais encore ne jamais conclure à un empoisonnement par ce toxique sans l'avoir dosé.

Un exemple. MM. Bergeron et L'Hote, dans l'affaire de l'herboriste Moreau, ont trouvé dans le foie de la première femme 12 centigrammes de cuivre, dans le foie de la seconde 8 centigrammes, et ils ont conclu à l'empoisonnement. Quelque temps après, MM. Bourneville et Yvon ont trouvé dans le foie d'une femme épileptique, qui avait ingéré en quatre mois 43 grammes de sulfate de cuivre, 295 milligrammes de cuivre métallique !

Ce sont là des proportions bien supérieures à celles admises par MM. Bergeron et L'Hote.

**Dosage du cuivre.** — On peut peser le cuivre à l'état d'oxyde, de protosulfure ou de métal.

*A l'état d'oxyde.* — La solution acide provenant de la destruction des matières organiques par l'un ou l'autre procédé doit être débarrassée des impuretés qu'elle renferme. C'est-à-dire qu'on doit, au préalable, traiter la liqueur par l'hydrogène sulfuré. Le sulfure obtenu, lavé à l'eau sulfhydrique chaude, dissous dans l'acide azotique, fournit une solution sur laquelle on peut faire le dosage. On l'introduit alors dans une capsule ; on fait bouillir et on ajoute de la lessive de soude un peu étendue. On fait encore bouillir quelques instants et on jette sur filtre. On lave le précipité à l'eau chaude, on le sèche, on le chauffe au rouge, dans un creuset de platine, on laisse refroidir et on pèse.

*A l'état de protosulfure.* — Dans la solution bouillante qui doit être légèrement acide (le moins possible d'acide azotique), on fait passer un courant d'acide sulfhydrique. Après dépôt, on filtre rapidement, on lave à l'eau sulfhydrique et on sèche sur filtre. On introduit alors filtre et précipité dans un creuset fermé avec un peu de soufre en poudre et on chauffe au rouge en ayant soin d'ouvrir quelques secondes de temps en temps. Le poids du résidu sert à calculer le poids du cuivre.

*A l'état métallique.* — On met dans une capsule de platine la solution à examiner exempte d'acide azotique, c'est-à-dire évaporée soit avec de l'acide sulfurique, soit avec de l'acide chlorhydrique, et on y projette un morceau de zinc, ou mieux une baguette de cadmium. Le cadmium est ici préférable, car il se dissout en totalité dans les acides, tandis qu'avec le zinc il arrive souvent qu'il reste un résidu complètement insoluble. Le cuivre se dépose dans la capsule, après une heure ou deux. Lorsque la réaction est terminée, que tout le cadmium a disparu, on lave plusieurs fois en décantant le dépôt avec de l'eau bouillante. Lorsque les liqueurs ne sont plus acides, on lave avec un peu d'alcool, on sèche à l'étuve à 100° et on pèse après refroidissement.

On préfère maintenant se servir des courants électriques.

Les résultats sont indépendants des impuretés du cadmium et du zinc, et de plus le cuivre déposé est plus compacte, ce qui permet de le laver et de le peser bien plus facilement.

**M.** Riche a donné une méthode électrolytique qui permet de doser le cuivre en solution acide ou ammoniacale et lorsqu'il se trouve mélangé à des sels de soude, potasse, baryte, chaux, magnésie, alumine, fer, zinc, manganèse et plomb.

La liqueur nitrique ou sulfurique est évaporée presque à sec : on la reprend par de l'eau et on l'expose au courant d'un élé-

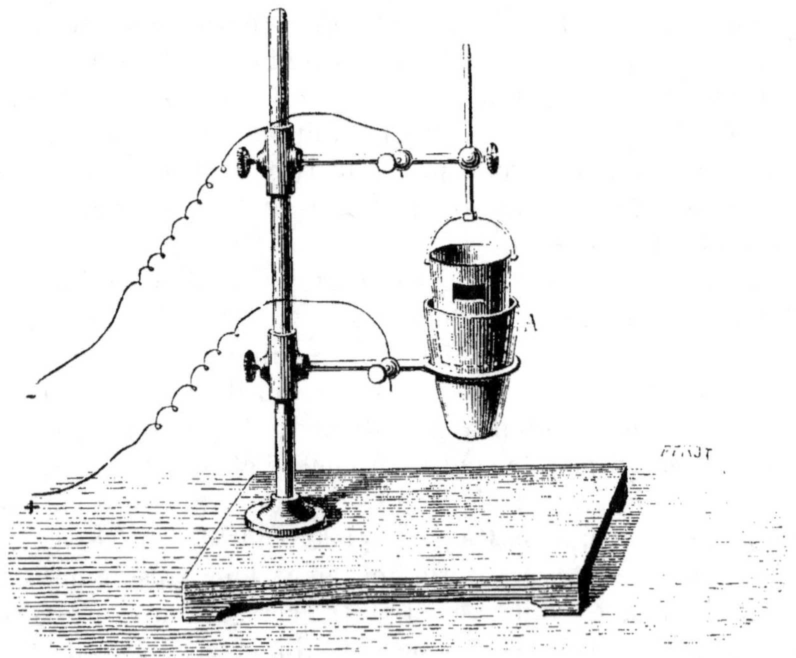

Fig. 13. — Appareil de Riche pour dosage des métaux.

ment Bunsen de petit modèle. La figure 13 représente l'appareil. Le creuset A, dans lequel on introduit la liqueur, est chauffé au bain-marie à 60° ou 80°. Le cuivre se dépose très vite sous la forme d'un enduit adhérent, d'un beau rouge au pôle positif. Si on n'avait pas à sa disposition ce petit appareil, on pourrait faire usage d'un creuset en porcelaine dans lequel plongent deux lames de platine formant les électrodes.

Dans une opération bien conduite il faut, à chaud, une heure, et, à froid, huit heures, pour précipiter complètement 250 milligrammes de cuivre. Toujours à chaud, il faudrait deux heures et demie pour 500 milligrammes, et quatre heures et demie pour 1 gramme.

En liqueur ammoniacale, on opère à la température ordinaire; mais l'action est plus lente. Il faut six heures pour précipiter 500 milligrammes de cuivre.

On peut activer l'opération en substituant deux éléments de pile à un seul. Pour peser, il importe de retirer le pôle positif sans arrêter le courant et laver l'électrode à l'eau. On plonge ensuite dans de l'alcool, puis on sèche à l'air à une douce température et on pèse.

**Antidotes et traitements**. — En général, on n'a pas à se préoccuper, dans les empoisonnements par les sels de cuivre, de faire vomir le malade. Les vomissements sont provoqués par le poison lui-même. Cependant, s'ils se faisaient attendre, on pourrait administrer un ipéca stibié.

Ces résultats obtenus, on fait prendre des substances capables de neutraliser le poison, des antidotes. Parmi ceux-ci, on s'est toujours bien trouvé de l'albumine et du lait, sans cependant que ces substances soient d'une efficacité constante. On sait, en effet, que les sels de cuivre donnent, avec les composés albuminoïdes, des combinaisons insolubles dans les liquides neutres, mais solubles dans les acides et dans un excès de sel de cuivre; c'est dire qu'après chaque dose d'eau albumineuse, on devra favoriser et provoquer les évacuations.

Navier a proposé les sulfures alcalins et le sulfure de fer hydraté; Boucher, la magnésie calcinée et les bases alcalines, dans le but de transformer les combinaisons solubles du cuivre en composés insolubles, sulfures ou oxydes.

Dumas et Payen ont recommandé la limaille de fer; Bouchardat et Sandras, la limaille de zinc; Horby, la limaille d'argent, toutes réduites en bouillie. Ces métaux auraient la propriété de réduire dans le tube digestif les composés cuivriques toxiques en cuivre métallique non vénéneux.

Le sucre a été vivement recommandé, mais son efficacité n'a nullement été démontrée. Cet antidote, proposé par Marcellin Duval, agirait comme réducteur et ramènerait le cuivre à l'état d'oxydule de cuivre insoluble. Cette réaction est peu probable, car le sucre administré est du sucre de canne qui doit, au préalable, se transformer en glucose et en lévulose pour avoir quelque action sur les combinaisons du cuivre. D'un autre côté, pour que cette réduction se fasse, il faut l'intervention d'une certaine température, laquelle ne se trouve pas dans l'économie.

Enfin, un antidote tout indiqué et qui semble devoir donner d'excellents résultats, c'est le ferrocyanure de potassium bien pur. En effet, ce sel non vénéneux a la propriété, ainsi que nous l'avons démontré, de donner, avec les sels de cuivre, du ferrocyanure de cuivre insoluble dans les acides forts et à plus forte raison dans le suc gastrique.

## MODÈLE DE RAPPORT

*Empoisonnement par le vert de Mittis (arséniate de cuivre).* — Relation médicale de l'affaire Gaudot, par MM. G. BERGERON, DELENS et L'HOTE (1).

Léontine Puthomme, âgée de dix-sept ans, a pris le 7 décembre 1878, vers 5 heures du soir, 50 grammes de vert de Mittis délayé dans de l'eau. Les vomissements ont commencé une demi-heure après l'ingestion du poison et ont été aidés ensuite par l'administration d'un vomitif.

Le lendemain elle est entrée à l'hôpital Lariboisière. Les vomissements étaient incessants; il y avait du refroidissement des extrémités, de la prostration, un pouls petit et misérable. La douleur à l'épigastre était très prononcée; les selles étaient diarrhéiques et jaunâtres. Elle se plaignait d'obscurcissement de la vue, mais il ne se produisit ni éruptions caractéristiques, ni paralysies.

La mort survint le 12 décembre au soir. La prostration avait été en s'accentuant depuis le premier jour, mais il ne survint de délire que quelques heures avant la mort.

Les vomissements et la diarrhée avaient cessé depuis la veille.

L'autopsie, pratiquée le 14 décembre à l'hôpital Lariboisière, permit de constater l'*intégrité absolue* de la muqueuse du tube digestif. Il y avait seulement un peu de congestion du pharynx, sans ulcérations. La muqueuse de l'estomac était pâle et d'aspect complétement normal. Il en était de même de celle de l'intestin grêle et du gros intestin.

Le foie présentait la coloration jaunâtre, indice de la dégénérescence graisseuse qui fut reconnue au microscope.

Dans les autres viscères il n'y avait aucune lésion bien manifeste.

(1) Extrait des *Annales d'hygiène et de médecine légale*, t. I, 3e série, 1879.

*Rapport chimique.* — Nous soussignés, Georges Bergeron, professeur agrégé à la Faculté de médecine de Paris, Delens, professeur agrégé à la Faculté de médecine de Paris et Louis Désiré L'Hôte, préparateur au Conservatoire des arts et métiers, et répétiteur d'analyse chimique à l'Institut agronomique, commis par ordonnance de M. Guillot, juge d'instruction au tribunal de la Seine, en date du 14 décembre 1878, à l'effet :

1° De procéder à l'analyse des organes et des parties du cadavre saisis le 14 décembre à la suite de l'autopsie faite à l'hôpital Lariboisière en présence de M. Féréol, chef du service de la salle où la victime est morte, ainsi qu'à l'analyse des déjections saisies dans la chambre, rue de Meaux, n° 8, et des urines recueillies à l'hôpital;

2° De déterminer la puissance toxique du vert de Mittis et les effets produits et les relations pouvant exister entre l'action du poison et la mort de la fille Puthomme.

Serment préalablement prêté, certifions ce qui suit :

Le 14 décembre, nous nous sommes rendus à l'hôpital Lariboisière pour procéder à l'autopsie du cadavre de la fille Puthomme. Les constatations de l'autopsie ont fait l'objet d'un rapport distinct. Nous avons isolé les différents organes qui ont été placés dans des bocaux, lesquels ont été portés au laboratoire de l'un de nous au Conservatoire des arts et métiers. Nous avons reçu de M. le directeur de l'hôpital deux fioles renfermant, l'une de l'urine, l'autre des vomissements.

Nous avons fait extraire du greffe et transporter à notre laboratoire plusieurs scellés comprenant des objets saisis au domicile de la victime et du vert de Mittis acheté chez M. Certi, marchand de couleurs.

Le 24 décembre, nous nous sommes rendus rue de Meaux, n° 8, à l'effet de recueillir des déjections sur le parquet de la chambre occupée par la fille Puthomme.

*Analyse des organes extraits du cadavre de la fille Puthomme.* — Il résulte des renseignements recueillis que la fille Puthomme a absorbé 50 grammes d'une poudre verte désignée sous le nom de vert de Mittis, ou vulgairement vert métis, formée essentiellement d'arséniate de cuivre. Il y avait lieu de rechercher exclusivement les deux éléments toxiques, arsenic et cuivre, et de déterminer dans quelle proportion ils existent dans les différents organes soumis à notre analyse.

Voici la méthode suivie pour la détermination quantitative de l'arsenic et du cuivre.

*Arsenic.* — La masse organique préalablement divisée avec des ciseaux bien propres et pesée a été placée dans une cornue bouchée à l'émeri et munie d'un ballon récipient convenablement refroidi.

Pour opérer aussi complètement que possible la destruction de la matière organique, on a fait agir l'acide sulfurique et l'acide nitrique (procédé Filhol modifié). Ces deux acides ont été préalablement essayés à blanc afin de vérifier leur pureté absolue au point de vue de l'arsenic. L'acide sulfurique qui sert dans ces analyses provient du même flacon que celui qui, dilué au 1/10e, alimente l'appareil de Marsh. L'acide azotique évaporé au bain-marie dans une capsule de porcelaine a laissé des traces de résidu qui, mouillé avec de l'ammoniaque et séché de nouveau, n'a fourni aucune coloration avec le nitrate d'argent neutre.

On a versé dans la cornue de l'acide sulfurique pur (le 1/4 du poids de la matière organique) et on a chauffé jusqu'à carbonisation. Sur la masse carbonisée, on a versé de l'acide azotique et on a distillé. En ajoutant une quantité suffisante d'acide azotique et en cohobant plusieurs fois on arrive à une combustion assez complète de la matière organique. Le contenu de la cornue et du ballon a été décanté dans une capsule de porcelaine et soumis à une évaporation ménagée. On a ajouté 40 centimètres cubes d'acide sulfureux pur et on a évaporé de nouveau au bain-marie. Le résidu acide a été dilué avec de l'eau distillée et saturé dans un flacon à l'emeri par un courant de gaz acide sulfhydrique. Au bout de vingt-quatre heures il s'est déposé un précipité qui a été recueilli sur un filtre de papier Berzélius et lavé avec de l'eau chargée de gaz acide sulfhydrique. Ce précipité humide a été traité par l'ammoniaque pure pour séparer le sulfure d'arsenic. La dissolution évaporée au bain-marie dans une capsule de porcelaine a laissé un résidu brunâtre, qui, additionné d'acide azotique puis d'acide sulfurique après évaporation, a donné une liqueur acide finale dans laquelle on a recherché l'arsenic par l'appareil de Marsh.

L'appareil de Marsh dont nous nous servons est celui qui a été adopté par l'Académie des sciences. Au tube large rempli de coton est adapté un tube étroit, effilé, en verre vert, recouvert de clinquant sur une longueur de 8 centimètres.

L'appareil ayant fonctionné à blanc pendant 3/4 d'heure et aucune tache ne s'étant déposée sur les soucoupes interposées dans la flamme, ni aucun anneau ne s'étant formé dans le tube chauffé, on verse dans le tube à entonnoir et par petites portions le liquide suspect. On fait fonctionner l'appareil jusqu'à épuisement complet de l'arsenic. Pour chaque dosage il faut environ quatre heures. L'opération terminée, on sépare à l'aide d'un trait de lime la portion du tube contenant l'anneau qu'on porte sur le plateau de la balance de précision. La balance employée pour ces sortes de déterminations accuse le 1/2 dixième de milligramme au moyen d'un cavalier curseur. Le tube pesé est placé dans une capsule de porcelaine pour opérer la dissolution de l'arsenic avec l'acide azotique dilué. Le tube bien lavé et séché à l'étuve est pesé de nouveau. La différence entre les deux poids indique la proportion d'arsenic.

Nous avons vérifié que les taches et anneaux recueillis dans nos différentes expériences étaient bien de l'arsenic par les réactions suivantes :

1° Disparition de la tache lorsqu'elle est mouillée avec une goutte d'hypochlorite de potasse.

2° Formation de l'arséniate d'argent précipité rouge-brique soluble dans l'acide azotique et l'ammoniaque.

*Cuivre.* — Un certain poids de matière organique a été carbonisé dans une capsule de porcelaine. Le charbon incinéré au moufle a laissé une cendre qui a été traitée par l'acide azotique à la température du bain-marie. Le résidu repris par l'eau a fourni une dissolution qui a été filtrée sur du papier Berzélius. Dans la liqueur on a fait passer un courant de gaz acide sulfhydrique. Le sulfure, recueilli, lavé avec de l'eau chargée d'hydrogène sulfuré, puis séché, a été chauffé dans un petit creuset de porcelaine avec du soufre précipité pur. Le poids du sulfure de cuivre permet à l'aide des équivalents de calculer la quantité de cuivre. On a vérifié que le sulfure calciné ne contenait pas de traces de plomb.

Voici les résultats obtenus exprimés en milligrammes :

1° *Cerveau.* — Poids total : 1213 grammes ; dans 100 grammes : arsenic, 0,2 ; cuivre, 0,15.

En rapportant par le calcul à la masse totale de l'organe on trouverait : arsenic, 2,4 ; cuivre, 1,81.

2° *Estomac et pancréas.* — Dans 42 grammes : arsenic, 0,4 ; dans 47 grammes : cuivre, 0,2.

3° *Foie.* — Poids total : 950 grammes ; dans 100 grammes : arsenic, 1,4 ; cuivre, 0,95.

En rapportant à la masse totale de l'organe on trouverait : arsenic, 13,3 ; cuivre, 9,02.

4° *Cœur.* — Poids total : 216 grammes ; dans 100 grammes : arsenic, traces impondérables ; cuivre, 0,24.

En rapportant à la masse totale de l'organe on trouverait : arsenic, traces ; cuivre, 0,51.

5° *Poumons.* — Dans 100 grammes : arsenic, 0,7 ; cuivre, 0,47.

6° *Intestins.* — Dans 100 grammes : arsenic, 0,5 ; cuivre, 0,30.

7° *Reins.* — Poids total : 380 grammes ; dans 100 grammes : arsenic, 0,4 ; cuivre, 0,20.

En rapportant à la masse totale de l'organe on trouverait : arsenic, 1,5 ; cuivre, 0,76.

8° *Cheveux.* — Dans 9 grammes : arsenic, 0,1 ; dans 4 grammes 428 : cuivre, 0,00.

9° *Glandes mammaires.* — Dans 60 grammes : arsenic, 0,2 ; dans 64 grammes : cuivre, 0,3.

10° *Muscles.* — Dans 40 grammes : arsenic, 0,1 ; dans 55 grammes : cuivre, 0,12.

Les constatations médicales ont établi que la fille Puthomme a succombé à un empoisonnement aigu par le vert de Mittis.

Les recherches auxquelles nous nous sommes livrés démontrent que dans cette forme de l'empoisonnement il y a diffusion générale de l'arsenic dans l'organisme et que le poison s'est particulièrement localisé dans le foie, qui, d'après nos dosages, a gardé une quantité relativement considérable d'arsenic (13,3).

Quant au cuivre on sait qu'il existe normalement dans le corps humain. Toutefois nous devons faire observer que le foie en contient une proportion tout à fait anormale, 9,2 au lieu de 3 milligrammes qu'on trouve habituellement dans les foies d'individus non empoisonnés.

*Analyse des vomissements et de l'urine recueillis à l'hôpital Lariboisière. — Vomissements. —* Poids total : 286 grammes.

Les vomissements sont blanchâtres et très acides.

On a dosé dans 100 grammes : arsenic $0^{mgr},1$ ; cuivre, $0^{mgr},09$.

*Urine. —* Volume total, 69 centimètres cubes.

Réaction très acide.

Dans 20 centimètres cubes on a trouvé : arsenic, $0^{mgr},05$ ; cuivre, traces (constatés avec le prussiate jaune de potasse dans le produit de l'incinération convenablement traité).

*Analyse du vert de Mittis. —* Scellé ainsi conçu :

« Commissariat de police des quartiers du Pont de Flandre et d'Amérique.

« Paquet contenant 50 grammes de vert de Mittis saisi chez le sieur Berti, marchand de couleurs, rue de Meaux, n° 11. »

Le vert de Mittis ou vert de Vienne est une belle couleur verte constituée par de l'arséniate de cuivre. On l'obtient en faisant réagir de l'arséniate de potasse ou de soude sur du sulfate de cuivre. C'est un sel très vénéneux.

Pour doser l'arsenic et le cuivre dans le vert de Mittis on a procédé comme il suit : un poids déterminé de vert a été dissous dans l'acide azotique. Par filtration on a séparé le résidu blanc insoluble formé de sulfate de baryte. La liqueur acide a été saturée par l'ammoniaque puis additionnée de sulfure d'ammonium. On a laissé digérer à une douce chaleur pendant vingt-quatre heures. On a filtré pour séparer le sulfure de cuivre qui a été lavé avec de l'eau chargée de sulfure d'ammonium. Le sulfure de cuivre calciné avec du soufre a été pesé. La liqueur filtrée, concentrée et saturée par l'acide chlorhydrique a donné du sulfure d'arsenic. On a oxydé le sulfure d'arsenic avec l'acide chlorhydrique et le chlorate de potasse ; l'acide arsénique a été pesé à l'état d'arséniate ammoniaco-magnésien.

Dans 100 de vert de Mittis on a trouvé :

Arsenic total : $22^{gr},64$ ; cuivre : $14^{gr},93$.

Pour compléter cette analyse nous avons dû rechercher s'il n'existait pas dans cette couleur toxique une certaine proportion d'arséniate soluble à l'état d'arséniate alcalin. Le vert a été traité par l'eau bouillante ; dans la liqueur filtrée et incolore on a dosé l'arsenic à l'état d'arséniate ammoniaco-magnésien.

On a trouvé dans 100 de vert de Mittis :

Arsenic (à l'état d'arséniate de soude), $4^{gr},82$.

Nous pouvons conclure de cette analyse que la fille Puthomme a absorbé environ : arsenic, $11^{gr},32$ ; cuivre, $7^{gr},46$, éléments contenus dans 50 grammes de vert de Mittis.

*Examen des différentes matières saisies au domicile de la fille Puthomme.* — A. *Saisie des 7 et 9 décembre* 1878.

Scellé n° 3 ainsi désigné :

« Commissariat de police du quartier du pont de Flandre et d'Amérique :

« P. V. des 7 et 9 décembre 1878. Violence ayant entraîné une tentative d'empoisonnement. Affaire c/ Gaudot (Charles), inculpé. Une cuvette dans laquelle se trouve un restant de poudre verte. »

La poudre verte existant au fond de la cuvette présente bien les caractères de l'arséniate de cuivre. En effet, une petite quantité de poudre calcinée dans un creuset avec du carbonate de soude donne après traitement par l'eau une dissolution présentant les caractères de l'arséniate de soude. Cette poudre traitée par l'acide azotique fournit une liqueur offrant tous les caractères des sels de cuivre.

Scellé n° 4, ainsi désigné :

« Commissariat, etc.

« Verre trouvé dans la chambre du sieur Gaudot. »

Au fond du verre, intérieurement ou extérieurement, nous distinguons une petite quantité de poudre verte se comportant avec les réactifs comme la poudre de la cuvette. Cette poudre est de l'arséniate de cuivre.

B. *Saisies du 24 décembre* 1878. — Les pièces à conviction saisies le 24 décembre 1878 dans la chambre de la victime comprennent des matières ayant l'apparence de vomissements et une petite quantité de poudre verte trouvée sur la cheminée.

Pour l'analyse de ces matières nous avons suivi les méthodes précédemment décrites.

Les quantités dosées sont exprimées en milligrammes.

Scellé n° 1, ainsi conçu :

« Commissariat, etc.

« Vomissements blanchâtres recueillis à la tête du lit et au milieu de la chambre occupée par Gaudot et la fille Puthomme, rue de Meaux, n° 8. »

Poids des vomissements, 0,977 ; dans $0^{gr},269$ de vomissements : arsenic, 0,4 ; dans $0^{gr},400$ : cuivre, 0,39.

Scellé n° 2, ainsi conçu :

« Commissariat, etc.

« Vomissements verdâtres recueillis à la tête du lit, à droite près du mur, dans la chambre occupée par l'inculpé et la fille Puthomme, rue de Meaux, n° 8. »

Poids des vomissements, $16^{gr},540$ ; dans $0^{gr},504$ de vomissements : arsenic, 76,0 ; dans $1^{gr},245$ : cuivre, 63,48.

Scellé n° 3, ainsi conçu :

« Commissariat, etc.

« Vomissements verdâtres recueillis entre le lit et la cheminée dans la chambre occupée par l'inculpé et la fille Puthomme, rue de Meaux, n° 8. »

Poids des vomissements, 2gr,409; dans 0gr,270 de vomissements : arsenic, 59,0; dans 0gr,367 : cuivre, 47,11.

Scellé no 4, ainsi conçu :

« Commissariat, etc.

« Scellé composé de dépôt noir recueilli entre le lit et la cheminée dans la chambre occupée par l'inculpé et la fille Puthomme, rue de Meaux, no 8 »

Poids du dépôt noir, 0,763; dans 0gr,231 de dépôt : arsenic, 0,6; dans 0gr,222 : cuivre, 0,41.

Scellé no 5, ainsi conçu :

« Commissariat, etc.

« Scellé composé de poudre verte recueillie sur la cheminée dans la chambre occupée par l'inculpé et la fille Puthomme, rue de Meaux, no 8. »

Poids de la poudre, 0,345.

Cette poudre présente tous les caractères de l'arséniate de cuivre.

On voit par ces analyses que les matières vomies des scellés nos 2 et 3 étaient formées en grande partie d'arséniate de cuivre.

La poudre verte trouvée sur la cheminée était de même nature que celle fournie par M. Certi.

*Conclusions.* — Les questions qui nous sont posées sont au nombre de trois. On nous demande :

1o *Si la fille Puthomme a absorbé du vert de Mittis.*

L'absorption est prouvée par ce fait qu'il existe de l'arsenic et du cuivre dans les organes; que l'arsenic tout au moins n'existant pas normalement dans l'organisme ne peut provenir que de l'ingestion d'une préparation arsenicale.

2o *Si cette substance, à la dose à laquelle elle a été administrée ou même sous une moindre dose, est de nature à donner la mort.*

On admet qu'à l'état d'acide arsénieux, l'arsenic est toxique à la dose de 2 à 3 décigrammes. L'acide arsénique plus soluble a une énergie plus grande encore que l'acide arsénieux. Or, dans 50 grammes de vert de Mittis il y a, tant à l'état d'arséniate de cuivre, qu'à l'état d'arséniate de soude, 17gr,36 d'acide arsénique. Il en résulte donc que la quantité administrée était plus que suffisante pour donner la mort.

3o *Si la mort de la fille Puthomme doit être attribuée à l'absorption de ce poison.*

La fille Puthomme a succombé après une série d'accidents parmi lesquels on a noté les vomissements, la diarrhée, l'affaiblissement, les vertiges, un état d'extrème dépression avec perte de la voix, le coma et la mort. Il n'y avait aucune maladie autre que l'empoisonnement qui pût rendre compte de pareils accidents. Ajoutons en terminant que s'il n'existait pas sur la muqueuse de l'estomac et des intestins d'altération appréciable, on a constaté cependant à l'autopsie un certain degré de stéatose du foie et des reins, stéatose qui, sans être absolument caractéristique, se rencontre cependant dans le plus grand nombre des cas d'empoisonnement aigu.

# PLOMB ET SES COMPOSÉS

Le plomb (*Saturne*) se rencontre dans la nature sous forme de combinaisons; ses minerais sont nombreux et variés. On connaît les phosphates, les arséniates, les sulfates, les carbonates et les galènes ou sulfures de plomb. Ce sont ces dernières qui sont les plus nombreuses. On en trouve en Espagne, en Angleterre, en Prusse, en Piémont, en France, à Pongibaud, à Violas et dans le Finistère.

Le plomb est un métal gris bleuâtre, brillant dans sa coupure récente. Sa densité est 11,35, il fond à 335° et donne au rouge des vapeurs sensibles. C'est un métal très mou, on peut le couper au couteau ou le rayer avec l'ongle, sur le papier il laisse une trace grise. Il est peu tenace, et on peut à peine l'étirer en fils.

Exposé à l'air, le plomb se ternit vite, il se forme à la surface une couche de sous-oxyde de plomb; à chaud, maintenu pendant quelque temps au-dessus de son point de fusion, il s'oxyde rapidement, en donnant naissance à un protoxyde jaune, le massicot. Si sa température avait été suffisante pour fondre ce protoxyde, il se serait formé un corps de même formule, mais d'aspect différent, la litharge.

L'eau attaque le plomb dans certaines conditions que nous étudierons, en traitant de la toxicité du plomb métallique. L'acide chlorhydrique n'attaque le plomb qu'à chaud, et encore ne le fait-il que lentement et assez mal.

L'acide sulfurique étendu ne l'attaque pas; mais, concentré dans le voisinage de 66° Baumé, il donne de l'acide sulfureux et du sulfate de plomb.

L'acide azotique l'attaque à toutes les températures et à tous les degrés de dilution. Il se forme de l'azotate de plomb en même temps qu'il se dégage des torrents de vapeurs rutilantes.

Le plomb forme avec l'oxygène, entre autres combinaisons, deux protoxydes, le massicot et la litharge, un bioxyde ou acide plombique, encore appelé *oxyde puce* à cause de sa couleur, et enfin des oxydes salins connus sous le nom de *miniums*.

Avec le soufre, le plomb donne du sulfure de plomb employé dans le commerce de la poterie pour les vernis grossiers.

L'acide carbonique forme, avec l'oxyde de plomb, des hydrocarbonates de plomb ou céruse, employés dans le commerce de la peinture. Suivant leur mode de préparation, les carbonates de plomb portent le nom de *céruse de Hollande* ou *céruse de Clichy*. Le blanc de Venise, le blanc de Hambourg, le blanc de Hollande, la céruse de Mulhouse ne sont que des carbonates de plomb très impurs renfermant 50, 75 et 100 0,0 de sulfate de baryte.

Les sels de plomb, comme les azotates, les chlorures, les iodures et les sulfates, ont à notre point de vue spécial peu d'intérêt; mais il n'en est pas de même de certaines combinaisons du plomb avec les acides organiques, nous voulons parler des acétates de plomb.

On connaît plusieurs acétates : l'acétate neutre de plomb, l'acétate basique, et enfin l'acétate sesquibasique.

L'acétate neutre de plomb, encore appelé *sel de saturne*, s'obtient en dissolvant la litharge dans l'acide acétique. Soluble dans l'eau, la solution a une saveur sucrée et astringente. Il cristallise avec trois molécules d'eau qu'il perd à 100°.

Un autre acétate, mais basique ou extrait de saturne, s'obtient en faisant bouillir trois parties d'acétate neutre cristallisé avec une partie de litharge et neuf parties d'eau. C'est lui qui sert à préparer l'eau de Goulard ou eau blanche (10 ou 20 grammes d'extrait de saturne dans un litre d'eau de fontaine ou de rivière). Le trouble formé est dû à la formation de carbonate et de sulfate de plomb résultant de la décomposition de l'acétate par les carbonates et les sulfates de l'eau employée.

Ces acétates sont toxiques.

**Empoisonnements et doses toxiques.** — Les empoisonnements criminels par le plomb et ses composés, bien que peu nombreux — la statistique officielle en donne 9 cas de 1840 à

1855, — ont cependant une grande importance. Si, depuis 1855, les préparations plombiques n'ont pas tenté les empoisonneurs, on a pu constater, depuis cette époque, une foule d'empoisonnements professionnels, d'empoisonnements chroniques, dus aux innombrables applications du plomb dans les arts, l'industrie et l'économie domestique. Du plomb, il y en a partout, dans les étamages, les boîtes de conserves alimentaires, les soudures, les peintures, les conduites d'eau, etc. (1). Il y a donc, de ce côté, un réel danger, et les hygiénistes le savent bien, témoins les applications ingénieuses tendant à substituer à ce métal ou à ses combinaisons d'autres composés d'un maniement plus facile et surtout moins dangereux.

Le plomb métallique en masse n'est pas un poison; mais ses produits de transformations et la facilité avec laquelle il est attaqué par les divers agents chimiques en présence desquels il peut se rencontrer en font un poison redoutable. En vapeurs, il provoque des empoisonnements chroniques, tels sont les accidents signalés chez les ouvriers métallurgistes, les verriers, les peintres, les fabricants de caractères d'imprimerie et de cires à cacheter colorées avec du minium.

Quant à ses produits de transformation, ils sont nombreux et peuvent se produire sous des influences très variées. L'eau a une action variable, suivant sa pureté, son aération et l'état du plomb qui la renferme. Cette question des plus importantes a soulevé de nombreuses polémiques, et dans beaucoup de localités, soit à la suite de rapports passionnés, d'intérêts particuliers, on a proscrit sévèrement l'usage des réservoirs et tuyaux de plomb servant à la conduite des eaux.

Les eaux peuvent donc, en passant sur le plomb, en dissoudre une partie et se charger de principes toxiques.

Voici ce que dit à ce sujet de Papenheim :

L'eau distillée non aérée n'attaque pas le plomb métallique. L'eau distillée aérée ou oxygénée l'attaque avec facilité. Il se forme à la surface du plomb un enduit d'oxyde en même temps qu'il se dissout une certaine quantité d'hydrate. L'intensité d'oxydation dépend de la surface du métal, de la proportion

_____

(1) Voy. Arm. Gautier, *Le cuivre et le plomb*, 1 vol. in-16 (*Bibl. scient. contemp.*)

d'oxygène contenue dans l'eau et de la facilité avec laquelle ce gaz peut être remplacé lorsqu'il a été absorbé.

L'eau, additionnée d'une faible quantité de potasse de baryte, de chaux, attaque le plomb avec beaucoup d'énergie. Le liquide renferme les combinaisons solubles que ces bases forment avec l'oxyde de plomb.

L'eau acidulée faiblement avec de l'acide chlorhydrique attaque le plomb à l'air. Le métal se recouvre d'une couche translucide de chlorure de plomb.

L'eau chargée d'acide carbonique recouvre le métal d'un enduit gris foncé. Il se forme des dépôts blancs abondants, mais l'eau ne retient pas ou presque pas de métal en solution.

L'eau aérée ne renfermant que peu d'acide carbonique donne naissance à un mélange de carbonate basique, d'oxyde et d'hydrate. Les toitures en plomb se comportent de la même manière ; ces couches sont alternativement mouillées et desséchées. Aussi se détachent-elles très facilement. Au bout d'un certain temps, la toiture devient blanche et se fendille.

L'eau ne dissout ces écailles que lorsqu'elles sont très minces.

Les matières organiques suivantes, sucre, alcool, urée, salicine, extraits neutres, dissoutes dans l'eau aérée, ont plutôt entravé que favorisé l'oxydation du plomb. Ce fait n'est vrai qu'autant que les matières organiques ne se transforment pas elles-mêmes.

L'eau aérée renfermant des carbonates acides agit à peu près comme l'eau chargée d'acide carbonique. Une eau qui renferme par litre 120 milligrammes de bicarbonate de soude ne dissout pas le plomb, même alors qu'elle contient des matières organiques, de l'azotite et du chlorure ammonique.

Les solutions concentrées de sulfates d'ammonium, sodium, magnésium, aluminium, d'azotates, de potassium, magnésium, d'acétates dissolvent le plomb. Ce métal est également attaqué par les solutions au 1/2.000 de sulfates de potassium, calcium, magnésium, d'azotates, de chlorures et d'acétates.

Mais les eaux chargées de chlorure de sodium ne l'attaquent pas.

Il s'ensuit que plus une eau est pure, plus facilement elle attaque le plomb métallique. Comme conclusions, on peut admettre que la canalisation au moyen de tuyaux de plomb pourra se faire pour les eaux potables ordinaires, telles que les eaux légèrement bicarbonatées calciques, les eaux minérales acidules simples et acidules bicarbonatées. Ces eaux revêtent l'intérieur des conduites et des réservoirs de dépôts insolubles qui protègent le métal contre une action ultérieure. De plus, si l'eau renferme quelques traces de matières organiques, l'enduit sera beaucoup plus résistant et la préservation d'autant plus grande.

Mais pour les eaux séléniteuses, les eaux minérales dites salines (sulfatées et chlorurées), l'emploi des conduites de plomb doit être proscrit avec la plus grande sévérité.

On voit encore tous les jours des accidents dus à la coutume fâcheuse qu'ont certains fabricants d'entourer avec des feuilles de plomb certaines substances alimentaires, comme le thé, le chocolat, les conserves (1). Certains étameurs, sous prétexte qu'il n'est pas possible de donner un étamage résistant avec l'étain pur, y introduisent 10 0/0 de plomb.

Voici, à ce sujet, ce que nous lisons dans le rapport de MM. Bouchardat, Arm. Gautier et Brouardel (2), concernant les conserves alimentaires reverdies au cuivre.

« L'introduction du plomb de la soudure, dans les matières alimentaires conservées en boîtes de fer-blanc, a donné lieu à des empoisonnements. La pratique actuelle est regrettable. On ne saurait trop engager les fabricants à mettre leurs produits à l'abri de cette cause de dépréciation et à faire tous leurs efforts pour substituer toute autre méthode à celle qui consiste à clore leurs boîtes avec un métal dont toutes les combinaisons sont vénéneuses et dont l'introduction dans les conserves alimentaires est illégale et constitue un véritable danger pour la santé publique. »

MM. Schutzenberger et Boutmy (3), dans des conserves ali-

---

(1) Voy. Arm. Gautier, *Des conserves alimentaires reverdies au cuivre* (*Ann. d'hyg.*, 1879, t. I, p. 38 et 39). — Brouardel, *Verdissage des conserves alimentaires au moyen des sels de cuivre* (*Ann. d'hyg.*, 1880, 3ᵉ série, t. III, p. 193).

(2) M. Arm. Gautier a établi que le plomb se retrouvait dans les conserves, et surtout dans celles qui sont riches en graisses. Dans les conserves à l'huile M. Gautier a trouvé une moyenne de 36 milligrammes de plomb par kilogramme.

(3) Schutzenberger et Boutmy, *Les boîtes de conserves alimentaires* (*Ann. d'hyg.*, 1881, t. V, p. 209).

mentaires destinées à la marine, ont découvert du plomb provenant de l'étamage de la boîte récipient. Ils ont trouvé dans chaque boîte des proportions de plomb variant de 45 à 148 milligrammes.

Les étamages doivent être faits à l'étain fin, c'est-à-dire complètement exempts de plomb. Pendant assez longtemps, sur la foi d'analyses mal faites, on avait cru pouvoir tolérer la présence d'une certaine quantité de plomb dans l'étain. C'est ainsi que, dans l'armée, le cahier des charges prescrivait, en 1860, d'étamer les ustensiles neufs et appareils culinaires avec de l'étain contenant 15 p. 100 de plomb et 25 p. 100 s'ils étaient anciens.

Depuis cette époque et à la suite des expériences de Roussin, l'étain employé est l'étain de Banca renfermant 99.961 p. 100 d'étain, 0.014 de plomb et 0.19 de cuivre. Roussin a, en effet, démontré que de l'eau commune additionnée de 5 p. 100 d'acide acétique pur et laissée au contact d'un vase en étain allié à 15 p. 100 de plomb renferme du plomb au bout de dix heures, et la proportion de ce dernier métal va toujours en augmentant au fur et à mesure que le contact se prolonge. L'acide citrique, le sel marin, le sucre lui-même donnent les mêmes résultats. Ces expériences détruisent donc complètement celles par lesquelles Proust avait dit : Dans les liquides sucrés, acides et autres, les alliages de plomb et d'étain même à parties égales, s'ils sont attaqués, ne cèdent jamais du plomb à la liqueur, mais l'étain seul peut se dissoudre !

Il est encore une coutume que l'on devrait proscrire, c'est l'usage que l'on fait des grains de plomb pour nettoyer les bouteilles. Souvent les grains, mal enlevés, se logent dans le fond, passent inaperçus et sont attaqués plus tard par le vin qu'on y introduit. Ritter rapporte un cas curieux d'empoisonnement sur cinq personnes qui avaient mangé d'un civet de lièvre mariné pendant trois jours dans un mélange de vin et de vinaigre. Il put isoler dix-sept grains de plomb du corps de l'animal. L'analyse chimique du restant des aliments et des matières vomies décela, du reste, des traces notables de plomb.

Flinzer a analysé dix échantillons de tabac à priser renfermés dans des enveloppes métalliques. Sur trois échantillons dont les enveloppes étaient en plomb, il trouva que le tabac les avoisinant contenait 0,76 p. 100 de plomb, et pour les parties centrales, 0,31 p. 100.

Les sulfures de plomb naturels (galène) ou artificiels ne sont pas toxiques. Cependant les galènes servent aux potiers sous le nom d'*alquifoux* pour vernir les poteries grossières. Ils répandent le sulfure de plomb à la surface de la pièce à vernir et chauffent. Le soufre brûle, le plomb se combine avec la silice pour donner un silicate de plomb vert jaunâtre, très brillant. Ces vernis tiennent mal, ne résistent pas à l'action de l'eau aérée, aux acides qui entrent dans les préparations culinaires et aux graisses qui les attaquent et deviennent ainsi nuisibles.

Les oxydes de plomb, massicot, litharge, minium, s'ils ne sont pas toxiques en raison de leur insolubilité, peuvent le devenir, soit en se combinant avec des acides et donnant naissance à des sels solubles, soit en formant avec l'eau des hydrates partiellement solubles. Les effets fâcheux de la litharge se faisaient autrefois bien plus sentir que maintenant. On avait alors la funeste habitude de dulcifier les vins trop acides, trop chargés en bitartrate de potasse, en les mettant en contact d'oxyde de plomb fondu. Diverses condamnations, ainsi que les moyens chimiques rapides permettant de découvrir cette addition frauduleuse, ont fait rejeter cette coupable habitude.

Quelquefois cependant, les vins provenant d'un débitant renferment une certaine quantité de plomb, sans qu'il y ait eu la moindre addition de litharge ou autres préparations plombiques. Ces vins ont pu être conservés un temps plus ou moins long dans des vases en étain impur ou séjourner sur le comptoir recouvert d'une plaque d'étain à 15 ou 25 p. 100 de plomb, souvent davantage.

Les chromates de plomb, jaunes de Cologne ont servi dans maintes circonstances à colorer les bonbons et certaines substances alimentaires, M. Galippe père a trouvé des pâtisseries recouvertes d'une certaine quantité de chromate neutre de plomb, dans le but de leur communiquer une teinte jaune doré. Les proportions du chromate de plomb employé ici à la place d'œufs, probablement trop chers, étaient représentées par 0,069 de plomb métallique p. 100 de la pâte.

Les acétates de plomb sont des composés très actifs et toxiques à faibles doses. On les emploie journellement en médecine, soit à l'intérieur, soit à l'extérieur. Ils ont servi dans l'industrie et le commerce pour clarifier certains liquides, comme les sirops, les eaux-de-vie, etc. Cette manœuvre, connue depuis longtemps, est tombée heureusement devant les poursuites nombreuses dont elle a été l'objet. Roudet avait reconnu à une certaine époque la présence du plomb, même en assez grande quantité, dans presque toutes les boissons à bas prix livrées au commerce.

Quant à indiquer les doses d'acétate de plomb susceptibles d'amener la mort, c'est là une question assez difficile. En effet, pour déterminer des accidents aigus et la mort parfois, il en faut des quantités considérables. On a vu 20 à 25 grammes de ce composé ne déterminer chez un adulte que des accidents sérieux, il est vrai. D'après Tardieu, il en faudrait au moins 30 à 60 grammes pour provoquer la mort. Cependant Taylor a vu près de cinq cents personnes empoisonnées à des degrés divers par du pain fabriqué avec de la farine, à laquelle s'étaient trouvées accidentellement mêlées 30 livres d'acétate de plomb pour quatre-vingts sacs de fleur de farine. Aucune de ces personnes ne succomba, mais plusieurs furent très gravement malades.

S'il faut d'aussi grandes quantités de poison pour déterminer la mort ou des accidents sérieux, de très petites proportions de composés plombiques suffisent pour provoquer l'empoisonnement lent. Témoins les accidents auxquels sont sujets tous ceux qui travaillent le plomb, comme les plombiers, les lamineurs, les broyeurs de couleurs, les fabricants de vernis, les émailleurs, les potiers de terre, les peintres, les tailleurs de cristaux, les dentelières, les fondeurs, les étameurs, les imprimeurs, les lapidaires et les polisseurs de glaces.

**Recherche du plomb dans les cas d'empoisonnement.** Essais préliminaires. — Si l'on doit rechercher le plomb en présence de matières organiques quelconques, on devra de suite s'adresser aux méthodes générales. Le plomb, eût-il été ingéré à l'état soluble, se retrouvera toujours à l'état insoluble, en raison de l'influence des carbonates, sulfates, chlorures et phosphates que les matières organiques renferment toujours. D'ailleurs, alors même qu'il en resterait une petite quantité soluble dans l'eau, on ne pourrait directement essayer les réactifs, la coloration du milieu s'opposant à toutes réactions possibles.

Il n'en est plus de même si l'expert doit examiner une poudre, ou une solution suspecte, un mélange soluble ou insoluble. Dans ce cas, il pourra, avant la destruction des matières organiques et la recherche du toxique dans le cadavre, procéder aux essais suivants :

1° Si la substance est soluble dans l'eau, il n'y a qu'à appliquer les connaissances ordinaires de la chimie analytique et à suivre la marche indiquée au début de cet ouvrage.

2° Si la substance est insoluble :

*a*) On en triture une petite quantité avec un peu de carbonate de soude sec et on introduit le mélange dans une petite cavité pratiquée dans un charbon léger, homogène et sonore; puis on chauffe pendant quelques instants au chalumeau, en exposant ce magma à la flamme de réduction. Le sel de plomb, quel qu'il soit, est à peu près réduit; la petite masse bouillonne d'abord, entre en fusion tranquille, disparaît peu à peu dans les pores du charbon, et finalement laisse de petits globules brillants, disséminés dans la cavité du charbon. Après refroidissement, à l'aide d'une pointe métallique, on détache avec soin chaque globule, en même temps qu'on enlève fatalement des parcelles de charbon et de carbonate de soude. Tous ces petits grains réunis dans un petit mortier d'agate, avec un peu d'eau, sont triturés avec soin. On recommence plusieurs fois l'opération, et par des décantations successives, on débarrasse complètement le métal du charbon et autres impuretés qui l'accompagnent. Il ne reste plus qu'à essayer les caractères du métal ainsi isolé. La couleur, la malléabilité, la mollesse, les traits grisâtres qu'il laisse sur le papier, la dissolution facile dans l'acide azotique suffisent pour démontrer amplement la présence du plomb.

*b*) Il existe encore un autre moyen de mettre en évidence le plomb, dans un mélange ou dans une combinaison insoluble. On introduit une petite quantité de la poudre à examiner dans un petit tube à essai fermé par un bout, avec une solution de potasse caustique et de chromate neutre de potasse. On fait bouillir quelques instants et on filtre après refroidissement. La liqueur filtrée, jaune foncée, est additionnée d'une quantité suffisante d'acide acétique pour rendre la liqueur alcaline franchement acide. Si le mélange renferme du plomb ou une combinaison quelconque de ce métal, l'addition d'acide acétique détermine la formation d'un précipité jaune (chromate de plomb) caractéristique.

En effet, en présence de l'alcali en excès et du chromate de potasse, le plomb se transforme et donne naissance à du chromate de plomb très soluble dans la potasse ou dans la soude. La liqueur alcaline filtrée contient donc tout le plomb à l'état de chromate de plomb. L'addition d'acide acétique sur la liqueur limpide précipite immédiatement le chromate de plomb insoluble dans les acides. On peut ainsi sur la même liqueur répéter plusieurs fois cette réaction, c'est-à-dire dissoudre dans la potasse le précipité formé par l'acide acétique, le reprécipiter par un alcali, et ainsi de suite.

Cette réaction est très caractéristique. La limite de sensibilité est de 1/50.000. Le bismuth qui pourrait donner dans les mêmes conditions du chromate de bismuth, un peu soluble dans les lessives alcalines, n'est pas reprécipité par addition d'acide acétique.

Méthodes générales. 1° *Destruction incomplète des matières organiques.* — Le procédé de Fresenius et Babo pourra être employé dans ce cas ; seulement il importe de prendre quelques précautions relatives à son application. Tous les composés plombiques se dissolvent bien dans le mélange de chlorate de potasse et d'acide chlorhydrique, mais ils se transforment en chlorure de plomb. Ce sel de nouvelle formation, très soluble dans les liqueurs très acides, ne l'est que très peu dans les liquides neutres et froids ; d'où il suit que la filtration, après traitement, doit se faire à chaud et avant de diluer les liqueurs.

Si on a eu soin de prendre les précautions indiquées, il n'est pas à craindre de voir du plomb sur le filtre avec les matières organiques non transformées. Cependant il est toujours prudent de conserver ces résidus, pour les sécher plus tard et les

14.

brûler avec un mélange d'azotate et de carbonate de soude. Les
dernières traces de plomb seront ainsi transformées en composés très solubles dans l'eau, azotate ou plombite de sodium.

2° *Destruction complète des matières organiques.* — *a*) On
commence par diviser avec soin les matières organiques suspectes. On les introduit dans une capsule de porcelaine avec
les liquides qui les accompagnent et on évapore doucement la
consistance sirupeuse. On ajoute alors peu à peu et en agitant
de l'acide azotique concentré et pur, en proportion double du
volume des matières ainsi réduites. On élève progressivement
la température jusqu'à ce qu'on obtienne une ébullition lente
et continue. Pendant cette opération, il se dégage des quantités
considérables de vapeurs d'acide hypoazotique. Lorsque tout
dégagement de vapeurs rutilantes a cessé, ce qui demande
plusieurs heures, on évapore le liquide acide jusqu'à consistance sirupeuse, puis on l'étend de dix fois son volume d'eau
distillée tiède. On filtre, on lave le résidu sur filtre, à l'eau
bouillante, et les liqueurs acides réunies seront soumises à des
essais ultérieurs.

*b*) Au lieu d'employer l'acide azotique pour la destruction
des matières organiques, on peut se servir d'acide sulfurique
concentré et pur. La carbonisation est plus complète et plus
rapide. Nous n'avons rien à ajouter à ce que nous avons déjà
dit sur ce procédé de décomposition des matières organiques.
Mais l'expert doit savoir que par ce moyen il transforme tout
le plomb en sulfate de plomb insoluble. Pour le dissoudre et
pouvoir essayer les réactions des sels de plomb, il devra faire
bouillir le charbon sulfurique finement pulvérisé avec du carbonate d'ammoniaque ou de l'acide chlorhydrique concentré.
Le sulfate de plomb bouilli avec du carbonate d'ammoniaque
est décomposé, il se forme du sulfate d'ammoniaque soluble
et du carbonate de plomb insoluble imprégnant le charbon. Il
suffit donc, après le traitement, de faire bouillir le magma sur
filtre avec de l'acide azotique étendu pour obtenir une liqueur
azotique renfermant tout le plomb à l'état d'azotate de plomb.
Le sulfate de plomb, insoluble dans l'eau, est soluble dans
l'acide chlorhydrique concentré et bouillant. Il faut donc, pour
l'isoler, faire bouillir le charbon avec cet acide pour obtenir,

après filtration, une liqueur très acide renfermant tout le plomb à l'état de chlorure de plomb.

*c*) M. Gabriel Pouchet a donné un moyen de destruction des matières organiques qui consiste à chauffer, entre 300° et 400°, les substances à décomposer avec un mélange d'acide sulfurique et de sulfate acide de potasse.

Voici la marche à suivre et les indications de sensibilité du procédé données par son auteur :

Une quantité variant de 100 à 150 grammes de matières suspectes est mélangée dans une capsule de porcelaine avec 25 p. 100 de son poids de sulfate acide de potasse parfaitement pur, puis additionnée de son propre poids d'acide azotique fumant. L'attaque, très violente au début, demande ensuite le concours d'une légère élévation de température.

On ajoute alors de l'acide sulfurique pur à 66° B. en grand excès, de façon que toute la masse soit bien limpide, et l'on chauffe à une température voisine du point d'ébullition de l'acide sulfurique. Par un chauffage soutenu, et en ajoutant au besoin de l'acide sulfurique, tous les composés organiques qui pouvaient avoir échappé à l'action de l'acide azotique fumant sont détruits et le charbon est complètement oxydé. Il se dégage, outre les vapeurs blanches d'acide sulfurique volatilisé, une grande quantité d'acide sulfureux, et le mélange prend peu à peu une teinte claire et devient limpide.

Il est bon, pour détruire encore plus sûrement les dernières traces de produits organiques, de laisser refroidir la capsule et de projeter dans le liquide clair quelques cristaux de nitrate de potasse pur. En chauffant de nouveau jusqu'à production d'abondantes vapeurs blanches d'acide sulfurique monohydraté, on doit obtenir finalement un liquide à peine coloré, se prenant en masse par le refroidissement et renfermant, à l'état de sulfates et en présence d'un grand excès d'acide sulfurique, tous les éléments minéraux contenus dans la matière suspecte.

La masse saline, refroidie, est alors dissoute à l'ébullition dans l'eau ; la liqueur est amenée au volume de 1 litre environ — quand on opère sur 200 ou 300 grammes de matières, — et, sans filtration préalable, soumise à l'électrolyse à l'aide d'une pile de quatre éléments moyens de Bunsen ou d'une pile à gaz de Clamond.

Au moyen de ce procédé qu'il qualifie de rapide, l'auteur a pu, dit-il, doser dans un très grand nombre de recherches des quantités de plomb ne dépassant pas souvent un demi-milligramme pour 100 grammes de matières premières, dans les conserves alimentaires et dans l'urine ou les divers organes (cerveau, moelle, foie, os, muscles) d'individus morts d'intoxication saturnine.

En dehors du procédé de dosage, sur lequel nous aurons d'ailleurs à revenir, nous croyons ce procédé peu recommandable pour le cas présent. Si l'emploi du bisulfate de potasse, dont nous avons déjà depuis longtemps indiqué les bons effets, peut être de quelque utilité pour la recherche de l'arsenic, nous ne croyons pas que, pour la recherche du plomb, il en soit de même. Le procédé est long, minutieux ; il demande l'emploi d'une foule de réactifs purs, chose toujours délicate en toxicologie, et enfin ne paraît pas supérieur à tous ceux que nous avons indiqués jusqu'à présent. Il est également fort long, puisqu'il ne faut pas moins de douze heures de chauffe pour détruire complètement la matière organique.

Nous lui préférons le procédé Fresenius et Babo, ou encore la destruction simple des matières organiques avec l'acide sulfurique seul ou mieux avec le mélange d'acide sulfurique et d'acide azotique (deux parties du premier acide pour une partie du second).

Les recherches doivent porter sur les os, les reins, le foie, le cerveau et la moelle et enfin sur les muscles. Il est inutile de détruire le sang ; il est à peu près démontré aujourd'hui que s'il contient du plomb il n'en renferme que des traces.

Après avoir détruit les matières organiques au moyen des procédés indiqués, il importe de mettre le plomb en évidence, de le caractériser.

Les liqueurs provenant de l'un ou de l'autre procédé sont soumises à un courant d'hydrogène sulfuré jusqu'à saturation. Si c'est le procédé Fresenius et Babo que l'on a employé, on a eu soin de chasser au préalable le chlore. Si c'est, au contraire, le procédé à l'acide azotique auquel on a donné la préférence, on devra, autant que possible, neutraliser la plus grande partie de l'acide azotique en grand excès dans la liqueur.

On fait passer le courant d'hydrogène sulfuré dans la liqueur chaude pendant une heure au moins, et on abandonne le tout jusqu'au lendemain dans un flacon bouché pour permettre au sulfure de plomb formé de se déposer. Le précipité de sulfure de plomb est noir. Cependant il peut arriver qu'au début du traitement sulfhydrique il soit rouge; il ne faudrait pas s'étonner de cette coloration, car on sait que dans la solution de chlorure de plomb, acidulée par l'acide chlorhydrique, l'hydrogène sulfuré détermine un précipité rouge de chlorosulfure de plomb, qui plus tard devient noir par suite d'une sulfuration plus complète.

Dans la grande majorité des cas, en même temps que le sulfure, il se précipite une certaine quantité de soufre due à l'action de l'acide azotique ou du chlore qui peuvent rester dans les liqueurs; et des matières organiques entraînées.

La précipitation du plomb par l'hydrogène sulfuré est complète; d'après Pappenheim, la coloration du précipité serait encore manifeste dans une liqueur diluée au 1/100.000.

Le précipité noir de sulfure de plomb est jeté sur un petit filtre, lavé à l'eau bouillante jusqu'à épuisement des matières solubles et traité par l'acide chlorhydrique bouillant.

L'acide chlorhydrique à chaud décompose complètement le sulfure de plomb et donne un dégagement d'hydrogène sulfuré et une formation de chlorure de plomb soluble dans l'eau bouillante.

Nous préférons dans ce traitement du sulfure de plomb l'acide chlorhydrique à l'acide azotique recommandé par certains auteurs, et voici pourquoi : L'acide azotique bouillant attaque le sulfure de plomb, mais le transforme en azotate et en sulfate, suivant les degrés de concentration de l'acide employé. Est-il concentré ? l'acide azotique donnera du sulfate de plomb; est-il moyennement concentré ou un peu étendu ? on obtiendra, dans ce cas, le plomb partiellement à l'état soluble — azotate de plomb, — partiellement à l'état insoluble sulfate de plomb. L'acide chlorhydrique, au contraire, ne donne que du chlorure de plomb peu soluble, il est vrai, dans l'eau froide, mais très soluble dans l'eau bouillante.

La liqueur filtrée bouillante, car elle peut abandonner par refroidissement des cristaux de chlorure de plomb, est traitée de la façon suivante :

*a*) Quelques gouttes de cette liqueur, additionnée d'une solution étendue de chromate de potasse, donnent un précipité jaune passant à l'orangé sous l'influence de la chaleur. Le chromate de plomb ainsi formé est soluble dans les alcalis, potasse ou soude, insoluble dans l'acide acétique et l'acide azotique étendu.

*b*) Une petite quantité de la liqueur mise au contact d'une solution de sulfate de soude donne immédiatement un précipité blanc, lourd, abondant de sulfate de plomb. Ce précipité est insoluble dans l'acide azotique, soluble dans l'acide chlorhydrique bouillant, dans les lessives alcalines et le tartrate d'ammoniaque. Bouilli avec des solutions de carbonates alcalins, il est décomposé et donne naissance à du sulfate de soude et à du carbonate de plomb. Il suffit alors de traiter le dépôt par un acide faible, l'acide acétique ou l'acide azotique très étendu pour obtenir en dissolution un sel de plomb, acétate ou azotate de plomb.

*c*) Dans une autre portion de la liqueur débarrassée par neutralisation de la plus grande quantité d'acide chlorhydrique qu'elle renferme, on introduit une solution d'iodure de potassium. Il se forme presque aussitôt un précipité jaune clair d'iodure de plomb, soluble dans l'acide chlorhydrique chaud, et dans un très grand excès de lessive de potasse. Il est soluble également dans l'eau bouillante, mais il se reprécipite par refroidissement en paillettes dorées micacées, et très caractéristiques.

*d*) Enfin on peut mettre en évidence le plomb métallique avec une dernière portion de la liqueur. Pour cela, on peut évaporer à siccité le liquide et traiter le résidu au chalumeau, comme nous l'avons indiqué aux essais préliminaires. Ou bien encore opérer par voie humide de la manière suivante:

On introduit la solution chlorhydrique de chlorure de plomb dans un tube à essai un peu large, et on ajoute une baguette de zinc bien polie ; puis on abandonne le tout jusqu'au lendemain. Le plomb métallique se dépose autour de la baguette de zinc sous forme d'une éponge très poreuse. On s'assure le lendemain que tout le plomb a été précipité, en prenant une goutte de la liqueur et en l'essayant avec l'iodure de potassium ou le sulfate de soude. S'il ne se produit pas de précipité jaune ou blanc, la précipitation est achevée. On retire la baguette de zinc chargée de plomb et on la plonge dans un verre contenant de l'eau distillée chaude et on répète ce lavage plusieurs fois. On fait alors tomber le plomb spongieux, on le malaxe sous l'eau pour lui donner plus de cohésion, on le sèche entre deux papiers buvards et on le fait fondre dans la flamme de réduction. On obtient ainsi un globule métallique brillant, malléable et laissant une trace grisâtre sur un papier blanc.

Toutes ces réactions sont suffisantes pour caractériser le plomb, et nous permettent de passer sous silence les autres moyens si nombreux employés pour mettre en évidence les sels de plomb.

On pourrait cependant essayer l'action des alcalis sur la dissolution de ces sels. On sait, en effet, que la potasse et la soude déterminent dans les solutions des sels de plomb des précipités blancs très solubles dans un excès du précipitant.

L'ammoniaque donne aussi un précipité blanc, mais il est insoluble dans un excès d'ammoniaque.

**Considérations générales sur l'empoisonnement par les sels de plomb.** — Les préparations de plomb solubles ou qui peuvent le devenir, administrées en solutions étendues, se transformeraient dans les sucs de l'estomac en albuminate de plomb (?). D'après Millon, les globules sanguins et non le sérum se chargeraient d'albuminate de plomb absorbé, le transporteraient rapidement dans tous les organes. Cette manière de voir serait basée sur ce qu'à l'analyse chimique le sang ne renferme jamais que des traces du toxique. Tout le plomb serait fixé dans les cellules à l'état d'albuminate. De ces combinaisons, le plomb ne se dégage que très lentement pour s'éliminer petit à petit par la bile et les urines ; s'il y a albuminurie l'élimination est plus rapide. Le plomb, arrivé dans l'intestin avec la bile, peut être réabsorbé ou éliminé à l'état de sulfure dans les selles qu'il colore en noir.

Beale a trouvé du plomb dans les urines quelque temps après l'ingestion d'une dose unique de poison, et dès les premières semaines où les ouvriers sont en contact avec les préparations de plomb.

Heubel, à la suite d'expériences très exactes faites sur des chiens, est arrivé à déterminer ainsi les localisations du plomb dans l'organisme. Cependant il ne faut pas oublier que ces résultats ont été obtenus à la suite d'intoxications presque chroniques, et qu'au début d'un empoisonnement, c'est le sang qui doit toujours contenir plus de la substance toxique, non parce qu'il a pour elle une plus grande affinité, mais parce qu'il est l'intermédiaire forcé par lequel le poison doit passer pour se rendre dans tous les tissus.

D'après cet auteur, les organes analysés contenaient toujours les mêmes proportions de plomb dans l'ordre décroissant sous-indiqué. Les os, les reins et le foie en contenaient le plus; le cerveau et la moelle en contenaient moins, les muscles très peu.

Au travail d'Heubel nous devons ajouter celui de Lehmann sur les localisations du plomb dans les empoisonnements chroniques spéciaux. Les expériences de Lehmann ont été faites sur des lapins et le poison a été injecté sous la peau a des doses variant de 10 à 30 milligrammes. L'agent toxique était le nitrate de plomb. Dans une série d'essais il a trouvé dans les organes suivants des quantités de plomb décroissantes.

A. Cœur, poumon, cerveau, reins, foie et muscles.

B. Cœur, intestins, os, poumons, reins, foie, muscles.

C. Reins, cœur et bile, os, poumons, intestins.

D. Bile, os et cerveau, reins et poumons, Intestins, muscles et foie.

On remarquera que le foie contient relativement peu de plomb tandis que la bile en renferme beaucoup.

Si on dose le plomb dans les matières fécales et dans l'urine, on trouve que le plomb est éliminé en aussi grande quantité par les excréments que par les urines.

L'expert pourra déjà, en suivant exactement ces données, se renseigner et voir s'il a affaire à un empoisonnement aigu ou à un empoisonnement chronique. Dans le premier cas, le plomb se retrouvera dans les vomissements, les selles, le tube digestif, le foie peut-être, les reins et les urines. Dans l'empoisonnement chronique, au contraire, tous les organes cités plus haut seront contaminés dans l'ordre indiqué par Heubel et Lehmann suivant les cas.

Mais il reste deux problèmes à résoudre : le plomb trouvé est-il du plomb d'empoisonnement, et la quantité est-elle suffisante pour donner la mort ?

a) *Le plomb trouvé est-il du plomb d'empoisonnement ?* — Encore ici se pose l'inévitable question du plomb normal. D'après quelques toxicologues, on rencontrerait toujours dans l'organisme du plomb, à l'état de traces, il est vrai. Ainsi Legrip en a trouvé 0,0034 sur mille dans le foie et la rate ; Oidtmann bien moins encore, 1 milligramme pour mille dans le foie d'un aliéné et 3 milligrammes dans la rate. Malgré ces assertions, nous persistons à croire ce que nous avons dit en parlant du cuivre ; qu'il n'y a que du plomb accidentel que l'on peut découvrir chez l'homme faisant usage d'eau et de conserves préparées ou conservées dans des vases plombifères.

Il faudra en outre, lorsque le plomb aura été isolé de l'organisme, s'assurer que la profession de l'individu ne peut pas rendre compte de la présence de ce métal, ou qu'un traitement prolongé n'a pas été pratiqué sur lui. Il importe ici de tenir compte de la lenteur de l'élimination des composés plombiques. Orfila a constaté encore, huit mois après toute cessation de traitement, la présence du plomb dans le cours d'un empoisonnement lent par le plomb. Tardieu et Lassaigne ont vu, chez un individu qui avait été emporté par une attaque de choléra épidémique, le plomb résister aux évacuations immodérées qui sont l'un des caractères de cette maladie. Bien plus, les préparations de cette nature étant expulsées du corps lentement et difficilement, il peut se faire que des doses faibles mais continuées longtemps produisent à la fin des phénomènes d'empoisonnement.

b) *La quantité de plomb est-elle suffisante pour donner la mort ?* — Nous avons déjà en partie traité cette question dans le paragraphe des doses toxiques. Nous avons vu, en effet, que si toutes les préparations plombiques pouvaient occasionner des accidents d'empoisonnement, il était assez difficile de préciser les doses nécessaires pour que ces actions se produisent.

Quant à l'empoisonnement lent, il n'est pas douteux que de très petites quantités de toxique, prises ou absorbées pendant quelques jours, puissent provoquer des accidents quelquefois irréparables. Les poussières plombiques, les réservoirs de plomb contenant certaines eaux, sont dans ce cas. Quoi qu'il en soit, dans une expertise bien conduite, on devra toujours doser le plomb contenu dans les organes.

**Dosage du plomb.** — On pèse le plomb à l'état de sulfure, de sulfate et à l'état métallique.

1° *A l'état de sulfure.* — Si l'on opère sur la liqueur provenant de la dissolution du sulfure de plomb, laquelle est chlorhydrique, Fresenius recommande d'opérer de la façon suivante :

On commence par évaporer la solution chlorhydrique à siccité, on dissout le résidu en chauffant dans une solution concentrée d'acétate de soude, on étend d'eau et on soumet à un courant d'hydrogène sulfuré. On sépare le précipité noir de la liqueur par filtration, on lave à l'eau froide et on dessèche. Cela fait, on introduit précipité et filtre dans un creuset de porcelaine avec un peu de soufre en poudre et on chauffe au rouge dans un courant d'hydrogène jusqu'à ce qu'on ait un poids constant. On laisse enfin refroidir creuset et précipité dans le courant d'hydrogène et on pèse. Le poids obtenu représente du monosulfure de plomb. La sensibilité de la réaction par l'hydrogène sulfuré est de 1/10.000.000 en solution neutre ou alcaline et de 1/200,000 en solution acide.

2° **A** *l'état de sulfate.* — La solution chlorhydrique est additionnée d'acide sulfurique en léger excès et évaporée à siccité. Le résidu est repris par de l'eau alcoolisée, jeté sur filtre, lavé et pesé après calcination dans une capsule ou un creuset de porcelaine. La limite de sensibilité de cette réaction en milieu alcoolique est de 1/50.000.

Si on n'avait pas soin de prendre ces précautions, l'addition d'acide sulfurique dans une solution de chlorure de plomb détermine un précipité complexe de sulfate et de chlorure de plomb mélangé.

3° *A l'état de plomb métallique.* — M. Riche dose le plomb par l'électrolyse, et avec la même liqueur lorsque ce métal est seul ou en présence de fortes proportions d'argent, de fer, de zinc, de nickel de cobalt, d'alumine, de magnésie et de métaux alcalins ou alcalino-terreux.

On opère sur une liqueur nitrique et on l'expose à l'action d'un élément Bunsen, soit à chaud, soit à froid. Le bioxyde de plomb se porte en totalité, sous forme d'un enduit très adhérent, sur le creuset formant l'électrode négatif. La liqueur est syphonnée sans arrêter le courant, puis remplacée par de l'eau, décantée deux ou trois fois, et le creuset taré est séché vers 110°, puis pesé. 400 milligrammes se déposent en cinq heures et 2 grammes en une nuit.

Avec 2/100 de milligramme le dépôt est encore manifeste.

**Antidotes et traitements.** — Dans les intoxications aiguës, en attendant qu'on se soit procuré les antidotes convenables, on peut administrer des boissons émollientes, de l'albumine, du lait. Si le composé plombique ne provoque pas les vomissements, on les facilite, soit en irritant le pharynx, en injectant de l'apomorphine, ou en faisant prendre au malade un ipéca stibié.

Mais ce qu'il y a de préférable, c'est l'emploi immédiat des antidotes. Parmi ceux-ci, on a préconisé les sulfates de soude et de magnésie. Ces sels donnent lieu à la formation d'un composé de plomb insoluble, en même temps que, pris à hautes doses, ils provoquent des effets purgatifs éminemment salutaires.

Christison a recommandé le phosphate de soude; mais ce sel ne présente aucun avantage, d'autant plus que le phosphate de plomb formé est beaucoup moins inoffensif que le sulfate.

Bouchardat a conseillé le sesquisulfure de fer hydraté, d'autres l'alun; mais ces antidotes ne doivent jamais être employés qu'à défaut d'autres. Ils n'ont d'ailleurs aucun avantage sur le sulfate de soude et le sulfate de magnésie.

Quant aux traitements des empoisonnements professionnels et chroniques, bien qu'ils appartiennent à la pathologie, nous dirons quelques mots d'un moyen tout chimique employé par M. Guibout, à l'hôpital Saint-Louis. Ce médecin ayant remarqué que les limonades sulfuriques, l'alun, les sulfates purgatifs, administrés à l'intérieur, n'avaient aucune action prophylacti-

que, eut l'idée de leur substituer la fleur de soufre. On sait, en
effet, que lorsqu'on fait usage du soufre, les gaz intestinaux
sentent fortement l'hydrogène sulfuré, d'où l'explication facile
et rationnelle du procédé : le médicament administré transformerait dans tout l'organisme les composés plombiques en sulfate de plomb insoluble.

Lehmann a confirmé les bons résultats de Banzolini au moyen
du bromure de potassium. Il a remarqué que le chlorure de
potassium favorise l'élimination aussi bien que le bromure.
Quant au chlorure de sodium, il ne semble pas rendre les
mêmes services.

# VI

## ZINC ET SES COMPOSÉS

Le zinc, longtemps appelé *étain des Indes* à cause de son origine, se trouve dans la nature à l'état de sulfure de zinc (blende) ou de carbonate de zinc (calamine) mélangé à du silicate. On rencontre ces minerais en Angleterre, en Belgique ; mais ils sont rares en France. Cependant on en connaît quelques gisements dans les départements du Lot et du Gard.

C'est un métal blanc, légèrement bleuâtre, à texture cristalline. Il est cassant à la température ordinaire, mais ductile et malléable entre 100° et 150°. Cette curieuse propriété, longtemps méconnue, a retardé pendant des années l'opération du laminage du zinc. Ce sont les Anglais qui, les premiers, se sont livrés à cette industrie. Le zinc fond à 410°, bout à 1,000° ; sa densité est 6,86 et par le laminage et le martelage elle peut augmenter et devenir 7,2.

Le zinc est inaltérable dans l'air sec comme dans l'oxygène ; mais, exposé à l'air humide, il ne tarde pas à se recouvrir d'une couche imperméable d'hydrocarbonate de zinc absolument insoluble dans l'eau. Chauffé à l'air, à sa température d'ébullition, il s'empare de l'oxygène de l'air et se transforme en oxyde de zinc.

Il est attaqué par les acides chlorhydrique, sulfurique, azotique. Au contact des solutions alcalines bouillantes, il est transformé en zincate de potasse, en même temps qu'il se dégage de l'hydrogène. Il déplace de leurs combinaisons les métaux moins oxydables, comme le cuivre, le plomb, le mercure, le bismuth et l'argent.

Le zinc de commerce est très impur ; il renferme du plomb, du cadmium, du cuivre, du fer et du soufre. Il est fréquemment arsénical ; dans ce cas, il est cassant et peu propre au laminage.

Les emplois du zinc sont variés et nombreux ; il sert à fabriquer de nombreux ustensiles de ménage, des bassins ; il entre dans la composition de nombreux alliages, et surtout maintenant dans la préparation du fer galvanisé (zincage du fer).

Le zinc métallique n'est pas un poison.

Avec l'oxygène, le zinc forme un oxyde, protoxyde de zinc, encore décoré des noms pompeux de *pompholix, nilalbum, lana philosophica*. Cet oxyde est blanc, mais jaune lorsqu'il est chauffé, pour reprendre sa couleur primitive par refroidissement, infusible aux plus hautes températures et insoluble dans l'eau. Cependant quelques auteurs lui donnent comme chiffre de solubilité 1/1.000.000.

Sous cette forme, l'oxyde de zinc n'est pas un poison ; mais, les combinaisons qu'il peut facilement engendrer au contact des acides, même les plus faibles, le rendent très toxique.

Le zinc donne avec les acides des sels très vénéneux et fort employés dans les arts et la médecine.

Le chlorure de zinc ou beurre de zinc est un corps solide, très déliquescent, blanc, fusible vers 250° et volatil au rouge.

Le sulfate de zinc, *vitriol blanc, couperose blanche*, est un sel cristallin, incolore, à saveur âcre, et très efflorescent. Il est très soluble dans l'eau ; chauffé à 100°, il fond d'abord dans son eau de cristallisation, puis perd cette eau, et, au rouge vif, se décompose en oxygène, en acide sulfurique et en acide sulfureux. Il reste comme résidu de l'oxyde de zinc.

Les autres sels de zinc n'ont que peu ou pas d'application.

**Empoisonnements et doses toxiques.** — La statistique officielle des empoisonnements par les sels de zinc, de 1840 à 1885, en indique huit cas seulement, et tous ont été déterminés par le sulfate de zinc. Quoi qu'il en soit, il convient d'examiner non seulement les propriétés toxiques de ces combinaisons, mais d'étudier encore dans quelles conditions et sous quelles influences le zinc métallique et l'oxyde de zinc peuvent devenir des poisons.

Nous venons de le dire, le zinc métallique n'est pas un poison ; l'eau l'attaque à peine, et cependant si on a songé un ins-

tant à l'employer pour les ustensiles de cuisine, on a dû y renoncer bientôt en raison des sels vénéneux qu'il donne avec les
acides.

Le zinc n'a pas autant d'inconvénients que Dejeux et Vauquelin ont bien voulu le dire, l'eau et le lait s'y conservent sans
altération. Avec l'eau, le zinc est légèrement attaqué; il se forme
à sa surface une couche très légère et imperméable d'hydro-
carbonate de zinc, qui préserve de toute altération le reste du
métal. Cette oxydation est tellement lente que les toitures de
zinc en feuilles très minces peuvent durer vingt ans exposées à
toutes les intempéries. Pettenkofer, président des chemins de
fer bavarois, a constaté qu'une feuille de fer galvanisée peut
perdre par oxydation, dans une période de vingt-sept ans,
179 milligrammes de zinc par décimètre carré.

Mais si l'eau aérée, tranquille, qui séjourne dans des vases en
zinc, n'acquiert pas des propriétés délétères, il peut n'en plus
être de même pour l'eau qui circule dans des tuyaux de ce
métal. En effet, si, dans le premier cas, la couche d'hydrocarbonate de zinc formée, imperméable et résistante, n'est pas détachée et se maintient en place, dans le second, au contraire,
en raison de la vitesse du courant, ces plaques d'oxydation
peuvent être entraînées mécaniquement, communiquer au liquide des propriétés délétères et favoriser encore la destruction rapide des conduites.

Les substances alimentaires acides ou qui peuvent le devenir
à la longue ne doivent pas être mises ou conservées dans des
vases en zinc. On sait, en effet, avec quelle facilité le zinc ordinaire est attaqué par les acides. Il se forme des sels de zinc,
tous toxiques, déterminant facilement et à petites doses des
nausées ou des vomissements. Le vin, la bière sont dans ce
cas. On se souvient de l'observation rapportée par Orfila : Un
négociant de Gray faisait usage, pour le service de sa cave,
d'un vase en zinc. Après y avoir laissé du vin pendant plusieurs heures, il s'en servit pour son repas et celui de sa famille. Peu de temps après, il se manifesta chez lui et chez
tous ceux qui avaient bu du vin des coliques violentes qui
cédèrent bientôt sous l'influence d'un traitement approprié. Le
vin contenait un sel de zinc.

L'oxyde de zinc, à peu près insoluble dans l'eau, n'est pas toxique ; cependant, comme le zinc et sous les mêmes influences, il peut provoquer des accidents d'empoisonnement. On a remarqué que lorsqu'il était ingéré à la dose de plusieurs grammes, il n'agissait que lentement et au fur et à mesure de sa dissolution dans l'acidité du suc gastrique. Les accidents sont les mêmes, que l'on ingère 20 à 50 centigrammes ou 2 grammes. La transformation en sel soluble paraît être plus rapide dans le premier cas.

MM. Landouzy et Maumené ont vu les ouvriers qui sont exposés à respirer un air chargé de poussière d'oxyde de zinc être affectés d'angine, de stomatite, de salivation, de malaise général, de coliques suivies de diarrhée ou, au contraire, de constipation opiniâtre. Cependant les enquêtes auxquelles ces faits ont donné lieu semblent avoir constaté l'innocuité de la fabrication du blanc de zinc, dont la substitution à la céruse dans les travaux de peinture offrirait un immense avantage au point de vue de l'hygiène. Cette substitution aujourd'hui presque réalisée, ou plutôt réalisable, a été proposée depuis longtemps. Courtois, en 1779, et Guyton de Morveau, en 1783, démontraient tout l'avantage qu'il y aurait à faire les peintures au blanc de zinc, tant sous le rapport de l'hygiène que sous celui de la conservation de la peinture. Malgré les encouragements donnés en 1802 par l'Académie des sciences, tous leurs efforts restèrent à peu près infructueux. La peinture au blanc de zinc, très bonne pour la décoration du bois, des pierres ou des métaux, à l'intérieur des bâtiments, ne résistait pas aussi bien que la céruse aux intempéries de l'air. M. Sorel a alors substitué au blanc de zinc la peinture au chlorure de zinc. Il délaye de l'oxyde de zinc dans une solution concentrée de chlorure de zinc (38° B.) additionnée de carbonate de soude. En quelques heures, ce mélange, répandu sur la surface à peindre, est dur et adhérent et résiste aux lavages. Des essais pratiqués dans le port militaire de Brest ont fait voir tout l'avantage de ce procédé et ont démontré la possibilité de remplacer la céruse par le blanc de zinc dans toutes les peintures intérieures et extérieures.

Les sels solubles de zinc sont des poisons très actifs. Le sulfate de zinc, fréquemment employé en médecine à la dose même de 20 à 30 centigrammes à 1 gramme comme vomitif, a pu, à doses plus élevées, provoquer des accidents d'empoisonnements. Cependant rien n'est plus variable que les quantités de ce sel nécessaires pour déterminer des accidents ou amener la mort. Orfila conclut de ses expériences que s'il n'est pas rendu par les vomisssments, 30 grammes de sulfate de zinc suffisent pour tuer des chiens en douze heures. Fodéré a vu des accidents graves produits par l'ingestion de 30 centigrammes seulement. D'autres fois, ce même sel, ingéré aux doses de 30 à 60 grammes dissous dans l'eau, n'ont pas suffi pour donner la mort.

Enfin, à une certaine époque, on a vu des pains, fabriqués par des boulangers peu scrupuleux, renfermer des quantités parfois notables de sulfate de zinc. Ce sel était employé comme succédané du sulfate de cuivre et permettait d'employer pour la panification des farines de qualités inférieures.

Le chlorure de zinc, employé en médecine comme astringent et caustique, a trouvé un énorme débouché dans les arts (peinture et mastic Sorel). Il entre dans la préparation de la pâte caustique de Landolfi (chlorure de zinc, chlorure d'antimoine, chlorure d'or et de brome), de la liqueur de Burnett, poison très répandu en Angleterre et fréquemment employé comme tel.

Ce sel n'a pas servi dans notre pays, comme poison accidentel ou criminel. C'est un composé très toxique, plus actif que le sulfate de zinc, car il est beaucoup plus caustique que ce dernier et provoque bien moins les vomissements. D'ailleurs si nous mettons en comparaison les doses de l'un et l'autre de ces sels employés comme médicament, nous verrons que le sulfate de zinc s'administre au maximum jusqu'à 1 gr. 20 en une seule dose, tandis que le chlorure de zinc ne se donne, dans les mêmes conditions, qu'à la dose de 15 milligrammes.

Quant à l'acétate de zinc, il ne paraît pas avoir sur l'économie une énergie bien grande. A part la saveur insupportable qui en rend l'administration très difficile à doses très élevées, il n'a pas encore d'action bien toxique, mais jouit seulement de propriétés émétiques et légèrement purgatives. Il en serait de même des autres sels de zinc, citrates, lactates, valérianates.

15.

**Recherche du zinc dans les cas d'empoisonnements.** Essais préliminaires. — Dans la recherche toxicologique du zinc et de ses composés, les essais préliminaires sont de mince importance ; cependant il peut arriver que l'expert, en dehors des investigations sur les organes ou substances organiques, doive s'assurer de la nature d'une poudre suspecte ou d'un médicament soupçonné d'avoir déterminé des accidents ou causé la mort. Dans ces circonstances, pour plus de facilité et en raison de la rapidité de l'exécution, nous conseillons l'analyse par voie sèche, surtout si la poudre à examiner se compose d'un sel de zinc à peu près seul, exempt de mélange.

1° On introduit dans une petite cavité d'un charbon, bien cuit, sec et sonore, un peu de la substance à examiner en même temps qu'on l'humecte avec une solution concentrée de carbonate de soude ou de cyanure de potassium. On peut encore et préalablement placer sur le charbon le mélange intime de la substance et de carbonate de soude ou de cyanure de potassium. On chauffe au chalumeau à la flamme d'oxydation. Le sel de zinc n'est pas réduit, mais transformé en oxyde de zinc, jaune vif à chaud et complètement blanc après refroidissement.

2° Dans la petite cavité pratiquée dans un charbon réunissant les conditions indiquées, on introduit le sel de zinc à examiner et on humecte avec quelques gouttes d'une solution d'azotate de cobalt. On chauffe au chalumeau à la flamme d'oxydation, la masse se boursoufle, se dessèche, reste infusible et prend par refroidissement une teinte *vert* de *Rinmann*. Absolument caractéristique de la présence du zinc ou de ses composés, cette réaction, d'une application facile, demande cependant l'emploi de réactifs purs. La présence du fer, en effet, même en quantité très faible, en masque complètement la présence. Nous nous sommes maintes fois aperçu, dans le cours de nos recherches, que le vert de Rinmann était très difficile à obtenir avec des sulfates de zinc du commerce, c'est-à-dire ferrugineux. Il se produit un enduit ocreux d'oxyde ferrique, qui recouvre la masse et cache la coloration verte caractéristique des sels de zinc.

Méthodes générales. 1° *Destruction incomplète des matières organiques.* — Le procédé Fresenius et Babo est le seul applicable dans le cas présent. L'opération doit être conduite ainsi qu'il est dit aux préliminaires; cependant on doit prendre ici quelques précautions dans les essais ultérieurs. En effet, nous avons recommandé, dans la recherche générale des poisons métalliques, lorsqu'on se sert de ce procédé, d'avoir soin non seulement de chasser le chlore en excès, mais encore de neutraliser à peu près complètement le liquide très acide au moyen d'ammoniaque. On réacidule ensuite avec quelques gouttes d'acide chlorhydrique et on soumet la liqueur ainsi préparée à un courant d'hydrogène sulfuré. L'analyse chimique nous indique que les sels de zinc ne sont pas précipités en solution acide, si l'acide est minéral, par l'hydrogène sulfuré. Cependant, il peut arriver que la précipitation du zinc à l'état de sulfure se produise dans cette solution acide. Voici l'explication que nous avons donnée. Vient-on à neutraliser par l'ammoniaque la liqueur acide provenant de la décomposition des matières organiques par le chlorate de potasse et l'acide chlorhydrique? On obtiendra une solution neutre, brun foncé, qui, acidulée de nouveau par l'acide chlorhydrique en léger excès, pourra ne pas contenir cet acide à l'état de liberté. En effet, l'action du chlore sur les matières organiques donne, entre autres produits, des acides organiques, acétiques, oxaliques, en assez grande quantité. L'ammoniaque ajouté sature, outre l'acide chlorhydrique, ces acides organiques. L'acide chlorhydrique, destiné à aciduler en dernier lieu, met simplement en liberté ces acides faibles, donne naissance à du chlorhydrate d'ammoniaque et fournit une liqueur, bien que très acide, parfaitement apte à la précipitation du zinc par l'hydrogène sulfuré.

On aura donc soin, pour la recherche des sels de zinc, ou de ne pas neutraliser avant le traitement à l'hydrogène sulfuré, ou encore, en suivant notre marche générale, de rechercher le zinc et dans le précipité donné par l'hydrogène sulfuré et dans celui produit par le sulfhydrate d'ammoniaque.

2° *Destruction complète des matières organiques.* — Certains auteurs recommandent encore le procédé de Flandin et Danger pour la destruction totale des matières organiques. Suivant nous, ce procédé n'est pas ici recommandable. Il faut opérer, en effet, à une température inférieure à celle de la volatilisation du zinc, car il peut arriver que les sels de zinc, réduits par le charbon, produisent du zinc métallique, entraîné par les vapeurs et perdu dans l'atmosphère. Cependant, si l'on s'était servi de ce moyen défectueux, on devrait soumettre le charbon obtenu à des lavages à l'acide sulfurique ou à l'acide chlorhydrique, et, dans les liqueurs évaporées à consistance convenable, caractériser les sels de zinc.

L'expert devra porter ses recherches sur les vomissements, les déjections, le tube digestif, le foie, les reins et les urines.

Les liqueurs obtenues par l'un ou l'autre procédé sont soumises à un courant d'hydrogène sulfuré. Le zinc en solution acide — acide minéral — n'est pas précipité de la dissolution par l'acide sulfhydrique. On sépare de cette façon toutes les impuretés, métaux précipitables par l'hydrogène sulfuré, en même temps que la liqueur se dépouille d'une assez grande quantité de matières organiques entraînées et précipitées. La solution, abandonnée quelque temps à elle-même, est jetée sur filtre, et la liqueur qui passe, neutralisée complètement par l'ammoniaque, est additionnée de sulfhydrate d'ammoniaque.

On chauffe légèrement, on abandonne une ou deux heures pour permettre au précipité formé de prendre de la consistance et favoriser la filtration, puis on jette sur filtre. Le précipité, recueilli sur le filtre lavé à l'eau bouillante, est soumis aux essais suivants.

Nous rappelons que le précipité obtenu par l'hydrogène sulfuré, bien que ne renfermant pas trace de zinc dans la généralité des cas, devra cependant attirer l'attention de l'expert, surtout s'il s'est servi de notre marche spéciale.

Le précipité, rarement blanc, le plus souvent gris sale, verdâtre ou noir, est lavé avec de l'acide acétique, jeté sur filtre, puis dissous dans l'acide chlorhydrique bouillant.

La solution chlorhydrique, additionnée de quelques gouttes d'acide azotique, amenée à l'ébullition, puis évaporée à siccité, est reprise par quelque peu d'eau distillée. Cette liqueur aqueuse est mise, pendant un quart d'heure environ et à la température ordinaire, au contact d'une suspension de carbonate de baryte. Le magma blanc rosé ou grisâtre, jeté sur filtre et lavé à l'eau froide, laisse passer une liqueur limpide, incolore, très propre à caractériser le sel de zinc, qu'elle renferme d'ailleurs à l'état de pureté, isolé qu'il est de tous les métaux voisins susceptibles jusqu'à un certain point de gêner ses réactions caractéristiques.

*a)* L'hydrogène sulfuré détermine dans la liqueur acidulée avec de l'acide acétique un précipité blanc pur de sulfure de zinc, insoluble dans les acides organiques, les alcalis et le sulfhydrate d'ammoniaque. Les acides azotique, chlorhydrique et sulfurique le dissolvent, les uns à chaud, les autres même à froid. Avec les deux derniers, en même temps qu'il se forme un chlorure ou un sulfate de zinc, il se dégage de l'hydrogène sulfuré.

*b)* Le sulfhydrate d'ammoniaque, dans la solution neutre ou alcaline, donne naissance au même précipité blanc de sulfure de zinc.

Pour essayer les autres réactions qui vont suivre, on devra, au préalable, débarrasser le liquide de la baryte qu'il renferme. On peut le faire soit au moyen d'un léger excès d'acide sulfurique, soit et préférablement avec une solution de sulfate de soude. On laisse déposer le précipité; on sépare ensuite par filtration. Sur filtre, reste toute la baryte à l'état de sulfate et la liqueur qui passe renferme tout le sel de zinc à l'état de pureté.

*c)* Les alcalis, potasse, soude et ammoniaque, introduits dans la liqueur ainsi préparée, y déterminent d'abondants précipités blancs d'hydrate de zinc très soluble dans un excès du précipitant. Cependant si les solutions étaient étendues et si l'on faisait bouillir quelque temps la liqueur, tout l'oxyde de zinc serait à peu près précipité.

L'addition de chlorhydrate d'ammoniaque, même en grand excès, ne produit pas de précipité dans la dissolution de l'oxyde de zinc dans les alcalis (différence avec l'alumine).

*d)* Le ferrocyanure de potassium (prussiate jaune) produit un précipité blanc gélatineux de ferrocyanure de zinc. Si les dissolutions sont acides, le précipité paraît souvent bleuâtre, par suite de la décomposition du réactif en excès. A chaud, le liquide serait fortement coloré en bleu. Le ferrocyanure de zinc est insoluble dans les acides étendus, soluble à chaud dans une solution de potasse. L'action des alcalis sur le ferrocyanure de zinc ou un ferrocyanure métallique quelconque est toujours la même. La potasse ou la soude régénère le prussiate alcalin et précipite la base métallique, laquelle peut se redissoudre dans l'excès d'alcali; l'addition d'un acide, l'acide chlorhydrique, par exemple, lorsqu'il est en léger excès, donne de nouveau naissance au précipité.

*e)* Le ferricyanure de potassium (prussiate rouge) produit un précipité jaune rougeâtre, soluble dans l'acide chlorhydrique.

A ces caractères, on pourra ajouter ceux donnés aux essais préliminaires; l'analyse au chalumeau peut rendre des services, d'autant mieux, et nous l'avons déjà dit, que, dans les conditions analytiques où nous opérons, le vert de Rinmann est caractéristique de la présence du zinc. En effet, on sait que si les liqueurs étaient impures et renfermaient d'autres métaux, comme de l'étain ou de l'antimoine, les oxydes de ces métaux calcinés avec la dissolution de cobalt pourraient se colorer en vert après refroidissement, alors même qu'elles ne contiendraient pas trace d'oxyde de zinc.

**Considérations générales sur les empoisonnements par les sels de zinc.** — Les composés solubles de zinc agissent comme ceux du cuivre. Cependant leur action est, en général, un peu plus faible; mais, quoi qu'il en soit, tout ce que nous avons dit pour le cuivre peut trouver ici sa place. Les combinaisons solubles ingérées agissent assez vite. Elles sont absorbées, forment dans les tissus des albuminates métalliques insolubles ou peu solubles qui se déposent et séjournent ainsi dans l'économie un temps plus ou moins long.

Si l'absorption est rapide, l'élimination commence assez tardivement. Michaelis, dans ses expériences sur les animaux, n'a pu retrouver le zinc dans les urines que cinq jours après l'administration de certaines doses. Dans la bile et le lait, il semblerait apparaître plus rapidement; Loewald l'aurait trouvé dans ces produits de sécrétion quarante-huit heures après l'administration de 1 gramme d'oxyde de zinc. Il reste donc démontré et admis que les voies d'élimination du poison sont les urines, le foie et la bile, et enfin les excréments entraînant et les quantités non absorbées et celles déversées par la bile dans le tube digestif. Mais une fois commencée, cette élimination est-elle lente ou rapide? Les expériences sont contradictoires;

quelques toxicologues prétendent que les sels de zinc ont beaucoup moins de tendance à s'accumuler dans l'organisme que les sels de cuivre correspondants ; mais à l'encontre de ces assertions, Ritter cite le cas d'une femme traitée par le valérianate de zinc, qui en éliminait encore par les urines quinze jours après la cessation du traitement.

A côté de ces questions vient encore se placer l'inévitable problème du zinc normal. Tout ce que nous avons dit à ce sujet pour le cuivre et le plomb, nous pouvons le répéter ici. On ne peut, en effet, adopter cette dénomination de *zinc normal*, parce que certains chimistes ont rencontré du zinc dans quelques aliments ; parce que Raoult et Breton ont trouvé dans quelques foies d'homme 7 à 12 milligrammes de zinc ; parce que certaines plantes, une violette (*viola calaminaria*) en contient en quantité appréciable, il ne s'ensuit pas que tout l'organisme en soit imprégné. Tout cela ne peut que faire insister pour avoir la preuve d'un empoisonnement par les sels de zinc, sur le dosage du zinc trouvé dans les différents organes. Cette opération permettra de répondre d'une façon juste et précise aux deux questions :

1° Le zinc trouvé est-il du zinc d'empoisonnement ?

2° La quantité trouvée était-elle de nature à donner la mort ?

Nous n'ajouterons qu'un mot. L'expert, dans le cas d'exhumation juridique, devra se souvenir que le chlorure de zinc est employé comme liquide conservateur, et que la peinture du cercueil peut avoir été faite au blanc de zinc.

**Dosage du zinc.** — On dose le zinc en poids à l'état d'oxyde, ou en volume à l'état de ferrocyanure.

*A l'état d'oxyde.* — La liqueur à essayer, débarrassée des impuretés et des métaux voisins, est additionnée d'un léger excès de carbonate de soude. Il se produit un précipité blanc de carbonate de zinc, presque insoluble dans l'eau ; 1 partie exige, pour se dissoudre, 44,600 parties d'eau. On a soin d'opérer à l'ébullition et de faire sur filtre le lavage à l'eau chaude. Si dans la liqueur il y avait des sels ammoniacaux, du chlorure ammonique, par exemple, il faudrait le chasser au préalable, car ces sels empêchent la précipitation complète du carbonate de zinc. Le précipité, lavé et séché, est calciné dans un creuset de porcelaine. On obtient ainsi, après perte de l'acide carbonique, une poudre blanche légèrement colorée en jaunâtre ; c'est de l'oxyde de zinc que l'on pèse après refroidissement.

*A l'état de ferrocyanure.* — Fahlberg recommande le procédé volumétrique suivant : Dans une solution d'un sel de zinc on laisse tomber goutte à goutte une solution de ferrocyanure de potassium connue et titrée. Il se forme à chaque goutte un précipité blanc insoluble de ferrocyanure de zinc. De temps en temps, on a soin de prélever une goutte du mélange, que l'on porte sur un papier ou une soucoupe recouverte de quelques taches d'acétate ou d'azotate d'urane en solution. Aussitôt que tout le zinc est précipité, que le ferrocyanure de potassium se trouve en excès, la goutte mise au contact du sel d'urane détermine aussitôt une coloration rouge intense. C'est la fin de l'opération.

Ce procédé peut s'appliquer aux solutions neutres ou chlorhydriques des sels de zinc. Dans la liqueur chlorhydrique, la présence du manganèse et de l'aluminium n'altère pas les résultats.

**Antidotes et traitements.** — Les empoisonnements sont ordinairement dus à l'ingestion du sulfate de zinc et rarement à celle du chlorure de zinc. En général, on n'aura pas besoin d'administrer un vomitif, on pourra avoir recours immédiatement aux antidotes : le lait et l'albumine.

On doit employer l'albumine en excès, car on sait que l'albuminate de zinc qui prend naissance est soluble dans un excès de sel de zinc. On pourra donner également des solutions alcalines faibles — carbonate de soude ; — il se formera du carbonate de zinc insoluble, mais attaqué par le suc gastrique. On a préconisé le phosphate de soude, la magnésie hydratée ; mais ces antidotes n'ont aucun avantage sur les carbonates alcalins ou sur l'albumine de blanc d'œuf.

Dans tous les cas, on aura soin de faire vomir ou d'évacuer, au moyen de purgatifs huileux, les composés insolubles qui ont pris naissance après chaque administration des antidotes. En effet, les combinaisons formées ne sont que momentanément insolubles et peuvent, au bout de quelques instants, se dissoudre partiellement dans le suc gastrique et, après absorption, se répandre dans l'organisme.

# VII

## MÉTAUX ALCALINO-TERREUX

### (BARYUM, STRONTIUM, CALCIUM)

De ces trois métaux, un seul, le baryum, doit nous arrêter. Les combinaisons solubles qu'il donne avec l'acide chlorhydrique et l'acide azotique sont toxiques.

Le baryum a été découvert en 1774, par Scheele. On le rencontre dans la nature à l'état de carbonate (Witherite) et de sulfate (barytine ou spath pesant). En 1808, Davy a décomposé la baryte par la pile et isolé le baryum. Bunsen l'a obtenu en décomposant par la pile le chlorure de baryum. C'est un métal à éclat d'argent, mais très altérable au contact de l'air.

Le baryum forme avec l'oxygène deux composés, un oxyde de baryum (baryte), assez soluble dans l'eau, et un bioxyde de baryum. Ces deux oxydes n'ont d'application que dans les laboratoires et dans l'industrie.

Parmi les combinaisons solubles qui peuvent nous intéresser, nous voyons tout d'abord le chlorure de baryum, c'est un sel incolore, cristallin, à saveur piquante, très soluble dans l'eau, beaucoup plus à chaud qu'à froid. 100 grammes d'eau en dissolvent 43,5 à $+15°$ et 70 grammes à $104°$. Chauffé au rouge, il perd tout d'abord son eau de cristallisation et fond sans décomposition. C'est un composé toxique, très employé dans l'analyse chimique et dans les arts, à peu près abandonné en médecine.

L'azotate de baryum est un sel cristallin, soluble dans l'eau, plus à chaud qu'à froid. 100 parties d'eau en dissolvent 8 grammes à froid et 35 grammes à $100°$. Il n'a reçu d'application que dans les laboratoires, dans le cas où l'on ne peut employer le chlorure de baryum, et en pyrotechnie. L'azotate de baryum est un poison.

Enfin, parmi les combinaisons insolubles, le sulfate de baryte (blanc fixe des peintres) est complètement insoluble et inactif. Le carbonate de baryte naturel ou artificiel, bien qu'insoluble, peut cependant devenir toxique en présence du suc gastrique. Il est facilement attaqué par les acides et transformé en sel soluble. On l'emploie beaucoup en Angleterre comme mort aux rats.

**Empoisonnements et doses toxiques.** — Les empoisonnements par les sels barytiques sont rares, très rares même, car en France la statistique officielle n'en mentionne pas un seul cas, de 1835 à 1885. Cependant il résulte des expériences d'Orfila, de Brodie et de Campbell que la baryte, le carbonate de baryte et le chlorure de baryum sont des substances toxiques. Dans un cas, 2 grammes de baryte, et dans un autre 4 grammes de carbonate de baryte, portés dans l'estomac d'un petit chien, ont produit la mort dans l'espace de trois heures. Christison mentionne le fait observé dans une propriété du Lancashire, où plusieurs animaux domestiques périrent après avoir léché du carbonate de baryte (mort-aux-rats des Anglais).

Le chlorure de baryum en poudre ou en solution concentrée, à des doses variant de 25 centigrammes à 6 grammes, produit aussi la mort des animaux en un temps très court, soit qu'il ait été ingéré, soit qu'il ait été injecté dans les veines ou déposé sur des plaies. Dans les expériences de Huzard et de Biron, des chevaux sont morts le quinzième jour après avoir pris 8 grammes de chlorure de baryum par jour. D'un autre côté, 4 grammes de saccharate de baryte, introduits en poudre dans l'estomac d'un chien robuste, ont causé des symptômes d'empoisonnement qui, au bout de douze heures, se sont terminés par la mort de l'animal.

Enfin le sulfate de baryte est complètement inactif; nous rappelons que de petits chiens ont avalé impunément 16 à 24 grammes de sulfate de baryte.

Les exemples sur les personnes sont plus rares et plus contradictoires. Johnston dit avoir avalé 50 centigrammes de carbonate de baryte sans ressentir de malaise; Parker rapporte qu'une femme et son enfant moururent après avoir pris chacun environ 4 grammes de la même substance. Quant aux doses toxiques, elles doivent être assez élevées, en raison de la grande tendance qu'ont les sels de baryum solubles à se transformer en sulfate dans le tube digestif et dans l'économie. Les accidents rapportés viennent à l'appui de cette manière de voir. Le *Journal of sciences* a relaté une observation de mort survenue une heure après l'ingestion de 30 grammes de chlorure de baryum, et le D$^r$ Wach a été témoin d'un empoisonnement produit par une solution de 16 grammes du même sel. Les victimes de ces deux accidents sont deux femmes qui avaient cru prendre du sulfate de soude.

**Recherche des sels de baryum dans les empoisonnements.** MÉTHODES GÉNÉRALES. — Les recherches chimiques doivent porter non seulement sur le tube digestif, mais encore sur le foie, les reins et les urines.

Pour isoler et caractériser le baryum et ses composés dans un milieu organique, deux méthodes sont généralement indiquées.

1° *Procédé Fresenius et Babo.* — A ce qui a été dit dans l'emploi de cette méthode, nous n'avons à ajouter qu'une particularité intéressante à plusieurs points de vue. Nous savons que les sels de baryum solubles ingérés ont de grandes tendances à se transformer en sulfate insoluble dans le tube digestif et dans l'organisme. Il en résulte que toute la portion ainsi transformée restera complètement insoluble dans le liquide de destruction des matières organiques; elle restera sur filtre, c'est-à-dire perdue pour l'analyse. D'un autre côté, les matières albuminoïdes nombreuses qui imprègnent la masse organique renferment une certaine quantité de soufre, transformé ultérieurement en acide sulfurique sous l'influence oxydante du chlore mis en liberté. Il y a encore là une nouvelle source d'acide sulfurique, et de fait une nouvelle formation de sulfate de baryte. Il peut en résulter une décomposition complète du sel de baryum soluble, et pour l'expert un écueil certain dans la recherche de ce toxique, dans la liqueur de filtration.

En conséquence, on devra, dans tous les cas où on soupçonnera un empoisonnement par les sels de baryum, analyser non seulement la liqueur, mais encore le magma des matières organiques non fluidifiées, et déposées sur le filtre.

2° *Procédé Flandin et Danger.* — Ce moyen de destruction des matières organiques par le mélange sulfurico-nitrique a peut-être quelques avantages sur le précédent. Il donne tous les sels de baryum quels qu'ils soient à l'état de sulfate de baryte insoluble. On peut alors lessiver les cendres à l'eau distillée chaude et légèrement acidulée pour enlever les composés solubles et rechercher le baryum dans le résidu insoluble. L'expert n'aura donc à analyser qu'un seul résidu, et non pas un magma insoluble et une liqueur, comme dans le procédé Fresenius et Babo.

a. *Examen de la liqueur.* — La liqueur acide provenant de la destruction des matières organiques par le chlorate de potasse et l'acide chlorhydrique est traitée par un courant d'hydrogène sulfuré après neutralisation imparfaite. Le liquide limpide ou non, maintenu pendant trois ou quatre heures à une douce température, filtré, est, après neutralisation complète, additionné d'un peu d'une solution de sulfure ammonique. La liqueur, le plus souvent colorée, abandonne, dans la généralité des cas, un léger précipité que l'on sépare par filtration. On ajoute alors, dans le liquide ainsi coloré, un excès de carbonate d'ammoniaque en solution, et on laisse de côté pendant douze heures.

Le précipité, lavé sur filtre, est dissous dans l'acide chlorhydrique ou dans l'acide azotique pur, et fournira ainsi une solution dans laquelle on pourra caractériser la présence des sels de baryum.

b. *Examen du magma insoluble ou du charbon sulfurique.* — Le magma insoluble, resté sur filtre dans la fluidification des matières organiques, est séché à l'étuve et calciné dans un creuset de platine. Le charbon sulfurique, lavé et séché, est également calciné dans les mêmes conditions. On mélange alors le résidu incinéré avec environ quatre fois son poids de carbonate de potasse et de soude (1). Les proportions généralement employées pour la préparation de ce mélange sont 13 parties de carbonate de potassium sec, et 10 parties de carbonate de sodium également sec. On chauffe le tout jusqu'à ce que la masse soit fluide

(1) On ne saurait trop mettre du mélange de carbonate de potasse et de soude. On sait, en effet, que, dans les lavages à l'eau distillée, si on n'avait eu soin d'en mettre un excès, les sulfates solubles formés décomposeraient le carbonate de baryte et donneraient naissance à du sulfate de baryte insoluble régénéré et à des carbonates alcalins solubles.

et homogène. On laisse refroidir et on reprend par l'eau distillée bouillante la masse fondue, et on filtre. Dans cette opération, le sulfate de baryte, au contact des alcalis carbonatés et sous l'influence de la haute température, est décomposé ; il se forme des sulfates alcalins solubles et du carbonate de baryum complètement insoluble. Le résidu insoluble sur filtre retient donc tout le carbonate de baryum, on le lave à l'eau bouillante et on le dissout dans l'acide chlorhydrique pur.

La liqueur chlorhydrique provenant soit de la liqueur au chlorate, soit des cendres de l'un ou l'autre procédé, doit être

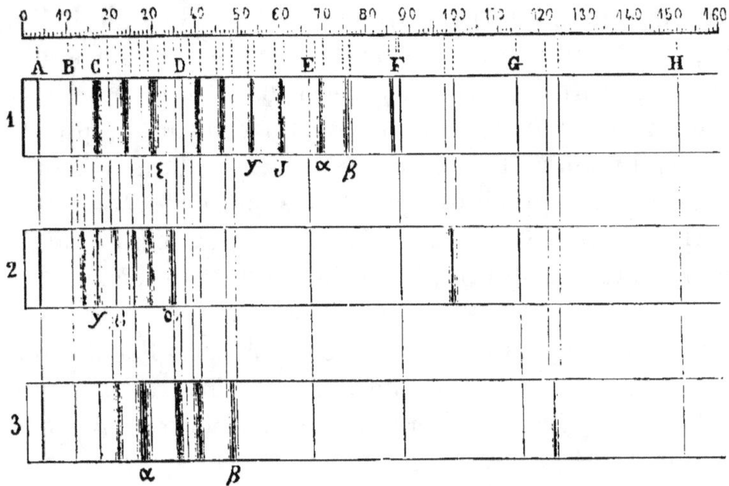

Fig. 14. — Spectres du baryum, du strontium et du calcium.

évaporée à siccité pour chasser l'excès d'acide, reprise par un peu d'eau distillée et présenter les caractères suivants :

*a*) L'acide sulfurique ou les sulfates solubles déterminent un précipité blanc de sulfate de baryte, insoluble dans l'eau et les acides. La même réaction pourrait se produire si, au lieu d'acide sulfurique ou de sulfates alcalins, on s'était servi d'une solution de sulfate de chaux. Avec une solution de sulfate de strontium, même précipité, mais beaucoup plus lent à se former (caractéristique).

*b*) Les dissolutions de chromate neutre et de bichromate de potasse produisent un précipité jaune clair de chromate de baryte soluble dans l'acide azotique. Si l'on sature la dissolution avec de l'ammoniaque, le précipité réapparaît. En liqueur neutre, la précipitation avec le bichromate demande quelques instants et ne se développe bien que par l'agitation. La première est commune aux sels de baryum et de strontium, la deuxième est caractéristique des sels de baryum.

c) L'acide hydrofluosilicique produit dans la solution à essayer un précipité cristallin de fluosilicate de baryum, à peu près insoluble dans les acides chlorhydrique et nitrique. Si les liqueurs sont très étendues, le précipité paraît à la longue, à froid, et presque aussitôt, si l'on a soin de chauffer.

d) Une petite quantité de la liqueur, déposée sur un fil de platine, et exposée à la flamme du gaz, de l'alcool, de l'hydrogène, se colore en vert, par suite de la volatilisation du chlorure de baryum. Cette flamme examinée au spectroscope donne un spectre très facile à reconnaitre (fig. 14) (spectre 1).

Nous joignons les spectres du strontium et du calcium (spectres 2 et 3).

**Considérations générales sur l'empoisonnement par les sels de baryum.** — On sait que les doses faibles peuvent être supportées sans inconvénients, tandis que les doses fortes déterminent des accidents, et quelquefois la mort après deux heures. Le toxique est absorbé ; les symptômes ne sont pas seulement le résultat d'une action locale, et des autopsies faites dans cette circonstance ont signalé des désordres manifestes du côté du cerveau et des méninges. Onsum a prétendu que la mort survenait par suite de la formation dans les poumons d'embolies dues au sulfate de baryum. Dans toutes ses expériences, il a rencontré le poison dans le foie et les poumons. Tidy a démontré, à la suite de recherches sur les lapins, que le foie, les reins et les urines renfermaient toujours du baryum.

Notre savant ami le docteur Linossier (1), après de nombreuses expériences sur des lapins, traduit ses résultats de la façon suivante :

Après trente jours environ de traitement effectif, en suspendant le traitement quand les symptômes se montraient inquiétants, des lapins recevant chaque jour des doses de carbonate

_______________

(1) *Mémoire sur les localisations du baryum.*

de baryum, doses croissantes de $0^{gr},5$ à $1^{gr},50$, ont toujours, à l'autopsie et à l'analyse des organes, montré des localisations bien nettes de ce poison.

Les poumons, les muscles et en particulier le cœur n'en renfermaient que des traces.

Le foie en contenait une proportion plus sensible, le rein, le cerveau et la moelle encore davantage.

Le tissu osseux est celui qui a la plus grande affinité pour le baryum. La proportion la plus forte qui ait été trouvée dans les os est celle de $0^{gr},56$ de baryum pour 1000 parties de cendres (vertèbres).

Le baryum comme les autres métaux, dans les intoxications chroniques, se diffuse dans tout l'organisme.

Mais le baryum trouvé dans le tube digestif ou dans les autres organes est-il du baryum toxique? Il est évident que l'organisme ne renferme pas de sels de baryum. Mais dans un cas d'exhumation, l'expert devra s'entourer de toutes les garanties possibles et examiner les terrains du cimetière, car souvent ils renferment des composés barytiques; il devra aussi se renseigner sur les commémoratifs. On ne saurait trop se souvenir de ce cas cité par Ritter, démontrant de quelle manière inattendue les sels de baryum peuvent se rencontrer dans une expertise. Dans un cas d'exhumation, ce chimiste a retrouvé dans l'intestin du cadavre une assez grande quantité de sulfate de baryum. Cette substance provenait de l'ingestion d'un sel arsénical mélangé de ce sulfate, et constituant une matière colorante saisie au domicile de l'inculpé.

On devra aussi, dans tous les cas, indiquer la quantité de sel de baryum isolée et, autant que possible, celle qui peut s'y trouver à l'état soluble.

**Dosage du baryum.** — On dose les sels de baryum à l'état de sulfate.

La liqueur à doser renfermant le sel de baryum (chlorure) aussi neutre que possible est additionnée d'un léger excès d'acide sulfurique. Il se forme de suite, si les solutions sont concentrées, et après quelques instants si elles sont étendues un précipité blanc de sulfate de baryte. Ce précipité est un peu soluble dans les acides chlorhydrique et azotique ; ainsi

1,000 parties d'acide azotique à 1,032 dissolvent 0,062 parties de sulfate de baryte ; l'acide chlorhydrique bouillant en dissout un peu plus.

L'acide sulfurique en excès le dissout également, mais il suffit d'étendre l'eau pour éviter cette cause d'erreur. On chauffe à l'ébullition ; on laisse déposer ; on décante le liquide presque clair sur le filtre, et on y jette le précipité qu'on lave à l'eau bouillante jusqu'à ce que l'eau qui passe ne se trouble plus avec le chlorure de baryum ; on sèche le précipité ; on le calcine au rouge modéré ; on touche ensuite le résidu avec une goutte d'acide azotique pur ; on le chauffe de nouveau, et on le pèse après refroidissement.

**Antidotes et traitements.** — Dans un cas d'empoisonnement par les sels de baryum solubles, le premier soin sera d'administrer une solution concentrée de sulfates alcalins ou magnésien. Ces antidotes agissent directement dans l'estomac et transforment le sel soluble en sulfate de baryum, corps inerte et absolument inactif. On pourra favoriser ensuite son évacuation au moyen d'un ipéca stibié ou d'un purgatif. D'ailleurs l'antidote est à la fois un excellent purgatif.

Si on se trouvait auprès d'une personne ayant absorbé par mégarde de la mort-aux-rats des Anglais, du carbonate de baryte, il faudrait hâter son élimination au moyen d'un vomitif. Le carbonate de baryte, bien qu'insoluble, peut, à la longue, par sa dissolution dans le suc gastrique acide, provoquer des accidents d'empoisonnement.

# VIII

## MÉTAUX ALCALINS

### (POTASSIUM, SODIUM, AMMONIUM)

D'une importance médiocre à l'état métallique, ces métaux forment certaines combinaisons d'une toxicité relativement très grande.

Le *potassium*, découvert en 1807 par Davy, est un métal blanc d'argent, mou, décomposant l'eau à toutes les températures et s'oxydant à l'air avec une grande rapidité.

Avec l'oxygène, il forme deux combinaisons : un protoxyde et un peroxyde; mais ces composés n'ont d'application (le premier seulement qu'à l'état d'hydrate. Dans le commerce, il porte le nom d'*hydrate de potasse* ou *potasse caustique*, bien différent de la potasse ordinaire, qui n'est autre chose que du carbonate de soude impur. On s'en sert beaucoup dans les arts, la savonnerie, la peinture (eau de soude, de potasse, des peintres).

L'hydrate de potasse, comme la potasse caustique, sont deux caustiques violents.

Le potassium forme avec l'acide carbonique une série de composés, tous plus ou moins dangereux. Le carbonate de potasse improprement appelé *potasse, sel de tartre*, est un sel déliquescent, très soluble dans l'eau. Il se dissout dans son poids d'eau froide. Il fond au rouge sans se décomposer, et résiste même à la température blanche; mais si la masse renfermait un peu de charbon, il y aurait production de potassium.

Le carbonate de potasse, bien que moins caustique que les oxydes de potassium, l'est cependant assez pour produire dans le tube digestif des désordres quelquefois irréparables. Le sesquicarbonate, le bicarbonate de potasse, bien que ne possédant pas les propriétés caustiques signalées, peuvent, si les doses sont élevées, produire des accidents d'empoisonnements.

Le *sodium*, comme le métal précédent, a **été** découvert à la même époque par Davy. C'est un corps solide, mou et malléable à la température ordinaire. Au-dessous de zéro, il est cassant. Il fond à 96° et distille au rouge sombre.

Le sodium ne s'oxyde pas comme le potassium dans l'air sec, mais rapidement dans l'air humide, et, à la température ordinaire, il se couvre d'une couche blanche d'hydrate alcalin. Il décompose l'eau à froid; mais la réaction est bien moins vive qu'avec le métal précédent.

Comme le potassium, il donne avec l'oxygène deux composés, oxydes anhydres et hydrates très toxiques.

Quant aux carbonates, sesquicarbonates et bicarbonates de soude, ils n'ont, si ce n'est à doses massives, que des actions à peu près nulles sur l'économie.

La liqueur de Labarraque, l'eau de javelle (hypochlorite de soude, chlorure de potasse et de soude), employées par les blanchisseuses, sont des poisons énergiques.

L'*ammonium* est un composé hypothétique, non isolé, qui, d'après la théorie d'Ampère, fonctionne comme métal dans les sels ammoniacaux.

Mais si l'ammonium n'a aucun intérêt dans le cas présent, il n'en est plus de même de l'ammoniaque, soit à l'état de gaz, soit en dissolution (ammoniaque ou alcali volatil). Ce gaz possède une odeur suffocante, excite le larmoiement, ou la dissolution détermine sur les muqueuses en contact des cautérisations très vives et provoque la mort très rapidement.

**Empoisonnements et doses toxiques.** — Les empoisonnements par les alcalis, potasse et soude, sont très rarement criminels, mais le plus souvent accidentels ou suicide. Ils sont produits presque exclusivement par le carbonate de potasse ou de soude caustifiés, eau de soude des peintres, ou encore par les lessives de potasse ou de soude caustique.

Les doses capables de produire la mort dépendent nécessairement de la nature et du degré de concentration de la substance toxique ingérée. Dans presque toutes les relations d'empoisonnements de cette nature, les quantités sont indiquées d'une manière vague et indéterminée. Pour Tardieu, 10 à 20 grammes de potasse ou de soude suffiraient pour donner la mort, à la suite d'ingestion de 12 grammes d'un liquide contenant 8 grammes de potasse caustique.

Le carbonate de potasse, ou sel de tartre, a donné naissance également à de nombreux accidents d'empoisonnements. Les doses susceptibles d'intoxiquer sont très variables. Plenck rapporte qu'un malade d'une forte constitution avala 32 grammes de sel de tartre, et qu'il fut pris aussitôt de violents vomissements pendant quarante-huit heures, mais sans succomber.

Orfila, à côté de cette observation, cite la suivante, que nous traduisons sans commentaires, bien qu'elle ne paraisse pas bien convaincante :

« Deux jeunes personnes, âgées, l'une de seize ans, l'autre de douze, se rendirent, en juin, sur les côtes, pour prendre des bains de mer. On leur conseilla de se purger, et au lieu de leur administrer les sels prescrits, on leur donna à chacune, par erreur, 16 grammes de carbonate de potasse. La plus jeune languit pendant quelque temps et succomba en septembre, quatre mois après ; la plus âgée, en août, trois mois après. »

L'eau de javelle a donné souvent lieu à des empoisonnements accidentels. A la dose de 150 à 200 grammes, cette préparation peut produire chez un adulte des accidents mortels.

Parmi les composés ammoniacaux, trois seulement paraissent être des poisons. Ce sont l'ammoniaque, le carbonate d'ammoniaque et le chlorure ammonique. On devra cependant se défier de toutes doses exagérées d'un autre composé ammoniacal quel qu'il soit.

L'ammoniaque, comme la potasse et la soude caustique, provoque aussi bien une blessure qu'une intoxication. Les empoisonnements par cette substance ne sont pas fréquents. Son goût, son odeur suffocante s'opposent à ce qu'elle devienne un instrument de crime ou un moyen ordinaire de suicide. Aussi les accidents sont-ils dus à des méprises, à des imprudences, à des maladresses dans l'administration de l'ammoniaque. Quelques cas seulement sont relatifs à des tentatives de suicide, et la statistique officielle des empoisonnements criminels en France en consigne quatre cas de 1850 à 1865, en quinze ans.

L'ammoniaque liquide est vénéneuse à des doses peu élevées, 30 grammes suffisent pour tuer un adulte. Cependant on rapporte des observations où des quantités moindres ont déterminé la mort : « Une dame d'une soixantaine d'années avala, par suite d'une méprise de la garde-malade, une cuillerée à café d'ammoniaque liquide, et presque aussitôt un contrepoison, de la limonade citrique; malgré cela, inflammation violente des cavités buccale et pharyngienne, et symptômes cérébraux; mort au bout de trois jours.

Quoi qu'il en soit, on peut, des nombreuses observations publiées, tirer les combinaisons suivantes :

1° Il suffit d'une faible dose d'ammoniaque — 2 ou 3 grammes administrés d'un seul coup — pour que les accidents toxiques surviennent.

2° Il est à peu près impossible de proportionner le degré de toxicité de l'ammoniaque à sa dose. On a vu 4 à 5 grammes causer la mort, et l'ingestion de 30 grammes et même davantage compatible avec une guérison ultérieure.

3° L'ammoniaque est très dangereuse, et comme topique, caustique et désorganisateur, et comme poison interne.

4° Son action est encore plus prompte et plus funeste si elle s'exerce immédiatement sur le sang — injection dans les veines.

On ne connaît pas d'empoisonnements par le chlorure ammonique. Cependant les expériences d'Orfila et de Smith démontrent la toxicité de ce sel. Smith a fait voir qu'en déposant sur le tissu cellulaire de la cuisse d'un chien, de 5 à 8 grammes de chlorhydrate d'ammoniaque, il déterminait rapidement la mort. Sur l'homme, on sait qu'à la dose de 12 à 15 grammes, ce sel peut produire des accidents, et qu'au delà de ce poids, il n'est pas prudent de le prescrire.

**Recherche des alcalis, potasse et soude, dans un cas d'empoisonnement.** — Les recherches devront porter sur le tube digestif, sur son contenu, et sur les vomissements. Les urines devront également être mises de côté et soumises à un examen spécial.

Roussin, dans une expertise chimique de cette nature, suppose deux cas :

1° La mort a suivi de près l'ingestion du poison. L'autopsie pratiquée aussitôt permet de recueillir et d'enfermer rapidement dans un vase fermé le tube digestif et son contenu. C'est le cas le plus favorable à l'expert.

2° L'autopsie n'a été pratiquée qu'après un temps d'inhumation assez prolongé, et la transformation des alcalis caustiques en carbonate est complète.

1. Si l'expert chimique se trouve avoir affaire au premier cas, il doit procéder sans délai à l'analyse, car tout retard est nuisible.

Dans ce but, il coupe l'intestin et l'estomac en très menus morceaux ; il introduit ces fragments dans un flacon à large ouverture, à moitié plein d'eau distillée, bouillie et refroidie.

Si des matières de vomissements ont été recueillies, il devra les réunir au liquide précédent, et achèvera de remplir le flacon avec de l'eau distillée bouillie. Tout ce magma est laissé pendant douze heures en macération à la température ordinaire, exprimé ensuite très rapidement dans un linge lavé à l'eau distillée, puis filtré au papier Berzelius, dans un appareil fermé ou recouvert d'une cloche de verre.

Le liquide qui s'écoule est, la plupart du temps, très coloré, opalin, et filtre avec beaucoup de lenteur. Lorsque la filtration est terminée, la liqueur est divisée en deux parties égales, après avoir constaté qu'un papier rouge de tournesol est ramené au bleu par son contact.

A l'aide d'une liqueur acide titrée, on détermine alors la richesse en alcali de la première portion du liquide. Le chiffre ainsi obtenu comprend naturellement l'alcali total contenu dans la solution, qu'il y soit libre ou carbonaté.

Dans la seconde portion du liquide filtré, on verse une solution concentrée et neutre de chlorure de baryum, jusqu'à cessation de tout précipité. Un léger excès de sel de baryte ne peut être nuisible. Tout le carbonate alcalin est éliminé sous forme de carbonate de baryte insoluble ; la liqueur, filtrée de nouveau, ne doit plus présenter de réaction alcaline au tournesol, si la potasse ou la soude ont subi la transformation totale en

16.

carbonates correspondants. Si la liqueur filtrée offre encore une réaction alcaline, c'est le signe manifeste qu'une portion des oxydes alcalins s'y trouve à l'état caustique, et une nouvelle détermination alcalimétrique permet d'en évaluer très approximativement la quantité.

2. Lorsque l'autopsie et l'exhumation ont été tardives, et que la putréfaction a envahi plus ou moins les tissus du cadavre, une réaction nouvelle vient compliquer le problème. En effet, la putréfaction des matières azotées produit une quantité de composés ammoniacaux, de carbonate d'ammoniaque, dont les réactions alcalines sont de nature à donner le change. Pour éviter les causes d'erreur, Roussin recommande le procédé suivant :

On commence par diviser le tube digestif en très menus morceaux, qu'on laisse digérer pendant au moins douze heures dans une quantité convenable d'eau distillée tiède, et qu'on entretient à 40° à peu près. Au bout de ce temps, on exprime sur un linge lavé et on filtre au papier Berzelius le liquide qui s'écoule. La liqueur filtrée est évaporée d'abord au bain-marie, jusqu'à ce que le résidu ne perde plus de son poids, puis le résidu est lui-même chauffé à 120°, jusqu'à disparition de toute odeur ammoniacale. Lorsqu'un papier de tournesol rouge et humide, exposé au-dessus de ce résidu, ne vire plus au bleu, on laisse refroidir, et l'on traite par une petite quantité d'eau distillée tiède. La liqueur qu'on obtient ainsi est filtrée de nouveau et mélangée ensuite dans un flacon fermé à l'émeri, avec trois fois son volume d'alcool à 90°. Il se dépose un précipité qu'on lave par décantation et à plusieurs reprises au moyen d'alcool, qu'on dessèche et qu'on soumet finalement à la calcination dans une capsule de porcelaine. Après refroidissement, on épuise le résidu par une petite proportion d'eau bouillante, et on filtre. Si la liqueur filtrée contient une notable proportion de carbonate de potasse et de soude, la probabilité d'un empoisonnement par les alcalis est acquise. (Il faut cependant se souvenir ici de la toxicité du carbonate de potasse et de tout ce que nous avons dit dans les préliminaires.)

Même dans le cas où l'expert trouvera une forte proportion de ces carbonates alcalins, il ne devra se prononcer qu'avec la plus extrême prudence et surtout se bien rendre compte que les quantités de carbonates extraites en dernier lieu du résidu de l'incinération sont sans comparaison avec celles que pourraient fournir les liqueurs ou humeurs de l'économie.

Après avoir isolé l'alcali ou les carbonates alcalins, il importe d'en indiquer la nature. La potasse ou les sels de potasse, additionnés d'un excès de solution concentrée l'acide tartrique, déterminent la formation d'un précipité blanc, cristallin, de bitartrate de potasse. Comme avec tous les précipités cristallins, l'agitation sur les parois du verre favorise la précipitation.

Le chlorure de platine produit presque aussitôt, si les liqueurs sont suffisament concentrées, et de suite par agitation, un précipité jaune cristallin de chloro-platinate de potasse, presque insoluble dans l'eau, complètement insoluble dans l'alcool. Vu au microscope, ce précipité est jaune, et les cristaux sont des octaèdres (caractéristiques).

L'acide perchlorique donne un précipité blanc de perchlorate de potasse, et l'acide picrique, un précipité jaune abondant de picrate de potasse.

Enfin le carbonate est déliquescent.

La soude et les solutions des sels de soude ne précipitent par aucun des réactifs précédents. En dehors de la cristallisation de ses sels — ainsi l'azotate de potassium cristallise en aiguilles prismatiques et l'azotate de sodium en rhomboèdres, — il n'existe qu'un moyen de mettre en évidence la soude libre ou combinée, en dissolution dans l'eau. Le biméta-antimoniate de potasse, encore appelé antimoniate grenu de potasse, donne, avec les sels de soude, un précipité blanc cristallin de biméta-antimoniate de soude.

Cette réaction demande quelques précautions. Pour la réussir, on doit, au préalable, laver plusieurs fois le réactif à l'eau chaude, puis à l'eau froide, et en faire une dissolution à chaud. La liqueur refroidie est versée dans une solution absolument neutre du sel de soude à essayer. Par agitation, et après quelques instants, il ne tarde pas à se former, sur tous les points frottés, un dépôt cristallin transparent de biméta-antimoniate de soude ; souvent il arrive que même dans les liqueurs ne renfermant pas trace de sel de soude, le réactif détermine un précipité, mais amorphe et jamais cristallin; c'est-à-dire que, pour avoir quelque valeur, cette réaction doit passer par l'épreuve du microscope. Avec un léger grossissement, le précipité, suivant les liqueurs, la température, le degré de concentration, se précipite, soit sous la forme de prismes à quatre pans, soit sous la forme de cristaux dits scaphoïdes, soit encore en masses confuses, que l'on pourrait appeler cristallisation mamelonnée.

Enfin le carbonate de soude est efflorescent.

**Recherche de l'ammoniaque dans les cas d'empoisonnements.** — La recherche chimique de l'ammoniaque n'est possible que peu de temps après la mort de la victime. D'après Dragendorff, l'expert devra considérer deux cas : un premier, où la mort est due à l'ingestion d'ammoniaque libre ou combinée; un deuxième, où elle est due au gaz ammoniac inhalé.

**A.** *Intoxication due à l'ingestion d'ammoniaque libre ou combinée.* a. RECHERCHE DE L'AMMONIAQUE LIBRE. — On divise le tube digestif en morceaux que l'on introduit dans une cornue tubulée très grande; on peut y ajouter également les matières vomies avec une assez forte proportion d'eau de manière à obtenir une bouillie très claire. On soumet à une distillation très ménagée, en ayant soin d'adapter au tube à dégagement un réfrigérant Liebig, et on reçoit les produits distillés dans un récipient également refroidi renfermant un peu d'eau distillée. On sature ensuite par l'acide sulfurique en léger excès le produit de distillation, et on évapore à siccité ou au bain-marie d'eau bouillante. Le résidu est introduit dans une cornue de verre, munie d'un réfrigérant Liebig, dont le tube à dégagement se rend dans un flacon entouré de glace et contient quelques centimètres cubes d'eau distillée. On verse par la tubulure de la cornue une solution concentrée de potasse caustique et on chauffe légèrement pour chasser le gaz ammoniac qui distille et vient se dissoudre dans l'eau du récipient. La distillation doit être continuée pendant un temps assez long, car les dernières portions d'ammoniaque ne se volatilisent qu'avec difficulté. On pourrait, pour faciliter le départ, ajouter un peu d'alcool.

Le liquide du récipient refroidi doit, après l'expérience, présenter les caractères suivants :

1° Odeur vive et piquante, caractéristique de l'ammoniaque.

2° Un papier de tournesol rouge, mouillé, est rapidement bleui par une exposition de quelques instants au-dessus de l'ouverture du flacon qui renferme la dissolution.

3° Une baguette de verre trempée dans l'acide chlorhydrique répand d'abondantes fumées blanches si on l'approche de l'orifice du flacon.

4° Un papier de curcuma humide est coloré en brun, un papier à l'azotate mercureux en noir, un papier de campêche en violet.

5° La liqueur précipite en blanc des sels mercuriques — précipité en blanc d'Allemagne, chloramidure de mercure.

6° La liqueur neutralisée par l'acide chlorhydrique précipite par le chlorure de platine. Il se forme un précipité jaune, cristallin — octaèdres, — de chloroplatinate d'ammoniaque.

7° Versée dans le réactif de Nessler, elle y produit immédiatement un précipité brun ou une coloration rouge brune suivant la concentration de la liqueur. On prépare le réactif de Nessler en mélangeant une partie d'une solution concentrée de chlorure mercurique avec deux parties et demie d'iodure de potassium dissous dans six parties d'eau, et enfin on ajoute six parties d'hydrate de potasse dissous également dans six parties d'eau.

b. RECHERCHE DE L'AMMONIAQUE COMBINÉE. — Il peut arriver que dans un empoisonnement par l'ammoniaque, la plus grande quantité de ce toxique ait été saturée par les acides du suc gastrique, ou encore il peut se faire que l'on ait à rechercher des sels ammoniacaux, chlorhydrate d'ammoniaque et autres.

Dans ces conditions, Orfila recommande d'évaporer les matières suspectes jusqu'à siccité, de traiter le produit par de l'alcool concentré, de filtrer la liqueur, d'évaporer jusqu'à pellicule pour faire cristalliser le chlorhydrate d'ammoniaque. Nous croyons qu'il est préférable d'y substituer la marche indiquée par Dragendorff.

On distille, comme pour l'ammoniaque libre, les matières suspectes, en ayant soin d'y ajouter de l'alcool. Ce liquide a pour avantage de hâter le départ de l'alcali libre, de coaguler la plus grande partie des matières albuminoïdes et de leur communiquer une plus grande résistance à la décomposition en présence des alcalis.

Les proportions les plus convenables sont :

A une partie de masse fluidifiée, soumise à la distillation, ajouter un volume d'alcool à 98° et le quart de ce volume d'une solution de soude, une partie d'hydrate pour quatre parties d'eau.

On abandonne le mélange pendant quelques heures, puis on retire par la distillation un volume de liquide égal à celui de l'alcool employé.

On pourrait encore mélanger un volume déterminé des matières suspectes avec le double de leur volume d'un lait de chaux et abandonner le tout sous une cloche renfermant de 29 à 50 centimètres cubes d'acide sulfurique (fig. 15). Tout le gaz ammoniac mis en liberté par la chaux vient se combiner à l'acide sulfurique et former du sulfate d'ammoniaque.

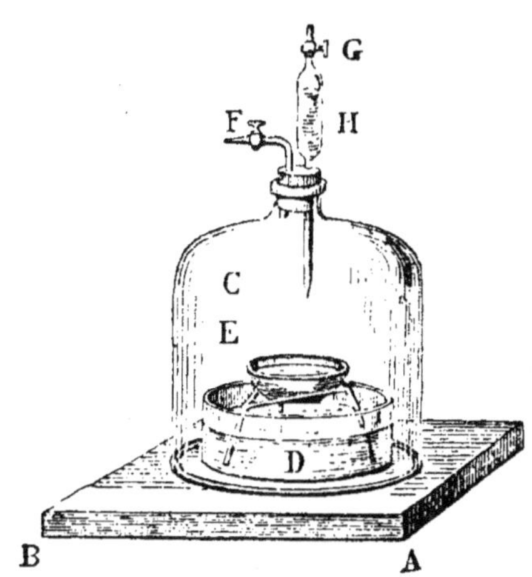


Fig. 15. — Appareil de Schlœsing modifié par Deville. — AB, plaque de verre ; D, cristallisoire ; E, capsule ; H, pipette ; G, robinet.

**B.** *Intoxication due au gaz ammoniac.* — Si la mort est arrivée très vite et si l'autopsie a été faite presque immédiatement après, l'expert pourra tenter de rechercher l'ammoniaque dans l'appareil respiratoire. En introduisant un tube de verre dans la trachée et en faisant un appel d'air qu'il fera passer ensuite dans un tube à boule renfermant de l'acide sulfurique, il pourra caractériser l'ammoniaque à l'état de sulfate.

Mais le plus souvent il sera obligé de se contenter de démontrer la présence de l'ammoniaque dans l'atmosphère où avait respiré la victime. Dans ce cas, les papiers de Nessler, les papiers au nitrate mercureux, au campêche donneront d'excellentes indications. Il pourra également en faire un dosage approximatif en faisant passer un volume d'air déterminé dans une solution décime normale d'acide sulfurique. Il n'y aura plus qu'à déterminer le titre de l'acide après l'opération et la différence indiquera la quantité d'ammoniaque.

**Considérations générales sur l'empoisonnement par les alcalis. Potasse et soude et sels correspondants.** — Au point de vue de la chimie légale, il est un fait important à noter dans la recherche des alcalis libres — potasse et soude — dans une expertise judiciaire ; c'est leur transformation rapide au contact de l'air en carbonates, aux dépens de l'acide carbonique libre absorbé et fixé.

Si à cela nous ajoutons que dans l'économie il existe une grande proportion de sels de potasse et de soude, on conçoit facilement la prudence avec laquelle l'expert devra conduire ses recherches et établir ses conclusions.

Cependant si les alcalis potasse et soude se transforment rapidement en carbonates à l'air, si les vomissements recueillis dans un empoisonnement de cette nature ne renferment plus d'alcali caustique, il n'en est plus de même dans le tube digestif. Au sein de cet organe, la transformation ne s'opère qu'avec lenteur ; d'ailleurs l'air n'y parvient que très faiblement. Aussi n'est-il pas rare de retrouver l'alcali presque inaltéré, après un laps de temps quelquefois très long.

Nous ajouterons encore qu'il y a lieu de tenir compte des différences d'actions des poisons potasse et soude à l'état caustique. En effet, en dehors de la blessure vive que développe l'ingestion de ces toxiques, il y a également l'absorption des sels alcalins qui prennent naissance. Limitée aux sels de potasse seulement, cette action est à considérer ; il est démontré aujourd'hui que, même à faibles doses, ces sels, lorsqu'ils arrivent dans le sang et entrent dans la circulation, paralysent le cœur.

Enfin nous signalerons l'alcalinité franche des urines dans les intoxications par les alcalis caustiques.

**Ammoniaque et sels correspondants.** — L'expertise chimico-légale tendant à retrouver l'ammoniaque en présence des matières organiques n'est pas toujours chose facile. Nous avons déjà parlé plus haut de certaines causes d'erreur ; mais à celles-là, il faut encore ajouter la grande volatilité de l'ammoniaque qui disparaît sans laisser de traces, au moins chimiques. Nous mentionnerons également la décomposition putride des organes et des matières organiques animales, qui s'accompagne toujours d'une production considérable d'ammoniaque, de sulfhydrate d'ammoniaque et de carbonate qui rendent les recherches difficiles. Nous ajouterons encore que l'ammoniaque peut avoir d'autres origines. Dans l'empoisonnement par le cyanure de potassium de commerce seul ou mélangé de cyanate de potasse, à l'ouverture du tube digestif l'expert sera toujours frappé par l'odeur manifestement ammoniacale qui s'en dégage. Dans ces conditions, si l'on sait que le cyanate de potasse se décompose rapidement et sous les plus légères influences en carbonate potassique et ammoniaque, que les cyanures avec les produits de décompositions donnent aussi de l'ammoniaque, on se rendra compte de la prudence avec laquelle le chimiste devra se prononcer et du soin avec lequel il devra se renseigner sur les commémoratifs.

L'urine, comme dans les intoxications par la potasse et la soude, est le plus souvent alcaline. Bien plus, certains toxicologues admettent sa présence dans le foie, la rate, les reins et les urines, et recommandent de rechercher l'ammoniaque dans ces organes.

**Dosage des alcalis potasse, soude, ammoniaque.** — On dose la potasse à l'état de chloroplatinate de potasse. On opère sur le chlorure de potassium en solution concentrée à laquelle on ajoute une solution également concentrée et aussi neutre que possible de chlorure de platine. On évapore le tout à consistance sirupeuse, et on reprend le résidu avec de l'alcool à 80°. On laisse en contact pendant douze heures, on jette sur filtre, on lave le précipité avec de l'alcool et on pèse après l'avoir desséché à 130°.

On dose la soude et les sels de soude soit à l'état de sulfate, soit à l'état de chlorure.

Dans la liqueur qui peut contenir de la potasse ou ses sels, on commence par enlever toute la potasse par le moyen indiqué dans le paragraphe précédent, en ayant eu soin, au préalable, de tout transformer en chlorures. Dans la liqueur débarrassée de chloroplatinate de potasse et acidulé avec quelques gouttes d'acide chlorhydrique, on fait passer un courant d'hydrogène sulfuré, et on précipite complètement le platine en excès à é l'état de sulfure insoluble. On filtre ; la liqueur sulfhydrique est évaporée à siccité, le résidu calciné et pesé après refroidissement donne le poids de la soude en chlorure de sodium.

On dose l'ammoniaque par les méthodes volumétriques.

On introduit dans un petit appareil distillatoire la liqueur renfermant l'ammoniaque à doser. Qu'elle soit libre ou combinée, à l'état de gaz ou de sel, on introduit par la tubulure de la cornue un excès de potasse caustique et on chauffe au bain-marie pendant une heure. Le col de la cornue s'engage dans un petit appareil à boule de Will et Warentrapp, dans lequel on a mis une solution connue — décime normale, — d'acide sulfurique ou même d'acide oxalique. Après l'opération, on démonte l'appareil, on titre de nouveau l'acide, et la différence indique la quantité d'ammoniaque.

**Antidotes et traitements.** — Le traitement des empoisonnements par les alcalis, potasse, soude, ammoniaque, est le même ; il comporte un contrepoison et des moyens palliatifs.

Le contrepoison, tout indiqué, se trouve dans l'emploi d'un acide faible, capable de saturer le poison et de donner naissance à des sels inoffensifs. C'est ainsi que dans les empoisonnements de cette nature on doit administrer au patient, le plus rapidement possible, soit de l'eau vinaigrée, ou le jus de plusieurs citrons, des limonades acidulées, tartriques ou citriques. Mais, il ne faut pas se faire d'illusion, l'action du poison est à peu près instantanée et le mal est fait quand on arrive pour y remédier.

Il reste les moyens palliatifs, qui sont les émollients, les adoucissants, tels que boissons albumineuses, mucilagineuses, lactées, les purgatifs huileux. Ces derniers sont d'une grande utilité ; ils ont le double avantage et de favoriser l'expulsion du toxique et de sauvegarder jusqu'à un certain point les parois du tube digestif non contaminées contre les cautérisations ultérieures.

Quant aux suites de l'intoxication, gastrites, rétrécissements de l'œsophage, etc., leurs traitements réclament l'intervention médicale.

*Empoisonnement par l'eau de javelle. — Considérations sur les empoisonnements par les hypochlorites.* (Rapport médico-légal par TARDIEU et ROUSSIN.)

Les époux Allais, de l'arrondissement de Rambouillet, avaient un enfant, âgé de six mois, qui dépérissait, sans cause connue, depuis quelques jours. Sa mère, qui l'allaitait, avait cru remarquer, à diverses reprises, que les lèvres de son enfant étaient singulièrement blanches et enflammées, que son haleine était désagréable et présentait l'odeur d'eau de javelle. Un jour qu'elle rentrait inopinément à sa maison, elle surprit son mari penché sur le berceau de l'enfant et lui faisant boire de force un liquide contenu dans une bouteille qu'il tenait à la main. Elle se saisit de l'enfant et de la bouteille et courut faire sa plainte. Quelques jours après, l'enfant Allais mourut. A l'autopsie le tube digestif présenta un certain état inflammatoire, mais relativement peu considérable. Un médecin et un pharmacien de Rambouillet furent commis à l'effet de rechercher les traces de la substance toxique et les causes de la mort. Les recherches de ces experts et leurs conclusions négatives ou douteuses n'éclairant pas d'une manière suffisante la chambre des mises en accusation, cette dernière ordonna un supplément d'instruction et un nouveau rapport.

Nous avons été commis par un arrêt de la Cour de Paris, à l'effet d'examiner les organes de l'enfant Allais et de diverses matières saisies au domicile des époux Allais, et de répondre notamment aux questions suivantes :

1° L'eau de javelle, même étendue d'eau, administrée à petites doses, n'est-elle pas une matière toxique, surtout pour un enfant de six à sept mois?

2° L'absorption partielle et successive de ce liquide dans les conditions précitées ne peut-elle pas déterminer un état pathologique mortel, sans laisser de traces directes de la matière toxique?

3° L'odeur *sui generis* de ce liquide, exhalée par l'haleine, l'irritation persistante du canal intestinal, les vomissements, le dépérissement, ne sont-ils pas des symptômes certains de l'empoisonnement par l'eau de javelle?

La portion du biberon qui est soumise à notre examen n'est que la partie supérieure de cet instrument, destinée à pénétrer dans la bouche. Elle est formée d'un alliage de plomb et d'étain (plomb, 30; étain, 70) et présente un pas de vis intérieur dans la gorge duquel on distingue encore un dépôt blanchâtre peu adhérent, que nous enlevons en partie, et que l'analyse nous démontre être constitué par un mélange de chlorure et de carbonate de plomb.

Une bouteille de verre vert renferme un liquide légèrement rosé, d'une odeur manifeste d'acide hypochloreux et de chlore. L'analyse de ce liquide nous démontre qu'il est exclusivement composé d'hypo—

chlorite de soude. Nous avons le devoir, à ce propos, de rectifier une
des indications du rapport des experts de Rambouillet. D'après ce do-
cument, le liquide susdit serait de l'hypochlorite de potasse ; or ce fait
est inexact. Nous verrons plus tard de quelle importance est cette rectification.

Les divers organes et liquides mentionnés, à l'exception du contenu de la bouteille, ne présentent aucune odeur de chlore ou d'acide
hypochloreux. Pour des motifs que nous indiquerons plus loin, il ne
saurait en être autrement. Il faut aussi reconnaître que le mode de
conservation des organes et l'emploi irréfléchi de l'alcool sont bien de
nature à détruire jusqu'aux dernières traces d'un hypochlorite, en supposant qu'il en restât encore. Ces sels, d'une constitution déjà fort
instable, sont, en effet, instantanément décomposés par le seul contact
de l'alcool, et fournissent des produits dérivés qui ne rappellent en
rien les propriétés caractéristiques du produit primitif.

Les experts de Rambouillet, persuadés sans doute que le liquide
toxique contenu dans la bouteille verte était de l'hypochlorite de potasse, n'ont pas jugé utile de contrôler cette composition, et lorsque,
plus tard, ils ont cherché à obtenir avec les organes les réactions de la
potasse et que le résultat s'est montré négatif, les conclusions qu'ils
ont tirées de cette absence d'un produit qui n'existait réellement pas
ne peuvent en conséquence être admises.

Dans le but de faire comprendre le mécanisme de l'empoisonnement par les hypochlorites, dans l'impossibilité de trouver dans le
simple exposé des faits l'explication naturelle des phénomènes observés pendant la maladie comme à l'autopsie de l'enfant Allais, et aussi
en raison des résultats négatifs de l'analyse chimique des premiers
experts, nous croyons devoir entrer dans quelques détails spéciaux indispensables.

On donne le nom d'*hypochlorite* au produit qui résulte de l'action
du chlore sur les oxydes alcalins et terreux. Pendant longtemps
l'hypochlorite de potasse a porté le nom d'*eau de javelle :* mais,
depuis que le prix des potasses est devenu beaucoup plus élevé que
celui des soudes, l'hypochlorite de soude a remplacé en grande
partie l'hypochlorite de potasse et en a conservé le nom vulgaire. Ces
deux hypochlorites jouissent, du reste, des mêmes propriétés chimiques.

Ces sels constituent pour l'industrie un véritable magasin de chlore
gazeux condensé sous forme solide ou liquide. Dès que les hypochlorites sont mis en présence de l'air, d'un acide étranger, ou au contact
des matières organiques végétales ou animales, le chlore est mis peu
à peu en liberté, réagit suivant ses affinités naturelles, s'empare de
l'hydrogène, corrode, désinfecte, décolore, etc., suivant la nature des
substances sur lesquelles il réagit. Le résultat constant, inévitable et
toujours fort rapide de la réaction précédente, c'est la destruction
même de l'hypochlorite et la transformation du composé toxique. L'action terminée, à la place de l'hypochlorite employé on ne trouve plus
qu'un simple chlorure inoffensif.

Au point de vue de la recherche chimico-légale, la conséquence qui ressort des faits précédents est la suivante : dans un empoisonnement par un hypochlorite quelconque, sauf, bien entendu, dans le cas d'une autopsie faite immédiatement après l'ingestion d'une dose considérable de ces sels, non seulement on ne retrouvera pas, mais il est impossible de retrouver trace de chlore libre ou d'hypochlorite. Vouloir chercher les preuves chimiques d'un empoisonnement lent par de faibles doses d'hypochlorites dans les réactifs ordinaires du chlore libre, telles que la formation d'un chlorure sur une lame d'argent, c'est méconnaître le mode normal des réactions de ces composés et tenter une expérience qui ne peut aboutir qu'à un résultat négatif aussi inévitable que facile à prévoir. Il convient d'ajouter encore que, même au point de vue spécial de la recherche des chlorures simples solubles, l'emploi d'une lame d'argent ne peut conduire à aucun résultat, même approximatif.

Dans le cas spécial de l'enfant Allais, les documents de l'instruction démontrent que si une tentative d'empoisonnement par l'eau de javelle a eu lieu, les doses ont nécessairement été faibles et successives, puisque cet enfant a souffert longtemps et n'est mort que deux mois après l'invasion des premiers symptômes. Il est certain, d'un autre côté, que, pendant les six jours qui ont précédé sa mort, toute nouvelle ingestion de poison ayant cessé, il devenait plus impossible encore de reconnaître à l'autopsie, comme à l'analyse chimique, les caractères organoleptiques et chimiques du chlore libre ou des hypochlorites. Les plus petites traces de l'agent toxique étaient depuis longtemps transformées et, en partie même, éliminées de l'économie.

Quant à l'action toxique des hypochlorites, les annales de la médecine légale ne laissent aucun doute sur l'action redoutable de ces composés. Ingérés dans leur état de concentration habituelle, ils peuvent déterminer une mort extrêmement rapide : administrés, même étendus d'eau et à petite dose, leur activité toxique, pour être plus lente, n'en est pas moins inévitable. Il est hors de doute notamment que l'eau de javelle, à base de soude ou de potasse, même étendue et même administrée à petite dose, peut à la longue déterminer la mort d'un enfant de six à sept mois.

L'irritation persistante du canal digestif, les vomissements, la diarrhée, le dépérissement progressif, sont les symptômes habituels de l'empoisonnement par les substances caustiques et irritantes.

L'odeur spéciale et caractéristique des hypochlorites peut aisément se reconnaître à l'exhalaison pulmonaire d'un individu qui vient d'en ingérer une certaine dose, et fournir sur la nature du composé toxique un renseignement des plus précieux, et le plus précieux même, s'il est bien observé.

Il résulte des faits précédents que la recherche chimique d'un hypochlorite dans les organes ou liquides extraits d'un cadavre ne peut, au bout de quelques jours, fournir aucun résultat, si l'on s'adresse aux réactifs ordinaires du chlore libre ou de l'acide hypochloreux. C'est aux produits nouveaux résultant de la réaction de ces composés, tant sur les organes eux-mêmes que sur les objets divers appartenant et servant à la victime, qu'il faut surtout demander la solution du problème.

A ce point de vue, le seul auquel il soit permis et possible de se placer aujourd'hui, nous trouvons de précieux éléments dans l'analyse de l'urine et du rein de l'enfant Allais, du biberon qui accompagne les scellés, et dans une constatation spéciale faite par les experts de Rambouillet.

L'urine de l'enfant Allais renferme une proportion très notable de chlorure de sodium, supérieure au moins de moitié à la quantité de ce sel indiquée dans les analyses d'urine d'enfants de cet âge. Le rein de cet enfant, soumis à une incinération complète dans une capsule de porcelaine, nous a fourni également une proportion anormale de chlorure de sodium. Les autres organes et les liquides de l'estomac n'en contenaient que des quantités bien plus faibles. Sans vouloir tirer de ces faits une conclusion absolue, nous ferons remarquer que l'administration à l'intérieur de l'hypochlorite de soude aurait précisément pour effet de produire dans le rein et la vessie une augmentation de chlorure de sodium, produit ultime de la décomposition de l'hypochlorite de soude.

Les alliages ordinaires de plomb et d'étain, si employés pour divers usages domestiques, ne s'altèrent pas d'une manière appréciable au contact des liquides neutres et notamment du lait. Il en serait tout autrement si ces alliages étaient mis en contact avec un agent aussi énergique que les hypochlorites, même dilués. Le premier effet de l'action de ces composés sur les métaux serait la formation d'un chlorure de plomb, sous forme d'enduit blanc. Or, c'est précisément ce qu'il nous a été facile de constater dans la gorge et le pas de vis du biberon saisi.

Enfin les experts de Rambouillet ont constaté que l'un des deux petits bonnets ayant servi à l'enfant Allais est maculé de nombreuses taches d'un blanc rougeâtre, dans la portion correspondant au derrière de la tête. A notre avis, la formation des susdites taches sur une étoffe de laine noire et leur position même ont, dans l'espèce, une signification qui mérite de fixer l'attention au plus haut point. En effet, les divers tissus teints en noir résistent ordinairement à l'action des divers liquides usuels et ne sont décolorés que par l'action des agents énergiques, au nombre desquels figurent, non pas en seconde, mais en première ligne, les hypochlorites du commerce, agents décolorants au plus haut degré. Une étoffe teinte en noir, touchée même légèrement par un hypochlorite quelconque, se décolore et revêt, suivant sa nuance, une couleur d'un blanc rougeâtre.

D'un autre côté, l'accumulation spéciale de ces taches à la partie postérieure de la tête se comprend aisément. En supposant que de l'hypochlorite de soude ait été administré à l'enfant Allais, il est fort

naturel d'admettre que, la victime étant couchée, une certaine portion du liquide caustique ait coulé, par le fait d'une régurgitation
instinctive et de l'agitation de l'enfant, d'abord le long de la com-
missure des lèvres, puis le long de l'oreille, gagnant ainsi les parties
déclives, et s'accumulant finalement vers le derrière de la tête, c'est-
à-dire précisément au fond du bonnet, sur lequel a dû porter en
résumé le plus grand effet décolorant. Le docteur Dupont, dans deux
rapports qui figurent au dossier, signale une inflammation superficielle
de la joue et de l'oreille gauches de l'enfant Allais, et déclare ne pouvoir en donner une explication satisfaisante. Cette dernière circonstance prête à l'exposé précédent un appui dont il n'est pas possible de
méconnaître la gravité.

*Conclusions.* — De l'analyse chimique des divers scellés précédents,
de la lecture des pièces de la procédure qui nous ont été communiquées
et des observations consignées dans ce rapport, nous concluons :

Que la proportion anormale de chlorure de sodium contenue dans
l'urine et les reins de l'enfant Allais, la formation de chlorure de
plomb dans le pas de vis du biberon, la présence de nombreuses taches
blanc-rougeâtre observées sur un des petits bonnets teints en noir,
l'inflammation superficielle de la joue et de l'oreille gauches de l'enfant, l'odeur spéciale et caractéristique de l'haleine de la victime constatée à diverses reprises par la femme Allais, la présence parmi les
scellés d'une bouteille renfermant de l'hypochlorite de soude, constituent
par leur enchaînement logique et précis une série de faits propres à
légitimer l'idée d'un empoisonnement au moyen de ce dernier produit.

Il n'est pas douteux que l'hypochlorite de potasse ou de soude,
même étendu d'eau et administré à petite dose, est une matière toxique,
surtout pour un enfant âgé de six à sept mois. Il est certain, en outre,
que l'absorption partielle et successive de ce liquide, dans les conditions précitées, peut déterminer un état pathologique mortel, sans
laisser dans les organes de traces matérielles du poison.

L'odeur spéciale et éminemment caractéristique des hypochlorites
constitue un des indices les plus précieux de l'empoisonnement par
ces substances.

L'irritation persistante du canal intestinal, les vomissements et le
dépérissement sont certainement au nombre des symptômes de l'empoisonnement par l'eau de javelle.

# PHOSPHORE

Le phosphore (de φῶς, lumière, et de φέρω, je porte) est un corps solide, incolore ou très légèrement ambré, et possédant une odeur alliacée. Sa densité à 10° = 1.82 ; il fond à 44°2, bout à 290°. La densité de sa vapeur = 4.32.

Il est insoluble dans l'eau, très peu dans l'alcool, soluble dans l'éther, et très soluble dans les huiles fixes et volatiles, ainsi que dans la benzine et le sulfure de carbone.

Exposé à l'air, il s'oxyde facilement en produisant de l'acide phosphoreux. La chaleur dégagée pendant cette oxydation lente est souvent suffisante pour en déterminer l'inflammation. Phénomène important, qui nous servira à le rechercher et à en caractériser la présence, le phosphore luit dans l'obscurité. La phosphorescence se produit à l'air, à la température ordinaire, mais disparaît lorsque celle-ci descend à — 6°. La présence de certains gaz ou vapeurs empêche complètement la formation des lueurs de phosphore. Tels sont les gaz éthylène, hydrogène sulfuré, ammoniaque, hydrogène phosphoré, acide sulfureux, gaz de l'éclairage, les vapeurs d'éther, d'alcool, de pétrole, d'essence de térébenthine ou d'essence quelconque. Enfin le phosphore jouit de propriétés toxiques très grandes.

Le phosphore exposé pendant longtemps à l'influence directe des rayons solaires ou soumis pendant quelque temps dans une atmosphère d'azote, à une température de 230°, se transforme à peu près complètement en *phosphore allotropique* appelé encore *amorphe* ou *phosphore rouge*.

Ce nouveau corps se différencie du premier par plusieurs points. Il ne fond pas, mais se transforme en phosphore ordinaire à 268°. *Il est insoluble dans le sulfure de carbone, n'est pas phosphorescent et surtout pas vénéneux.*

Le phosphore forme avec l'oxygène de l'air, entre autres composés, deux acides, sur le compte desquels nous aurons à revenir : ce sont les acides phosphoreux et hypophosphoreux. Le premier prend naissance par simple exposition du phosphore à l'air humide ; le second, quand, à une certaine température, le phosphore se trouve, dans un lieu humide, au contact d'un alcali ou d'un sulfure alcalin.

Ces deux composés ne sont pas toxiques.

**Empoisonnement et doses toxiques.** — Découverte en 1669 par Brandt, alchimiste et marchand de Hambourg, la préparation du phosphore fut tenue secrète pendant un siècle environ, jusqu'à ce que Gahn eût trouvé l'acide phosphorique dans les os et que Scheele en eût donné les moyens d'extraction.

Malgré ces recherches et la facilité avec laquelle on pouvait se le procurer, c'est à peine si, avant 1846, la toxicologie comptait le phosphore parmi les poisons, et ce n'est qu'en 1850 qu'elle l'inscrivit au tableau des substances vénéneuses. Mais aussitôt ses propriétés connues, il ne tarde pas à prendre le premier rang, à laisser derrière lui l'arsenic. D'après les statistiques criminelles de 1860 à 1872, en douze années, on a compté 141 empoisonnements par le phosphore et 74 seulement par l'arsenic. Si à ces chiffres nous ajoutons les empoisonnements accidentels et les suicides, la proportion augmente considérablement.

Cette multiplicité d'intoxications tient à la facilité avec laquelle quiconque peut se procurer du phosphore. Les allumettes, les pâtes phosphorées destinées à la destruction des animaux nuisibles servent, sous certaines formes, à produire les empoisonnements. Les allumettes, après une macération suffisante, sont administrées le plus souvent dans un breuvage chaud, du café, par exemple ; les pâtes phosphorées, dans des aliments appropriés et souvent préparés de telle sorte que la saveur désagréable du phosphore se trouve à peu près masquée.

La toxicité du phosphore est considérable. Quelques décigrammes — 15 à 30 centigrammes — suffisent pour donner la mort à un adulte. Quant au nombre d'allumettes chimiques suffisant pour donner la mort, on conçoit que rien n'est plus variable (1). Un problème où les données sont si nombreuses et si peu définies, comme la quantité de phosphore employée pour la fabrication, le temps de la macération et de la préparation du breuvage ou de l'aliment vénéneux, est pour ainsi dire insoluble. D'ailleurs tous ceux qui ont traité cette question sont arrivés à des divergences telles que la solution doit être abandonnée. Ainsi, dans certains cas, soixante allumettes ont donné la mort en trois jours, tandis que trois mille ne l'ont provoquée que très difficilement six jours après et au prix d'atroces souffrances.

Quelle que soit la forme sous laquelle on donne le poison, c'est toujours le phosphore pur qui en forme la base, et c'est généralement par la bouche qu'il est ingéré.

**Recherche du phosphore dans les cas d'empoisonnement.** — Pour le rechercher, mettre en évidence sa présence dans un cas d'empoisonnement, une tentative de suicide, etc., l'expert devra porter ses investigations :

1º Sur les aliments et les boissons dont s'est servie la personne empoisonnée ;

2º Sur les vomissements et les déjections, sur le canal digestif et son contenu, lorsque la mort s'en est suivie; enfin sur les urines, et procéder de la manière suivante :

ESSAIS PRÉLIMINAIRES. *Procédé Scherer.* — On introduit une petite quantité des matières à analyser dans un petit ballon et on le bouche imparfaitement au moyen d'un bouchon auquel on suspend deux bandelettes de papier joseph, l'une imprégnée de nitrate d'argent et l'autre d'acétate de plomb. On abandonne le tout pendant un certain temps, douze heures environ, et, autant que possible, à une température de 40º à 45º. Si, après ce temps, le papier à l'azotate d'argent n'a pas noirci, il est à peu près inutile de continuer les recherches; mais s'il a noirci, il faut alors considérer deux cas :

1º Le papier à l'azotate d'argent a noirci seul : alors il y a de

(1) *Bull. de la Société de médecine légale,* 1869 et *Ann. d'hygiène,* 1869, t. XXXI, p. 183.

grandes probabilités pour que les matières essayées renferment du phosphore libre;

2° Le papier à l'azotate d'argent a noirci en même temps que le papier à l'acétate de plomb : les mêmes probabilités peuvent ne pas subsister. En effet, il peut se faire que ces colorations soient produites par de l'hydrogène sulfuré, dégagé de la masse des matières organiques renfermées dans le ballon. Il n'en faut pas moins cependant continuer les recherches, car il peut à la fois s'y rencontrer et du phosphore libre et de l'hydrogène sulfuré avec d'autres matières organiques volatiles et réductrices.

*Procédé Lipowitz*. — On introduit comme précédemment une petite quantité de matières dans un petit ballon. On ferme hermétiquement au moyen d'un bon bouchon auquel on suspend des fils de platine soutenant des fragments de soufre. Le soufre employé doit être pur et exempt de phosphore ou de phosphates. On chauffe alors pendant une heure environ à 40° ou 45°. Si les substances organiques renferment du phosphore, celui-ci se volatilise et se combine au soufre. On laisse refroidir, on sort les fils de platine et les fragments de soufre, puis on les soumet à différentes épreuves :

1° Quelques-uns d'entre eux sont traités par de l'acide azotique concentré et pur. On fait bouillir le soufre en même temps que le phosphore s'oxyde et se transforme, le premier en acide sulfurique et le second en acide phosphorique. On laisse refroidir après disparition complète du soufre, et on verse le liquide acide dans environ quatre fois son volume d'une solution azotique de molybdate d'ammoniaque. Si à 40° il se forme un précipité jaune lourd, ce précipité sera du phosphomolybdate d'ammoniaque, caractéristique de la présence de l'acide phosphorique, et en fait, de celle du phosphore.

2° D'autres fragments sont simplement brisés dans l'obscurité. S'ils ne sont pas lumineux, phosphorescents, ils ne contiennent pas de phosphore.

A une certaine époque, on avait recommandé pour la recherche du phosphore, soit de laver les matières organiques suspectes, sèches ou humides avec du sulfure de carbone, soit de les chauffer pour essayer de percevoir l'odeur alliacée, dégagée par les vapeurs de phosphore. Tous ces moyens doivent être rejetés ; ils sont inutiles et même dangereux, dans ce sens que des manipulations mal conduites et mal comprises peuvent faire disparaître les traces du poison que l'on veut rechercher.

MÉTHODES GÉNÉRALES. — Le seul procédé réellement pratique, indiscutable, d'une netteté parfaite, employé pour la recherche du phosphore dans les cas d'empoisonnements ou dans un milieu organique quelconque, est celui de Mitscherlich. Malheureusement il n'est pas toujours applicable, et dans des cas spéciaux où il est impossible, on se sert des méthodes décrites par Neubauer et Frésénius, Dusart et Blondlot.

*Procédé Mitscherlich.* — Les vapeurs de phosphore, au contact d'une petite quantité d'air atmosphérique et à une température supérieure à 60°, luisent dans l'obscurité. Tel est le principe de la méthode de Mitscherlich.

Pour mettre à profit cette réaction, le chimiste allemand a construit un appareil distillatoire qui a subi depuis de nombreuses modifications. Celui que nous recommandons (fig. 16) se compose d'un ballon de verre surmonté d'un tube incliné, deux fois coudé et portant en son milieu un manchon de verre réfrigérant. Le tube recourbé ou de dégagement se termine dans un ballon à col large servant de récipient. Il suffit alors d'introduire les matières suspectes dans le premier ballon, après toutefois les avoir acidulées avec de l'acide sulfurique (Mitscherlich) ou préférablement avec de l'acide tartrique. On chauffe au bain de sable en ayant soin de faire passer sans cesse un courant d'eau froide dans le manchon de verre, et on porte le tout dans l'obscurité. Cependant M. Roussin a apporté une modification heureuse à ce mode opératoire. Il conseille de ne placer dans l'obscurité que la portion d'appareil située au delà du ballon chauffé, c'est-à-dire le réfrigérant tout entier et le ballon récipient (fig. 16). De cette manière on isole complètement le foyer et l'on ne craint plus les illuminations passagères et les réflexions lumineuses produites à la surface du verre du réfrigérant.

On fait alors bouillir le contenu du ballon avec soin et sans laisser déborder le liquide. Si les matières organiques renferment du phosphore non oxydé, on aperçoit à la partie supérieure du tube placé dans le refrigérant, où il est refroidi et baigné par le courant d'eau froide, une lueur vacillante qui dure plus ou moins longtemps. Si la proportion en est considérable, la phosphorescence peut avoir lieu sur toute la lon-

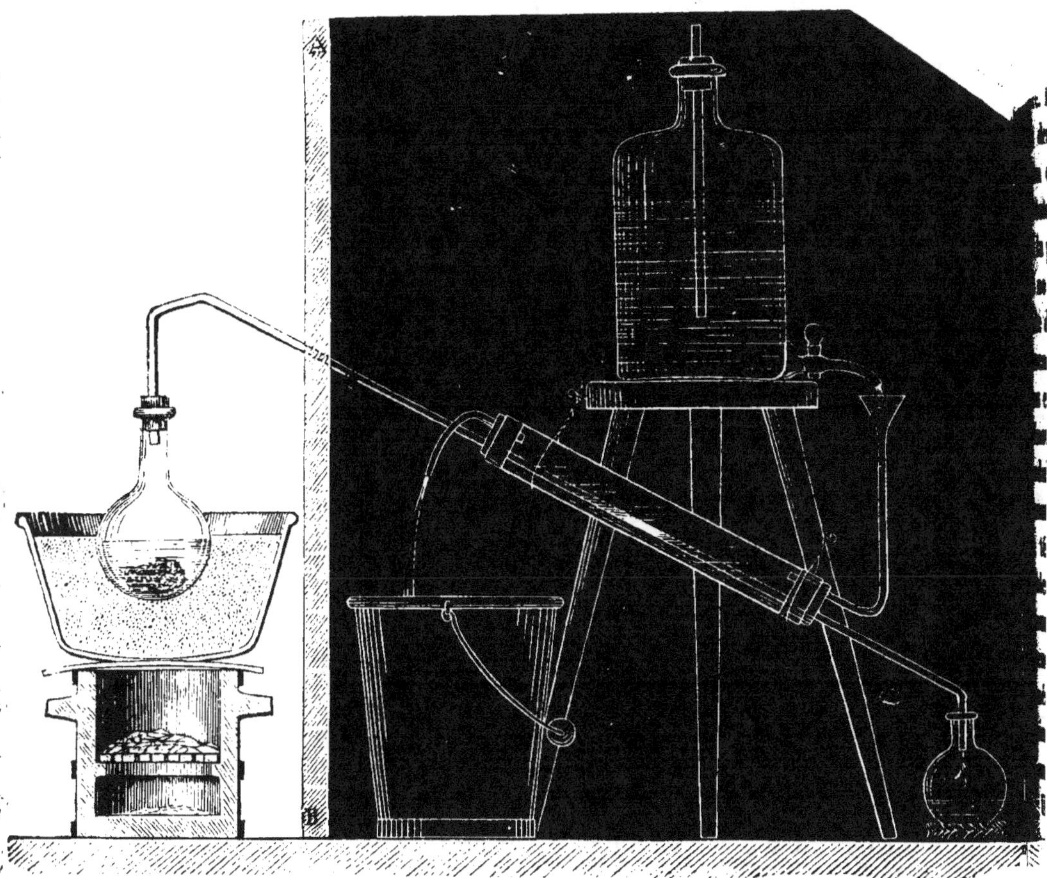

Fig. 16. — Appareil de Mitscherlich, pour la recherche du phosphore.

gueur de l'appareil. Après un certain temps de distillation, les lueurs ne tardent pas à disparaître, quand bien même il reste du phosphore dans le ballon. Cela tient à ce que, pendant le fonctionnement de l'appareil, l'air atmosphérique est bientôt remplacé par de la vapeur d'eau, milieu dans lequel les vapeurs de phosphore ne sont plus lumineuses. Pour y remédier, il faut, à chaque instant, retirer le ballon récipient et permettre ainsi accès à l'air dans le tube de dégagement.

Une fois l'opération commencée, on laisse distiller les trois cinquièmes environ du contenu du ballon, puis on arrête le feu et on met soigneusement de côté le produit distillé.

Avec cent cinquante parties d'une matière ne contenant que 1,5 milligramme de phosphore, soit 1/100000 du poids total, Mitscherlich obtint une phosphorescence d'une demi-heure. Bien plus, après avoir interrompu l'expérience après une demi-heure de fonctionnement, après avoir laissé le ballon ouvert pendant quinze jours, il put, en redistillant, constater à nouveau une phosphorescence presque aussi vive que la première.

Il ne faudrait cependant pas croire qu'il est toujours aussi facile de donner naissance à ces lueurs caractéristiques de la présence du phosphore. Un certain nombre de substances, et nous en avons déjà parlé, s'opposent à la production de ce phénomène. Les unes sont fréquentes, comme l'ammoniaque, produit constant de la putréfaction ; les autres, plus rares, comme l'alcool, l'éther, les essences, et parmi elles l'essence de térébenthine. Quelques-uns de ces obstacles sont surmontables ; l'acide tartrique, par exemple, détruit l'action du gaz ammoniac, en le saturant. L'alcool et l'éther passent au commencement de la distillation, n'empêchent donc que momentanément la phosphorescence. Quant à l'essence de térébenthine, elle s'oppose absolument à toute production de vapeurs lumineuses.

Il résulte de ces considérations que même dans le cas où l'appareil de Mitscherlich n'aurait donné que des résultats négatifs, on doit continuer les recherches et porter les investigations sur le produit distillé.

Si la quantité de phosphore contenue dans les matières était assez considérable, on trouvera toujours dans le liquide de distillation des globules de phosphore pur. Mitscherlich a pu, en distillant 150 grammes de matières avec 20 milligrammes seulement de phosphore, obtenir assez de grains pour que la dixième partie suffise à caractériser nettement sa présence. On pourra alors les essayer de la manière suivante :

1° Les uns seront mis au contact du sulfure de carbone; ils s'y dissoudront immédiatement;

2° D'autres seront traités par de l'acide azotique et fourniront ainsi de l'acide phosphorique.

Mais il peut se faire que la quantité de phosphore ne soit pas suffisante pour donner des globules, et qu'alors on n'obtienne qu'un liquide incolore. On divise alors le produit de la distillation en plusieurs parties, on essaye les réactions suivantes :

1° La liqueur peut luire dans l'obscurité.

2° Elle précipite l'azotate d'argent en noir. La précipitation est favorisée par l'addition de quelques gouttes d'ammoniaque et une légère élévation de température. Il se dépose de l'argent métallique.

3° Elle précipite l'azotate mercureux en noir et le bichlorure de mercure en blanc.

4° Une dernière portion mélangée à une solution concentrée de chlore et amenée à l'ébullition donne un liquide contenant de l'acide phosphorique. Il suffit alors, pour en caractériser la présence, d'essayer les réactifs appropriés, comme les sels de magnésie, d'urane, ou préférablement la solution azotique de molybdate d'ammoniaque.

Toutes ces réactions, sauf la première, n'indiquent pas la présence du phosphore pur, mais bien celle de l'acide phosphoreux, produit direct de l'oxydation à l'air du phosphore.

*Procédé Frésénius et Neubauer.* — Nous venons de voir que dans le procédé Mitscherlich, lorsque la quantité de phosphore était très faible, la totalité se transformait, pendant la distillation, en acide phosphoreux, au contact de l'air atmosphérique. C'est pourquoi les auteurs de ce procédé ont résolu de ne pas tenter la production de vapeurs lumineuses, de les éviter, au contraire, et, pour cela, de faire une distillation à l'abri de l'air.

Dans un ballon de verre, fermé par un bouchon percé de deux trous, on introduit une certaine quantité de la matière additionnée d'eau en proportion suffisante pour lui donner la consistance d'une bouillie très claire. Cela fait, on acidule la liqueur avec quelques gouttes d'acide sulfurique; on peut lui substituer l'acide tartrique. Par un des trous du bouchon, on fait arriver un courant lent d'acide carbonique lavé. Après l'avoir forcé à traverser la liqueur, au moyen d'un tube abducteur plongeant, on le fait sortir par le deuxième trou du bouchon et passer successivement dans une série de tubes en U — deux au moins — contenant une solution de nitrate d'argent aussi neutre que possible. Lorsque le ballon est rempli d'acide carbonique, on le place au bain-marie à 50° ou 60°, pendant deux heures environ. Dans ces conditions, le phosphore, s'il existe, se volatilise sans s'oxyder, et se rend dans la solution argentique, où il détermine un précipité noir de phosphure d'argent, en même temps que de l'acide phosphorique reste dans la liqueur.

Mais, comme dans le procédé Scherer, il ne faudrait pas, de ce qu'il s'est formé un précipité noir dans la solution de nitrate d'argent, se hâter de croire à la présence du phosphore dans les matières analysées. L'acide sulfhydrique et d'autres substances organiques volatiles peuvent donner un précipité d'apparence identique. On doit continuer les recherches et analyser avec soin la liqueur d'argent.

La solution d'azotate d'argent, au sein de laquelle s'est produit le précipité noir supposé être du phosphure d'argent, est jetée sur un filtre. On obtient ainsi un liquide limpide, et sur le filtre un précipité noir.

La liqueur sera débarrassée de l'excès de sel d'argent par addition d'acide chlorhydrique, filtrée et évaporée au bain-marie. Le résidu sirupeux sera repris par trois ou quatre gouttes d'acide azotique et versé dans trois fois au moins son volume d'une solution azotique de molybdate d'ammoniaque. Si à 40° il se produit un précipité jaune, c'est que la solution contenait de l'acide phosphorique, d'où l'on est en droit de conclure que les matières suspectes renfermaient du phosphore.

Le précipité de phosphure d'argent, recueilli sur le filtre et préalablement lavé à l'eau aiguisée d'acide azotique, est bien lavé à l'eau pure et soumis au traitement suivant :

*Procédé Dusart et Blondlot.* — Le phosphore, les combinaisons de l'oxygène avec le phosphore à un degré d'oxydation inférieur à l'acide phosphorique et le phosphure d'argent, ont la propriété de communiquer à la flamme de l'hydrogène une coloration verte. Tel est le principe de la méthode de Dusart perfectionnée par Blondlot.

On introduit le précipité obtenu de phosphure d'argent dans un appareil de Marsh (fig. 17) modifié ainsi qu'il suit : A est un flacon dans lequel s'engage un tube de verre portant à son extrémité supérieure un flacon B, renversé et sans fond ; sa tubulure latérale communique avec un plus petit flacon conte-

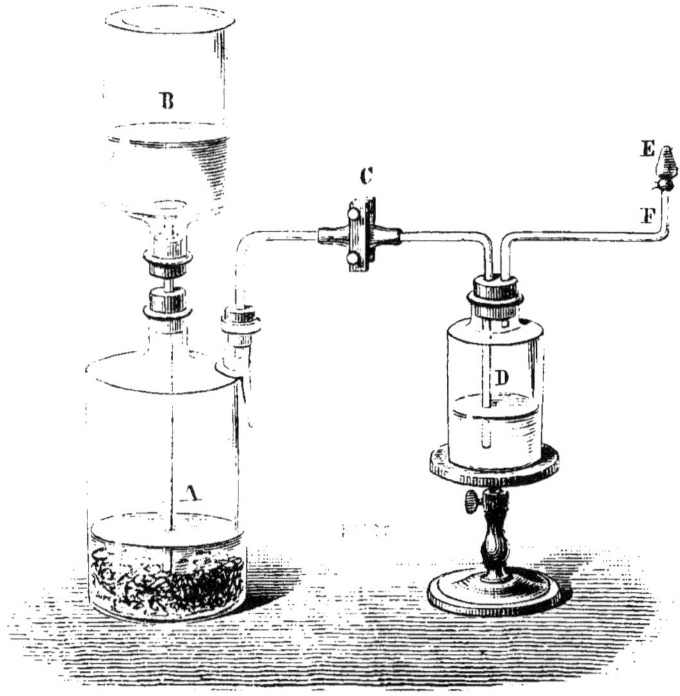

Fig. 17. — Appareil de Dusart et Blondlot.

nant une solution concentrée de soude caustique. Entre A et D se trouve un tube de caoutchouc qui peut être fermé par une pince à vis C. Enfin E est un bec à bout de platine entouré de fils de coton à sa base en F. Dans le flacon A, on met du zinc pur et de l'acide sulfurique très étendu ; on adapte ensuite le flacon B et l'on serre la pince. L'hydrogène qui se dégage force alors le liquide à remonter en B, et lorsque la quantité de gaz accumulée dans le grand flacon est suffisante, on desserre légèrement la pince, on mouille le coton et on enflamme le jet de gaz. Il est bien entendu qu'on a eu soin de donner le temps nécessaire pour s'échapper à l'air contenu dans l'appareil. Si le précipité était du phosphure d'argent, ou si on a introduit dans le flacon producteur d'hydrogène une matière contenant du phosphore ou de l'acide phosphoreux, la flamme sera colorée en vert émeraude. L'intensité de la coloration est encore accentuée si on vient à écraser la flamme avec un corps froid, une soucoupe ou un tesson de porcelaine, par exemple.

L'acide phosphorique ne produit pas cette réaction.

Les quelques précautions prises dans le maniement de cet appareil ne sont pas superflues. Ainsi l'emploi d'un bec de chalumeau en platine est indispensable ; car si on allumait l'hydrogène sur la pointe de verre, il arriverait qu'une fois chauffée, il se produirait une flamme sodée si éclairante qu'elle couvrirait complètement le cône vert de la flamme phosphorée et le rendrait invisible. Le flacon laveur contenant de la soude caustique a également une grande utilité, surtout lorsqu'on introduit directement les matières organiques suspectes dans l'appareil de Marsh. Il se produit dans ces conditions une certaine réduction de l'acide sulfurique, avec formation d'hydrogène sulfuré. Si ce gaz n'était pas arrêté sur son passage, il viendrait lui aussi brûler avec une flamme jaune et masquer la coloration verte de la flamme phosphorée. Cette dernière cause d'erreur pourrait également être évitée si, au lieu de placer directement la substance à analyser dans le milieu producteur d'hydrogène, on faisait arriver l'hydrogène tout formé dans les matières elles-mêmes. Le point important et essentiel, c'est d'avoir toujours à sa disposition une flamme d'hydrogène absolument incolore.

*Procédé Christophle et Beilstein* (1). — Si on vient à examiner la flamme du phosphore au spectroscope, on voit immédiatement un spectre formé de deux raies vertes magnifiques à peu près de même intensité et une troisième plus faible. Les deux premières se trouvent placées, l'une α, en E, l'autre β, en E et F, plus rapprochée de E ; enfin la troisième γ se trouve placée entre α et la raie jaune du sodium, c'est-à-dire entre D et E.

(1) Spectre de phosphore. *Ann. de chimie et de physique* (4). t. III.

Si l'on vient à faire arriver autour de la flamme un courant assez vif d'air atmosphérique, la coloration prendra plus d'intensité et le spectre deviendra plus visible.

On conçoit facilement que ces renseignements n'auront de valeur qu'autant que les autres expériences viendront confirmer les résultats. En effet, ces raies vertes $\alpha$ et $\beta$ du phosphore sont en concordance parfaite avec les deux raies $\alpha$ et $\beta$ du baryum.

**Considérations générales sur l'empoisonnement par le phosphore.** — Lorsque l'expert aura mis en application toutes ou une partie seulement de ces méthodes, qu'il aura ou non trouvé le poison dans les vomissements, déjections, tube digestif et son contenu, il devra encore examiner avec soin les urines. Dans le cas de tentative d'empoisonnement non suivie de mort, elles ne pourront, sur la majorité des sujets, être obtenues qu'avec la sonde, tellement elles sont rares. Si la mort a suivi, elles seront prises directement dans la vessie.

D'après Beale, les phosphates de l'urine normale seraient considérablement augmentés, après l'ingestion de phosphore. On comprendra le peu d'importance de cette augmentation, lorsqu'on saura que dans l'intoxication phosphorée les urines sont excessivement rares. Cependant M. Cazeneuve a vu dans les urines de chiens intoxiqués par le phosphore, alors que ces urines restaient à peu près normales en quantité, les phosphates et les autres produits de sécrétion excrémentitielle augmenter d'une manière considérable.

Le même auteur ajoute que les urines des malades empoisonnés donnent ou peuvent donner des *lueurs phosphorées évidentes*.

Enfin, le plus souvent, elles sont albumineuses. Mais encore ici cette détermination n'aura d'importance que si l'urine a été recueillie pendant la vie.

Nous avons pu remarquer les tendances des toxicologistes à isoler en nature le phosphore, et dans un grand état de pureté ; mais cependant nous savons que, dans certains cas — quantité infinitésimale, présence de corps s'opposant à la phosphorescence, — il est impossible, sinon de le faire, tout au moins d'en mettre en évidence les caractères probants.

Doit-on, dans ces circonstances, s'abstenir et conclure par la négative?

La question est pleine de controverses; pour les uns, on ne peut affirmer un empoisonnement par le phosphore que lorsqu'on a pu isoler le poison à l'état de pureté.

Pour d'autres, on peut le faire lors même que les matières suspectes ne contiendraient plus de phosphore pur, mais des produits de transformations, comme les acides phosphoreux et hypophosphoreux.

Les premiers auteurs admettent que les matières organiques phosphatées en putréfaction sont susceptibles de donner naissance à de l'hydrogène phosphoré, lequel composé donne à l'appareil de Blondlot des réactions identiques à celles du phosphore.

Mais cette manière de voir n'est pas admise par tous. M. Jules Lefort ayant recueilli dans du nitrate d'argent les gaz de la putréfaction, n'y trouva pas trace de phosphore. D'où la conclusion qu'il ne se dégage pas d'hydrogène phosphoré dans la putréfaction. Ce chimiste a essayé de recourir à une autre hypothèse par l'explication des feux follets. Il suppose que le soufre des matières albuminoïdes agirait sur le phosphore des lécithines pour donner naissance à du phosphure de soufre spontanément inflammable.

Les arguments sur lesquels M. Lefort base cette dernière théorie n'ont rien de convaincant. D'ailleurs tout ce qui est phosphorescent n'est pas toujours phosphoré. M. Philipson a trouvé dans la peau d'une raie une substance huileuse non phosphorée, luisant sous l'eau; il en a également constaté la présence dans le corps de certains insectes vivants et très phosphorescents. Le chimiste anglais a émis l'idée que ce composé était le même que celui qui produit la phosphorescence dans les matières en putréfaction. De plus les frères Cooper ont observé que les parties phosphorescentes du cadavre conservaient plusieurs jours cette propriété dans l'oxygène, l'hydrogène, l'azote, l'oxyde de carbone; qu'elles la perdaient dans l'hydrogène sulfuré, et la laissaient s'affaiblir dans l'acide carbonique.

Quoi qu'il en soit, et si la question de la phosphorescence n'est pas définitivement tranchée, il semble bien établi par

M. Lefort qu'en aucun cas les phosphates de l'économie ne pourront être réduits dans le processus de la putréfaction.

On doit donc toujours tenir un grand compte de la présence de l'acide phosphoreux dans les matières analysées, et, à part les cas très rares de médications par les phosphites et hypophosphites, émettre l'avis qu'il n'a pu prendre naissance que par oxydation du phosphore à l'air humide.

**Antidotes et traitements.** — Lorsque le poison vient d'être ingéré, on peut provoquer rapidement son expulsion par un vomitif ou un éméto-cathartique. On a essayé également la magnésie, l'eau albumineuse, le soufre, la farine, l'amidon et le sulfate de cuivre à doses réfractées.

On a préconisé un médicament qui, de l'avis du docteur Andant (de Dax), de Personne, devait être infaillible dans le traitement de l'empoisonnement par le phosphore (1). Mais le succès n'a pas répond à l'attente, et si l'essence de térébenthine empêche la phosphorescence de ce métalloïde, elle n'en empêche pas l'oxydation. C'est à peine si elle la ralentit, lorsque le milieu est complètement saturé de ses vapeurs. Quoi qu'il en soit, on peut toujours, après avoir administré des vomitifs, donner une potion à l'essence de térébenthine, à la dose de 4 grammes par jour, à prendre toutes les demi-heures.

Enfin on a prescrit, lorsque le poison a pénétré dans les profondeurs de l'organisme, des inhalations d'oxygène. On favoriserait ainsi l'oxydation de la substance délétère et sa transformation rapide en phosphite, hypophosphite, phosphate, facilement éliminés par les urines.

*Empoisonnement par les allumettes chimiques. — Examen et analyse chimique des organes.* (Rapport médico-légal de M. Z. ROUSSIN.)

Le scellé consiste en un grand panier conique, parfaitement fermé par des cordes entrelacées, et protégé par des cachets de cire rouge dont l'intégrité est constatée. Ce panier renferme, soigneusement emballés au milieu d'un fil de paille, trois pots de grès fermés par des feuilles de parchemin et recouverts de cachets de cire rouge.

1) Andant, *Empoisonnement par le phosphore, traitement par l'essence de térébenthine* (*Ann. d'hyg.*, 2ᵉ série. t. XL, p. 397).

Le premier de ces vases porte l'étiquette suivante : « *Intestin grêle.*
« *foie et liquides.* »

Le deuxième porte l'étiquette : « *Estomac et son contenu.* »

Le troisième porte l'étiquette : « *Gros intestin, rate, reins, vessie,*
« *pancréas.* »

A l'ouverture, nous constatons une conservation inattendue de ces
divers organes. A part une très légère odeur de matières animales,
nous ne percevons aucune émanation véritablement putride, et tous
les viscères, l'estomac particulièrement, ont conservé leur coloration
et leur consistance normales.

Nous procédons immédiatement à l'examen physique de ces divers
organes, dans le but d'y rechercher la présence de ces minimes particules de substances solides dont le tube gastro-intestinal conserve
très souvent le dépôt.

L'estomac, examiné d'abord à ce point de vue spécial, est soumis
dans ses diverses parties à l'observation prolongée de la loupe. Chaque petit corps matériel est extrait, mis à part et ultérieurement soumis à l'examen microscopique ou à l'analyse chimique. Il en est de
même du liquide gris blanchâtre qui baigne cet organe dans le vase de
grès. Ce liquide est introduit dans un grand verre à expériences de
forme conique et abandonné à lui-même pendant douze heures, au
bout desquelles on décante la liqueur surnageante, et l'on met de côté
le résidu solide qui s'est déposé.

Le résultat de ces diverses déterminations s'est montré complètement négatif. Les seules substances étrangères dont nous ayons pu
constater la présence sont : 1° quelques grains de sable microscopiques ; 2° quelques fragments très ténus de carbonate de chaux ; 3° quelques fragments aplatis et très petits de rouille. Ces trois substances ont
été trouvées au fond du liquide décanté, et nous sommes portés à croire
qu'elles proviennent du vase de grès lui-même incomplètement nettoyé.

L'intestin grêle est étalé sur une large feuille de verre à vitre et
fendu dans toute sa longueur à l'aide d'une paire de ciseaux et d'une
pince à dissection. L'examen de son intérieur devient alors facile :
nous le commençons d'abord à l'œil nu et nous le terminons à la
loupe. Nous ne découvrons d'abord qu'un amas de matières jaune
verdâtre et de mucosités de couleur bilieuse ; mais en poursuivant
notre examen d'une manière attentive, et en nous aidant d'un jet rapide d'eau distillée dirigé par places, puis raclant légèrement la muqueuse interne à l'aide du dos d'un scalpel, nous découvrons, vers le
tiers supérieur du duodénum, quelques fragments durs, criant sous le
scalpel, assez friables (nous en avons même malheureusement écrasé
quelques-uns), d'une couleur jaune manifeste que nous nous empressons de déposer dans un verre de montre avec quelques gouttes d'eau
distillée. Un de ces fragments, en particulier, frappe notre attention :
quoiqu'il soit assez ténu, nous constatons à la loupe qu'il est adhérent
à un petit fragment de bois.

L'examen du gros intestin n'amène d'autre résultat que la constatation d'un grand nombre de pellicules végétales non digérées, appartenant pour la plupart aux enveloppes externes du grain de froment, et aussi d'une certaine quantité de trachées spirales de végétaux.

Avant de commencer l'analyse proprement dite et de sacrifier sans retour aux exigences des opérations chimiques les organes qui nous sont confiés, nous avons jugé indispensable de connaître la composition exacte des fragments jaunâtres ci-dessus indiqués. A cet effet, nous les avons tous réunis dans le même verre de montre, et à l'aide d'une loupe et de petites pinces très fines destinées aux dissections microscopiques, nous avons pu séparer un à un tous les corps étrangers. Isolés de la sorte, lavés à plusieurs reprises et même frottés à l'aide d'un petit pinceau, ils ont été finalement desséchés à une douce chaleur et soumis aux réactifs chimiques. Nous résumons ces réactions dans les faits suivants éminemment caractéristiques.

Ces fragments jaunâtres sont fusibles entre + 100° et + 115° centigrades. Après leur fusion, ils s'enflamment à l'air, brûlent avec une flamme bleue pâle, répandent une odeur vive complètement analogue à celle de l'acide sulfureux, et ne laissent aucun résidu appréciable sur la capsule de porcelaine. Un papier humide, imprégné d'empois d'amidon et d'iodate de potasse, devient subitement bleu lorsqu'il est exposé à la vapeur de ces fragments brûlant au contact de l'air.

Un de ces fragments est introduit au fond d'un petit tube fermé par un bout et finement pulvérisé à l'aide d'une baguette de verre. On ajoute alors dix gouttes d'acide azotique parfaitement pur et concentré, et l'on entretient pendant six heures cet appareil à une température de + 100°. Au bout de ce temps, la poudre jaune a disparu, et le liquide acide, étendu de plusieurs fois son volume d'eau distillée, précipite avec une extrême abondance par le chlorure de baryum.

Un de ces fragments jaunes est déposé au fond d'un tube de verre fermé par un bout, étroit et sec, puis recouvert de quelques copeaux de sodium métallique récemment coupés. Après un tassement convenable, on chauffe légèrement jusqu'à ce que la combinaison soit opérée. Après refroidissement, on ajoute huit gouttes d'eau distillée ; la masse se dissout en prenant une coloration jaunâtre ; l'addition de quelques gouttes d'acide chlorhydrique pur provoque immédiatement dans le liquide un abondant dégagement d'un gaz qui répand l'odeur d'œufs pourris et noircit immédiatement le papier imprégné d'acétate de plomb.

Par un procédé analogue au précédent et remplaçant le sodium par quelques grains de cyanure de potassium, nous avons obtenu un liquide que les sels ferriques acidulés ont immédiatement coloré en rouge intense.

A tous ces caractères, il est impossible de méconnaître la nature des fragments analysés ; ils sont exclusivement constitués par du soufre fondu.

Ainsi que nous l'avons dit précédemment, nous avons découvert dans l'intestin grêle un petit fragment de bois auquel adhèrent encore quelques grains d'une matière jaune semblable aux fragments précédents. Nous nous sommes assurés par l'expérience directe que le corps jaune est du soufre pur fondu. Quant au copeau de bois fort ténu sur lequel il est implanté, son examen microscopique nous a permis de constater qu'il appartient à un arbre de l'ordre des dicotylédonées, attendu qu'on y distingue fort nettement les rayons médullaires et qu'il provient d'une tige fibreuse, à faisceaux allongés et peu colorés. Nous avons jugé convenable de soumettre à la même observation des fragments analogues de bois empruntés à divers échantillons d'allumettes chimiques du commerce, et nous avons pu constater ainsi une analogie tellement saisissante que nous ne saurions établir aucune différence entre ces diverses matières.

Dans les manipulations et opérations successives pratiquées sur le fragment de bois extrait de l'intestin, il a fini par se diviser en deux portions dans le sens de ses fibres.

Nous joignons à ce rapport deux petits tubes de verre fermés aux deux bouts ; le premier renferme le reste des grains de soufre fondu extraits de l'intestin grêle du sieur Charlemagne Lefèvre ; le second renferme les deux portions séparées du fragment de bois sur lesquelles sont encore implantées quelques parcelles de soufre fondu.

La présence dans l'intestin d'éléments aussi étrangers à l'alimentation et à l'économie animale que des fragments de soufre fondu et d'un copeau de bois encore imprégné de cette matière, est un fait dont l'importance est considérable ; il nous paraît inutile d'insister plus longuement sur sa signification.

Éclairés par cette découverte et prévoyant un empoisonnement par le phosphore, nous nous hâtons de monter l'appareil de Mitscherlich, dans le but d'obtenir les lueurs phosphorescentes particulières à cette substance.

A cet effet, tout le tube gastro-intestinal est coupé en menus morceaux et introduit avec la quantité d'acide sulfurique nécessaire dans le ballon générateur, qu'on munit ensuite de son serpentin de verre refroidi à l'eau froide. L'appareil placé dans une complète obscurité est peu à peu porté à l'ébullition dans un bain de sable. Pendant cinq heures consécutives, nous avons attendu l'apparition du phénomène presque prévu ; aucune lueur phosphorescente ne s'est produite.

Ce résultat négatif est assez fréquent dans les empoisonnements par le phosphore, même les mieux confirmés, mais seulement lorsque l'exhumation ou l'autopsie ont été très tardives. En présence des faits ci-dessus consignés et de la rapidité apportée par le parquet d'Argentan dans l'instruction de l'affaire, le résultat précédent ne pouvait que nous surprendre.

Nous ne tardâmes pas à découvrir la cause de cette apparente contradiction. En examinant le produit condensé dans le récipient par la distillation du tube gastro-intestinal, nous constatâmes qu'il présentait une odeur singulière et que sa réaction était nettement acide. Il offrait, en outre, une opalescence considérable que nous n'avions jamais eu occasion de constater jusqu'alors dans des expériences analogues.

Le volume du produit distillé était de 772 centimètres cubes. 20 centimètres cubes de ce liquide introduit dans une capsule de porcelaine furent portés au-dessus d'un bec de Bunsen pour procéder à leur éva-

poration. Le laboratoire était encore dans l'obscurité, et seulement
éclairé par une bougie ; à un certain moment de l'ébullition, la vapeur
du liquide s'enflamma rapidement, puis s'éteignit aussitôt ; une odeur
faiblement alcoolique ne tarda pas, en outre, à nous impressionner.

Nous prélevâmes alors 100 centimètres cubes du liquide distillé,
que nous avons soumis à une distillation ménagée sur 100 grammes
de carbonate de potasse, etc. Le liquide qui passe à la distillation offrait
tous les caaactères de l'alcool ordinaire. Il n'était plus surprenant dès
lors que, dans l'appareil de Mitscherlich, les lueurs phosphorescentes
eussent fait défaut. La science a depuis longtemps constaté que la
plupart des composés volatils, et notamment l'alcool, s'opposent, alors
même que leur proportion est très minime, à la production de lueurs
phosphorescentes.

Quelle peut être l'origine de cet alcool dans les organes du sieur
Charlemagne Lefèvre ? Bien que la Commission rogatoire d'Argentan se
taise à cet égard, nous pensons qu'il est le fait d'une addition regrettable de ce produit aux viscères extraits du cadavre dans le but de retarder leur décomposition.

Mais si l'alcool s'était opposé à la production des lueurs phosphorescentes, il n'avait pu empêcher de même la volatilisation du phosphore
lui-même (en supposant qu'il en existât dans les organes) et son en-
traînement dans le produit condensé.

Quelques expériences préalables nous ont cependant paru nécessaires pour éclairer ce point. A cet effet, nous disposons deux appareils de Mitscherlich semblables ; dans chacun d'eux, nous introduisons
500 grammes de poumon de bœuf, divisés en menus morceaux, un
litre d'eau distillée, 100 grammes d'alcool et 200 grammes d'acide sulfurique pur. Dans un seul de ces deux appareils, nous introduisons,
avant de boucher le ballon, la portion phosphorée de deux allumettes
chimiques ordinaires. Aucune lueur phosphorescente n'a pu être observée dans l'un ou l'autre appareil ; nous arrêtons l'opération lorsque
250 grammes de liquide ont passé à la distillation.

Les produits distillés sont tous les deux opalins et d'une odeur
alcoolique très notable : tous deux offrent également une réaction
acide au papier de tournesol. Mais nous devons déclarer que le liquide
provenant de l'appareil phosphoré présente une opalescence plus manifeste et surtout une réaction acide incomparablement plus énergique
et fort analogue à celle que nous avons observée dans notre examen du
produit distillé provenant des organes du sieur Lefèvre.

Dans le but de rechercher si l'analyse ne nous permettrait pas de
constater dans les liquides précédents la présence d'un composé de
phosphore, nous avons soumis chacun d'eux aux opérations suivantes.

Un courant de chlore gazeux très pur et prolongé est dirigé successivement dans chacun de ces liquides pour transformer en acide phosphorique tous les composés de phosphore qui peuvent s'y rencontrer
à quelque état qu'ils s'y trouvent. Après vingt-quatre heures de repos
dans une étuve, nous évaporons ces deux liquides à siccité à la tem-

pérature d'un bain de sable chauffé à + 120°. Il reste dans les deux capsules un résidu faiblement coloré qu'on arrose d'acide azotique pur et qu'on chauffe de nouveau jusqu'à complète décoloration et volatilisation de toute vapeur acide. Les deux résidus sont sursaturés par un léger excès d'ammoniaque pure, évaporés à siccité au bain-marie, repris par quelques centimètres cubes d'eau distillée et filtrés au papier Berzélius.

Chacune de ces solutions est divisée en deux parties : la première portion est additionnée d'azotate d'argent pur, et la seconde d'une solution de molybdate d'ammoniaque dans un excès d'acide azotique.

Le résultat de ces deux réactions ne laisse rien à désirer sous le rapport de la netteté et de la précision. Le produit distillé provenant du poumon de bœuf non additionné de pâte phosphorée ne donne aucun précipité par l'azotate d'argent et ne fournit aucune coloration par le molybdate d'ammoniaque. Le produit distillé provenant du poumon de bœuf additionné de pâte phosphorée donne, au contraire, avec l'azotate d'argent, un précipité jaunâtre, soluble dans l'ammoniaque et dans l'acide azotique. Ce même résidu, additionné de molybdate d'ammoniaque et d'acide azotique, se colore vivement en jaune par la chaleur et dépose même un précipité d'un jaune vif formé d'acide phospho-molybdique.

Nous avons donc, dans cette méthode de traitement, un moyen précis de nous assurer si le liquide distillé provenant des organes du sieur Lefèvre renferme des traces de composés phosphorés. Or, cette expérience, pratiquée avec le plus grand soin, met hors de doute la présence du phosphore dans le produit distillé. Nous avons obtenu dans ces conditions un abondant précipité de phosphate d'argent et d'acide phospho-molybdique.

Nous joignons à notre rapport un tube scellé renfermant l'acide phospho-molybdique, obtenu dans ces circonstances.

Ces expériences terminées, nous avons extrait les matières animales du ballon, et par une nouvelle série de recherches, nous les avons traitées, avec le reste des viscères, dans le but de rechercher la présence des poisons métalliques. Le résultat de ces opérations s'est montré complètement négatif. Nous n'avons pu constater aucune trace d'arsenic, d'antimoine, de cuivre, de plomb ou de mercure.

*Conclusions.* — Des analyses, recherches chimiques et constatations précédentes nous concluons : 1° qu'il existe dans l'intestin grêle du sieur Lefèvre des fragments de soufre fondu, ainsi qu'un petit copeau de bois encore recouvert de soufre fondu ; 2° que les organes extraits du cadavre ont fourni par la distillation un liquide renfermant des composés phosphorés, et que si cette distillation n'a pas produit les lueurs phosphorescentes ordinaires, la présence de l'alcool dont ces organes sont imprégnés peut expliquer ce résultat négatif; 3° qu'il n'existe dans les organes du sieur Lefèvre aucun autre composé minéral toxique; 4° qu'en résumé il nous paraît certain que le sieur Lefèvre a ingéré une dose assez considérable de pâte phosphorée, empruntée à des allumettes chimiques ordinaires.

CHAPUIS. — Toxicologie.                                                      18

### III. — **Poisons acides et acides minéraux**.

Sous la dénomination d'*acides minéraux*, nous étudions non
seulement les acides minéraux proprement dits, mais encore
l'acide oxalique; nous sommes en cela d'accord avec nombre
d'auteurs, qui considèrent en chimie analytique cet acide
comme tel. L'acide oxalique ne donne pas de charbon sous
l'influence de la calcination et peut se décomposer en se dé-
doublant nettement en acide carbonique et en oxyde de carbone, éléments purement minéraux. Nous avons également
rangé dans cette classe les empoisonnements par la vapeur de
charbon, qui ne sont, en somme, que des intoxications par
l'oxyde de carbone et l'acide carbonique. Nous terminons enfin
par l'étude du gaz de l'éclairage. Sans vouloir discuter ici si
telle est bien la place de ce mélange toxique, nous avons
cru devoir faire ainsi et le mettre à la suite de l'acide carbonique et de l'oxyde de carbone, parce que certains toxicologistes prétendent, à tort peut-être, que ce composé gazeux
des plus complexes ne doit son action délétère qu'à l'oxyde de
carbone qu'il renferme.

En général, les toxiques de cette classe n'agissent que s'ils
sont ingérés en nature et en solution suffisamment concentrée. A l'état de combinaisons, ils sont pour la plupart inoffensifs. C'est à peu près le contraire de ce que nous avons vu
en étudiant les poisons métalliques. Bien plus, ils servent
rarement dans les empoisonnements criminels. C'est surtout
dans les intoxications accidentelles et les suicides qu'ils trouvent leur place. Comme corrosifs, ils ont été employés par les
jaloux et les vindicatifs pour nuire ou pour défigurer. L'acide
sulfurique, dans ce genre, tient actuellement le premier rang,
et de beaucoup. On est allé jusqu'à appeler notre siècle le
« siècle du vitriol ».

Nous n'étudierons pas dans ces préliminaires les moyens
généraux qui permettent d'isoler et de caractériser les acides

mélangés à des matières organiques. Nous nous étendons longuement sur ce sujet dans les chapitres qui vont suivre. Nous signalons à propos de chacun d'eux diverses méthodes, celles qui ont été données et préconisées par les meilleurs auteurs, en ayant soin toutefois d'indiquer celles qui nous semblent préférables.

Pour les autres acides, ceux dont le peu d'importance n'a pas fait trouver place dans les chapitres qui ont trait à ce sujet, nous allons en indiquer rapidement et en quelques tableaux les propriétés, et donner les moyens nécessaires pour les caractériser lorsqu'ils ont été isolés.

Comme dans la recherche des poisons métalliques, les matières organiques non seulement gênent, mais encore masquent une partie des réactions de ces acides. Les caractères du tournesol sont, pour la plupart des cas, conservés ; mais on conçoit facilement qu'ils seront insuffisants. On a bien indiqué un papier réactif, susceptible de démontrer immédiatement si les matières organiques acides renfermaient un acide minéral ou un acide organique libre. Ce papier était tout simplement un papier buvard ou à filtrer, trempé dans une solution de violet de méthyle aniline, violet de Paris ou violet Poirrier. Mais l'expérience n'a pas confirmé l'attente, les acides organiques forts donnant les mêmes réactions, les mêmes colorations que les acides minéraux. Les autres caractères de ces acides sont masqués. En effet, les matières organiques animales ou végétales renferment un certain nombre de sels dont les acides possèdent les mêmes réactions, qu'ils soient libres ou combinés. Bien plus, des modifications très importantes peuvent se produire par action de présence seule ou par des manipulations faites dans le but d'isoler le corps du délit. Un acide minéral fort peut en déplacer un plus faible. L'acide sulfurique, par exemple, dans un cas d'empoisonnement, peut donner naissance à un dégagement chlorhydrique aux dépens des chlorures normaux de l'économie, et l'expert, s'il n'y fait attention, peut conclure à un empoisonnement par l'acide chlorhydrique, alors qu'il se trouve en présence d'une intoxication par l'acide sulfurique. On pourrait ainsi multiplier les exemples. Mais il suffisait d'avoir démontré la nécessité de

séparer le toxique de ces substances organiques en tenant
compte des causes d'erreurs qui peuvent survenir dans la marche des opérations. Dans l'étude de chacun de ces acides en
particulier, nous insistons sur ces faits.

Les tableaux qui suivent donnent la marche à suivre pour la
recherche des acides les plus fréquemment employés.

TABLEAU A. Acides qui précipitent par l'acétate de baryum.

TABLEAU B. Acides qui précipitent par les sels d'argent, mais
           non par l'acétate de baryum.

TABLEAU C. Acides qui ne précipitent ni par l'un ni par l'autre
           de ces réactifs.

## Tableau A. — Acides précipitables par les sels de baryum solubles.

La solution est traitée par un excès d'acétate de baryte dissous dans l'eau.

**Précipité** jeté sur filtre, lavé et repris par de l'eau aiguisée d'acide chlorhydrique.

*Solution* sans décomposition apparente.

On évapore à sec, et on calcine légèrement, on reprend le résidu par un peu d'eau et qques gouttes de HCL.

Pas d'effervescence. *Solution.* On évapore à sec, et on fait fondre le résidu avec un excès de carbonate de potasse et soude. La solution obtenue est divisée en quatre parties.

- Les vapeurs qui se dégagent sont blanches, et rongent une plaque de verre exposée au-dessus de la capsule (*Résidu* lavé sur filtre et chauffé dans une capsule de platine avec SO⁴H².)..................... A. Hydrofluosilicique.
- Les vapeurs ne rongent pas le verre. ............. A. Sulfurique.
- Effervescence et solution........................ A. Oxalique.
- 1re *Partie* + un excès de solution azotique de molybdate d'ammoniaque. Précipité jaune ...... A. Phosphorique.
- 2o Évaporée à sec dans capsule de platine + So⁴H². Les vapeurs rongent le verre ....... A. Fluorhydrique.
- 3s Acidulée avec HCl + papier de curcuma et séché, puis touché avec un alcali. Papier de jaune, passé au rouge, puis au noir brun........ A. Borique.
- 4e Solution acidulée, puis traitée par H2S et agitée avec CCl3H. Coloration brune et solution dans le chloroforme en violet.... A. Iodique.

*Solution* avec décomposition apparente.

- Le gaz qui se dégage trouble l'eau de chaux.................... A. Carbonique.
- Le gaz ne trouble pas l'eau de chaux. Il sent le soufre brûlé et, dirigé dans une solution de ferricyanure et de perchlorure de fer, il donne naissance à du bleu de Prusse.... A. Sulfureux.

Liqueur. Tableau **B.**

18.

## Tableau B. — Acides précipitables par le nitrate d'argent.

La solution + un excès d'une solution bouillante d'acétate d'argent.

*Précipité* blanc ou noir. On jette sur filtre, on lave à l'eau bouillante, et on filtre chaud.

- *Solution.* La liqueur + iodure de pctassium en excès + amidon + SO⁴H² après filtration se colore en bleu ............................................... A. Azoteux.

*Résidu.* On lave sur filtre et on fait bouillir avec AzO³H étendu.

- *Solution.* Le précipité était brun ou noir, et la solution azotique renferme de l'azotate d'argent.................... A. Sulfhydrique.

- *Résidu insoluble*....................... A. Iodhydrique.

*Résidu.* On le met en digestion avec une liqueur ammoniacale étendue de trois volumes d'eau.

- *Solution.* On a neutralisé par AzO³H, et le précipité qui se reforme est divisé en trois portions.

  - 1ʳᵉ *partie.* Mis en contact de limaille de fer et SO⁴H² étendu, puis bouillie, avec oxyde ferroso-ferrique, puis acidulée par HCl, la liqueur est bleue............... A. Cyanhydrique.

  - 2ᵉ *partie.* Additionné de CS² ou CCl³H, puis d'eau chlorée, éviter un excès. CS² ou CCl³H se colore en jaune rougeâtre........... A. Bromhydrique.

  - 3ᵉ *partie.* Chauffé avec bichromate de potasse et SO⁴H², il distille un gaz rouge qui se dissout dans eau ammoniacale en donnant une liqueur jaune.............. A. Chlorhydrique.

Liqueur. Voir tableau C.

TABLEAU C. — **Acides non précipitables par les sels de baryum et les sels d'argent.**

L'excès du sel d'argent est décomposé par une petite quantité de potasse ou de soude. On filtre, et la liqueur est soumise aux traitements suivants.

Une portion..............

1° Bouillie avec tournure de cuivre $+ SO^4H^2$, laisse dégager des vapeurs rouges.

2° Acidulée avec $SO^4H^2$ et mise au contact de sulfate ferreux donne coloration fleur de pêcher, rose, quelquefois foncée........................ A. AZOTIQUE.

Une autre portion .............

1° Chauffé avec HCL étendu donne dégagement de chlore que l'on peut recueillir dans l'iodure de potassium. L'iode est mis en liberté.

2° Fondu et calciné, le résidu dissous dans l'eau aiguisée de AzO3H donne avec le nitrate d'argent un abondant précipité blanc, soluble dans ammoniaque, insoluble dans AzO3H....... A. CHLORIQUE.

# 1

## ACIDE SULFURIQUE

### ET COMBINAISONS OXYGÉNÉES DU SOUFRE

L'acide sulfurique, *huile de vitriol*, peut exister anhydre ou hydraté. Anhydre, son intérêt est purement chimique ; hydraté, c'est celui qui est le plus important pour nous. Cependant le mélange des deux, c'est-à-dire l'acide sulfurique anhydre dissous dans l'acide normal, donne un liquide très employé et très connu dans l'industrie sous le nom d'*acide fumant de Saxe* ou de *Nordhausen* (pays d'origine).

L'acide de Nordhausen est solide ou liquide, de consistance oléagineuse suivant les proportions d'anhydride sulfurique qu'il renferme. L'acide à 18-20 p. 100 de $SO^3$ ne cristallise pas ; l'acide à 28-30 p. 100 de $SO^3$ cristallise toujours au moins pour moitié ; l'acide à 45 p. 100 est complètement cristallisé. Ce sont là les types commerciaux. L'anhydride sulfurique est solide, on le trouve dans le commerce dans des caisses en tôle minces.

L'acide de Nordhausen répand à l'air d'abondantes fumées, d'où le nom de *fumant* qui lui a été donné. Il perd à l'air de l'acide sulfurique anhydre, qui condense la vapeur d'eau environnante. Cet acide n'est presque jamais incolore, mais à peu près toujours plus ou moins coloré en brun par suite de son action carbonisante sur les matières organiques et poussières de l'atmosphère.

L'acide sulfurique normal, esprit de vitriol, huile de vitriol ou acide vitriolique, existe à l'état libre dans plusieurs sources des environs des volcans. Les eaux du Rio-Vinagre renferment 1 gr. 11 d'acide sulfurique par litre, et celles de Ruiz (Nouvelle-Grenade), 5 gr. 18. La source du Niagara et les eaux qui baignent les îles de l'Archipel en contiennent aussi une certaine quantité. C'est un liquide incolore, mais souvent contaminé

par des matières organiques étrangères et alors coloré en brun,
d'une consistance oléagineuse. Sa densité est 1.84. Il se con-
gèle à — 34° et donne des cristaux; à 325°, il entre en ébullition. L'acide sulfurique se mélange en toutes proportions avec
l'alcool et l'eau, en produisant une vive élévation de température. Il fond la glace en produisant, suivant les proportions
respectives, du froid ou de la chaleur. Ainsi, un mélange de
1 kilogramme de glace avec 4 kilogrammes d'acide donne une
température d'à peu près 100°. Si, au contraire, on fait un mélange de quatre parties glace avec une partie d'acide, en poids,
on obtient un froid d'au moins — 20°.

L'acide sulfurique est décomposé par la chaleur seule en
acide sulfureux, oxygène et eau. Il attaque les métaux comme
le fer et le zinc en donnant un dégagement d'hydrogène. Avec
le mercure, le cuivre, l'argent, il donne le sel correspondant
avec production d'acide sulfureux. Il détruit les matières organiques avec une grande rapidité, carbonise le bois, les tissus
organiques, et possède une action destructive tellement rapide,
qu'il est presque impossible d'essayer de la combattre.

Parmi les nombreux composés formés par le soufre, nous
ne dirons que quelques mots de l'acide sulfureux libre ou en
dissolution.

L'acide sulfureux est un gaz incolore, d'une odeur vive et
pénétrante, irritant vivement l'appareil respiratoire. Il est assez
soluble dans l'eau. A 0°, l'eau en dissout quatre-vingts fois son
volume, et cinquante fois seulement à 15°. Liquéfié sous pression, c'est un liquide incolore, de densité 1.45, bouillant à —10°
et solide à —75°.

A l'état gazeux, l'industrie s'en sert beaucoup comme décolorant et l'hygiène comme désinfectant. En dissolution, l'acide
sulfureux s'altère à la longue. L'oxygène de l'air dissous opère
lentement sa transformation en acide sulfurique. Cette oxydation doit attirer l'attention des industriels ou des acheteurs qui
emploient des tissus blanchis à l'acide sulfureux. Les moyens
de caractériser la présence d'une petite quantité de cet acide
imprégnant une étoffe quelconque sont des plus simples et des
plus rapides. Il suffit d'introduire dans un appareil à hydrogène le tissu à essayer et de recevoir le gaz sortant dans une

solution de plombite alcalin. Si l'hydrogène est pur, il ne se
produit rien; s'il renferme de l'hydrogène sulfuré, il se forme
bientôt dans la solution plombique une coloration ou un précipité noir de sulfure de plomb.

Cette réaction est basée sur la propriété qu'a l'hydrogène
naissant de réduire à froid l'acide sulfureux pour donner naissance à de l'eau et à de l'acide sulfhydrique.

**Empoisonnements et doses toxiques.** — Après l'arsenic, le
phosphore et les sels de cuivre, c'est l'acide sulfurique qui tient
le premier rang dans les empoisonnements criminels en France.
De 1835 à 1885, la statistique officielle compte soixante-cinq
cas d'empoisonnement par cet acide. On peut se rendre compte
de ces nombreuses intoxications par la facilité avec laquelle
on rencontre l'acide sulfurique dans l'industrie. Les fabriques
d'eaux gazeuses en consomment de grandes quantités; les teinturiers, avec leur bleu en liqueur, qui n'est autre chose qu'une
dissolution d'indigo dans l'acide sulfurique, en font un usage
fréquent, ainsi que les blanchisseurs. Les eaux acides, pour le
nettoyage de certains métaux, les eaux de cuivre, ne sont que
des dissolutions plus ou moins étendues d'acide sulfurique.
Cette facilité si grande à se procurer un poison aussi violent est
atténuée par la difficulté qu'on peut avoir dans la généralité
des cas à le faire servir à l'empoisonnement criminel. Son aspect, sa saveur brûlante en rendent l'emploi difficile.

Pour cet acide, comme pour tous les poisons caustiques, c'est
moins la dose ingérée que le degré de concentration qui est à
considérer; cependant, pour le cas présent, il n'est pas nécessaire que celui-ci soit très fort pour lui conserver des propriétés
vénéneuses énergiques. Sous toutes ses formes usuelles, huile
de vitriol ou acide du commerce, indigo sulfurique, eau de
cuivre, eau à décaper, cet acide est toujours un poison violent à
quelques doses et de quelque manière qu'il ait été administré.
Il faut cependant tenir compte de ce que nous venons de dire,
le degré de concentration est à considérer. Dans certains cas,
en effet, des solutions très étendues peuvent être employées
comme médicaments, comme, par exemple, la limonade sulfurique, l'eau de Rabel, etc. Il est évident que, dans ces circonstances, l'acide sulfurique ne peut être considéré comme toxique.

D'après Tardieu, les doses suivantes des différentes préparations sulfuriques peuvent donner la mort. L'eau de cuivre, dans
laquelle l'acide sulfurique est assez dilué, peut tuer à la dose
d'un demi-verre ; l'eau à dérocher, à la dose de 30 grammes ; le
bleu des blanchisseurs (une partie indigo, huit parties acide de
Nordhausen), à la dose de 15, 20 ou 30 grammes, suivant les
dilutions. La dose *minima* qui ait amené la mort est indiquée
dans un cas rapporté par Taylor. Un enfant d'un an, auquel on
avait donné par méprise une demi-cuillerée à thé d'acide sulfurique concentré au lieu d'huile de ricin, mourut en vingt-quatre
heures, et cependant il n'en avait pas pris plus de quarante
gouttes. Chez un adulte, il est douteux qu'une semblable dose
puisse donner un résultat aussi funeste. Christison a vu un
jeune homme succomber en sept jours, après l'ingestion de
4 grammes d'acide sulfurique. La dose de 4 grammes peut
donc être considérée comme très dangereuse chez l'adulte et
capable de donner la mort, sinon immédiatement, du moins
dans un temps relativement peu éloigné. Celle de 15 grammes
peut donner la mort en quelques heures ou en quelques jours :
de douze heures, par exemple, à quatre jours au maximum.
Cependant, à côté de ces doses admises par tous les toxicologues, on cite des cas où la guérison a eu lieu après l'ingestion
de 30 ou 60 grammes d'acide sulfurique. Dans l'impossibilité de
contrôler ces affirmations, nous préférons rester dans les limites
admises plus haut et considérer comme mortelles les doses
d'acide sulfurique comprises entre 4 et 15 grammes.

Enfin l'acide sulfurique peut encore amener la mort alors
qu'il n'a pas été ingéré, mais simplement dans un but criminel
ou accidentel répandu à la surface du corps. Des observations,
recueillies par Orfila et d'autres, montrent que ce n'est pas d'aujourd'hui que le vitriol est à la mode. En 1827, il servait déjà à
trancher certaines querelles ou à terminer certains conflits,
et les femmes l'employaient sinon pour donner la mort, au
moins pour défigurer ceux ou celles dont elles avaient à se
plaindre.

**Recherche de l'acide sulfurique dans les cas d'empoison-
nement.** — La plus grande partie de l'acide sulfurique ingéré
a pu être rendue avec les vomissements. Bien plus, sous l'in-

fluence des antidotes ou au contact des liquides alcalins de l'économie, tout ou presque tout l'acide sulfurique a pu se transformer en sulfates. Il peut donc se présenter deux cas pour l'expert : ou bien les vomissements et le tube digestif renferment encore de l'acide sulfurique libre, ou bien ils n'en contiennent plus.

*a*) Dans le premier cas, on a proposé un certain nombre de procédés, plus ou moins rapides, basés les uns sur la mise en liberté de l'acide sulfurique non combiné, les autres sur l'extraction de cet acide, mais à l'état de combinaison.

1° Orfila recommandait d'agiter les matières suspectes, étendues de beaucoup d'eau, avec une certaine quantité d'éther. Dans ces conditions, l'éther dissolvait l'acide sulfurique du mélange, et l'acide sulfurique des bisulfates, ramenant ceux-ci à l'état de sulfates neutres. Il ne restait plus qu'à décanter la couche éthérée, à évaporer à consistance convenable, et, après avoir constaté la réaction du résidu, à essayer les caractères de l'acide libre. Ce procédé, tout au plus applicable à la recherche de l'acide sulfurique dans de l'eau distillée ou encore dans un vinaigre, n'est pas d'une sensibilité suffisante. Guibourt a reconnu que l'éther n'enlève à la solution qu'une petite quantité d'acide, et lorsque celle-ci en renferme au moins un trentième. Au delà de ce chiffre, l'éther n'enlèverait plus rien.

2° Les organes, les vomissements sont délayés dans de l'eau distillée, et le tout jeté sur toile. La liqueur trouble obtenue est soumise à la filtration. On évapore à consistance semi-sirupeuse, et on introduit le résidu dans un tube fermé par un bout avec un peu de limaille de cuivre. On chauffe alors, jusqu'à ce qu'il se dégage de l'acide sulfureux reconnaissable à son odeur, ou encore par sa réaction, sur un papier amidonné, imprégné d'acide iodique.

Ce procédé ne peut donner de résultats qu'avec des solutions chargées en acide. D'un autre côté, la liqueur renferme une telle quantité de matières organiques, qu'il se dégage, au moment même où l'acide sulfureux se forme, des vapeurs empyreumatiques suffisantes pour en masquer l'odeur. Bien plus, pendant la calcination de ces mêmes matières organiques, il se dégage parmi les produits de décomposition des vapeurs qui décomposent l'acide iodique et bleuissent ainsi le papier amidonné imprégné de cet acide.

3° On réunit dans une cornue de verre munie d'un récipient refroidi tous les organes et vomissements, et on distille jusqu'à siccité. A la fin de l'opération, on porte même la cornue au rouge. Le produit de distillation renferme tout l'acide sulfurique transformé en acide sulfureux, dissous dans les liquides condensés. On dirige alors dans ces produits un courant de chlore pour transformer l'acide sulfureux en acide sulfurique que l'on caractérise à cet état.

Ce procédé est peu applicable et encore moins recommandable. Les liqueurs provenant de la distillation sont extrêmement colorées, nauséeuses, chargées d'une quantité considérable de produits goudronneux, qu'on ne peut enlever même par filtration. L'acide sulfureux formé ne s'est pas condensé en totalité, la majeure partie a été entraînée par les fumées abondantes qui se dégagent surtout vers la fin de l'opération.

4° Roussin recommande d'opérer de la façon suivante :

On met digérer pendant quelques heures avec de l'eau distillée organes et vomissements, et on filtre. On introduit alors les liqueurs provenant de la filtration dans une capsule de porcelaine, en même temps qu'on ajoute un petit excès d'hydrate de quinine jusqu'à neutralité complète. On évapore au bain-marie, et l'extrait semi-fluide obtenu est traité à plusieurs reprises par de l'alcool absolu qui dissout le sulfate de quinine formé aux dépens de l'acide libre, et laisse non dissous tous les autres sulfates. Les solutions alcooliques filtrées sont évaporées de nouveau ; l'extrait obtenu est redissous dans un peu d'eau distillée bouillante et filtré immédiatement. Si la proportion d'acide sulfurique est un peu notable, le sulfate de quinine cristallisera par refroidissement. Si la quantité est trop faible, on recherchera la présence de l'acide sulfurique, soit avec du chlorure de baryum, soit avec les autres réactifs de cet acide.

Les raisons qui ont fait employer à Roussin l'alcool de préférence à tout autre dissolvant et qui l'ont poussé à opérer non sur l'acide sulfurique libre, mais sur le sulfate de quinine, sont basées sur les considérations suivantes :

1° Les sulfates alcalins ou alcalino-terreux de l'économie sont insolubles dans l'alcool, tandis que le sulfate de quinine est soluble ;

2° L'acide sulfurique libre et étendu dans les liqueurs alcooliques, même à froid, ne tarde pas à donner naissance à de l'acide sulfovinique, ne présentant aucune des réactions ordinaires de l'acide sulfurique ; le sulfate de quinine ne donne rien de semblable.

Malgré ces perfectionnements apportés aux méthodes anciennes, ce procédé ne nous semble pas à l'abri de toutes critiques. En effet, les sulfates neutres sont insolubles dans l'alcool pur, très fort ; mais ils sont un peu solubles dans ce même alcool, légèrement étendu. Ne peut-il donc pas se faire que lorsque Roussin reprend l'extrait semi-fluide par de l'alcool absolu, il dilue par trop cet alcool et laisse ainsi solubles quelque peu des sulfates ? La solution alcoolique filtrée pourra donc contenir de l'acide sulfurique autre que celui combiné à la quinine, de l'acide sulfurique qu'on pourra soupçonner d'empoisonnement. On conçoit toute l'importance de cette observation, car l'acide sulfurique combiné, trouvé dans la solution alcoolique, procédé Roussin, est supposé de l'acide libre dans les matières suspectes.

*b*) Dans le second cas, il n'existe plus d'acide libre, le problème se complique considérablement. L'organisme contient des sulfates en quantités notables et variables. On peut cependant tourner la difficulté en dosant les sulfates dans un poids donné des organes et des vomissements ou résidus alimentaires suspects, puis répéter la même opération sur un poids égal des organes et matières trouvés dans le tube digestif d'un sujet dont la mort a été naturelle. Si la différence des résultats obtenus dans l'un et l'autre cas est par trop considérable, aidé des commémoratifs et des lésions constatées à l'autopsie, l'expert pourra peut-être conclure à un empoisonnement par cet acide.

Dans ce temps où le vitriol est à l'ordre du jour, l'expert peut être appelé à examiner des linges, des vêtements ou autres objets tachés par l'acide sulfurique.

Les vêtements sur lesquels tombe cet acide sont colorés ou détruits ; les taches produites sur les étoffes noires sont ordinairement rouges ; les tissus teints en bleu par l'indigo ou le bleu de Prusse ne changent pas de couleur, mais ils peuvent être profondément altérés. Celles qui ont été faites sur des tissus blancs de fil ou de coton sont incolores si ces étoffes ont été lavées immédiatement après, sinon elles sont noires. Enfin toutes les parties touchées par l'acide sont onctueuses et se déchirent facilement. Si on voulait en isoler l'acide, il faudrait traiter la partie attaquée par de l'eau distillée, filtrer, essayer la réaction de la liqueur et caractériser la présence de l'acide sulfurique au moyen des procédés ci-dessus indiqués.

L'acide sulfurique, une fois isolé, soit à l'état d'acide libre, soit à l'état de sulfate de quinine — procédé Roussin, — peut être soumis aux réactions suivantes :

*a*) Si l'acide est libre, on peut essayer la réaction de Lassaigne. Dans la solution acide, on trempe un papier à filtrer blanc et on dessèche ensuite à une température suffisante. Par dessiccation, l'eau s'en va; l'acide reste et ne tarde pas à être suffisamment concentré pour noircir le papier partout où il se trouve imprégné de liqueur acide.

*b*) Si l'acide est libre, on verse dans une capsule, sur un morceau de sucre de canne, quelques gouttes du liquide acide et on chauffe au bain-marie. Par concentration, l'acide sulfurique décompose le sucre de canne même au-dessous de 100° et lui communique une teinte qui varie depuis le noir le plus foncé jusqu'au vert.

Ces deux réactions sont assez sensibles lorsqu'on opère avec une solution aqueuse d'acide sulfurique; mais dans une expertise judiciaire, les liqueurs provenant des lavages d'organes et de déjections se prêtent fort mal à de semblables manipulations.

*c*) Si l'acide a été transformé en sulfate soluble, on peut diviser la liqueur en deux parties, et dans l'une d'elles verser une solution de chlorure ou d'azotate de baryum. Il se forme immédiatement un précipité blanc plus ou moins abondant de sulfate de baryum insoluble dans tous les véhicules, acide chlorhydrique, acide azotique, etc.

Ce sulfate de baryte, chauffé avec du charbon, perd son oxygène et se transforme en sulfure de baryum. Bouilli ou même fondu avec les alcalis carbonatés, il régénère le sulfate alcalin et donne naissance à du carbonate de baryum.

Dans la deuxième partie, on ajoute une solution d'azotate de plomb, et il se forme immédiatement un précipité blanc, lourd, de sulfate de plomb, insoluble dans les acides étendus, mais soluble dans les acides concentrés et bouillants. Il est également soluble dans les sels ammoniacaux, surtout dans l'acétate d'ammoniaque.

**Considérations générales sur les empoisonnements par l'acide sulfurique.** — Le plus souvent l'expert ne rencontrera aucune difficulté pour affirmer une intoxication par l'acide sulfurique. Avec l'analyse chimique, les commémoratifs et l'autopsie viendront suffisamment étayer son rapport. Dans la plupart des cas, dans un empoisonnement suicide, accidentel, ou criminel, on observe des taches jaunes ou noirâtres autour de la bouche, aux lèvres, aux doigts, et sur toutes les muqueuses des gencives, de la langue, du pharynx; l'œsophage et l'estomac présentent des marques de cautérisation énergique; l'estomac quelquefois est réduit en bouillie ou perforé. Le duodénum peut lui aussi être lésé. On trouve très souvent des eschares sur le diaphragme, la rate, les reins, eschares dues à une action à distance du caustique. Aussitôt après l'accident, les taches sont d'un blanc grisâtre, pour passer au brun quelques heures après, de dix à douze heures, par exemple.

Mais à côté de ces données caractéristiques, on peut se demander s'il est encore possible de retrouver, dans un empoisonnement de cette nature, l'agent chimique qui l'a déterminé, après un temps plus ou moins long d'inhumation.

A ce sujet, Orfila a établi que :

1° Il est possible de constater la présence de l'acide sulfurique concentré plusieurs mois et même plusieurs années après son mélange avec des matières animales ;

2° Si cet acide a été très affaibli, et mêlé avec des substances qui, en se pourrissant, ont dégagé beaucoup d'ammoniaque, il est saturé par cet alcali, au point qu'il n'y en a plus ou presque plus de libre après quelques mois.

3° Dans ce cas, il ne serait plus permis de conclure à un empoisonnement par l'acide sulfurique; tout au plus pourrait-on, d'après la présence du sulfate d'ammoniaque en grande quantité, établir quelques probabilités d'empoisonnement, car ce sel ne fait pas ordinairement partie des matières alimentaires et de celles qui composent le canal digestif.

Orfila a également constaté que l'acide, pris même concentré, peut être absorbé après avoir été affaibli, dilué dans l'estomac et le canal intestinal, en s'unissant aux liquides qui y étaient contenus ou qui ont été administrés, et que, par conséquent, dans les autopsies, on doit rechercher cet acide dans les divers organes et dans l'urine, toutes les fois que l'on n'a rien trouvé dans le tube digestif ou dans les matières de vomissements. L'expert devra, s'il soupçonne un empoisonnement par l'acide sulfurique, rechercher également les impuretés de l'acide commercial. Si la dose a été forte, l'analyse des organes indique presque toujours la présence d'arsenic (1).

Tardieu croit pouvoir établir que le bleu d'indigo est toujours employé comme arme suicide. Les victimes sont presque toujours des blanchisseuses, ayant tous les jours ce poison sous la main et en connaissant parfaitement les propriétés toxiques.

L'huile de vitriol ou acide de commerce, sous sa forme liquoreuse, oléagineuse, se prête souvent à de fatales méprises, et on a vu des enfants et de grandes personnes en avaler des petits verres entiers, croyant prendre une de ces liqueurs de table dont cet acide a l'aspect et souvent la couleur.

Administré dans une intention criminelle, c'est surtout aux liquides employés dans les usages domestiques qu'on s'adresse. C'est ainsi que l'eau de cuivre, l'eau à dérocher, pures ou mélangées à des boissons acidules et aromatiques, servent sans trop éveiller l'attention et sans exciter la méfiance.

Les empoisonnements par l'acide sulfureux n'étant jamais criminels, mais purement accidentels ou professionnels, nous les passerons sous silence. Cependant, si l'on avait à rechercher cet acide dans une intoxication, on se baserait sur l'odeur du gaz et sur la propriété qu'il a d'être absorbé par la potasse, le bioxyde de plomb, le bioxyde de manganèse. Il n'y aurait plus qu'à chasser l'acide de sa combinaison avec la potasse et à le recevoir sur un papier amidonné imprégné d'acide iodique. On cherchera à démontrer la présence de cet acide dans l'atmosphère dans laquelle la victime a respiré et succombé.

**Dosage de l'acide sulfurique.** — On dose le plus souvent

_______

(1) Voir rapport médico-légal, p. 331.

l'acide sulfurique en poids à l'état de sulfate de baryum.

La solution dans laquelle on dose l'acide sulfurique libre ou combiné est additionnée d'un léger excès de chlorure de baryum, amenée à l'ébullition et abandonnée au repos pendant douze heures. Il faut éviter autant que possible d'opérer en solutions acides. L'acide azotique est bien plus à craindre que l'acide chlorhydrique, car il dissout des quantités assez grandes de sulfate de baryum. Certains sels gênent également la précipitation du sulfate insoluble ; de ce nombre sont le chlorure de magnésium, l'azotate d'ammoniaque et les citrates alcalins. Recueilli sur filtre, on le pèse après lavages et dessiccation à 100°. On pourrait encore calciner le précipité détaché du filtre et incinérer à part le papier ; les cendres humectées avec un peu d'acide azotique, pour détruire les sulfures qui prennent naissance, sont calcinées de nouveau et ajoutées au précipité.

100 grammes de sulfate de baryte renferment 34 gr. 33 d'acide sulfurique anhydre.

**Antidotes et traitements.** — Dans un empoisonnement par l'acide sulfurique, on doit, alors même qu'on arriverait un peu tard, administrer immédiatement un antidote approprié, que les vomissements aient eu lieu ou non. La magnésie hydratée pourra rendre de grands services ; dans cet état, elle se laisse facilement attaquer par l'acide sulfurique et donne naissance à un composé absolument inoffensif, purgatif ou laxatif suivant les doses, du sulfate de magnésie. Le carbonate de magnésie, la craie, les carbonates alcalins ne sont pas aussi avantageux que l'hydrate de magnésie. Ils donnent naissance à des dégagements torrentiels d'acide carbonique, qui distendent l'estomac et facilitent les perforations. De plus le carbonate de chaux n'est attaqué par l'acide sulfurique qu'avec assez de lenteur.

Il peut arriver cependant qu'à défaut de magnésie on soit obligé de se servir de ces antidotes. Dans un cas pressant, alors qu'on n'a rien sous la main, on pourra administrer au malade de l'eau de savon ou délayer des cendres dans de l'eau et faire avaler immédiatement la liqueur. Les cendres renferment du carbonate de potasse et neutralisent ainsi l'acide toxique.

On a conseillé également de faire avaler au malade de grandes quantités d'eau dans le but de diluer l'acide et d'atténuer

ses effets caustiques. Il est à craindre, dans cette opération,
qu'il se produise dans le tube digestif, au contact de l'eau et
de l'acide sulfurique concentré, une brusque élévation de température capable d'aller jusqu'à 80°. L'ingestion d'eau en masse
ne serait donc réellement efficace que lorsque l'acide aurait été
ingéré à la dose de quelques grammes seulement.

Les désordres consécutifs à l'ingestion d'acide sulfurique réclament l'intervention médicale, dans le traitement des eschares
de la bouche et de tout le tube digestif, et l'intervention chirurgicale dans le traitement des rétrécissements de l'œsophage
fréquents dans les intoxications de cette nature.

## MODÈLE DE RAPPORT

*Empoisonnement par l'acide sulfurique du commerce,* par
MM. GARNIER et SCHLAGDENHAUFFEN, professeurs agrégés à la
Faculté de médecine de Nancy.

*Premier rapport.* — Nous soussignés, Frédéric Schlagdenhauffen
et Léon Garnier, professeurs à la Faculté de médecine de Nancy requis à l'effet de :

1° Rechercher et constater s'il existe dans les organes du fils de la
femme X., mort rapidement le 13 octobre 1882 à l'âge de six semaines,
une substance ayant pu lui donner la mort, et déterminer la nature de
cette substance ;

2° Rechercher et constater la nature du liquide qui a corrodé les
vêtements de l'enfant et qui a produit la tache rouge qui se remarque
sur le jupon servant de couverture,

Avons pris connaissance des pièces jointes à la commission rogatoire
et procédé à l'ouverture d'une caisse scellée renfermant :

1° Un bocal (n° 1) contenant les poumons, le cœur, le foie, l'estomac, les intestins, les reins et le sang de la victime ; 2° un bocal
(n° 2) contenant la langue et le maxillaire inférieur ; 3° un panier
rempli des objets saisis par le juge de paix au domicile de l'inculpée
et consistant en :

*a.* Une brassière, un bonnet et une chemise d'enfant.

*b.* Cinq flacons contenant : le premier, de l'amalgame de mercure
pour argenter ; le deuxième, de l'essence de térébenthine ; le troisième
et le quatrième, le lait préparé pour être donné à l'enfant ; le cinquième, l'eau panée qui servait à couper le lait ; 4° les objets saisis
le 15 octobre dans le berceau de la victime : un oreiller, un drap,
deux langes, une paillasse et un jupon servant de couverture.

Nous divisons notre rapport en trois parties, relatives : la première

à l'examen physique et chimique des vêtements ayant servi à l'enfant
et des objets constituant son couchage ; la seconde à l'analyse des
organes de l'enfant; la troisième à l'examen des divers flacons saisis
au domicile de l'inculpée.

Un dernier paragraphe sera consacré aux conclusions ; mais auparavant nous allons décrire les recherches que nous avons entreprises
pour nous assurer de la pureté de nos réactifs.

Nous nous sommes servis exclusivement de verrerie et de porcelaine
neuves ; les réactifs employés ont été les acides sulfurique, azotique
et chlorhydrique, le chlorate de potassium, le chlorure de baryum, le
zinc, l'ammoniaque, le nitrate d'argent, l'alcool, l'éther, la benzine,
le pétrole, le chloroforme et les réactifs de précipitation des alcaloïdes.
Les réactifs neutres, purifiés au laboratoire, ne laissaient aucun résidu par l'évaporation.

Pour vérifier les autres, nous avons détruit 300 grammes de foie de
boucherie par le mélange d'acide chlorhydrique et de chlorate (procédé Frésénius) ; le liquide jaune filtré, débarrassé de l'excès de
chlore par un courant d'air, réduit à chaud par l'acide sulfureux dont
l'excès a été éliminé soigneusement, a été soumis pendant douze heures à l'action d'un courant d'hydrogène sulfuré bien lavé, produit
par la réaction de l'acide chlorhydrique sur le sulfure de fer, puis
abandonné pendant le même laps de temps à 50° ; à ce moment le
liquide, qui sent encore fortement l'acide sulthydrique, a donné un
léger dépôt brun au fond du vase ; on recueille ce précipité sur un
filtre lavé à l'acide ; on le débarrasse par la solution d'hydrogène sulfuré des composés solubles qui l'imprègnent, et finalement on le
traite sur l'entonnoir par de l'ammoniaque pur étendu au 1-3. Il passe
un liquide brun opaque, et le filtre reste parfaitement blanc, ce qui
caractérise l'absence de métaux de la section du mercure, cuivre,
plomb, etc. ; le liquide brun évaporé à siccité au bain-marie laisse
un résidu qui, oxydé sar un mélange d'acide sulfurique et azotique en
excès, chauffé jusqu'à dégagement d'abondantes fumées blanches d'acide sulfurique, puis refroidi, est repris par de l'eau filtrée ; la solution est introduite par fractions dans un appareil de Marsh fonctionnant à blanc depuis six heures et n'ayant pas donné le moindre dépôt
métallique au delà de la grille à gaz. L'opération dure six nouvelles
heures et donne encore un résultat absolument négatif, preuve de
l'absence complète dans nos réactifs de l'arsenic et de l'antimoine
(*tube n° 1* (1).

Iʳᵉ PARTIE. — *Examen physique et chimique des vêtements ayant
servi à l'enfant et des objets constituant son couchage.* — Les vête-

---

(1) A l'appui de notre rapport, nous avons fourni des planches de tubes arsenicaux ou non qui sont absolument nécessaires pour comprendre la discussion des
résultats; nous les remplacerons ici par des chiffres représentant en milligrammes
le poids approximatif de ces anneaux, estimé par comparaison avec une échelle
d'anneaux types dont il a déjà été fait mention dans les *Annales d'hygiène et
de méd. lég.* (février 1883) : Localisation de l'arsenic dans le foie, par L. Garnier.

ments présentent tous trois de larges taches blanc-jaunâtres, tranchant très nettement sur la couleur du tissu, et situées : à l'angle inférieur droit du bonnet, sur l'épaule droite de la chemise (en supposant le nœud placé au dos) et sur l'épaule gauche de la camisole ; au niveau de ces taches le tissu, profondément altéré, se laisse facilement déchirer ; mis en contact avec du papier bleu de tournesol imbibé d'eau, il le rougit fortement.

De chaque pièce de vêtement nous enlevons une partie des taches que nous mettons infuser à froid dans 10 c. c. d'eau ; après deux heures, quelques gouttes du liquide sont très fortement troublées en blanc par le chlorure de baryum acidulé par l'acide nitrique, ce qui indique la présence d'une quantité anormale d'un dérivé sulfurique ; de ces composés, un seul a pu produire les lésions constatées à l'autopsie, ainsi que la désorganisation des vêtements, c'est l'acide sulfurique libre ; pour en constater la présence, nous filtrons les trois infusions aqueuses obtenues précédemment, nous évaporons les liquides à siccité au bain-marie ; les capsules dans lesquelles s'est faite l'évaporation se colorent alors fortement en brun noir ; le résidu est épuisé par un mélange à volumes égaux d'alcool absolu et d'éther, lequel dissout l'acide sulfurique et non les sulfates (sauf le sel ferrique, caractérisé par sa coloration jaune brun). Le liquide incolore obtenu est évaporé, repris de nouveau par le même mélange et la solution finale évaporée une dernière fois. Le résidu dissous dans l'eau rougit fortement le tournesol et donne avec l'azotate de baryum un précipité blanc insoluble dans l'eau acidulée par l'acide nitrique, réaction caractéristique, dans les conditions de l'opération, de la présence de l'acide sulfurique en nature. Seule l'infusion du fragment provenant du bonnet donne une réaction négative qui peut être attribuée à la petite dimension du fragment et à la trop petite quantité d'acide qui est tombé dessus.

La tache jaune rougeâtre du jupon rougit également le tournesol bleu ; l'infusion d'une moitié, soumise au traitement alcoolico-éthéré, donne un beau précipité par le chlorure de baryum.

L'examen attentif des autres pièces du couchage ne montre rien qui attire notre attention.

Ces premiers résultats nous permettent donc d'affirmer que *les taches qui existent sur la chemise et la camisole de l'enfant, sur le jupon qui servait de couverture à son lit sont dues à l'action corrosive de l'acide sulfurique libre ; celle du bonnet est très probablement de même nature.*

II<sup>e</sup> PARTIE. — *Analyse des organes de l'enfant.* — Bien qu'on ait commis la faute de mélanger dans un même vase l'appareil digestif atteint de perforation et le sang de la victime qui est normalement alcalin, nous constatons une très forte réaction acide du liquide dans lequel baignent les organes du premier bocal. Cette réaction anormale, vu l'état de conservation relative de ces matières, la présence de l'acide sulfurique sur les vêtements de l'enfant, et enfin les lésions décelées par l'autopsie, nous conduisent à la recherche immédiate d'un corrosif acide. Tout le contenu du bocal est mis en macération pendant deux heures dans un peu d'eau ; le liquide filtré, fortement acide, ne donne aucune des réactions de l'acide nitrique ou des nitrates ; il précipite abondamment par le nitrate d'argent, et surtout par le chlorure de baryum, réactions des acides chlorhydrique et sulfurique ou de leurs sels : nous ne tentons ni la recherche ni le dosage de l'acide chlorhydrique libre ; s'il y avait eu ingestion de ce corps, il aurait été neutralisé par les sels alcalins du sang auquel on a mélangé les organes abdominaux, et la quantité qui pourrait rester libre pourrait aussi rentrer dans les limites normales de l'acidité de l'estomac. Et d'ailleurs, dans le cas d'une absorption d'acide sulfurique, que rendent très probable de prime abord les caractères des lésions et l'abondance du précipité donné par le chlorure de baryum, ce puissant corrosif aurait déplacé l'acide des chlorures que l'on trouve normalement en grande quantité dans les liquides et humeurs de l'économie. Nous devons donc nous borner à la recherche de l'acide sulfurique libre qui n'existe pas dans l'économie humaine.

Nous opérons de point en point comme nous l'avons fait pour les taches et nous obtenons un extrait final fortement acide, mais qui ne donne rien par le chlorure de baryum acidulé par l'acide azotique. *Ce résultat négatif indiquant l'absence de l'acide sulfurique libre dans les tissus et organes de l'enfant au moment de l'analyse n'implique pas la non ingestion de ce corrosif.* Par suite d'un mélange du contenu du tube digestif avec les liquides des divers viscères et le sang qui renferme des sels alcalins qu'il a neutralisés et des sels à acides moins énergiques auxquels il s'est substitué, cet acide a pu disparaître et se transformer en sulfate. *La forte réaction acide du liquide contenu dans le bocal est une preuve de la présence d'un acide fort qui a dû provoquer les phénomènes de substitution que nous venons de mentionner.* Quel est cet acide ? Ce n'est pas de l'acide azotique ou un de ses sels corrosifs (azotate mercurique) ; ce ne peut être que de l'acide chlorhydrique ou sulfurique. *Or, le rapport d'autopsie constate une bouillie noire dans la partie postérieure de l'estomac, une coloration noire et comme une carbonisation de l'épiploon, signes qui n'appartiennent aucunement à l'action corrosive de l'acide chlorhydrique, mais bien à celle de l'acide sulfurique.*

La langue de l'enfant, mise en contact par sa face supérieure, et pendant deux heures avec de l'eau, a également fourni un liquide fortement acide, alors que la réaction normale de la salive est neutre ou alcaline ; mais le traitement consacré à la recherche de l'acide sulfurique n'a donné qu'un résultat négatif que nous expliquerons encore par les raisons invoquées à propos des autres organes, et de plus par ce fait que le caustique n'a fait que passer sur la langue, tandis qu'il a séjourné en totalité dans le tube digestif. *La langue ne contient pas d'acide sulfurique libre, au moment de l'analyse ; mais la corrosion de la muqueuse et sa réaction fortement acide indiquent le contact d'un agent chimique très énergique qui ne peut être que celui qui a produit les lésions internes, c'est-à-dire l'acide sulfurique auquel nous sommes arrivés précédemment par exclusion.*

En présence des désordres considérables constatés dans le tube digestif, lésions largement suffisantes pour expliquer la mort rapide de l'enfant, et dues certainement à l'action d'un puissant corrosif qui a communiqué aux liquides et tissus soumis à l'expertise une forte réaction acide, nous n'avons pas cru devoir nous livrer à une recherche d'alcaloïdes.

La totalité du contenu du premier bocal, c'est-à-dire les divers viscères de l'enfant ont été traités absolument comme le foie de boucherie, dans l'examen de nos réactifs au point de vue de la pureté. Le liquide final, divisé en deux parties, a été versé dans deux appareils de Marsh qui nous ont donné deux anneaux d'intensité à peu près égale : l'un d'eux a été dissous dans l'hypochlorite de soude : la solution évaporée dans une capsule et traitée par le nitrate d'argent ammoniacal a produit un précipité rouge brique très net. Cette dernière réaction et la solubilité du métal dans l'hypochlorite sont caractéristiques de l'arsenic. Les anneaux sont donc constitués par ce métal ($0^{migr}$, 3) ; le second a été joint aux pièces à conviction (*tube* n° 2). Le filtre sur lequel on avait recueilli le précipité de sulfure ne contenait plus rien après le lavage à l'ammoniaque, preuve de l'absence des métaux analogues au cuivre, plomb, mercure, etc.

*Les organes de l'enfant renferment donc, comme substance métallique anormale, de l'arsenic.* D'où provient ce toxique ? La minime quantité de métal extraite de la totalité des organes et que nous estimons peser environ 0,3 milligrammes exclut l'idée d'une intoxication par un dérivé arsenical ; d'autre part, le silence complet que nous constatons dans les commemorata sur une médication arsenicale ou pouvant contenir de l'arsenic à titre d'impureté doit nous faire rejeter cette hypothèse. Nous avons attribué les lésions stomacales et intestinales à l'absorption du corrosif dont avons constaté la présence sur les vêtements, c'est-à-dire de l'acide sulfurique.

Or l'acide pur est un produit qui ne se trouve guère que dans les laboratoires ; et pour les divers usages industriels, teinture ou autre, le commerce ne livre à prix modéré qu'un acide dit « ordinaire », très impur et renfermant notamment des dérivés arsenicaux. Nous constatons la présence manifeste de l'arsenic dans les organes corrodés, et en quantité insuffisante pour expliquer la mort ; n'est-elle pas pour nous une preuve de plus, mais matérielle cette fois, de la nature du corrosif en tant qu'acide sulfurique ?

*L'anneau du tube n° 2 doit donc être envisagé comme une impureté de l'acide sulfurique du commerce qu'on a fait ingurgiter à l'enfant.*

D'ailleurs, pour nous rendre compte de la quantité d'acide qui a été ingérée, nous avons préparé des anneaux avec les poids de 2 gr., 5 gr., 5 gr. et 10 grammes de quatre échantillons commerciaux provenant de fabriques différentes ; les dépôts métalliques des *tubes* 3, 4, 5 *et* 6 sont à peu près proportionnels aux poids des liquides correspondants, et indiquent la présence d'une quantité d'arsenic sensiblement égale dans les divers spécimens d'acide examinés.

Et comme le dernier (*tube* 6) représente un peu plus que la somme de deux anneaux extraits du cadavre, *nous en concluons que la quantité d'huile de vitriol qui a été, non pas administrée, mais ingérée réellement, est d'environ 7 à 8 grammes, poids d'une cuillerée à café d'acide.*

IIIᵉ ᴘᴀʀᴛɪᴇ. — *Examen des divers flacons saisis au domicile de l'inculpée.* — Le flacon étiqueté « *amalgame de mercure pour argenter* » contient environ 25 c. c. d'un liquide jaune brun à réaction fortement acide, de saveur corrosive. Additionné d'acide sulfurique, il décolore l'indigo et donne, avec des planures de cuivre, un dégagement de vapeurs rutilantes ; le mélange de brucine et d'acide sulfurique développe une belle zone rouge. Ces réactions indiquent un azotate. Une lame de cuivre est blanchie fortement ; desséchée et chauffée dans un tube, elle laisse se sublimer de petites gouttelettes de mercure ; le liquide donne, avec l'acide chlorhydrique, un précipité blanc noirci par l'ammoniaque, et avec l'iodure de potassium un précipité mixte, rouge et vert. L'ensemble de ces réactions montre que la solution est un mélange de nitrate mercureux et mercurique.

Le deuxième flacon, étiqueté *essence de térébenthine*, renferme effectivement ce produit en partie résinifié.

Les deux derniers renferment du lait altéré qui ne présente rien de particulier.

Il en est de même de la boîte de fer blanc qui contient l'eau panée.

*Conclusions générales.* — 1° Les taches qui existent sur la chemise et la camisole de l'enfant, le jupon servant de couverture à son lit, sont dues à l'action corrosive de l'acide sulfurique libre ; celle du bonnet est très probablement de même nature.

2° La réaction fortement acide du liquide du premier bocal qui renferme les organes abdominaux et thoraciques, et de la langue — jointe aux corrosions de l'estomac, des intestins et de la langue, — la coloration noire presque semblable à une carbonisation de l'épiploon, — la présence de l'arsenic dans ces organes en quantité insuffisante pour expliquer la mort, — constituent pour nous un ensemble de preuves péremptoires de l'administration de l'huile de vitriol pendant la vie ; la comparaison de la richesse en arsenic de quatre échantillons des acides du commerce avec les anneaux retirés des organes nous conduit à admettre que la dose du corrosif qui a pénétré dans le tube digestif est d'environ la valeur d'une cuillerée à café.

3° Le contenu des flacons saisis chez la femme X. ne présente rien de spécial à noter, sauf pour le premier, étiqueté *amalgame de mercure pour argenter*, qui renferme un mélange de nitrate mercureux et mercurique.

II

# ACIDE AZOTIQUE

## ET COMBINAISONS OXYGÉNÉES DE L'AZOTE

Cet acide, vulgairement appelé *eau-forte, esprit de nitre*, est connu depuis longtemps. Un alchimiste du huitième siècle, Geber, en a donné la préparation; mais il ne fut étudié qu'en 1784 par Cavendish, qui en a déterminé la composition.

Il existe différentes variétés d'acide azotique ou nitrique, et sans parler de l'acide anhydre, curiosité chimique, on connaît l'acide fumant ou monohydraté, et l'acide ordinaire ou quadrihydraté.

Le premier, ou acide monohydraté, est un liquide incolore lorsqu'il est pur; mais il est généralement coloré en jaune par de l'acide hypoazotique. Sa densité est 1.51. Il bout à 86° et se solidifie à —50°. Il contient 14 0/0 d'eau.

L'acide quadrihydraté est un liquide incolore qui bout à 123°. Sa densité est égale à 1.42. Il renferme 40 0/0 d'eau.

L'acide azotique est un acide énergique, mais facilement décomposable. La lumière attaque celui qui est monohydraté, le décompose partiellement en oxygène et en acide hypoazotique; de là la coloration jaune de l'acide du commerce. La chaleur agit comme la lumière. Chauffé à 86°, l'acide concentré distille en même temps qu'une partie se décompose en oxygène et en acide hypoazotique.

Tous les composés combustibles décomposent l'acide azotique et s'emparent de son oxygène.

Il attaque les métaux d'une manière différente suivant qu'il est concentré ou étendu.

En outre de ces acides plus ou moins concentrés, l'azote forme encore avec l'oxygène différentes combinaisons ayant une im-

portance plus ou moins grande en médecine, dans les arts et e
présentant quelque intérêt toxicologique.

Le protoxyde d'azote, découvert en 1776 par Priestley, est un u
gaz incolore, inodore et à saveur sucrée, qui a été employé e
comme anesthésique. Davy ayant constaté, en 1800, que, respiré, il donne l'insensibilité comme l'éther et le chloroforme,
en même temps qu'il provoque chez certaines personnes une e
sensation d'ivresse, lui a donné le nom de *gaz hilarant*.

Le bioxyde d'azote est également un gaz incolore, mais qui u
s'oxyde à l'air, avec la plus grande rapidité, pour donner de e
l'acide hypoazotique. Les vapeurs de bioxyde d'azote transformé sont très toxiques.

L'acide azoteux est tellement instable que, sous la moindre e
élévation de température, il se dédouble en bioxyde d'azote et
en acide hypoazotique. Il rentre donc dans l'étude des autres a
composés oxygénés de l'azote, bioxyde d'azote et surtout acide
hypoazotique.

L'acide hypoazotique est liquide au-dessous de 22°. Chauffé à a
cette température, il distille en donnant des vapeurs rouges,
appelées vapeurs rutilantes. C'est lui qui se dégage dans l'attaque de certains métaux par l'acide azotique. Ces vapeurs sont i
très dangereuses.

**Empoisonnements et doses toxiques.** — La statistique des
empoisonnements criminels en France mentionne dix cas d'intoxications par l'acide nitrique. De 1840 à 1845, on en compte
cinq; de 1850 à 1855, quatre encore, et enfin deux seulement
de cette époque à 1885.

L'acide azotique est très répandu dans l'industrie; par cela
même, il peut facilement servir comme poison. Il forme la base
des eaux-fortes des graveurs; il sert, lorsqu'il est mélangé à
l'acide chlorhydrique, dans l'industrie des métaux précieux. Il
est encore employé en teinture; libre ou combiné, il sert aux
chapeliers, aux sécréteurs de poils, etc. De plus, il importe de
signaler les accidents que peuvent produire les vapeurs d'acide
azotique sur les chimistes ou les ouvriers des fabriques de produits chimiques, coton-poudre, nitro-glycérine, etc. Tardieu
rapporte le cas d'un grave accident, arrivé dans une fabrique
d'acide sulfurique, et qui coûta la vie à deux ouvriers et en mit

deux autres en danger. Ces hommes avaient été employés à nettoyer des chambres de plomb insuffisamment aérées, et s'étaient
trouvés exposés à des vapeurs rutilantes.

L'acide nitrique, sous quelque forme que ce soit, présente
toujours des propriétés vénéneuses très actives. Même affaibli,
il conserve une action énergique et encore suffisante pour qu'à
la dose de 30 à 60 grammes, l'eau-forte puisse donner la mort
à un adulte. La quantité la plus faible de cet acide qui ait donné
la mort a été, suivant Taylor, de 3 grammes et demi. C'est le
cas d'un jeune garçon de treize ans, qui succomba en trente-six
heures. Dans d'autres circonstances, 8 grammes ont amené la
mort chez des adultes, alors que l'ingestion de 15 grammes et
plus a été suivie parfois de guérison. Quant à la plus forte dose
d'acide concentré qui ait pu être prise sans déterminer des
effets mortels, on ne peut rien affirmer. Cependant, d'après les
observations publiées par Tartra, et celles qui ont été recueillies depuis, on peut dire que l'action de l'acide azotique varie
suivant la quantité ingérée et suivant le degré de concentration ; mais elles ne permettent pas de préciser quelle dose suffit
pour amener la mort. Toutefois on peut adopter la manière de
voir de Taylor et admettre que quelques grammes d'acide monohydraté sont susceptibles de produire des troubles fonctionnels se terminant plus ou moins promptement par la mort.

Quant aux autres combinaisons oxygénées de l'azote, les seules
qui puissent avoir de l'intérêt pour nous ce sont les vapeurs
nitreuses, vapeurs rutilantes, ou acide hypoazotique. Ces vapeurs
prennent naissance dans presque toutes les manipulations où
l'on se sert de l'acide azotique. C'est ainsi que les ouvriers graveurs, bijoutiers, orfèvres, polisseurs de métaux, chapeliers, etc.,
sont soumis aux émanations nuisibles et toxiques de ce gaz. Ces
vapeurs sont d'une grande nocuité ; elles agissent rapidement
et d'autant mieux que l'exposition à leur influence est plus
longue. Elles ont tout d'abord une action locale très vive sur les
muqueuses des voies aériennes, puis ensuite, absorbées, elles se
fixent sur le globule et rendent le sang impropre à l'hématose.

**Recherche de l'acide azotique dans les cas d'empoisonne-
ment.** — La recherche chimique de l'acide azotique ne présente
de difficultés que lorsque les organes et les vomissements ne

renferment que des traces de poison, ou lorsque l'exhumation
a lieu longtemps après la mort. Les analyses devront porter
sur tout le tube digestif et de préférence sur le pharynx, l'œsophage et l'estomac. On devra y joindre les vomissements et
examiner les urines. Les lésions du tube digestif peuvent encore
mettre sur la voie, car l'acide azotique non seulement désorga-
nise presque toutes les substances organiques, mais encore il
les colore en jaune. Dans la grande majorité des empoisonnements, les lèvres, la muqueuse buccale, les gencives, l'œsophage
sont teints en jaune plus ou moins foncé. Ces taches pâlissent
par la dessiccation et reprennent une plus grande intensité
quand on les humecte.

Pour caractériser et mettre en évidence l'acide azotique en
contact de matières organiques, on a proposé différents moyens.
Les uns, Roussin et Dragendorff, saturent au préalable les liqueurs et isolent l'acide azotique à l'état de combinaisons; les
autres mettent en liberté l'acide azotique et ne cherchent à caractériser que l'acide libre et non combiné.

Les premiers, pour asseoir leurs recherches, admettent qu'il
n'existe dans l'organisme aucune trace d'acide azotique libre ou
combiné, de telle sorte que la simple constatation de l'un ou de
l'autre suffit pour déceler une introduction anormale ou suspecte.

*Procédé Roussin.* — Après avoir constaté l'acidité anormale
des substances suspectes, on les divise en morceaux menus, et
on les sature complètement par un excès de carbonate de chaux
pur. La bouillie neutre ainsi obtenue est desséchée au bain-
marie. La masse sèche est divisée dans un mortier de verre,
introduite dans un ballon avec trois fois son poids d'alcool à
90°, et portée au bain-marie d'eau bouillante jusqu'au commencement d'ébullition du liquide. Le contenu du ballon, exprimé
dans un linge et bien lavé à l'alcool, est filtré sur un papier
Berzélius et évaporé ensuite à siccité. Le résidu, repris par un
peu d'eau distillée, filtré de nouveau, donne une liqueur dans
laquelle on caractérise la présence de l'acide azotique à l'état
d'azotate de chaux.

Ce procédé, ainsi que nous l'avons dit au début, donne non
seulement l'acide azotique libre, mais tout l'acide, libre ou

combiné, contenu dans les matières suspectes. Il n'est donc pas suffisant pour une expertise bien conduite et ne permet pas de répondre à une question inévitable : les matières à analyser renferment-elles de l'acide nitrique ?

Dans ce but, Roussin a modifié son procédé et opère de la façon suivante :

Les organes et vomissements, convenablement divisés et étendus d'eau, sont saturés par un léger excès d'hydrate de quinine fraîchement préparé.

Une évaporation au bain-marie ayant amené la masse à un état de dessiccation à peu près complet, on la traite dans un ballon de verre par de l'alcool absolu, tiède, qui dissout tout l'azotate de quinine formé. La solution alcoolique filtrée au papier est évaporée jusqu'à consistance sirupeuse, reprise et épuisée par un peu d'eau distillée, chaude et filtrée de nouveau. La solution aqueuse renferme, à l'état d'azotate de quinine, tout l'acide azotique des produits suspects. Si la proportion d'azotate de quinine est un peu considérable, on s'en apercevra immédiatement à l'amertume de la solution et à l'abondance du précipité qu'y détermine l'ammoniaque. Ce sel présente, en outre, une autre propriété toute spéciale et caractéristique signalée par Berzélius. Quand on évapore la dissolution jusqu'à un certain point, il se forme des gouttelettes oléagineuses, ressemblant après refroidissement à de la cire. En conservant pendant quelques jours sous l'eau ces perles semi-globulaires, elles changent peu à peu d'aspect et se transforment en groupes de cristaux brillants, réguliers ; souvent une seule goutte donne un cristal unique. Ce phénomène est dû à ce que le sel fond à chaud en perdant son eau de cristallisation qu'il reprend peu à peu par refroidissement.

Enfin on transforme l'azotate de quinine ou azotate de potasse par addition convenable de potasse caustique, on filtre et dans la liqueur filtrée on caractérise l'acide azotique à l'état d'azotate de potasse.

Ce procédé, bien que préférable au premier, n'est pas encore à l'abri de toutes causes d'erreur. L'alcool ne dissout pas seulement l'azotate de quinine, mais encore des proportions assez notables d'azotates, de calcium, de magnésium et même de so-

dium. Il en résulte que l'acide azotique trouvé après cette
manipulation n'est pas forcément de l'acide libre, mais peut
provenir d'acide combiné.

*Procédé Dragendorff.* — Ce procédé employé par Dragendorff
pour le cas spécial de l'acide azotique n'est que peu différent de
celui de Roussin. Il traite directement les matières suspectes
par de l'alcool absolu ; il filtre la liqueur et recherche l'acide
azotique dans le liquide filtré. Pas plus que celui de Roussin,
il n'est à l'abri des causes d'erreurs signalées plus haut, solubilité des azotates dans l'alcool, etc.

Pour obvier à ces inconvénients et rechercher l'acide azotique libre dans les matières organiques, nous croyons la méthode suivante préférable et applicable dans presque tous les
cas.

Les matières suspectes, organes, vomissements, etc., sont
étendues d'un peu d'eau, laissées en macération pendant quelque temps et jetées sur toile. La liqueur qui s'écoule, très acide,
est introduite dans une cornue tubulée, communiquant avec
un récipient refroidi et renfermant un peu d'eau distillée ; on
chauffe et on distille au bain d'huile à 110° environ. La plus
grande partie de l'acide azotique distille, et, vers la fin de l'o-
pération, on voit apparaître des vapeurs rutilantes, qui viennent également se condenser dans le récipient de la cornue. Le
liquide distillé, presque toujours coloré en brun clair ou en brun
foncé, est additionné d'un excès de potasse caustique et évaporé
à siccité. L'acide azotique donne de l'azotite de potasse ; l'acide
hypoazotique, un mélange d'azotite et d'azotate. On reprend
par un peu d'eau distillée, on jette sur filtre, et la liqueur sert
aux recherches de l'acide azotique.

Avec ce procédé, on peut être certain, si toutefois on s'est assuré de l'absence des acides minéraux libres, que tout l'acide
azotique obtenu dans le récipient est bien de l'acide libre,
c'est-à-dire de l'acide d'empoisonnement.

Les liqueurs contenant les azotates en dissolution, qu'elles
proviennent de l'un ou de l'autre procédé, sont examinées de
la manière suivante :

1° On introduit dans un petit tube à essais une petite quantité de la liqueur à essayer, en même temps qu'un égal volume

d'acide sulfurique concentré et pur. Après avoir laissé refroidir le mélange et agité la masse, on ajoute doucement, en ayant soin de ne pas mélanger les liquides, une certaine quantité d'une solution récente de protosulfate de fer. Si la proportion d'acide azotique est très faible, il commence à se produire, au bout de quelque temps et au point de contact de la liqueur sulfurique et de la dissolution de protosulfate de fer, une zone de couleur rouge pourpre et brun, qui augmente peu à peu et envahit tout le liquide. Si la proportion d'acide azotique est considérable, sa couleur brune se fonce beaucoup plus vite et peut devenir noire. Cette coloration disparaît par la chaleur, et le liquide se décolore en émettant des vapeurs rutilantes caractéristiques.

Cette réaction, d'une sensibilité extrême, peut encore se faire de la façon suivante. Dans un tube à essais, on introduit la liqueur à essayer et un cristal de sulfate ferreux, bien lavé et transparent. On laisse alors couler avec précaution sur les bords du tube de l'acide sulfurique concentré et pur. Cet acide, en raison de sa densité, gagne le fond du tube et soulève la solution nitrique et le sulfate de fer. Alors même que le mélange ne contiendrait que des traces de nitrates, le sulfate de fer se colore en violet, fleur de pêcher, caractéristique. La coloration commence par les arêtes des cristaux ; elle est due à la dissolution dans le cristal des vapeurs rutilantes formées par action de l'acide sulfurique sur les azotates et la décomposition de cet acide azotique mis en liberté par le sulfate ferreux en contact. Cette manipulation est d'une application plus commode que la précédente ; en effet, elle permet d'opérer même avec les liqueurs colorées, car le cristal nage dans l'acide sulfurique et se trouve pour ainsi dire isolé du liquide à essayer.

2° Une autre portion de la liqueur est introduite dans un tube à essai avec quelques copeaux de cuivre et un peu d'acide sulfurique ordinaire. On chauffe, et l'on voit bientôt, sous l'influence de la chaleur, se dégager du liquide un gaz coloré en rouge et remplissant toute la partie libre du tube dans lequel on opère. Cette réaction caractéristique n'est pas d'une très grande sensibilité. Souvent, en raison de la coloration des liquides, il est difficile de percevoir l'apparition des vapeurs rutilantes ; c'est pourquoi certains auteurs préfèrent les recevoir dans une solution limpide de protosulfate de fer.

Au tube fermé par un bout et renfermant avec la solution à essayer, tournure de cuivre et acide sulfurique, on adapte un bouchon traversé par un tube deux fois coudé et se rendant dans une solution de protosulfate de fer. On chauffe ; les vapeurs rutilantes se dégagent, colorent en rouge la portion vide du tube, et la solution de sulfate ferreux prend une teinte plus ou moins brune.

Ces réactions sont suffisantes pour caractériser la présence de l'acide azotique ou d'un azotate dans une liqueur quelconque. Quant à celles de l'indigo, de la brucine, etc., elles sont au moins inutiles et pas du tout caractéristiques.

On sait que l'acide nitrique décolore la solution sulfurique d'indigo, mais cette réaction lui est commune avec beaucoup d'autres substances, chlore et acides oxygénés du chlore.

La brucine se colore en rouge intense en présence de l'acide azotique. Mais on sait que l'acide sulfurique très pur, exempt d'acide nitrique, dissout la brucine en rose.

En dehors de ces recherches, il peut se faire que l'expert soit chargé d'examiner des taches dues à l'acide nitrique.

Voici, à ce sujet, ce que recommande Dragendorff, et les opérations qu'il indique :

L'eau, l'alcool et la benzine ne modifient pas la couleur jaune ; arrosée avec de l'ammoniaque ou de la potasse, la tache ne disparaît pas, mais prend une teinte orangée ; celle due à l'acide chrysophanique deviendrait rouge. La couleur orangée devient plus manifeste lorsqu'on humecte la tache avec un mélange de potasse et de cyanure de potassium, et que l'on dessèche à une température un peu élevée. Ces taches ne peuvent être confondues qu'avec celles que produisent les acides picrique et styphnique ou styphninique (Chevreul). Celles qui sont dues à l'iode se reconnaissent très facilement à leur coloration plus foncée et à leur disparition au contact de la potasse ou de l'ammoniaque. On pourrait encore, si la tache n'est pas trop ancienne, la découper et mettre le morceau d'étoffe ou autre dans une petite capsule avec une dissolution étendue de bicarbonate de potasse ou de soude. On chauffe légèrement, on filtre et on évapore la liqueur. Il suffit alors de reprendre le résidu par quelques gouttes d'eau distillée et de caractériser les nitrates et nitrites comme nous l'avons indiqué plus haut.

**Considérations générales sur l'empoisonnement par l'acide azotique.** — Ainsi qu'on a pu s'en rendre compte dans la recherche chimique de l'acide azotique, la plupart des toxicologues n'ont en vue que la mise en évidence d'un composé oxygéné quelconque de l'azote. Trouvent-ils un azotate, ils croient pouvoir affirmer un empoisonnement par l'acide azotique. Bien que les auteurs soient à peu près d'accord et admettent que dans l'organisme il n'y a ni acide nitrique ni azotate, on peut rester frappé de cet absolutisme. Il peut arriver, en effet, que le sujet soumis aux recherches ait été, pendant quelque temps, soumis à une médication nitrée ; bien plus les ammoniacaux peuvent, d'après le docteur Bence Jones, se retrouver dans les urines à l'état d'acide azotique combiné.

Nous engageons donc les experts à n'affirmer un empoisonnement par l'acide azotique que dans le cas où les recherches chimiques auront démontré la présence de cet acide dans les organes. Toutefois, si l'expertise met en évidence la présence d'une grande quantité d'azotate et si les lésions cadavériques concordent avec un empoisonnement de cette nature, on pourra encore affirmer une intoxication nitrique. Il faut, dans ce cas, comme dans presque tous les empoisonnements par les acides, concordance des signes fournis par les lésions anatomiques, coloration spéciale des muqueuses et de la peau, avec les preuves obtenues au moyen des recherches chimiques.

L'exemple suivant montre avec quelle prudence l'expert doit se prononcer, et fait voir comment, dans certains états, les dispositions particulières peuvent modifier l'intensité de l'action toxique. Tartra rapporte qu'une femme passionnée pour les liqueurs spiritueuses, qui avait passé successivement de l'usage le plus immodéré du vin à celui de l'eau-de-vie, puis de l'alcool fort, imagina de boire de l'eau-forte, et put faire usage de ce violent caustique sans éprouver d'accidents notables, au moins pendant un certain temps.

Quant à la présence de l'acide azotique dans les urines, dans un empoisonnement nitrique, l'expert ne doit pas y attacher une très grande importance ; il les analysera cependant, car Orfila et Bouchardat ont reconnu que l'acide azotique se retrouve dans les urines à des moments indéterminés de l'empoisonnement ; mais il ne devra pas repousser l'idée d'intoxication parce qu'il n'en retrouvera pas dans ce liquide.

**Dosage de l'acide azotique.** — On dose l'acide azotique soit en calculant la proportion de sel ferreux qu'il peut transformer en sel ferrique, soit en le traitant par l'hydrogène naissant et en le réduisant à l'état d'ammoniaque. A ces deux méthodes on peut ajouter le procédé de dosage en poids dû à Arnaud et enfin celui que Grandval et Lajoux ont employé pour doser l'acide nitrique dans l'air et l'eau fluviale.

Les procédés indiqués pour calculer l'acide azotique d'après les quantités du sel ferreux oxydé sont nombreux. Tous sont des modifications d'une méthode indiquée pour la première fois par Pelouze.

Frésénius opère de la façon suivante : on commence par préparer une solution titrée de protochlorure de fer pur, dans laquelle on laisse tomber l'azotate à essayer. La quantité doit être telle qu'il n'y ait pas plus de 2 décigrammes d'acide azotique. On fait passer un courant de gaz carbonique dans le ballon, tout le temps que dure l'opération. On chauffe au bain-marie, un quart d'heure à peu près, puis à la lampe, et on maintient l'ébullition jusqu'à ce que la coloration brune du mélange, coloration due à l'absorption du bioxyde d'azote, ait fait place à la teinte du perchlorure de fer. On laisse alors refroidir, en activant toujours le dégagement de gaz carbonique, et on dose ce qui reste de protochlorure de fer soit avec le chromate de potasse, soit avec le permanganate de potasse. 54.04 d'acide azotique correspondent à 168 de fer passant de l'état de protochlorure à celui de perchlorure.

Schlœsing a donné une modification avantageuse de ce procédé, en ce sens qu'elle permet de doser l'acide azotique même en présence des matières organiques (1).

Si l'on veut doser l'acide azotique à l'état d'ammoniaque, il faut, avant tout, chasser tous les sels ammoniacaux que peut

(1) Voir *Annales de chimie et de physique*, XL, 3ᵉ série, 474.

renfermer la liqueur à examiner. On additionne donc la masse liquide d'une certaine quantité de potasse et on évapore à siccité. On dissout le résidu dans quatre fois son volume d'eau et on chauffe avec du zinc platiné ou de l'aluminium.

On prépare le zinc platiné en traitant le zinc en poudre par de l'acide chlorhydrique étendu, et on ajoute quelques gouttes de chlorure de platine. Il se produit un dégagement tumultueux ; on décante alors le liquide, on lave par décantation et on se sert du zinc humide.

On laisse digérer en vase clos pendant quelque temps, et on distille, en ayant soin d'ajouter un peu d'alcool qui favorise la volatilisation de l'ammoniaque formée. On reçoit l'ammoniaque qui distille soit dans une solution acide titrée, soit simplement dans une eau chlorhydrique, et l'on dose le chlorure ammonique formé à l'état de chloroplatinate ammonique. 100 grammes du précipité correspondent à 28 gr. 3 d'acide azotique monohydraté.

Arnaud et Padé (1) dosent l'acide nitrique par précipitation à l'état de nitrate de cinchonamine.

Le nitrate de cinchonamine est insoluble dans une eau contenant 10 à 15 p. 100 d'acide chlorhydrique. Pour le dosage on opère de la façon suivante : le liquide contenant le nitrate est neutralisé par la soude ou l'acide sulfurique, suivant les cas. On élimine les chlorures par l'acétate d'argent, dont on enlève l'excès au moyen de quelques gouttes de phosphate de soude. On évapore le liquide filtré presque à sec ; on reprend par de l'eau et quelques gouttes d'acide acétique si la liqueur n'est pas limpide, puis on précipite le liquide bouillant par une dissolution chaude de sulfate de cinchonamine. De suite le nitrate de cinchonamine se précipite cristallin. On laisse reposer douze heures dans un endroit frais, on jette le précipité sur un filtre, on lave avec une dissolution aqueuse de nitrate de cinchonamine saturée à la température ambiante, on enlève ainsi l'excès de sulfate de cinchonamine.

Ce mode de lavage a pour but d'éviter de dissoudre aucune partie du précipité, aussi faible qu'elle puisse être. L'eau pure

_________________________

(1) Arnaud, *Comptes rendus Acad. des sciences.* 1884, 2ᵉ semestre, p. 190.

dans ces conditions dissoudrait environ 2/1000 de son poids de nitrate du cinchonamine. Cependant on doit terminer le lavage avec un peu d'eau pure et froide ; on sèche à 100° et pèse le nitrate d'alcaloïde parfaitement pur.

Ce nitrate a pour formule $C^{19}H^{24}Az^2O\text{-}AzO^3$. Son équivalent élevé est avantageux pour le dosage des nitrates; en effet 359 grammes de nitrate de cinchonamine correspondent à 54 grammes d'acide nitrique.

Lorsque les quantités d'acide nitrique à doser sont très faibles, Grandval et Lajoux (1) opèrent de la façon suivante : la solution à essayer est évaporée à siccité dans une capsule de porcelaine. Après refroidissement on ajoute au résidu un excès du réactif sulfo-phénique en ayant soin que tout le résidu soit baigné par ce réactif. On ajoute quelques centimètres cubes d'eau, puis un excès d'ammoniaque. On obtient ainsi, si le résidu contenait un nitrate, une liqueur de picrate d'ammoniaque, laquelle par addition d'eau est ramenée au volume primitif de la liqueur essayée. On opère de la même façon sur un volume égal de la solution titrée de nitrate de potasse, on rétablit le volume et l'on compare les deux liqueurs au calorimètre. Soit H et H′ les hauteurs des colonnes liquides, H la colonne de la liqueur à doser ; soit $x$ le poids de l'acide nitrique cherché, $p$ celui de la solution titrée. On aura $\dfrac{x}{p}=\dfrac{H'}{H}$ d'où $x = p\,\dfrac{H'}{H}$.

La seule remarque à faire, c'est que les différences de titre en acide nitrique entre les liqueurs à comparer ne soient pas trop considérables.

Le réactif sulfo-phénique se prépare de la façon suivante : phénol pur 3 ; A. sulfurique monohydraté 37. La solution nitrique titrée s'obtient en dissolvant 0.936 de nitrate de potasse par litre, soit une liqueur renfermant 0,5 d'acide nitrique par litre.

**Antidote et traitement**. — Comme dans les empoisonnements par les acides chlorhydrique et sulfurique, par les alcalis potasse et soude, il est rare que l'on puisse intervenir à temps et empêcher l'action funeste du toxique. En effet, aussitôt au

---

(1) *Comptes rendus Acad. des sciences*, 1885, 6 juillet.

contact des muqueuses, ces poisons déterminent des blessures
souvent inguérissables. Cependant on peut, dans certaines
circonstances, conjurer des dangers plus grands, et, sans vouloir empêcher ce qui est fait, prévenir des dégâts ultérieurs. Le
meilleur moyen consiste à administrer le plus rapidement possible de la magnésie délayée dans de l'eau, dans le but de saturer et de neutraliser le poison qui n'a pas encore agi. On a
proposé de substituer à cette magnésie les carbonates alcalins,
l'eau de savon, qui se trouve entre toutes les mains. On pourra,
à défaut de ces contrepoisons, gorger le malade d'eau tiède ou
même d'eau froide, afin de diminuer la concentration de l'a-
cide et son action irritante et de favoriser les vomissements.

Quant au traitement, l'intervention chirurgicale est presque
toujours nécessaire.

# III

## ACIDE CHLORHYDRIQUE

### (CHLORE ET PRINCIPAUX COMPOSÉS DU CHLORE)

L'acide chlorhydrique, *esprit de sel, acide marin, acide muriatique*, se rencontre libre dans le voisinage des volcans, dans certaines roches poreuses. Le Rio-Vinagre en contient en même temps que de l'acide sulfurique. C'est un gaz incolore, d'une odeur piquante, d'une saveur très acide. Sa densité est 1.247. Il est liquéfiable, à la pression ordinaire, à — 80°, ou à 0°, mais sous la pression de 40 atmosphères. L'eau en dissout quatre cent soixante-quatre fois son volume à la température de 0°. Un morceau de glace introduit dans de l'acide chlorhydrique fond immédiatement en absorbant le gaz.

L'acide chlorhydrique est un corps très corrosif qui, mis en contact avec l'eau, ne s'y dissout pas simplement à la manière du gaz ammoniac, mais forme une véritable combinaison avec dégagement de chaleur. La dissolution d'acide chlorhydrique saturée à 0° a pour densité 1.21 ; elle contient 40 0/0 d'acide et répond à la formule $HCL,3H^2O$. A l'air, ce liquide répand d'abondantes fumées, laisse échapper une partie de son gaz ; sa densité devient 1.12 et répond à la formule $HCL,6H^2O$. Enfin, sous l'influence de la chaleur, une nouvelle quantité de gaz s'échappe, et la température s'élevant devient stationnaire à — 110°. Le produit qui distille alors a pour densité 1.10, sa composition peut se représenter par la formule $HCL,8H^2O$. Dans le commerce, on rencontre souvent la deuxième combinaison ; dans les laboratoires, on se sert surtout de l'acide chlorhydrique à 79 0/0 d'eau, celui qui a pour formule $HCL,8H^2O$.

Dans l'industrie, la plus grande partie de l'acide chlorhydrique préparé est utilisée pour la fabrication du chlore et des hypochlorites décolorants (chlorure de chaux, eau de javelle). On en emploie une certaine quantité pour la fabrication du sel ammoniac, des chlorures d'étain, pour l'extraction de la gélatine des os, et, dans les laboratoires, pour la préparation de certains acides volatils. Le commerce de métaux précieux s'en sert, mélangé avec de l'acide azotique, sous le nom d'*eau régale*.

Le chlore, découvert par Schéele en 1774, est un gaz vert jaunâtre, à odeur forte et suffocante. Sa densité est 2.44. Il est soluble dans l'eau, 1 litre d'eau à 0° en dissout 1 litre 44. Sa solubilité, au lieu de décroître, comme les autres gaz, quand la température s'élève à partir de 0°, augmente jusqu'à 8, où elle atteint son maximum. L'eau en dissout alors trois fois son volume ; au-dessus de cette température, la solubilité diminue.

Le chlore se liquéfie sous la pression ordinaire à — 40°, ou sous la pression de 4 atmosphères à — 15°. La solution de chlore refroidie à 0° laisse déposer des cristaux qui répondent à la formule $CL,5H^2O$ et contiennent 28 0/0 de chlore et 72 0/0 d'eau.

Le chlore se combine avec la plus grande énergie avec le phosphore, l'arsenic, l'antimoine, le soufre et avec presque tous les métaux, le mercure, l'or et le platine. Avec l'hydrogène, il donne l'acide chlorhydrique ; sous l'influence des rayons solaires il décompose l'eau et donne de l'acide chlorhydrique et des composés oxygénés du chlore. Mais, au contact de l'ammoniaque, il donne, suivant les cas, de l'azote et du chlorure ammonique, ou du chlorure d'azote, corps extrêmement détonant.

Quant aux combinaisons oxygénées du chlore, les seules qui puissent avoir quelque intérêt pour nous sont les chlorures décolorants et les chlorates. Leur action et leur pouvoir toxiques ont été étudiés aux alcalis, potasse et soude.

**Empoisonnements et doses toxiques**. — Les empoisonnements par l'acide chlorhydrique sont en moins grande proportion que ceux dus aux acides sulfurique et azotique. La statistique officielle des empoisonnements criminels en France en indique huit cas de 1835 à 1885. En cinq années, de 1860 à 1865, on en compte trois.

La dose toxique minima d'acide chlorhydrique concentré qui

ait été ingérée a été de 15 grammes, et, dans ce cas, la mort arriva au bout de dix-huit heures, bien qu'il y eût des vomissements. Dans d'autres observations, des doses plus fortes ont amené la mort un peu plus tard. Mais encore ici, comme dans les empoisonnements par les acides sulfurique et azotique, tout dépend non seulement de la dose, mais du degré de concentration de la liqueur et du temps que séjourne le poison dans l'organisme.

Quoi qu'il en soit, cet acide produit des effets beaucoup moins intenses que ceux déterminés par les acides sulfurique et nitrique.

A l'état de gaz, l'acide chlorhydrique inhalé donne souvent lieu à des trachéobronchites intenses.

L'intoxication par le chlore a été jusqu'à présent purement accidentelle. On l'a observée dans les fabriques de papier, où l'on blanchit la pâte à l'aide de cet agent décolorant. Mais ceux qui ont été le plus souvent les victimes sont les chimistes. On en connaît déjà au moins cinq cas mortels, parmi lesquels on cite ceux du chimiste Pelletier, à Bayonne, et du chimiste Roë, à Dublin.

**Recherche de l'acide chlorhydrique et du chlore dans les cas d'empoisonnement.** — Les vomissements et les organes présentent, comme dans tous les empoisonnements de ce genre, une réaction acide franche, possédant une odeur vive et piquante ; ils provoquent d'abondantes fumées lorsqu'on en approche un linge ou une éponge imbibée d'ammoniaque.

On a proposé différents moyens pour la recherche de l'acide chlorhydrique dans les cas d'empoisonnement ; nous en donnons trois qui nous ont paru présenter quelque intérêt, tout en discutant leur valeur.

1º Un des procédés qui paraît le plus simple et celui qui consiste à soumettre à la distillation les matières liquides ou semi-fluides, vomissements, contenus de l'estomac et organes divisés en menus morceaux. Le liquide recueilli dans le récipient refroidi sert à caractériser la présence de l'acide chlorhydrique distillé.

Ce procédé est loin d'être à l'abri de tous reproches. En premier lieu la distillation entraîne toujours un peu de chlorure de sodium ou de chlorure ammonique, présentant tous deux les mêmes caractères que l'acide chlorhydrique. D'un autre côté, Roussin a démontré que lorsqu'on soumet à la distillation ménagée des matières organiques additionnées de cet acide, on est surpris de constater que les produits aqueux distillés ne rougissent pas le tournesol et ne renferment pas d'acide chlorhydrique. Cet effet serait constant pourvu qu'on n'élève pas la température de la cornue assez pour carboniser et noircir les matières organiques. Si on arrive à ce point, il passe à la distillation une certaine quantité d'acide chlorhydrique, car le produit que l'on recueille est fort acide et précipite par le nitrate d'argent. Mais même en opérant ainsi, on est loin de recueillir la totalité de l'acide qui existe dans les matières organiques. Le résidu retient opiniâtrément une très notable proportion de cet acide que la température du rouge seule est capable de chasser de cette masse charbonneuse.

Dans ces conditions, il est impossible de conclure, car Orfila a, par des expériences directes, démontré que diverses substances alimentaires, telles que bouillon, café, privées d'acide chlorhydrique libre, soumises dans une cornue à une distillation poussée jusqu'à carbonisation des matières organiques, fournissent un produit liquide empyreumatique qui précipite l'azotate d'argent. Le précipité est bien du chlorure d'argent, en petite quantité il est vrai.

Enfin nous devons ajouter que le liquide distillé renferme toujours des produits empyreumatiques mélangés à l'acide chlorhydrique volatilisé, et qu'alors, avec le nitrate d'argent, on obtient un précipité noir provenant de la réduction immédiate du chlorure d'argent par ces produits de décomposition des matières organiques. Il importe alors de faire bouillir le mélange du liquide distillé et d'azotate d'argent avec un excès d'acide azotique, pour oxyder toutes les matières étrangères et laisser intact le chlorure d'argent.

2º Roussin recommande le procédé suivant : les organes et produits de vomissements sont mis en fragments très petits et réduits en bouillie claire et divisés en deux parties parfaitement égales. L'une de ces portions est saturée par un grand excès de carbonate de soude exempt de chlorure et mise à évaporer au bain-marie jusqu'à dessiccation à peu près complète. L'autre portion est soumise à la même évaporation, sans saturation préalable. Les deux produits qui en résultent sont calcinés séparément dans deux creusets de porcelaine jusqu'à complète carbonisation. Chaque masse charbonneuse est épuisée par un égal volume d'eau distillée et les liqueurs qui en résultent soumises à la filtration. Chacune de ces solutions est acidulée avec de l'acide azotique pur et additionnée d'un excès d'une solution de nitrate d'argent. Il se forme dans l'une et l'autre liqueur un précipité de chlorure d'argent; les substances alimentaires et les organes renferment tous des chlorures. Les précipités obtenus sont recueillis sur filtre, lavés, séchés à l'abri de la lumière, et pesés: si la quantité de chlorure d'argent est sensiblement la même dans les deux cas, on peut affirmer qu'il n'y avait pas d'acide chlorhydrique libre dans les organes et les vomissements. Si, au contraire, la portion saturée par le carbonate de soude fournit une quantité de chlorure d'argent beaucoup plus considérable que celle qui n'avait pas été saturée, il sera évident que cet excédent de chlore constaté par l'analyse ne peut qu'être attribué à l'acide chlorhydrique libre.

Dans le cas où des secours ou des antiacides auraient été administrés à la victime et auraient converti en totalité l'acide chlorhydrique en chlorure, il faudrait opérer comparativement avec un poids de pain et de viande crue égal à celui des organes et des vomissements à analyser.

Le procédé Roussin demande une grande habitude et des manipulations délicates. On peut lui reprocher surtout de saturer l'acide chlorhydrique plutôt que de chercher à l'isoler.

3° Bouis a proposé de substituer au procédé Roussin une méthode qui consiste non pas à isoler l'acide chlorhydrique, mais à caractériser sa présence par le chlore dégagé par cet acide dans certaines circonstances.

On sait, en effet, que lorsqu'on chauffe l'acide chlorhydrique avec du bioxyde de plomb, du bioxyde de manganèse, de l'azotate ou du chlorate de potassium, il se produit un dégagement de chlore en même temps qu'il se forme un chlorure correspondant. Mais dans les conditions ordinaires, des exper-

tises toxicologiques, le dégagement gazeux de chlore est difficile à percevoir en présence des matières organiques. Il ne faut
donc pas penser à le caractériser soit au moyen du papier
amidonné imprégné d'iodure de potassium, soit en transformant de l'acide sulfureux en acide sulfurique. Mais, comme le
fait remarquer Bouis, on peut l'utiliser et se servir de son pouvoir dissolvant sur l'or.

Voici comment il recommande d'opérer. Les matières suspectes, acidulées avec de l'acide acétique pur, sont passées sur
toile, exprimées, et la liqueur trouble filtrée au papier. Dans
cette solution filtrée, on ajoute quelques fragments de chlorate
de potasse, et une mince lame d'or, ou de l'or en feuille; on
chauffe ensuite doucement au bain-marie pendant une heure
ou deux. Si le liquide renferme la moindre trace d'acide chlorhydrique libre, l'or est attaqué et une partie transformée en
chlorure d'or. On décante la liqueur, et, au moyen du protochlorure d'étain, on s'assure de la présence de l'or dissous. Si
les liqueurs étaient trop étendues, on pourrait les évaporer au
bain-marie en présence de l'or et du chlorate de potassium.

Ce procédé a pu accuser quelques centièmes d'acide chlorhydrique dans une grande quantité de liquide. L'auteur s'est
assuré par des expériences directes que les dissolutions de
chlorure de sodium et de chlorate ou d'azotate de potassium
n'ont aucune action sur l'or, même bouillies avec les acides
acétique et lactique. Tout ce qu'on peut reprocher à ce procédé, c'est sa trop grande sensibilité; on doit craindre que
l'acide chlorhydrique normal du suc gastrique ne donne lieu à
la réaction et ne fasse ainsi croire à un empoisonnement.

L'acide chlorhydrique libre ou les chlorures isolés dans tel
ou tel procédé peuvent être caractérisés au moyen des réactions suivantes :

1° L'azotate d'argent détermine dans les solutions un précipité blanc caillebotté de chlorure d'argent, insoluble dans
l'eau et l'acide azotique, soluble dans l'ammoniaque, le cyanure de potassium et l'hyposulfite de soude. L'acide chlorhydrique concentré dissout le précipité; mais par addition d'eau,
le chlorure d'argent redevient insoluble (réaction commune
aux iodures, bromures, cyanures et ferrocyanures).

2° L'acide chlorhydrique chauffé avec une solution de chlorate de potasse donne un dégagement de chlore en même temps qu'il se forme du chlorure de potassium (caractéristique).

3° Les chlorures chauffés avec du bichromate de potasse et de l'acide sulfurique donnent naissance à d'abondantes fumées rouges d'acide chlorochromique. Si on vient à recevoir ces vapeurs dans une solution alcaline, le chlorure de chromile est décomposé et donne naissance à du chlorure de l'alcali et à du chromate jaune (caractéristique).

**Recherche du chlore**. — Les empoisonnements par le chlore libre étant presque toujours accidentels, l'expert devra, dans la plupart des cas, se contenter de faire l'analyse de l'air où la victime a succombé. L'expertise est donc réduite à une analyse de gaz, à une constatation du chlore dans une atmosphère donnée.

Dans les empoisonnements par les chlorures décolorants, les mêmes difficultés persistent, l'expert doit se borner à rechercher l'alcali, potasse et soude dans le cas d'eau de javelle. Quant au chlore, il n'y faut pas penser, surtout si l'empoisonnement remonte à quelques jours; car au contact des matières organiques, les chlorures décolorants (hypochlorites) perdent leurs propriétés et l'odeur du chlore disparaît très vite.

Dans de semblables circonstances, l'expert ne doit pas perdre de vue les propriétés spéciales des hypochlorites sur les tissus, les métaux, et chercher si les vêtements ou objets ayant appartenu à la victime ne possèdent pas des taches pouvant mettre sur la voie (1).

**Considérations générales sur l'empoisonnement par l'acide chlorhydrique**. — On a pu se rendre compte des difficultés que rencontre l'expert dans la recherche de l'acide chlorhydrique libre. On conçoit de plus que ces difficultés augmentent encore lorsque la victime a subi avant la mort un traitement dans lequel on a cherché à combattre les effets de cet acide en le saturant, ou encore lorsque l'expertise a lieu après un temps d'inhumation assez long. Dans ces conditions, l'expert

(1) Voir, pour plus de détails, le rapport médico-légal de Roussin, page 290.

ne pourra tout au plus puiser dans les documents fournis par l'analyse chimique que des renseignements vagues et dès lors insuffisants pour motiver autre chose que des soupçons. C'est aux commémoratifs, c'est à la pathologie à répondre.

Les empoisonnements par cet acide sont assez faciles à caractériser cliniquement. Il produit sur les muqueuses des eschares grisâtres, qui passent bientôt au brun noirâtre. Ces taches se remarquent surtout autour de la bouche, sur les lèvres et à l'intérieur de la cavité buccale. Les vêtements doivent aussi être l'objet d'une attention toute spéciale, car il arrive souvent que l'acide chlorhydrique tombe sur l'étoffe et lui fait changer sa nuance. Généralement les tissus prennent une teinte rouge, mais beaucoup moins nette que celle produite par l'acide sulfurique dans les mêmes conditions. Bien plus, ces taches même, si elles sont anciennes, disparaissent par addition d'ammoniaque. Les taches produites par l'acide azotique ne sont pas effacées par l'ammoniaque, et celles produites par l'acide sulfurique ne disparaissent que lorsqu'elles sont récentes.

Les deux cas dont nous venons de nous occuper, emploi d'antidotes, inhumation prolongée, ne sont pas les seuls qui puissent embarrasser l'expert. Il peut arriver que la plus grande portion du poison ait été rendue par des vomissements disparus, et que les organes soumis à l'analyse ne renferment de l'acide qu'à l'état de traces. Cet acide trouvé est-il fatalement de l'acide d'empoisonnement? La question est délicate; en effet, il est admis aujourd'hui que le suc gastrique renferme normalement une certaine quantité d'acide chlorhydrique libre. Bien plus, dans une intoxication par un autre acide minéral, l'acide sulfurique, par exemple, l'expert peut trouver de l'acide chlorhydrique libre, provenant de la décomposition des chlorures de l'économie.

Il faut donc tenir un grand compte des commémoratifs, et surtout s'assurer de l'absence d'un acide minéral libre autre que l'acide chlorhydrique.

**Dosage de l'acide chlorhydrique et des chlorures.** — On dose l'acide chlorhydrique libre ou combiné, à l'état de chlorure d'argent, soit au moyen des pesées, soit par la méthode des volumes.

*a) Dosage par les pesées.* — Dans la solution aqueuse, privée de matières organiques par élévation de température, et additionnée d'acide azotique en léger excès, on ajoute du nitrate d'argent dissous, on agite et on chauffe un peu, on lave par décantation et on jette sur filtre en ayant soin de terminer les lavages à l'eau distillée à l'abri de la lumière, on chauffe à 100° et on pèse. Le précipité renferme 25.73 0/0 de chlore.

*b) Dosage par les volumes.* — Dans la solution aqueuse, privée de matières organiques et de sulfures, aussi neutre que possible, on laisse tomber goutte à goutte une solution de nitrate d'argent de titre connu jusqu'à ce que tous les chlorures soient précipités. La fin de la réaction est annoncée par la coloration que donne le nitrate d'argent avec un réactif indicateur, variable avec les auteurs. Levol emploie le phosphate de soude, Mohr préfère le chromate neutre de potasse. Avec l'un ou l'autre de ces réactifs, il se forme un précipité coloré, jaune ou rouge, lorsque tous les chlorures ont été transformés en chlorure d'argent insoluble.

Ces deux procédés donnent de bons résultats.

**Antidote et traitement.** — Tout ce que nous avons dit au sujet des empoisonnements par l'acide sulfurique et par l'acide azotique peut s'appliquer ici. Les contrepoisons indiqués sont l'hydrate de magnésie, le carbonate de soude, l'eau de savon (savon dur). On pourra encore provoquer les vomissements et gorger d'eau le malade dans le but de diluer l'acide et de diminuer son action corrosive.

Nous renvoyons au rapport médico-légal de Roussin, p. 290, rapport concernant un empoisonnement lent par les hypochlorites décolorants — l'eau de javelle.

# IV

## CYANOGÈNE ET SES COMPOSÉS

Le cyanogène (de κυάνος, bleu, et de γεννάω, j'engendre) a été isolé pour la première fois en 1814 par Gay-Lussac. Il n'existe pas à l'état de liberté, mais se forme chaque fois que le carbone et l'azote se trouvent à une température élevée en présence d'un alcali libre ou carbonaté. C'est un gaz incolore, à odeur vive et pénétrante ; sa densité est 1.806. L'eau en dissout quatre fois son volume, l'alcool vingt-cinq fois ; il est également soluble dans l'éther et l'essence de térébenthine.

Le cyanogène libre n'a pas d'application. Bien que toxique, il n'a pas produit, qu'on sache, un seul empoisonnement. La facile altération de ses solutions aqueuses ou alcooliques, en même temps que la rareté de sa formation à l'état de gaz, en rendent l'emploi limité.

Le radical cyanogène forme avec l'hydrogène un composé important, l'acide cyanhydrique. Cet acide a été découvert par Schéele en 1782, et étudié par Gay-Lussac en 1815. Si le cyanogène n'existe pas à l'état de liberté, celui-ci se trouve tout formé dans un grand nombre de plantes, laurier-cerise, fleurs de pêcher, amandes du cerisier, de l'abricotier, du pêcher, etc. C'est à la présence de cet acide que certaines liqueurs, kirsch, eau de noyaux, etc., doivent leur arome. Les moyens de le préparer sont nombreux ; on peut employer le procédé de Gay-Lussac, cyanure de mercure, acide chlorhydrique et chlorure ammonique ; le procédé de Gea Pessina, ferrocyanure de potassium et acide sulfurique, ou encore décomposer un cyanure quelconque par un acide, même organique.

L'acide cyanhydrique, encore appelé improprement *prussique*, est un acide incolore, à odeur caractéristique. Sa densité est 0.65 ; il se solidifie à — 15° et bout à 26°9. Il est très soluble dans l'eau et l'alcool. En solution aqueuse, il se conserve mal et forme des produits de décomposition nombreux. Mais lorsqu'il est pur et préparé avec le cyanure d'argent, il se conserve indéfiniment.

L'acide cyanhydrique et ses sels sont des combinaisons très toxiques.

Parmi les nombreux composés auxquels donne naissance le cyanogène, quelques-uns méritent de nous arrêter.

. Avec le fer, le cyanogène forme des radicaux composés, ferrocyanogène et ferricyanogène, susceptibles d'engendrer des sels.

Le *ferricyanure de potassium, prussiate, cyanure jaune,* se présente sous forme de volumineux cristaux jaunes, renfermant trois molécules d'eau de cristallisation. Il est soluble dans douze fois son poids d'eau froide et quatre fois son poids d'eau bouillante. Il est inaltérable à l'air, à la température ordinaire; mais, à 105°, il perd ses trois molécules d'eau de cristallisation et devient blanc; au rouge, il se décompose, dégage de l'azote et abandonne un résidu formé de cyanure de potassium et de carbure de fer.

Le *ferricyanure de potassium* est un corps solide, rouge, plus soluble dans l'eau chaude que dans l'eau froide, et, comme le précédent, insoluble dans l'alcool. Les solutions aqueuses, rouges brunâtres, s'altèrent à l'air, deviennent vertes et ne tardent pas à déposer du bleu de Prusse.

Le ferrocyanure et le ferricyanure ne sont pas toxiques.

Le *bleu de Prusse,* découvert par hasard à Berlin en 1710 par Diesbach, est une poudre bleue à reflets cuivrés. Il est insoluble dans l'eau, soluble dans l'acide oxalique et le tartrate acide d'ammonium, et forme ainsi les encres bleues. Il est insoluble dans les acides, mais décomposé par les alcalis à chaud qui régénèrent le ferrocyanure et précipitent le sesquioxyde de fer.

Le bleu de Prusse n'est pas un poison.

Bouilli avec les sulfures, l'acide cyanhydrique forme de nouvelles combinaisons, l'acide sulfocyanhydrique ou des sulfocyanures. Le sulfocyanure de potassium est fort employé dans les laboratoires. Le sulfocyanure mercureux a joui d'une grande vogue comme jouet d'enfant sous le nom de *serpents de Pharaon.*

La valeur toxique des sulfocyanures est contestée.

Enfin il est encore une combinaison complexe, employée dans les laboratoires comme réactif, c'est le *nitro-ferrocyanure* ou *nitro-prussiate de soude*. C'est un sel cristallin, rouge rubis, soluble dans 2,5 parties d'eau froide. La solution aqueuse s'altère à la longue et laisse déposer du bleu de Prusse sur les parois du flacon qui la renferme.

On ne sait rien sur la toxicité de ce composé.

**Empoisonnements et doses toxiques**. — Les cas d'empoisonnements rapportés par l'acide cyanhydrique sont assez rares, et si la statistique officielle française en cite sept cas seulement de 1860 à 1885, il en est à peu près de même des intoxications par le cyanure de potassium. On en connaît deux cas de 1845 à 1850 et deux autres de 1865 à 1870. A l'étranger, les proportions sont bien plus fortes. Tant suicides qu'empoisonnements criminels, on en compte, à Vienne, trente-deux cas en 1874, vingt-sept en 1865, et, par contre, un seul suicide par l'acide cyanhydrique en 1875. La fréquence de ces empoisonnements s'explique par l'action rapide et foudroyante de ces composés connus de tout le monde. D'un autre côté, le cyanure de potassium est beaucoup employé dans les arts, la galvanoplastie, la photographie; on peut donc se le procurer plus facilement que l'acide prussique.

Nous l'avons déjà dit, l'acide cyanhydrique comme les cyanures simples ou doubles sont des poisons énergiques, foudroyants. En voici un exemple : le 6 septembre 1834, au moment où un commissaire de police se présentait pour faire une perquisition à son domicile, le sieur X... porta vivement à ses lèvres une petite fiole qu'il tenait cachée dans sa main. Le commissaire lui ayant aussitôt saisi le bras : « *C'est inutile*, dit tranquillement X..., *je suis mort!* » Moins d'une minute après, il s'affaissa et cessa de vivre. Il avait avalé quelques gouttes d'acide cyanhydrique.

Les cyanures alcalins simples ou les cyanures doubles n'agissent que par l'acide qu'ils dégagent, leur action sera donc la même.

Les doses susceptibles de donner la mort sont très faibles. Si c'est l'acide, l'absorption de quelques gouttes, le maniement

même de ce liquide, l'inspiration des vapeurs qu'il répand, suffisent pour tuer en quelques instants. Suivant l'acide cyanhydrique employé les quantités peuvent varier. Pour l'acide pur,
anhydre, Husemann donne 73 milligrammes comme dose mortelle, Tardieu indique 5 centigrammes. Si c'est l'acide officinal
au 1/10, les doses doivent être augmentées, et, pour arriver au
même résultat, être portées à 1 et même à 2 grammes. A Bicêtre,
en 1829, un médecin avait prescrit sans indication du sirop cyanhydrique. On donna le sirop du codex au 1/6 d'acide au lieu du
sirop de Magendie au 1/8 à sept épileptiques qui moururent
tous, le premier après vingt minutes, le dernier après trois
quarts d'heure. Ces différentes préparations cyanhydriques
varient avec les pharmacopées. En Angleterre, on emploie deux
acides de dilution différente : celui du formulaire de Londres a
2 0/0 d'acide, et celui de Schèele, de 4 à 5 0/0. L'acide cyanhydrique officinal d'Autriche renferme 2 0/0 d'acide anhydre. On
conçoit l'importance de ces faits au point de vue de la détermination médico-légale, et nous donnons un tableau emprunté à
Taylor, dans lequel se trouve rassemblés les dosages comparatifs des diverses préparations cyanhydriques, c'est-à-dire la
proportion pour cent d'acide anhydre qu'elles renferment.

| | | Pour cent. |
|---|---|---|
| Acide de la pharmacopée de Londres, États-Unis, Vienne. | | 2 |
| — — de Prusse | | 1 |
| — — de Dublin | | 1.6 à 2,82 |
| — — d'Édimbourg | | 3.2 |
| — — de Bavière | | 4 |
| — de Vauquelin | | 3.3 |
| — de Schéele | | 4 à 5 |
| — de Ittner | | 10 |
| — de Robiquet | | 58 |
| — de Schrader | | 1.5 |
| — de Duflos | | 9 |
| — de Pfaff | | 10 |
| — de Koller | | 25 |
| — de la pharmacopée française | | 10 |

En dehors des empoisonnements par l'acide cyanhydrique pur
ou dilué, on en a signalé d'autres par des substances susceptibles
de donner naissance à ce toxique sous certaines influences.

D'après Huseman, quatre à six amandes amères seules ou mélangées à des amandes douces suffisent pour empoisonner un enfant. On sait que, en présence de l'eau, l'émulsine, ferment naturel des amandes, décompose l'amygdaline pour donner entre autres produits de l'acide cyanhydrique. L'essence d'amandes amères du commerce est souvent toxique,

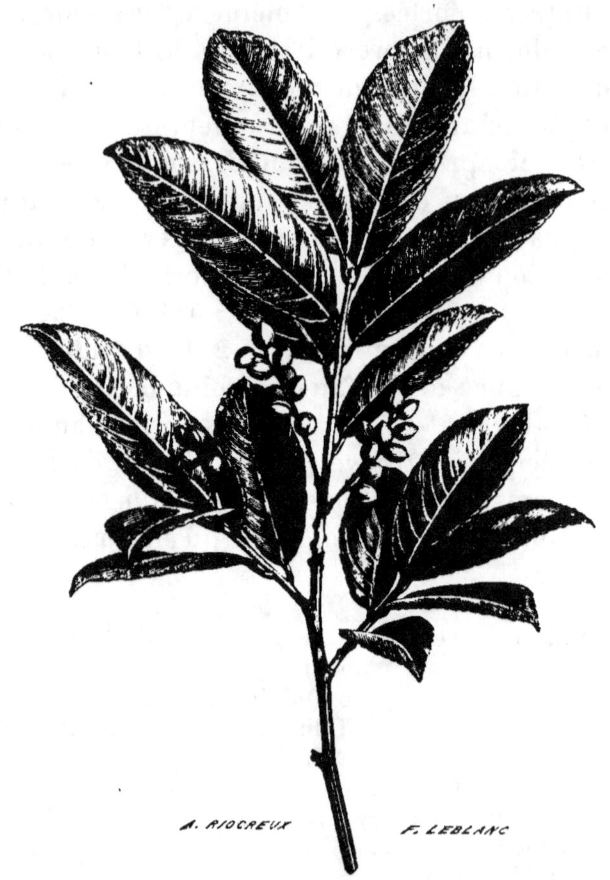

Fig. 18. — Laurier-cerise.

parce qu'elle renferme presque toujours un peu d'acide prussique. Dans un cas, dix-sept gouttes de cette essence non purifiée ont suffi pour tuer une femme en une demi-heure ; dans une autre circonstance, un jeune homme tomba foudroyé après en avoir avalé 60 grammes.

L'eau de laurier-cerise (fig. 18) peut aussi provoquer des ac-

cidents en raison de l'acide cyanhydrique qu'elle renferme ; l'eau
de laurier-cerise médicinale doit en contenir 5 décigrammes par
litre. On rapporte que 60 grammes ont pu causer la mort d'un
adulte ; mais en général, si l'eau de laurier-cerise est bien
dosée, une dose supérieure est nécessaire et doit atteindre
100 grammes, c'est-à-dire 5 centigrammes d'acide prussique.

Les doses de cyanure de potassium capables de produire la
mort varient entre 5 et 10 centigrammes. Husemann donne un
chiffre un peu plus fort et admet 18 centigrammes, c'est-à-dire
73 milligrammes d'acide cyanhydrique. Presque tous les exemples d'intoxication suivis de mort cités par Taylor ont eu lieu à
la suite d'indigestion de 20 à 25 centigrammes de cyanure de
potassium. Mais l'énergie d'action de ce sel varie avec sa pureté ;
en effet, on trouve dans le commerce des échantillons de cyanure vendus comme tel aux photographes, etc., et renfermant
de 40 à 50 0/0 de carbonate de potasse.

L'exemple suivant rapporté par Tardieu fera voir comment
les empoisonnements peuvent se produire dans certaines circonstances. Un photographe voulant effacer sur ses doigts des
traces de nitrate d'argent avait employé du cyanure de potassium en substance. Après quelques instants, il s'affaisse
subitement présentant tous les symptômes d'un empoisonnement par l'acide cyanhydrique et reste en danger de mort
pendant huit heures. On découvre alors qu'il avait conservé
sous un ongle un petit morceau de cyanure qui avait corrodé
la peau et déterminé ainsi le commencement d'intoxication.

Le cyanure de mercure, à la fois poison cyanique et poison mercuriel, a été déjà étudié quant aux doses toxiques
(voy. page 198).

Pour nous résumer nous rapportons les conclusions d'un
travail de Pelikan sur les cyanures simples et doubles. Cet auteur admet que :

« 1° Les cyanures simples et doubles tels que les cyanures
alcalins, ceux de magnésium, calcium, mercure, produisent
des effets analogues à ceux de l'acide cyanhydrique.

« 2° Les cyanures simples et insolubles, tels que ceux de zinc,
de plomb, de cuivre, d'argent, donnant naissance dans l'estomac à de l'acide cyanhydrique, sont vénéneux, tandis que ceux

que l'acidité du suc gastrique n'attaque pas, comme le cyanure d'or, sont inoffensifs.

« 3° Les cyanures doubles, solubles, tels que ceux de zinc et de potassium, d'or, de palladium et de potassium, se comportent comme les cyanures simples. »

Cent quatre-vingts expériences faites sur différents animaux viennent étayer ses conclusions.

Le ferrocyanure et le ferricyanure ne sont pas toxiques; le radical composé ferro ou ferricyanogène n'a pas plus d'action que le chlore, le brome ou l'iode, et ces sels peuvent être administrés aux mêmes doses que les sels, chlorures correspondants. Wohler a démontré, en 1826, que le ferricyanure administré à des animaux était éliminé à l'état de ferrocyanure. Cependant Wolz a relaté un cas où l'ingestion d'un mélange de ferrocyanure de potassium et de salpêtre a provoqué la mort avec tous les symptômes d'un empoisonnement par l'acide cyanhydrique. Dans une autre observation rapportée par Sonnenschein, un fabricant de couleurs mourut avec les symptômes d'un empoisonnement par l'acide prussique après avoir avalé du ferrocyanure de potassium d'abord, de l'acide tartrique ensuite.

En présence de contradictions aussi importantes pour la médecine légale, il est regrettable que ces observations ne soient pas plus détaillées, et surtout que les ferrocyanures employés n'aient pas été soumis à l'analyse. Il est à peu près admis qu'à la température ordinaire, à 27° même, les combinaisons alcalines de l'acide ferrocyanhydrique ne sont pas décomposées par les acides et ne donnent pas naissance à de l'acide cyanhydrique. Cependant, à la suite d'essais de cette nature, nous avons souvent constaté que les ferro ou ferricyanures, en présence d'une certaine quantité de sels ammoniacaux, ferrocyanure ammonique, donnent à 40° et avec l'acide tartrique un faible dégagement prussique.

Dans les observations de Wolz, de Sonnenschein, les prussiates étaient-ils impurs, se trouvaient-ils dans les conditions que nous venons de signaler?

Le sulfocyanure de potassium doit trouver sa place à l'article *Sels de potassium*, le radical sulfocyanogène ne paraît pas avoir d'action sur l'économie, et si, à hautes doses, l'ingestion de

sulfocyanure de potassium détermine des accidents, c'est aux
sels de potassium qu'il le doit. A la dose de 5 grammes, chez
des chiens de taille moyenne, le sulfocyanure de potassium
n'a rien produit. L'absorption est rapide et l'élimination presque immédiate.

L'action des combinaisons oxygénées du cyanogène a été
étudiée en 1871 par Rabuteau et Massul, qui sont arrivés aux
conclusions suivantes :

1° Les cyanates ne sont pas dangereux, même aux doses
de 2 grammes et plus.

2° Ils ne restent pas identiques avec eux-mêmes dans l'organisme, mais ils se transforment en carbonates; de sorte
que les urines deviennent alcalines dès la dose de 1 gramme
à 1$^{gr}$,50.

Le cyanate de potasse, à la dose de 3 grammes, a rendu
suffisamment alcalines les urines d'un chien pour qu'elles
fissent effervescence avec les acides.

3° Injecté dans les veines à la dose de 1 gramme, le cyanate
de potasse tue un chien de taille moyenne; mais, dans ce cas,
il agit non plus comme cyanate, mais comme sel de potasse.

Quant au nitroprussiate de sodium, la toxicologie de ce composé n'a été faite par personne, et on ne sait pas si ce sel est
toxique ou non.

**Recherche de l'acide cyanhydrique dans les cas d'empoison-
nements.** — Dans une expertise de ce genre, en raison de la
grande volatilité de l'acide cyanhydrique, il est nécessaire de
se mettre au plus vite à l'abri de toutes les influences qui
pourraient ou l'entraîner dans l'atmosphère, ou le transformer
en d'autres produits peu connus pour la plupart et de fait introuvables. On devra donc, aussitôt après avoir reçu les organes, sang, vomissements suspects, les placer dans un flacon
bien bouché. On pourra aciduler la masse soit avec de l'acide
phosphorique, soit avec de l'acide tartrique; il serait inutile
d'y ajouter de l'alcool (voy. *Préliminaires*).

Que la mort soit arrivée par absorption de cyanure ou d'acide
cyanhydrique, qu'elle soit arrivée par inhalation, l'expert devra
porter ses recherches sur l'estomac et son contenu, les premières portions de l'intestin grêle, le sang, le foie, le cerveau

et les urines. Il pourra y joindre les vomissements et autres produits de déjections, etc.

Essais préliminaires. — Le plus souvent, quand les personnes de l'art ont assisté aux derniers moments de la victime, le cortège des symptômes qui accompagnent cet empoisonnement, l'haleine forte et l'odeur cyanhydrique prononcée ne leur laissent aucun doute sur la nature du toxique. Il arrive souvent que, même deux ou trois jours encore après l'autopsie, les matières exhalent encore une forte odeur d'amandes amères ; cependant on ne peut compter absolument sur ce caractère ; l'odeur peut être masquée par les substances organiques en décomposition.

Dans ce cas, la réaction de Schönbein peut, comme essai préliminaire, mettre sur la voie et permettre de s'engager dans des recherches plus sérieuses.

On introduit dans un flacon à large ouverture les matières suspectes, on acidule franchement avec de l'acide tartrique, on bouche bien après avoir suspendu à la partie inférieure des papiers réactifs spéciaux.

Pour préparer ces papiers, on trempe dans une solution alcoolique de gaïac des bandes de papier à filtrer que l'on fait ensuite sécher. D'un autre côté, on fait une solution de sulfate de cuivre à 2 grammes pour 1,000 d'eau dans laquelle, au moment du besoin, on immerge quelques instants les papiers de gaïac déjà préparés. Ces papiers humides sont suspendus dans l'atmosphère du flacon. Si les matières à essayer renferment de l'acide cyanhydrique, le papier réactif de Schönbein ne tarde pas à prendre une teinte bleue caractéristique.

Il faut, autant que possible, éviter de tremper le papier dans les liquides.

Si on a eu soin d'éviter les vapeurs ammoniacales en acidulant franchement les matières du flacon avec l'acide tartrique ou phosphorique, on peut considérer cette réaction comme à peu près caractéristique. L'ammoniaque, en effet, gêne la réaction et colore, comme l'acide prussique, le papier de gaïac en bleu.

La sensibilité de cette réaction est extrême. Schönbein a vu son papier se colorer dans l'atmosphère d'un ballon de 46 litres de capacité, dans lequel il avait introduit une goutte d'acide cyanhydrique au 1/100. Il put encore en déceler la présence dans l'atmosphère d'un ballon de 10 litres, dans lequel il avait projeté un morceau gros comme un pois de cyanure de potassium.

On peut traduire la sensibilité par la fraction 1/300.000 d'acide cyanhydrique.

MÉTHODES GÉNÉRALES. — Les matières suspectes — sang, si l'empoisonnement a eu lieu à la suite d'inhalation ou d'application sur la peau de préparations cyanhydriques, tubes digestifs; sang et organes fortement irrigués, urines, si l'empoisonnement est le résultat d'ingestion — sont introduites, finement divisées, dans une cornue tubulée. Par la tubulure de la cornue, traversée par un tube en S, on introduit de l'acide tartrique ou de l'acide phosphorique; la présence d'un autre acide minéral pourrait nuire. Au col de la cornue, on adapte un réfrigérant Liebig, et le tube à dégagement vient se rendre dans un récipient refroidi.

On chauffe au bain de chlorure de calcium, mais sans dépasser la température de 105° à 110°. Les produits distillés sont fractionnés. Pour chaque 100 centimètres cubes du liquide, on retire 3 centimètres cubes du liquide distillé; on change chaque fois de récipient et on recueille de nouveau 3 centimètres cubes. On a également proposé de faire passer un courant d'air dans l'appareil pour favoriser le dégagement de l'acide. L'acide cyanhydrique se retrouve presque en totalité dans la première portion du liquide distillé.

Beaucoup de toxicologues recommandent de recevoir les produits de distillation non pas dans un récipient refroidi, mais dans une solution de nitrate d'argent et de recueillir le cyanure d'argent formé. Pour notre part, nous préférons le procédé indiqué, d'ailleurs recommandé par Dragendorff, car il permet d'essayer sur le produit distillé toutes les réactions de l'acide cyanhydrique. Avec le cyanure d'argent, au contraire, ces réactions sont limitées, et certaines d'entre elles sont rendues impossibles.

Le liquide obtenu à la distillation manifeste son odeur spéciale et présente les caractères suivants :

1° Si on vient à en verser quelques gouttes dans une solution froide de sulfate ferroso-ferrique, de sulfate ferreux du commerce présentant une légère teinte de rouille, on obtient, après un traitement convenable, un précipité de bleu de Prusse caractéristique. Voici comment il convient d'opérer. La liqueur suspecte est versée dans la solution froide des sels de fer, on ajoute un excès de solution de potasse et on fait chauffer légèrement. Au bout de quelques instants, on introduit dans la masse une quantité suffisante d'acide chlorhydrique pour dissoudre l'oxyde ferroso-ferrique et saturer la potasse en excès. La liqueur, dans le cas de présence d'acide cyanhydrique, au lieu de se décolorer complètement, conserve une teinte bleue. Si la quantité en était trop faible, il serait convenable, après traitement chlorhydrique, d'abandonner le liquide quelque temps; le bleu de Prusse, peu apparent au début, se dépose lentement, prend corps et se montre avec sa coloration caractéristique.

Dans cette réaction, l'acide cyanhydrique, en présence de l'oxyde ferroso-ferrique, a donné naissance à du ferro-cyanure ferrique (bleu de Prusse), insoluble dans l'acide chlorhydrique, soluble dans l'acide oxalique et certains sels ammoniacaux, et décomposé par les alcalis caustiques potasse et soude. Ces derniers précipitent de l'oxyde ferrique et régénèrent le ferro-cyanure alcalin. Cette réaction est encore appréciable avec une solution cyanhydrique au 1/50.000.

2° Si l'on chauffe une petite quantité du produit distillé avec un peu de sulfure ammonique jaune, le sulfure ammonique est décomposé, décoloré et se transforme en sulfocyanure d'ammonium. Après décoloration complète, en ayant soin, par des additions d'eau distillée, de maintenir constant le niveau du liquide, on filtre la liqueur et on additionne le liquide filtré d'une quantité suffisante d'acide chlorhydrique. Cette solution acide donne alors avec les sels ferriques une coloration rouge sang caractéristique.

Dans cette expérience, il est nécessaire de ne pas employer une quantité trop grande de sulfure ammonique, parce que l'excès, en réagissant sur la dissolution de sesquioxyde de fer acide, peut en masquer la coloration rouge sang. En effet, si la liqueur renferme de l'hydrogène sulfuré, le sel ferrique est réduit en même temps qu'il se précipite du soufre. Il est également nécessaire que le sulfure d'ammonium employé ne soit pas du monosulfure, mais qu'il renferme une petite quantité de soufre. Enfin, les sels ferriques sont colorés en rouge par l'acide méconique et certains autres acides comme l'acide acétique et l'acide formique. On distinguera facilement la coloration rouge obtenue avec les sulfocyanures de celle produite par l'acide méconique au moyen du caractère suivant : l'éther dissout suffisamment le sulfocyanure ferrique pour se colorer en rouge et ne dissout pas trace de méconate de fer.

Quant à l'analogie de coloration des sels de fer par le sulfocyanure et les acides acétique et formique, elle n'est pas à craindre. En effet, dans les solutions ferriques acides et dont l'acide en excès est un acide minéral, la coloration ne se produit pas avec les acétates et formiates ou acides correspondants, tandis qu'elle est manifeste avec les sulfocyanures.

Cette réaction est bien plus sensible; elle est encore appréciable dans une liqueur cyanhydrique au 1/4.000.000.

3° La liqueur à essayer distillée sur du borax, dans le but d'éliminer l'acide chlorhydrique retenu par ce sel, est acidulée avec une goutte d'acide azotique et traitée par l'azotate d'argent. Il se forme immédiatement un précipité blanc caillebotté, insoluble dans l'acide azotique, mais soluble dans l'ammoniaque et le cyanure de potassium. Ce précipité ne noircit pas à la lumière comme le chlorure : séché, il peut servir aux réactions suivantes :

*a*) Chauffé dans un petit tube, le cyanure d'argent est décomposé par la chaleur; il abandonne de l'argent métallique et laisse dégager du cyanogène qui brûle avec une flamme pourpre caractéristique.

*b*) Le cyanure d'argent a servi à Henry et Humbert à préparer l'iodure de cyanogène. On introduit pour cela le cyanure bien sec avec une petite quantité d'iode au fond d'un tube étroit de 20 centimètres de longueur; on place par-dessus une couche de carbonate de soude sec et l'on chauffe légèrement. Il se forme de belles aiguilles blanches très volatiles d'iodure de cyanogène qui viennent tapisser les parties froides du tube où elles se condensent, et se conservent indéfiniment si le tube est bien sec et fermé à la lampe. Le carbonate de soude est destiné à retenir l'iode en excès, qui souillerait l'iodure de cyanogène.

Un milligramme de cyanure d'argent suffirait pour produire des aiguilles d'iodure de cyanogène.

Cependant l'expérience ne réussit pas toujours bien. Bouis préfère mettre le cyanure d'argent et un fragment d'iode au fond d'un tube et chauffer très légèrement. Le carbonate de soude serait plus nuisible qu'utile.

Enfin on pourrait se servir de ces aiguilles d'iodure de cyanogène pour former du bleu de Prusse. Il suffit pour cela de les dissoudre dans quelques gouttes de solution aqueuse de potasse, d'ajouter un peu d'une liqueur ferroso-ferrique et de sursaturer après coup le liquide ainsi traité par de l'acide chlorhydrique étendu.

La réaction à l'azotate d'argent est encore sensible dans une liqueur cyanhydrique au 1/350.000.

**Examen spectroscopique du sang dans les empoisonnements par l'acide cyanhydrique.** — L'acide cyanhydrique peut former des combinaisons avec l'hémoglobine susceptible de résister sans décomposition à plusieurs jours d'inhumation. On conçoit alors l'importance de cette découverte, surtout lorsqu'on connaît les difficultés qu'éprouve souvent le chimiste expert pour affirmer l'empoisonnement par l'acide cyanhydrique.

Tout ce qui a été fait sur ce sujet se trouve consigné dans un mémoire des docteurs Lécorché et Meuriot (1868).

Ces deux observateurs ont remarqué que dans un empoisonnement de cette nature, le sang est diffluent et aurait perdu toute affinité pour l'oxygène. Cette nouvelle propriété serait-elle due à la combinaison d'acide cyanhydrique avec les globules? Cela est très possible, car il est probable que c'est à cette combustion qu'il faut attribuer l'impossibilité qu'on éprouve dans certains cas de reconnaître à l'autopsie l'odeur caractéristique de l'acide cyanhydrique. D'un autre côté, pour rendre à l'hémoglobine ses propriétés normales, on est obligé de chasser l'acide par un fort courant d'oxygène.

Un sang cyanhydrique examiné au spectroscope montre des raies d'absorption de contours moins accusés que celles dues à l'hémoglobine oxygénée. La ligne brillante qui, dans ce dernier cas, sépare les deux raies d'absorption et qui n'est autre chose qu'une partie jaune conservée a perdu son éclat habituel. Les raies elles-mêmes, moins nettement définies, sont plus larges que celles de l'hémoglobine oxygénée. Elles n'occupent point enfin tout à fait le même siège, elles offrent un déplacement de quelques degrés et se portent vers la couleur violette.

**Cyanure de mercure.** — Le cyanure de mercure ne donne ni les réactions de l'acide cyanhydrique ni celles des sels de mercure. Cependant il importe de savoir caractériser cette combinaison, d'autant mieux que, pour rechercher le cyanogène dans certains cyanures complexes, comme le bleu de Prusse, le meilleur moyen est de la transformer en cyanure de mercure par ébullition avec de l'oxyde mercurique.

Pour analyser le cyanure et le mercure et mettre en évidence la présence de l'acide cyanhydrique, un des meilleurs moyens est celui qu'a indiqué Roussin.

Ce chimiste introduit dans un petit ballon, avec quelques petits copeaux de fer pur, la solution suspecte et acidulée par de l'acide chlorhydrique. Après un quart d'heure de réaction, on filtre la liqueur, dans laquelle on ajoute une goutte ou deux de solution de perchlorure de fer ; puis, immédiatement après, un petit excès de potasse caustique. Il se produit un abondant précipité, formé par un mélange d'oxyde ferroso-ferrique et de bleu de Prusse ; l'addition d'un petit excès d'acide chlorhydrique redissout les oxydes de fer et met à nu avec sa couleur caractéristique le bleu de Prusse correspondant au cyanogène mis en liberté.

Quant au mercure, nous renvoyons au chapitre *Mercure ;* d'ailleurs si le cyanure de mercure ne précipite pas par la potasse, la soude, l'ammoniaque, l'iodure de potassium, il donne avec l'hydrogène sulfuré et le sulfure ammoniaque un précipité noir de sulfure de mercure.

Cette dernière réaction nous a permis de substituer au procédé Roussin une méthode rapide, sûre et très sensible pour la recherche de l'acide cyanhydrique dans le cyanure de mercure.

On introduit la liqueur ou solution suspecte dans une petite capsule de porcelaine et l'on ajoute une quantité suffisante de sulfhydrate d'ammoniaque ancien. On fait bouillir quelques instants jusqu'à ce que la liqueur jaune soit décolorée et recouverte d'une pellicule blanchâtre. Si, pour obtenir ce résultat, on avait été obligé de prolonger l'ébullition, il faudrait avoir soin, par des additions d'eau distillée, de rétablir continuellement le niveau du liquide. On laisse refroidir, on filtre, et dans la liqueur limpide acidulée franchement par l'acide chlorhydrique sans grand excès, on laisse tomber une goutte ou deux de perchlorure de fer.

Si la solution suspecte renfermait un cyanure — du cyanure de mercure, — il se forme aussitôt une coloration rouge sang, soluble en partie dans l'éther lequel prend une coloration rouge vineuse caractéristique.

Le mercure est resté sur le filtre à l'état de sulfure de mercure, complètement insoluble dans un excès de sulfure ammonique ; il est donc très facile à caractériser.

Cette méthode nous a toujours donné d'excellents résultats ; elle a sur celle de Roussin deux avantages :

1° *La sensibilité*. — En effet, la réaction du bleu de Prusse atteint sa limite dans une solution cyanhydrique au 1/50.000, tandis que cette dernière est encore possible dans une solution au 1/4.000.000.

2° *L'exactitude*. — Car si dans la solution filtrée on peut caractériser le sulfocyanure, on pourra, sur filtre, retrouver le sulfure de mercure.

**Recherches des cyanures toxiques en présence des cyanures non toxiques.** — Il se présente une question importante et délicate à résoudre. Comment s'assurer que les ferrocyanures sont accompagnés de cyanure ou d'acide libre? ou encore qu'une ingestion de cyanure de potassium a été pratiquée sous le couvert du cyanure jaune? Cette forme d'empoisonnement, qui semble purement théorique, peut cependant passer dans la pratique pour peu qu'un criminel, au courant de cette question, soit frappé de l'incertitude dont sont entachées les conclusions dans le cas d'un mélange de cette nature. On sait, en effet, que l'acide cyanhydrique mis en évidence peut avoir comme origine les ferrocyanures.

*Procédé Pöllnitz*. — Pöllnitz traite le liquide primitif par le chlorure ferrique et transforme ainsi le cyanure jaune en bleu de Prusse. Il ajoute ensuite un peu de potasse, et acidule quelque temps après par une très faible quantité d'acide tartrique, et soumet le tout à la distillation. L'auteur admet que le bleu de Prusse est indécomposable dans ces conditions.

Voici comment Dragendorff apprécie cette méthode :

« Ce procédé ne m'a réussi que lorsque j'avais soin, avant de distiller, de séparer par filtration toute trace de bleu de Prusse. Je retrouvais toujours, lorsque je ne prenais pas cette précaution, un peu d'acide cyanhydrique, même alors que j'attendais vingt-quatre heures pour commencer la distillation. Un chimiste peu exercé pourra, en le suivant, commettre une erreur très grave, puisqu'il court le risque de transformer en bleu de Prusse non seulement le ferrocyanure, mais encore le cyanure toxique. »

*Procédé Taylor.* — Cet auteur recommande de distiller une certaine quantité des matières suspectes à une température très basse et en ayant soin de les aciduler faiblement avec de l'acide tartrique. Pour opérer, on place le corps suspect dans un verre de montre assez grand que l'on recouvre avec un verre de même grandeur, sur lequel on a fait adhérer quelques gouttes de sulfure ammonique. On chauffe de 40° à 50° et on évapore ensuite la goutte de sulfhydrate d'ammoniaque, et sur le résidu on essaye la réaction du sulfocyanure.

Ce procédé ne doit pas être recommandé; le cyanure jaune peut être décomposé à cette température et donner un dégagement d'acide cyanhydrique.

*Procédé Otto.* — Les matières suspectes jetées sur toile sont acidulées très faiblement avec de l'acide tartrique et ensuite neutralisées par un excès de craie ou carbonate de chaux. On introduit la masse dans une cornue et on distille à une température de 40° à peu près. Les produits volatils sont recueillis soit dans une solution de nitrate d'argent, soit dans un récipient refroidi. Le reste de l'opération se fait comme nous l'avons dit plus haut. Ce procédé est plus recommandable que les deux premiers; il repose sur ce fait d'observation, que l'acide ferrocyanhydrique décompose les carbonates calcaires et donne naissance à un sel non volatil, tandis que l'acide cyan-

hydrique ne forme aucune combinaison et ne décompose pas
le carbonate de chaux.

*Procédé Dragendorff*. — Le procédé indiqué par Dragendorff
est une modification de celui de Pöllnitz. On étend les matières à essayer avec une quantité d'eau suffisante pour obtenir
une bouillie que l'on filtre, après quelque temps de macération. Le liquide filtré, s'il n'est pas acide, est acidulé faiblement
par de l'acide sulfurique dilué. Un excès est nuisible et précipité par une solution neutre de perchlorure de fer. Le liquide
filtré et additionné d'un excès de tartrate neutre de calcium est
soumis à la distillation.

*Procédé Jacquemin*. — Cette méthode, la plus recommandable de toutes celles que nous venons de rapporter, repose
sur l'inactivité de l'acide carbonique vis-à-vis des cyanures
doubles non toxiques et sa propriété de décomposer le cyanure de potassium en acide cyanhydrique et en carbonate de
potassium ou même en bicarbonate, suivant les conditions.
Cette inactivité vis-à-vis des prussiates est parfaite, car lorsqu'on fait passer de l'acide carbonique à travers une dissolution de ferrocyanure de potassium pur, à la température ordinaire, ou même à 50°, on ne sent pas l'odeur prussique, et le
papier de gaïac, trempé dans une solution de sulfate de cuivre
étendue, ne bleuit pas si on vient à le placer sur le trajet du
gaz. L'acide carbonique ne donnant pas naissance à de l'acide
cyanhydrique ne saurait donc être mis en suspicion comme
l'acide tartrique employé par Pöllnitz, Taylor, Otto et Dragendorff. Ce serait à l'acide carbonique de l'air que serait due
l'odeur cyanhydrique qu'exhale le cyanure de potassium solide
ou en dissolution.

Dans un cas d'expertise, on introduit les matières organiques réduites en bouillie et neutralisées par de la soude pure
dans un ballon chauffé au bain-marie à 40°. On fait arriver
dans ce ballon (fig. 19) un courant de gaz carbonique purifié
par lavage dans une solution de carbonate de soude ou traversant un ou deux tubes en U remplis de fragments de marbre. Le gaz, au sortir du ballon, entraîne l'acide cyanhydrique
et se rend dans un tube à boule contenant de l'eau distillée
et de là dans un second tube renfermant une solution de

nitrate d'argent, lequel saisira les traces d'acide cyanhydri-

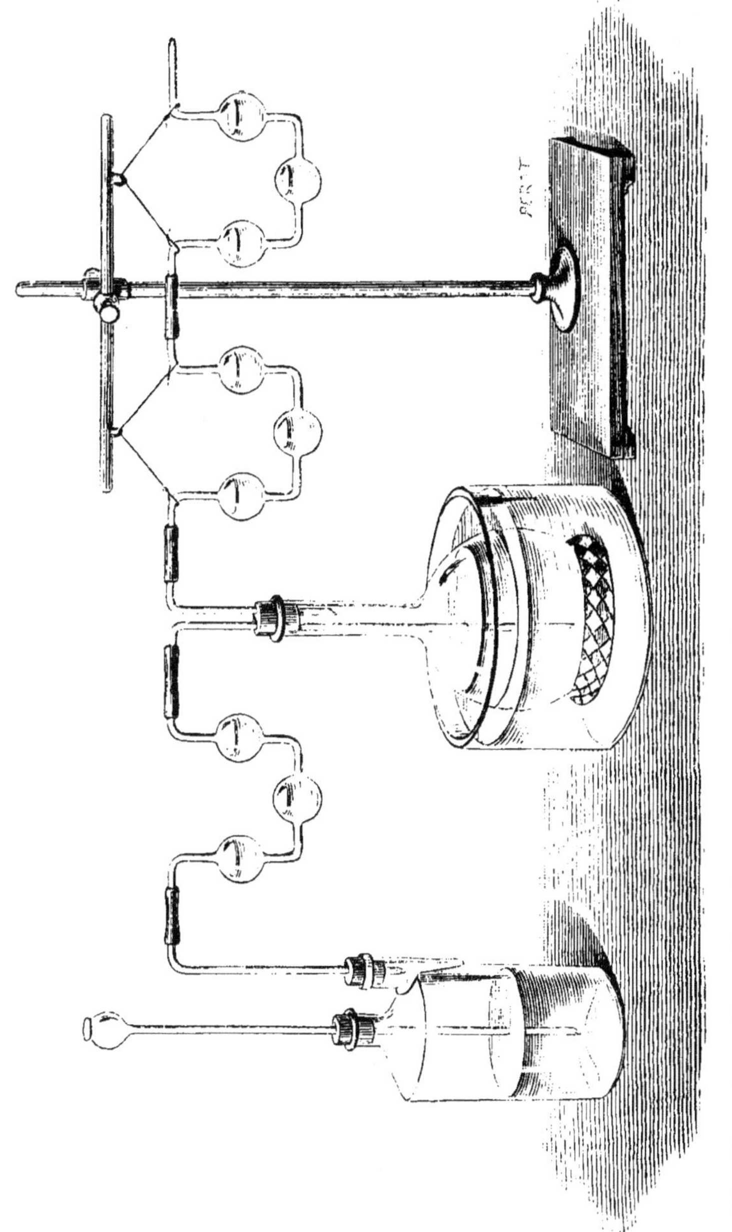

Fig. 19. — Appareil pour la recherche des cyanures toxiques en présence des cyanures non toxiques, par le procédé Jacquemin.

que échappé à la condensation dans l'eau et donnera un pré-cipité de cyanure d'argent. Il ne restera plus alors qu'à essayer les liqueurs des tubes à boule et à caractériser l'acide cyanhydrique par les moyens indiqués plus haut.

**Considérations générales sur l'empoisonnement par l'acide cyanhydrique et les cyanures.** — Nous avons déjà dit que l'acide cyanhydrique était le plus violent de tous les poisons, surtout pour les animaux à sang chaud car nous savons qu'il suffit de l'inhalation de quantité presque impondérable de cette substance pour tuer un animal de taille respectable.

La pénétration du poison dans l'organisme se fait avec une très grande rapidité; cependant sur la peau intacte l'acide cyanhydrique n'est absorbé qu'avec une extrême lenteur. On croyait autrefois que cet acide produisait une réaction instantanée, foudroyante, d'où l'on pouvait conclure qu'il tuait sans avoir été absorbé — action nerveuse. — Krimer et Preger ont démontré qu'il s'écoule toujours, entre le moment de l'introduction des plus fortes doses d'acide cyanhydrique et l'apparition des premiers phénomènes, un intervalle de temps suffisant — quinze secondes en moyenne — pour permettre au sang de faire un tour complet dans l'organisme. Les accidents sont toujours les mêmes, qu'il soit ingéré ou absorbé; il est donc évident que l'acide cyanhydrique ne peut produire des effets toxiques et mortels qu'après avoir pénétré dans la circulation et être arrivé dans les organes centraux.

A côté de la relation d'empoisonnement citée (p. 361) et montrant un cas de mort que l'on peut appeler normal, on cite d'autres exemples où la mort n'est arrivée que longtemps après l'ingestion de doses parfois énormes de cyanure de potassium.

Un prisonnier qui s'était empoisonné la nuit précédant son exécution put encore cacher le flacon contenant de l'acide prussique. — Un homme, dans le corps duquel on trouva l'énorme quantité de 7$^{gr}$,24 de cyanure de potassium, put encore, après avoir avalé le poison, se rendre dans la chambre à coucher de sa femme et lui faire ses adieux. — Taylor rapporte également le cas d'un individu ayant pris une grande quantité d'essence d'amandes amères, qui aurait été capable de se rendre dans la cour, de puiser de l'eau et de monter deux étages; après quoi il s'est affaissé et mourut au bout de vingt minutes.

L'acide cyanhydrique, d'après Hoppe Seyler, Lécorché et

Meuriot, se comporte vis-à-vis de l'hémoglobine d'une manière tout autre que les acides, même les plus faibles. Il se combine aussi bien avec l'hémoglobine qu'avec l'hoxyhémoglobine. Les cristaux retirés d'un sang cyanhydrique ressemblent aux cristaux sanguins normaux ; mais ils contiennent de l'acide cyanhydrique dans un état de combinaison chimique assez intime, car on peut les redissoudre, les faire cristalliser à plusieurs reprises dans de l'eau chaude ; on peut même les dessécher avec la pompe à air, au-dessous de zéro, sans qu'ils laissent échapper l'acide cyanhydrique qu'ils contiennent. D'après Hoppe Seyler, si on examine au spectroscope ce sang cyanhydrique, en dehors des caractères observés par Lécorché et Meuriot, on le verra, pendant un mois et même plus, posséder les propriétés du sang oxygéné. Si, au contraire, le sang ne contient pas d'acide cyanhydrique, il ne tardera pas à présenter les raies de l'hémoglobine réduite.

Bien plus, Schönbein a observé qu'il suffisait de petites quantités d'acide cyanhydrique pour faire perdre au sang son pouvoir destructeur à l'égard du bioxyde d'hydrogène. Du sang de bœuf frais défibriné, mêlé à deux volumes d'eau oxygénée, décompose tumultueusement le bioxyde en eau et en oxygène libre. Vient-on à ajouter à ce sang quelques gouttes d'acide cyanhydrique ? Il devient brun et ne décompose plus l'eau oxygénée. D'après Asmuth, le sang en circulation ne décompose pas non plus le bioxyde d'hydrogène, et ne posséderait cette propriété qu'après sa sortie du corps.

Mais que devient l'acide cyanhydrique après qu'il a été absorbé ? Est-il détruit dans l'organisme ou éliminé en nature par les poumons ? Il n'y a rien de démontré à ce sujet. Quelques observateurs prétendent en avoir perçu l'odeur dans l'air expiré, et Preyer considère comme évidente son élimination en nature par les poumons. Schauenstein, au contraire, dit avoir trouvé, chez un jeune homme qui s'était empoisonné avec 15 grammes d'acide cyanhydrique assez concentré, tout le poison absorbé transformé en formiate d'ammoniaque.

· Malgré cette affirmation, qui demande contrôle, la plupart des observateurs disent avoir constaté, à l'aide de réactifs très sensibles, la présence de l'acide cyanhydrique dans le corps, plusieurs jours même après l'empoisonnement.

Dans les empoisonnements par le cyanure de potassium l'attention de l'expert sera éveillée par les particularités anatomiques que présentent les organes en même temps *que par une forte odeur ammoniacale se dégageant du tube digestif.*

MM. Lacassagne et Hugounencq (1) sont les premiers qui aient insisté sur ce caractère constant déjà signalé par M. Coutayne. Les particularités anatomiques tiennent à l'alcalinité très grande du cyanure de potassium et aux désordres provoqués par son introduction dans le tube digestif. A l'autopsie en effet on constate une cautérisation des muqueuses de la bouche et de l'œsophage, une inflammation de la muqueuse de l'estomac, la chute de l'épithélium, la corrosion des tissus, l'épanchement sanguin dans la cavité et la coloration rouge brune du contenu stomacal.

Ces caractères sont d'autant plus marqués que les doses étaient plus massives et que le toxique renfermait plus de carbonate de potasse.

La présence de l'ammoniaque, fait très intéressant et constant, peut être considérée comme un des premiers phénomènes perçus dès l'ouverture de l'estomac, et s'explique, ainsi que nous le dirons tout à l'heure, soit par la décomposition du cyanure de potassium, soit par celle du cyanate de potasse, lequel accompagne toujours le premier, surtout le cyanure du commerce. Dans le premier cas la décomposition se traduit par la formation concomitante d'acide formique, dans le second cas le cyanure reste intact et le cyanate donne de l'ammoniaque et du carbonate de potassium sans acide formique.

Nous répondrons maintenant aux deux questions suivantes :

1° *L'acide cyanhydrique trouvé dans l'organisme peut-il provenir d'une autre source que de l'empoisonnement?*

2° *Peut-on croire à un empoisonnement par l'acide cyanhydrique alors qu'on n'en rencontre pas trace à l'analyse chimique?*

A. Nous ne reviendrons pas sur la possibilité de l'ingestion d'une petite quantité d'acide cyanhydrique par les aliments, amandes, ou encore par certains liquides, eau de noyaux, kirsch, persico, etc.

_________

(1) Lacassagne et Hugounencq, *Du cyanure de potassium au point de vue toxicologique.* Lyon, 1888.

Nous rejetterons tout d'abord l'idée d'après laquelle l'acide prussique peut se former de toutes pièces dans le corps sain ou le cadavre, et nous examinerons le cas des mélanges des cyanures toxiques et des cyanures doubles non toxiques.

*a*) Orfila, à la première question, répond d'une manière négative, et prétend qu'alors même qu'on trouverait de l'acide cyanhydrique dans le cadavre on ne pourrait affirmer un empoisonnement. « Je ne balance pas, dit-il, à répondre par la négative. En effet, il n'est pas sans exemple que l'on ait trouvé de l'acide cyanhydrique dans le corps de l'homme sain ou malade, et il n'est pas impossible qu'il s'en développe pendant une expertise médico-légale, sous l'influence de certains agents. D'un autre côté, il n'est pas démontré que cet acide ne se produise point à mesure que les cadavres se pourrissent. » Cette manière de voir est démentie par les faits. Il est démontré aujourd'hui que, loin de donner naissance à de l'acide cyanhydrique, la putréfaction fait, au contraire, disparaître toutes traces de ce poison.

*b*) Dans une expertise, si le chimiste trouve de l'acide cyanhydrique dans les organes soumis à son analyse, il devra toujours s'assurer de l'absence ou de la présence des cyanoferrures non toxiques, soit au moyen des réactions spéciales à ce corps, soit en se servant, pour la recherche de ce poison, du procédé Jacquemin. L'acide cyanhydrique trouvé dans cette circonstance ne peut être que de l'acide d'empoisonnement.

B. Les composés cyanhydriques sont des poisons tellement violents, agissant à si faibles doses, qu'il est possible, même après quelques jours, que le chimiste expert ne retrouve pas trace de poison dans l'organisme. Nous rappellerons également que la putréfaction hâte le départ du toxique, et qu'il serait inutile de le rechercher dans un cadavre inhumé depuis un mois ou deux. Cependant Brame, à la suite d'expériences sur des lapins et des chats, dit être arrivé aux conclusions suivantes :

« L'acide cyanhydrique pur conserve parfaitement, pendant « un mois, les animaux auxquels il a été administré en quan- « tité suffisante (1).

(1) Malheureusement l'auteur a fait ses expériences en hiver et les enfouissements sous la neige.

« Il se maintient dans les tissus et notamment dans l'estomac
» « pendant le même temps.

« Enfin il paraît s'unir intimement aux tissus des animaux.
» « Chez les carnivores, il est difficile de l'extraire par distillation ;
» « au contraire, il est facile de le retirer, par la même voie, des
» « tissus d'un animal herbivore. »

L'expert ne doit pas oublier qu'en présence de l'eau ou des
liquides de l'économie, à une température pas trop élevée tous
les cyanures se décomposent. Les uns, ceux des métaux pesants
en général, donnent de l'oxyde de carbone, de l'acide carbonique et de l'ammoniaque ; les autres, ceux des métaux alcalins
particulièrement, absorbent les éléments de deux molécules
d'eau et se convertissent en gaz ammoniac et en formiates
alcalins.

Dans les empoisonnements par le cyanure de potassium, on
sait que, suivant son mode de préparation, ce toxique renferme une plus ou moins grande quantité de cyanate de potasse, lequel sous les plus légères influences, l'eau, l'air humide, se décompose assez rapidement en carbonate potassique
et ammoniaque.

Les commémoratifs seuls peuvent mettre sur la voie, et les
symptômes sont tellement caractéristiques, que souvent il n'y
a pas à s'y tromper. Nous rapportons ici un exemple curieux
où un expert habile — notons les moindres choses — peut arriver à affirmer un empoisonnement, alors même qu'il n'a pas
trouvé le corps du délit.

A l'occasion du procès de Tropmann qui avait, on le sait,
empoisonné le père Kink avant de massacrer la famille, M. Roussin, chargé de l'expertise chimique ayant trait à la recherche du
poison dans les organes de la victime, ne trouva pas, après
trois mois d'inhumation, de trace d'acide prussique ; mais il
reconnut, à la surface des premières voies digestives, l'existence de petites masses colorées qui témoignaient nettement
de l'ingestion d'un liquide contenant de l'acide cyanhydrique et
de la grossièreté de fabrication de ce toxique. L'assassin reconnut, en effet, avoir fabriqué lui-même son poison avec le
prussiate jaune de potasse du commerce, de l'acide sulfurique
et de l'eau mélangée qu'il distilla à la lampe pendant plusieurs

heures. Les cristaux de ferrocyanure de potassium et de fer nativement incolore bleuissent au contact de l'air. Ce sont ces petits cristaux qui formaient dans le corps de Kink un paquet de bleu de Prusse qui éveilla l'attention du savant expert.

**Dosage de l'acide cyanhydrique.** — L'acide cyanhydrique se dose en volume, et les procédés les plus employés sont ceux de Liebig, Buignet, Fordos et Gelis.

1° *Procédé Liebig*. — On mesure une certaine quantité de la liqueur à doser, laquelle doit être alcaline. Si on avait à opérer sur une solution cyanhydrique, on devrait ajouter une suffisante quantité de potasse jusqu'à réaction franchement alcaline et additionner la solution de quelques gouttes d'une solution de chlorure de sodium. Cela fait, on verse dans cette liqueur une solution décime normale (au 1/10 de l'équivalent) de nitrate d'argent jusqu'à ce qu'une goutte détermine un précipité blanc permanent. Au début de l'opération, il ne se forme aucun précipité, le sel d'argent se transforme au fur et à mesure en cyanure double d'argent et de potassium soluble. Le précipité de chlorure d'argent n'apparaît que lorsque cette réaction est complète; il indique donc la fin de l'opération.

Un équivalent d'argent correspond donc à deux équivalents d'acide cyanhydrique, ou $10^{gr},793$ d'argent à $5^{gr},408$ d'acide cyanhydrique.

Cette méthode donne des résultats très satisfaisants, aussi bien avec la solution cyanhydrique qu'avec le cyanure de potassium. Dans le cas où ce dernier sel contiendrait un sulfure — du sulfure de potassium — Fresenius recommande d'ajouter avant le dosage une petite quantité de carbonate de plomb récemment précipité et de séparer par filtration le sulfure formé et le réactif en excès.

2° *Procédé Buignet*. — Buignet a substitué le sulfate de cuivre au nitrate d'argent et opère en solution rendue alcaline non par la potasse, mais par l'ammoniaque.

On sature la liqueur cyanhydrique avec de l'ammoniaque, et on verse, dans cette solution ainsi préparée, une solution titrée de sulfate de cuivre, jusqu'à apparition d'une teinte nettement bleu céleste. Comme dans le procédé Liebig, le sulfate de cuivre, au contact du cyanure ammonique, donne du sulfate d'ammoniaque et un cyanure double de cuivre et d'ammoniaque incolore. Mais le sulfate de cuivre vient-il à être en excès, immédiatement au contact de l'ammoniaque, il donne la teinte bleu céleste caractéristique de la fin de l'opération. Buignet fait une liqueur avec 29$^{gr}$,69 de sulfate de cuivre cristallisé, dissous dans un litre d'eau; 1 centimètre cube correspond à 1 milligramme d'acide cyanhydrique.

Cette méthode rapide n'est guère applicable que pour le dosage des liquides cyanhydriques — acide officinal, eau de laurier-cerise, etc. Dans les liqueurs renfermant des aldéhydes, comme l'essence d'amandes amères, l'eau de laurier-cerise, il arrive fréquemment que l'addition d'ammoniaque détermine un trouble gênant pour l'opérateur. On sait qu'il se forme dans cette circonstance entre autres de la benzoïne.

3° *Procédé Fordos et Gélis.* — Ce procédé repose sur la réaction de l'iode sur le cyanure de potassium, et la formation d'iodure de potassium et d'iodure de cyanogène. La formule indique deux équivalents d'iode pour un équivalent de cyanogène.

S'il faut doser l'acide cyanhydrique libre, on ajoutera d'abord avec précaution au liquide de la lessive de soude ou de potasse jusqu'à réaction alcaline, et on siphonnera dans la liqueur un peu d'eau de seltz pour transformer l'excès d'alcali en bicarbonate alcalin. Avec le cyanure de potassium, il n'y aura qu'à ajouter de l'eau carbonique.

Dans un volume déterminé de liqueur, on laisse tomber goutte à goutte une solution décime normale d'iode dissous dans l'iodure de potassium — 12$^{gr}$,68 d'iode, 20 grammes d'iodure de potassium, eau pour 1,000 centimètres cubes — jusqu'à ce que le liquide, d'abord incolore, prenne une teinte jaune permanente. Cette coloration jaune, due à l'iode en excès, indique la fin de l'opération.

Cette méthode donne de bons résultats, mais n'est pas applicable à l'eau d'amandes amères.

**Antidotes et traitements.** — Plusieurs antidotes ont été recommandés contre l'empoisonnement par l'acide cyanhydrique, mais leur utilité est loin d'être démontrée par l'expérience. D'ailleurs l'action du poison est tellement foudroyante qu'on a rarement le temps de les mettre en usage. Parmi ceux-ci, on préconise le chlore, l'ammoniaque, l'éther, l'atropine en injections, l'hydrate de peroxyde de fer et de magnésie.

Dans l'application de ces antidotes, il est de toute nécessité de supposer deux cas : ou bien l'acide cyanhydrique a été absorbé par les voies respiratoires, ou bien il a été ingéré dans l'estomac.

1° Dans le premier cas, on conseille de faire respirer le plus tôt possible des vapeurs de chlore, d'ammoniaque, d'éther. Le chlore peut détruire le poison, l'ammoniaque donner du cyanure d'ammonium moins dangereux. L'éther, d'après Claude Bernard, retarderait l'absorption du poison par suite du ralentissement de la circulation qu'il détermine.

2° Lorsque l'acide cyanhydrique a été introduit dans l'estomac, il faut provoquer au plus vite les vomissements d'une manière quelconque. On cherchera ensuite à neutraliser le poison au moyen d'ingestion d'eau de chlore, d'hypochlorites de soude ou chaux très étendues, de magnésie, de sulfure de fer hydraté, de sulfate ferreux mélangé de carbonate de soude. D'après Smith, ce serait à ce dernier mélange qu'il faudrait donner la préférence : à parties égales, il peut donner naissance dans l'estomac à du bleu de Prusse inoffensif.

Dans l'un et l'autre cas, quand l'empoisonnement ne marche pas d'une manière trop foudroyante, on peut employer avantageusement les affusions d'eau froide faites sur la tête et la partie supérieure du corps, pendant que le malade est plongé dans un bain chaud. On pourra encore aider à ce moyen, en pratiquant de fortes irritations à la peau et aussi des injections sous-cutanées de camphre ou d'atropine.

On fera respirer au malade de l'oxygène ; et si la respiration est suspendue, on doit immédiatement avoir recours à la respiration artificielle dont les bons effets ont été constatés par Brodie. Preger également a pu, par ce moyen, parvenir à rendre la vie à des animaux, chez lesquels l'empoisonnement était si avancé que la respiration était entièrement éteinte, la conjonctive insensible, les pupilles excessivement dilatées et les globes oculaires saillants. Tant que le cœur n'a pas cessé de battre, on ne doit pas désespérer d'arriver à un résultat favorable.

# MODÈLE DE RAPPORT

*Affaire Dantan. — Empoisonnement par l'acide cyanhydrique,*
Par Ch. Vibert et L.-D. Lhote (1).

Nous soussignés, commis par ordonnance de M. Guillot, juge d'instruction au tribunal de première instance de la Seine, en date du 15 avril 1882, à l'effet de procéder à l'analyse :

1° De deux fioles saisies par le commissaire de police;

2° Des organes extraits du cadavre de la fille Dantan et de rechercher s'il existe des traces du poison pouvant expliquer la mort;

Serment préalablement prêté, certifions ce qui suit :

Les organes extraits du cadavre à la Morgue ont été portés au laboratoire de l'un de nous au Conservatoire des arts et métiers.

Ces organes sont contenus dans des bocaux scellés portant les pancartes suivantes :

« N° 1. Estomac et son contenu. Autopsie le 14 avril 1882.

« N° 2. Intestins. Autopsie le 14 avril 1882.

« N° 3. Contenu de l'intestin. Autopsie le 14 avril 1882.

« N° 4. Rate. Foie. Reins. Autopsie le 14 avril 1882.

« N° 5. Poumons et cœur. Autopsie le 14 avril 1882.

« N° 6. Cerveau. Autopsie le 14 avril 1882. »

Le 12 avril 1882, à 6 h. 1/2 du matin, la fille Dantan a absorbé une potion purgative, formée d'une infusion végétale aromatique tenant en solution du sulfate de magnésie. Après avoir pris cette potion, la fille Dantan se lève, tombe sur le sol, et meurt à 7 heures.

La rapidité foudroyante de cette mort, les constatations de l'autopsie et l'odeur d'amandes amères exhalée par l'estomac et les poumons, ont fait penser de suite à un empoisonnement par un composé cyanuré.

Nos recherches ont eu pour but de vérifier par l'analyse s'il existe dans les organes une quantité appréciable d'acide cyanhydrique (vulgairement acide prussique).

*Examen du contenu de l'estomac.* — En débouchant le bocal scellé, on constate une odeur d'acide cyanhydrique. L'estomac et son contenu pèsent 335 grammes.

L'estomac renferme un liquide brunâtre, acide. Ce liquide étendu d'eau distillée a été filtré. Le chlorure de baryum produit dans la liqueur filtrée un précipité blanc abondant, insoluble dans les acides, présentant les caractères du sulfate de baryte. La liqueur filtrée additionnée d'ammoniaque, de sel ammoniac et de phosphate de soude, donne un abondant précipité de phosphate ammoniaco-magnésien. Le liquide de l'estomac renferme de l'acide sulfurique et de la magnésie, éléments constitutifs du sulfate de magnésie.

Nous avons déterminé les proportions respectives d'acide sulfurique et de magnésie.

(1) Vibert et Lhote, *Empoisonnement par l'acide cyanhydrique* (*Annales d'hygiène*, 1888, t. XX, p. 235).

CHAPUIS. — Toxicologie. 22

En rapportant à 100 centimètres cubes de liquide de l'estomac, on a dosé :

Acide sulfurique................ 1,98

Magnésie ..................... 1,04

Ces poids d'acide et de base correspondent à la composition du sulfate de magnésie. La fille Dantan a donc absorbé du sulfate de magnésie.

Nous avons vérifié que l'estomac et son contenu étaient exempts de toute trace de cyanoferrure, non toxique.

*Recherche de l'acide cyanhydrique dans les organes.* — 1re *expérience.* — 19 avril 1882.

Nous avons opéré sur les poids d'organes et de sang suivants :

Estomac et son contenu............ 111 grammes.

Poumon.,...................... 260    —

Sang.......................... 50    —

En tout...... 421 grammes.

Les organes divisés ont été mis dans un ballon avec la partie liquide. On a ajouté : eau distillée 200 centimètres cubes et solution d'acide tartrique 5 centimètres cubes. Le ballon est muni d'un bouchon traversé par un tube qui conduit le produit de la distillation dans un réfrigérant formé d'un tube de verre en spirale placé dans un manchon en verre. On fait circuler de l'eau froide dans le manchon pendant l'opération. Le liquide distillé est recueilli dans de petites fioles refroidies, et fractionné par volumes de 5 centimètres cubes. On a reçu quatre fois 5 centimètres cubes de liquide. Le produit distillé a été additionné des réactifs qui permettent de caractériser l'existence de l'acide cyanhydrique par la formation du bleu de Prusse ou ferro-cyanide de fer. On a ajouté un mélange de sulfate de protoxyde ou de peroxyde de fer, puis de la potasse. Le précipité formé a été redissous dans l'acide chlorhydrique pur. On a eu soin de vérifier que le mélange de ces quatre réactifs ne donnait aucune trace de bleu de Prusse, même au bout de vingt-quatre heures.

Nous avons constaté dans les trois premières prises la formation d'un précipité notable de bleu de Prusse, plus abondant dans la première que dans la deuxième et la troisième. La quatrième prise n'ayant donné avec les réactifs aucune trace de précipité bleu ni aucune de coloration, on a arrêté la distillation.

2e *expérience.* — 20 avril 1882. Dans le bocal du scellé n° 5 renfermant les poumons et le cœur, il y a une certaine quantité de sang parfaitement liquide.

On a soumis à la distillation :

Sang........................... 50 cent. cubes.

Eau distillée................... 200    —

Acide tartrique.... ............ 5    —

Les produits fractionnés ne renferment aucune trace d'acide cyanhydrique.

3e *expérience.* — 29 avril 1882. On a pris :

|                          |               |
|--------------------------|---------------|
| Estomac et contenu       | 5 grammes.    |
| Eau distillée            | 200     —     |
| Acide tartrique          | 5       —     |

Nous avons obtenu du bleu de Prusse avec les deux premiers produits distillés.

4e *expérience.* — 17 mai 1882. On a opéré comme précédemment sur les mêmes poids d'estomac et contenu, mêmes volumes d'eau distillée et d'acide tartrique.

Le premier produit fractionné de 5 centimètres cubes seul renferme de l'acide cyanhydrique. Le précipité bleu de Prusse très faible n'a apparu que le lendemain de l'expérience.

Nous avons réuni dans un flacon les précipités de bleu de Prusse obtenus dans ces expériences. Le poids du bleu de Prusse ne permet pas de calculer exactement la quantité de cyanogène d'après les équivalents. En effet, le bleu de Prusse, précipité caractéristique de l'existence d'un cyanure, n'a pas toujours la même composition. Pour déterminer le poids du cyanogène, il faudrait traiter le bleu de Prusse par le bioxyde de mercure, et par conséquent détruire la pièce à conviction. Nous avons préféré conserver cette pièce intacte.

Ces recherches démontrent que l'estomac de la fille Dantan renferme une proportion appréciable d'acide cyanhydrique. Cet élément toxique n'a pas été retrouvé dans le sang.

On doit se demander si l'acide cyanhydrique isolé par la distillation a été ingéré à l'état de cyanure ou bien à l'état d'acide cyanhydrique. On sait que cet acide en solution s'altère rapidement et surtout lorsqu'il est en présence de matières organiques. L'acide cyanhydrique ayant été constaté un mois après la mort, il est vraisemblable qu'il a dû être ingéré à l'état de composé cyanuré. Nous pouvons affirmer que le cyanure ingéré n'est pas du cyanure de mercure. En effet, en traitant 100 grammes d'estomac et contenu (résidus des expériences 2 et 3), par l'acide chlorhydrique et le chlorate de potasse, nous n'avons décelé dans la solution acide convenablement traitée aucune trace de mercure.

5e *expérience* (*expérience à blanc*). — Le 24 mai, on a procédé à la Morgue à l'autopsie d'un noyé. L'estomac et son contenu ont été placés dans un bocal et soumis à notre laboratoire.

On a soumis à la distillation :

|                          |               |
|--------------------------|---------------|
| Estomac et contenu       | 50 grammes.   |
| Eau distillée            | 200     —     |
| Acide tartrique          | 5       —     |

Le produit distillé traité par les mêmes réactifs que précédemment ne laisse précipiter aucune trace de bleu de Prusse. Cette expérience à blanc démontre que les réactifs dont nous avons fait usage n'ont pas apporté d'acide cyanhydrique.

*Analyse de la potion.* — *Scellé* n° 1 ainsi conçu :

« Commissariat de police. Quartier de la Folie-Méricourt. Mort subite de la demoiselle Dantan (Ernestine-Joséphine). Un flacon vide ayant contenu une potion soi-disant purgative et absorbée par la demoiselle Dantan et fournie par le sieur Rosenzwey, herboriste, rue des Entrepreneurs, 97 (Grenelle). »

Ce flacon porte sur le verre une graduation de 20 en 20 centimètres cubes qui correspond à la capacité d'une cuillerée de potion.

Sur les parois du flacon on distingue un résidu blanchâtre. En débouchant ce flacon on ne constate pas l'odeur de l'acide cyanhydrique.

On a versé dans cette fiole 10 centimètres cubes d'eau distillée pour laver les parois. Le liquide décanté a été soumis à l'action des réactifs. Il renferme du sulfate de magnésie. Nous n'avons décelé ni cyanure ni acide cyanhydrique.

*Scellé* n° 2 ainsi conçu :

« Commissariat, etc. Flacon contenant une potion soi-disant purgative et préparée par le sieur Rosenzwey, herboriste, 97, rue des Entrepreneurs, à Grenelle (cette potion serait semblable à celle absorbée par la défunte). »

Ce flacon ne porte aucune division sur le verre.

Le liquide contenu dans cette bouteille est brun et légèrement acide. Il exhale une odeur aromatique.

Le flacon est plein. Le volume du liquide = 130 centimètres cubes.

Nous avons constaté dans cette potion tous les caractères du sulfate de magnésie.

On a dosé dans cette liqueur, en opérant sur 10 centimètres cubes, la proportion de sulfate de magnésie. En rapportant par le calcul au volume total du flacon, on trouve :

$$\text{Sulfate de magnésie cristallisé} \ldots\ldots\ldots\ldots 35^{gr},48$$

Le sulfate de magnésie est un purgatif très usité.

Nous avons recherché l'acide cyanhydrique dans cette potion en opérant sur 50 centimètres cubes de liquide et en suivant exactement le procédé précédemment décrit.

Le produit distillé ne renferme aucune trace d'acide cyanhydrique.

*Conclusions.* — 1° Nous avons constaté dans l'estomac de la fille Dantan une proportion notable d'acide cyanhydrique (vulgairement acide prussique).

Dans le liquide de l'estomac nous avons trouvé du sulfate de magnésie.

Nos recherches démontrent que la mort foudroyante de la fille Dantan doit être attribuée à l'ingestion d'un composé cyanuré.

2° Le flacon vide ayant contenu la potion fournie par le sieur Rosenzwey renferme du sulfate de magnésie ; il n'exhale pas l'odeur de l'acide cyanhydrique et ne contient pas de cyanure.

Le flacon plein contient du sulfate de magnésie. Il est exempt d'acide cyanhydrique et de tout composé cyanuré.

Nous joignons à notre rapport un flacon renfermant du bleu de Prusse provenant du traitement de l'estomac de la fille Dantan.

## V

## ACIDE SULFHYDRIQUE

L'acide sulfhydrique, hydrogène sulfuré, ou encore acide *hydrosulfurique* (Berthollet), avait été appelé par Rouelle, en 1775, *air puant*, à cause de son odeur fétide.

C'est un gaz incolore, à odeur d'œufs pourris. Sa densité est 1,192. Il est peu soluble dans l'eau ; un litre d'eau en dissout quatre litres à 0° et trois litres à la température de 15°. La glycérine en dissout davantage et l'alcool en absorbe dix-huit fois son volume à 0° et douze fois à 10°. Sous une pression de seize atmosphères et à la température de 0°, c'est un gaz liquéfiable. Liquéfié, il peut se solidifier à — 85° dans un mélange d'acide carbonique solide et d'éther.

L'acide sulfhydrique est un acide faible ; il colore cependant en rouge vineux le papier bleu de tournesol. Il est décomposable par la chaleur et l'électricité, et donne du soufre et de l'hydrogène. Les métalloïdes électro-négatifs, le chlore, le brome, l'iode s'emparent de l'hydrogène, mettent le soufre en liberté et donnent les hydracides correspondants. Les métaux, au contraire, prennent le soufre et mettent l'hydrogène en liberté. Quant à l'oxygène, il porte son action tout d'abord sur l'hydrogène et ensuite sur le soufre, s'il se trouve en excès.

En dissolution dans l'eau, en présence de l'air dissous, l'acide sulfhydrique est décomposé, lentement, il est vrai, mais graduellement, et tout le temps que l'oxygène de l'air n'est pas transformé. Tout d'abord, l'acide sulfhydrique est transformé en eau et en soufre qui se dépose ; puis, si l'action de l'air se continue, il peut se former de l'acide sulfurique. Dumas a démontré que ce phénomène se produit constamment dans les établissements d'eaux minérales sulfureuses. Ainsi les toiles qui séparent les baignoires et qui sont plus ou moins immergées dans l'eau s'imprègnent très rapidement d'acide sulfurique formé dans le tissu aux dépens de l'hydrogène sulfuré et de l'air humide. Il s'ensuit que ces toiles sont vite hors d'usage.

L'acide sulfhydrique brûle à l'air, et, suivant que les proportions d'oxygène sont plus ou moins grandes, il se forme de l'eau et du soufre, ou de l'eau et de l'acide sulfureux.

Enfin, avec les métaux, l'hydrogène sulfuré donne des sulfures métalliques, les uns insolubles, les autres solubles comme ceux des deux dernières séries. Les sulfures solubles jouissent, pour la plupart, des mêmes propriétés toxiques que les sels métalliques correspondants. C'est pourquoi nous ne nous en occupons pas ici. Nous renvoyons le lecteur aux paragraphes spéciaux des *Métaux alcalins et alcalino-terreux.*

**Empoisonnements et doses toxiques.** — Les empoisonnements par l'acide sulfhydrique sont toujours accidentels et déterminés par le gaz hydrogène sulfuré seul ou combiné à l'ammoniaque. La solution sulfhydrique peut être absorbée en quantité relativement considérable sans provoquer d'accidents. Les eaux minérales sulfureuses sont dans ce cas. En solution ou à l'état gazeux, l'hydrogène sulfuré introduit dans le système veineux ne produit pas non plus les mêmes effets que lorsque ce gaz est absorbé par la respiration. L'élimination par les poumons est rapide. On connaît d'ailleurs l'expérience concluante de Claude Bernard à ce sujet. Il injecte dans une veine jugulaire d'un chien quelques centimètres cubes d'une solution saturée d'acide sulfhydrique et place en même temps devant le museau de l'animal un papier humide imprégné d'acétate de plomb. On voit presque immédiatement, après quelques expirations, le papier plombique noircir sous l'influence des gaz rendus; il se forme du sulfure de plomb, preuve irréfutable de l'élimination rapide de ce gaz sulfhydrique par les voies respiratoires.

Mais si les doses augmentent ou si l'acide sulfhydrique est injecté dans le système artériel ou inspiré, l'animal ne tarde pas à succomber. Bien plus, l'absorption par la peau suffit pour donner la mort. Lorsqu'on plonge dans une atmosphère sulfhydrique un animal tout entier, moins la tête, on le voit bientôt mourir asphyxié comme s'il avait respiré ce gaz toxique. Cependant la mort est moins rapide.

Voici quelques chiffres indiquant la proportion d'acide sulf-hydrique gazeux répandu dans une atmosphère et nécessaire pour déterminer l'asphyxie de quelques animaux.

Un verdier succombe immédiatement dans une atmosphère contenant 1/1.500 d'acide sulfhydrique ; les chevaux, dans une atmosphère en renfermant 1/250 ; les chiens vivent dans une atmosphère en contenant 1/1.000, et meurent au bout de quel-ques instants dans 1/300 et même dans 1/800 de ce gaz. Pour l'homme, on admet que les proportions nécessaires pour tuer sont, comme pour le cheval, 1/200 à 1/250.

D'après les expériences de MM. Brouardel et Loye (1), c'est moins de la quantité absolue du poison que de sa tension dans l'air dont il faut tenir compte dans ces sortes d'empoisonne-ments. Ainsi, un chien meurt en 2 minutes, après avoir respiré 5 litres d'un mélange d'hydrogène sulfuré et d'air à 2 p. 100 de gaz sulfhydrique, et un autre succombe en trois quarts d'heure après une inhalation de 100 litres d'un mélange à 0,5 p. 100.

A côté des intoxications déterminées par le gaz sulfhydrique, on doit s'occuper de celles que peuvent produire les eaux-vannes ou les eaux d'égouts, dans lesquelles on aurait jeté une certaine quantité de liquides provenant de fosses d'ai-sances.

L'accident survenu l'année 1882, boulevard Rochechouart, et celui non moins terrible qui vient d'émouvoir tout Paris (2), conservent à cette question une actualité pour ainsi dire cons-tante. Nous croyons résumer la première en mettant sous les yeux des lecteurs quelques aperçus d'un savant travail de

(1) Brouardel et Loye, *Comptes rendus Acad. d. sciences*, 3 août 1885.
(2) Le 12 mars 1888 un marchand de vin de la rue des Deux-Ponts voulant dé-gorger le tuyau des fosses d'aisances de la maison qu'il habitait, enlève la pierre de l'orifice et tombe presque aussitôt dedans la tête la première, asphyxié presque instantanément. Attiré par un cri poussé par la victime, un voisin accourt, se penche sur le trou béant et tombe à son tour. Deux autres personnes subissent le même sort. Les pompiers avertis se pressent, lorsque l'un d'eux, sans prendre la précau-tion de revêtir son appareil et le cordage, saisit le bras que lui tendait une victime et tombe à son tour subitement asphyxié. En tout cinq victimes.

Boutmy et Descoust, chargés de l'expertise ayant trait à cette catastrophe — asphyxie de cinq ouvriers.

Les expériences entreprises par les experts ont été faites sur des cobayes et sur un chien de forte taille.

Voici les résultats sur deux cobayes; une première expérience a été faite avec de l'eau-vanne naturelle, une seconde avec de l'eau-vanne désinfectée.

*Première expérience.*

| | |
|---|---|
| Capacité de la cage renfermant le cobaye. | 15 litres. |
| Poids du cobaye..................... ...... | 350 grammes. |
| Volume de l'eau-vanne versée dans la cage. | 2 litres. |
| Temps nécessaire pour amener la mort de l'animal. ........................... | 5 secondes. |

*Deuxième expérience.*

| | |
|---|---|
| Capacité de la cage... .... ........... | 15 litres. |
| Poids du cobaye...................... | 350 grammes. |
| Volume de l'eau versée dans la cage..... | 2 litres. |
| Temps nécessaire pour amener la mort du cobaye............................. | 3 minutes. |

L'analyse chimique a démontré que ces eaux renfermaient de l'hydrogène sulfuré et du sulfhydrate d'ammoniaque, ce qui a permis d'établir : 1° que la première de ces eaux dégageait, par simple agitation, 140 cent. cubes 5 d'hydrogène sulfuré par litre de liquide; 2° que la seconde en dégageait 47 centimètres cubes par litre.

*Troisième expérience sur un chien.*

| | |
|---|---|
| Capacité de la cage............. ........ | 112 litres. |
| Poids du chien...................... | **Forte taille.** |
| Volume de l'eau-vanne non désinfectée versée dans la cage.................. | 8 litres. |
| Temps nécessaire pour amener la mort du chien...... ........ .. ........... | 3 minutes. |

C'est-à-dire que l'animal a cessé tout mouvement apparent après trois minutes. Il n'est réellement mort que quelque temps après, en raison des manœuvres tentées dans le but de le ramener à la vie.

De ces expériences, les auteurs tirent les conclusions suivantes :

1° 1 mètre cube d'eaux-vannes non désinfectées rendrait mortels 28 mètres cubes, 100 litres d'air;

2° 1 mètre cube d'eaux-vannes désinfectées rendrait encore mortels 8 mètres cubes, 140 litres d'air.

**Recherche de l'acide sulfhydrique dans les cas d'empoisonnement.** — Les intoxications par l'acide sulfhydrique gazeux ou par le sulfhydrate d'ammoniaque sont toujours accidentelles et résultent de l'inspiration de ces substances en plus ou moins grande quantité. D'un autre côté, on sait que, dans l'asphyxie par l'hydrogène sulfuré, ce gaz a la propriété de chasser l'oxygène de sa combinaison avec l'hémoglobine pour s'y fixer et communiquer au sang des propriétés nouvelles.

Dans la plupart des cas, l'expert devra analyser l'atmosphère où a succombé la victime et pourra, si la mort ne remonte pas à plus de quelques heures, examiner le sang et rechercher l'hydrogène sulfuré.

L'examen de l'atmosphère asphyxiante se fera au moyen des procédés ordinaires employés dans l'analyse des gaz.

Quant aux recherches sur le sang, il est utile de s'y étendre un peu plus longuement.

Lorsqu'on mêle directement du sang oxygéné avec de l'hydrogène sulfuré, on voit d'abord l'oxygène abandonner l'hémoglobine, et on voit apparaître au spectroscope la bande d'absorption de l'hémoglobine réduite. Plus tard cette hémoglobine se transforme en une substance rouge ressemblant à de l'hématine et incapable d'absorber l'oxygène de l'air.

Cependant, chez les animaux à sang chaud, la mort arrive presque toujours avant ce degré de décomposition et d'altération du sang; de sorte qu'après la mort, le sang n'est jamais complètement privé d'oxygène; il possède les caractères du sang veineux et peut, par conséquent, par simple agitation à l'air, donner les bandes d'absorption de l'oxyhémoglobine.

D'après Eulenberg, lorsqu'on fait passer dans une solution d'hémoglobine ou dans du sang défibriné un courant d'hydrogène sulfuré, on obtiendrait non pas un liquide donnant le spectre de l'hémoglobine réduite, mais une liqueur présentant un spectre particulier (fig. 20) : trois bandes d'absorption, dont deux correspondantes aux raies normales de l'oxyhémoglobine

et une troisième intermédiaire, un peu effacée, correspondant
à la bande de Stockes. Cette dernière bande d'absorption
serait éliminée et disparaîtrait sous l'influence d'un courant
d'oxygène. Les expériences d'Eulenberg concorderaient avec

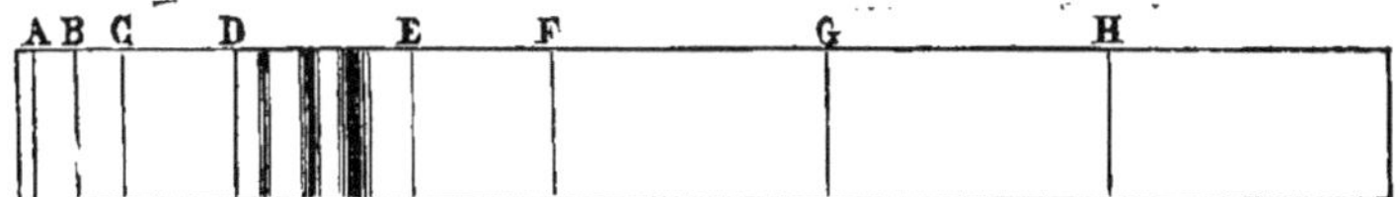


Fig. 20. — Spectre du sang traversé par un courant de gaz sulfhydrique.

ce que nous avons dit en deuxième lieu sur l'action de l'hydrogène sulfuré chez les animaux à sang chaud et chez l'homme.
Mais si l'action du gaz sulfhydrique pouvait se prolonger, c'est
alors qu'on obtiendrait la modification dont nous avons parlé
tout à l'heure.

Dans une recherche toxicologique, l'expert devra donc examiner au spectroscope le sang de la victime et procéder à cette
opération le plus rapidement possible. L'apparition du spectre
indiqué par Eulenberg sera déjà une preuve d'intoxication par
ce gaz. D'un autre côté, soit au moyen d'un courant d'oxygène,
soit mieux au moyen d'un courant d'oxyde de carbone ou
d'acide carbonique, on pourra toujours mettre en liberté l'hydrogène sulfuré et le caractériser à l'état gazeux ou à l'état de
combinaisons.

L'acide sulfhydrique gazeux ou en solution a des caractères
tellement tranchés, qu'il est facile de le caractériser. Il donne,
avec les sels de plomb, de bismuth, d'argent, des précipités
noirs nets. Avec les arsénites en solution acide, un précipité
jaune, et avec les sels d'antimoine, un précipité rouge orange.
En combinaison avec les alcalis, il donne, avec le nitro-prussiate, des colorations violettes, avec reflets pourpres, absolument caractéristiques.

E. Fischer (1) a indiqué comme très sensible la réaction suivante, du reste caractéristique et perceptible encore dans une
solution aqueuse dont un litre renfermerait 0,0000182, soit
2/100 de milligramme d'hydrogène sulfuré.

<hr>

(1) Fischer, *Deutsch Chem. Gesellschaft,* t. XVI, p. 2234.

A la dissolution aqueuse d'hydrogène sulfuré on ajoute 1/50 de son volume d'acide chlorhydrique fumant à 35 p. 100 de HCl et une parcelle de sulfate de paramidodiméthylaniline, et lorsque ce corps est dissous, 1 à 2 gouttes d'une dissolution de perchlorure de fer.

Les chiffres suivants donnent la sensibilité de la réaction ; à un litre d'eau renfermant 2/100 milligramme d'hydrogène sulfuré, on a ajouté 20 centimètres cubes d'acide chlorhydrique concentré, 5 milligrammes de sulfate de paraphénylène diamine diméthyline et 2 gouttes de perchlorure de fer en solution étendue. Au bout d'une demi-heure, le liquide a pris une coloration d'un bleu pur très net, surtout si on regarde le liquide sur un fond blanc. De pareilles quantités d'hydrogène sulfuré ne seraient accusées ni par l'acétate de plomb ni par le nitroprussiate de soude.

Le réactif principal à cette réaction, le sulfate de paramidodiméthylaniline, se prépare de la façon suivante : on fait réagir à froid 5-6° le diazobenzoparasulfoné sur la diméthylaniline, après quelques heures d'agitation en milieu ammoniacal, on obtient une matière colorante jaune, nommée hélianthine, orange III, etc., etc., que l'on précipite au sel marin et recueille sur filtre. Le précipité est redissous dans l'eau et reprécipité au sel. La matière colorante obtenue est chauffée au bain-marie avec un réducteur, poudre de zinc ou sulfure ammonique, la molécule colorante se scinde en ses éléments, il y a régénération de l'acide sulfanilique et formation d'amido-diméthylaniline. On enlève l'excès d'hydrogène sulfuré par la céruse, on épuise à l'éther et on précipite la base par l'acide sulfurique, on obtient ainsi le sulfate de paraphénylène diamine diméthylée.

Les formules suivantes rendront compte de ces différentes réactions :

L'aniline parasulfonée traitée par le nitrite de soude en solution chlorhydrique se transforme en chlorure de diazobenzol parasulfoné

$$C^6H^4.SO^3H.AzH^2 + AzO^2Na + H^2Cl^2 = C^6H^4.SO^3H.Az = Az.Cl + NaCl + H^4O^2.$$

puis le diazo mis en présence de diméthylaniline en milieu

acétique et agité vivement pour favoriser le mélange se transforme en matière colorante, orange III.

$$C^6H^4.SO^3HAz = AzCl + C^6H^5Az2CH^3 = C^6H^4.SO^3H.Az = AzC^6H^4Az2CH^3 + HCl.$$

Si maintenant nous réduisons cette diméthylaniline azophénylène parasulfoné, nous obtiendrons par scission de la molécule

$$C^6H^4.SO^3HAz = AzC^6H^4.Az2CH^3 + H^4 = C^6H^4SO^3HAzH^2$$

A. parasulfanilique
régénéré.

$$+ AzH^2C^6H^4.Az2CH^3.$$

Paraphénylène diamine
diméthylée.

Quant à la théorie de la formation de la coloration bleue en faisant agir sur le sulfate de cette paraphénylène de cette diamine diméthyline l'hydrogène sulfuré et le perchlorure de fer, on l'explique par la production d'un dérivé méthylé du violet de Lauth, appelé dans le commerce des matières colorantes *bleu de méthylène,* lequel est une indamine tétraméthylée et sulfurée. Voir pour les détails les traités des matières colorantes.

**Considérations générales sur l'empoisonnement sulfhydrique.** — La mort, dans une intoxication de ce genre, n'est pas le résultat de l'asphyxie déterminée par la présence du gaz sulfhydrique dans le sang, mais bien aussi d'une action nerveuse spéciale. En effet, chez l'homme et les autres animaux à sang chaud, la mort est précédée de perte de la connaissance et de phénomènes d'asphyxie : dyspnée, convulsions et dilatation des pupilles ; il y a donc paralysie de la respiration.

L'élimination de l'hydrogène sulfuré se fait de différentes manières. Une petite quantité du poison introduit dans l'organisme subit des transformations étudiées par Diakonow et s'élimine par les urines à l'état de sulfates.

La proportion de soufre oxydé augmente donc quelquefois d'une manière notable dans les urines. Mais la presque totalité, surtout si l'absorption a été considérable, s'élimine en nature par la sueur, avec l'air expiré, et aussi par les urines, d'après Senator.

**Dosage de l'acide sulfhydrique.** — Si l'on doit doser l'hydro-

ǹgène sulfuré dans un mélange gazeux, on commence par
recueillir une quantité déterminée du gaz sur la cuve à mercure. Le contact avec le mercure ne doit pas être trop prolongé, car il peut se former un peu de sulfure de mercure. On
fait alors passer dans l'éprouvette un fragment ou un gros
cristal d'acétate de plomb préalablement trempé dans l'acide
acétique, et on laisse douze heures en contact. L'hydrogène
sulfuré se fixe sur l'acétate de plomb, donne du sulfure de
plomb; l'absorption ou la diminution de volume après l'opération indique l'hydrogène sulfuré absorbé. L'acide acétique a
pour but de s'opposer à la fixation de l'acide carbonique du
gaz à analyser. Il arrive souvent, en effet, que l'acétate de
plomb du commerce est un peu basique, c'est-à-dire renferme
une certaine quantité d'oxyde de plomb susceptible de former
du carbonate de plomb.

Ludwig recommande de faire l'absorption avec des boules
formées de deux parties en poids de phosphate de plomb ordinaire précipité et trois parties de gypse calciné. On fait, avec ce
mélange et de l'eau, une bouillie épaisse, que l'on comprime
au moyen d'un moule à balle, autour d'un fil de platine. Les
boules, ainsi préparées, sont desséchées à 100°, trempées dans
de l'acide phosphorique concentré et introduites alors sous
l'éprouvette renfermant le mélange gazeux à examiner.

Si l'on doit doser l'acide sulfhydrique en solution dans l'eau,
ou l'acide du sulfure ammonique, on peut employer la méthode suivante, due à Dupasquier.

Le procédé de Dupasquier a été un peu modifié, dans ce sens
que les dissolutions d'iode n'ont plus l'alcool comme véhicule,
mais l'eau additionnée d'iodure de potassium.

On prend un volume déterminé d'eau sulfhydrique ou sulfureuse; on y ajoute quelque peu d'empois d'amidon bien
délayé, et on verse goutte à goutte de la solution d'iode, solution normale ou décime normale, jusqu'à ce qu'une goutte
détermine une coloration bleue, caractéristique de la formation
de l'iodure d'amidon. L'apparition de cette teinte indique la fin
de l'opération.

La décomposition se fait entre deux molécules d'iode et une
molécule d'hydrogène sulfuré; elle donne de l'acide iodhy-

drique et du soufre. Lorsque tout l'hydrogène sulfuré est ainsi décomposé, l'iode se trouve en excès et colore la liqueur en bleu.

D'après Bunsen, cette décomposition ne serait exacte qu'autant que la préparation d'hydrogène sulfuré contenue dans le liquide ne dépasse pas 0.04 0/0. Quand un liquide sera plus riche, on devra l'étendre d'eau bouillie et refroidie à l'abri du contact de l'air.

**Antidotes et traitements.** — Ces empoisonnements s'observent surtout chez les ouvriers qui travaillent dans les égouts et chez les vidangeurs. Ce gaz détermine l'asphyxie dite *de plomb*, ainsi appelée en raison de son action foudroyante.

Les antidotes qui ont joui pendant longtemps d'une certaine vogue sont le chlore et l'ammoniaque.

Les fumigations de chlore ont été préconisées par Guyton de Morveau et portent encore le nom de *fumigations guytoniennes*. Dans un accident de cette nature, si on n'avait pas de chlore ou d'eau chlorée à sa disposition, on pourrait s'en procurer en mettant sur un linge quelconque un peu de chlorure de chaux et en l'arrosant avec du vinaigre. On fait alors respirer à la victime avec précaution le gaz qui se dégage. Le chlore aurait la propriété d'aller décomposer l'hydrogène sulfuré dans l'organisme et de le transformer en acide chlorhydrique avec dépôt de soufre.

L'ammoniaque aurait pour but de neutraliser le poison contenu dans les voies respiratoires, en même temps que d'exciter cet organe et de provoquer la respiration.

En général, dans un traitement bien conduit, on doit éloigner rapidement le malade de l'atmosphère chargée du gaz irrespirable et pratiquer aussitôt la respiration artificielle et, si on peut, faire inhaler de l'oxygène. En effet, nous avons vu que l'hydrogène sulfuré se fixait sur le globule — sur l'hémoglobine — et s'opposait à l'hématose. Ce qu'il faut tenter, c'est de rendre à l'hémoglobine ses propriétés générales. La respiration artificielle a donc un double but, celui de favoriser l'apport d'air, c'est-à-dire d'oxygène, et enfin celui de favoriser l'élimination du poison par les voies respiratoires, au moment de l'expiration.

# VI

## ACIDE OXALIQUE ET OXALATES

L'acide oxalique, ainsi appelé parce qu'on le retire de l'oseille, existe naturellement dans beaucoup de plantes. On le rencontre dans l'oseille à l'état de bioxalate de potasse, *sel d'oseille;* dans les plantes marines, à l'état d'oxalate de soude, et dans certains lichens, à l'état d'oxalate de chaux. Dans l'économie, on rencontre souvent l'oxalate de chaux à l'état normal, dans l'alimentation végétale et aussi à l'état pathologique dans certains calculs urinaires.

On retirait autrefois l'acide oxalique presque uniquement de l'oseille. Maintenant, pour le préparer, on emploie différents moyens : action de l'acide azotique sur le sucre — *acide de sucre, acide saccharin* — ou de la potasse sur la sciure de bois. C'est un acide cristallin incolore, à saveur aigre et piquante, soluble dans 15,5 parties d'eau à 10° et 9,3 parties à 13°,9. Il se dissout dans une très petite quantité d'eau. Imprégné d'acide azotique, il se dissout dans 2 parties d'eau froide. Il est assez soluble dans l'alcool. Chauffé à 98°, il fond dans son eau de cristallisation ; mais à 110°, une partie se sublime à l'état anhydre et une autre se décompose sans donner de charbon, en produisant de l'acide carbonique, un peu moins d'oxyde de carbone et très peu d'acide formique.

L'acide sulfurique concentré et chaud lui enlève toute son eau, et, par suite, le décompose en volumes égaux d'oxyde de carbone et d'acide carbonique. Chauffé légèrement avec du bioxyde de manganèse seul ou additionné d'un acide, il est décomposé et totalement transformé en acide carbonique.

L'acide oxalique est un réducteur énergique ; il décompose l'acide azotique sous l'influence de la chaleur, et lui enlève un équivalent d'oxygène en passant à l'état d'acide carbonique.

Il réduit le chlorure d'or avec dégagement d'acide carbonique et dépôt d'or métallique. Avec l'azotate de potasse, il donne des vapeurs rutilantes.

L'emploi de l'acide oxalique est très répandu dans l'industrie et les usages journaliers. Il sert comme mordant ou comme rongeant dans les fabriques d'indiennes et pour aviver certaines couleurs. La dissolution de cet acide dissout le bleu de Prusse et sert à faire une encre bleue. On l'emploie dans le nettoyage des chapeaux de paille pour enlever les taches d'encre, et on l'utilise encore pour frotter les objets de cuivre (*eau de cuivre*).

L'acide oxalique forme avec les métaux plusieurs sortes de sels, des oxalates acides, des oxalates neutres et des quadroxalates, à combinaisons de bioxalates et d'acide oxalique.

Les oxalates les plus importants sont ceux de potasse, de soude et d'ammoniaque, partant les plus solubles. Comme l'acide oxalique, ils sont très toxiques. Chauffés avec l'acide sulfurique concentré, ils donnent, dans les mêmes conditions que l'acide oxalique, de l'acide carbonique et de l'oxyde de carbone à volumes égaux.

**Empoisonnements et doses toxiques.** — Les empoisonnements par l'acide oxalique sont rares en France ; la statistique officielle n'en relate qu'un cas de 1870 à 1885. On les observe plus fréquemment dans d'autres pays, surtout en Angleterre, où cet acide a été presque toujours employé dans le but de suicide, ou administré accidentellement. Les auteurs anglais citent un assez grand nombre de cas où cet acide a été délivré à la place de sel d'Epsom, sulfate de magnésie, ou de sulfate de soude.

On admet généralement que l'acide oxalique est toxique aux doses de 16 ou de 15 grammes. Cependant il ne faudrait pas croire que des doses moindres ne soient pas susceptibles de provoquer la mort. Tardieu rapporte le cas d'un jeune homme de seize ans succombant après avoir pris 2 grammes seulement de ce poison. Taylor cite le fait d'une femme de vingt-huit ans qui mourut en une heure, après avoir avalé 6 grammes d'acide cristallisé. A côté de ces observations, où se trouvent consignées les doses minima, on pourrait en signaler d'autres, où l'ingestion de 30 grammes d'acide oxalique n'a occasionné qu'un malaise passager. Il est probable que les vomissements en avaient rejeté la plus grande partie.

Parmi les oxalates employés dans les empoisonnements suicides ou accidentels, l'oxalate de potasse seul mérite d'être signalé. Les autres, oxalates de soude ou d'ammoniaque, n'ont jamais été relatés comme ayant servi à une intoxication. Quant aux oxalates insolubles, ils sont incapables de donner naissance à un empoisonnement aigu.

Le bioxalate de potasse, sel d'oseille, a été pris plusieurs fois pour de l'acide tartrique ou de la crème de tartre, et est devenu accidentellement la cause d'empoisonnements involontaires. Il tue à la dose de 12 à 16 grammes. Cependant Taylor cite un exemple d'une femme de vingt ans qui guérit, bien qu'ayant pris 39 grammes de poison, après en avoir subi les effets avec une extrême violence.

**Recherches de l'acide oxalique et des oxalates dans les cas d'empoisonnement.** *a) Recherche de l'acide oxalique libre.* — 1° Les matières suspectes, tube digestif et son contenu, vomissements, urines, sont réduites en bouillie claire par addition d'eau distillée, et jetées sur toile. La liqueur plus ou moins limpide ainsi obtenue est évaporée au bain-marie à siccité. Le résidu est repris par l'alcool fort et filtré. On obtient ainsi une solution alcoolique, colorée et renfermant la totalité de l'acide oxalique libre. En effet, l'acide oxalique est soluble dans l'alcool, les oxalates sont insolubles. On évapore la solution alcoolique à consistance convenable et on abandonne à la cristallisation. Il arrive souvent que les impuretés et les substances organiques en solution dans l'alcool s'opposent à la cristallisation du toxique. Dans ce cas, on additionne le liquide neutralisé au préalable par de l'ammoniaque d'une suffisante quantité de chlorure de calcium et on détermine ainsi la précipitation de la totalité de l'acide oxalique. On recueille sur filtre l'oxalate de chaux formé, on lave à l'eau bouillante pour enlever les impuretés, et on essaye sur cet oxalate de chaux les caractères propres aux oxalates. Ou bien on décompose l'oxalate de chaux par l'acide sulfurique étendu, et on ajoute une assez grande quantité d'alcool. Il se forme du sulfate de chaux complètement insoluble et de l'acide oxalique qui reste en dissolution. On évapore donc après filtration la liqueur alcoolique, et on fait cristalliser l'acide oxalique sur lequel on pourra appliquer les réactions ci-dessous indiquées.

2° Les matières soumises à l'analyse sont, comme dans le cas précédent, réduites en bouillie claire et filtrées à travers une toile. La liqueur obtenue est traitée par une solution d'acétate de plomb et abandonnée quelques heures à elle-même. Le précipité formé, renfermant tout l'acide oxalique à l'état d'oxalate de plomb, est recueilli sur filtre, lavé et décomposé au sein de l'eau par un courant d'acide sulfhydrique. On obtient ainsi un abondant précipité noir de sulfure de plomb et dans la liqueur tout l'acide oxalique en même temps qu'un excès de l'acide précipitant. On filtre, on évapore à consistance convenable la liqueur limpide, et on abandonne le résidu soit dans le vide, soit dans une cloche, en présence de l'acide sulfurique. Après quelque temps, la concentration s'accentue et ne tarde pas à donner naissance à une cristallisation d'acide oxalique. Cet acide ainsi cristallisé servira à produire les réactions caractéristiques qui vont suivre.

3° Roussin, comme dans la recherche des acides minéraux, a proposé de transformer l'acide oxalique en oxalate de quinine et de l'isoler ainsi au moyen de l'alcool. Les matières organiques et vomissements sont délayés dans de l'eau distillée, jetés sur toile, et la liqueur acide qui passe est saturée par un léger excès d'hydrate de quinine récemment précipité. On évapore au bain-marie à siccité et on épuise la masse obtenue avec de l'alcool à 35°. Tout l'acide oxalique libre, c'est-à-dire celui qui s'est combiné avec la quinine, passe en solution dans l'alcool. La solution alcoolique concentrée est reprise par un peu d'eau, traitée par quelques gouttes d'ammoniaque et jetée sur filtre. L'oxalate de quinine a été décomposé par l'ammoniaque et a donné de l'oxalate d'ammoniaque soluble et de l'hydrate de quinine insoluble. Il ne reste plus qu'à essayer les réactions des oxalates sur la liqueur filtrée.

Cependant, si l'on voulait obtenir l'acide oxalique dans un grand état de pureté, Roussin recommande de transformer en oxalate de plomb l'oxalate d'ammoniaque ainsi obtenu, puis de décomposer l'oxalate de plomb par un courant d'hydrogène sulfuré et de continuer comme il est dit au n° 2.

Tous ces procédés donnent d'assez bons résultats, et nous croyons que, sans grandes modifications, on pourrait, en les combinant, se mettre à l'abri de toutes les causes d'erreurs. Il nous semble qu'en réunissant les n°ˢ 1 et 2, ou tout simplement en substituant au traitement par le sel de chaux une précipitation par le sel de plomb dans le n° 1, on aurait un procédé très commode et assez rapide. La modification serait donc la suivante : les matières organiques et les liquides suspects, évaporés à siccité, repris par de l'alcool fort, donneraient une solution très colorée, renfermant entre autres produits très complexes de l'acide oxalique — tout l'acide oxalique libre. La liqueur alcoolique concentrée, reprise par quelques gouttes d'eau distillée, traitée par un sel de plomb — acétate de plomb, — donnerait un précipité d'oxalate de plomb qu'il suffirait de décomposer par l'hydrogène sulfuré pour obtenir l'acide oxalique cristallisé et suffisamment pur pour le caractériser au moyen de ses réactions.

*b) Recherche des oxalates.* — Il peut être intéressant, dans certains cas, d'isoler non seulement l'acide oxalique libre, mais encore l'acide combiné, soit à l'état soluble, soit à l'état insoluble. Après avoir, au moyen des procédés indiqués plus haut, enlevé la totalité de l'acide libre, on reprend par l'eau le résidu, et on ajoute quelques gouttes d'acide sulfurique dans le but de dissoudre les oxalates insolubles dans l'eau — oxalate de chaux. La liqueur acide, débarrassée des matières organiques par filtration, est additionnée d'une suffisante quantité d'acétate de plomb, abandonnée à elle-même pendant quelques heures et filtrée de nouveau. Le précipité, recueilli sur filtre et lavé, est décomposé par l'hydrogène sulfuré. On obtient ainsi un précipité noir de sulfure de plomb et de l'acide oxalique en solution dans l'eau. On enlève le sulfure de plomb et on fait cristalliser l'acide oxalique, ou bien on le soumet aux réactions suivantes :

1º L'acide oxalique, après neutralisation par l'ammoniaque ou les oxalates, précipite avec les sels de chaux solubles. Il se forme de l'oxalate de chaux insoluble dans l'eau et dans l'acide acétique, mais décomposé par les acides minéraux, les acides chlorhydrique ou sulfurique. Chauffé, l'oxalate de chaux perd de l'oxygène de carbone et se transforme en carbonate de chaux. Il s'ensuit que l'oxalate de chaux fait, après calcination, effervescence avec les acides. Si la calcination était poussée très loin, la décomposition serait plus complète, et il ne resterait dans le creuset que de l'oxyde de calcium.

2º L'acide oxalique ou les oxalates, traités à chaud par de l'acide sulfurique concentré, sont décomposés et donnent des volumes égaux d'acide carbonique et d'oxyde de carbone. On peut caractériser l'oxyde de carbone en le faisant brûler après avoir neutralisé l'acide carbonique en forçant le gaz à passer dans une solution de potasse caustique. L'oxyde de carbone brûle avec une flamme bleue, en donnant naissance à de l'acide carbonique.

3º L'acide oxalique ou les oxalates, chauffés avec de l'acide sulfurique étendu et un oxydant du bioxyde de manganèse, sont décomposés et dégagent deux volumes d'acide carbonique sans oxyde de carbone.

4º L'acide oxalique réduit à chaud le chlorure d'or. Il se dépose des paillettes brillantes d'or métallique, et les parois du tube sont dorées en même temps qu'il se dégage de l'acide carbonique.

**Considérations générales sur l'empoisonnement par l'acide oxalique et les oxalates.** — Les empoisonnements par l'acide oxalique sont rares et ceux déterminés par les oxalates solubles ont presque toujours été la suite d'accidents ou de suicides. Dans une expertise juridique, l'expert, après avoir trouvé de l'acide oxalique libre ou des oxalates, peut-il établir un rapport dans lequel l'acide oxalique libre ou combiné sera considéré comme acide d'empoisonnement ?

Il y a, dans cette question, deux cas à considérer. Un premier, dans lequel l'expert doit étudier si l'économie peut, oui ou non, renfermer des oxalates normaux ; un deuxième, dans lequel il doit se renseigner sur les commémoratifs et discuter dans quelles conditions, comment et à quel moment la mort ou les malaises sont survenus.

*a) L'organisme renferme-t-il de l'acide oxalique ou des oxalates à l'état normal?* — Il est à peu près démontré que l'acide oxalique n'existe pas normalement dans l'organisme; mais il est loin d'en être ainsi pour les oxalates. Divers aliments ou médicaments, tels que l'oseille, la rhubarbe, peuvent introduire dans l'économie, en dehors de tout empoisonnement véritable, de l'acide oxalique combiné. L'expert devra donc s'enquérir de la nature des aliments ou des médicaments ingérés par la victime et rechercher si quelques-uns d'entre eux n'auraient pas pu introduire l'acide oxalique qu'il retrouve dans ses expériences. Mais les quantités que referment ces substances sont relativement très minimes et hors de toute proportion avec les doses nécessaires pour amener la mort. D'ailleurs une bonne remarque à établir, c'est que tous ceux qui font usage d'aliments renfermant de l'acide oxalique rendent, au bout de quelques heures, des urines qui renferment de l'oxalate de chaux cristallisé en enveloppe de lettre ordinaire vue par sa face postérieure.

En dehors de cette origine de l'acide oxalique dans l'économie, certains états pathologiques peuvent encore en créer une certaine quantité. Différentes maladies aiguës sont dans ce cas : la fièvre typhoïde, la goutte au moment de ses paroxysmes, les maladies du cœur. Les urines renferment également de l'acide oxalique à la suite d'ingestion de boissons gazeuses et de sucre en quantité immodérée. L'expert devra donc compter avec l'oxalurie et se souvenir qu'on rencontre souvent cette diathèse oxalique chez les enfants qui mangent trop de sucre, chez les sujets dans l'alimentation desquels l'oseille entre pour une large part ou qui ont abusé de la rhubarbe. Mais souvent un dosage mettra sur la voie et suffira pour lever toute difficulté.

*b) Comment et à quel moment sont survenus les accidents qui ont causé la mort dans un empoisonnement supposé par l'acide oxalique?* — Dans presque toutes les observations d'empoisonnement par l'acide oxalique, on a vu la mort survenir, si les doses étaient suffisantes, une heure au moins et trois heures au plus après l'ingestion du poison. Les symptômes apparaissent presque immédiatement, comme les vomissements, par exemple, que l'on voit survenir dans les dix minutes qui suivent l'administration du toxique. D'ailleurs le cas que nous rapportons donnera un résumé assez fidèle de la question et permettra à l'expert de se faire une base d'appréciation.

La femme Lerondeau, jugée en 1878, et acquittée par le jury de la Seine, après avoir été condamnée devant la Cour d'assises de Seine-et-Oise, était accusée d'avoir empoisonné son mari avec de l'acide oxalique. Les premiers experts avaient, en effet, isolé une petite quantité de cet acide, environ 5 centigrammes, et l'autopsie avait révélé des lésions de l'estomac. Mais Wurtz, Vulpian et G. Bergeron, se fondant sur ce fait que l'acide oxalique existe en quantité considérable dans certains aliments, et *sur la tardive apparition des accidents auxquels Lerondeau avait succombé*, conclurent que l'empoisonnement n'était pas démontré. En effet, Lerondeau, depuis longtemps souffrant, avait mangé, le matin, avant de sortir, une soupe préparée par sa femme, laquelle avait plusieurs fois proféré des menaces contre lui. Il avait pu aller ensuite à quelque distance surveiller des travaux, et ce ne fut que *plusieurs heures* après qu'il ressentit brusquement les premiers accidents qui entraînèrent sa mort en quelques instants. Dans l'hypothèse du mélange d'une certaine quantité d'acide oxalique à la soupe qu'il avait prise le matin, on ne s'expliquait pas comment il n'aurait pas éprouvé *presque immédiatement* les premiers effets du poison.

Comme les acides forts, sulfurique, chlorhydrique et azotique, l'acide oxalique possède, bien qu'à un moindre degré, une action caustique sur l'appareil digestif, action qui se traduit par des manifestations toxiques immédiates.

D'après Liman, l'estomac présente même sur sa face externe un aspect mucoïde particulier à l'empoisonnement oxalique. On trouve aussi parfois des eschares sur le diaphragme, la rate, les reins, dues évidemment à une action à distance du caustique, comme cela arrive dans l'empoisonnement par l'acide sulfurique.

**Dosage de l'acide oxalique.** — On dose l'acide oxalique soit en pesant l'oxalate de chaux, soit en tenant compte de l'acide carbonique qu'il perd sous certaines influences.

*a) Dosage de l'acide oxalique à l'état d'oxalate de chaux.* —

Dans la dissolution chaude d'acide oxalique neutralisée par l'ammoniaque ou d'un oxalate soluble, on verse un léger excès de chlorure de calcium, on agite, et on abandonne dans un vase à précipité pendant douze heures à peu près. On verse alors le liquide clair sur un filtre, en prenant la précaution de ne pas entraîner le précipité. Lorsque la filtration du liquide est terminée, on fait tomber le précipité sur le filtre et on le lave à l'eau chaude. L'oxalate de chaux ainsi lavé est séché à 100° et pesé ; sa formule est celle de l'oxalate de chaux avec deux molécules d'eau en plus.

Cette méthode est suffisamment exacte dans la pratique et permet de rejeter les dosages de l'acide oxalique en pesant le carbonate de chaux ou la chaux obtenus par calcination plus ou moins vive de l'oxalate de chaux.

*b) Dosage à l'état d'acide carbonique.* — On introduit l'acide oxalique ou l'oxalate avec un excès de peroxyde de manganèse en poudre fine et de l'acide sulfurique dans le ballon A de l'appareil de Geissler (fig. 21). Si l'on opère avec de l'acide oxalique libre, on doit, au préalable, le *sursaturer faiblement avec de l'ammoniaque* et ajouter, pour neuf parties d'acide oxalique anhydre, onze parties de bioxyde de manganèse pur ; d'ailleurs un excès de ce dernier n'a point d'inconvénients. D'un autre côté, les résultats sont les mêmes avec un bioxyde de manganèse impur, pourvu toutefois qu'il soit exempt de carbonates. L'appareil dont on se sert (fig. 21) se compose de deux parties A et C ; la partie C s'adapte au col du ballon A, par un frottement à l'émeri. Dans C se trouve un tube *a* ouvert aux deux bouts, et pouvant, par l'extrémité inférieure, fermer exactement la partie C. En haut, le tube passe à frottement doux dans un bouchon et se termine à quelque distance par l'extrémité ouverte. Sur les côtés du ballon A, est soudé un ajutage B, dans lequel est fixé un tube de dégagement recourbé, et le tout terminé par un petit tube ouvert aux deux bouts. Pour opérer, on introduit de l'eau dans le ballon ainsi que la substance à essayer et du bioxyde de manganèse exempt de carbonate. Dans la portion C, le tube *a* en place, on introduit en soulevant le bouchon de liège de l'acide sulfurique étendu. Dans l'ajutage B, on met également de l'acide sulfurique concentré, environ le tiers de l'espace vide. On ferme l'extrémité libre du tube A (en haut) au moyen d'une boule de cire et on pèse l'appareil ainsi préparé. On soulève alors légèrement le tube $a$, on laisse ainsi passer de l'acide sulfurique ; on remet en place et on chauffe légèrement. L'acide oxalique est décomposé et donne de l'acide carbonique qui se dégage par l'ajutage, après s'être desséché complètement en traversant la couche d'acide sulfu-

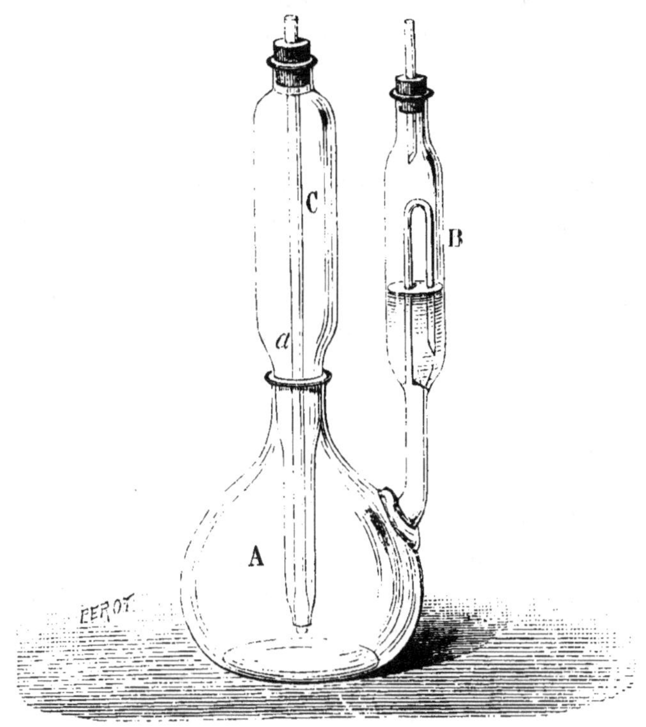

Fig. 21. — Appareil de Geissler, pour le dosage de l'acide oxalique.

rique concentré. Quand la décomposition est achevée, on chauffe jusqu'à l'ébullition, et par aspiration par l'extrémité libre de B, après avoir enlevé la boule de cire, on fait passer un courant d'air dans l'appareil jusqu'à refroidissement. On pèse de nouveau l'appareil, et la perte de poids indique le poids de l'acide carbonique. On sait, d'un autre côté, qu'une molécule d'acide oxalique donne deux molécules d'acide carbonique. Par un calcul simple, on aura la proportion d'acide oxalique correspondant à un poids donné d'acide carbonique.

Cet appareil donne d'excellents résultats, et s'il a l'inconvénient d'exiger une balance sensible, il a l'avantage, sur les autres procédés, d'une application plus générale. En effet, dans une recherche toxicologique de l'acide oxalique ou des oxalates, on ne peut que très difficilement isoler cet acide dans un état de pureté suffisante pour pouvoir le doser à l'état d'oxalate de chaux ou de carbonate de chaux. Par ce moyen, au contraire, l'acide oxalique ou les oxalates peuvent être dosés en présence de l'acide sulfurique ou des sulfates et d'une foule d'autres impuretés, sauf cependant les carbonates et quelques acides organiques d'ailleurs fort rares. On pourra toutefois purifier les oxalates en opérant une première précipitation par le chlorure de calcium, lavant l'oxalate de chaux bien rassemblé avec de l'acide acétique et introduisant tel quel le précipité dans l'appareil de Geissler.

**Antidotes et traitements.** — Dans les cas d'empoisonnement par l'acide oxalique et les oxalates, il faut administrer le plus promptement possible de la craie en suspension dans l'eau, ou de l'hydrate de magnésie. On formera dans ces conditions des oxalates de chaux ou de magnésie presque insolubles ou lentement attaqués par le suc gastrique. On pourra, après chaque dose de contre-poison, favoriser les vomissements par les moyens ordinaires. Cependant, en raison de l'action directe de l'acide oxalique sur la muqueuse stomacale et les muqueuses du tube digestif, l'emploi des vomitifs trop énergiques est contre-indiqué. Les émétiques sont dans ce cas.

Si ce sont des oxalates qui ont été ingérés, les contre-poisons ne seront plus les mêmes; la craie et l'hydrate de magnésie délayé dans de l'eau ne peuvent être ici d'aucune utilité. On administrera alors soit une solution de chlorure de calcium, faiblement ammoniacal, ou mieux une solution de chlorure de magnésium — 20 ou 30 grammes de ce sel, et quelquefois davantage. On obtiendra ainsi une neutralisation plus ou moins complète du poison; les oxalates solubles seront transformés en oxalates insolubles. L'emploi des vomitifs après l'ingestion des antidotes est toujours indiqué.

Quant aux traitements des accidents consécutifs à ces empoisonnements, ils réclament l'intervention du médecin.

# CHAPITRE II

## GAZ ET VAPEURS

### I. — Gaz.

## I

## ACIDE CARBONIQUE ET AIR CONFINÉ

L'acide carbonique, découvert en 1648 par Van Helmont, avait
été appelé *air crayeux*, parce qu'il se dégageait dans la calcination de la craie. La véritable constitution chimique de cet
acide a été établie par Lavoisier, en 1776, et enfin la composition exacte en centièmes a été définitivement adoptée en 1840,
à la suite des recherches de Dumas et Stas.

L'anhydrique carbonique prend naissance dans la combustion du charbon, dans un excès d'air, dans la calcination du
carbonate de chaux, etc. Il se dégage en abondance des volcans
en activité et des fissures du sol. La grotte du Chien, à Pouzzo-
les, en offre un exemple.

L'acide carbonique est un gaz liquéfiable sous une forte pression et à basse température. Son poids spécifique est 1.524. En
raison de sa densité supérieure à celle de l'air, il peut s'accumuler dans les parties inférieures des habitations, des mines,
des puits et déterminer des accidents funestes. Il est soluble
dans l'eau et l'alcool ; l'eau en dissout environ un volume à la
température ordinaire, l'alcool trois volumes ou quatre volumes, suivant les températures.

Cet acide sec n'a pas d'action sur le papier de tournesol ;
mais, dissous dans l'eau, il le colore en rouge vineux ou en
rouge pelure d'oignon, si la solution est saturée sous forte pres-

vision. Il trouble l'eau de chaux et donne du carbonate de chaux ; un excès d'acide carbonique redissout le précipité et donne naissance à du bicarbonate de chaux soluble. L'acide carbonique n'entretient pas la respiration ; des animaux plongés dans une atmosphère de ce gaz périssent bientôt empoisonnés. Cependant il peut céder de l'oxygène aux corps combustibles. Si on vient à faire passer un courant d'acide carbonique sur des charbons chauffés au rouge dans un tube de porcelaine, il cède la moitié de son oxygène, et passe à l'état d'oxyde de carbone. On obtient alors un volume gazeux double de celui de l'acide employé. Cette même réaction se reproduit d'ailleurs toutes les fois que, dans un fourneau allumé, se trouve une couche épaisse de charbon. L'acide carbonique formé dans la partie voisine de la grille se décompose en traversant des couches de charbon au rouge sombre, et donne de l'oxyde de carbone qui se dégage à la partie supérieure. Cette réaction est utilisée dans les hauts fourneaux.

On entend par *air confiné* l'air enfermé dans une enceinte où il ne peut se renouveler et dont la composition s'altère rapidement, soit par les combustions, soit par la respiration de l'homme et des animaux. L'air confiné perd de l'oxygène, sa charge d'acide carbonique, de vapeur d'eau et d'émanations animales, qui accompagnent toujours la transpiration pulmonaire ou cutanée.

**Empoisonnements et doses toxiques.** — Les empoisonnements par l'acide carbonique sont presque toujours accidentels. On les rencontre surtout chez les ouvriers imprudents, fabricants de chaux, vignerons à l'époque des vendanges, brasseurs auprès des cuves de fermentation, etc.

La production de cet acide est d'ailleurs tellement fréquente que l'atmosphère en contient normalement de 1 à 6/10.000. La respiration des hommes et des animaux y entre pour une grande part. Le tableau suivant indique les quantités de gaz qui prennent naissance dans la respiration et dans quelques combustions :

| | | | |
|---|---|---|---|
| Une chandelle ou bougie . ... | 29 litres | en 1 heure. | |
| Une lampe Carcel ........... | 125 | — | — |
| Homme.................... | 800 | — | en 24 heures. |
| Vache.................... | 4.050 | — | — |
| Cheval................... | 4.600 | — | — |

Son pouvoir toxique est assez considérable. Ainsi un chien plongé dans une atmosphère qui contient 10 p. 100 d'acide carbonique est d'abord violemment surexcité, et si l'action se prolonge, il présente des phénomènes d'insensibilité ; enfin il succombe très vite si la proportion atteint 20 p. 100. Chez l'homme, lorsque la quantité d'acide carbonique atteint la proportion de 5 pour 1000, on remarque un malaise qui devient insupportable à 1/100. Si la dose augmente et arrive à 10 p. 100, l'air est asphyxiant.

La mort peut arriver non pas seulement dans les cas où l'acide carbonique est inhalé par les poumons, mais encore lorsqu'il est absorbé par la peau. En effet, un animal dont le corps est plongé dans une atmosphère d'acide carbonique, la tête restant dans l'air ordinaire, ne tarde pas à présenter tous les symptômes de l'asphyxie.

Il ressort de tout cela que l'on doit éviter de séjourner dans les endroits où l'acide carbonique peut se produire en plus ou moins grande abondance et s'accumuler, comme dans les salles mal ventilées et renfermant une grande quantité de personnes, les caves où se trouvent des cuves en fermentation, etc.

A côté des intoxications par le gaz carbonique doivent figurer celles occasionnées par l'air confiné. Le séjour prolongé de personnes plus ou moins nombreuses dans une atmosphère qui ne se renouvelle pas fait subir à l'air de l'espace des modifications très importantes. La quantité d'oxygène disparaît, remplacée par de l'acide carbonique, la vapeur d'eau augmente, et le nouvel air se charge de miasmes. Voici quelques exemples qui feront voir dans quelles proportions l'acide carbonique peut s'accumuler dans les espaces mal aérés ou mal ventilés.

Dans les dortoirs de la Salpêtrière, une agglomération de cinquante-cinq individus a fait augmenter l'acide carbonique dans un chiffre de 8 pour 1000. Dans l'amphithéâtre de chimie, à la Sorbonne, l'atmosphère renfermait, avant le cours, 4 pour 1000 d'acide carbonique, et 10 pour 1000 après. La mine de Pallaouen, en Bretagne, contient une atmosphère à 5 p. 100 d'acide carbonique, celle d'Huelgoat est à peu près dans les mêmes conditions.

Un autre exemple plus terrible. Dans l'Hindoustan, pendant

la guerre des Anglais, cent cinquante-six prisonniers furent enfermés à Calcutta dans une chambre carrée de 7 mètres de côté, n'ayant d'autre ouverture que deux petites fenêtres donnant sur une galerie. Après six heures de réclusion, quatre-vingt-seize individus étaient morts, et, bientôt après, vingt-sept succombaient; de même que vingt-trois seulement purent sortir douze heures après, c'est-à-dire le lendemain.

L'acide carbonique n'est pas le seul fauteur de ces désordres, les miasmes qu'Orfila désignait par l'expression de *vapeurs animalisées* doivent entrer en ligne de compte. Gavarret a d'ailleurs démontré que l'oxygène ne diminuant pas, l'acide carbonique n'augmentant pas, les miasmes suffisent pour tuer. Pour le prouver, il place des animaux dans l'air confiné, soutire l'acide carbonique au fur et à mesure de sa production et le remplace par de l'oxygène; au bout de peu de temps, les animaux dont la respiration n'est pas gênée ne tardent pas à succomber.

Brown Séquard et d'Arsonval viennent de confirmer pleinement ces conclusions. De nombreuses recherches sur l'air expiré par les hommes et les mammifères à l'état de santé, ils ont démontré que l'air contient un agent toxique puissant.

Ils ont constaté : 1° que l'air expiré contient presque toujours de l'ammoniaque, mais en quantité bien insuffisante pour expliquer même en partie l'action délétère de cet air ;

2° Que l'air expiré contient en très minimes quantités des matières organiques qui, si elles ne sont pas déjà putréfiées en sortant des voies bronchopulmonaires, ont une grande tendance à s'altérer rapidement même à une température assez basse ;

3° Que l'air confiné chargé d'exhalaisons pulmonaires n'est pas nuisible par l'acide carbonique qu'il contient, mais par un principe extrêmement énergique que les poumons de l'homme, du chien, du lapin, produisent à l'état de santé et qui sort sans cesse avec l'air expiré ;

4° Qu'il est probable, si non certain, que c'est cet agent toxique qui rend si dangereux l'air confiné (1). Cet agent toxique serait considéré comme un sel d'alcaloïde (2).

(1) A. Béchamp (*Comptes rendus*, 1888) expliquerait cette toxicité par une zymase de l'air expiré par l'homme sain.

(2) Brown Sequard et d'Arsonval, *Société de biologie*, 11 février 1888.

**Recherche de l'acide carbonique dans les cas d'empoisonne-ment.** — La plupart du temps l'expert devra se borner, dans une intoxication de cette nature, à rechercher simplement si le gaz carbonique se trouve en excès dans l'atmosphère où la victime a succombé.

Quant à le retrouver dans l'organisme, il n'y faut pas songer ; car les circonstances qui peuvent amener une accumulation d'acide carbonique dans les tissus et les liquides de l'économie, ainsi que les lieux d'élection du poison, sont encore entourés d'une trop grande obscurité.

Pour doser l'acide carbonique contenu dans l'air, on peut suivre le procédé de Thénard et fixer l'acide carbonique en faisant passer l'air dans une solution de baryte. On obtient ainsi du carbonate de baryte insoluble que l'on recueille sur filtre et que l'on pèse après lavage et dessic-cation.

Pettenkofer a modifié le procédé de la manière suivante : i fait passer un courant d'air dans une liqueur d'eau de baryte titrée. L'acide carbonique est fixé par la baryte et donne du carbonate de baryte insoluble. Il ne reste plus qu'à filtrer et à déterminer après coup le titre de la solution de baryte. La dif-férence entre le premier titre et le second indique la quantité de baryte enlevée par l'acide carbonique, et, de fait, par l'a-cide carbonique fixé.

Enfin M. Boussingault, par le dosage de l'acide carbonique contenu dans l'air ou un milieu gazeux quelconque, emploie un appareil composé d'un aspirateur A, de 50 litres environ de capacité (fig. 22). L'eau dont on l'a d'abord rempli peut s'écou-ler par un robinet inférieur muni d'un tube recourbé, qui ne permet pas la rentrée de l'air. La partie supérieure de l'as-pirateur présente deux tubulures ; l'une d'elles renferme un thermomètre, l'autre contient un tube coudé communiquant avec une série de tubes en U, reliés entre eux par des caout-choucs. On se sert, en général, de quatre tubes en U. Le pre-mier de ces tubes, B, est rempli de ponce imbibée d'acide sul-furique et empêche la vapeur d'eau de l'aspirateur de passer dans les autres tubes. Les deux suivants, c'est-à-dire les tubes C et D du milieu, contiennent de la ponce imbibée de potasse

caustique ou de petits fragments de potasse ; ils absorbent l'a-
cide carbonique. Enfin le tube E, rempli de ponce et d'acide
sulfurique concentré, absorbe la vapeur d'eau de l'air qui le
traverse. On commence par tarer très exactement les deux
tubes à potasse, on remonte l'appareil et on ouvre le robinet
de l'aspirateur. L'eau s'écoule lentement, fait appel à l'air qui,

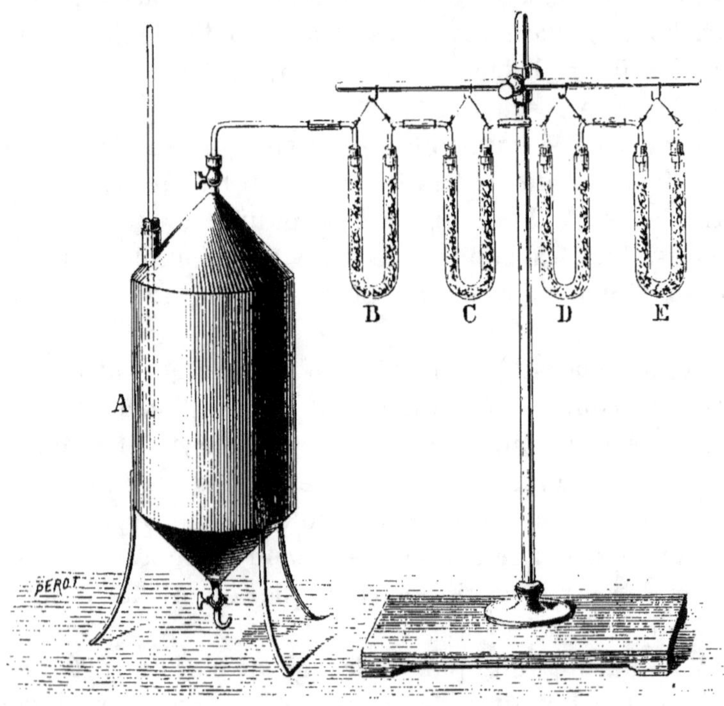


Fig. 22. — Appareil de Boussingault pour le dosage de l'acide carbonique.

en traversant les tubes en U, se dépouille de tout l'acide carbonique qu'il contient.

On connaît le volume de l'aspirateur ou encore le volume de
l'eau écoulée. Ce volume indique celui de l'air qui a traversé
les tubes en U ; donc l'augmentation du poids des tubes à potasse donne le poids de l'acide carbonique contenu dans le volume d'air connu.

De ces trois procédés, celui de Boussingault nous semble le
plus exact et le plus sensible. Il est en effet difficile, dans les
procédés de Thénard et Pettenkofer, de se soustraire aux in-

fluences de l'air ambiant dans les manipulations de l'acide carbonique de l'atmosphère à analyser. Dans les filtrations, l'air contenant de l'acide carbonique vient donner, au contact de l'eau de baryte, un peu de carbonate de baryte, et augmente, par le fait, le poids du carbonate formé en premier lieu. Les résultats seraient donc toujours un peu trop forts.

La recherche de ce qu'on nomme *émanations miasmatiques* est difficile ; on n'a pu jusqu'à présent en doser la quantité. Cependant on peut, pour s'assurer de la présence des miasmes nosocomiaux, répéter les expériences de Boussingault ou de Moskati.

Dans un espace restreint, après avoir dosé l'acide carbonique, il est bon de s'assurer si l'air ne renferme pas d'autres poisons, si l'on n'a pas affaire à un air confiné. Les travaux de Gavarret ont donné à la question une certaine importance, car on sait maintenant que la mort peut survenir dans un milieu peu chargé en acide carbonique, mais contaminé par les émanations animales.

Dans ce but, on suspend dans le milieu à analyser une carafe remplie d'eau glacée. Il ne tarde pas à se former sur les parois du vase une abondante rosée que l'on a soin de recueillir dans une soucoupe placée au-dessous de l'appareil. L'eau obtenue, abandonnée à elle-même pendant quelques jours et à une température de 25° environ, ne doit pas sentir mauvais. Évaporée avec quelques gouttes d'acide sulfurique, elle ne doit pas donner un résidu noir, à odeur de corne grillée. Si au contraire l'eau sent mauvais et abandonne au contact de l'acide sulfurique un résidu noir à odeur forte et nauséeuse, l'atmosphère contient des miasmes, des *vapeurs animalisées*, des émanations miasmatiques dangereuses pour la santé et susceptibles d'amener la mort.

**Considérations générales sur les empoisonnements par l'acide carbonique et l'air confiné.** — L'acide carbonique n'est pas seulement un gaz irrespirable, mais un agent toxique. Nous empruntons à Rabuteau les quelques développements qui vont suivre. Suivant les uns, Nysten, Bichat, Regnault et Reiset, l'acide carbonique serait un gaz inerte, simplement irrespirable à la façon de l'azote et de l'hydrogène ; suivant les autres,

Orfila, Séguin, Ollivier d'Angers, Paul Bert (1), ce gaz serait toxique.

La première hypothèse, inexacte aujourd'hui, s'appuyait sur diverses expériences telles que les suivantes : Nysten ayant injecté dans les veines, chez les chiens, des quantités variables d'acide carbonique, avait vu la mort n'arriver que lorsque ce gaz ne pouvait être dissous en totalité dans le sang. Il pouvait en injecter jusqu'à 1 litre, par fractions de 50 centimètres cubes, sans donner lieu à de graves accidents. Dans tous les cas, ces accidents disparaissaient lorsqu'on soignait l'animal pour faire cesser la distension du cœur, cause de la mort. Injecté dans l'artère carotide, ce même gaz ne produisait aucun effet sensible, à moins que la quantité n'en fût trop grande, car il déterminait alors une sorte d'apoplexie gazeuse par distension mécanique de la pulpe cérébrale. D'un autre côté, Regnault et Reiset, ayant fait vivre pendant plusieurs heures des chiens dans une atmosphère suroxygénée contenant jusqu'à 23 p. 100 d'acide carbonique, conclurent que ce gaz était inerte.

La seconde hypothèse, la seule admissible maintenant, est basée sur de nombreuses expériences. Si l'acide carbonique injecté dans les veines n'est pas un poison, c'est qu'il est promptement éliminé par les voies respiratoires. Des animaux plongés dans un milieu carbonique, la tête en dehors, ne tardent pas à éprouver un abattement tel que l'on est obligé de suspendre l'expérience, sous peine de les voir succomber. Bien plus, Paul Bert a démontré que de jeunes rats, âgés de trois ou quatre jours, meurent en une ou deux minutes, par arrêt du cœur, dans une atmosphère d'air carbonique, tandis qu'ils vivent de quinze à vingt minutes dans l'azote ou l'hydrogène, leur cœur continuant à battre dans ces gaz, après la cessation des mouvements respiratoires.

Dans ses recherches sur l'influence que les modifications de la pression barométrique exercent sur les phénomènes de la vie, Paul Bert a démontré que les animaux qui meurent en vases clos et dans les conditions où l'oxygène ne leur manque pas, y périssent après avoir formé une quantité d'acide carbo-

(1) Paul Bert, *Physiologie comparée de la respiration*. Paris, 1870.

nique qui est telle que, multipliée par le chiffre de la pression barométrique, elle égale un nombre constant. Pour les petits oiseaux, ce nombre est à peu près 24. Ainsi à 6 atmosphères, les oiseaux périssent quand l'air contient 4 p. 100 d'acide carbonique ; à 3 atmosphères, 8 p. 100 ; à 2 atmosphères, 12 p. 100. Au-dessous, il faut leur fournir de l'air suroxygéné, et l'on trouve ainsi à 1 atmosphère, 24 p. 100 environ ; à 1/2 atmosphère, 48 p. 100.

Pour les mammifères, le chiffre est plus élevé ; pour les chiens, il est d'environ 40.

Les expériences de Regnault et Reiset trouvent ainsi leur explication.

On a cru longtemps que l'acide carbonique qui parvient à s'accumuler dans un endroit mal aéré jouait le principal rôle dans les accidents graves et mortels qui sont la conséquence d'un séjour prolongé dans un air confiné. On sait aujourd'hui qu'il n'en est rien, que, dans l'air confiné, l'acide carbonique ne joue qu'un rôle infime, que tout dépend et de la disparition de l'oxygène en presque totalité et des émanations miasmatiques. Les expériences de Gavarret sont concluantes au sujet de ces dernières (1). Quant à la disparition de l'oxygène, on conçoit également son importance, car l'acide carbonique tend à le remplacer ; de sorte que la respiration continuant sans renouvellement de l'air ambiant, on arrive à avoir des atmosphères à 5, 10, 12 p. 100 d'oxygène.

**Dosage de l'acide carbonique.** — Les procédés de recherche de l'acide carbonique donnent tous les moyens de le doser. Nous renvoyons donc le lecteur à ce que nous avons dit au paragraphe *Recherche de l'acide carbonique dans les cas d'empoisonnements*.

**Antidotes et traitements.** — Il peut être utile quelquefois de pouvoir se rendre compte si l'atmosphère d'un milieu est respirable ou non, plus ou moins chargée d'acide carbonique. Pour reconnaître si l'air d'une cave est vicié par l'acide carbonique, on y fait descendre une bougie allumée ; si elle y brûle, on peut être rassuré, car une bougie s'éteint dans une atmo-

(1) Voir plus haut les expériences de Brown-Séquard et D'Arsonval.

q sphère contenant une proportion d'acide carbonique bien inférieure à celle qui est nécessaire pour être dangereuse. Si la
bougie s'éteint, il sera prudent d'assainir l'air, soit en neutrali-
sant l'acide carbonique avec un peu d'ammoniaque, d'eau de
chaux, soit en renouvelant l'atmosphère de la cave. Pour
renouveler l'air, on pourra se servir d'un ventilateur ou d'un
fourneau bien enflammé placé à l'extérieur et dont la combustion sera entretenue par de l'air appelé du fond de la cave par
un tuyau aboutissant sous la grille.

Dans un accident causé par inhalation d'une trop grande
quantité d'acide carbonique, il faudra recourir immédiatement
à la respiration artificielle. On insufflera de l'air dans le larynx,
ou de l'oxygène si on peut s'en procurer, et en même temps,
soit en élevant et abaissant les bras, soit au moyen d'appareils
spéciaux, on communiquera à la poitrine des dilatations et des
contractions favorisant l'entrée et la sortie de l'air.

II

# OXYDE DE CARBONE ET VAPEURS DE CHARBON

L'oxyde de carbone a été découvert par Priestley et étudié par Cruikshank en 1802. Il prend naissance dans la décomposition de l'acide oxalique et aussi dans certaines combustions incomplètes.

C'est un gaz incolore, inodore et insipide. Sa densité est 0.967. Il est très peu soluble dans l'eau ; 1 litre d'eau en dissout 33 centimètres cubes à 0° et seulement 25 centimètres cubes à la température de 15°. L'oxyde de carbone est un gaz neutre, sans action sur la teinture de tournesol, et ne trouble pas l'eau de chaux. A une haute température il se décompose en donnant du charbon et de l'acide carbonique. Il est combustible et brûle avec une flamme bleue, en donnant de l'acide carbonique. Le protochlorure de cuivre ammoniacal ou en dissolution dans l'acide chlorhydrique ou le chlorure de sodium l'absorbe facilement.

L'oxyde de carbone se produit dans la combustion incomplète du charbon en même temps que de l'acide carbonique, prend naissance. Il se forme également toutes les fois que l'acide carbonique se trouve, à une température suffisante, au contact d'une assez grande quantité de charbon. Ce mélange d'oxyde de carbone et d'acide carbonique porte le nom impropre de *vapeurs de charbon.*

A la lumière solaire, l'oxyde de carbone se combine au chlore et donne naissance à un gaz incolore, d'une odeur suffocante qui provoque le larmoiement appelé phosgène ou acide chloroxycarbonique. Sous l'influence de l'eau, il se dédouble en acide carbonique et en acide chlorhydrique.

On appelle improprement *vapeurs de charbon* les produits de combustion du charbon formés en grande partie d'acide carbonique et d'un peu d'oxyde de carbone. La composition de ces vapeurs dépend d'ailleurs de la quantité d'air, ou mieux, de la proportion d'oxygène au contact des produits combustibles. Entre autres expériences faites pour en étudier la composition, nous rapportons celles de F. Leblanc. Il brûle un poids déterminé de braise de boulanger dans une pièce fermée, de capacité connue. Un tube flexible traverse la porte, et peut, à un moment donné, appeler l'air de l'enceinte, dans des ballons vides. Au bout de cinq à six heures, alors que l'air de la pièce était incapable d'entretenir la vie d'un animal et la combustion d'une bougie, il recueille l'air dans des ballons et le soumet à l'analyse. Il trouve alors la composition suivante :

| | |
|---|---:|
| Hydrogène carboné | 0,04 |
| Oxygène | 19,19 |
| Azote | 75,69 |
| Acide carbonique | 4,51 |
| Oxyde de carbone | 0,54 |

**Empoisonnements et doses toxiques.** — L'empoisonnement par l'oxyde de carbone pur est rare; cependant le D$^r$ Rahl en rapporte un curieux exemple : un ouvrier, occupé à presser des chiffons dans une chaudière contenant en même temps de la chaux vive, fut trouvé mort dans cette chaudière, après un quart d'heure de séjour. Un autre ouvrier y fut trouvé également mort après une demi-heure. Celui qui chercha à retirer ce dernier fut obligé d'en sortir précipitamment sous peine d'être asphyxié. L'explication de cette production de gaz délétère ressortirait de l'action de la chaux à haute température sur les matières organiques contenues dans la chaudière. L'un des ouvriers, pour gagner du temps, aurait mêlé les chiffons avec de la chaux vive, pensant l'éteindre avec la vapeur d'eau qui normalement arrivait dans la chaudière. La chaux, au contact d'un peu d'eau, de l'humidité des chiffons, de la vapeur d'eau en petite quantité, a donné de l'hydrate de chaux en même temps que la température s'est élevée d'une façon considérable. Il s'est alors produit une distillation sèche ou une combustion partielle des chiffons avec formation de carbure d'hydrogène et surtout d'oxyde de carbone.

Mais si l'oxyde de carbone pur ou en masse ne produit que

rarement des accidents, il n'en est plus de même lorsqu'il est en petite quantité et mélangé avec d'autres substances plus ou moins toxiques. C'est à lui que les vapeurs de charbon doivent leurs propriétés délétères. Les empoisonnements de cette nature sont tantôt accidentels, tantôt suicides. C'est un mode d'asphyxie rare en Allemagne et en Autriche, mais au contraire commun en France, où les propriétés de la vapeur de charbon sont connues de tous, et où l'on croit généralement qu'elles amènent la mort sans déterminer de souffrance (1). En France, de 1853 à 1857, sur 19,081 suicides, 1,752 eurent lieu par le charbon. La préférence donnée à ce genre de mort s'explique d'ailleurs aisément par la facilité avec laquelle on peut se procurer tout ce qui est nécessaire pour arriver au but. C'est le suicide propre aux jeunes filles que des chagrins d'amour ou la misère poussent à attenter à leur vie.

L'empoisonnement accidentel est tout aussi fréquent, et les circonstances dans lesquelles il se produit sont extrêmement variées. Tantôt le gaz toxique provient de réchauds et de fourneaux allumés dans une pièce hermétiquement fermée et mal aérée, tantôt il peut venir du dehors, d'un appartement voisin ou d'un poêle dont la clef aurait été fermée. Hoffmann rapporte le cas de trois ouvriers mécaniciens asphyxiés par des vapeurs de charbon provenant d'un poêle en fonte dont la clef était cependant ouverte et le charbon complètement brûlé. L'un des

---

(1) Un nommé Déal a eu l'idée de laisser une description des symptômes éprouvés par lui dans l'asphyxie par les vapeurs de charbon.

« J'ai pensé qu'il serait utile, dans l'intérêt de la science, de savoir quels sont les effets du charbon sur l'homme. Je place sur une table une lampe, une chandelle et une montre, et je commence la cérémonie. — Il est 10 heures 15 minutes ; je viens d'allumer mes fourneaux, le charbon brûle difficilement. — 10 heures 20 minutes. Le pouls est calme et ne bat pas plus vite qu'à l'ordinaire. — 10 heures 30 minutes. Une vapeur épaisse se répand peu à peu dans ma chambre ; ma chandelle paraît près de s'éteindre ; je commence à avoir un violent mal de tête ; mes yeux se remplissent de larmes, je ressens un malaise général, le pouls est agité. — 10 heures 40 minutes. Ma chandelle est éteinte, ma lampe brûle encore. Les tempes me battent comme si les veines voulaient se rompre. J'ai envie de dormir, je souffre horriblement de l'estomac. Le pouls donne quatre-vingts pulsations. — 10 heures 50 minutes. J'étouffe, des idées étranges se présentent à mon esprit, et je puis à peine respirer. Je n'irai pas loin, j'ai des symptômes de folie. — 10 heures 60 minutes. Je ne puis presque plus écrire, ma vue se trouble, ma lampe s'éteint, je ne croyais pas qu'on dût autant souffrir pour mourir. — 10 heures 62 minutes... Quelques caractères illisibles ! »

survivants a raconté que, vers le soir, à 9 heures, il avait remarqué que le vent poussait par instants des flammes et de la fumée dans la chambre, et qu'ensuite il s'endormit avec ses camarades. L'accumulation d'oxyde de carbone dans le local était évidemment due à ce que le vent violent avait poussé dans la chambre d'abord la fumée, puis l'oxyde de carbone, empêchant ainsi, par instants, la combustion du charbon d'être complète.

La toxicité de l'oxyde de carbone a été étudiée par un grand nombre de savants. M. Tourdes a vu, en expérimentant sur des animaux — des lapins — que pas un ne résistait plus de vingt-trois minutes, lorsqu'il était plongé dans de l'air contenant 1/15 de son volume d'oxyde de carbone. A 1/30, la mort arrivait après trente-sept minutes. A 1/8, ils périssaient en sept minutes.

Leblanc a fait voir, de son côté, qu'un moineau périt instantanément dans une atmosphère contenant 4 p. 100 d'oxyde de carbone, et qu'à 1 p. 100 la mort arrive au bout de deux minutes. Un chien meurt presque immédiatement dans un milieu à 3 p. 100. L'homme ne peut vivre longtemps dans un air renfermant une partie d'oxyde de carbone pour 1,000 d'air; dans un milieu à 1 p. 500, il ne tarde pas à succomber, et à 1 p. 100 la mort arrive presque aussitôt.

Pour les vapeurs de charbon, il en est à peu près de même; l'agent toxique n'est pas l'acide carbonique comme pendant longtemps on a pu le croire, mais bien l'oxyde de carbone. Les expériences de Leblanc sont concluantes. En effet, dans une chambre où l'on allume de la braise, un chien périt asphyxié bien avant qu'une bougie cesse de brûler; or, une bougie s'éteint dans une atmosphère qui ne contient qu'une proportion insuffisante d'acide carbonique pour asphyxier. Simon a démontré aussi que si on enlevait avec de l'eau de chaux l'acide carbonique contenu dans les vapeurs de charbon, elles ne cessaient pas pour cela d'être toxiques. On ne saurait également attribuer l'asphyxie à la minime proportion d'hydrogène carboné que Leblanc a trouvée à l'analyse. L'expérience, en effet, a démontré que les hydrogènes proto et bicarbonés à la dose de 1 et de 2 p. 100 ne déterminent pas d'accidents apparents après un temps assez long.

Les vapeurs de charbon sont donc toxiques par l'oxyde de carbone qu'elles renferment. Mais quant à établir des doses, des proportions suffisantes pour déterminer l'asphyxie, on conçoit qu'il est impossible de le faire. En effet, la composition des vapeurs de charbon est très variable. Elles peuvent renfermer une quantité relativement grande d'oxyde de carbone et devenir essentiellement toxiques ou n'en contenir que des traces et, par le fait, se trouver à peu près inoffensives.

Si nous examinons ce qui doit se passer dans un fourneau ordinaire rempli de charbon, qu'on allume par la partie inférieure, nous verrons au bout de quelque temps la masse charbonneuse former trois couches :

1° Une couche inférieure de charbon en ignition. Cette couche est baignée par l'air, la combustion est complète et tout le charbon se transforme en acide carbonique;

2° Une couche moyenne formée par des charbons chauds et traversée par l'acide carbonique formé dans la couche inférieure. C'est là que se forme l'oxyde de carbone, car l'acide carbonique est réduit en partie par le charbon, et se transforme en oxyde de carbone;

3° Une couche supérieure de charbons froids, qui refroidit l'oxyde de carbone formé et permet qu'il se mélange à l'air sans brûler et se transformer de nouveau en acide carbonique.

Au fur et à mesure que la combustion devient plus générale, les couches tendent à disparaître; la deuxième s'enflamme, chauffe la troisième, et l'oxyde de carbone, pas assez refroidi, commence à brûler à la partie supérieure et forme des flammèches bleuâtres. A cette période, une partie de l'oxyde de carbone brûle, l'autre échappe à la combustion et se répand encore dans l'atmosphère. Enfin la masse totale du charbon s'embrase, la combustion est complète; si l'air est en quantité suffisante, il ne se forme plus d'oxyde de carbone.

On comprend que ces différentes phases de la combustion peuvent varier, relativement à leur durée et à leurs produits, suivant la forme du fourneau, l'accès plus ou moins facile de l'air, et les circonstances qui activent plus ou moins l'oxydation. Ces influences peuvent se résumer de la manière suivante :

Toutes circonstances qui favorisent l'accès de l'air et la facile combustion du charbon diminuent la proportion d'oxyde de carbone et le pouvoir toxique de la vapeur de charbon. Toutes les circonstances qui, au contraire, entravent la combustion favorisent la formation de ce gaz et augmentent son pouvoir asphyxiant.

Ces données expliquent comment des personnes résolues au suicide n'ont pu y parvenir, au moyen de réchauds chargés de charbons bien allumés. La production du gaz toxique n'a pas lieu dans ces circonstances où il ne se forme que de l'acide carbonique incapable d'amener la mort, susceptible cependant dans ces proportions de provoquer un malaise. Il faut donc, pour que l'oxyde de carbone prenne naissance, que la couche de charbon enflammée soit surmontée d'une couche assez épaisse de charbon plus ou moins froid, destiné à empêcher le gaz toxique formé de prendre feu à la surface du foyer et de se transformer ainsi en acide carbonique.

**Recherche de l'oxyde de carbone dans les empoisonnements.** — Dans un empoisonnement par l'oxyde de carbone, l'expert devra faire l'analyse de l'atmosphère où la victime a succombé; il devra aussi rechercher le poison dans le sang. L'oxyde de carbone a, en effet, une assez grande affinité pour l'hémoglobine et peut séjourner un certain temps dans le sang en lui communiquant quelques propriétés optiques spéciales.

*Recherche dans l'air.* — Si l'atmosphère à analyser renferme une certaine quantité d'oxyde de carbone, on pourra s'en assurer au moyen du procédé suivant, très rapide et suffisamment exact comme moyen qualitatif.

Au moyen d'un aspirateur, on remplit un flacon de capacité suffisante du gaz à étudier; puis on ajoute rapidement de 50 à 100 centimètres cubes de sang défibriné et on agite pendant quelques instants. On sait, à la suite des travaux de Claude Bernard, confirmés par Grehant, que l'oxyde de carbone déplace l'oxygène de sa combinaison avec l'hémoglobine pour donner une hémoglobine oxycarbonique jouissant de propriétés différentes au spectroscope (fig. 23). Si maintenant on place devant la fente d'un spectroscope une dilution au 1/1.000 de

sang défibriné, dans une auge de 10 millimètres d'épaisseur, on
obtiendra le spectre caractéristique de l'hémoglobine oxygénée
ou oxycarbonique, c'est-à-dire deux raies d'absorption entre D et
E, d'épaisseurs différentes (fig. 24). Ceci fait, on soumet le sang
à l'influence de certains agents réducteurs, on l'agite soit avec
une solution d'hydrogène sulfuré, de sulfure ammoniaque, de

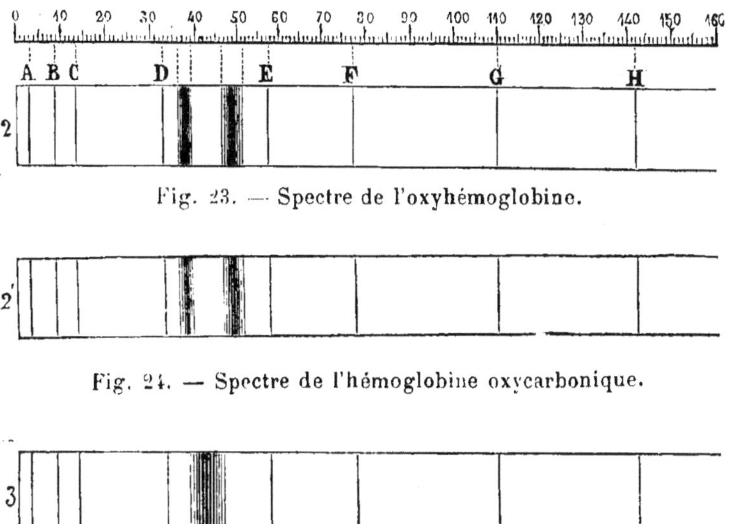

Fig. 23. — Spectre de l'oxyhémoglobine.

Fig. 24. — Spectre de l'hémoglobine oxycarbonique.

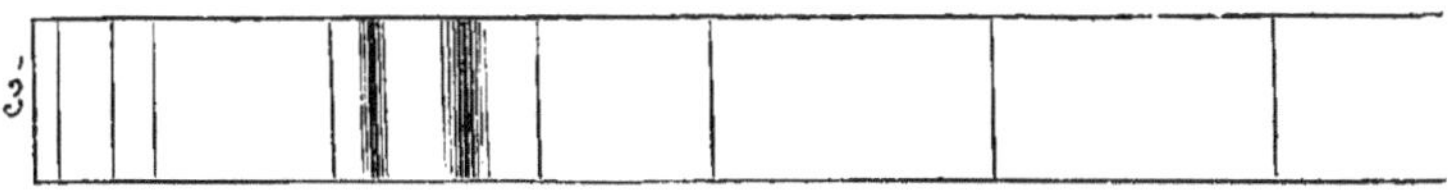

Fig. 25. — Spectre de l'hémoglobine traitée par les réducteurs (bande de Stockes).

Fig. 26. — Spectre de l'hémoglobine oxycarbonique, traité par les réducteurs.

sulfate ferreux, on en fait une dilution au 1/1.000 comme précédemment, et on recommence l'observation au spectroscope. Si
le sang ne renferme pas d'oxyde de carbone, les deux bandes
d'absorption perçues à la première observation disparaissent
pour faire place à une bande unique, située entre les deux précédentes, à bords moins nets que ceux des raies primitives, et
appelées *bande de Stockes* (fig. 25). Si, au contraire, le sang
renferme de l'oxyde de carbone, les deux raies subsistent, la

bande de Stockes n'apparaît pas, les agents réducteurs sont sans action sur l'hémoglobine oxycarbonique (fig. 26). Cependant il importe de prendre quelques précautions ; car si le sang ne contient que peu d'oxyde de carbone, les caractères spectroscopiques de la solution pourront se combiner ; c'est-à-dire qu'une partie de sang sera réduite par le sulfhydrate d'ammoniaque et que l'autre partie, renfermant de l'hémoglobine oxycarbonée, ne le sera pas. On verra donc alors les premières raies d'absorption persister, en même temps que l'espace intermédiaire s'obscurcir d'autant plus qu'il est resté d'oxyhémoglobine dans la solution.

On pourrait encore employer la réaction indiquée par Hoppe-Seyler. Le sang agité au contact d'une couche d'air contenant de l'oxyde de carbone prend une teinte rouge vif, qu'il conserve apprès addition de quelques gouttes de soude, tandis que le sang ordinaire ne tarde pas à prendre une teinte brune due à la production d'hématine.

Un autre moyen qualitatif est basé sur l'emploi du chlorure de palladium. Les solutions de ce sel sont réduites et donnent des précipités bruns avec différents gaz, parmi lesquels nous citerons l'hydrogène sulfuré, l'ammoniaque, les carbures d'hydrogène, l'oxyde de carbone et enfin l'hydrogène, ce dernier à un degré moindre.

Au moyen d'un aspirateur, on fait passer le gaz à analyser dans une série de tubes en U, renfermant le premier de l'acide sulfurique, le deuxième des fragments d'acétate de plomb et enfin le troisième une solution de chlorure de palladium. On peut, à ce dernier tube, en substituer un autre, un tube à boule de Will. L'acide sulfurique fixe l'ammoniaque, et l'acétate de plomb retient l'hydrogène sulfuré ; le gaz traversant la solution de chlorure de palladium se trouve donc débarrassé des principales impuretés, et si le chlorure de palladium accuse une réduction, on peut en conclure que le gaz ou l'atmosphère renferme de l'oxyde de carbone.

Aux méthodes qualitatives, il importe le plus souvent de substituer des moyens rigoureux de dosage de l'oxyde de carbone, dans un milieu ou dans une atmosphère quelconque.

Une certaine quantité de l'air dans lequel on veut doser

l'oxyde de carbone est transvasée sur la cuve à mercure, desséché et mesuré. On commence par absorber l'hydrogène sulfuré avec un cristal humide — acide acétique — d'acétate de plomb, l'acide carbonique avec la potasse, l'oxygène avec l'acide pyrogallique et la potasse, les carbures d'hydrogène $C^nH^{2n}$ avec des balles de coke imprégnées d'acide sulfurique de Nordhausen, et enfin l'oxyde de carbone avec une solution acide ou ammoniacale de chlorure cuivreux. Après avoir ramené le gaz restant à $0°$ et à 760, absorbé l'ammoniaque, si c'est au chlorure cuivreux ammoniacal qu'on a donné la préférence, l'absorption indique le volume d'oxyde de carbone contenu dans le mélange.

Dans le cas d'un mélange d'air et d'oxyde de carbone, ou encore d'air et de vapeurs de charbon, on pourrait, après avoir fait toutes les absorptions d'hydrogène sulfuré, d'acide carbonique, d'oxygène, faire détoner le gaz restant avec de l'oxygène. L'acide carbonique produit indiquerait l'oxyde de carbone contenu dans un volume donné du mélange.

Ces procédés donnent toujours des résultats un peu forts. Avec l'air et l'oxyde de carbone seul, la petite cause d'erreur provient de ce que le pyrogallate de potasse, en absorbant l'oxygène, laisse toujours dégager de petites quantités d'oxyde de carbone. Avec l'air et les vapeurs de charbon, la même cause d'erreur subsiste, mais elle se joint à une autre, surtout si l'on emploie le procédé de détonation. En effet, les vapeurs de charbon renferment, outre de l'oxygène, de l'azote, de l'oxyde de carbone, de l'acide carbonique, une assez forte quantité de proto-carbures d'hydrogène non absorbés par l'acide sulfurique de Nordhausen, et susceptible de donner avec l'hydrogène, en même temps qu'un peu d'eau, de l'acide carbonique. Cet acide carbonique formé vient donc s'ajouter à celui qui provient de l'oxygénation de l'oxyde de carbone et en augmenter la proportion.

Cette même raison fait encore que la méthode qualitative de recherche de l'oxyde de carbone, par le chlorure de palladium, est défectueuse. En effet, les vapeurs de charbon renferment toujours un peu de carbures d'hydrogène qui ont une action sur le réactif presque aussi marquée que l'oxyde de carbone lui-même.

**Recherche dans le sang.** — Le sang, en raison de sa grande affinité pour l'oxyde de carbone, peut être considéré comme le réactif de ce poison. Gréhant (1), en mesurant les capacités respiratoires du sang normal et du sang partiellement intoxiqué, a reconnu que le sang absorbe déjà de l'oxyde de carbone dans une atmosphère qui n'en renferme que 1/5.000 ; dans une atmosphère qui en renferme 1/1.000 la moitié de l'hémoglobine est combinée avec le gaz toxique.

C'est ainsi que le sang d'un chien partiellement empoisonné par un mélange à 1/1.000 pendant une heure a donné à l'analyse :

|  | Sang normal. | Sang intoxiqué. |
|---|---|---|
| A. carbonique............ | 47$^{cc}$,0 | 50$^{cc}$,0 |
| Oxygène................. | 27$^{cr}$,0 | 14$^{cc}$,2 |
| Azote................... | 1$^{cc}$,5 | 1$^{cc}$,5 |

Le sang intoxiqué ne renferme déjà plus que 14$^{cc}$,2 d'oxygène, soit une perte de 12$^{cc}$,8.

La recherche de l'oxyde de carbone dans le sang de la victime peut être entreprise avec succès trois ou quatre jours après la mort, lorsque la température est restée basse. Si, au contraire, la température de l'air ambiant s'élève, on ne peut guère espérer le rencontrer deux jours après l'accident.

1° Le sang des individus ou animaux intoxiqués par l'oxyde de carbone se reconnaît à sa couleur plus claire, quelquefois rosée, rutilante d'après Claude Bernard. Ce physiologiste a démontré que cette rutilance était due à la présence de l'oxyde de carbone, composé pour lequel l'hémoglobine avait une grande affinité. Sous l'influence de ce gaz, le sang prend la couleur du sang artériel, et cette teinte, au lieu de disparaitre pendant la circulation sous l'influence de la désoxydation, est stable et demeure persistante. Le spectre fourni par le sang ainsi altéré est donc le spectre du sang artériel, que les agents réducteurs sont impuissants à ramener à l'état de sang veineux. Pour faire cette expérience, il suffit de répéter ce que nous avons dit plus haut, au premier paragraphe de la recherche de l'oxyde de carbone dans l'air.

(1) Gréhant, *Comptes rendus A. des sciences*, 23 janvier 1888.

2° Eulenberg prétend que, sous l'influence d'un courant d'air ou d'oxygène, la combinaison de l'oxyde de carbone avec l'hémoglobine est détruite et que l'oxyde de carbone est entraîné. Il se sert de ce moyen pour rechercher l'oxyde de carbone dans le sang ; pour cela il interpose sur le trajet du gaz déplacé une solution de chlorure de palladium, et doit obtenir un précipité noir et soyeux, dans le cas de présence de ce gaz toxiqne. D'après Dragendorf, la solution de chlorure de palladium doit avoir la couleur des vins du Rhin.

Kühne conteste le fait et dit n'avoir jamais vu réussir le procédé indiqué par Eulenberg. En effet, il semble surprenant, lorsqu'on connaît la facilité avec laquelle l'oxyde de carbone déplace l'oxygène de sa combinaison avec l'hémoglobine, de voir l'air et l'oxygène déplacer à leur tour l'oxyde de carbone de l'hémoglobine oxycarbonique.

3° Hoppe-Seyler a remarqué que le sang défibriné et mélangé avec le double de son volume de potasse — solution de densité 1,3 — donne une masse rouge coagulée dont la couleur varie du rouge minium au rouge cinabre. Dans les mêmes conditions, le sang normal se prend en une masse noire et gélatineuse, d'un brun verdâtre en couches minces.

Eulenberg a, de plus, observé que la solution potassique se colore en rouge carmin, par addition de chlorure de calcium avec le sang intoxiqué, et en brun sale avec le sang normal. Les solutions de chlorures ammonique, sodique, de baryum, de plomb et d'étain, donneraient à peu près les mêmes réactions. Le sublimé corrosif donne, avec le sang intoxiqué, une couleur fleur de pêcher, et rouge sang avec le sang normal. Ritter a constaté que l'on pouvait remplacer avec avantage les chlorures indiqués par Eulenberg par de l'acétate de plomb ; les différences de couleurs entre le sang normal et celui qui contient l'oxyde de carbone seraient plus tranchées.

4° Weyl et von Anrep recommandent le procédé suivant. Ils se basent sur cette particularité que les oxydants, permanganate de potasse à 0,025 0/0 et chlorate de potasse à 5 0/0, transforment rapidement l'oxyhémoglobine en méthémoglobine, tandis que la réaction est beaucoup plus lente à se produire avec l'hémoglobine oxycarbonique. L'oxydation doit se faire à la température ordinaire. Si donc on fait l'examen au spectroscope, on aura dans ce cas, avec l'oxyhémoglobine, la bande d'absorption de la méthémoglobine (1), située entre les nos 37 et 41; si la raie du sodium est au 50, et avec l'hémoglobine oxycarbonique, aucune bande d'absorption.

En supposant que l'oxydation de l'hémoglobine oxycarbonique se soit faite aussi rapidement que celle de l'oxyhémoglobine, on pourrait toujours revenir au point de départ. En effet, si l'on ajoute quelques gouttes de sulfure ammonique à la solution de méthémoglobine, quelle que soit sa provenance, on obtiendra de l'oxyhémoglobine dans un cas, et de l'hémoglobine oxycarbonique dans l'autre.

Voici comment il convient d'opérer dans une recherche toxicologique. Le sang à examiner est enfermé dans des flacons remplis entièrement et conservés dans un endroit obscur. On ajoute une solution de permanganate de potasse à du sang étendu; si au bout de vingt minutes il ne se forme pas de méthémoglobine, on peut conclure à la présence de l'hémoglobine oxycarbonique.

Les procédés que nous venons d'indiquer permettent de reconnaître qualitativement si le sang est oxygéné ou oxycarboné. Cependant il peut arriver qu'il soit impossible de découvrir dans le sang de petites quantités d'oxydes de carbone masquées au spectroscope par une grande quantité d'oxygène. Bien plus, ils ne permettent pas de déterminer la quantité absolue d'oxyde de carbone fixé dans le sang intoxiqué. Gréhant, pour remédier à ce côté défectueux, a donné un moyen qui permet de doser l'oxyde de carbone dans le sang, procédé applicable à la recherche de ce gaz dans les cas d'empoisonnement.

L'extraction du gaz toxique se fait au moyen de la pompe à mercure d'Alvergnat, employée par Gréhant. D'après ce physiologiste, la pompe à mercure, ou machine pneumatique à mercure, offrirait plusieurs avantages sur la machine pneumatique ordinaire; elle permettrait d'obtenir le vide absolu et de

---

(1) Pour Tœderholm, la méthémoglobine serait un peroxyde d'hémoglobine.
  L. Saarbach (*Pfluger's Archiv für physiol.*, t. XXVIII, p. 336) considère la méthémoglobine comme un produit d'oxydation supérieur, l'oxyhémoglobine comme le produit d'oxydation intermédiaire et l'hémoglobine comme le produit le moins oxydé.

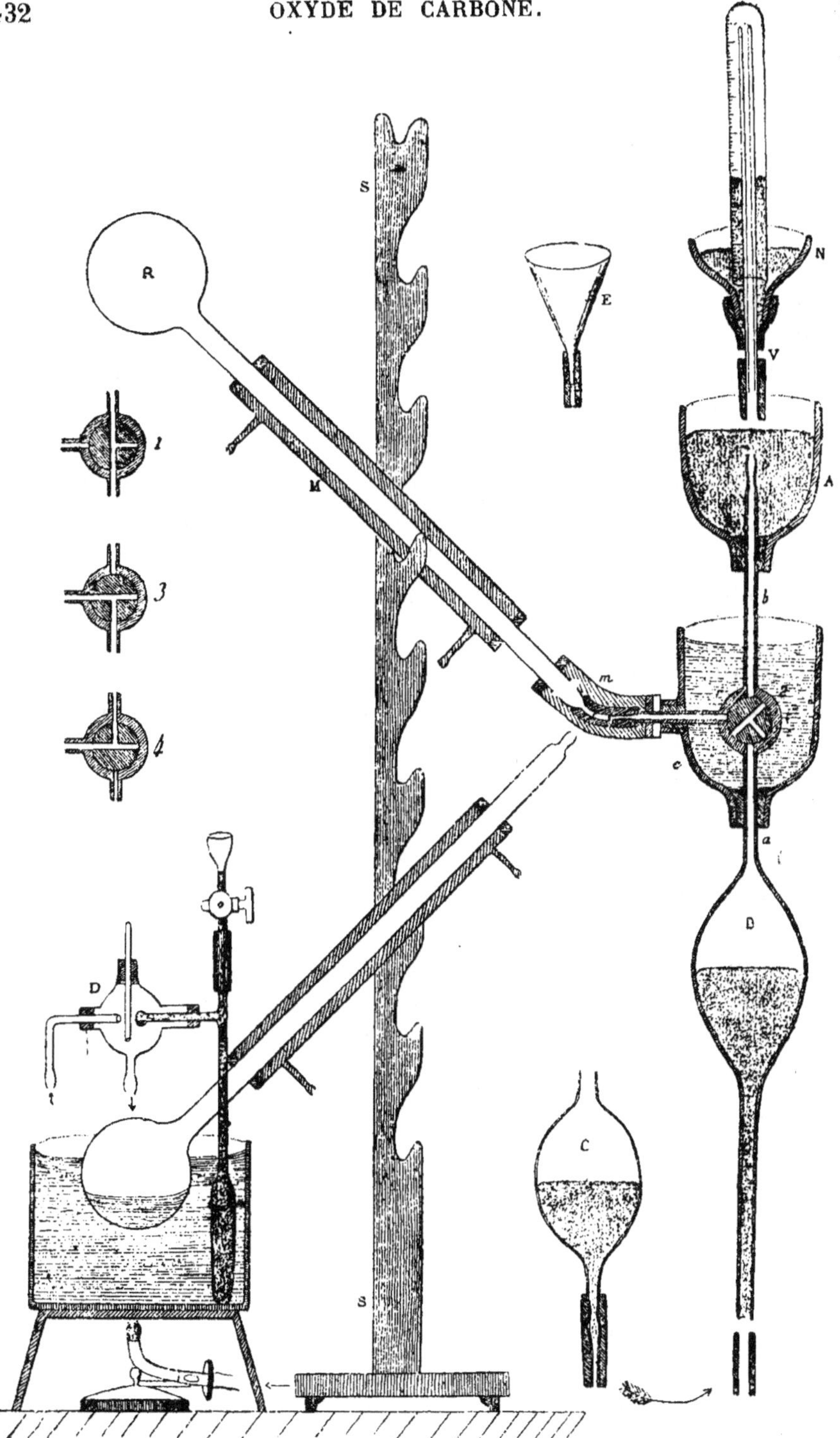

Fig. 27. — Pompe à mercure (Grehant).

recueillir facilement et complètement le gaz à extraire. Cet instrument (fig. 27) consiste essentiellement en un tube vertical, élargi à la partie supérieure B, où l'on peut faire et renouveler le vide barométrique. Cette portion élargie B porte le nom de *chambre barométrique*. La partie inférieure du tube est mise en communication par un long tube de caoutchouc épais, qui doit résister à une colonne de mercure de 1 mètre de hauteur, avec un réservoir ou cuvette mobile C, qu'on fait monter ou descendre à l'aide d'un système de poulie ou de manivelle. La chambre barométrique présente une capacité de 500 centimètres cubes environ, et est en communication au moyen d'un robinet à trois voies $r$, avec le récipient du sang R, ballon à long col, que l'on peut placer dans de la glace ou dans de l'eau tiède. Ce récipient est relié à l'appareil au moyen d'un tube de caoutchouc épais et court, qui ne doit pas s'aplatir lorsqu'on fera le vide. Ce tube de caoutchouc est entouré lui-même d'un manchon de même nature et rempli d'eau. On a ainsi une fermeture hermétique et assez mobile pour permettre aux récipients de prendre différentes positions. Autour du long col du ballon, on fixe, à l'aide d'un bouchon de caoutchouc, un manchon M, de laiton ou de verre, long de 80 centimètres et de 5 centimètres de diamètre, présentant à ses extrémités deux tubes par lesquels on fait circuler un courant d'eau froide. Enfin, au-dessus du robinet à trois voies, s'élève un tube de verre se rendant verticalement dans une cuvette A renfermant du mercure et dans laquelle on adapte l'éprouvette destinée à recevoir les gaz extraits du sang.

La condition indispensable à laquelle doit satisfaire une pompe à mercure, c'est que le robinet à trois voies garde parfaitement et indéfiniment le vide ; or, si la graisse qui lubrifie la clef du robinet vient à fondre et à disparaître, ce qui arrive très vite lorsqu'on emploie continuellement la pompe, et lorsqu'on fait le vide sur les objets chauffés, l'air rentre par le robinet, et l'extraction devient inexacte. Un moyen simple, imaginé par Grehant, met à l'abri de cette cause d'erreur ; il consiste à envelopper d'eau le robinet. Cette fermeture hydraulique donne une sécurité absolue ; un robinet plongé dans l'eau peut garder indéfiniment le vide, l'eau soumise à la pression atmosphérique ne pouvant point passer par des fissures très fines qui laisseraient rentrer l'air entre la clef et son enveloppe.

Pour opérer, on commence par remplir complètement d'eau ordinaire ou d'eau distillée le ballon à long col ; puis, à l'aide du tube en caoutchouc et de la fermeture hydraulique, on réunit le col du ballon récipient au tube horizontal ou d'aspiration de la pompe à mercure. Le ballon est alors élevé au-dessus de l'horizon à 45° environ, puis on tourne le robinet à trois voies (position 3) et on descend la cuvette mobile C au moyen de la poulie ou de la manivelle. L'eau pénètre dans le vide et remplit en partie la chambre barométrique B. On ferme le robinet (position 2), on soulève la cuvette mobile C, jusqu'à la partie supérieure, et par le robinet tourné (position 1) on donne issue à l'eau par le tube supérieur s'ouvrant dans la cuvette vide A. En répétant la même manœuvre quatre ou cinq fois, on extrait l'eau complètement. Le ballon est alors abaissé au-dessous de l'horizon et placé dans un bain d'eau à 40°. On obtient de cette façon rapidement le vide absolu, à l'exception de la vapeur d'eau qui ne nuit pas. Lorsqu'on approche du vide absolu, il faut bien se garder de relever le réservoir mobile jusqu'à la partie supérieure ; le choc de la colonne de mercure contre le robinet pourrait briser la pompe. Il faut avoir soin de le faire monter en deux temps : on le soulève d'abord à une faible hauteur, afin que le mercure, obéissant à la pression atmosphérique, ne s'élève pas jusqu'au robinet de la pompe ; puis on soulève complètement le réservoir. Si on néglige cette précaution, on peut, pour amortir le choc, comprimer entre les doigts le tube de caoutchouc qui réunit le réservoir mobile à la chambre barométrique.

On reconnaît qu'à la suite de ces manœuvres le vide absolu obtenu a deux caractères. Après avoir maintenu pendant quelques minutes la communication du récipient avec la chambre barométrique, si on élève avec précaution le réservoir mobile, on a entendu un choc sec identique à celui qui se produit quand on incline le tube d'un baromètre ; en ouvrant ensuite le robinet, après avoir soulevé le réservoir, on ne voit sortir du mercure de la petite cuve qu'une petite quantité d'eau et pas la moindre bulle de gaz.

Il s'agit maintenant d'introduire le sang à analyser dans le ballon récipient. A cet effet, on fixe un entonnoir E muni d'un tube de caoutchouc sur le tube central $t$ de la pompe à mercure. Le sang défibriné est versé dans l'entonnoir ; on en mesure une quantité connue, 20 à 25 centimètres cubes. Le robinet de la pompe est amené en position 4, de manière à faire communiquer l'entonnoir et le récipient. Il faut tourner la clef du robinet avec précaution pour éviter la rentrée de l'air avec le liquide, et ensuite il est avantageux de verser 10 centimètres cubes d'eau distillée bouillie et refroidie dans la cloche ou l'entonnoir pour enlever les dernières traces de sang, les faire passer dans le ballon récipient et entraîner ainsi ce qui reste dans les tubes de communication. On retire alors l'entonnoir, on tourne le robinet (position 3) pour faire entrer un peu de mercure dans le récipient et y rassembler tout le liquide sanguin, et on procède à l'extraction des gaz. Les gaz qui se dégagent sont recueillis dans l'éprouvette, et, pour en favoriser le départ, on immerge le ballon récipient dans un bain d'eau chauffée à 40°, et on a soin de faire passer dans le réfrigérant un courant d'eau froide qui détruit la mousse du sang et l'empêche absolument de passer dans la chambre barométrique lors des manœuvres de la pompe. On continue de nouveau jusqu'à ce qu'on ait obtenu le vide absolu, et on soumet les gaz recueillis à l'analyse.

Grehant a reconnu que le vide seul à 40° est impuissant à dégager l'oxyde de carbone combiné avec l'hémoglobine. Après un grand nombre d'essais, il est parvenu à produire le dégagement de l'oxyde de carbone combiné avec la matière colorante du sang d'une manière complète. Si on introduit, par l'entonnoir E fixé au tube $t$, une dissolution de sel marin dans l'acide acétique cristallisable, en volume égal à peu près au volume du sang, et si on porte la température du bain d'eau de 40° à 100°, l'hémoglobine est transformée en hématine et l'oxyde de carbone devient libre. De cette manière on obtient la totalité de l'oxyde de carbone.

Ce procédé peut s'appliquer au sang extrait tout récemment, ou encore au sang qu'on trouve coagulé dans les vaisseaux. Grehant a obtenu, avec un sang coagulé et conservé pendant cinq jours, une quantité d'oxyde de carbone à peu près égale à celle qu'il avait extraite le jour même de l'empoisonnement de l'animal.

Le gaz recueilli sous l'éprouvette n'est jamais de l'oxyde de carbone pur, mais le plus souvent un mélange d'oxygène, d'acide carbonique et d'oxyde de carbone. Il suffira alors, pour en faire l'analyse, d'absorber l'acide carbonique avec une boule de potasse, l'oxygène avec une solution de pyrogallate de potasse, et enfin l'oxyde de carbone avec une solution de protochlorure de cuivre dans l'ammoniaque.

Jusqu'ici Grehant, avec le sang normal, traité de cette manière par l'acide acétique, le sel marin et chauffé à 100°, n'a jamais trouvé la moindre trace d'oxyde de carbone. Si donc l'expert trouve ce gaz dans l'éprouvette, il pourra, suivant les quantités, affirmer que la victime est morte ou a séjourné quelque temps avant sa mort dans une atmosphère contenant de l'oxyde de carbone.

**Considérations générales sur l'empoisonnement par l'oxyde de carbone et les vapeurs de charbon.** — Nous venons de voir que dans les empoisonnements par l'oxyde de carbone l'expert pouvait encore retrouver ce gaz en combinaison avec la matière colorante du sang, quatre, cinq ou six jours après la mort de l'individu. L'espace de temps compris entre la mort et l'expertise peut encore devenir plus long si l'on se souvient que Grehant a trouvé dans le sang d'un animal intoxiqué par ce gaz presque autant d'oxyde de carbone — cinq jours après la mort — que le jour même de l'empoisonnement. Nous ajouterons que chez les asphyxiés par l'oxyde de carbone ou les vapeurs de charbon, on remarque une lenteur à la putréfaction tout à fait caractéristique, le sang est cerise ou rouge vif et les urines renferment presque toujours du sucre. D'après Kober, l'urine ne contiendrait pas de sucre dans les cas trop aigus, mais dans tous les autres le sucre ne ferait jamais défaut. Il l'aurait même trouvé chez un animal dont le sang ne montrait plus le spectre caractéristique !

Parmi les nombreuses questions qui peuvent être adressées à l'expert au sujet de l'asphyxie par le charbon, nous relaterons les suivantes, empruntées à M. P. Coulier (1).

---

(1) P. Coulier, *Dictionnaire des sciences médicales.*

*Première question.* — Lorsque deux personnes sont placées à des hauteurs inégales dans une chambre, par exemple, sur un lit et sur le parquet, quelle est celle qui succombe la première ?

Les gaz asphyxiants, au moment où ils se dégagent du fourneau, sont plus légers que l'air, ce qui s'explique par leur température élevée et la faible proportion d'acide carbonique qu'ils renferment. Lorsqu'on place trois bougies allumées à des hauteurs différentes, sous une cloche de verre de moyenne dimension, la plus élevée s'éteint d'abord, puis la seconde et enfin la troisième. Si donc la combustion est vive et la pièce petite, l'air vicié se rassemblera en haut, et la personne placée sur le lit succombera la première.

Si, au contraire, la pièce est grande, le plafond élevé, la combustion lente, les gaz viciés se rassembleront d'abord en haut ; puis, s'ils ont le temps de se refroidir, ils gagneront la partie inférieure et pourront asphyxier la personne couchée à terre avant celle couchée sur le lit. On peut obtenir cet effet dans l'expérience des trois bougies. Il suffit de les recouvrir d'une caisse vitrée, de 250 à 300 litres environ, et d'espacer le plus possible les bougies, pour les voir s'éteindre dans l'ordre suivant : 1° la plus haute ; 2° la plus basse ; 3° l'intermédiaire. Il est donc possible que dans certains cas, d'ailleurs très rares, la personne couchée à terre succombe avant celle qui est sur le lit.

Pour répondre à une semblable question, le mieux serait de répéter l'expérience dans la salle même, en se servant d'animaux qu'on observerait du dehors, et en cherchant à se mettre autant que possible dans des conditions semblables.

En résumé :

1° L'air vicié qui s'échappe d'un fourneau est plus léger que l'air et va occuper la partie supérieure de la pièce.

2° Lorsqu'il est suffisamment refroidi, il est plus lourd et va se rassembler sur le parquet.

3° Lorsque la diffusion a le temps de s'opérer, le mélange devient uniforme ; dix-huit à vingt-quatre heures doivent suffire.

4° Cette diffusion, en effet, s'opère assez lentement pour que, dans une pièce de capacité moyenne, telle couche puisse être asphyxiante, sans que les autres aient cette propriété.

*Deuxième question.* — Quelle est la quantité de charbon nécessaire pour déterminer l'asphyxie dans une chambre?

La quantité de charbon varie avec la capacité de la chambre, les fermetures plus ou moins hermétiques des portes et des fenêtres, la qualité du charbon et enfin le mode de combustion.

D'après Leblanc, 1 kilogramme de charbon ou braise en combustion libre peut rendre asphyxiants 25 mètres cubes d'air. La nature du charbon permet également une production plus ou moins grande d'oxyde de carbone. Ainsi, d'après Ebelmen, la braise des boulangers fournit plus d'oxyde de carbone que le charbon ordinaire.

*Troisième question.* — Quelle a été la quantité de charbon qui a été brûlée? S'il reste du charbon non consumé, on pourra toujours répondre à la question. Il suffira de chercher la proportion de cendres pour un poids de charbon, et peser ensuite celles qui se trouvent dans le fourneau; s'il ne reste pas de charbon non consumé, le problème devient plus difficile, car la proportion de cendres varie avec les charbons. D'après Devergie, le charbon fournit environ 4 0/0 de cendres. De plus, un boisseau ou décalitre de charbon pèserait 2,530 à 2,275 grammes. Dans un cas, Ollivier d'Angers a trouvé 4,007 grammes. On voit qu'il faut apporter la plus grande circonspection, surtout si la combustion a eu lieu dans un fourneau qui pouvait déjà contenir des cendres.

*Quatrième question.* — Combien de temps est nécessaire pour amener l'asphyxie?

Le temps nécessaire varie avec la rapidité de viciation de l'air. Il dépend de la grandeur de la pièce, de la quantité de charbon, de l'activité de la combustion. On ne pourra répondre qu'en examinant toutes les causes de variations. Si la pièce est petite, bien fermée, en général l'asphyxie est rapide. Dans l'observation de Déal que nous avons rapportée (p. 422), il a dû s'écouler environ cinquante minutes entre le moment où le charbon a été allumé et la mort.

*Cinquième question.* — L'asphyxie par le charbon peut-elle avoir lieu dans une pièce imparfaitement fermée, dont, par exemple, la fenêtre aurait un carreau cassé?

Le renouvellement de l'air par un carreau brisé ou une porte entr'ouverte peut, s'il ne se produit pas de courant d'air par tirage d'une cheminée ou toute autre cause, être pour ainsi dire nul et ne pas entraver la viciation de l'atmosphère. Dans les cas si nombreux d'asphyxie par imprudence, aucune précaution n'est prise pour clôturer exactement les portes et les fenêtres, et l'asphyxie ne se produit pas moins.

*Sixième question.* — Quelle est l'influence du sexe et de l'âge sur la marche de l'asphyxie?

Les observations recueillies à ce sujet ne sont pas assez nombreuses pour que l'on puisse répondre d'une façon définitive. Cependant il résulte de la comparaison des décès occasionnés par la vapeur du charbon que la mortalité n'a été que de 3/4 pour les femmes, tandis qu'elle a été de 4/5 pour les hommes. D'après Castelnau, les enfants périssent plus vite que les grandes personnes.

*Septième question.* — Quelle est l'influence de l'asphyxie sur la digestion?

Il paraît bien démontré que la digestion est arrêtée. Cette circonstance permet de déterminer dans certains cas, avec une grande exactitude, le moment où l'asphyxie a eu lieu.

*Huitième question.* — Une syncope survenant au début de l'asphyxie est-elle une circonstance favorable à l'individu exposé aux vapeurs de charbon?

Pendant la syncope, la respiration se trouvant à peu près complètement suspendue sans que la vie soit compromise, les gaz délétères ne pénètrent pas dans l'économie. L'individu plongé dans le milieu asphyxiant se trouve dans les mêmes conditions qu'un noyé qui éprouve une syncope au moment de tomber à l'eau. C'est probablement dans des cas de ce genre, qu'on a pu rappeler les malades à la vie, après un temps qui eût été bien suffisant sans cette circonstance pour produire l'asphyxie. Donc la syncope est favorable à l'individu exposé aux vapeurs de charbon.

Aux considérations qui précèdent on peut ajouter celle qui suit, d'une importance tout aussi considérable et intéressant aussi bien la médecine légale que la toxicologie :

*L'oxyde de carbone peut-il passer de la mère au fœtus?*

Andreas Hogges conclut par la négative.

Gréhant et Quinqaud, à la suite de nombreuses expériences, et mettant en pratique la méthode indiquée plus haut, sont arrivés à un résultat tout opposé.

Ils ont démontré que l'oxyde de carbone passe, quoique en très faible quantité, du sang maternel au sang fœtal. Si l'on compare les degrés d'intoxication des deux sangs, on trouve que celui de la mère renferme au moment de la mort 5,7 à 5,8 fois plus de poison que celui du fœtus.

**Dosage de l'oxyde de carbone**. — Nous ne reviendrons pas sur ce que nous avons dit aux paragraphes *Recherches de l'oxyde de carbone dans l'air et dans le sang*. Avec les procédés de recherches, nous avons donné les moyens de le doser.

**Antidotes et traitements**. — Nous rapportons volontiers de Gréhant un procédé élégant et assez pratique pouvant servir d'avertisseur contre les accidents ou permettant de se rendre exactement compte des dangers qui peuvent se produire avec les poêles de différents systèmes. Il se sert d'oiseaux comme réactifs indicateurs.

En mesurant la dose toxique d'oxyde de carbone chez divers animaux, il a confirmé les chiffres indiqués déjà plus haut, et il a trouvé qu'elle est environ de 1/450 pour les moineaux, de 1/250 pour le chien, de 1/70 pour le lapin, de sorte que si on place un oiseau dans une cage au milieu d'une chambre chauffée par un poêle sujet à caution et si l'animal meurt, on peut être sûr que l'atmosphère confinée contient au moins 1/450 d'oxyde de carbone et qu'elle peut être dangereuse pour l'homme.

Dans les cas d'empoisonnements légers, il suffit de soustraire le malade aux vapeurs délétères, de faire cesser la constriction des vêtements et de provoquer les vomissements s'ils tardent à se produire. Si les mouvements respiratoires ne s'effectuent pas, on pratiquera la respiration artificielle et on fera respirer de l'oxygène. On a recommandé également l'exposition à l'air froid, les aspersions d'eau froide et même glacée. On pratique ces dernières en jetant avec force sur la figure du patient quelques verres d'eau, et on recommence de temps en temps. En même temps on fera des frictions d'eau vinaigrée sur toute la surface du corps. Alors même qu'on ne verrait pas la respiration se rétablir, il ne faut jamais désespérer, mais persister dans ces moyens ; comme dans les asphyxies de tout genre, on a vu les patients revenir à la vie au bout de deux, quatre et même douze heures. L'électrisation peut rendre de grands services, on recourra de préférence aux courants ascendants, le pôle positif étant placé dans l'anus et l'autre dans la bouche.

Lorsque le patient sera revenu à lui, on lui donnera des cordiaux et on le placera dans un lit chaud enveloppé de couvertures.

# III

## GAZ D'ÉCLAIRAGE

Le gaz de l'éclairage est un produit complexe, obtenu soit par la distillation de la houille, du bois, des huiles grasses, des résines, des huiles de schiste et de pétrole, soit encore par la décomposition de l'eau au contact du charbon ou du coke chauffé au rouge. Ces différents gaz portent des noms qui indiquent généralement leur origine. Ainsi on connaît les gaz au bois et à la houille, les gaz de tourbes, les gaz à l'eau et au bois, le gaz à l'eau seul ou à l'eau carburée.

Les compositions varient avec les matières premières employées dans la fabrication et se trouvent quelquefois tellement différentes qu'il est utile d'en rapporter ici quelques exemples.

Nous empruntons à Wagner (1), comme exemple de la composition du gaz de houille épuré, les analyses suivantes :

|  | I | II | III | IV | V | VI |
|---|---|---|---|---|---|---|
| Hydrogène.......... | 44.00 | 44.37 | 39.80 | 51.29 | 46.0 | 46.6 |
| Hydrure de méthyle. | 38.40 | 38.30 | 43.12 | 36.45 | 39.5 | 34.9 |
| Oxyde de carbone... | 5.73 | 5.56 | 4.66 | 4.45 | 7.5 | 6.6 |
| Éthylène.......... | 7.27 | 9.34 | 4.75 | 4.91 | 3.8 | 6.3 |
| Azote.............. | 4.23 | 5 43 | 4.65 | 1.41 | 0.5 | 2.7 |
| Oxygène .......... | » | » | » | 0.41 | » | » |
| Acide carbonique... | 0.37 | » | 3.02 | 1.08 | 0.7 | 3.6 |
| Vapeur d'eau....... | » | » | » | » | 2.0 | » |

Les n<sup>os</sup> 1 et 2 sont des gaz de houille d'Heildelberg ; le n° 3, du gaz de houille de Bonn ; le n° 4, du gaz de houille de Chemnitz ; le n° 5, du gaz de houille de Londres ; le n° 6, du gaz de houille de Paris.

Ce sont là des types de gaz bien épurés ; mais il arrive sou-

(1) Wagner, *Traité de chimie.*

vent que, dans la pratique, nous pourrions dire toujours, les proportions d'oxyde de carbone augmentent dans des proportions considérables et arrivent à y figurer pour la somme de 12 à 14 p. 100 en moyenne. D'ailleurs, le tableau suivant rendra compte de cette augmentation.

Composition moyenne du gaz, de la première heure à la cinquième heure :

|  | $C_2H_4$ | $CH_4$ | A | CO | Az |
|---|---|---|---|---|---|
| Première heure...... | 13.00 | 82 | 0.0 | 3.2 | 1.8 |
| Deuxième heure..... | 12.00 | 72 | 8.8 | 1.9 | 5.3 |
| Troisième heure..... | 12.00 | 58 | 16.0 | 12.3 | 1.7 |
| Quatrième heure.... | 7.00 | 56 | 21.3 | 11.0 | 4.7 |
| Cinquième heure.... | 0.00 | 20 | 60.0 | 60.0 | 10.0 |

Il en résulte que la proportion d'hydrogène augmente avec celle de l'oxyde de carbone au fur et à mesure que la distillation s'avance et que le gaz de la fin de l'opération devient moins dense, moins éclairant, plus calorifique et plus toxique.

Les gaz au bois, qui ont été employés pendant quelque temps et qui peuvent encore l'être dans les pays boisés, possèdent une composition différente.

D'après les recherches de Reissig, le gaz au bois épuré aurait la composition suivante :

|  | I | II | III | IV |
|---|---|---|---|---|
| Hydrocarbures lourds..... | 7.24 | 7.86 | 9.00 | 7.34 |
| Hydrogène............... | 31.84 | 48.67 | 29.76 | 29.60 |
| — protocarboné... | 35.30 | 21.17 | 20.96 | 24.02 |
| Oxyde de carbone........ | 25.62 | 22.30 | 40.28 | 39.04 |

Les quantités d'oxyde de carbone augmentent dans des proportions considérables.

La tourbe distillée donne également un gaz qui, épuré, présente la composition suivante :

|  | I | II |
|---|---|---|
| Hydrocarbures lourds............... | 9.52 | 13.16 |
| Hydrogène protocarboné............ | 42.65 | 33.00 |
| Hydrogène...................... | 27.50 | 35.18 |
| Oxyde de carbone................. | 20.33 | 18.34 |
| Acide carbonique et $H_2S$........... | traces | traces |
| Azote........................... | traces | 0.32 |

Comme le gaz au bois, il renferme une notable quantité d'oxyde de carbone.

Les gaz à l'eau renferment, eux aussi, avec une énorme quantité d'hydrogène, une forte proportion d'oxyde de carbone. Mais, en raison de leur faible pouvoir éclairant, on leur associe des gaz à la houille ou au boghead.

Voici quelques analyses de ces gaz, l'un au boghead seul, et l'autre au boghead et à l'eau :

|  | Boghead seul. | Boghead et eau. |
|---|---|---|
| Hydrocarbures lourds............ | 24.50 | 14.12 |
| Hydrogène protocarboné......... | 58.58 | 22.24 |
| Hydrogène..................... | 10.54 | 45.51 |
| Oxyde de carbone.............. | 6.58 | 14.34 |
| Acide carbonique.............. | » | 3.78 |

La proportion d'oxyde de carbone augmente dans le deuxième cas, mais en moins grande quantité que l'hydrogène. Cette différence proviendrait, ainsi que la diminution de l'hydrogène carboné, de l'action de la vapeur d'eau sur le gaz des marais.

En effet, sous l'influence de la chaleur, la vapeur d'eau décompose l'hydrogène protocarboné pour donner un volume d'oxyde de carbone et six volumes d'hydrogène.

Quant aux autres gaz, Selligue, White, Leprince, Isoard, Baldamus et Grüne, Kirkham, Longbottom, ce ne sont que des modifications des précédents : gaz à eau seul, gaz à eau carburé, gaz à eau et au bois, et enfin gaz à air atmosphérique imprégné de vapeurs de benzine ou de naphte de pétrole.

Si les gaz types, parfaitement épurés, présentent les compositions susindiquées, il n'en est plus de même des gaz qui servent dans la pratique. En dehors des constituants, carbures d'hydrogène, etc., ils entraînent, malgré les condensateurs et les épurateurs, des huiles légères, des carbures lourds, difficilement condensables au début, mais facilement après un cheminement de quelques kilomètres dans les tuyaux. Ce sont ces produits qui encrassent les conduites et noircissent les terrains qui les entourent. Bien plus, le gaz à odeur spéciale, caractéristique, a la curieuse propriété de devenir presque inodore lorsqu'il traverse une suffisante couche de terrain. Cette particularité peut être mise en évidence de la façon suivante : Dans une conduite de 2 mètres de long et de 5 centimètres de large, remplie de terre, on fait passer le gaz à essayer ; si on vient à l'analyser à sa sortie, on remarque que les carbures lourds ont disparu dans la proportion de 75 p. 100 en même temps que les vapeurs goudronneuses et odorantes sont condensées et complètement retenues par la terre agissant ici comme filtre. Mais là ne s'arrêtent pas les modifications que subit un gaz de l'éclairage soumis à ce traitement ; l'hydrogène carboné diminue de 50 p. 100 ; l'hydrogène reste stationnaire, mais la proportion d'oxyde de carbone augmente.

Ces faits importants nous serviront à expliquer des empoisonnements méconnus et à nous défier avec quelques raisons des fuites de gaz et des fissures du sol qui laissent tamiser ces vapeurs toxiques malheureusement trop dépurées. Ce qui augmente encore leur nocuité, c'est le manque d'odeur, l'absence du réactif ordinaire qui permet de se mettre rapidement à l'abri de ces émanations dangereuses.

**Empoisonnements et doses toxiques.** — Les empoisonnements par le gaz de l'éclairage sont tous accidentels. Ils sont occasionnés par des fuites de gaz le plus souvent méconnues. On connaît les empoisonnements des familles Beringer et Loison. L'asphyxie de la famille Beringer — cinq personnes — ne peut être attribuée qu'à l'action du gaz de l'éclairage. Ce gaz provenait de la rupture d'un tuyau et s'était infiltré à travers les terrains environnants jusque dans une cave située au-dessous du logement des victimes et communiquant avec lui.

Le docteur Wesche, de Bernburg, rapporte également un cas semblable d'empoisonnement. Une famille, composée du père, de la mère et de deux enfants de un à dix ans, fut intoxiquée de la manière suivante : Les tuyaux du gaz passant devant la maison habitée par les victimes s'étant rompus, il y eut des infiltrations dans le terrain et des émanations à travers le sol de l'appartement, à tel point que pendant plusieurs jours avant l'accident ils avaient déjà perçu une forte odeur de gaz, sans se rendre compte des dangers, et en avaient même éprouvé un malaise assez sérieux qui disparaissait avec l'aération de la pièce et l'ouverture des fenêtres.

D'après Eulenberg et Pokrowsky, 5 p. 100 de gaz de l'éclairage mêlé à l'air de la respiration suffisent pour produire des effets mortels chez l'homme. M. Tourdes, en 1841, après avoir examiné l'action du gaz pur, a voulu connaître les effets de doses de plus en plus faibles, et a exposé des animaux à l'influence de mélanges d'air atmosphérique et de gaz de l'éclairage dans des proportions qui ont varié, pour ce dernier, depuis 1/5 jusqu'au 1/180. Voici quelques résultats :

*Proportion d'un quart.* — Chien de petite taille, mort en douze minutes.

*Proportion d'un huitième.* — Chien de très petite taille, mort en douze minutes. Lapin mort en cinq minutes.

*Proportion d'un dixième.* — Pigeon mort en trois minutes.

*Proportion d'un quinzième.* — Lapin mort en neuf minutes. Un autre lapin mort en quatorze minutes.

*Proportion d'un trentième.* — Lapin mort en une heure vingt-deux minutes. Un autre mort en une heure quarante-deux minutes.

*Proportion d'un cinquantième.* — Un lapin tombe inanimé après quinze minutes, retiré à ce moment de l'atmosphère toxique il ne tarde pas à reprendre ses sens.

*Proportion d'un cent-trentième.* — Le mélange d'air et de gaz ne semble presque plus avoir d'action sur des lapins et des pigeons plongés pendant deux heures à peu près dans cette atmosphère. Cependant les pigeons ont ressenti de légers malaises qui disparaissaient presque immédiatement lorsque l'animal était dans l'air ordinaire.

Les chiffres d'Eulenberg concordent avec les expériences de M. Tourdes. Cependant, au point de vue général, il est assez difficile de donner des doses exactes, susceptibles d'amener la mort. Les circonstances dans lesquelles l'action et le pouvoir toxique du gaz peuvent varier sont très nombreuses. Pour n'en citer que quelques-unes, nous dirons que la toxicité du gaz de l'éclairage varie avec l'aération d'un milieu, et surtout avec la qualité du gaz. En effet, un gaz non dépuré ou mal dépuré sera plus toxique qu'un gaz bien préparé ; d'un autre côté, un gaz à la houille sera beaucoup moins dangereux qu'un gaz au bois, ou un gaz à l'eau et au bois. Ces derniers gaz ne sont pas d'ailleurs aussi rares qu'on pourrait le croire, certaines usines s'en servent surtout à cause de leur pouvoir calorifique. Ils sont d'autant plus à surveiller que l'odeur en est presque nulle et que les fuites n'en sont que très mal indiquées.

**Recherche du gaz dans les cas d'empoisonnement.** — Comme pour l'oxyde de carbone, nous étudierons les deux cas qui peuvent se présenter : recherche du gaz de l'éclairage dans l'atmosphère et recherche du gaz dans le sang.

*Recherche dans l'air.* — On puise dans l'atmosphère à analyser une certaine quantité d'air, que l'on recueille sur la cuve à mercure. On commence l'absorption du gaz au moyen des réactifs spéciaux, en ayant soin de les employer dans l'ordre suivant.

Nous l'avons déjà dit, les gaz d'éclairage renferment des carbures d'hydrogène, proto et bicarbures, de l'oxyde de carbone, de l'hydrogène quelque peu d'acide carbonique et des produits sulfurés ; nous ajouterons, dans le cas étudié, de l'oxygène et de l'azote provenant de l'air auquel le gaz s'est mélangé.

1° On commence par faire passer sous la cloche à mercure dans le gaz sec, mesuré à 0° et à la pression 760, un cristal d'acétate de plomb acétique, et on laisse en contact deux ou trois heures. L'hydrogène sulfuré se combine avec l'acétate de plomb, se fixe à l'état de sulfure de plomb. La diminution de volume, en général très faible, ainsi que l'aspect noirâtre ou noir brillant du cristal, indique la présence de l'hydrogène sulfuré.

2° On retire le cristal d'acétate de plomb et on le remplace par une boule de potasse ou de soude. Pour plus de commodité, nous coulons dans un moule à balle de la potasse fondue, et nous montons sur fil de fer avant le refroidissement. La potasse, après six à huit heures, absorbe complètement l'acide carbonique. L'absorption est, en général, plus rapide si on a soin de mouiller, au préalable, la balle de potasse. Il faudra alors tenir compte de la tension de la vapeur d'eau dans les corrections de pressions et se servir alors de la formule

$$V_0 = \frac{V t}{1 + \alpha t} + \frac{H - F}{760}.$$

3° Au moyen d'une pipette courbe, on introduit sous la cloche une solution d'acide pyrogallique, puis une solution de potasse et on agite. L'absorption de l'oxygène est presque instantanée, et le mélange, de presque incolore qu'il était au début, prend une teinte rouge foncée ou brune. Pour se rendre compte de l'absorption et mesurer la quantité d'oxygène, il faut enlever le réactif et conserver ou mieux rendre au ménisque du mercure toute sa pureté. Pour cela, on se sert avec avantage de la pipette de Doyère. Si cet instrument ne se trouvait pas à la disposition de l'expert, il pourrait se servir, pour enlever le réactif pyrogallate de potasse, d'éponges fortement comprimées, et débarrassées de tout l'air qu'elles renferment. Les éponges à la ficelle que l'on trouve dans les pharmacies peuvent rendre de bons services.

4° Les bicarbures d'hydrogène seront absorbés par de l'acide sulfurique fumant ou de Nordhausen. L'absorption ne se fait que lentement et par agitation.

5° L'oxyde de carbone et l'acétylène seront absorbés avec une solution récente de chlorure cuivreux dissous dans l'ammoniaque. On a conseillé également le chlorure cuivreux en dissolution dans l'acide chlorhydrique. L'expert aura soin, lorsqu'il aura fait la séparation du gaz restant et du réactif, d'absorber les vapeurs ammoniacales au moyen de boules de coke préalablement trempées dans de l'acide phosphorique, puis de l'acide sulfurique ordinaire.

6° Le volume gazeux restant représente l'azote, l'hydrogène et l'hydrogène protocarboné. Pour en faire l'analyse, on en introduit une quantité déterminée dans l'eudiomètre à mercure avec un volume ou un volume et demi d'oxygène ; puis on fait passer l'étincelle. Après détonation et refroidissement, on note la contraction, on absorbe d'abord l'acide carbonique formé, puis l'oxygène en excès avec le pyrogallate de potasse alcalin, et le gaz non absorbé et non transformé représente l'azote.

Pour calculer l'hydrogène et l'hydrogène protocarboné : soit $m$ l'absorption après l'explosion, $y$ l'hydrogène protocarboné, $x$ l'hydrogène et $n$ l'acide carbonique formé. On sait que $= n$, c'est-à-dire le volume de l'acide carbonique, est égal au volume de l'hydrogène protocarboné :

$$CH + O = H^4O^2 + CO^2;$$

on aura $\qquad \frac{3}{2}x + 2y = m \qquad$ ou $\qquad \frac{3}{2}x + 2n = m,$

d'où $\qquad\qquad x = \dfrac{2m - 4n}{3}.$

**Recherche dans le sang.** — La plupart des auteurs se contentent de rechercher dans le sang la présence de l'oxyde de carbone, au moyen de ses caractères spectroscopiques. Dans la plupart des empoisonnements par le gaz de l'éclairage, les experts ont toujours ou presque toujours retrouvé au spectroscope les bandes d'absorption nettes et caractéristiques de l'hémoglobine oxycarbonique. Cependant on pourrait citer des exceptions. Ainsi dans l'observation du docteur Wesche, asphyxie d'un homme et d'une femme, on trouva, quarante-huit heures après la mort, le sang de l'homme présentant très nettement au spectroscope les raies de l'hémoglobine oxycarbonique, que l'addition de sulfhydrate d'ammoniaque ne faisait pas disparaître. Au contraire, le sang de la femme se comportait comme celui des cadavres. En les soumettant tous les deux à l'action de la soude caustique, le sang de la femme devint noir, tandis que celui de l'homme prit une couleur rouge cinabre.

Ces faits assez extraordinaires sont expliqués de la façon suivante par le docteur Wesche, auteur de l'observation :

Il admet que lorsque la victime n'est pas morte au milieu de l'atmosphère toxique — l'homme était mort dans l'appartement, la femme avait survécu deux heures, — mais a pu respirer ensuite, même peu de temps à l'air libre, le sang peut ne pas présenter les caractères spéciaux. Pour Liman, le temps nécessaire pour que le sang ne présente plus les raies caractéristiques au spectroscope serait d'au moins six heures. Dans le cas de Wesche, il aurait été réduit à deux heures. Pour élucider ce point, cet observateur a eu recours à des expériences. Il constate d'abord qu'il faut au moins quatre minutes, pour que le sang dans lequel on fait passer du gaz de l'éclairage donne au spectroscope les raies de l'oxyde de carbone. Pour obtenir avec le même sang la coloration cinabre que donne la solution de soude caustique, il faut au moins quinze minutes. Si maintenant, du sang qui a été imprégné pendant cinq minutes par du gaz d'éclairage est soumis pendant cinq minutes à l'action de l'oxygène, il se comporte au spectroscope et à l'analyse chimique absolument comme du sang normal.

Il rapporte de plus une curieuse expérience faite sur des lapins. Lorsqu'on vient à placer ces animaux sous une cloche contenant du gaz de l'éclairage, après une demi-minute, les animaux deviennent comateux et restent ainsi une demi-minute, puis surviennent de violentes convulsions qui diminuent graduellement.

Si alors on prend ce lapin à la période des convulsions, qu'on le porte à l'air libre et qu'on le tue après un quart d'heure, l'analyse chimique et l'examen spectroscopique ne montrent pas d'oxyde de carbone dans le sang.

On vient de le voir, l'expert peut, dans une asphyxie déterminée par le gaz de l'éclairage, ne pas rencontrer d'oxyde de carbone dans le sang, ou tout au moins d'oxyde de carbone appréciable au spectroscope, surtout si la victime n'a succombé que quelques heures après l'accident, et en dehors de l'atmosphère contaminée. Dans ce cas, nous conseillons de se servir de la pompe à mercure, décrite à l'article *Oxyde de carbone*, et de soumettre à l'analyse le gaz obtenu par ce moyen. En effet, de ce que l'analyse spectrale n'indique pas la présence de l'oxyde de carbone dans le sang, s'ensuit-il que celui-ci n'en renferme pas? Évidemment non, car il peut se faire que la quantité d'hémoglobine oxycarbonique soit en minime proportion, comparativement à l'oxyhémoglobine. Dans ce cas, le sang de la victime, agité à l'air quelques instants, présentera les deux raies normales au spectroscope, et après réduction, l'hémoglobine réduite donnera la bande d'absorption de Stockes, masquant complètement les deux faibles raies que l'hémoglobine oxycarbonique pourrait conserver.

D'ailleurs les expériences de Ritter sont concluantes. Après avoir empoisonné des animaux avec du gaz de l'éclairage, débarrassé au préalable de l'oxyde de carbone par son passage à travers du chlorure cuivreux ammoniacal, et additionné ensuite de proportions connues d'oxyde de carbone, il a remarqué que le sang cessait d'avoir la coloration rouge caractéristique *lorsque la proportion d'oxyde de carbone était moindre* que **6 p. 100**; avec 7 p. 100, elle était assez nette et assez sensible.

Enfin nous appellerons l'attention de l'expert sur les urines. On sait, en effet, que, dans l'asphyxie par l'oxyde de carbone, ou par le gaz de l'éclairage, les urines renferment du sucre. Il n'y aurait d'exception que dans les cas aigus, c'est-à-dire ceux où la mort survient immédiatement. Bien plus, Eckard a démontré que tandis que dans toutes les formes de glycosurie les injections sous-cutanées de chloral font diminuer ou disparaître le sucre de l'urine, il n'en est pour ainsi dire rien dans le diabète sucré déterminé par l'oxyde de carbone ou le gaz de l'éclairage.

**Considérations générales sur l'empoisonnement par le gaz de l'éclairage.** — Avant de tirer quelques conclusions de ce qui précède, il est nécessaire d'étudier et de définir l'agent toxique du gaz de l'éclairage. En d'autres termes, le gaz de l'éclairage est-il asphyxiant par un seul ou par l'ensemble de ces constituants?

Après une étude sur l'action isolée de divers gaz qui entrent dans la composition du gaz de l'éclairage, la plupart des auteurs admettent :

1º Que les carbures d'hydrogène sont inactifs ;

2º Que seul l'oxyde de carbone est capable de produire les accidents que l'on connaît et d'amener la mort.

D'où il semble résulter que les empoisonnements par le gaz de l'éclairage ne sont autre chose que des intoxications par l'oxyde de carbone.

Cependant Tourdes avait remarqué que l'hydrogène bicarboné avait une certaine action sur la vitalité des animaux; et à la suite d'expériences nombreuses, il était arrivé à démontrer que des animaux introduits dans une atmosphère renfermant 10 p. 100 de gaz oléifiant tombaient au bout de dix minutes et éprouvaient des convulsions cinq minutes plus tard. Ces résultats venaient à l'appui de ce qu'avait éprouvé Davy, qui avait expérimenté sur sa propre personne. Mais ces expériences et ces conclusions ont été combattues par Christison et Turner, qui ont prétendu que le gaz employé par Tourdes et auparavant par Davy n'était pas pur et renfermait de l'oxyde de carbone,

D'un autre côté, les docteurs Biefel et Pobek, de Breslau, bien qu'admettant que l'oxyde de carbone soit le seul agent nocif du gaz de l'éclairage, avouent cependant que les symptômes ne sont pas les mêmes. A la suite d'expériences sur des lapins ils ont remarqué que jamais, dans l'empoisonnement par le gaz de l'éclairage, on n'observe, au début, la dilatation des vaisseaux de l'oreille, et le tremblement de cet organe, comme cela arrive avec l'oxyde de carbone pur. Bien plus, l'emphysème pulmonaire qui est constant, dans l'empoisonnement par le gaz de l'éclairage, ne s'observe jamais avec l'oxyde de carbone, et lorsque celui-ci agit seul.

Il y aurait donc quelque chose de plus dans l'action du gaz de l'éclairage. D'ailleurs, admettons le chiffre d'Eulemberg comme exact, la proportion de 5 p. 100 de gaz de houille ordinaire, comme rendant asphyxiant l'air ordinaire. Nous verrons, en faisant un calcul simple, que ces 5 p. 100 de gaz de l'éclairage renferment au maximum 0,5 d'oxyde de carbone, ce qui donnerait une atmosphère renfermant 1 p. 200 d'oxyde de carbone. — Nous avons pris comme moyenne d'oxyde de carbone contenu dans le gaz de houille 10 p. 100. — Or, nous savons que l'homme peut encore vivre quelque temps dans une atmosphère renfermant 1 p. 200 d'oxyde de carbone et que la mort n'arrive qu'après une demi-heure ou une heure, et lentement avec coma et résolution musculaire, qui peuvent durer un certain temps. On observe surtout des douleurs de tête, du vertige, de la fatigue, de l'impossibilité de se tenir debout. Dans l'empoisonnement rapide par le gaz de l'éclairage, il n'en est plus de même. Il nous a été donné d'assister à des travaux de réparations de conduites de gaz, dans des tranchées de 2 mètres de profondeur environ. Voici ce que nous avons observé : Les ouvriers, après avoir mis à jour une conduite de 30 centimètres de diamètre, tombèrent tous foudroyés. Ils étaient au nombre de quatre, sortis immédiatement de la tranchée, ils ne tardèrent pas à reprendre leurs sens après une exposition au grand air qui n'a pas duré plus d'une à deux minutes au plus. Il n'y a eu que du vertige, pas de douleurs de tête, à tel point que, quelques instants après, tous les quatre redescendirent pour continuer leur ouvrage. L'un d'eux, qui là était resté plus longtemps sans remonter prendre de l'air et respirer librement au dehors, tomba de nouveau, privé de mouvements, et ne revint à lui que dix minutes après, courbaturé, fatigué à tel point qu'il ne put achever son travail.

L'asphyxie par l'oxyde de carbone n'a été manifeste que chez un seul de ces ouvriers. Les autres sont bien tombés privés de sentiments, mais ils sont revenus à eux avec une telle rapidité sans éprouver le moindre malaise, qu'il est difficile d'attribuer cette perte de connaissance à l'oxyde de carbone. Ce gaz, en effet, agit en rendant impossible l'hématose; il se fixe sur l'émoglobine avec laquelle il forme une combinaison s'opposant à sa combinaison avec de l'oxygène. Les suites de l'asphyxie par l'oxyde de carbone doivent donc être d'une assez longue durée, puisqu'il faut, pour permettre à l'oxygène de jouer son rôle habituel, faire en sorte que l'oxyde de carbone soit éliminé.

Il y aurait donc, dans l'empoisonnement par le gaz de l'éclairage, plus qu'une action toxique déterminée par le gaz oxyde de carbone seul, mais encore une action asphyxiante, pouvant amener non seulement la perte des sens, mais encore la mort par insuffisance de gaz respirable, l'oxygène.

Enfin, les mêmes questions qui nous ont occupé et que nous avons étudiées à propos de l'oxyde de carbone pur peuvent trouver leur place ici. Il arrive souvent que de plusieurs personnes, restées dans une même chambre et exposées à peu près également à l'action du gaz de l'éclairage, les unes sont trouvées mortes, les autres seulement assoupies. Dans ces circonstances, on doit tenir compte des conditions individuelles; mais, le plus souvent, les personnes sont sauvées parce qu'elles se trouvent plus rapprochées que les autres des portes et des fenêtres, ou plus éloignées des points d'émanations. Ces cas peuvent avoir une grande importance, car il est arrivé souvent que le survivant est accusé d'avoir empoisonné ses compagnons.

On pourrait croire aussi que l'explosibilité du gaz puisse mettre à l'abri de l'asphyxie. A la suite d'expériences de Devergie, renouvelées par Tourdes, le gaz de l'éclairage ne détonne que lorsqu'il est assez abondant pour constituer la onzième partie de l'air dans lequel est placé le corps en combustion.

Il est à ce sujet intéressant de rapporter le tableau suivant dû à von Than et donnant la manière de se comporter des mélanges d'air et de gaz. Les expériences ont été faites dans des tubes à la température ambiante de 17°. Mélange d'air et de gaz, de ce dernier :

```
 4 p. 100 le mélange ne s'enflamme pas.
 5    —    brûle incomplètement.
 6    —    brûle très lentement.
 7    —    brûle lentement.
 8    —    brûle bien.
 9    —    brûle vite et siffle.
10    —    bruit explosif, son grave.
13    —    explosion, sifflement aigu.
15    —    forte explosion, bruit sourd.
20    —    très forte explosion.
25    —    combustion tranquille sans bruit.
28    —    flamme légèrement bleue.
30    —    ne brûle que fort mal.
40    —    brûle très mal.
```

Ce tableau confirme donc les essais de Devergie et de Tourdes.

**Antidotes et traitements.** — Le traitement de l'asphyxie par le gaz de l'éclairage est le même que dans les intoxications par les vapeurs de charbon et l'oxyde de carbone. Il faut tout d'abord soustraire la victime à l'influence de l'atmosphère toxique, faire des inhalations d'oxygène, ou simplement favoriser la respiration. Les frictions, les cordiaux, et en général tout ce que nous avons dit pour le traitement des empoisonnements par l'oxyde de carbone, peuvent trouver leur place ici.

## I

# ALCOOLS

On appelle *alcool* une classe de corps organiques, non azotés, caractérisés principalement par la propriété de former avec les acides des combinaisons qui portent le nom d'*éthers*. Nous nous occuperons plus spécialement du deuxième terme des alcools monoatomiques, de l'*alcool éthylique*, et nous dirons seulement quelques mots de deux alcools voisins : l'*alcool méthylique* et l'*alcool amylique*.

L'alcool éthylique, encore appelé *vinique, alcool, esprit-de-vin*, est le produit principal d'une fermentation particulière du glucose. Il prend naissance en même temps que l'acide carbonique, de l'acide succinique et de la glycérine, ainsi qu'il résulte des travaux de M. Pasteur sur la fermentation alcoolique.

Dans le commerce, on rencontre rarement l'alcool pur de tout mélange d'eau, l'alcool absolu est surtout un produit de laboratoire. Étendu d'eau, il porte différents noms, suivant la proportion pour 100 en alcools.

Ainsi on appelle *eaux-de-vie*, une solution alcoolique marquant 45°,6 à l'alcoomètre centésimal de Gay-Lussac ; *esprits*, des coupages d'alcool avec de l'eau dans les proportions de trois volumes du premier pour deux volumes du second, de trois volumes de l'un pour trois volumes de l'autre, et on obtient ainsi des *trois-cinq*, des *trois-six*, etc. (1).

L'alcool pur ou absolu est un liquide incolore, très fluide, à odeur agréable et à saveur caustique et brûlante. Sa densité

______

(1) Voyez Larbalétrier, *L'alcool au point de vue chimique, industriel*, etc., 1 vol. in-16 (*Bibliothèque scientifique contemporaine*).

à 0° est 0,784, et celle de sa vapeur, 1,584. Il bout à 78°,4. On
n'a pu encore le solidifier, mais il devient visqueux dans un
mélange de protoxyde d'azote et d'acide carbonique solide
à — 100°.

C'est un corps décomposable par la chaleur, si on vient à
faire passer ses vapeurs dans un tube de porcelaine chauffé au
rouge ; elles se décomposent en donnant naissance à une foule
de produits, parmi lesquels on rencontre de l'oxyde de carbone, de l'hydrogène, du gaz protocarboné et oléifiant, un peu
de charbon, de la naphtaline, de la benzine et de l'acide phénique.

L'alcool est un corps combustible ; il brûle à l'air avec une
flamme bleuâtre, en produisant de l'eau et de l'acide carbonique. Un mélange d'alcool et d'oxygène s'enflamme avec explosion au contact d'une bougie ou d'une étincelle électrique.
Si l'action oxydante est lente, la décomposition est moins
complète ; il ne perd que de l'hydrogène et se transforme en
aldéhyde. Si l'action oxydante se prolonge, ou si elle est plus
énergique, l'alcool se transforme d'abord en aldéhyde, puis
immédiatement en acide acétique.

L'*alcool méthylique*, premier terme de la série à laquelle appartient l'alcool vinique, est un produit de la distillation du
bois. L'*esprit de bois*, ainsi appelé à cause de son origine, est
un liquide incolore, d'une odeur agréable lorsqu'il est bien
pur. Celui du commerce possède en général une odeur très
désagréable due à des impuretés. Sa densité à 0° est de 0,814
et il bout à 65°,5. Il se mêle en toutes proportions avec l'eau,
l'alcool ordinaire et l'éther.

Comme l'alcool vinique, l'esprit de bois est combustible et
brûle à l'air avec une flamme bleue. Soumis à l'action des oxydants, il donne de l'eau et de l'acide formique. Il a la propriété de se combiner avec le baryte ainsi qu'avec le chlorure
de calcium. Ces deux combinaisons, parfaitement définies,
répondent aux formules $BaO.2CH^4O$ et $CaCl^2,4CH^4O$.

L'*alcool amylique*, cinquième terme de cette série des alcools
monoatomiques, constitue la plus grande partie des huiles qui
forment le résidu de la distillation des alcools de marc, de fé-
cule ou de betterave.

C'est un liquide incolore, d'une odeur désagréable. Solide à — 20°, sa densité à + 15° est 0,818; il bout à 132° et est insoluble dans l'eau, mais soluble dans l'alcool et l'éther.

Tous ces alcools forment des éthers propres simples ou mixtes et donnent avec les acides des éthers simples ou composés.

**Empoisonnement et doses toxiques.** — Il est, en général, assez difficile de préciser la dose toxique de l'alcool, car cette dose dépend de l'état de concentration de la liqueur, de l'âge, de la constitution du sujet et aussi beaucoup de l'habitude.

Suivant Taylor, la quantité minima d'alcool ayant produit la mort serait de 90 et 125 grammes chez un enfant de sept ans. Suivant Todd, la dose de 1 litre de rhum aurait fait mourir un adulte, et 125 grammes d'alcool rectifié n'auraient produit chez un autre individu que des accidents graves sans amener la mort.

Si l'alcool n'est pas employé dans les empoisonnements criminels, il sert quelquefois comme poison suicide et détermine souvent des intoxications que l'on pourrait appeler accidentelles, comme celles qui résultent d'excès alcooliques. En Russie, en 1845, il y eut 650 cas d'empoisonnements aigus et mortels, et 676 en 1860. En France, de 1840 à 1847, dans une période de sept ans, on en a compté 1,622 cas. La cure de l'ivrognerie, par la méthode suédoise — méthode de Berzelius, Schreiber, — dans laquelle les buveurs, afin de concevoir du dégoût pour les liqueurs alcooliques, doivent prendre tous leurs aliments cuits dans l'eau-de-vie et n'ingérer que des substances ayant macéré dans ce liquide, a aussi donné la mort dans certains cas. Orfila a vu un cas de ce genre, où la mort est arrivée en très peu de temps. Taylor rapporte également une observation de mort aussi rapide.

L'alcool méthylique serait, d'après Cros, beaucoup moins toxique que l'alcool de vin. Ritter prétend même qu'il n'est pas vénéneux. Il a pu, dit-il, boire journellement une certaine quantité de liqueur anisette, préparée à l'aide d'alcool méthylique rectifié. L'alcool méthylique du commerce renferme une telle quantité d'impuretés et de produits empyreumatiques qu'il serait difficile d'en faire usage, tellement l'odeur et la saveur en sont désagréables.

L'alcool amylique est beaucoup plus toxique que les alcools méthyliques et éthyliques. C'est à lui que l'on doit attribuer les accidents tels que pesanteur de tête, céphalalgie, troubles de la digestion, lorsqu'on fait usage et abus de liqueurs de mauvaise qualité. Rabuteau, à la suite d'expériences sur lui-même, a remarqué que l'addition de 20 à 25 centigrammes d'alcool amylique à un demi-litre de vin de bonne qualité lui procurait un commencement d'ivresse pénible, accompagné d'un serrement des tempes et d'une certaine faiblesse des membres inférieurs.

D'ailleurs l'ivresse produite par un vin naturel est peu grave, tandis que celle qui est produite par un vin rehaussé avec des alcools de pommes de terre ou des liqueurs de mauvaise qualité est beaucoup plus tenace, diminue considérablement la force musculaire et s'entoure de symptômes plus graves et plus alarmants que dans le premier cas.

Enfin, d'après Rabuteau, l'alcool éthylique serait trois ou quatre fois moins toxique que l'alcool butylique, et environ quinze fois moins dangereux que l'alcool amylique. Cet auteur a cru devoir les grouper ainsi :

| | |
|---|---|
| Alcool méthylique................. | Très peu actif. |
| — éthylique..................... | Peu actif. |
| — butylique ................... | Actif. |
| — amylique................... | Très actif. |

et en tirer les conclusions suivantes : Les alcools répondant à la formule générale $C^nH^{2n}+{}^2O$ sont d'autant plus toxiques à hautes doses qu'ils renferment le groupe $CH^2$ un plus grand nombre de fois.

**Recherche de l'alcool dans les cas d'empoisonnement. —** L'expert devra rechercher l'alcool dans l'organisme le plus rapidement possible, et dans le cas où il ne pourra se livrer immédiatement à l'analyse des substances organiques confiées à ses soins, il devra les conserver le moins longtemps possible, dans un flacon à large ouverture, parfaitement bouché.

Il devra porter ses investigations sur l'appareil digestif et son contenu, sur les urines, le sang, le foie et le cerveau.

Les matières organiques à analyser sont introduites, préalablement délayées dans un peu d'eau, dans une cornue tubulée. La cornue est réunie au récipient, au moyen d'une allonge continuellement refroidie. On distille ensuite, en ayant soin d'entourer le récipient d'un mélange réfrigérant, et on recueille le tiers environ de la masse contenue dans la cornue. Le liquide distillé, plus ou moins coloré, est rectifié de nouveau par distillation dans laquelle on ne recueille qu'un tiers du premier produit. La liqueur ainsi rectifiée est mise en contact pendant deux heures à peu près avec du carbonate de potasse desséché.

Le carbonate de potasse, très avide d'eau, s'empare de la plus grande partie du liquide. On distille de nouveau, et les produits recueillis contiennent tout l'alcool des matières organiques soumises à l'analyse.

Le liquide alcoolique distillé doit présenter les caractères suivants :

1° Une petite portion au contact d'une flamme quelconque doit brûler avec une flamme bleue peu éclairante et sans donner de noir de fumée. L'éther brûle avec une flamme un peu plus éclairante et donne un peu de noir de fumée.

2° Une autre portion, versée dans un mélange d'acide sulfurique et de bichromate de potasse, doit donner, sous l'influence d'une légère température, une coloration verte immédiate, par suite de la réduction du chromate et de la formation de sulfate de chrome vert. La solution de chromate acide doit être assez faible; les meilleures proportions sont un décigramme de bichromate de potasse dissous dans 80 grammes d'acide sulfurique ordinaire.

C'est cette réaction qui a servi à MM. Perrin et Duroy pour rechercher et caractériser la présence de l'alcool dans les différents organes. Elle est assez sensible, mais elle a l'inconvénient de ne pas être spéciale à l'alcool. En effet, toutes les matières organiques réduisent le bichromate de potasse en présence de l'acide sulfurique, et ramènent la liqueur du rouge au vert. Il s'ensuit donc que si les liqueurs distillées ne sont pas suffisamment rectifiées et si elles renferment des produits empyreumatiques ou des matières organiques entraînées,

elles pourront réduire le bichromate sans pour cela contenir i
de l'alcool.

3° Une petite quantité du liquide distillé neutre au papier de
tournesol est exposée sous une cloche en présence d'une certaine quantité de mousse ou de noir de platine. Au bout de peu
de temps, s'il renferme de l'alcool, le liquide deviendra acide
par suite de formation d'acide acétique aux dépens de l'alcool
sous l'influence de l'oxydation produite par le noir de platine.

L'éther donnerait les mêmes produits d'oxydation ; cette réaction n'est donc pas particulière à l'alcool.

4° Pour caractériser l'alcool dans le produit distillé, Lieben
met à profit la transformation de l'alcool en iodoforme en présence de l'iode et de la potasse. L'opération se fait en chauffant une petite quantité du liquide à examiner dans un tube à
essais, en ajoutant quelques gouttes de potasse et une petite
quantité d'iode. S'il y a de l'alcool, il se forme un précipité
jaune, en lamelles hexagonales microscopiques, ressemblant à
des cristaux de neige, soit immédiatement, soit au bout d'un
certain temps.

Hager a modifié le procédé de la manière suivante. Il emploie
une solution d'iodure de potassium dans cinq ou six fois son
poids d'eau, sursaturée d'iode, et une solution de potasse au
dixième. Le liquide à essayer est chauffé à 40° ou à 50° et
additionné de cinq à six gouttes de la solution alcaline, puis
de la solution d'iode jusqu'à ce qu'il devienne brun jaunâtre ;
on ajoute alors de nouveau une petite quantité de potasse jusqu'à décoloration. L'iodoforme se dépose au fond du tube.

Cette réaction n'est pas caractéristique de l'alcool, une foule
de composés organiques fournissent de l'iodoforme avec la
potasse et l'iode. Cependant Müntz affirme que c'est la réaction
la plus sensible, et prétend reconnaître au microscope de l'iodoforme formé dans une solution alcoolique au 1/20.000. Il
serait arrivé, dit-il, en perfectionnant la méthode, à retrouver
dans l'eau 1/1.000.000 d'alcool. Il emploie l'iode et le carbonate
de soude, chauffe un peu et abandonne vingt-quatre heures, puis
il décante avec précaution la liqueur surnageante et examine le
dépôt au microscope. Les cristaux d'iodoforme seraient d'autant
plus réguliers que les quantités d'alcool seraient plus faibles.

5° Ritter propose de rechercher l'alcool directement dans le récipient de l'appareil distillatoire, après une rectification sur du carbonate de potassium sec. Il introduit alors au contact du liquide distillé 2 ou 3 centimètres cubes d'acide sulfurique concentré ; puis, après quelques secondes d'agitation, il ajoute une à trois gouttes d'acide butyrique. Il se produit aussitôt une odeur de fraise due à la formation de butyrate d'éthyle. L'odeur se développe davantage et prend de l'intensité si l'on ajoute au mélange 4 à 5 centimètres cubes d'eau.

Tous ces procédés donnent des résultats suffisants lorsque la proportion d'alcool est suffisante. Mais il n'en est plus de même lorsqu'on est obligé d'opérer sur de petites quantités de matières ne renfermant que des traces d'alcool. Dans ce cas, la distillation serait incapable de donner des résultats satisfaisants. On doit alors se servir du procédé employé par Lallemand, Perrin et Duroy, procédé qui a permis d'étudier l'élimination et les localisations de l'alcool dans l'économie.

L'appareil (fig. 28) se compose d'un ballon de 1 litre à peu près, reposant sur une capsule au bain-marie. Le ballon est fermé par un bouchon percé de deux trous, dans lesquels s'engagent des tubes de verre, coudés à angle droit. L'un de ces tubes descend jusqu'au fond du ballon ; il est destiné à amener un courant d'air ; l'autre au contraire ne dépasse guère la partie inférieure du bouchon et se continue, soit par deux coudures, soit par un raccordement — il est préférable de ne pas mettre de caoutchouc — dans un ballon plus petit, contenant de la chaux vive. Ce ballon à chaux vive communique avec un second ballon également à chaux vive, mais plus petit que le premier. Ce deuxième ballon, au moyen de tubes coudés, communique avec un gros tube à essai, renfermant un réactif spécial — acide sulfurique et bichromate de potasse, — puis avec un second de même forme et de même contenu, faisant suite au premier.

Les ballons A et B, remplis au quart de chaux vive, doivent pouvoir être chauffés doucement et successivement pendant tout le temps de l'opération.

L'appareil étant ainsi disposé, on verse dans le grand ballon les matières à analyser, délayées dans de l'eau, dans le cas où

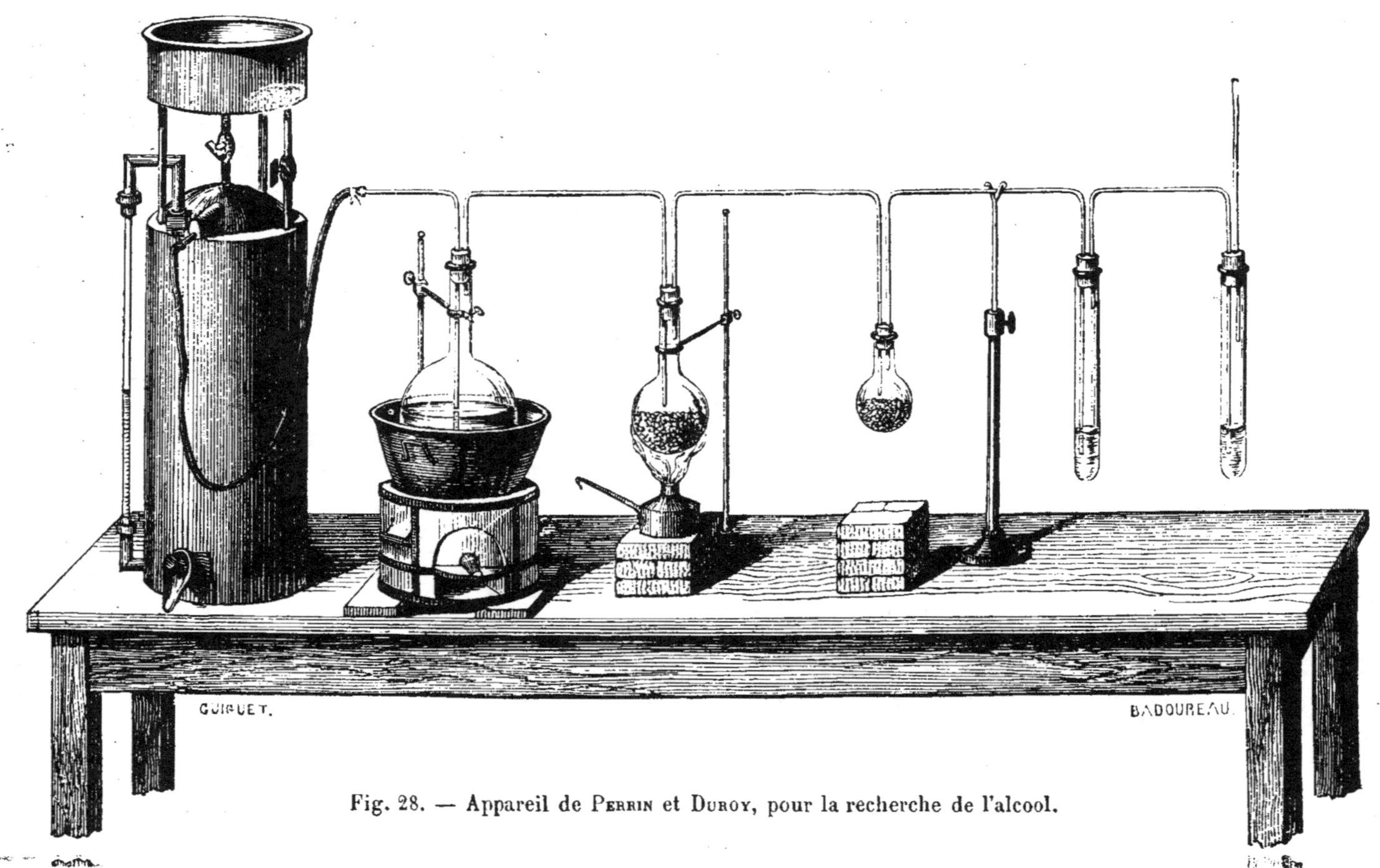



Fig. 28. — Appareil de Perrin et Duroy, pour la recherche de l'alcool.

elles seraient trop épaisses. On introduit dans les tubes C et D le réactif préparé, en dissolvant 1 décigramme de bichromate de potasse dans 30 grammes d'acide sulfurique, et on en met dans chacun d'eux 2 centimètres cubes à peu près.

On chauffe alors au bain-marie, et par l'extrémité E du tube coudé du ballon renfermant les matières organiques, on fait arriver un courant d'air. Sous l'influence de la chaleur et du courant d'air, les vapeurs hydroalcooliques sont entraînées et arrivent dans le ballon A, où elles se dessèchent en présence de la chaux vive, arrivent en B, où elles continuent à se déshydrater, et enfin pénètrent dans les tubes C et D, où, en quelques minutes, elles réduisent le bichromate et donnent à la liqueur une teinte verte caractéristique.

Il faut avoir soin de chauffer de temps en temps les ballons à chaux, pour volatiliser les vapeurs alcooliques qui pourraient s'y condenser en même temps que la vapeur d'eau. Bien plus, si l'opération doit durer longtemps et si le ballon récipient contient une grande quantité de liquide à distiller, il est indispensable de remplacer la chaux chaque fois qu'elle est saturée. Sans cette précaution, la chaux ne fixerait plus l'eau des vapeurs hydroalcooliques qui viendraient délayer la liqueur et nuire à la réaction.

Voici les résultats obtenus par les auteurs. Ils ont introduit dans le ballon tantôt 30 grammes de sang d'un animal récemment tué, tantôt des fragments de cerveau, de foie d'animaux ou de cadavres, tantôt de l'urine d'homme n'ayant pas pris d'alcool depuis vingt-quatre heures. Or, dans tous ces cas, même en poussant l'opération jusqu'à ce que les matières soient presque desséchées, ils n'ont jamais trouvé d'alcool, jamais le réactif n'a été réduit. Au contraire, lorsqu'ils essayèrent la réaction sur 30 grammes de sang auquel ils avaient ajouté 60 grammes d'eau et 2 décigrammes d'alcool, ils obtinrent une réduction rapide de l'acide chromique. Le résultat fut le même avec 30 grammes de sang d'un animal intoxiqué par l'alcool et avec 15 grammes de matières cérébrales triturées avec 30 grammes d'eau.

Müntz serait arrivé à des conclusions un peu contradictoires, en ce sens qu'il affirme avoir trouvé de l'alcool partout. L'eau de pluie, de neige en contiendrait, et l'eau de Seine en renfermerait 1 gramme par mètre cube. Il en a trouvé également dans l'eau de mer, dans le sol, bien qu'en moins grande quantité. Pour lui, cette présence de l'alcool s'expliquerait par la faculté qu'auraient les matières organiques d'en produire pendant leur décomposition. Béchamp a également trouvé de l'alcool dans les produits de destruction des matières organiques, dans le travail cellulaire, dans l'intimité des tissus et dans certains liquides de l'économie, le lait et les urines. Le procédé employé par Müntz est une application de la réaction de Lieben, c'est-à-dire la transformation de l'alcool en iodoforme en présence de l'iode et d'un alcali.

Tout ce que nous venons de dire se rapporte à la recherche de l'alcool vinique ou éthylique. Dans le cas où l'expert voudrait mettre en évidence et caractériser les autres alcools méthylique et amylique, il pourrait ou suivre les mêmes méthodes, ou encore se contenter de rechercher ces alcools dans les liquides qui ont amené la mort de l'individu. C'est là, on le voit, une simple curiosité chimique, et le problème se résume à savoir si les liqueurs alcooliques ingérées par la victime étaient ou n'étaient pas de bonne qualité.

**Considérations générales sur l'empoisonnement par l'alcool.** — La question de la combustion de l'alcool ou de son élimination intégrale de l'économie sans transformation est encore, malgré les importants travaux de Liebig, de Perrin Lallemand et Duroy, de Dujardin-Beaumetz, loin d'être résolue.

Liebig, dans sa division des aliments, considérait l'alcool comme type de ceux qu'il appelait respiratoires, c'est-à-dire que par sa combustion il produisait la chaleur animale. Plus tard Lallemand, Perrin et Duroy, à la suite d'expériences nombreuses, essayaient de démontrer le mal fondé des affirmations de Liebig, et que l'alcool, loin de se brûler dans l'organisme, se localisait dans le cerveau et la moelle pour s'éliminer ensuite sans décomposition ou transformation d'aucune sorte.

Sans renouveler les polémiques qui dernièrement encore passionnaient l'Académie de médecine, nous croyons comme Dujardin-Beaumetz que les deux hypothèses sont vraies dans une certaine mesure et qu'il faut savoir prendre à l'une et retrancher à l'autre pour se rendre un compte plus vraisemblable du phénomène.

Que Lallemand, Perrin et Duroy aient retrouvé dans le cerveau et la moelle de l'alcool en nature, qu'ils en aient constaté la présence dans l'air expiré par des animaux en expériences, pas de doute, mais qu'ils affirment en généralisant que l'alcool n'est pas brûlé, c'est autre chose, et c'est précisément là qu'est le danger.

En effet, comme le dit fort justement Dujardin-Beaumetz, ces expérimentateurs n'ont jamais retrouvé la totalité de l'alcool mis en œuvre, d'un autre côté ils n'ont jamais expliqué l'odeur spéciale des ivrognes, odeur caractéristique des produits d'oxydation de l'alcool.

Quoi qu'il en soit, pour ne pas sortir du cadre de cet ouvrage, nous admettons que l'alcool séjourne dans le sang, qu'il s'accumule dans une certaine mesure dans le cerveau et la moelle et que la partie non comburée sort en nature dans l'économie.

Les chiffres suivants représentent en moyenne les proportions d'alcool contenu dans les organes d'un animal intoxiqué par cet agent; le poids de celui qui a été trouvé dans le sang a été pris comme unité :

| | |
|---|---|
| Sang.......................................... | 1.00 |
| Cerveau...................................... | 1.34 |
| Foie.......................................... | 1.48 |
| Tissus musculaires, etc...................... | traces |

Des expériences très exactes ont démontré que chez des animaux auxquels on avait administré de l'alcool on pouvait encore retrouver l'alcool en nature dans le sang, seize heures après, alors que tous les signes d'ivresse étaient dissipés.

Il résulte de ces données que l'expert appelé à rechercher l'alcool dans un cadavre devra toujours porter ses investigations sur le foie d'abord, les centres nerveux, le tube digestif, le sang et les urines. Mais il devra aussi, dans son rapport, et suivant les proportions d'alcool trouvées, s'entourer de toutes les précautions, et, avant de se prononcer pour l'affirmative, se souvenir des travaux de Béchamp et des expériences de Müntz. D'ailleurs, dans la pratique, il est rare que les quantités d'alcool trouvées soient en faibles proportions, les accidents et la

mort sont en général provoqués par des quantités tellement
considérables — 1 litre d'eau-de-vie et même davantage, —
qu'il est quelquefois possible de faire un véritable punch avec
les matières contenues dans l'appareil digestif.

Grehant a étudié la dose d'alcool nécessaire pour produire
la mort lorsque celui-ci se trouve dans le sang. Il a injecté dans
l'estomac d'un chien du poids de $10^{kil},500$ $93^{gr},3$ d'alcool à 21°.
Après huit injections faites de demi-heure en demi-heure, l'animal mourut. Le sang pris dans la veine cave inférieure et introduit dans un appareil à distillation dans le vide a donné un
liquide incolore dont le poids spécifique était 0,998, ce qui correspond à 1/100 d'alcool absolu contenu dans le sang.

Deux autres expériences ont donné 1/110 et 1/100 ; ce qui
lui permet d'affirmer que la dose toxique de l'alcool dans le
sang est voisine de 1/100.

Chez un chien en état d'ivresse, mais qui n'en mourut pas,
Grehant a trouvé 1/197 d'alcool absolu, c'est-à-dire la moitié.

Ces résultats concordent avec ce qu'avait déjà démontré Bert,
lorsqu'il annonçait que la limite de la zone maniable des anesthésiques est telle que la dose de vapeurs de chloroforme ou
d'éther dans l'air aspiré par les animaux devient toxique quand
elle est double de celle qui produit l'anesthésie.

**Dosage de l'alcool.** — Il est très difficile de doser l'alcool
contenu dans les organes ou mélangé à des matières organiques
plus ou moins complexes. On pourrait cependant, à la rigueur,
distiller la masse à analyser, rectifier plusieurs fois le produit
par des distillations successives et des agitations sur du carbonate de potasse anhydre, et enfin, soit au moyen de l'alcoomètre ou d'un instrument similaire, prendre le degré alcoolique
du liquide distillé.

**Antidotes et traitements.** — Si l'on considère trois phases
dans l'action de l'alcool, il est nécessaire d'indiquer trois genres
de traitement. Dans le premier degré de l'ivresse, il n'y a, en
général, rien à faire : le repos et le sommeil dissipent aisément les quelques troubles fonctionnels qui ont pu survenir.
Dans le deuxième degré, on doit commencer par débarrasser
l'estomac des liquides qu'il peut contenir. Les moyens les plus
simples pour favoriser les vomissements sont ou la titillation

de la luette ou l'ingestion d'eau tiède. Il faut, en général, rejeter les vomitifs, tels que le tartre stibié et l'ipéca stibié, etc. On a conseillé également les solutions étendues de sesquicarbonate d'ammoniaque ou quelques gouttes d'ammoniaque dans un verre d'eau. Mialhe considère l'ammoniaque comme produisant, dans l'alcoolisme, la dissolution des coagulums d'albumine qui se formeraient dans les capillaires. Mais on sait que le sang des alcooliques est très fluide et n'a pas de tendance à la coagulation, son action a donc été beaucoup exagérée. Rabuteau, à la suite de quelques expériences, l'a vu rarement réussir; bien plus, il est arrivé parfois que l'administration maladroite de ce prétendu antidote a produit des accidents graves et mortels. Rouch a considéré l'acide acétique comme un antidote de l'alcool; mais rien n'est venu justifier cette manière de voir. Cependant les lavements et les frictions à l'eau vinaigrée et à l'eau salée peuvent être de quelque utilité. En somme, il faut provoquer les vomissements, favoriser l'élimination de l'alcool par les reins, au moyen de boissons nombreuses. On évitera également de laisser refroidir le patient.

Lorsque l'ivresse est parvenue au troisième degré — période de résolution musculaire complète, état comateux, — il est quelquefois difficile de faire vomir, la réplétion de l'estomac ne permettant pas l'abaissement du diaphragme. Il faut avoir recours aux moyens énergiques, à la pompe gastrique, favoriser la respiration, s'opposer au refroidissement par des frictions avec des linges chauds. En un mot, il faut favoriser l'élimination de l'alcool, c'est-à-dire rétablir la respiration, la circulation et les fonctions de la peau.

# II

## ÉTHER

L'éther ordinaire, ou *oxyde d'éthyle*, mproprement appelé *éther sulfurique*, se produit toutes les fois que l'alcool est chauffé convenablement en présence de certains corps, comme l'acide sulfurique, l'acide phosphorique, le chlorure de zinc ou le chlorure d'étain.

C'est un liquide incolore, très fluide, à odeur forte et caractéristique, d'une saveur âcre et brûlante. Sa densité est 0,73 à la température de 0°; il se solidifie à — 31° en lamelles cristallines; il bout à 34°5.

L'éther se mêle difficilement avec l'eau, à la surface de laquelle il surnage. Cependant l'eau peut en dissoudre un peu, et l'éther dissoudre une petite quantité d'eau. L'éther dissout le phosphore, l'iode, le soufre et les substances riches en carbone, comme les huiles et les graisses.

La vapeur d'éther, passant dans un tube de porcelaine chauffé au rouge, donne les mêmes produits que l'alcool. L'éther brûle à l'air avec une belle flamme blanche, et donne, en même temps qu'un peu de carbone, de l'acide carbonique et de l'eau. Ses vapeurs forment, avec l'air, des mélanges qui détonent à l'approche d'un corps enflammé.

L'éther donne, comme l'alcool, de l'aldéhyde sous l'influence des oxydants, et, comme lui, il réduit le bichromate de potasse en solution acide.

**Empoisonnements et doses toxiques.** — Les empoisonnements par l'éther sont rares. A part quelques observations de suicide par ingestion de grandes quantités d'éther, on ne connaît que des cas d'empoisonnements accidentels, à la suite d'inhalations mal conduites ou trop prolongées. Les statistiques américaines et anglaises réunies donneraient, d'après

Morgan, 4 morts sur 92,815 cas d'anesthésie, soit 1 sur 23,204.

Les propriétés toxiques de l'éther, bien connues maintenant par les physiologistes, sont encore entourées d'une certaine obscurité au point de vue de la chimie légale. On ne sait pas quelles sont les doses capables de provoquer la mort. Dans l'anesthésie, c'est-à-dire à la suite d'inhalation d'éther par les moyens ordinaires, il n'est pas extraordinaire qu'on ne puisse savoir les proportions d'éther capables de tuer; les quantités réellement absorbées sont loin d'être connues. Dans l'ingestion, il en est de même. On sait cependant, d'après les expériences d'Orfila, que 16 grammes d'éther introduits dans l'estomac d'un petit chien robuste ont amené la mort en douze heures; que 14 grammes du même corps injectés dans le tissu cellulaire de la partie interne de la cuisse d'un autre chien, petit de taille, l'ont tué vers le quatrième jour. Mais il n'est pas douteux que, dans la plupart des cas, des doses bien supérieures soient nécessaires chez un adulte pour produire de semblables résultats, car l'éther ingéré provoque facilement les vomissements, la plus grande quantité du poison se trouvant ainsi rejetée au dehors. Nous pourrions ajouter avec P. Bert que les vapeurs d'éther deviennent toxiques quand, dans l'air aspiré par l'individu, elles sont doubles de la quantité nécessaire à l'anesthésie.

**Recherche de l'éther dans le cas d'empoisonnement.** — Que l'empoisonnement soit accidentel ou suicide, qu'il résulte d'inhalation ou d'ingestion d'une grande quantité d'éther, l'expert chargé de l'analyse devra porter ses recherches sur les organes tels que le foie, le cerveau, le sang et les urines.

La méthode à suivre est celle que nous avons recommandée au chapitre *Alcool;* c'est celle dont se sont servis MM. Perrin, Lallemand et Duroy, pour la recherche et l'étude des localisations de certains liquides, comme l'alcool et l'éther. Le procédé est donc applicable ici ; il n'y a rien à changer : l'éther, comme l'alcool, réduit le réactif bichromate de potasse dissous dans l'acide sulfurique, et, de jaune rougeâtre qu'il était, celui-ci donne une coloration verte caractéristique. Comme l'alcool, l'éther s'oxyde aux dépens du bichromate pour donner de l'aldéhyde, en même temps qu'il se forme du sulfate de chrome vert.

Les réactions de l'éther sont à peu près les mêmes que celles

de l'alcool. En masse, il est facile de les distinguer et de caractériser un mélange; mais, en faible proportion, le problème se
complique.

La réaction de Lieben permet cependant de distinguer l'alcool
de l'éther. En effet, un liquide alcoolique, traité par un alcali
et une quantité suffisante d'iode, laisse déposer, au bout de
peu de temps, un précipité cristallin jaune d'iodoforme. L'éther
ne donne pas d'iodoforme dans les mêmes conditions. Mais ce
caractère n'est pas encore absolu; car si l'éther ne donne pas
la réaction indiquée par Lieben pour l'alcool, l'éther commercial, même le plus pur, donnera un précipité, car il renferme
toujours de petites quantités d'alcool.

**Considérations générales sur l'empoisonnement par l'éther.**
— Nous venons de voir que, la plupart du temps, les réactions
chimiques sont impuissantes à caractériser et à distinguer l'alcool de l'éther dans un milieu organique quelconque, et surtout si les quantités du toxique s'y trouvent en très faibles proportions. Les commémoratifs seuls peuvent venir en aide à l'expert et permettre de résoudre la question.

L'éther, comme l'alcool, comme le chloroforme, en grande
partie ne se transforme pas dans son passage à travers l'organisme. Les travaux de Lallemand, Perrin et Duroy sont concluants à cet égard. L'éther, absorbé par quelque voie que ce
soit, entre dans la circulation, s'élimine pour partie après avoir
séjourné un certain temps dans l'économie et se localise dans
le foie, dans le cerveau, dans le sang et un peu dans les tissus.

Le tableau suivant, donné par les auteurs cités plus haut,
indique les quantités d'éther retirées de l'organisme d'animaux
tués par l'éther, et la proportion trouvée dans le sang a été
prise pour unité :

| | |
|---|---|
| Sang | 1.00 |
| Cerveau | 3.25 |
| Foie | 2.22 |
| Tissus musculaires | 0.25 |

L'expert aura donc tout avantage, dans un empoisonnement
de cette nature, à rechercher le toxique dans le cerveau et
dans le foie, organes qui en contiennent trois fois et deux fois

plus que le sang et les différents tissus musculaires et cellulaires.

**Dosage de l'éther.** — L'éther du commerce renferme toujours de l'alcool. Ainsi celui qui marque 50° en contient 28 p. 100. Il en résulte que, pour opérer le dosage de l'éther, on se trouve dans la nécessité de le peser après l'avoir purifié convenablement par des rectifications et des distillations successives, ce qui est indiqué par son point d'ébullition, 34°,5. Mais, en général, on se contente de caractériser la présence de l'éther dans l'organisme.

**Antidotes et traitements.** — Le meilleur moyen de traitement est de soustraire le patient aux émanations éthérées, de favoriser l'élimination du poison, en rétablissant le plus rapidement possible et la respiration et la circulation. Tout ce que nous disons à propos du chloroforme peut et doit être employé dans le cas présent.

# III

## CHLOROFORME

Ce corps, appelé aussi *chlorure de méthyle bichloré*, a été découvert presque simultanément, en 1831, par Soubeiran en France, par Liebig en Allemagne, et par Samuel Guthrie, de Sackestt's Haber (New-York).

Le chloroforme est un liquide incolore, très mobile, d'une densité égale à 1,48; il bout à 60°8. Son odeur est éthérée, ses vapeurs lourdes éteignent les corps en combustion. Cependant, quand on en imprègne une mèche de coton, il brûle difficilement, avec une flamme rouge et fuligineuse bordée de vert et répand des vapeurs d'acide chlorhydrique. Il est à peine soluble dans l'eau; il s'y dissout néanmoins en quantité suffisante pour communiquer au liquide une saveur sucrée manifeste. Il est très soluble dans l'alcool et dans l'éther. Il est insoluble dans l'acide sulfurique concentré, qui ne le noircit pas lorsqu'il est pur; cependant, conservé dans cet acide, il dégage peu à peu des fumées d'acide chlorhydrique.

Le chloroforme pur n'a aucune action sur le mélange de bichromate de potasse et d'acide sulfurique. Il possède la propriété de dissoudre le phosphore, le soufre, les corps gras, les résines, les alcaloïdes, le caoutchouc, et certains métalloïdes avec lesquels il donne des colorations caractéristiques.

Les vapeurs de chloroforme sont décomposées lorsqu'on les fait passer dans un tube de porcelaine chauffé au rouge; il se produit, selon la température, du chlore, de l'acide chlorhydrique, du sesquichlorure de carbone, du chlorure de Julin, $C^6Cl^6$ — perchlorobenzine, — qui se condense en aiguilles fines sur les parties froides, un peu de gaz inflammable et du charbon.

D'après M. Loir, lorsqu'on dirige un courant d'hydrogène

sulfuré sur du chloroforme placé sous l'eau, il se forme un dépôt blanc cristallisé, à odeur d'ail, difficile à purifier, et paraissant répondre à la formule $(CCl^3H)^2H^2S$.

**Empoisonnements et doses toxiques.** — Les empoisonnements par le chloroforme ont lieu soit par inhalation, soit par ingestion du chloroforme liquide. Dans le premier cas, l'empoisonnement est le plus souvent accidentel, comme dans l'anesthésie chirurgicale ; il faudrait cependant en excepter le cas de ce médecin de Berlin qui, en 1850, empoisonna sa femme, ses deux enfants et lui ensuite. Au contraire, l'empoisonnement déterminé par l'ingestion du chloroforme liquide est presque toujours le résultat d'un suicide.

Morgan, en combinant les statistiques anglaises et américaines, a trouvé 53 morts sur 152,260 cas d'anesthésie par le chloroforme, soit 1 sur 2,873.

Lallemand, Perrin et Duroy ont recherché quelle était la quantité de chloroforme disséminée dans l'air capable de produire la mort. Ils reconnurent, à la suite d'expériences faites sur des chiens, que ces animaux pouvaient séjourner plus d'une heure sans danger dans une atmosphère renfermant 4 p. 100 de chloroforme. Mais dans une atmosphère à 8 p. 100, ils virent les chiens périr presque aussitôt. Ainsi donc, au-dessus de 4 p. 100, l'atmosphère devient irrespirable, et si la proportion de chloroforme atteint 8 p. 100, l'atmosphère devient toxique. P. Bert a démontré que lorsque la quantité de vapeurs de chloroforme dans l'air inspiré par l'individu était le double de celle nécessaire à l'anesthésie, la mort arrivait très promptement.

Lorsqu'on connaît les moyens employés pour produire l'anesthésie, on comprend qu'il soit difficile de déterminer les doses réellement inhalées et *a fortiori* les doses capables d'amener la mort. On admet cependant que, lorsque l'organisme renferme de $2^{gr},50$ à 3 grammes de chloroforme, la mort arrive très rapidement : ce sont là des doses toxiques. Mais pour arriver à cette quantité, combien a-t-il fallu de chloroforme ? c'est ce qu'on ne sait pas ; car l'absorption est soumise à une foule d'accidents : ventilations trop fortes, courants d'air et élimination considérable par l'air expiré, etc.

Quant à la quantité de chloroforme ingérée et nécessaire pour m
déterminer des accidents ou amener la mort, il est encore assez se
difficile d'en préciser et d'en indiquer les doses. Les observations recueillies à ce sujet sont ou contradictoires ou tellement différentes, qu'on ne peut guère leur attribuer quelque
confiance. Ainsi on a vu la mort survenir à la suite de l'ingestion de 4 grammes de chloroforme. D'autres fois, 60 grammes
ont pu être pris sans grands accidents. Taylor cite même un
cas communiqué par M. Jackson, de Sheffield, et dans lequel
un homme qui avait avalé 120 grammes de chloroforme guérit
en cinq jours, après avoir éprouvé toutefois des accidents
graves.

**Recherche du chloroforme dans les cas d'empoisonnement.**
— L'expert devra surtout porter ses recherches sur le tube
digestif, la masse cérébrale et le foie, et lorsque l'autopsie du
sujet sera faite peu de temps après la mort et que le cadavre
ne sera pas envahi par la putréfaction, il deviendra possible
de percevoir l'odeur du chloroforme dans ces deux derniers
organes.

Pour rechercher et caractériser le chloroforme, on ne peut se
servir de la distillation, car la petite quantité qui passerait à
la distillation, entraînée par la vapeur d'eau, se dissoudrait
infailliblement dans le liquide distillé et s'y trouverait mélangée avec des produits volatils, dont la séparation serait fort
difficile.

Le meilleur moyen à employer dans cette circonstance est
celui qu'ont imaginé MM. Perrin et Duroy pour l'étude des localisations et de l'élimination du chloroforme introduit dans
l'économie. Ce procédé n'est qu'une application d'une réaction
du chloroforme, dont nous avons déjà parlé. Les vapeurs de
chloroforme, chauffées au rouge, sont décomposées et donnent,
entre autres produits, du chlore et de l'acide chlorhydrique,
dont il importe de caractériser la présence.

L'appareil qui sert à la recherche du chloroforme se compose (fig. 29) d'un fourneau allongé ou d'une grille à combustion, traversés par un tube de porcelaine. Ce tube est relié, au
moyen d'un tube de verre renfermant une petite bourre de coton cardé, à un ballon ou à une cornue tubulée placés dans un

bain-marie d'eau chauffée à 40°. Dans la tubulure de la cornue ou dans le col du ballon, on fixe, au moyen d'un bouchon de liège, un tube de verre recourbé à angle droit, plongeant, par une de ses extrémités, jusqu'au fond du vase, et, de l'autre, se reliant au moyen d'un tube en caoutchouc, à la douille d'un petit soufflet ou avec un gazomètre rempli d'air. L'autre extrémité du tube de porcelaine se termine par un tube à boule de Liebig, renfermant une solution de nitrate d'argent acidulée avec de l'acide azotique pur. Tel est l'appareil décrit par Lalle-

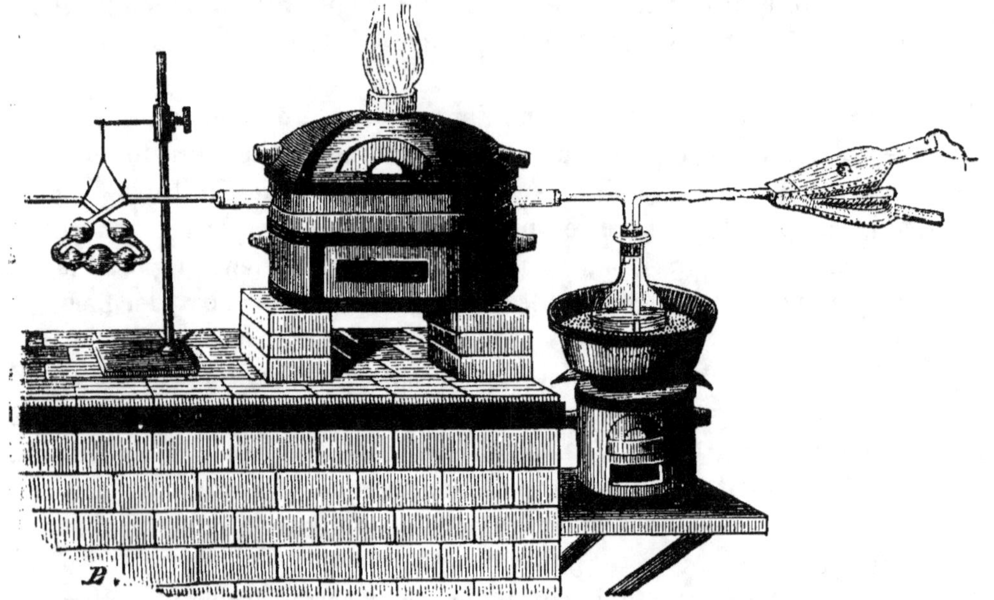

Fig. 29. — Appareil pour la recherche du chloroforme.

mand, Perrin et Duroy (fig. 29). Il vaudrait mieux, suivant nous, interposer, entre le soufflet ou le gazomètre et le ballon renfermant les matières à analyser, un second tube de Liebig ou de Will destiné à recueillir toutes les vapeurs chlorées qui pourraient venir de l'atmosphère. On se trouverait ainsi à l'abri de toutes les causes d'erreur.

On réduit en bouillie la masse cérébrale, le foie, le sang ou le contenu du tube digestif, suivant les cas; on délaye dans un peu d'eau pour avoir une bouillie claire, et on introduit, au moyen d'un entonnoir, dans le ballon ou dans la cornue.

On maintient alors l'eau du bain-marie à 40° pendant quelque
temps, et on fait, au même moment, passer un courant d'air
dans l'appareil sans chauffer le tube de porcelaine. Il faut, dans
tous les cas, ne faire arriver l'air qu'avec lenteur et avec une
certaine régularité. D'ailleurs les tubes à boules peuvent servir
de témoins et indiquer le mouvement du courant. Si, pendant
cette période d'essai, la solution de nitrate d'argent ne s'est pas
troublée, on interrompt l'opération. On porte alors lentement
au rouge le tube de porcelaine et on fait jouer le soufflet ou le
gazomètre. Si alors la liqueur argentique ne se trouble pas
après dix minutes ou un quart d'heure, on met fin à l'expérience. Dans le cas contraire, on continue jusqu'à ce que le
précipité formé ou en formation ne paraisse plus augmenter.
Il suffit alors de s'assurer si le précipité obtenu est bien du
chlorure d'argent. C'est-à-dire que le corps blanc obtenu, insoluble dans l'acidité de la liqueur, doit, en solution neutre ou
lavé sur filtre, noircir rapidement à la lumière; il doit être
complètement soluble dans l'ammoniaque, le cyanure de potassium et l'hyposulfite de soude.

Si, dans ces conditions de l'expérience, l'expert constate la
présence du chlorure d'argent, il paraît à peu près sûr que le
chlore a pour origine le chloroforme contenu dans les organes.
En effet, l'acide chlorhydrique et le chlore à l'état de liberté
dans les organes peuvent seuls produire une semblable réaction. La première expérience, celle qui a été faite au début,
sans chauffer le tube de porcelaine, aurait certainement accusé
leur présence. Si donc le précipité de chlorure d'argent n'a
pris naissance qu'après que le tube de porcelaine a été porté au
rouge, le chlore formé provient de la décomposition du chloroforme sous l'influence de la température.

On pourrait d'ailleurs, pour éviter toute confusion, ajouter
au préalable, dans le ballon ou la cornue, une petite quantité
de solution de potasse caustique, de manière à neutraliser
complètement les organes ou substances suspectes.

Le procédé qu'a indiqué Schmiedeberg n'est qu'une variante
de cette méthode. Il décompose le chloroforme non par la chaleur seule, mais par de la chaux qu'il introduit dans le tube de
porcelaine. Ce procédé n'a aucun avantage sur le précédent,

car la décomposition du chloroforme n'est pas complète, et au lieu de recevoir le chlore et l'acide chlorhydrique à l'état libre, ces corps se combinent, au moment de leur formation, avec la chaux, et compliquent ainsi l'analyse, car il est assez difficile de se procurer de la chaux tout à fait exempte de chlore.

Gréhant et Quinquaud (1) ont adopté un procédé qui peut servir à la fois à isoler la substance toxique et au dosage de cette même substance.

Le principe fondamental de la méthode repose :

1° Sur la distillation du sang dans le vide et l'obtention du chloroforme en solution ou en vapeur;

2° Sur la propriété que possède ce dernier de réduire d'une manière indirecte la liqueur cupro-potassique lorsqu'on opère à la température de 100°.

Il suffit donc d'extraire l'agent anesthésique par distillation, d'en soumettre une quantité connue à l'action de la chaleur en présence d'un volume de liqueur de Barreswill que celle-ci soit réduite sans qu'il y ait excès ni de chloroforme ni de liqueur. Il reste alors à comparer la quantité de liqueur décolorée, à celle que réduit une quantité déterminée de chloroforme en solution titrée, pour connaître par une simple proportion la quantité de chloroforme contenue dans le liquide distillé, et, partant, la proportion contenue dans un volume donné de sang.

Dans le cas où l'expert aura isolé le chloroforme par le procédé Gréhant et Quinquaud, il pourra, outre l'odeur, les caractères de certaines dissolutions de métalloïdes au point de vue de leur coloration, la réduction de la liqueur cupro-potassique, essayer la réaction suivante :

Chauffé avec une solution alcoolique de soude et quelques gouttes d'aniline, le chloroforme donne naissance à un corps à odeur pénétrante, repoussante et absolument caractéristique. Hoffmann, qui a indiqué ce caractère, a démontré dans cette réaction la présence du cyanure de phényle, isomère du benzonitrile, de la phénylcarbylamine.

La réaction est indiquée par l'équation :

$$CCL^3H + 3KHO + C^6H^5AzH^2 = 3KCL + 3H^2O + C^6H^5Az = C.$$

(1) Gréhant et Quinquand, *Comptes rendus Ac. d. sc.*, 1er octobre 1883.

27.

L'iodoforme, le bromoforme et le chloral donnent la même réaction (1).

**Considérations générales sur l'empoisonnement par le chloroforme.** — Le chloroforme, comme l'alcool, ne se transforme pas dans l'économie. Au contraire, il séjourne en nature pendant quelque temps, dans certains points de préférence, puis s'élimine par les voies ordinaires. Le tableau suivant indique dans quelles proportions relatives le chloroforme peut se fixer dans l'économie. La quantité indiquée pour le sang a été prise pour unité :

| | |
|---|---|
| Sang | 1.00 |
| Tissus musculaires et cellulaires | 0.16 |
| Foie | 2.08 |
| Cerveau | 3.92 |

Il ressort de ce tableau dressé par MM. Perrin, Lallemand et Duroy, qu'il convient de rechercher la présence du chloroforme presque exclusivement dans la masse cérébrale et le foie.

Mais il est bon de tenir compte de l'élimination. En effet, elle est en rapport avec la durée des phénomènes anesthésiques. Les auteurs précités ont vu le chloroforme disparaître de l'organisme d'un chien, vingt minutes après des inhalations brusques qui avaient, en trois minutes, suspendu les mouvements respiratoires. Dans un autre cas, où les inhalations lentes avaient été suffisantes pour amener l'animal dans un état de mort apparent, l'élimination était complète, une heure et demie après le retour des mouvements respiratoires.

Mais si le sujet a succombé, il n'en est plus de même; l'élimination se ralentit d'une façon considérable. Si l'on porte ses investigations sur les organes où cet agent toxique se fixe de préférence, on peut le retrouver quelques heures après la mort. Ritter va plus loin, il affirme avoir pu retrouver le chloroforme dans le cadavre d'un lapin tué dix jours auparavant par l'inhalation de ces vapeurs.

Il est maintenant une dernière question à résoudre : *Le chlore ou l'acide chlorhydrique trouvé par le procédé Perrin, Lallemand et Duroy provient-il du chloroforme contenu dans les or-*

(1) L. Saint-Martin dose le chloroforme en le chauffant en solution alcoolique avec de la potasse (*C. r. A. des sciences*; 13 février 1888).

*ganes ou du chloral ingéré par la victime quelques instants avant sa mort ?*

Ce problème est des plus importants, car on sait que, sous l'influence de réactifs très nombreux, le chloral peut donner naissance, entre autres produits, à du chloroforme. La question est d'une grande difficulté. Olmen, à la suite d'expériences nombreuses, avait cru pouvoir affirmer que l'alcalinité et la température du sang n'étaient jamais suffisantes pour produire dans l'économie la transformation du chloral en chloroforme et en formiate. Cette manière de voir, reconnue fausse aujourd'hui, a été combattue par Personne, qui a démontré que cette décomposition, non seulement était possible, mais encore se produisait chaque fois à la suite d'ingestions de chloral. D'un autre côté, si nous suivons le conseil des auteurs du procédé dont nous avons parlé tout à l'heure, si nous ajoutons de la potasse caustique en solution pour éviter les départs acides, nous augmentons encore la facilité de décomposition du chloral.

Il semblerait que l'on doive suivre, dans cette circonstance, la recommandation de Ritter et ne rechercher le chloroforme dans les organes qu'après les avoir acidulés. Mais encore ici il y a des inconvénients qui surgissent; si l'acide employé est un acide minéral fort, les chlorures seront décomposés, et une petite quantité d'acide chlorhydrique pourra être entraînée par le courant d'air et donner naissance à un précipité blanc de chlorure d'argent, attribué alors au chloroforme décomposé. Bien plus, le chloral serait entraîné par le courant d'air seul et décomposé par la chaleur en acide chlorhydrique comme le chloroforme.

En résumé, l'expert lorsqu'il aura trouvé du chlore à l'analyse, par la méthode Lallemand, Perrin et Duroy ou celle de Gréhant, devra, avant de conclure à la présence du chloroforme dans les organes de la victime, s'entourer de tous les renseignements, consulter les commémoratifs et s'assurer si la personne n'aurait pas pris du chloral quelques moments avant sa mort.

**Dosage du chloroforme.** — Les méthodes dont nous avons donné la relation plus haut peuvent servir au dosage du chloroforme. Il suffit, si l'on se sert du procédé Perrin, de peser le chlorure d'argent avec tous les soins employés en pareille circonstance et de calculer la quantité de chloroforme, d'après le rapport suivant : on sait que 143,5 de chlorure d'argent correspondent à 363,5 de chloroforme.

Si au contraire on donne la préférence au procédé Grébant, il faut suivre les recommandations et indications rapportées plus haut. Le premier procédé est préférable.

**Antidotes et traitements.** — L'intoxication peut se produire dans deux cas : un premier à la suite d'inhalation, un second après ingestion.

Dans le premier cas, il faudra soustraire le plus rapidement possible le malade aux émanations du toxique. On devra rétablir au plus vite la respiration et la circulation, veiller à ce que les voies respiratoires soient libres — la langue repliée en arrière obstrue souvent l'ouverture du larynx — et on pratiquera la respiration artificielle. Dans les cas où ces moyens seraient insuffisants, on a conseillé les courants ascendants, le pôle positif placé dans l'anus, et le pôle négatif dans la bouche. Enfin, pour ramener la circulation, on flagellera le patient et on tiendra la tête un peu inclinée.

Dans le second cas, il faudra évacuer le poison au moyen de vomissements provoqués. Si le chloroforme a déterminé des désordres locaux, car il agit aussi comme irritant et comme corrosif, on appliquera un traitement spécial.

**Recherche de l'iodoforme** (Lustgarten). — Pour cette recherche dans le sang et l'urine, on distille ces liquides ; si c'est urine, on acidule pour retenir les corps basiques et distille encore une fois. Le liquide distillé est épuisé par l'éther, on évapore cet éther et on fait bouillir le résidu avec du phénol et de la soude caustique concentrée.

La présence de l'iodoforme est accusée par une coloration rouge intense par suite de la formation de coralline.

# CHAPITRE III

## COMBINAISONS ORGANIQUES

---

### I. — Acides organiques.

## I

## ACIDE PHÉNIQUE

L'acide phénique (*phénol, alcool phénique, acide carbolique*), obtenu d'abord par Runge à l'état impur et désigné sous le nom d'*acide carbolique*, a été étudié par Laurent, qui le prépara à l'état de pureté, l'analysa, décrivit ses propriétés et prépara un grand nombre de ses dérivés.

C'est un corps solide, d'une saveur brûlante, qui cristallise en longues aiguilles incolores, fusibles à 40°; il bout à 186°. Suivant Lowe, fabricant à Manchester, le phénol pur fond à 42°,2 et bout à quelques degrés au-dessous du point généralement indiqué. Il n'est pas déliquescent. Le phénol ordinaire, fusible à 35°, devrait l'abaissement de son point de fusion et sa déliquescence à la présence d'une petite quantité de crésol; il attaque la peau; il brûle avec une flamme fuligineuse; il n'a pas d'action sur le papier de tournesol. Avec les alcalis potasse et soude, il donne des produits cristallisés. Chauffé longtemps avec de l'ammoniaque, il donne de l'aniline. Avec l'acide azotique, on obtient des composés nitrés, dont le plus important est l'acide trinitrophénique ou picrique.

L'acide phénique est peu soluble dans l'eau, qui n'en dissout que 3.25 p. 100 à +20°, et 5 p. 100 s'il est très pur. L'addition d'alcool à l'eau augmente beaucoup la solubilité. Il est très soluble dans l'alcool et dans l'éther.

**Empoisonnements et doses toxiques.** — L'empoisonnement

par l'acide phénique, assez rare jusqu'ici, est appelé à se multiplier, en raison de l'usage de plus en plus fréquent que l'on fait des antiseptiques et de l'emploi des préparations phéniquées, même comme eau de toilette.

D'après A. Ferrand (1), il n'existerait qu'un cas d'empoisonnement criminel rapporté par Scherer. La victime était un enfant auquel on dut faire prendre de force le poison. Il existe également dix empoisonnements résultant de méprises et trois autres cas de suicides. En Angleterre, où on se sert, surtout dans le bas peuple, d'acide phénique comme anthelminthique et en frictions sur la peau, dans un but parasiticide, on a souvent observé des empoisonnements accidentels. L'application de l'acide phénique sur la peau et l'administration en lavements ont amené des accidents terribles et plusieurs fois la mort.

Weiss rapporte l'observation d'une femme qui, à la suite de l'ingestion de 1 gramme d'acide phénique, présenta tous les symptômes d'empoisonnement : nausées, vomissements, céphalalgie et mélanurie spéciale. Ozenne cite également un cas de mort survenue à la suite d'une ingestion phéniquée à 5 p. 100 d'acide, dans un abcès du foie. Dans les sept jours qui suivirent l'ingestion, les urines ont continuellement présenté une teinte noirâtre, en même temps que le sujet avait une teinte ictérique bien marquée.

La dose mortelle d'acide phénique est assez difficile à indiquer. On admet généralement que 15, 20 ou 30 grammes de cet acide suffisent pour donner la mort. Des doses moindres peuvent amener les mêmes résultats. Chez les animaux, on admet au maximum, pour les chiens, 3 grammes comme dose toxique, et, chez les lapins, 3 décigrammes seulement.

**Recherche de l'acide phénique dans les cas d'empoisonnement.** — L'expert devra porter ses recherches sur les vomissements, les matériaux renfermés dans l'estomac, les urines, le sang, le foie et le cerveau. Il recherchera avec soin l'odeur, car dans les empoisonnements de cette nature, le phénol se reconnaît facilement à son odeur pénétrante et spéciale, que l'on retrouve d'ailleurs dans tous les organes.

(1) A. Ferrand, *Empoisonnement par les phénols* (*Ann. d'hyg.*, 1876, t. XLV, p. 289 et 498).

Le sang est noir ou noir brun ; il ne se coagule pas ; exposé à l'air, il ne tarde pas à redevenir rouge et à se prendre en masses. Au microscope, les globules sanguins ne se réunissent pas en piles comme dans l'état normal, mais ils tendent à se grouper en surfaces polyédriques et sont mêlés à d'abondantes granulations graisseuses.

Les urines sont albumineuses et troubles, d'aspect brun ou vert olive. Elles renferment de l'acide phénique en nature et sentent le phénol.

Les organes paraissent se conserver plus longtemps que dans les cas ordinaires. L'acide phénique a la propriété de coaguler, l'albumine, de blanchir les muqueuses, de tanner la peau, et enfin de conserver les matières organiques : c'est un antiputride.

Pour rechercher l'acide phénique dans les vomissements et dans les organes, on peut employer le procédé suivant :

Les matières, convenablement divisées et délayées dans une suffisante quantité d'eau distillée, sont additionnées d'un petit excès d'acide tartrique ou sulfurique et introduites dans un appareil distillatoire. On distille a feu nu et doucement, pour éviter les soubresauts et les projections, jusqu'à ce qu'on obtienne dans le récipient le tiers du volume total. Dans le cas où le liquide distillé ne serait pas limpide et incolore, il faudrait soumettre ce dernier à une rectification nouvelle et recueillir les trois quarts du volume liquide distillé. Il serait imprudent de pousser la distillation plus loin, de peur de colorer de nouveau le produit distillé.

Tout l'acide phénique a passé dans le récipient, entraîné par la vapeur d'eau, et donne un liquide à odeur pénétrante, très facile à percevoir, car la chaleur l'exhale d'une façon considérable. Sous l'influence de la chaleur, l'odeur serait encore sensible dans une solution aqueuse au 1/28.000. Cependant il peut arriver qu'elle soit masquée par la présence de matières volatiles ; on doit donc isoler l'acide phénique et séparer toutes les matières qui peuvent gêner.

Pour cela on introduit le liquide distillé dans une éprouvette étroite avec son volume d'éther. On agite pendant quelques instants et on abandonne au repos. On décante alors la couche éthérée surnageante, on l'introduit dans une capsule de porcelaine et on évapore à 40°. L'éther se volatilise, et bientôt on voit se former dans les quelques gouttes du liquide qui restent des stries huileuses pesantes, accompagnées d'une opalescence notable, en même temps qu'il se développe l'odeur spéciale à l'acide phénique.

Le phénol ainsi mis en liberté doit être soumis aux réactions ordinaires et donner tous les caractères des solutions phéniqueés.

*Recherche de l'acide phénique dans les urines.* — On pourrait, dans une recherche rapide, traiter directement les urines par de l'éther, après toutefois les avoir acidulées soit avec de l'acide tartrique, soit avec de l'acide sulfurique; ou bien à 200 centimètres cubes d'urine ajouter 16 grammes d'eau et 4 grammes d'acide sulfurique, chauffer à 50°, une heure environ. Après refroidissement, on ajoute un volume d'alcool égal à celui du volume total, urine, eau et acide; on filtre et on essaye directement sur la liqueur les réactions de l'acide phénique.

Dans le lait, la recherche de l'acide phénique se ferait de la même manière; il n'y aurait qu'à filtrer après l'addition d'acide pour enlever le coagulum formé par la caséine.

*Recherche de l'acide phénique dans le sang.* — On prend 100 grammes de sang, que l'on traite par 2 grammes d'acide sulfurique étendu de 98 grammes d'eau, et on filtre après une heure de contact. Si le sang était en caillot, il faudrait le bien diviser dans un mortier avec du sable et le soumettre au traitement acide. La liqueur qui passe abandonne des composés insolubles; on laisse déposer, on décante, on ajoute un volume d'alcool à 90° et on filtre après agitation. Sur la liqueur alcoolique obtenue, on essaye directement les réactions de l'acide phénique.

*Caractères de l'acide phénique.* — 1° Des copeaux de pin, trempés dans de l'acide phénique ou une solution de cet acide, portés ensuite dans de l'acide chlorhydrique ou de l'acide azotique, donnent naissance à une coloration bleue manifeste si on les expose au soleil. Cette réaction n'a pas grande valeur, car Ritter et Wagner ont vu cette coloration bleue se produire sur des copeaux immergés dans de l'acide chlorhydrique seulement.

2° Traité par de l'acide azotique, il donne naissance à une vive réaction, en même temps qu'il se dégage d'abondantes vapeurs rutilantes et qu'il se produit une liqueur fortement colorée en rouge acajou. Chauffée quelque temps à 100°, la liqueur, de rouge, devient jaune, et laisse déposer, si le phénol était en quantité suffisante, après refroidissement des lamelles jaunes cristallines d'acide picrique ou trinitrophénique. Cette réaction n'est pas absolument caractéristique. L'acide picrique, en effet, prend naissance toutes les fois qu'on fait agir l'acide azotique sur la soie, le benzoin, l'aloès, l'indigo, etc.

3° Dans une solution d'hypochlorite de chaux, si on ajoute quelques gouttes d'ammoniaque et un peu d'acide phénique, il se produit bientôt une coloration bleue, commune aux acides phénique, thymique et crésylique.

4° Les persels de fer, et surtout le perchlorure de fer, ont la propriété de donner, avec l'acide phénique, une coloration bleue ou bleue violet. L'acide mélilotique donne la même réaction.

5° Landolt emploie l'eau bromée comme réactif de l'acide phénique. Versé dans une solution phéniquée faible, le brome donne un précipité encore sensible dans des solutions au 1/43.700. Le précipité formé est blanc jaunâtre, c'est du tribromophénol. Ce précipité est introduit dans un tube à essai et traité par de l'amalgame de sodium, un peu d'eau et soumis à une douce chaleur. On obtient ainsi du bromure de sodium et du phénol sodium. La liqueur décantée, traitée par de l'acide sulfurique étendu, met en liberté le phénol avec son odeur forte et caractéristique.

Cette réaction a pour but de donner sous un petit volume tout l'acide phénique en dissolution dans une liqueur quelconque.

6° M. Jacquemin a donné une réaction très sensible et caractéristique de l'acide phénique. On fait une solution d'hypochlorite de soude, dans laquelle on introduit la liqueur phéniquée, puis une goutte d'aniline. Il ne tarde pas à se produire une magnifique coloration bleue, qui vire au rouge en présence des acides et redevient bleue sous l'influence d'un excès d'alcali.

La réaction ne se produit bien que dans un milieu alcalin; la présence du chlore libre et des acides libres nuit à la formation. Aussi faut-il, surtout pour les solutions concentrées, éviter un excès d'hypochlorite et ajouter de l'ammoniaque en quantité suffisante pour rendre la liqueur alcaline. La coloration se produit de suite dans une liqueur phéniquée au 1/5.000; après quinze minutes dans une liqueur au 1/30.000, et après vingt-quatre heures, dans une liqueur au 1/50.000. Comme on le voit, c'est une réaction facile, sensible et très caractéristique.

*Différences des réactions de l'acide phénique et de l'acide salicylique.* — Aujourd'hui que l'acide salicylique à pris une extension si considérable non seulement en thérapeutique, mais encore dans les arts et dans la conservation des denrées alimentaires, il est utile de connaître les différences qui existent entre les réactions de cet acide et celles de l'acide phénique. Plusieurs d'entre elles sont communes, avec des intensités différentes; d'autres sont caractéristiques.

1° Le perchlorure de fer donne, avec l'acide salicylique et l'acide phénique, une coloration violette. La limite de coloration est, pour l'acide phénique, représentée par 1/3.000, et pour l'acide salicylique, par 1/100.000 et même 1/1.000.000.

2° Avec le réactif de Millon — mercure dissous dans l'acide azotique fumant et étendu de son volume d'eau, — 5 à 10 gouttes mélangées avec environ 20 centimètres cubes d'une solution de ces acides, on obtient, après ébullition, un précipité jaune de turbith nitreux. Si alors on ajoute à la dissolution encore chaude de l'acide nitrique en quantité suffisante pour redissoudre le précipité, il se produit une coloration rouge qui devient plus intense par le repos. Avec l'acide phénique, elle est encore sensible au 1/2.000.000; avec l'acide salicylique, elle est plus limitée. Au delà d'une dilution d'acide phénique au 1/400.000, il faut au moins quinze minutes pour que la coloration puisse se produire.

3° Nous avons déjà parlé de la sensibilité de la réaction Jacquemin pour l'acide phénique. Avec l'acide salicylique au 1/1.000, elle ne donne aucune coloration.

**Considérations générales sur l'empoisonnement par l'acide**

**phénique.** — Voici les conclusions auxquelles en arrive M. A. Ferrand, à la suite d'un long travail sur les empoisonnements par l'acide phénique (1) :

1° Le poison peut-il avoir une source naturelle?

Ménu et Stœdeler ont trouvé de l'acide phénique à l'état normal dans les urines.

Suivant Munk, les herbivores produiraient beaucoup d'acide phénique ; les carnivores en donneraient moins. Ainsi l'homme qui ne se nourrit que de viande élimine chaque jour $0^{gr},00011$ d'acide phénique. Dans l'alimentation mixte, elle augmente et devient par jour de $0^{gr},024$ à $0^{gr},069$, c'est-à-dire quatre à neuf fois la dose primitive.

Salkowski a aussi constaté dans l'urine chez les hommes à l'état pathologique la présence d'une quantité de phénol bien supérieure à la normale.

2e Le poison peut-il disparaître?

L'élimination du phénol par les reins se fait avec une très grande rapidité; il n'est pas retenu dans l'organisme, de sorte qu'on n'a pas à craindre d'action cumulative. Cependant l'élimination dure quelques jours. Il fait prendre souvent à l'urine une coloration foncée, qui va depuis le vert olive jusqu'au brun sombre et au gris noirâtre. Cette coloration est plus foncée quand le phénol a été absorbé par la peau ou par une plaie. D'après Salkowski, le degré plus ou moins prononcé de cette coloration ne représente nullement une richesse correspondante de l'urine en phénol. Il n'est donc pas nécessaire d'interrompre un traitement au phénol aussitôt qu'on voit les urines se colorer, il faut attendre les autres phénomènes toxiques et surtout les troubles digestifs.

Dans une expertise médico-légale, il faudra rechercher le poison non seulement dans le tube digestif, mais un peu partout, et surtout dans les organes d'élimination, foie et reins.

3° A quelle dose et sous quelle forme le poison a-t-il été pris?

Les commémoratifs seuls peuvent donner quelques indices. On se souviendra que certaines préparations phéniquées sont plus en vogue que d'autres, comme le phénol Bobeuf, phénol

(1) A. Ferrand, *Empoisonnement par les phénols* (*Ann. d'hyg.*, 1876, t. XLV, p. 289 et 498).

sodique, de même qu'en thérapeutique on l'emploie sous différentes formes, en lavements, dans le pansement des plaies en inhalation et à l'intérieur. L'expert devra s'entourer de tous les renseignements possibles et ne conclure qu'avec la plus grande réserve.

4° A quel moment remonte l'empoisonnement?

Nous avons déjà dit que le phénol s'éliminait avec rapidité, qu'il séjournait très peu de temps dans l'appareil digestif, un peu plus de temps dans les urines. On peut dire, en général, que, passé trois ou quatre jours au maximum, on ne trouvera plus d'acide phénique dans l'économie. Si donc, à la suite d'une tentative d'empoisonnement, en dehors des commémoratifs, l'expert trouve dans les vomissements et les urines une assez grande quantité d'acide phénique, il pourra affirmer que l'empoisonnement ne remonte pas à plus de deux ou trois jours. Nous rappellerons encore que, d'après les expériences de Salkowski, l'empoisonnement chronique par l'acide phénique est impossible. Il cite d'ailleurs le cas d'une personne qui n'a présenté aucun symptôme d'intoxication et qui cependant avait pris, en trois mois, 65 grammes de phénol.

**Dosage de l'acide phénique.** — En raison de la présence à l'état normal de l'acide phénique dans certains organes et certains liquides de l'économie, on conçoit toute l'importance de cette opération. L'expert devra toujours doser l'acide phénique surtout lorsque l'urine seule en renfermera.

Dagener a proposé la méthode suivante pour le dosage de l'acide phénique en solution. Le procédé repose sur la combinaison engendrée par le brome en présence de l'acide phénique libre, il se forme de l'acide bromhydrique et du tribromophénol insoluble qui se précipite.

On commence par faire une solution connue de brome dans le bromure de potassium, puis on laisse tomber goutte à goutte la solution ainsi préparée dans la liqueur supposée contenir l'acide phénique. Il se forme un précipité immédiat de tribromophénol et on s'arrête lorsque le précipité ne se forme plus, c'est-à-dire lorsque le brome est en excès.

Pour le calcul, on se souviendra que six molécules de brome font la double décomposition avec une molécule de phénol, et

qu'il se forme une molécule de tribromophénol et trois molécules d'acide bromhydrique.

Giacosa a indiqué une modification au procédé de Dagener,
modification de détail et visant un peu la forme du procédé.
Au lieu d'une solution de brome dans le bromure de potassium,
Giacosa emploie une solution d'hypobromite de potassium.

On dissout 14-15 grammes de potasse dans un litre d'eau et
on ajoute par petites portions environ 10 grammes de brome.
Par agitation on obtient une solution jaune d'hypobromite. On
étend cette liqueur de telle sorte que 50 centimètres cubes correspondent à 10 centimètres cubes d'une solution de phénol a
0,5 p. 100. La liqueur est conservée dans un flacon de verre
noir et dans un endroit frais.

Pour doser, on place 50 centimètres cubes de la solution titrée
d'hypobromite dans un verre de Bohème et on y laisse couler
la solution phéniquée jusqu'à décoloration. A partir de ce
moment il suffit d'ajouter quelques gouttes de la solution phéniquée pour que le liquide perde sa propriété de bleuir une
goutte d'empois d'amidon ioduré déposé sur une plaque de
porcelaine.

Ce procédé est recommandable et préférable au précédent.

**Antidotes et traitements.** — Le traitement de l'intoxication par l'acide phénique ne laisse pas que d'être difficile. L'albumine, il est vrai, est coagulée en présence de cet acide ;
mais comme elle n'entre pas en combinaison avec lui, elle ne
peut présenter qu'un faible avantage. Les alcalins sont eux
aussi peu utiles, car on sait que le phénol ne peut déplacer
l'acide carbonique de ces combinaisons. Calvert recommande
l'huile d'olives ou l'huile d'amandes douces additionnée d'huile
de ricin.

Mais le meilleur antidote serait, d'après Husemann, le su-
crate de chaux. Il se prépare en dissolvant 16 grammes de
sucre dans 40 parties d'eau et, ajoutant 5 parties de chaux
éteinte, on filtre après huit jours et on évapore. Un lait de carbonate de chaux aurait une action moins sûre.

# II

## ACIDE PICRIQUE

L'*acide picrique*, *trinitrophénique*, *acide de l'amer de Welter*,
prend naissance toutes les fois que l'acide azotique agit sur le
phénol, sur l'indigo, sur le benzoin et, en général, sur les matières azotées, qu'il colore en jaune.

Il cristallise en fines aiguilles jaune citron, il a une saveur
amère et est très peu soluble dans l'eau froide. Il se dissout
très bien dans l'eau bouillante, l'alcool et l'éther. Les solutions
d'acide picrique dans le pétrole, la benzine et le chloroforme
sont presque incolores et ne se colorent en jaune que lorsque
l'acide commence à se décomposer ou lorsqu'on ajoute une
goutte d'eau ; dans les autres dissolvants, elles sont jaunes.
Les dissolvants éther, pétrole, benzine, chloroforme n'enlèvent
jamais complètement l'acide picrique aux solutions aqueuses ;
l'alcool amylique, au contraire, si les liqueurs sont acidulées
avec de l'acide sulfurique, peut l'enlever directement et à peu
près complètement. Il faudra cependant tenir compte de cette
propriété particulière que possède la solution d'acide picrique
dans l'alcool amylique, c'est que, lavé avec de l'eau acidulée,
l'alcool amylique cède son acide picrique.

Chauffé avec précaution dans un tube, l'acide picrique fond,
puis émet des vapeurs d'une odeur très amère et se condense
en partie à l'état cristallisé dans les parties refroidies du tube.
Chauffé trop brusquement, il détone.

L'acide picrique forme avec les bases des sels cristallisables,
colorés en jaune et qui détonent avec violence lorsqu'on les
chauffe.

Cet acide est employé dans la teinture, dans la confiserie
pour la coloration des confitures, dans quelques brasseries pour

remplacer le houblon. La médecine s'est servie de quelques-uns de ces sels, des picrates de potasse et de fer.

**Empoisonnements et doses toxiques.** — Les empoisonnements par l'acide picrique sont rares ; en France, les auteurs et la statistique officielle des empoisonnements criminels n'en citent pas un seul cas. Cependant, à haute dose, il est toxique et peut déterminer la mort assez rapidement. Employé à l'intérieur, il se diffuse assez vite et colore en jaune toutes les parties qu'il imprègne. La surface cutanée prend une teinte ictérique à peu près caractéristique, due non pas aux pigments biliaires, mais bien à l'acide picrique lui-même, ce qu'il est d'ailleurs facile de constater. Le tube digestif présente la même coloration sur tous les points qui ont été en contact.

En résumé, la recherche de l'acide picrique est plutôt du domaine de la falsification que de l'empoisonnement. Presque toujours l'expert aura à le rechercher dans de mauvaises bières, dans des confitures colorées artificiellement, ou encore à constater si une poudre explosible est à base d'acide picrique.

**Recherche de l'acide picrique au sein de matières organiques.** — Dans une recherche toxicologique, l'expert devra soumettre à l'analyse les parties supérieures du tube digestif, l'estomac et son contenu, le foie et les urines. Quant au sang, il sera utile souvent de l'examiner à part, car on sait qu'à hautes doses, l'acide picrique décompose les globules sanguins.

Les matières soumises à l'analyse sont divisées finement et bouillies quelques instants avec de l'alcool et de l'acide chlorhydrique en quantité suffisante pour rendre le mélange franchement acide. On filtre bouillant, et les liqueurs qui passent sont évaporées au bain-marie à consistance sirupeuse. On reprend le résidu avec un peu d'eau distillée, et on soumet la solution aqueuse aux réactions de l'acide picrique.

Dans la bière ou dans une liqueur supposée colorée avec de l'acide picrique, on peut opérer d'une manière un peu différente. La bière ou la liqueur à examiner sont évaporées à consistance de sirop, et le résidu repris par 5 fois son volume d'alcool à 95° et acidulé franchement par de l'acide sulfurique. On agite et on abandonne pendant vingt-quatre heures, après

quoi on jette sur le filtre. La liqueur obtenue, plus ou moins
colorée en jaune, servira à caractériser la présence de l'acide
picrique.

Dans certains cas où l'action de la chaleur pourrait nuire
aux résultats ultérieurs, on pourrait substituer à ce procédé la
méthode suivante, beaucoup plus rapide et presque aussi sensible.

La solution aqueuse supposée contenir l'acide picrique est
acidulée avec de l'acide sulfurique et additionnée de son volume
à peu près d'alcool amylique. On agite vivement pendant
quelques instants, on laisse reposer pour permettre à l'alcool
amylique de se séparer du reste du liquide, et on décante. Si
on a soin de ne pas trop laver à l'eau accidulée le volume
d'alcool employé, on aura en dissolution dans cet alcool la
presque totalité de l'acide picrique.

Ce procédé aura son application dans le cas où l'on voudra
rechercher l'acide picrique dans les mauvaises liqueurs colorées en jaune et presque toutes à base de glucose. Dans de
semblables conditions, on sait que, sous l'influence de la chaleur, si les liqueurs sont neutres ou alcalines, l'acide picrique
est transformé en acide picramique et colore alors la masse
en rouge.

Quel que soit le procédé employé on ne doit jamais pour la
clarification d'une liqueur picrique employer le noir animal, car
celui-ci s'empare avec la plus grande facilité de la presque totalité de l'acide contenu dans la dissolution ou la liqueur à
essayer.

L'acide picrique isolé, soit en cristaux, soit en solution dans
l'eau, doit présenter les caractères suivants :

1° De la laine ou de la soie, mises en macération dans une
solution aqueuse, prennent, au bout d'un temps très court,
une belle coloration jaune, qui résiste au lavage. L'acide picrique teint sans mordant la laine et la soie ; il n'aurait aucune action sur le coton.

2° La potasse ou les sels de potassium, versés dans une solution d'acide picrique, donnent par agitation un précipité de
picrate de potasse presque insoluble dans l'eau froide, assez
soluble dans l'eau chaude.

3° Chauffée doucement avec un peu de cyanure de potassium de commerce, la solution picrique donne bientôt une coloration rouge assez intense. Il se forme de l'acide isopurpurique ou picrocyamique. Cette réaction est sensible au 1/4.000.

Cependant elle demande quelques précautions. Le sel de potassium de cet acide est peu soluble dans l'eau froide, soluble dans l'eau bouillante et l'alcool; les liqueurs sont rouges. A l'état sec il *fait explosion* sous l'influence d'une chaleur modérée.

Cette réaction est commune à l'acide styphnique ou oxypicrique ou trinitrorésorcine et à l'acide picrique. Le trinitrocrésol donne également la même coloration, il se forme dans ce cas de l'acide crésylpurpurique.

4° Si on mélange une solution aqueuse incomplètement saturée d'acide picrique ou d'une liqueur renfermant le sulfocyanate de potassium, et si on chauffe, on voit apparaître au sein du liquide limpide de nombreuses aiguilles jaunes, présentant de magnifiques teintes rouges et vertes à la lumière réfléchie.

Ces cristaux séchés sont *extrêmement explosifs*.

5° Une quantité très faible (beaucoup moins de un milligramme) d'acide picrique ou d'un picrate alcalin, chauffée avec de l'acide chlorhydrique et du bichlorure d'étain, donne par refroidissement une liqueur jaune verdâtre, laquelle passe au bleu pur si on y ajoute à chaud une trace de chlorate de potasse. Un très léger excès de chlorate de potasse détruit la couleur.

La réaction n'est pas nette en présence des matières organiques.

6° Le zinc et l'acide sulfurique étendu donnent avec l'acide picrique une masse rouge jaunâtre insoluble. Si on sépare cette masse du zinc en excès et si après décantation on la délaye dans de l'alcool éthylique en excès, on ne tarde pas à obtenir après filtration un dépôt gris qui passe au violet bleu, puis au violet rouge.

7° Chauffée en solution alcaline avec un réducteur tel que le sulfate ferreux, le chlorure ou l'acétate ferreux, le sulfhydrate d'ammoniaque, le glucose, la solution picrique donne bientôt une coloration brune assez caractéristique. Il se forme de l'acide picramique ou amidodinitrophénique.

L'acide chrysammique possède la même réaction.

8° Une solution ammoniacale de sulfate de cuivre, versée dans une liqueur picrique, donne immédiatement un précipité vert cristallin de picrate de cuivre ammoniacal.

Cette réaction est caractéristique pour l'acide picrique et permet de le différencier de l'acide oxypicrique, qui ne précipite pas le sulfate de cuivre ammoniacal.

Enfin la réaction n° 3 peut se modifier et se réaliser sur un écheveau de soie ou de laine et devenir ainsi permanente. Fixée, elle est par conséquent une pièce à conviction.

On commence par faire macérer la laine ou la soie dans la solution jaune à essayer, on abandonne quelques instants, on retire du bain et on lave à grande eau. La laine ou la soie, colorée en jaune plus ou moins intense, est immergée en partie seulement dans une solution de cyanure de potassium chauffée. On voit bientôt apparaître sur tous les points immergés de la soie une coloration rouge ; il s'est formé de l'acide isopurpurique, ou mieux un isopurpurate, partout où l'acide picrique s'était fixé. On sort du bain, on lave à grande eau, et on obtient ainsi un écheveau de laine ou de soie, coloré en jaune et en rouge. On a, de cette manière, réuni deux réactions : la coloration jaune de l'acide picrique, et, sur un autre point, la coloration rouge caractéristique des isopurpurates.

**Considérations générales sur l'empoisonnement par l'acide picrique.** — Nous n'avons rien à ajouter aux considérations établies à propos des doses toxiques. Nous insistons seulement sur la coloration jaune de la peau, la coloration jaune également du tube digestif, et sur ce que souvent les urines renferment cet acide. Les voies d'élimination sont la peau et les reins.

En général, la recherche de cet acide ne sera légitimée que lorsque tous les caractères seront réunis et que la coloration jaune sera visible.

**Dosages de l'acide picrique.** — Le dosage de l'acide picrique n'a pas une grande importance, tant au point de vue des falsifications qu'au point de vue toxicologique. En effet. il suffit, dans une bière ou dans une substance alimentaire quelconque, de rencontrer même des traces d'acide picrique pour constater la fraude. Dans une recherche toxicologique, il en serait de même, les commémoratifs, l'état de la victime et la mise en évidence de l'acide picrique suffisent amplement pour établir le fait d'intoxication.

Cependant, si l'on voulait le doser, on pourrait transformer l'acide picrique en picrate de potasse fort peu soluble dans l'eau froide et encore moins dans l'alcool. Une partie de picrate exige à 20° 440 parties d'eau et 735,5 parties d'alcool pour se dissoudre.

On pourra utiliser l'insolubilité à peu près complète de l'acide picrique dans le sulfate de sodium, ou encore pour doser de très petites quantités se servir des méthodes colorimétriques.

Pour cela on prépare une solution phénylpurpurique ou isopurpurique et on compare l'intensité de coloration avec celles de plusieurs solutions d'acide picrique de titres connus, et préparées dans les mêmes conditions.

**Antidotes et traitements.** — L'acide picrique, autrefois employé comme vermifuge et contre la trichinose, provoque des nausées et des vomissements; il est donc son contre-poison, car à doses suffisantes il est presque toujours rejeté avec les vomissements.

# I

## NITROBENZINE, ANILINE, COULEURS D'ANILINE

La *nitrobenzine,* découverte par Mitscherlich, s'obtient soit en traitant la benzine par l'acide azotique fumant, le mélange sulfuriconitrique, soit par distillation certains nitrobenzoates d'argent ou de baryte.

C'est un liquide légèrement jaunâtre, huileux, d'une saveur douce, d'une odeur forte d'essence de mirbane. Elle bout à + 213° et se solidifie à + 3°. Elle est presque insoluble dans l'eau, soluble en toutes proportions dans l'alcool et dans l'éther. On peut distiller la nitrobenzine avec les acides sulfurique ou nitrique dilués sans l'altérer ; mais concentré et à chaud, l'acide sulfurique la décompose et l'acide azotique la transforme en binitrobenzine. Les alcalis l'attaquent peu ; mais, en solution alcoolique, la potasse donne de l'azoxybenzine, et, par distillation, de l'azobenzol.

La nitrobenzine se transforme en aniline ou phénylamine sous l'influence d'un grand nombre d'agents réducteurs. On peut employer le sulfure ammonique (Zinin), le zinc et l'acide chlorhydrique (Hoffmann), la limaille de fer et l'acide acétique (Béchamp) et l'acide iodhydrique (Mills).

*L'aniline,* ou *phénylamine,* est un liquide incolore, mobile, très réfringent, d'une odeur assez agréable au début, mais presque insupportable au bout de peu de temps, et d'une saveur âcre et brûlante. Exposée à l'air quelque temps, elle brunit ; aussi, pour la conserver incolore, il faut la distiller dans une atmosphère d'hydrogène. Elle bout à 180° et se solidifie sous l'influence du froid en une masse cristalline fusible à — 80°. L'aniline n'agit pas sur la lumière polarisée, et ne conduit pas l'électricité. Sa vapeur brûle avec une flamme fuligineuse.

La phénylamine se dissout à 12° dans 31 parties d'eau; inversement cette base ne dissout que de petites quantités d'eau. Elle se mélange en toutes proportions avec l'alcool, l'éther, l'esprit de bois, l'acétone, le sulfure de carbone, les essences et les huiles. Elle dissout à chaud le soufre, le phosphore, le camphre, la colophane. Les acides la dissolvent aisément en se combinant avec elle.

Les solutions aqueuses d'aniline précipitent l'oxyde ferreux, l'oxyde ferrique, les oxydes de zinc et d'aluminium de leurs sels. Elles donnent, avec le chlorure de platine, un précipité jaune, avec le chlorure d'or un précipité brun, et, avec les chlorures de mercure et d'étain, des précipités blancs.

L'acide azotique, concentré et froid, colore l'aniline en bleu; l'acide chromique donne, dans les solutions aqueuses d'aniline, un précipité vert, bleu ou noir. Si c'est le bichromate de potasse et l'acide sulfurique qu'on emploie, on obtiendra une solution bleue, mais la coloration est fugitive. L'acide iodique donne naissance, suivant les concentrations des liqueurs, à des matières colorantes, bleues, violettes, rouges ou vertes. Les hypochlorites colorent la solution d'aniline en un beau bleu violacé, qui passe peu à peu au rouge sale, surtout en présence des acides libres. Les sels ammoniacaux gênent ou empêchent la réaction.

L'aniline, chauffée avec de l'acide arsénique, du nitrate ou du chlorure mercurique, du chlorure stannique, du chlorure ferrique, de la nitrobenzine, donne des colorations violettes, dues à la production de violaniline. Mais si la phénylamine contient de la toluidine, on obtient alors un sel de rosaniline, matière colorante rouge ou fuchsine.

Les matières colorantes dérivées de l'aniline sont très nombreuses, beaucoup sont obtenues par traitements de mélange d'aniline et de toluidine. En raison du peu d'importance que présentent la plupart de ces composés, au point de vue toxicologique, nous ne dirons que quelques mots de deux matières colorantes qui ont été employées pour la coloration de certaines substances alimentaires; nous voulons parler de la *fuchsine* et des *bleus solubles*.

Le *rouge d'aniline* (*fuchsine, aniléine rouge, roséine, magenta, azaléine, solférino*) découvert par Verguin est un sel de rosaniline, vert doré brillant, et donnant des solutions rouges cramoisi. Ces cristaux rhombiques, souvent réunis en étoiles, sont solubles dans l'eau, peu solubles dans l'alcool, insolubles dans l'éther.

Les *bleus d'aniline, azuline, bleu de Lyon, bleu de fuchsine, bleu lumière*, sont insolubles dans l'eau. Les sels sodiques, ammoniques et calciques des dérivés sulfonés de ces corps sont très solubles dans l'eau. Ces bleus ainsi transformés sont solubles dans l'eau, l'alcool ordinaire, l'alcool amylique, presque insolubles dans le pétrole, la benzine, l'éther et le chloroforme. Les alcalis les font virer au rouge et les décolorent.

**Empoisonnements et doses toxiques.** — Les empoisonnements par la nitrobenzine sont rares et peu connus, bien que cette substance soit très répandue dans le commerce sous le nom d'*essence de mirbane*, d'*essence d'amandes amères artificielles*, et aussi beaucoup employée dans l'industrie des couleurs dites d'aniline. L'observation suivante est rapportée par le D<sup>r</sup> Lehmann, de Dresde.

Un ouvrier au chemin de fer but, sans savoir ce que c'était, des restes d'un liquide trouvé dans des bombonnes ayant renfermé de la nitrobenzine, sans presque présenter des symptômes d'empoisonnement aigu, sauf une coloration bleue de la face, une odeur prononcée d'amandes amères et quelques vomissements qui se déclaraient vers quatre heures du soir; il mourait vers 5 heures. Il avait avalé le poison à 11 heures du matin. L'autopsie, faite quarante-huit heures après la mort, démontra, entre autres caractères, la présence de la nitrobenzine dans le contenu de l'estomac.

Dans ce cas, l'auteur n'a pu connaître la quantité ingérée, et, en général, on ne sait pas quelles sont les doses capables de tuer un homme. Müller et Schenck seuls indiquent des proportions assez précises. Pour le premier, une cuillerée à café ; pour le second, 9 grammes suffisent pour tuer ; le premier malade, un garçon de dix-neuf ans, mourut en vingt-quatre heures ; le second malade, une jeune fille de dix-huit ans, enceinte de cinq mois, a guéri sans avorter, après être restée neuf heures sous l'influence du poison. Ce résultat est dû au traitement énergique, commencé un quart d'heure après l'ingestion du toxique.

L'aniline est un poison violent; de nombreux accidents ont démontré combien il est indispensable de prendre des précautions pour éviter l'intoxication lente des ouvriers soumis à l'action de sa vapeur.

C'est à la suite de quelques cas d'empoisonnement survenus en Angleterre vers 1860, que des expériences sur les réactions physiologiques de l'aniline ont été entreprises. Lethéby a observé que des animaux exposés pendant quelque temps aux vapeurs d'aniline ne tardaient pas à chanceler et à frissonner jusqu'à la mort, laquelle survenait en moyenne après quatre ou cinq heures d'exposition. D'un autre côté, vingt ou trente gouttes d'aniline versées dans le tube digestif d'un cobaye suffisent pour le tuer. Pour un chien, il faut 2 à 3 grammes, ce qui est contraire à ce que l'on croyait jusqu'alors, c'est-à-dire que l'aniline était sans action sur les chiens. Un lapin auquel on avait administré 5 décigrammes de cette base fut atteint de violents spasmes cloniques, suivis de respiration pénible et de paralysie complète avec dilatation de la pupille. Les grenouilles meurent dans une eau additionnée d'une petite quantité d'aniline. Enfin la solution aqueuse tue les plantes qu'on y plonge ou qui sont arrosées avec une semblable liqueur.

Sur l'organisme humain, son action est des plus nuisibles; respirée à l'état de vapeur, appliquée à l'état liquide sur les téguments externes, ou ingérée, elle est absorbée par les séreuses et les muqueuses. On constate alors la dilatation de la pupille, l'insensibilité de la peau, le froid aux extrémités, et la coloration violette des lèvres, des gencives, des ongles et de la conjonctive.

Les couleurs d'aniline, très employées maintenant dans toute espèce d'industrie, sont-elles toxiques?

De nombreux travaux ont été publiés dans ce sens, les uns pour, les autres contre; malgré ces divergences d'opinion, nous devons nous ranger à l'opinion du docteur Sonnenkalb, et admettre la non-toxicité des couleurs phényliques lorsqu'elles sont pures. Ainsi Sonnenkalb a reconnu qu'à doses même élevées ces couleurs n'ont aucune action nuisible sur l'organisme lorsqu'elles sont complètement débarrassées des substances vénéneuses, arsenic, mercure, etc., qui ont servi à l'oxydation de l'aniline. Dans toutes les expériences qui ont

porté sur la matière brute, c'est-à-dire sur la matière non purifiée et provenant des traitements à l'acide arsénique, il a toujours
observé des symptômes d'empoisonnement non pas particuliers, mais parfaitement semblables à ceux que donne l'arsenic.

D'ailleurs, à la suite de circulaires publiées à ce sujet,
tant en France (1) qu'en Allemagne, les matières colorantes
de l'aniline sont à peu près complétement débarrassées des
substances toxiques qu'elles renfermaient autrefois. Il s'ensuit
donc que la fuchsine (2) et les autres couleurs employées pour
colorer les bonbons, les liqueurs, les vins, les glaces, etc., doivent être sans danger.

Les expériences suivantes du docteur Sonnenkalb font voir
combien il faut peu de ces matières colorantes pour obtenir le
résultat cherché, et combien peu l'individu qui fait usage de ces
produits absorbe du composé tinctorial.

Une seule goutte d'une liqueur de fuchsine, préparée pour
teindre de la soie et contenant 95 parties d'alcool et d'eau, et
5 parties seulement de fuchsine cristallisée, a suffi pour colorer en rose 1 livre de sucre fondant ; 2 gouttes donnèrent une
coloration rouge vif, et 4 gouttes une nuance cerise foncée.
Avec le bleu et le violet d'aniline, il obtint les mêmes résultats ;
cependant il en fallut un peu plus pour donner une nuance forte.

En supposant maintenant que la couleur employée contînt
de l'arsenic dans la proportion de 1 p. 100 et même plus, on
voit que la quantité du toxique se trouvera dans la substance
alimentaire en proportion véritablement infinitésimale. On

(1) Voyez Charvet, *Épidémie qui a sévi parmi les ouvriers employés à la fabrication de la fuchsine* (Ann. d'hyg. 1866, tome XX, p. 281). — J. Bergeron, *Mém.
sur la fabrication et l'emploi des couleurs d'aniline* (Bull. de l'Acad. de méd. 1865,
tome XX, p. 327). — Wurtz, *Rapport sur divers procédés pour reconnaitre la falsification des vins, notamment par l'addition de la fuchsine* (Recueil du comité
consultatif d'hygiène, 1878, tome VII, p. 337). — Pabst, *Recherches des dérivés
azoïques dans les substances alimentaires* (Ann. d'hyg., 1882, 3ᵉ série, tome VII,
p. 62). — Poincaré, *Recherches sur les couleurs d'aniline* (Ann. d'hyg., 1885,
tome XIV, p. 21).

(2) La plus grande partie des fuchsines du commerce s'obtiennent aujourd'hui
par oxydation des alcaloïdes pour rouge (aniline et toluidine) par les nitrobenzols
ettoluols. Autrefois, lorsque l'agent oxydant était l'acide arsénique, malgré toutes
les purifications les fuchsines renfermaient toujours de 1 à 2 p. 100 d'arsenic.

Quant aux bleus de rosaniline, ils seront arsenicaux s'ils proviennent de fuchsine arsenicale. Leurs dérivés sulfonés le seront souvent par l'acide sulfurique
nécessaire à leur solubilisation.

s'est donc beaucoup exagéré l'apparition des matières colorantes de l'aniline dans certains aliments et certains liquides alimentaires ; car l'usage, l'abus même de ces substances sont incapables de produire des accidents d'empoisonnement, alors même que la matière tinctoriale employée serait impure. Pour plus de détails, voir p. 517.

**Recherche de la nitrobenzine et de l'aniline dans les cas d'empoisonnement.** *Nitrobenzine.* — Dans un empoisonnement par la nitrobenzine, l'expert devra porter ses recherches sur le tube digestif et son contenu, les matières vomies et les déjections, le sang et les urines. Souvent, et surtout si la mort ne remonte pas à trop longtemps et si la putréfaction n'a pas envahi les organes, il est possible de percevoir l'odeur caractéristique d'amandes amères. Le sang et les urines présenteraient ce caractère.

Les matières suspectes sont introduites dans une cornue tubulée et acidulées franchement avec l'acide sulfurique étendu, dans le but de fixer l'aniline à l'état de sulfate non volatil. A la cornue on adapte une allonge et un récipient, tous deux refroidis, et on chauffe la cornue au bain de chlorure de calcium. La nitrobenzine passe à la distillation en même temps que la vapeur d'eau et se réunit en gouttelettes huileuses qui nagent dans le liquide aqueux condensé dans le récipient. Le produit de la distillation est agité alors avec du pétrole ou mieux de l'éther, on décante la couche éthérée, et on l'abandonne à l'évaporation spontanée. On obtient ainsi toute la nitrobenzine contenue dans les matières organiques soumises à l'analyse.

Cette méthode n'est pas recommandable, en effet, par distillation, l'eau contenue dans les matières à essayer se volatilise, dissocie toujours en partie les sels d'aniline et celle-ci entraînée passe en même temps que la nitrobenzine.

Nous préférons employer le procédé suivant :

*Les matières organiques renferment à la fois de l'aniline et de la nitrobenzine.*

Ces substances alcalinisées sont épuisées à l'éther, la solution éthérée évaporée à siccité. Le résidu huileux repris par de l'eau acidulée, refroidi à 0°, est traité par une quantité de nitrite de soude juste suffisante pour colorer en bleu un papier ioduré, amidonné, immergé dans le liquide. La liqueur doit être acide.

La solution aqueuse, huileuse ou non, est versée dans une solution ammoniacale ou sodique de β naphtol en excès et on agite. La réaction finale doit être franchement alcaline. Après quelques heures de contact il se forme une matière colorante jaune insoluble, on jette sur filtre, on lave et on réunit les liqueurs, lesquelles doivent être incolores.

Sur le filtre l'aniline reste combinée au naphtol, dans la liqueur filtrée on a toute la nitrobenzine que l'on pourra caractériser au moyen des réactions suivantes :

1° A son odeur. — Mais cette odeur rappelle celle de l'essence d'amandes amères véritable; il importe de pouvoir les distinguer.

2° Par sa transformation en aniline. — Pour cela, on dissout une partie du résidu abandonné par l'éther dans un peu d'alcool, et on verse cette solution alcoolique dans un tube à essai avec un peu de grenaille de zinc et de l'acide chlorhydrique dilué. On laisse en contact, et, après dix ou quinze minutes de dégagement d'hydrogène, on neutralise par la potasse, et on ajoute de l'éther qui dissout l'aniline formée. On recommence le traitement deux ou trois fois, on évapore l'éther et on caractérise le résidu. (V. plus loin.) Cette manipulation permet de caractériser la nitrobenzine par l'aniline produite, et ne donne rien avec l'essence d'amandes amères véritable.

On pourrait encore, pour différencier ces deux produits, essayer le bisulfite de soude sur les gouttelettes huileuses, odorantes, obtenues à la distillation. Le sulfite acide de sodium dissout l'essence d'amandes amères, tandis que la nitrobenzine y est insoluble.

On peut encore employer la réaction qu'indique Dragendorff. On dissout une petite quantité du liquide à essayer, dans quatre ou cinq gouttes d'alcool, et on ajoute à cette solution un morceau de sodium, gros comme une lentille. Le métal se recouvre d'un enduit blanc floconneux, et le liquide ne brunit pas avec l'essence d'amandes amères, tandis que la nitrobenzine se colore en brun foncé.

3° Par production d'azobenzol. — Si on distille un mélange

de nitrobenzine et d'une solution alcoolique de potasse, on obtient vers 293° une huile rougeâtre qui passe à la distillation et ne tarde pas à se concréter. Ce corps forme des paillettes rougeâtres, peu solubles dans l'eau, solubles dans l'alcool et dans l'éther bouillant, d'où elles se reprécipitent par refroidissement.

Ce composé prend naissance dans la réduction incomplète de la nitrobenzine. C'est aussi un intermédiaire de réduction avec l'azoxybenzol et l'hydrazobenzol entre la nitrobenzine et l'aniline

Si l'on voulait rechercher la nitrobenzine dans une liqueur ou une eau-de-vie soupçonnée d'en renfermer, on pourrait très facilement évaporer le liquide à très basse température, re prendre le résidu par de l'éther, décanter la couche éthérée, évaporer et soumettre le résidu aux réactions indiquées plus haut.

*Aniline.* — Des expériences physiologiques il résulte que l'aniline est beaucoup plus vite absorbée que la nitrobenzine, en raison de la facilité avec laquelle elle forme des sels et aussi de la solubilité de ces sels. D'un autre côté, à la suite d'essais et de recherches sur des animaux sacrifiés, on a remarqué que le poison avait des tendances à s'accumuler dans le foie, qu'il s'éliminait en grande partie par les voies respiratoires, et qu'on en rencontrait fort peu dans le sang et les urines. L'expert devra donc rechercher le poison dans le tube digestif, le foie, le sang et les urines.

Deux procédés sont généralement employés pour rechercher l'aniline dans les matières organiques : un premier, dû à MM. Olivier et G. Bergeron; un deuxième, dû à M. Letheby.

*a) Procédé Ollivier et G. Bergeron* (1). — Les matières organiques suspectes sont incinérées avec de l'acide arsénique et de l'acide sulfurique. Si elles renferment de l'aniline, le produit de l'incinération contiendra toute l'aniline transformée en sel de rosaniline, c'est-à-dire en fuchsine. Il suffit alors de reprendre le résidu par de l'alcool bouillant, de le bien laver, pour obtenir une liqueur ayant une teinte rose pâle ou rouge cramoisi, suivant les quantités de fuchsine formée.

*b) Procédé Letheby.* — On commence par mélanger les substances à analyser avec un peu d'acide sulfurique étendu, puis

_______

(1) Olivier et G. Bergeron, *Nouveau dict. de méd.* de Jaccoud, article ANILINE. Paris, 1865, tome II, p. 513.

on distille au bain de chlorure de calcium en recueillant ce qui
passe vers 213°-214°. Le résidu de la cornue est repris par de
l'alcool concentré, laissé en macération pendant quelque temps,
puis jeté sur filtre. La liqueur alcoolique obtenue à la filtration
est additionnée d'un léger excès d'acétate de plomb, filtrée,
débarrassée de l'acétate de plomb par un petit excès d'une
solution aqueuse de sulfate de soude et filtrée de nouveau. On
distille alors au bain d'huile la solution alcalinisée au moyen
d'un peu de potasse caustique. On acidule le produit distillé avec
quelque peu d'acide sulfurique étendu et on évapore. Souvent,
par évaporation, dans le cas de présence d'aniline, on obtient
de suite une coloration bleue ou rose.

Dans cette méthode, Letheby commence par fixer l'aniline
en la combinant à l'acide sulfurique ; il distille l'eau et recueille
ainsi la nitrobenzine qui pourrait s'y rencontrer. Le sulfate est
ensuite dissous, débarrassé de la gomme, de la dextrine et
d'autres matières organiques solubles par le sous-acétate de
plomb, et l'excès du sel de plomb est enlevé par le sulfate de
soude. Il met alors l'aniline en liberté par la potasse, distille
le produit pour séparer l'aniline et enfin obtient du sulfate
d'aniline facile à évaporer, en additionnant d'un peu d'acide
sulfurique le liquide distillé. Nous recommandons de se méfier
de ces évaporations.

Le résidu obtenu renferme donc l'aniline à l'état de sulfate.
Il importe alors de caractériser l'aniline.

1° Letheby recommande l'emploi de l'oxygène naissant et
opère de la façon suivante. Il reprend le résidu par quelques
gouttes d'eau et d'acide, il place la solution obtenue sur une
lame de platine en communication avec le pôle positif d'une
pile de Grove, et touche le liquide avec le pôle négatif. Si le
dépôt contient de l'aniline, il se forme presque aussitôt une
coloration rose ou bleue très manifeste. Cette réaction serait
sensible au 1/400 de centigramme.

2° Un petit fragment du résidu ou une goutte d'un liquide
contenant de l'aniline ou un de ses sels, mis sur une soucoupe de porcelaine au contact d'un cristal de bichromate de
potasse, ou d'un peu de peroxyde de manganèse, donne,
au bout de quelques instants, lorsqu'on le touche avec de

l'acide sulfurique ordinaire, une coloration bleue intense.

Cette coloration est plus apparente que celle produite par la strychnine dans les mêmes circonstances; elle ne passe pas au violet et n'est pas aussi fugace. Il suffirait d'ailleurs, pour éviter toute confusion, de remplacer le bichromate de potasse par de l'acide azotique; dans ce cas, l'aniline du commerce donnera une coloration bleue, tandis que la strychnine ne sera pas influencée par le réactif.

3° La solution aqueuse d'aniline ou de sulfate devient bleue ou violette lorsqu'on la traite par une solution d'hypochlorite de chaux ou de soude. Le chlorate de potasse et l'acide chlorhydrique donneraient la même réaction. L'emploi de l'hypochlorite de chaux peut permettre de caractériser et de différencier l'aniline de l'orthotoluidine et de la toluidine. En effet, l'hypochlorite de chaux colore l'aniline en bleu, en même temps qu'il se forme une matière brunâtre à apparence résineuse. Si on vient à traiter cette liqueur par l'éther, la matière brune se dissout dans l'éther et donne une plus grande netteté à la coloration bleue insoluble dans l'éther. L'orthotoluidine colore l'hypochlorite de chaux en jaune; la matière colorante est soluble dans l'éther et prend une teinte violacée lorsqu'on la traite par de l'eau acidulée. La toluidine ne donne aucune coloration en présence des hypochlorites.

4° Dans une solution d'hypochlorite de soude, additionnée d'acide phénique, si on vient à laisser tomber une goutte d'aniline, il se produit bientôt une magnifique coloration bleue qui vire au rouge en présence des acides et redevient bleue sous l'influence des alcalis. (V., pour les détails, *acide phénique*.)

Dans cette réaction, comme pour la précédente, il faut toujours opérer dans un milieu légèrement alcalin et éviter un excès de réactif, surtout si l'on emploie le chlorate de potasse et l'acide chlorhydrique, car le chlore en excès nuit à la formation de la teinte bleue caractéristique; les sels ammoniacaux empêchent aussi sa production.

On comprendra que nous ne donnions pas les réactions particulières de toutes les matières colorantes artificielles ni même les réactions de chacune des classes de ces matières colorantes, cette énumération trouvant plutôt sa place dans un traité de teinture ou de chimie analytique appliquée à la recherche des falsifications des matières alimentaires ou autres. Nous croyons cependant devoir indiquer quelques réactions de l'une d'elles assez commune et très répandue, nous voulons parler du rouge d'aniline.

Pour les autres, nous donnons deux tableaux : l'un emprunté à Dragendorff, indiquant la façon dont se comportent les plus importantes d'entre elles avec les dissolvants ; et un autre, plus vaste et très complet, dû à Witt, chimiste très compétent en pareille matière.

Le rouge d'aniline a servi, pendant un certain temps, à colorer ou plutôt à rehausser la couleur des vins, à colorer les bonbons et autres produits de confiserie, etc. Le bleu soluble a été employé également en pâtisserie pour la coloration des glaces, etc., et, depuis quelque temps, sert à certains industriels pour donner du ton et aviver le sirop de violette.

Pour caractériser la fuchsine, deux procédés sont généralement employés, ce sont ceux de Roméi et de Falières modifié par Jacquemin.

1° Le procédé qu'a donné Roméi s'applique surtout à la recherche de la fuchsine dans les vins. On prend 20 ou 25 centimètres cubes de vin, on ajoute une suffisante quantité de sousacétate de plomb, on agite et on mélange avec de l'alcool amylique. Si le vin renferme de la fuchsine, l'alcool amylique se colore en rose, sinon l'alcool reste absolument incolore.

2° Pour rechercher la fuchsine par le procédé Falières, soit dans le vin, soit dans un liquide quelconque, on commence par concentrer la liqueur à essayer, on ajoute une quantité suffisante d'ammoniaque et on agite avec de l'éther. Après quelques instants, on décante la couche éthérée dans une capsule dans laquelle on introduit quelque peu d'acide acétique et de l'eau. Si l'éther renferme de la rosaniline, il se produit aussitôt une coloration rose de fuchsine qui se dissout dans l'eau ajoutée.

Jacquemin a modifié le procédé de la manière suivante : On évapore à moitié la liqueur à essayer, on ajoute de l'ammoniaque en quantité suffisante pour rendre la masse franchement alcaline, on laisse refroidir et on agite avec de l'éther. On décante l'éther qui surnage dans une capsule, on fait un nouveau lavage à l'éther, et on réunit toutes les liqueurs éthérées, limpides et parfaitement incolores. On introduit alors dans la solution éthérée quelques fils de soie ou de laine et on évapore doucement à siccité. Si, par évaporation, la laine ou la soie se colorent en rose, c'est que la liqueur à essayer contient de la fuchsine.

Voici l'explication de cette réaction. L'évaporation a pour but de concentrer la liqueur et d'augmenter la quantité du corps à rechercher. L'addition d'ammoniaque décompose la fuchsine et met en liberté la rosaniline laquelle est incolore. Par agitation avec ce dissolvant, la rosaniline passe de la liqueur dans l'éther et se colore en rose par addition de l'acide acétique, ou encore par évaporation sur de la laine, de la soie ou du fulmi-coton.

On a indiqué également un procédé très élégant et très sensible pour la recherche de presque tous les dérivés colorés du triphénylméthane, fuchsine, fuchsine sulfo-conjuguée, violets ordinaires de diméthylaniline, etc., etc. C'est ce même procédé qui sert à M. Gayon pour la recherche de traces de corps aldéhydiques dans les alcools du commerce.

On prépare une solution aqueuse de la substance à essayer en ayant soin de ne pas dépasser les proportions de 1 gramme de la matière colorante dans 1 litre d'eau. On verse dans cette solution 20 grammes de bisulfite de soude à 30° B., puis une heure après la décoloration obtenue 10 grammes d'acide chlorhydrique pur à 20° B. On conserve jusqu'au lendemain en flacon bouché. On verse alors dans cette liqueur ou partie de cette liqueur un peu d'alcool renfermant de l'aldéhyde et étendu à 50 p. 100. Les proportions les meilleures sont les suivantes : 1 centimètre cube de réactif et 2 centimètres cubes d'alcool aldéhydique, on agite et on laisse reposer. On obtient presque aussitôt une coloration rose violacée intense fugace. L'expérience se fait à froid et la réaction colorée ne dure que quelques minutes.

Si on voulait différencier la fuchsine ordinaire de la fuchsine acide ou sulfoconjuguée il faudrait recourir à la teinture des tissus ou fibres végétales et animales. La fuschine ordinaire tient très bien le coton mordancé au tannin et l'émétique, la fuchsine acide ne teint absolument pas. La laine est très bien teinte en bain acide (acide sulfurique) par la fuschine sulfoconjuguée. La fuchsine ordinaire ne la teint pas dans ces conditions.

## 1° Tableau d'après Dragendorff.

### ACTION DES DISSOLVANTS SUR LA SOLUTION SULFURIQUE.

| NOM des COULEURS. | COULEUR de la SOLUTION SULFURIQUE. | PÉTROLE. | BENZINE. | ÉTHER. | CHLORO-FORME. | ALCOOL AMYLIQUE |
|---|---|---|---|---|---|---|
| ROUGE D'ANILINE. | Rouge. | N'enlève rien. | Rien. | Traces. | Traces. | Solution rouge. |
| VIOLET D'ANILINE. | Peu coloré. — Peu soluble. | Id. | Id. | Coul. lilas. — Résidu violet. | Peu coloré. | Couleur violette. |
| BLEU D'ANILINE INSOLUBLE. | Rien ne se dissout. | Id. | Traces. | Très soluble solution très colorée. | Comme éther. | Comme éther mais en dissout encore plus. |
| BLEU SOLUBLE. | Bleu. | Id. | Id. | Traces. | Traces. | En dissout un peu plus. |
| JAUNE D'ANILINE. | Jaune clair | Couleur jaune clair. — Cristaux jaunes. | Comme avec le pétrole. | En dissout plus que le pétrole. | Comme avec l'éther | Comme avec l'éther. |
| ORANGE D'ANILINE. | Jaune clair — Flocons verts. | Rien. | Solution jaune. — Color. rouge si potasse. | ? | Comme avec la benzine. | Comme avec la benzine. |
| BRUN HAVANE. | Brun foncé | Id. | Solution jaunâtre bleuâtre. | Traces. | Traces. | Solution d'un rouge brun très foncé. |
| VÉSUVINE. | Brun. | Id. | Solution jaune. | Id. | Id. | Id. |
| CORALINE. | Jaune, mais faiblement soluble. | Id. | Rien. | Solution abondante. | Solution jaune ou brun foncé | Comme l'éther. |

**2° Tableau dû à Witt, donnant à peu près les réactions et les caractères de toutes les matières colorantes artificielles, rares ou communes, que l'on rencontre aujourd'hui dans le commerce.**

### A. — Matières colorantes dont les dissolutions sont rouges.

**I. —** *La matière colorante est insoluble dans l'eau froide ou chaude ou n'est que fort peu soluble. Elle se dissout bien dans l'alcool.*

1. La solution alcoolique est rouge bleuté avec fluorescence rouge orangé. Au spectroscope, cette liqueur donne une large bande d'absorption qui éteint toute la partie jaune et verte du spectre. La dissolution dans l'acide sulfurique est gris verdâtre; en l'étendant avec de l'eau elle se colore d'abord en rouge puis donne un précipité violet....... *Rouge de Magdala encore appelé Rose de naphtaline ou Safranine de la série naphtaline.*

2. Le produit est un peu soluble dans l'eau chaude. La solution alcoolique se comporte comme celle du rouge de Magdala, toutefois la bande d'absorption laisse voir un peu de jaune. La dissolution dans l'acide sulfurique concentré est incolore. Si on l'étend d'eau, chaque goutte de ce liquide provoque une coloration rouge intense qui s'évanouit de nouveau si on agite. Lorsque la dilution est suffisante, la masse apparaît colorée en rouge fuschine. La dissolution incolore avec l'acide sulfurique concentré est le propre des matières colorantes du groupe de la quinoléine.. *Rouge de quinoléine.*

3. La solution alcoolique offre une fluorescence plus verdâtre que les précédentes. La dissolution dans l'acide sulfurique concentré est jaune citron ou orangé et ne présente à la dilution aucun phénomène de coloration particulière................................. *Éosines à l'alcool.*

4. La solution alcoolique est rouge bleu sombre. La dissolution dans l'acide sulfurique concentré est verte et vire au rouge bleuté par la dilution.......... *Rhodindine ou Induline de la série de la naphtaline.*

**II. —** *La matière colorante est plus ou moins soluble dans l'eau froide mais elle est très soluble dans l'eau bouillante.*

#### a. La solution aqueuse est précipitée par la soude.

*Matières colorantes basiques.*

1. La solution aqueuse est rouge bleuté et vire au jaune brun par l'acide chlorhydrique ou sulfurique. L'addition d'acétate de soude à ces liqueurs brunes ramène la teinte initiale. Un bain étendu de couleur, traité par l'ammoniaque, ne conserve qu'une teinte pâle; un échantillon de laine

s'y tient au bouillon en rouge intense. La poudre de zinc décolore la solution d'une manière durable. Le produit solide est en cristaux nets, vert mordoré, poudre verte à éclat métallique.............. *Fuchsine (Rubine, Magenta).*

2. Solution aqueuse rouge bleuté. L'ammoniaque précipite des flocons orangés que l'éther dissout en rouge avec fluorescence jaune. Dissolution verte dans l'acide sulfurique concentré, redevenant rouge par dilution en passant par tous les tons intermédiaires du bleu et du violet.    *Rouge de toluylène.*

*b.* LA SOLUTION AQUEUSE N'EST PAS PRÉCIPITÉE PAR LA SOUDE.

*Matières colorantes acides, ou matières colorantes basiques de la classe des Safranines.*

L'addition de soude caustique fait virer la couleur de la solution aqueuse au bleu. Dissolution dans l'acide sulfurique concentré jaune brunâtre, devenant plus rouge par dilution........................................ *Galléine.*

2. L'addition d'alcool à la solution aqueuse fait apparaître une fluorescence jaune gris très nette. L'addition d'un acide ne provoque aucun précipité. La liqueur décolorée par la poudre de zinc reprend à l'air sa coloration initiale. Dissolution verte dans l'acide sulfurique, puis bleue et enfin rouge par addition d'eau.............. *Safranines.*

3. La solution aqueuse est d'un rouge pur, avec fluorescence jaune verdâtre d'autant plus marquée que la dilution est plus grande. Les acides précipitent des flocons orangés solubles dans l'éther. La liqueur éthérée est d'un jaune pur sans fluorescence. Solution sulfurique jaune...... *Éosine.*

4. Solution aqueuse plus bleutée, sans fluorescence. Précipité jaune paille par les acides, soluble dans l'éther avec la même nuance, avec l'acide sulfurique concentré, coloration jaune d'or. La poudre de zinc décolore la solution aqueuse additionnée d'ammoniaque. La liqueur décolorée, absorbée par du papier buvard, se colore aussitôt à l'air en rouge bleuté intense. *Lutécienne ou Bromonitrofluorescéine.*

5. Solution aqueuse rouge bleuté sans fluorescence, précipité par les acides en orangé, soluble avec la même nuance dans l'éther. Dissolution dans l'acide sulfurique concentré en jaune orange. La poudre de zinc décolore la solution ammoniacale. L'exposition à l'air ne ramène que très peu la nuance primitive.............. *Phloxine ou Rose Bengale.*

6. La solution aqueuse concentrée et chaude se prend par le refroidissement en une gelée. L'addition d'un acide y détermine un précipité brun floconneux. Chauffée avec de l'ammoniaque et de la poudre de zinc, la liqueur devient jaune pur et plus tard incolore. L'acide sulfurique concentré dissout le produit en vert. La dilution fait virer la

couleur au bleu, puis détermine un précipité d'un beau
brun.............................. *Écarlate de Biebrich.*

7. Le chlorure de baryum détermine dans la solution aqueuse
un précipité rouge qui devient subitement cristallin et
violet, noir foncé à l'ébullition. La dissolution dans l'acide
sulfurique concentré est bleu indigo, diluée, elle devient
violette puis rouge................ *Crocéine ou Coccéine* 3B.

8. Les solutions aqueuses rouges passent au bleu avec la plus
petite quantité d'acide. Les solutions rouges teignent le
coton en bain de savon. Les solutions acides bleues ne
changent pas de nuance par addition d'eau.... *Rouge Congo.*

9. La solution aqueuse se prend par refroidissement et dépose
des cristaux à éclat bronzé. La dissolution dans l'acide sulfurique concentré est violette et par addition d'eau donne
un précipité brun................ *Ponceau de xylidine dérivé*
*des α naphtols sulfonés.*

10. La solution aqueuse concentrée, traitée par le sulfate de
magnésie, sépare par le refroidissement le sel de magnésie
de la matière colorante en aiguilles soyeuses. Dans l'acide
sulfurique concentré dissolution violette. *Crocéine ou Coccéine* 7B.

11. L'addition de chlorure de calcium dans la solution aqueuse
donne un précipité amorphe. Dans l'acide sulfurique concentré, la solution est rouge rosé ou carmin pur, par dilution, précipité rouge. *Ponceaux R., 2R., 3R. et Rouge d'anisol.*

12. Le chlorure de calcium précipite la solution aqueuse en flocons
rouges cristallins. La dissolution dans l'acide sulfurique
concentré est violet bleuté. Elle rougit par dilution. *Azorubine*
*acide.*

13. Solution aqueuse brun rouge foncé. Dissolution dans l'acide
sulfurique concentré bleu, par dilution, précipité jaunâtre. La solution aqueuse, concentrée et bouillante, additionnée de quelques gouttes de lessive de soude, abandonne le sel de sodium de la matière colorante sous la forme
de stries brillantes cristallines.... *Rouge solide ou Roccelline.*

14. La solution aqueuse rouge bordeaux. Précipité amorphe floconneux par le chlorure de calcium ou chlorure de baryum.
Solution sulfurique bleu indigo....... *Bordeaux B. Cérasine.*

15. Solution aqueuse d'un beau rouge bleuté. Liqueur entièrement décolorée par la soude. L'acide sulfurique ne modifie
pas la nuance. La liqueur alcaline décolorée reprend sa
nuance primitive par addition d'acide........ *Fuchsine acide.*

### B. — Matières colorantes jaunes et orangées.

I. — *Matière colorante insoluble dans l'eau froide, peu soluble ou*
*insoluble dans l'eau chaude. Soluble dans l'alcool.*

1. La solution alcoolique est jaune d'or. Les acides ne la modi-

fient pas. Les alcalis et l'acide borique le font passer au
rouge brun............................................. *Curcuma.* »

2. La solution jaune d'or virant au rouge par l'acide chlorhydrique. Dans cette solution alcoolique acide, le nitrite
d'amyle ne provoque ni changement de coloration ni dégagement d'azote à l'ébullition..... *Diméthylamidoazobenzol,* »

3. Comme le précédent sauf que le nitrite d'amyle modifie la nuance
et détermine un faible dégagement d'azote.. *Amidoazobenzol,* »

II. — *La matière colorante se dissout dans l'eau, notamment très bien* »
*à l'ébullition. L'acide sulfurique la dissout sans se colorer d'une* »
*manière sensible.*

### *a.* La soude ne produit pas de précipité.

1. Solution aqueuse verte jaune. Son goût est très amer. Les alcalis la colorent en jaune foncé. Les acides ne modifient
rien.................................................. *Acide picrique.* »

2. Solution aqueuse jaune d'or. Les acides provoquent un précipité blanchâtre................................. *Jaune de Martius.* »

3. Solution jaune d'or, pas de précipité avec les acides. Le chlorure de potassium détermine une cristallisation en fines
aiguilles.................. *Jaune de naphtol sulfo-conjugué.* »

4. Solution brun jaune à fluorescence verte disparaît par addition d'un acide avec précipitation en flocons jaunes. *Fluorescéine,* »
*Uranine, Chrysoline.* »

5. Solution jaune d'or ne précipitant pas par les acides. Elle n'est
pas décolorée par les réducteurs comme la poudre de zinc,
l'ammoniaque, l'étain et l'acide chlorhydrique.. *Jaune de qui-* »
*noléine.*

### *b.* La soude provoque un précipité.

#### *Matières colorantes basiques.*

1. Précipité par les alcalis en jaune floconneux, se dissolvant
dans l'éther en jaune pur avec dichroïsme vert. *Phosphine,Chry-* »
*saniline.*

2. Précipite par les alcalis en blanc laiteux, se dissout dans
l'éther sans lui communiquer de coloration, mais avec une
fluorescence vert bleu..................... *Flavaniline.* »

3. Précipité par les alcalis en laiteux, se dissolvant dans l'éther
sans coloration et sans dichroïsme. La solution primitive
jaune bouillie avec de l'acide chlorhydrique se décolore .............................................. *Auramine.* »

**III. —** *La matière colorante est soluble dans l'eau. La solution sulfu-rique est fortement colorée.*

#### *a.* LA SOUDE CAUSTIQUE DÉTERMINE UN PRÉCIPITÉ.

##### *Couleurs azoïques.*

1. La matière colorante en solution chaude se prend en gelée rouge par refroidissement. Dans l'acide sulfurique, disso-lution brun jaunâtre........................... *Chrysoïdine.*
2. La solution chaude ne se prend pas en gelée. Solution acide brune.............................................. *Brun, Vésuvine.*

#### *b.* LA SOUDE CAUSTIQUE NE PRÉCIPITE PAS.

1. Solution sulfurique jaune devenant rouge saumon par dilution, solution aqueuse jaune........................ *Jaune solide.*
2. Solution sulfurique jaune, devenant rouge carmin par dilu-tion. Solution chaude donne par refroidissement des pail-lettes à éclat doré. Les acides étendus précipitent la dis-solution en rouge violacé miroitant. *Orangé méthylé ou Éthylé ou Orangé III.*
3. Solution sulfurique violette, devenant plus rouge par dilution. Dissolution dans l'eau chaude, cristallise par refroidisse-ment. Matière colorante insolubilisée par les sels de baryum ou calcium........... *Tropéoline 00 ou Orangé IV.*
4. Solution sulfurique bleu vert et violette en diluant avec précipité bleu à reflets d'acier. Le reste comme précé-dent.............................. *Jaune N (Poirrier).*
5. Solution sulfurique vert jaune, violet et précipité gris par dilution. Solution aqueuse, cristallise par refroidissement. Le chlorure de calcium donne un précipité orangé deve-nant rouge cristallin à l'ébullition................. *Lutéoline.*
6. Solution sulfurique rouge carmin, virant au jaune par dilution. Solution aqueuse jaune, trouble devenant rouge et quelque-fois violette par addition de soude alcoolique. *Citronine, Jaune indien, Jaune AA, Curcumine.*
7. Solution sulfurique orangé foncé sans variation par dilution. Solution aqueuse orangé, avec chlorure de calcium magni-fique, cristallisation de sel de calcium en feuillets.. *Orangé G.*
8. Solution sulfurique orangé brun sans variation par dilution. Solution aqueuse jaune, cristallisation en feuillets jaunes ou gris avec plus ou moins d'acide chlorhydrique. *Chrysoïne, Tro-péoline O.*
9. Solution sulfurique rouge carmin, orangée par dilution. Dans la solution aqueuse, le chlorure de calcium y précipite un beau sel de chaux rouge cristallisant en aiguilles dans beaucoup d'eau bouillante............ *Orange II, Mandarine.*

10. Solution sulfurique violette, orangée par dilution. La solution aqueuse devient rouge carmin par soude. *Orange I, Tropéoline* 000.   .

*Matières colorantes vertes.*

1. Peu soluble dans l'eau avec une couleur olive. Une addition d'alcali favorise la dissolution en vert pré-foncé. L'acide sulfurique dissout la matière colorante en brun... *Cœruléine.*

2. Très soluble dans l'eau en vert. Les alcalis précipitent en rose ou gris. Les acides forts colorent les solutions en jaune....................................... *Vert Victoria, vert brillant.*

3. Très soluble dans l'eau en vert plus bleu. Les acides colorent les liqueurs en jaune. Les alcalis décolorent sans précipitation. Les échantillons tous chauffés au-dessus de 100 degrés donnent du violet............... *Vert méthyle.*

4. Soluble dans l'eau en vert. Les acides font virer au jaune. Les alcalis décolorent sans précipitation. Ils ne teignent qu'en bain acide, ne passent pas au violet lorsqu'ils sont chauffés au-dessus de 100 degrés..... *Verts acides ou sulfo-conjugués.*

*Matières colorantes bleues.*

1. Le produit est tout à fait insoluble dans l'eau. Soluble dans l'alcool assez difficilement. L'acide chlorhydrique dans la solution alcoolique ne modifie pas la nuance, mais donne de petits cristaux verts. Les alcalis font virer la nuance au rouge brun. L'acide sulfurique concentré dissout la matière colorante en rouge brun clair..... *Bleus de rosaniline. Bleus de diphénylamine.*

2. Matière colorante insoluble dans l'eau. La solution alcoolique se colore en rouge sous l'action de l'acide chlorhydrique. Les alcalis ne modifient pas la coloration........ *Indophénol.*

3. Matière colorante facilement soluble dans l'eau. L'acide chlorhydrique précipite en vert, les alcalis en violet. La poudre de zinc décolore la liqueur, laquelle se recolore à l'air.................................. *Bleu de méthylène.*

4. Solubilité moyenne dans l'eau. Coloration brunâtre par les acides et précipité rouge brun par les alcalis... *Bleu Victoria.*

5. Soluble dans l'eau, les alcalis décolorent la liqueur. La laine extrait la couleur des bains alcalins puis, passée dans un bain acidulé, elle apparaît colorée en bleu.... *Bleus alcalins, Nicholson.*

6. Soluble dans l'eau, décolorée par les alcalis, la laine n'est teinte qu'en bain acide. La poudre de zinc réduit et décolore d'une manière permanente et définitive. *Bleus coton, bleus solubles.*

7. Très soluble dans l'eau, ne teint que sur bain acide. La poudre de zinc et l'ammoniaque décolorent la liqueur, mais la coloration réapparaît à l'air. L'acide nitrique dilué provoque une décoloration définitive....... *Carmin d'indigo.*

8. Insoluble dans l'eau, soluble dans l'alcool. Les alcalis colorent la solution alcoolique en brun rouge ou violet. L'acide sulfurique dissout le produit en bleu...   *Indulines, nigrosines.*

9. Soluble dans l'eau; les acides précipitent les solutions en bleu. Les alcalis colorent en rouge ou violet. La poudre de zinc et l'ammoniaque comme pour carmin d'indigo. L'acide nitrique dilué même à l'ébullition ne décolore pas la liqueur...................   *Indulines solubles, bleus bengals.*

*Matières colorantes violettes.*

1. Le produit est difficilement soluble dans l'eau, soluble dans l'alcool. L'acide sulfurique le dissout en brun cannelle......................   *Regina purple, violet impérial.*

2. Soluble dans l'eau, les acides colorent en bleu, puis en vert et jaune, les alcalis précipitent.   *Violet de méthyle, violet Hofmann.*

3. Peu soluble dans l'eau, les alcalis précipitent en violet. L'acide sulfurique dissout en gris, la dilution est gris vert, puis bleu ciel, puis violette....   *Mauvéine, violet Perkin, Rosolane.*

4. Soluble dans l'eau. Les acides précipitent en bleu, les alcalis en violet. La poudre de zinc réduit comme avec le carmin d'indigo............................   *Violet de Lauth.*

5. Le produit ne se dissont pas dans l'eau bouillante. L'acide chlorhydrique colore la liqueur en rouge carmin, l'acide sulfurique en bleu virant au rouge par dilution.   *Gallocyanine.*

6. Soluble dans l'eau en rouge violet. L'alcool ajouté détermine une fluorescence rouge carminée. L'acide sulfurique concentré dissout en vert passant au bleu violet par dilution.......   *Safranines éthylées, Améthyste, Fuchsia, Giroflée, Violets fluorescents.*

**Considérations générales sur les empoisonnements par la nitrobenzine et l'aniline.** — La nitrobenzine est un poison énergique, mais très lentement absorbé, en raison de son insolubilité dans les liqueurs aqueuses, neutres, alcalines ou acides. Letheby et Bergeron avaient avancé que la nitrobenzine se transformait en aniline dans l'organisme et que c'était cette dernière qui était le véritable agent toxique. Cette opinion n'a pas été confirmée par les expériences entreprises depuis par Guttmann, lequel n'a jamais trouvé d'aniline, ni dans l'urine, ni dans le foie, ni dans le cœur, le cerveau et les reins.

La plupart des auteurs signalent, dans les empoisonnements par la nitrobenzine, la persistance de l'odeur d'amandes amères dans le cadavre. Cependant cette manière de voir ne serait pas aussi générale; car, dans le cas du docteur Lehmann.

c'est à peine s'il a pu sentir une trace d'odeur dans le cerveau et l'estomac, et cependant il ne s'était pas écoulé quarante-huit heures entre la mort et l'autopsie, et la température extérieure n'était que de quelques degrés au-dessus de zéro. Krahmer prétend que la nitrobenzine, au contact des matières organiques, perd plutôt son odeur que l'acide prussique et l'essence d'amandes amères.

Bien que les expériences de Letheby et de Bergeron n'aient pas été confirmées, nous engageons l'expert à ne pas les perdre de vue et à rechercher l'aniline toutes les fois que l'analyse chimique décèlera dans un cadavre la présence de la nitrobenzine.

L'aniline est un poison plus rapide et, de fait, plus actif que la nitrobenzine. Son absorption est beaucoup plus facile en raison de la solubilité des sels qu'elle peut former avec les acides du suc gastrique.

Dans un empoisonnement par l'aniline, surtout si l'intoxication a été lente, l'expert devra toujours rechercher si la coloration des téguments existe. Dans tous les cas, il constatera une coloration spéciale des ongles, des doigts, des lèvres, très caractéristique. Pour Letheby, cette teinte spéciale serait due à une oxydation de l'aniline ou du sulfate d'aniline aux dépens de l'oxygène en dissolution dans le sang. Le produit d'oxydation, en se dissolvant dans le sérum, donnerait la teinte violette partout où le peu d'épaisseur des tissus permettrait de l'apercevoir par transparence.

Qu'il nous suffise de dire que cette théorie n'est pas admise par tout le monde et d'ajouter que, d'après de nombreuses expériences faites sur des animaux, on a remarqué que le poison s'accumulait surtout dans le foie, que le sang et les urines n'en contenaient que des traces et que la plus-grande partie s'éliminait par les voies respiratoires. Ces données sont en désaccord avec ce que rapportent quelques observateurs qui prétendent que, dans tous les empoisonnements par cette substance, les urines possèdent une forte odeur d'aniline. On peut, à bon droit, s'étonner de cette remarque; car il est admis, d'une manière incontestable, que l'aniline n'est absorbée qu'à l'état de sel, il est donc probable que si l'élimination par les urines existe, il faudra, pour percevoir l'odeur d'aniline, se trouver dans un milieu alcalin, c'est-à-dire admettre une fermentation ammoniacale de l'urine, soit à l'air, soit dans la vessie. Bien plus, Wohler Friedland et d'autres encore affirment n'avoir jamais perçu l'odeur donnée comme caractéristique par certains auteurs.

Nous terminerons en appelant l'attention de l'expert sur l'examen du sang au spectroscope, et nous renvoyons à ce que nous disons à ce sujet à l'article *Nitroglycérine*.

*Matières colorantes artificielles.* — Les matières colorantes artificielles dérivées de la houille ne sont en général pas toxiques, ou si elles peuvent amener quelques troubles fonctionnels à la suite d'ingestion d'une grande quantité de substance, on ne doit pas les considérer, à proprement parler, comme des corps toxiques. Cependant en raison de leurs nombreuses applications, tant dans l'industrie et dans les arts que dans le commerce de la confiserie et des produits alimentaires, nous devons dire quelques mots de quelques-unes d'entre elles.

Lépine et Cazeneuve (1) ont étudié l'action toxicologique de certains colorants artificiels, entre autres la roccelline ou rouge solide, le sulfo de fuchsine, la safranine, le jaune d'or ou jaune de Martins, son dérivé sulfoconjugué et enfin le jaune solide ou amidoazobenzol bisulfoconjugué.

Nous passerons donc rapidement en revue les diverses matières colorantes et ajouterons quelques lignes sur la législation allemande et les rapports de la toxicologie avec l'industrie de la teinture.

La roccelline, encore appelée rouge solide, s'obtient en faisant réagir le β naphtol sur le diazo de l'un des isomères de l'α naphtylamine α sulfoconjuguée. C'est le sel de soude qui est employé dans le commerce. Cette matière colorante introduite dans les aliments, à la dose de 1 gramme par kilogramme, d'animaux en expérience n'a déterminé aucun phénomène appréciable. Injectée dans le bout central de la veine fémorale d'une chienne de 8 kilogrammes dans les proportions de 1 gramme de rouge pour 100 centimètres cubes d'une solution, elle n'a déterminé ni accélération du cœur ni augmentation

___

(1) Cazeneuve et Lépine, *Comptes rendus Académie des sciences*, 1881, t. CI, p. 1167 et suivantes. — Cazeneuve, *La coloration des vins par les couleurs de la houille*. Paris, 1887. (*Bibliothèque scientifique contemporaine*).

sensible de la respiration. Cette substance chimique n'a aucune action sur l'état physiologique de l'homme et des animaux sains ou en état de maladie.

Le sulfo de fuchsine, encore appelé fuchsine acide ou fuchsine sulfoconjuguée, s'obtient en sulfoconjuguant la fuchsine ordinaire. C'est le sel de soude que l'on trouve dans le commerce, rarement le sel de chaux. Cette matière colorante est soluble dans l'eau en toutes proportions et n'est pas précipitable de ses dissolutions par l'eau salée.

A la suite d'ingestions à doses variables de sulfo de fuschine et d'injection dans les veines de cette matière colorante, l'opinion des auteurs est qu'elle est absolument dénuée de propriétés toxiques et sans intérêts physiologiques.

La safranine ou mieux les safranines sont des matières colorantes très répandues dans le commerce à l'état de chlorhydrate ou de nitrate, amorphe ou cristallisé. Ce sont très probablement des dérivés diamidés de la phenazine. Toutes s'obtiennent par réduction ou transformation d'un amidoazo simple ou mixte en ses éléments normaux, une amine et une diamine, et oxydation dans des conditions déterminées de ce mélange avec addition d'amine primaire. Ou encore par oxydation de diamidodiphénylamine et d'une amine primaire.

Cette matière colorante est plus active que les précédentes; à l'état de poudre introduite dans la gueule d'un chien quotidiennement à la dose de 1 à 4 grammes pendant plusieurs semaines, elle ne détermine en général que de la diarrhée sans autres phénomènes plus sérieux. Injectée dans les veines, à la dose de 0,05 par kilogramme de chien elle est bien autrement active. Elle détermine presque immédiatement la coloration des muqueuses, accélération du cœur, provoque une dyspnée considérable et quelques mouvements convulsifs des pattes. Dans les heures qui suivent l'urine se colore fortement et souvent on y rencontre de l'albumine. La mort peut suivre.

Les mêmes auteurs ont encore étudié l'action toxique de trois jaunes employés en teinture et dans les arts chimiques sous le nom de jaunes de binitronaphtol et son dérivé sulfuré et de jaune d'amidoazobenzol.

Le jaune de binitronaphtol, ou jaune de Martius, jaune de

Manchester, communément appelé jaune d'or, se trouve dans le commerce à l'état de sel de soude. On le prépare par nitration directe de l'α naphtol et plus généralement par nitration d'un dérivé sulfoné particulier de ce même α naphtol (Piria).

L'expérience suivante démontre, dans une certaine mesure, l'activité physiologique de cette matière colorante : Un chien griffon du poids de 7 kilogrammes reçoit chaque jour dans la gueule $0^{gr},5$ de jaune en poudre. Dès le second jour, les selles sont diarrhéiques et les vomissements fréquents sont jaunâtres. L'animal présente une inappétence marquée, sauf pour le lait. Le quatrième jour l'animal est couché et haletant, sa température est à 41° C. Le sixième jour aggravation des symptômes, température 42°'. L'inappétence devient complète, l'urine renferme de la matière colorante et de l'albumine. La mort survient. A l'autopsie quelques viscères sont teints et la plupart sont fortement congestionnés.

Injecté dans les veines, sur des chiens de 10 à 25 kilogrammes à la dose de $0^{gr},03$ à $0^{gr},06$ par kilogramme d'animal, la respiration devient rapidement haletante, la température augmente assez rapidement pour atteindre 41-42° C. et trois quarts d'heure après l'ingestion 44°' au moment où la mort arrive. A la dose de 0,01 par kilogramme de chien l'animal ne succombe pas.

Le jaune d'or sulfoconjugué, ou jaune de binitronaphtol sulfoné, est le précédent sulfoné. Au point de vue physiologique ou toxicologique il ne paraît présenter aucun intérêt. Une chienne à laquelle on a donné pendant quinze jours $0^{gr},5$ de poudre, 2 grammes pendant dix jours, puis 4 grammes pendant dix autres jours, n'a présenté ni vomissements ni diarrhée, a conservé son appétit et les urines n'ont pas été albumineuses.

Le jaune d'amidoazobenzol, ou jaune solide, est de l'amidoazobenzol sulfoconjugué directement. Dans le commerce c'est le sel de soude du produit sulfoné qui est employé comme matière colorante. Comme le précédent, les poudres livrées à la teinture et aux arts sont chargées de sulfate de soude et ne renferment que 25 à 30 p. 100 du produit pur. A la dose de 4 grammes pendant dix jours, de 10 grammes en une seule fois chez un chien bouledogue de 12 kilogrammes, on n'a rien constaté d'anormal. En injection veineuse les résultats ont été fort peu concluants, et les vomissements ainsi que l'accélération des battements du cœur constatés par les auteurs sont attribués aussi bien à la substance expérimentée qu'à la grande quantité d'eau salée servant de véhicule à la matière colorante.

A ces recherches nous devons ajouter quelques mots concernant la législation allemande sur ce sujet et une déclaration signée Hoffmann venant pleinement confirmer les résultats précédemment annoncés.

En Allemagne la loi du 5 juillet 1887, concernant la coloration des matières alimentaires, autorise l'emploi des couleurs d'aniline et azoïques pourvu que ces matières colorantes soient exemptes : d'antimoine, arsenic, baryum, plomb, cadmium, chrome, cuivre, mercure, uranium, zinc, étain, gomme-gutte, coralline, acide picrique.

Dans cette prescription, la loi allemande s'appuie sur les expériences qui ont démontré que ni les couleurs d'aniline, ni les matières colorantes azoïques n'exercent d'action nuisible sur le corps humain, à moins qu'elles ne contiennent les matières ci-dessus désignées.

En outre elle autorise le gouvernement de l'empire à donner de plus amples instructions sur la méthode à employer pour faire la preuve de l'existence de l'arsenic dans les matières colorantes.

Cette autorisation a paru nécessaire en raison de la présence fréquente de cet arsenic, présence que l'on peut constater facilement dans presque toutes les matières premières employées par l'industrie ainsi que dans la plupart des réactifs chimiques.

Puis à propos d'un procès récent rendu par la Cour de Lyon et confirmé en appel, Hoffmann certifie à la requête de la *Badische aniline und soda fabrick* à Stuttgart et Ludivigshafen que les matières colorantes artificielles : rouge solide ou roccelline, jaune solide ou d'amidoazobenzol, fuchsine sulfonée, azoflavine ou orange IV *nitré ou non*, citronine, jaune indien, etc., etc., ne sont pas absolument toxiques.

Il ajoute enfin, vu l'innocuité absolue desdites couleurs : *On ne saurait imaginer des obstacles qui puissent en empêcher la vente.* »

Sans partager complètement cet optimisme, exagéré sans doute pour les besoins de la cause, la Badische aniline ayant été poursuivie pour vente de matières colorantes ayant servi à la coloration des vins, nous sommes convaincu que sauf l'acide picrique, la coralline, le jaune d'or ou binitronaphtol non sulfoné, toutes les matières colorantes artificielles azoïques et autres sont par leur nature d'une innocuité parfaite et ne peuvent devenir toxiques que par les impuretés qu'elles sont susceptibles de contenir.

*Application des matières colorantes en teinture et ses rapports avec la toxicologie.* — De ce qui précède, et à la suite d'Hoffmann, de Lépine et Cazeneuve, nous conclurons que pour la plupart les matières colorantes dérivées de la houille ne sont pas toxiques. Cependant quelques-unes dérivées du phénol ou des phénols, nitrés ou non, comme l'acide picrique, le binitronaphtol, l'acide rosalique ou coralline ou aurine, etc., etc., doivent être considérées comme nuisibles à la santé (1).

En raison donc de la nocuité de certaines de ces matières colorantes artificielles employées dans l'industrie de la teinture, l'expert peut être consulté sur la composition, l'action chimique ou physiologique de débris de tissus teints ou imprimés, de poussières provenant de dévidage, de cardage, de laine peignée ou filée ou de coton ayant subi les manipulations de la teinture.

Ce que nous avons dit des matières colorantes artificielles à propos des matières alimentaires, nous ne ferons que le répéter ici, et appliquer à ce cas particulier les calculs et les expériences de Sonnenkall, page 500. Ces matières colorantes, et nous insistons sur ce fait, ont une intensité de coloration considérable, des traces dissoutes dans des liquides appropriés suffisent pour colorer nettement ces dissolutions : une goutte de fuchsine d'une solution hydro-alcoolique à 5 p. 100 de ce colorant suffit pour colorer en rose une livre de sucre, soit environ 0,002 p. 500 grammes de la substance à colorer.

Les dérivés de triphénylméthane, comme les rouges, les violets, les verts, etc.; les phtaléines, etc., etc., donnent des colorations plus intenses que les matières colorantes azoïques. En teinture comme en confiserie, ces intensités de colorations se traduisent par des intensités de nuances sur les fibres ou

(1) Gerlack, *Sur le substitut de Safran, Dinitrocresylate de potassium* (*Zeitschrift für angewandte Chemie*), 15 mai 1888.

tissus, et les doses le plus souvent employées varient entre 1 et 5 p. 100, soit 100 du tissu et 1 ou 5 de la matière colorante. Les quantités plus élevées sont rares, et les proportions de 10 p. 100 ne sont presque jamais employées. Si à ces faibles quantités de colorants nous ajoutons encore la charge que tous les produits commerciaux renferment, nous pourrons considérer le chiffre de 5 p. 100 comme un maximum. On entend par charge, dans les matières commerciales, toute substance chimique incolore se trouvant naturellement ou intentionnellement dans un colorant, soit pour en augmenter le poids, soit pour en favoriser l'emploi en augmentant son affinité pour les fibres végétales ou animales. Certaines substances incolores ou charges se trouvent normalement et dans d'assez fortes proportions dans de nombreuses matières colorantes, le sel est de ce nombre et entre quelquefois dans la masse pour une proportion de 15, 20 et même 30 p. 100. La présence de ce chlorure de sodium est justifiée par l'emploi que l'industrie fait de cette substance pour la précipitation de presque toutes les matières colorantes.

De toutes ces considérations, il résulte que dans tous les cas où la teinture se fait sans l'intermédiaire d'agents chimiques la nocuité des tissus, fils, filés, est nulle, même si le colorant employé est réputé nuisible. Ces conditions sont le plus souvent réalisées dans la teinture sur laine. Cette fibre a une affinité telle pour la matière colorante que son immersion, plus ou moins prolongée, dans une solution aqueuse pure ou légèrement acidulée, à chaud ou à froid, décolore absolument cette dissolution. La fixation est complète, la combinaison intime, et l'agitation, le cardage, le dévidage, le tissage ne donnent que des poussières constituées par des fibrilles teintes comme la portion principale sans matière colorante isolée ou détachée.

Il n'y aurait d'exceptions que pour les matières colorantes qui ne se fixent sur la laine qu'au moyen de mordants ou pour l'impression des tissus, la question doit alors être envisagée à un autre point de vue et rentrer dans la catégorie suivante.

La teinture du coton se fait dans de tout autres conditions, cette fibre ainsi que les fibres végétales en général ne possèdent que peu d'affinité pour les matières colorantes qui nous occupent (sont exceptées, bien entendu, les nouvelles matières colorantes teignant le coton en bains alcalins sans autres artifices). Elles ne se fixent que sous l'influence d'un intermédiaire appelé mordant. Ces intermédiaires ou ces mordants, dans l'impression comme dans la teinture, sont nombreux et variés ; pour les colorants basiques ce sont les tannins comme le cachou, le sumac, le tannin, la glycérine arsénicale,... pour les autres, les sels métalliques, l'acétate de plomb, l'oxalate ou le tartrate d'antimoine, le chlorure d'étain ou le stannate de soude, l'acétate de chrome, l'acétate d'alumine, de chaux, le sel marin, etc., etc.

La fibre ou le tissu imprégné de ces substances, immergé dans le bain de teinture renfermant la matière colorante, se compose de celle-ci, laquelle se fixe sur le mordant en engendrant avec lui une combinaison chimique, une laque insoluble. Si le mordançage a été imparfait ou superficiel, la matière colorante ne s'est fixée que sur les parties mordancées sans pénétrer la fibre, et la teinture n'est qu'en surface, peu adhérente et sujette à se détacher sous les moindres influences.

Dans l'impression des tissus les observations seront les mêmes, avec cette différence cependant que la fixation de la matière colorante est augmentée par des expositions plus ou moins prolongées à la vapeur d'eau et des lavages et savonnages répétés.

Dans une teinture de coton, ou des impressions de tissus mal faites, quelles seront les conséquences des poussières colorantes sur la santé des personnes employées aux manipulations que nécessitent les transformations de ces fibres ou de ces tissus ?

Dans un cas d'accident l'expert devra agir avec la plus grande réserve et ne pas accuser d'emblée et sans plus amples investigations la substance la plus en vue de la matière colorante. En effet, ainsi que nous le disions plus haut, en dehors de l'innocuité à peu près complète de la grande masse des matières colorantes artificielles, la quantité de ces colorants employée dans la teinture est des plus minimes, 1 à 5 p. 100 du poids du tissu et de 1 à 10 p. 100 du poids de certaines substances minérales fixées au préalable sur la fibre. Si nous traduisons ces chiffres par des rapports nous remarquerons que le tissu étant 100 le mordant ou l'intermédiaire pourra être 50, 100, 150, 200 et quelquefois plus tandis que la matière colorante sera représentée par 1 ou par 5.

Toute la question revient donc à caractériser tout d'abord le mordant puis la matière colorante. Si le mordant est un sel d'antimoine, un sel de plomb, un sel de cuivre, l'expert pourra facilement identifier les symptômes observés avec les caractères d'intoxication généralement observés dans les empoisonnements par ces substances.

C'est pour ne pas s'être pénétré de ces idées, qu'en janvier 1888, un médecin a publié dans le journal *Lyon médical* un travail dans lequel il incrimine une matière colorante azoïque sulfonée, absolument inoffensive. Le jaune N, résultat de la combinaison du diazo de toluidine sulfonée avec la diphénylamine, y était accusé d'avoir déterminé des accidents d'empoisonnements sur des femmes travaillant au dévidage de cotons teints, disait-on, au moyen de cette substance.

Les symptômes d'empoisonnements observés étaient la diminution puis la perte de l'appétit, des vomissements, des coliques occupant la région ombilicale et hypogastrique. La langue était sale et dans tous les cas on avait observé le liséré gingival bleu ardoisé. Il existait également des douleurs aux membres et des paralysies des mouvements et de la sensibilité, surtout aux muscles extenseurs des membres, etc., etc. Sans se préoccuper des autres substances pouvant servir à la teinture de ces cotons toxiques, sans rechercher le mordant ou l'intermédiaire, l'auteur ne s'est préoccupé que de caractériser la matière colorante, et trouvant quelques échantillons teints en jaune Martins et en jaune N, il s'est empressé, se basant probablement sur les concordances de nuances, d'assimiler l'un à l'autre et déclarer l'un et l'autre toxique.

Nous n'avons pas à insister ici sur cette erreur de rapprochement entre deux substances absolument différentes et comme propriétés physiologiques et comme composition chimique, car l'une est un phénol nitré, le naphtol binitré et l'autre une matière colorante azoïque.

Un expert habitué aux choses de la teinture aurait su que le jaune N ne teint pas le coton sans mordants et, frappé par l'analogie des symptômes observés avec ceux des intoxications saturnines, il aurait cherché à caractériser le poison soit comme mordant, soit comme colorant minéral (chromate de plomb), mélangé aux autres matières colorantes artificielles (1).

Dans la négative même, il était plus indiqué d'incriminer les moyens chimiques d'investigations et cela d'autant plus raisonnablement que la matière colorante était plus étrangère à l'auteur et que les symptômes toxiques se trouvaient être des réactifs physiologiques d'une importance considérable et d'une valeur incontestable.

**Antidotes et traitements.** — Dans un empoisonnement par la nitrobenzine, le devoir du médecin est de faire vomir le malade le plus rapidement possible. Si le traitement est fait à temps, il y a grande chance de voir l'empoisonné se rétablir assez vite. On peut encore, en raison de la lenteur de l'absorption de ce toxique, administrer avec succès un vomitif une heure et même deux heures après l'ingestion.

Dans un empoisonnement par l'aniline, le même traitement doit être employé. Cependant, comme l'action est plus rapide que dans le cas précédent, on pourrait, en se basant sur ce que les sels d'aniline sont moins toxiques que l'aniline elle-même, hâter l'absorption par des liqueurs acides, favoriser l'oxydation dans l'économie et pousser à l'élimination au moyen de médicaments appropriés.

On combattra l'abaissement de la température par des frictions sèches sur les membres inférieurs et le thorax, on activera la circulation au moyen d'injections d'éther et par tous les moyens possibles et s'il est nécessaire on fera respirer de l'oxygène.

(1) Une observation recueillie par M. Perret, médecin des hôpitaux et agrégé de la Faculté de médecine de Lyon et M. Berthet son interne, sur une femme dévideuse de coton jaune pour guimpiers, vient de confirmer d'une manière éclatante nos conclusions.

Cette femme présentait bien tous les symptômes décrits plus haut et caractéristiques des empoisonnements saturnins, elle faisait partie de celles que le rédacteur du *Lyon médical* considérait comme intoxiquées par des *colorants azoïques*. A l'analyse chimique des organes M. Lacomme, pharmacien en chef de l'hôpital de la Croix-Rousse, a constaté la présence du plomb et a aussi caractérisé le chromate de plomb dans les échantillons de coton travaillé par la victime (*Provence médicale*, 11 août 1888).

## II

## NITROGLYCÉRINE, DYNAMITE, DUALINE

La nitroglycérine, éther nitrique de la glycérine, a été découverte par Sobrero et se prépare par l'action d'un mélange d'acide azotique concentré et d'acide sulfurique sur la glycérine. C'est une huile inodore, jaunâtre, d'une densité de 1,60, d'une saveur douceâtre et très toxique. Elle est insoluble dans l'eau, très soluble dans l'alcool et l'éther. L'eau la reprécipite de sa dissolution alcoolique. Elle détone avec une violence considérable, soit sous le choc, soit lorsqu'on la chauffe à une température élevée. Sous l'influence d'un froid peu intense mais suffisamment prolongé, elle cristallise en aiguilles allongées.

La médecine homœopathique l'emploie sous le nom de *glonoïne*.

L'usage de la nitroglycérine liquide est à peu près généralement abandonné ; on lui préfère la dynamite préparée, pour la première fois, par Nobel, en faisant absorber complètement de la nitroglycérine par des substances poreuses inertes.

La dynamite est une substance blanche, grise ou rougeâtre, suivant le corps absorbant employé, pulvérulent ou légèrement onctueux. Elle possède à peu près toutes les propriétés de la nitroglycérine avec une stabilité beaucoup plus grande. Elle est toxique comme la nitroglycérine.

La dualine, inventée par Dittmar, est une sorte de dynamite, dans laquelle le corps absorbant aurait été remplacé par de la sciure de bois transformée, au préalable, en xiloïdine par un traitement à l'acide nitrique imprégné de nitrate de potasse. D'après Trauze, cette poudre aurait la composition suivante :

| | |
|---|---|
| Sciure de bois fine | 30 |
| Nitrate de potasse | 20 |
| Nitroglycérine | 50 |

**Empoisonnements et doses toxiques**. — Les propriétés toxiques de la nitroglycérine ont été contestées pendant une certaine période. Eulemberg prétendait que la nitroglycérine pure n'était pas un poison, mais qu'elle devait d'être vénéneuse aux nombreuses impuretés qu'elle renfermait. Pelikan, Demone, Onsum, etc., ont prétendu le contraire, et Werber a affirmé la toxicité de ce corps, en disant qu'elle diminue avec le temps.

Quoi qu'il en soit, une goutte de nitroglycérine placée sur la langue suffit, même en l'expulsant immédiatement, pour provoquer une violente migraine. Des expériences ont démontré que 3 ou 4 centigrammes introduits dans l'estomac suffisent pour tuer un cochon de lait.

Les empoisonnements par cette substance sont très rares. Husemann a pu en observer une tentative sur l'homme, et Maschka en cite également un cas. Dans ces observations, les doses employées étaient considérables; on cite une once et deux gorgées ayant amené tous deux une terminaison mortelle. Mais il n'est pas douteux que des doses moindres puissent déterminer la mort.

La dynamite, comme la nitroglycérine, est un poison actif, médiocrement étudié sur les animaux, très peu sur l'homme quoique plusieurs cliniciens l'aient employée contre différents états pathologiques. Elle contient en moyenne 75 p. 100 de nitroglycérine, le reste est constitué par des matières inertes. Les empoisonnements par cette substance sont rares et accidentels. Le docteur Wolff rapporte le cas suivant : Les époux K..., âgés d'une soixantaine d'années, étaient bien portants. Après avoir mangé d'une soupe, le soir, ils eurent des vomissements, et, le lendemain matin, après le café, ils tombèrent gravement malades. La femme succomba dans l'après-midi du troisième jour, et le mari, le lendemain. Celui-ci, avant de mourir, accusa le café de renfermer du poison ; il l'avait trouvé beaucoup plus amer que le café ne l'est ordinairement.

L'analyse chimique démontra la présence de nitroglycérine dans les vomissements, et chez l'accusé on trouva quatre cartouches de dynamite; trois d'entre elles étaient intactes, et dans la quatrième, ouverte et vidée en partie, il en manquait 10 grammes à peu près.

Dans une autre observation de Holst, l'individu empoisonné mourut plus rapidement, six heures et demie après les premiers symptômes.

Quant à la dualine, on ne connaît pas, que nous sachions, d'empoisonnement déterminé par cette substance explosible. Cependant elle peut être rangée sur la même ligne toxique que la dynamite, bien qu'elle ne renferme que 50 p. 100 de nitro-glycérine, alors que la première en renferme 75 p. 100.

**Recherche de la nitroglycérine, de la dynamite ou de la dualine dans les cas d'empoisonnement.** — La nitroglycérine doit être recherchée dans le contenu du tube digestif ou dans les matières vomies. Werber, qui s'est occupé de son absorption et de son élimination, n'a pu la retrouver dans l'urine, le foie et le sang.

En général, pour isoler le poison, on se sert des dissolvants, alcool, éther ou chloroforme ; on évapore les solutions et on analyse le résidu.

*Procédé Dragendorff.* — Les matières organiques suspectes sont additionnées d'alcool absolu en suffisante quantité pour que le liquide qui les baigne marque à l'alcoomètre environ 95°. On acidule faiblement avec de l'acide sulfurique, et on laisse digérer le mélange pendant vingt-quatre heures à peu près, à une température de 40° à 50° ; on filtre et on distille au bain-marie les 5/6 du liquide alcoolique. Le résidu obtenu dans la cornue est traité par de l'éther. On agite pendant quelques instants, on décante la couche éthérée et on abandonne à l'évaporation spontanée. L'éther a dissous et entraîné la nitroglycérine, et l'abandonne ensuite sous forme de gouttelettes huileuses incolores ou le plus souvent jaunâtres.

Nusemann et Nystrom ont employé l'éther pour l'extraction de la nitroglycérine et traitent directement les matières organiques par ce dissolvant. Cependant Nystrom recommande, lorsqu'on se trouve en présence de trop grandes quantités de matières grasses, de substituer l'alcool méthylique à l'éther et de précipiter la nitroglycérine de sa solution alcoolique par des additions d'eau en quantité suffisante.

*Procédé Werber.* — Werber emploie le chloroforme au lieu de l'alcool ou de l'éther. Les matières organiques à analyser sont tout d'abord neutralisées par du carbonate de soude ou de potasse et reprises par une certaine quantité de chloroforme. La solution chloroformique est décantée, évaporée à consistance convenable, et le résidu soumis aux réactions de la nitroglycérine.

Le reproche adressé au procédé à l'éther peut s'appliquer à la méthode de Werber. En effet, le chloroforme dissout autant de matières grasses que l'éther. C'est pourquoi nous recommandons au lecteur ou le procédé Dragendorff, ou encore la modification apportée par Nystrom, c'est-à-dire la substitution de l'alcool méthylique à l'éther.

La nitroglycérine, séparée des matières organiques et isolée, doit être soumise aux réactions suivantes :

1° Une goutte de nitroglycérine détone violemment sous le choc quand on la frappe sur une enclume. Elle ferait également explosion si on venait à la chauffer sur une lame de platine.

2° Mise en ébullition avec la potasse, la nitroglycérine se décompose et donne de la glycérine et de l'azotate de potasse.

3° Les produits de décomposition neutralisés avec un acide sont repris par de l'alcool fort. La solution alcoolique est évaporée doucement au bain-marie jusqu'à consistance convenable. Si alors on vient à chauffer le résidu avec du bisulfate de potasse, il se dégage une odeur caractéristique d'acroléine.

4° Le résidu du traitement alcoolique ou chloroformique par les procédés Dragendorff ou Werber, traité par l'acide sulfurique et un peu d'aniline, donne une coloration rouge. Si, à la place d'aniline, on ajoutait un peu de brucine, on obtiendrait la même coloration. Cette réaction, commune à tous les azotates, est ici caractéristique en raison de l'origine du résidu.

En effet, dans le procédé de Werber, on recommande l'emploi d'un alcali carbonaté pour neutraliser l'acide azotique libre qui pourrait se trouver accidentellement dans les matières vomies. Le chloroforme dissout ensuite la nitroglycérine, mais non pas les azotates, et enfin l'acide sulfurique ajouté met en liberté l'acide azotique de la nitroglycérine que l'on peut alors caractériser par l'aniline ou la brucine.

Dans les empoisonnements par la dynamite ou la dualine, on doit suivre absolument la même marche et les mêmes méthodes. Cependant nous recommandons à l'expert de rechercher la terre ou la sciure de bois caractéristiques dans les matières vomies ou le contenu de l'appareil digestif. Dans un cas d'empoisonnement de cette nature, Maschka a pu les retrouver dans des aliments empoisonnés.

**Considérations générales sur l'empoisonnement par la nitroglycérine, la dynamite et la dualine.** — La nitroglycérine n'est résorbée que très lentement, et la nature de ses transformations dans l'économie est complètement inconnue. Nous avons déjà dit qu'on l'avait recherchée en vain dans l'urine, le foie et le sang. Cependant Werber a pu retirer la nitroglycérine et la caractériser dans le contenu stomacal d'un cadavre en voie de putréfaction.

Dans les empoisonnements par la nitroglycérine ou la dynamite, les victimes accusent des symptômes d'intoxication bien marqués, tels que céphalalgie, coliques, vomissements, chaleur abdominale et selles sanguinolentes, c'est-à-dire tous les caractères d'une violente gastro-entérite.

En 1872, le D$^r$ Starkow, de Saint-Pétersbourg, avançait que la nitroglycérine avait une action sur le pigment du sang, analogue à celle de la nitrobenzine, des nitroanilines, etc. Dans l'un et l'autre cas, le sang examiné au spectroscope donne, outre les deux raies d'absorption de l'oxyhémoglobine, une autre raie sur la limite de la partie rouge et orangée du spectre, c'est-à-dire correspondant à la ligne C de Fraunhofer. Les corps réducteurs, tels que le sulfure ammonique, le sulfate ferreux, portent cette raie un peu vers la droite. L'ammoniaque la fait disparaître et ne laisse subsister que les deux raies d'oxyhémoglobine, en même temps que la solution prend une couleur rouge cerise éclatante et devient transparente.

Ce caractère serait commun à la nitroglycérine, à la nitrobenzine, aux nitroanilines, aux nitronaphtalines et serait d'autant plus intense qu'il y aurait plus d'hydrogène remplacé par le radical azotile, comme dans la nitroglycérine, dans les binitrobenzines, etc.

Toujours d'après le même auteur, ces corps ne seraient toxiques que parce qu'ils renferment dans leur molécule le radical Azo². Ils agiraient directement sur le globule sanguin et ne seraient pas, comme on l'a pensé jusqu'alors, des poisons nervins. Husemann partage cette manière de voir.

**Dosage de la nitrobenzine.** — On peut doser la nitrobenzine ou la dynamite en calculant la quantité d'acide azotique mis en liberté dans un traitement approprié avec la potasse caustique. L'acide azotique est alors dosé soit au moyen de sels ferreux, soit par transformation en ammoniaque.

**Antidotes et traitements.** — En raison de l'insolubilité de la nitroglycérine dans l'eau et de son absorption lente, on devra, dans un cas d'empoisonnement de cette nature, faire vomir le malade le plus tôt possible et favoriser les évacuations par tous les moyens usités. Il faudra éviter surtout de donner de l'alcool ou des boissons alcoolisées.

### III. — **Alcaloïdes.**

Les procès célèbres de Bocarmé, Palmer, Castaing, etc., ont mis en évidence les alcaloïdes employés comme toxiques et ont attiré l'attention des chimistes sur ces composés organiques, d'autant mieux que les moyens de les isoler et de les caractériser, s'ils existaient, étaient alors très défectueux.

C'est à Stas que revient l'honneur d'avoir, le premier, donné une marche générale pour rechercher les alcaloïdes. Voici son procédé (1).

Il suppose d'abord qu'il s'agit de rechercher un alcaloïde dans le contenu de l'estomac ou des intestins, etc. On commence par additionner ces matières avec le double de leur poids d'alcool pur et le plus concentré possible. On ajoute ensuite, suivant la quantité et l'état de la matière suspecte, de 1/2 à 2 grammes d'acide tartrique ou d'acide oxalique, mais de préférence de l'acide tartrique ; on introduit le mélange dans un ballon et on chauffe jusqu'à 60° ou 75°. Après le refroidissement complet, on jette le tout sur un filtre de papier Berzelius ; on lave le produit insoluble à l'aide de l'alcool concentré ; on évapore ensuite le liquide filtré dans le vide, ou si on n'a pas de machine pneumatique à sa disposition, on abandonne le liquide dans un fort courant d'air, à une température qui ne doit pas être supérieure à 35°.

Si, après la volatilisation de l'alcool, le résidu renferme des corps gras ou d'autres matières insolubles, on verse de nouveau le liquide sur un filtre mouillé avec de l'eau distillée ; on évapore ensuite dans le vide pneumatique, et on place le vase qui renferme le liquide sous une grande cloche, au-dessus de l'acide sulfurique concentré. On reprend ensuite le résidu par de l'alcool anhydre à froid, en prenant la précaution de bien épuiser la matière ; on évapore l'alcool à l'air libre à la tempé-

(1) Stas, *Bulletin de l'Académie royale de Belgique*, 1852.

rature ordinaire ou mieux dans le vide ; on dissout le résidu acide dans la plus petite quantité d'eau possible et on introduit la solution dans un petit flacon éprouvette ; puis on ajoute peu à peu du bicarbonate de soude ou du bicarbonate de potasse pur et pulvérisé, jusqu'à ce qu'une nouvelle quantité ne produise plus d'effervescence carbonique. On agite alors le tout avec quatre ou cinq fois son volume d'éther pur et on abandonne au repos. Quand l'éther surnageant est parfaitement éclairci, on en décante une petite quantité dans une capsule de verre et on l'abandonne dans un lieu bien sec à l'évaporation spontanée.

Maintenant deux ordres de faits peuvent se présenter : ou bien l'alcaloïde contenu dans la matière suspecte est liquide et volatil, ou bien il est solide et fixe.

**Recherche d'un alcaloïde liquide et volatil.** — Dans ce cas, par évaporation de l'éther, il reste tout autour de la paroi interne de la capsule de faibles stries liquides qui se rendent lentement au fond du vase. Dans cette circonstance, sous l'influence de la chaleur seule de la main, le contenu de la capsule exhale une odeur plus ou moins désagréable, qui devient, suivant la nature de l'alcaloïde, plus ou moins piquante ou suffocante. Si on découvre quelques indices de la présence d'un alcaloïde volatil, on ajoute alors au contenu du flacon dont on a décanté une petite quantité d'éther, 1 ou 2 centimètres cubes d'une forte solution de potasse ou de soude caustique et on agite de nouveau le mélange. Après un repos convenable, on décante l'éther dans un flacon-éprouvette, on épuise le mélange par trois ou quatre traitements à l'éther et on réunit tout le liquide éthéré dans un même flacon. On verse ensuite dans cet éther, tenant l'alcaloïde en dissolution, 1 ou 2 centimètres cubes d'eau acidulée par un cinquième de son poids d'acide sulfurique pur ; on agite pendant quelque temps et on abandonne au repos ; on décante l'éther surnageant et on lave le liquide acide à l'aide d'une nouvelle quantité d'éther. Comme les sulfates d'ammoniaque, de nicotine, d'aniline, de quinoléine, de picoline sont entièrement insolubles dans l'éther, l'eau acidulée par l'acide sulfurique renferme maintenant tout l'alcaloïde sous un petit volume et à l'état de sulfate pur. Le sulfate de conicine, au contraire, étant soluble dans l'éther, celui-ci peut contenir une petite quantité de cet alcaloïde; mais malgré cela la majeure partie reste en solution dans l'eau acide. L'éther, de son côté, retient toutes les matières animales qu'il a enlevées à la solution alcaline. Son évaporation spontanée laisse donc une petite quantité d'un résidu faiblement coloré en jaune, d'une odeur animale repoussante, mêlé d'une certaine quantité de sulfate de conicine, quand, par exemple, cet alcaloïde existe dans la matière suspecte soumise à l'analyse.

Pour extraire l'alcaloïde de la solution de sulfate acide, on additionne celle-ci d'une solution aqueuse et concentrée de potasse ou de soude caustique; on agite et on épuise le mélange par de l'éther pur. L'éther dissout l'ammoniaque et l'acaloïde devenu libre. On abandonne la solution éthérée, à la plus basse température possible, à l'évaporation spontanée. La presque totalité de l'ammoniaque se volatilise avec l'éther, tandis que l'alcaloïde reste comme résidu. Pour éliminer les dernières traces de l'ammoniaque, on expose quelques moments le vase qui renferme l'alcaloïde dans le vide, au-dessus de l'acide sulfurique, et on obtient l'alcali organique avec les caractères physiques et chimiques qui lui appartiennent et qu'il s'agit alors de déterminer rigoureusement.

**Recherche d'un alcaloïde solide fixe**. — Dans ce cas, il peut arriver, suivant la nature de l'alcaloïde, que l'évaporation de l'éther provenant du traitement de la matière acide à laquelle on a ajouté du bicarbonate de soude laisse ou ne laisse pas un résidu renfermant un alcaloïde. Dans cette dernière alternative, on ajoute une solution de potasse ou de soude caustique ou liquide et on agite vivement avec de l'éther. Celui-ci dissout l'alcali végétal devenu libre et resté dans la solution de potasse ou de soude. Dans l'un et l'autre cas, on épuise la matière à l'éther. Quel que soit l'agent qui ait mis l'alcaloïde en liberté, que ce soit le bicarbonate de soude ou de potasse, ou la soude ou la potasse caustique, il reste par évaporation de l'éther, autour de la capsule, un corps solide, mais le plus souvent une liqueur incolore, laiteuse, tenant des corps solides en suspension. L'odeur de la matière est animale, désagréable, mais nullement piquante. Elle bleuit d'une manière permanente le tournesol.

Quand on découvre ainsi un alcaloïde solide, la première chose à faire, c'est de l'obtenir à l'état cristallin, afin de pouvoir en déterminer la forme. On verse donc quelques gouttes d'alcool dans la capsule qui renferme l'alcaloïde, et on abandonne la solution à l'évaporation spontanée. Mais il est bien rare que l'alcaloïde retiré par le procédé indiqué soit assez pur pour pouvoir cristalliser. Presque toujours il est souillé de matières étrangères. Pour l'isoler de ces substances, on verse dans la capsule quelques gouttes d'eau très faiblement acidulée par de l'acide sulfurique et on les promène dans la capsule pour mettre le liquide acide en contact avec la matière. Généralement on observe que le liquide acide ne mouille pas la paroi du vase. La matière qui y est contenue se sépare en deux parties : l'une, formée de matière grasse qui reste adhérente aux parois, l'autre, alcaline, qui se dissout et se transforme en sulfate acide.

On décante avec précaution le liquide acide, qui doit être limpide et incolore si l'opération a été bien conduite ; on lave la capsule avec quelques gouttes d'eau acidulée qu'on ajoute au premier liquide, et on évapore le tout jusqu'aux trois quarts dans le vide, ou bien sous une cloche au-dessus de l'acide sulfurique. On verse ensuite dans le résidu une solution très concentrée de carbonate de potasse pur et on reprend enfin le tout par de l'alcool anhydre. Celui-ci dissout l'alcaloïde, tandis qu'il laisse intacts le sulfate de potasse et l'excès de carbonate de potasse. L'évaporation de la solution alcoolique fournit l'alcaloïde cristallisé.

Il n'y a plus maintenant qu'à en constater les propriétés et à en déduire l'individualité.

En résumé, le procédé de Stas repose sur les principes suivants :

1º Les sels acides des alcaloïdes sont solubles dans l'eau et dans l'alcool ;

2º La plupart des sels neutres et acides des alcaloïdes sont insolubles dans l'éther ;

3º Les sels d'alcaloïdes décomposés par les carbonates ou les bicarbonates abandonnent l'alcaloïde. Et si l'on agite alors avec de l'éther, de l'alcool amylique, les alcaloïdes se dissolvent dans cet éther ou dans cet alcool amylique.

Le procédé de Stas n'est pas à l'abri de tous les reproches. Ainsi il est recommandé, au début de la manipulation, d'aciduler les matières organiques avec de l'acide tartrique ou de l'acide oxalique. Il se forme donc avec les alcalis des tartrates ou des oxalates qui, contrairement à l'assertion de Stas, ne sont pas tous solubles dans l'alcool. Pour n'en donner qu'un exemple, l'oxalate de brucine est insoluble dans l'alcool.

D'un autre côté, Stas prétend que tous les alcaloïdes sont solubles dans l'éther ; c'est là un fait loin d'être démontré. Ainsi il est des alcaloïdes qui ne sont solubles dans l'éther que lorsqu'ils sont à l'état amorphe ; cristallisés, ils sont complètement insolubles dans ce liquide. De ce nombre est la morphine. D'autres sont fort peu solubles dans l'éther, comme la strychnine, etc.

Enfin les agitations successives des solutions alcalines avec de l'éther et de l'éther avec les solutions acides laissent toujours échapper une certaine quantité de l'alcaloïde, et d'ailleurs elles ne réussissent pas très bien avec certains alcaloïdes comme la morphine et la conicine. Quant à ce dernier alcaloïde, Stas signale lui-même une petite difficulté et recommande de le rechercher dans la solution éthérée et dans la solution aqueuse acide.

De nombreux essais ont été tentés dans le but de tourner ces difficultés, en remplaçant l'éther employé par Stas par d'autres dissolvants. Pollnitz recommande un des premiers l'emploi de l'éther acétique pour la dissolution de la morphine. Pettenkofer, Rodger, Prollius, etc., ont substitué le chloroforme à l'éther, mais sans grand avantage, car la morphine cristallisée n'est pas plus soluble dans le chloroforme que dans l'éther. Dragendorff emploie la benzine ; pour la morphine, la substitution n'est pas plus heureuse. Enfin jusqu'à présent on n'a pu encore trouver un dissolvant qui convienne à tous les alcaloïdes en particulier.

*Modification de Schrœder.* — On commence par alcaliniser les matières suspectes avec un excès de bicarbonate de potasse, et on agite la masse avec de l'éther. On attend quelques instants que la séparation des deux couches se fasse, ce qui n'est pas toujours facile, et on reprend le liquide éthéré avec de l'eau aiguisée d'acide sulfurique étendu. On neutralise alors le liquide acide avec de la soude et on reprend l'alcaloïde mis en liberté par du nouvel éther pour continuer comme avec le procédé Stas.

En somme, cette modification n'est pas d'un grand avantage; de plus, de l'avis de son auteur, elle n'est pas susceptible de donner une méthode d'une grande sensibilité.

*Procédé Dragendorff.* — Les matières à examiner sont finement divisées et délayées avec de l'eau distillée, de manière que la masse soit très fluide. On ajoute, pour 100 centimètres cubes du mélange, 10 centimètres cubes d'acide sulfurique dilué au cinquième et on laisse digérer le liquide qui doit être acide pendant quelques heures à + 50°; on exprime et on recommence de nouveau le même traitement avec 100 centimètres cubes d'eau. Les deux liquides sont réunis, filtrés, évaporés à consistance légèrement sirupeuse, jamais à siccité, et introduits dans un flacon; on leur ajoute un volume triple ou quadruple d'alcool marquant 95°, et on laisse digérer le tout pendant vingt-quatre heures, on sépare par le filtre les matières étrangères qui se sont déposées et l'on évapore l'alcool dans une cornue. Le résidu aqueux est étendu à 50 centimètres cubes et agité avec 20 ou 30 centimètres cubes de benzine. On reprend une seconde fois le liquide avec la même proportion de benzine. Les deux portions de benzine sont réunies.

Le liquide aqueux acide est rendu alcalin par de l'ammoniaque, chauffé à 40° ou 50° et agité à deux reprises différentes avec 50 centimètres cubes de benzine. Les solutions de benzine abandonnent souvent les alcaloïdes d'un premier jet sous forme de corps blancs. On lave à l'eau froide, puis on redissout le résidu dans l'eau bouillante, et lorsque le liquide est limpide, on évapore doucement. Le résidu peut être alors examiné par les différents réactifs. Mieux vaut encore évaporer et redissoudre le résidu dans de l'acide sulfurique très dilué, reprécipiter l'alcaloïde par l'ammoniaque et le reprendre par la benzine. La solution de l'alcaloïde dans la benzine est lavée à l'eau distillée, puis enfin soumise à l'évaporation. Si l'on a eu soin de séparer de la benzine toutes les parties aqueuses, on obtiendra un produit incolore et pur; mais il faut prendre garde de ne pas évaporer le produit à une température supérieure à 40°.

On peut reprocher à ce procédé ce qui a déjà été dit au sujet

de la méthode de Stas. La morphine, en effet, n'est pas plus
soluble dans la benzine qu'elle ne l'est dans l'éther. Il y aurait
cependant une légère modification à apporter à ces deux procédés pour les rendre d'une application plus générale et permettre aux dissolvants, éther, chloroforme, benzine, de dissoudre en totalité cet alcaloïde.

Voici sur quelle propriété curieuse repose cette modification.
La morphine récemment précipitée est amorphe et à cet état
soluble dans l'éther, le chloroforme et la benzine. Abandonnée
quelque temps à elle-même, d'amorphe la morphine cristallise
au sein de la liqueur et devient alors complètement insoluble
dans ces mêmes dissolvants.

Il suffira donc, pour se mettre dans des conditions convenables et avoir la certitude de dissoudre la morphine, d'ajouter
la liqueur à essayer et acide le dissolvant et d'agiter vivement
aussitôt que la solution sera rendue alcaline. On aura ainsi la
morphine à l'état amorphe, c'est-à-dire soluble dans la benzine,
l'éther et le chloroforme. On décantera rapidement et on con-
tinuera la série des opérations comme il est dit plus haut.

*Procédé Erdmann et Uslar.* - Les matières à essayer sont délayées avec de l'eau, de manière à former une bouillie claire,
puis acidifiée faiblement avec de l'acide chlorhydrique et mises en digestion pendant une heure ou deux à une température de 60° à 80°. On passe à travers un linge fin et mouillé, on
lave à l'eau bouillante et l'on mélange les extraits obtenus par
évaporation des liqueurs filtrées avec un léger excès d'ammoniaque ; après quoi on évapore à sec au bain-marie. Pour que
l'évaporation se fasse mieux, et aussi pour obtenir un résidu
plus sec, on additionne de sable les liqueurs. On pulvérise alors
le résidu et on le traite trois ou quatre fois par l'alcool amylique bouillant. On filtre le tout sur un filtre lavé à l'alcool amylique. Le liquide filtré, généralement coloré en jaune, contient
encore, outre les alcaloïdes, des graisses et des matières colorantes en dissolution. Le liquide est alors agité vivement avec
de l'eau bouillante, mélangée d'un peu d'acide chlorhydrique ;
l'alcaloïde abandonne l'alcool amylique et passe dans la solution aqueuse acide, tandis que les graisses et les matières colorantes restent. Cette opération doit être répétée plusieurs

fois. La solution aqueuse est légèrement évaporée et l'alcaloïde est restitué à l'alcool amylique par mélange avec celui-ci
et avec l'ammoniaque. Enfin, après l'opération, on évapore l'alcool amylique au bain-marie et l'alcaloïde se précipite souvent
dans un état de pureté suffisant à tous les besoins. Dans le cas
où le résidu serait encore coloré, il faudrait recommencer la
série des dernières opérations.

Parmi les reproches qu'on peut faire à ce procédé, nous dirons que l'évaporation de l'alcool amylique est une opération
extrêmement pénible à cause de l'influence nuisible qu'il exerce
sur les organes respiratoires. D'un autre côté, s'il a un avantage comme dissolvant de la morphine, il a aussi la propriété
de dissoudre l'urée, ce que l'expert ne doit pas perdre de vue
lorsqu'il recherche les alcaloïdes dans les urines. Nous ajouterons enfin qu'il résulte des expériences de MM. G. Bergeron et
L'Hote que l'injection sous-cutanée faite sur des grenouilles avec
quelques gouttes, sur les animaux plus élevés dans la série, tels
que cobayes et lapins avec quelques centimètres cubes d'eau,
agitée avec de l'alcool amylique a donné lieu, chez ces animaux, à un coma profond, avec résolution des membres, insensibilité de la cornée, etc. Il est vrai d'ajouter qu'au bout de
peu de temps l'animal revenait à lui ; mais, par le fait de l'expérience, il avait toute l'apparence d'un animal narcotisé.

Du reste Haitinger a démontré que les alcools amyliques du
commerce renfermaient généralement de 0,04 à 0,1 et 0,5 p. 100
de corps basiques. Ces corps basiques possèdent les réactions
des alcaloïdes. Il est d'ailleurs très facile de les isoler, on agite
l'alcool avec de l'acide chlorhydrique et on distille la liqueur
acide avec de la potasse, la base libre passe à la distillation.

D'après Guareschi et Mosso l'impureté ordinaire serait de la
pyridine, et la proportion pourrait s'élever à 5 p. 100.

L'expérimentation physiologique peut donc se trouver en-
rayée et quelquefois faussée par l'emploi de ce dissolvant. C'est
pourquoi, dans la crainte d'accidents, d'erreurs quelquefois
trop graves, nous croyons que ce procédé doit être rejeté des
recherches toxicologiques.

*Procédé Flandin.* — On broie dans un mortier les substances
à essayer avec 12 p. 100 de chaux ou de baryte anhydre et on

dessèche complètement la masse au bain-marie. Cela fait, on la pulvérise et on la traite plusieurs fois par de l'alcool bouillant. L'alcool filtré contient les alcaloïdes avec les graisses et les résines. On élimine l'alcool par distillation, et, du résidu desséché, on enlève les graisses avec de l'éther, après avoir eu soin d'aciduler le résidu. Dans la liqueur aqueuse acide restant, on caractérise l'alcaloïde après l'avoir mis en liberté avec un alcali et repris par un dissolvant, éther, chloroforme ou benzine.

Ce procédé a, comme le précédent, l'inconvénient de n'être pas applicable à la recherche des alcaloïdes volatils. L'addition de chaux ou de baryte anhydre aux matières organiques humides donne presque aussitôt un dégagement de chaleur quelquefois considérable ; d'un autre côté, toutes les évaporations à siccité peuvent entraîner le départ de la totalité de l'alcaloïde volatil — conicine ou nicotine. Si les recherches sont limitées aux alcaloïdes fixes, nous croyons que ce procédé à la chaux — nous préférons la chaux éteinte — peut donner de bons résultats. Les manipulations ne sont pas difficiles et sont beaucoup moins nombreuses que dans les autres procédés.

Quoi qu'il en soit, les procédés à recommander sont ceux de Dragendorff et de Stas modifiés, en tenant compte de ce que nous avons dit au sujet de la morphine amorphe et cristallisée.

**Réactifs généraux des alcaloïdes.** — On a recommandé certains réactifs qui précipitent presque tous les alcaloïdes. Ces réactifs sont très importants en ce sens qu'ils permettent d'essayer si une liqueur renferme un alcaloïde, et servent, dans certains cas, à les séparer de leurs dissolutions. Cependant ils ne peuvent les caractériser, ou s'ils le font, ce n'est que d'une façon tout à fait secondaire. Ils abrègent aussi les essais préliminaires, car ils indiquent presque immédiatement si l'on doit ou si l'on ne doit pas continuer les recherches.

La liste de ces réactifs généraux est un peu longue ; nous donnons ici les principaux :

1º L'iode dissous dans l'iodure de potassium (Wagner).

2º L'iodure double de mercure et de potassium (Planta).

3º L'acide phosphorique contenant de l'acide molybdique (acide phosphomolybdique) (Sonnenschein).

4º L'iodure double de cadmium et de potassium (Marmé).

5º L'iodure double de bismuth et de potassium (Dragendorff).

6º L'acide phosphotungstique ou phosphoantimonique (Schulze).

7º L'acide tannique.

8º L'acide picrique (Hager).

9º L'acide métatungstique (Scheibler).

10º Le chlorure de platine.

11º Le chlorure d'or.

12º Le platinocyanure de potassium (Dellfs).

13º Le sulfocyanure de potassium.

14º Le cyanure double d'argent et de potassium.

Tous ces réactifs ne précipitent pas seulement les alcaloïdes; ils précipitent d'autres substances encore, parmi lesquelles la gélatine. Ces précipités d'alcaloïdes se forment ou rapidement ou très lentement; certains d'entre eux se déposent de suite, d'autres pas du tout. Les précipités, en apparence volumineux, se réduisent, après dessiccation, en un très petit volume; ils adhèrent au filtre et c'est à peine si on peut les en détacher.

Voici comment ces réactifs doivent être préparés et quelle est la manière de s'en servir, ainsi que leur degré de sensibilité :

1º *Iode dissous dans l'iodure de potassium.* — On doit employer la solution décime normale d'iode (12,70 d'iode) dissous dans 16 à 18 grammes d'iodure de potassium pour 1 litre de solution. Cette liqueur donne, avec les sels des alcaloïdes, des précipités bruns, floconneux. La précipitation est facilitée si on acidule la liqueur avec un peu d'acide sulfurique. Ces précipités peuvent être mélangés à une foule de matières organiques. Pour les purifier, il suffit de dissoudre dans une solution étendue d'hyposulfite de soude, de filtrer et de précipiter de nouveau, comme il a été fait au début.

Pour mettre en liberté l'alcaloïde en combinaison avec l'iode, on peut traiter par un sel de fer; il se forme du protoiodure de fer. On peut encore évaporer avec de l'eau de baryte et reprendre l'alcaloïde libre au moyen d'un dissolvant approprié.

2º *Iodure double de mercure et de potassium.* — Mayer emploie la formule suivante : chlorure mercurique, 13 gr. 546, iodure de potassium, 49 gr. 8, et eau, quantité suffisante pour 1 litre. Cette liqueur précipite les dissolutions des sels de tous les alcaloïdes. La couleur des précipités varie du blanc au blanc jaunâtre. Ils sont insolubles dans l'eau et dans l'acide chlorhydrique étendu. Mayer, qui a beaucoup employé ce réactif, a déterminé la limite de sa sensibilité pour les alcaloïdes suivants :

| | |
|---|---|
| Morphine est encore précipitée dans les solutions au | 1/2.500 |
| Strychnine | 1/150.000 |
| Brucine | 1/50.000 |
| Quinine | 1/125.000 |
| Cinchonine | 1/7.500 |
| Atropine | 1/7.000 |
| Conicine | 1/800 |
| Nicotine | 1/25.000 |

Mayer a même avancé qu'on pouvait doser les alcaloïdes avec une solution titrée de ce réactif.

3° *Acide phosphomolybdique*. — Pour préparer ce réactif, on précipite la dissolution azotique de molybdate d'ammoniaque avec le phosphate de soude ordinaire ; on lave bien ce précipité, on le met en suspension dans l'eau et on le chauffe avec une solution de carbonate de soude jusqu'à dissolution complète. On évapore la dissolution jusqu'à siccité, on chauffe le résidu au rouge, et quand la réduction est commencée, on l'humecte avec de l'acide azotique et on chauffe de nouveau ce même résidu au rouge. On le fait alors bouillir avec de l'eau et on le dissout en ajoutant de l'acide azotique, de façon que celui-ci domine fortement. Avec une partie de résidu on prépare 10 parties de la solution. Celle-ci, jaune d'or, doit être préservée des vapeurs ammoniacales.

Cet acide précipite tous les alcaloïdes même en solution très étendue. Les précipités sont jaune clair et jaune brun ; ils sont insolubles ou très peu solubles à la température ordinaire dans l'eau, l'alcool, l'éther, les acides minéraux étendus, l'acide phosphorique excepté. Ils sont décomposés par les alcalis caustiques et carbonatés, et le plus souvent avec mise en liberté de l'alcaloïde. Mayer, du reste, a proposé l'emploi de ce réactif pour isoler l'alcaloïde des matières organiques avec lesquelles il peut être mélangé. Le précipité est additionné d'un alcali quelconque et l'alcaloïde mis en liberté est repris par un dissolvant convenable, éther, alcool amylique, benzine, etc.

4° *Iodure double de cadmium et de potassium*. — Ce réactif précipite les dissolutions des sels d'alcaloïdes acidulées avec de l'acide sulfurique, même quand elles sont étendues. Les précipités sont presque tous d'abord floconneux, mais ne tardent pas souvent à devenir cristallins; ils sont presque insolubles dans l'eau, insolubles dans l'éther, mais solubles dans l'alcool et un excès du précipitant. On peut en retirer l'alcaloïde, comme on l'a déjà dit à propos des autres réactifs. On met le précipité en contact avec un alcali caustique ou carbonaté, et on reprend l'alcaloïde mis en liberté au moyen d'un dissolvant convenable. La dissolution de ce réactif se prépare en ajoutant de l'iodure de cadmium jusqu'à saturation dans une solution concentrée bouillante d'iodure de potassium et en versant un volume égal d'une dissolution d'iodure de potassium saturée à froid. La liqueur concentrée seule peut se conserver sans altération.

5° *Iodure double de bismuth et de potassium.* — Pour préparer ce réactif, on commence par faire de l'iodure de bismuth en chauffant dans un tube de verre peu fusible 32 parties de sulfure de bismuth et 41,4 parties d'iode. L'iodure de bismuth se sublime, et on le dissout à chaud dans une solution concentrée d'iodure de potassium, en ajoutant après coup autant de la solution d'iodure de potassium qu'il en a fallu pour opérer la dissolution. La liqueur concentrée, orangée, se conserve très bien; étendue, elle s'altère. Pour faire usage de ce réactif, Dragendorff recommande de dissoudre l'alcaloïde dans de l'eau aiguisée d'acide sulfurique — quatre gouttes d'acide concentré pour 10 centimètres cubes d'eau. Une partie d'alcool n'entrave pas la réaction, mais il n'en est plus de même d'un excès d'alcool ou d'éther ou de traces d'alcool amylique. Les précipités obtenus sont floconneux; ils s'agglomèrent un peu par la chaleur, ils se dissolvent par une ébullition prolongée et la plus grande partie du précipité se reprécipite par refroidissement. Ils ne sont jamais cristallins.

6° *Acide phosphoantimonique.* — Il s'obtient en versant goutte à goutte du perchlorure d'antimoine dans une solution aqueuse d'acide phosphorique. Comme l'acide phosphomolybdique, il précipite aussi bien l'ammoniaque que la plupart des alcaloïdes. Les précipités sont généralement floconneux et blanchâtres; seul celui de brucine est rouge. Si on le chauffe, le précipité se dissout en colorant la solution en rouge vineux; si on chauffe davantage, la coloration finit par disparaître et fait place à un précipité blanc. En général, ce réactif est moins sensible que l'acide phosphomolybdique, sauf cependant pour la brucine.

7° *Acide tannique*. — On doit préparer la dissolution au moment du besoin, les solutions anciennes renferment trop d'acide gallique. Il précipite très bien un grand nombre d'alcaloïdes. Les précipités sont incolores ou jaunes, mais ne sont pas caractéristiques, car le tannin précipite en dehors des alcaloïdes un grand nombre d'autres substances.

8° *Acide picrique*. — Les solutions au 1/100 d'acide picrique précipitent à peu près tous les alcaloïdes au bout d'un temps plus ou moins long. Les précipitations sont quelquefois si complètes que tout l'alcaloïde est combiné à l'acide picrique et que l'acide du sel est mis en liberté — acide sulfurique ou chlorhydrique. Ces précipitations ont même lieu dans des solutions très acides. Presque toujours les précipités sont cristallins et quelquefois caractéristiques.

9° *Acide métatungstique*. — On peut lui substituer un métatungstate additionné d'un acide minéral, ou le tungstate de soude ordinaire avec de l'acide phosphorique. L'acide phosphorique a la propriété d'enlever à tous les tungstates une partie de leur base et de les transformer ainsi en métatungstates. Ce réactif est d'une sensibilité très grande; il donne avec tous les alcaloïdes des précipités blancs et floconneux. Avec la strychnine, on peut reconnaître 3 dix-millièmes de milligramme, car le liquide devient opalescent; avec 15 millièmes, il se produit un précipité assez abondant pour qu'on puisse le recevoir sur le filtre.

10° *Chlorure de platine*. — La solution de chlorure platinique précipite les dissolutions des alcaloïdes en gris, en blanc jaunâtre ou en jaune. Le sel ne doit pas renfermer d'excès d'acide; il se comporte de la même manière que lorsqu'il se trouve en présence de chlorure ammonique. Les composés formés sont les uns insolubles, les autres assez solubles dans l'eau. Pour être plus certain de les obtenir, il faut opérer comme lorsqu'on prépare les chloroplatinates potassique ou ammonique; on évapore presque à siccité les dissolutions d'alcaloïdes additionnées de chlorure platinique, et on reprend le résidu avec de l'alcool. Les combinaisons sont quelquefois cristallines; elles sont pour la plupart solubles dans l'acide chlorhydrique.

11° *Chlorure d'or.* — La solution de chlorure d'or donne avec les alcaloïdes des précipités jaunes ou blanchâtres; il faut avoir soin de conserver les précipités à l'abri de la lumière. L'alcaloïde peut être retiré du précipité aurique comme du précipité platinique, en faisant passer un courant d'hydrogène sulfuré dans de l'eau bouillante tenant en suspension le précipité. On évapore et on traite le résidu par un dissolvant approprié.

12° *Platinocyanure de potassium.* — Peu employé et peu constant.

13° *Sulfocyanure de potassium.* — La solution de sulfocyanure de potassium ne donne des précipités qu'avec certains alcaloïdes.

14° *Cyanure double d'argent et de potassium.* — Ce réactif n'est pas d'une conservation facile; on doit le préparer au moment du besoin, en dissolvant dans un excès de cyanure de potassium le précipité qu'on obtient en versant du cyanure dans de l'azotate d'argent. On doit, pour l'emploi, en verser un excès dans une solution aussi neutre que possible d'alcaloïde. Toutes les solutions d'alcaloïdes ne sont pas précipitées. Les unes donnent des précipités blancs caséeux, les autres des précipités blancs nettement cristallins.

A ces réactifs dits généraux, on pourrait encore joindre certains autres corps qui servent dans la recherche des alcaloïdes, comme l'acide sulfurique à différents degrés de concentration, l'acide sulfurique additionné d'acide molybdique, le chlorure de zinc, l'acide azotique, le mélange d'acides azotique et sulfurique, les vapeurs de brome, etc. : mais comme ces différents réactifs donnent pour la plupart des réactions colorées et le plus souvent caractéristiques pour certains alcaloïdes, nous les passerons successivement en revue dans l'étude des alcaloïdes en particulier.

Cependant au sujet de l'emploi du chlorure de zinc, nous

traduirons de suite et sans y revenir les réactions obtenues par Jorissen (1) et Czumpelitz (2), avec différents alcaloïdes et un glucoside toxique.

Les réactions obtenues ainsi que les colorations observées sont dues à un phénomène de déshydratation.

La substance à examiner est au préalable séchée avec le plus grand soin, puis humectée avec 3-4 gouttes d'une solution de chlorure de zinc — 1 gramme de chlorure de zinc dans 30 grammes d'eau — et séchée de nouveau.

Ces conditions réalisées, la strychnine se colore en rouge écarlate; la thébaïne en jaune; la narcéine en vert olive; la delphinine en rouge brun; la vératrine en rouge; la quinine en jaune pâle et la digitaline en marron.

La brucine mélangée à la strychnine empêche la coloration de celle-ci; la masse est jaune sale.

Avant de donner la marche générale à suivre pour caractériser les alcaloïdes une fois isolés, nous allons faire connaître leurs différents points de solubilité dans les dissolvants les plus généralement employés.

Dans les chapitres qui vont suivre nous n'étudierons que les alcaloïdes qui peuvent avoir quelque intérêt au point de vue toxicologique, ceux dont on s'est servi dans les empoisonnements, et lorsqu'ils sont isolés et séparés au moyen des méthodes citées plus haut; nous allons maintenant donner une marche générale pour la recherche des alcaloïdes en supposant le cas le plus complexe, le mélange.

**Procédé général pour la recherche des alcaloïdes.** — Nous empruntons à Fresenius la marche dichotomique suivante : Dans les dissolutions qui renferment tous les alcaloïdes fixes, mélangés, comme la morphine, la narcotine, la quinine, la cinchonine, la strychnine, la brucine, la vératrine, l'atropine, auxquels on peut ajouter deux autres corps, la digitaline et la picrotoxine :

1° On commence par aciduler la solution avec de l'acide chlorhydrique; on agite avec de l'éther pur aussi exempt d'alcool que possible. On sépare la couche éthérée du liquide

(1) Jorissen, *Bulletin de l'Académie royale de Belgique*, 1879.
(2) Czumpelitz, *Giorn. form. Chim.*, 1882.

**Tableau indiquant la solubilité des alcaloïdes dans l'eau, l'alcool amylique. l'éther, le chloroforme, la benzine.**

| | EAU A 15° | ALCOOL A 95° | ALCOOL AMYLIQUE A FROID | ÉTHER ABSOLU | CHLORO-FORME | BENZINE |
|---|---|---|---|---|---|---|
| Morphine.... | 1 p. 1,000 | 1 p. 90 | 0.26 p.100 | Insoluble | Insoluble | Insoluble |
| Strychnine .. | 0,2 p. 1,000 | 0,8 p. 100 | 0,55 p.100 | Insoluble | 14 p. 100 | 0,6 p. 100 |
| Brucine..... | 3 p. 1,000 | Très soluble | Très soluble | Insoluble | 56,7 p.100 | 1,7 p. 100 |
| Quinine..... | 2 p. 1,000 | 15 p. 100 | Soluble | 2 p. 100 | 17,5 p.100 | Soluble |
| Atropine.... | 3 p. 1,000 | 40 p. 100 | Très soluble | 3 p. 100 | 30 p. 100 | 3 p. 100 |
| Vératrine... | Insoluble | Très soluble | Soluble | 15 p. 100 | 58,5 p.100 | Soluble |
| Narcotine ... | 0,6 p. 1,000 | 1 p. 100 | 0,32 p.100 | 1 p. 100 | 34 p. 100 | 5 p. 100 |
| Nicotine..... | Très soluble | Très soluble | Soluble | Très soluble | Soluble | Soluble |
| Conicine .... | Insoluble | Très soluble | Soluble | Très soluble | Soluble | Soluble |

aqueux et on laisse évaporer dans une capsule de verre.

*a) Il ne reste pas de résidu.* — Ni digitaline, ni picrotoxine. (Voy. 2°.)

*b) Il reste un résidu.* — On peut alors penser à la digitaline et à la picrotoxine. Il faudra aussi ne pas oublier qu'il peut, dans ces circonstances, se dissoudre dans l'éther quelques substances comme l'acide tartrique, malique, des traces d'atropine, etc. On agite de nouveau la solution acide avec de l'éther pour enlever le plus possible tout ce qui peut s'y dissoudre et on évapore. Le résidu de l'évaporation est traité comme suit :

α. On en dissout une partie dans l'alcool et on laisse évaporer lentement. Si l'on remarque de fines aiguilles longues, à éclat soyeux, partant en rayonnant d'un point, on peut conclure à l'existence de la *picrotoxine*. On caractérisera.

β. On en dissout une partie dans l'acide sulfurique concentré et l'on ajoute un peu d'eau de brome. Coloration rouge, *digitaline*.

γ. Pour caractériser l'*atropine*, il n'y a qu'un moyen, c'est d'essayer les réactions physiologiques sur la pupille.

2° La solution aqueuse, débarrassée de la digitaline, de la picrotoxine, d'une partie de l'atropine, est divisée en plusieurs portions. A l'une d'elles on ajoute une solution d'iode dans l'iodure de potassium, et à une autre portion un peu d'acide phosphomolybdique.

*a) Il se forme un précipité dans les deux cas.* — Il peut y avoir des alcaloïdes en solution. (V. 3°.)

*b) Il ne se forme pas de précipité.* — Pas d'alcaloïdes.

3° A une portion de la solution aqueuse on ajoute de la lessive de soude ou de potasse de façon à la rendre tout juste alcaline. On regarde s'il se forme un précipité, on ajoute ensuite un excès de la même solution de potasse ou de soude et on étend d'un peu d'eau.

*a)* La potasse ou la soude n'a pas déterminé de précipité, ou s'il s'en est formé un il s'est dissous dans l'excès du précipitant. Présence probable de la *morphine* ou de l'*atropine*, et absence des autres alcaloïdes. On prend alors une nouvelle portion de la solution aqueuse et on y verse un excès de bicarbonate de potasse ou de soude, on agite et on laisse reposer quelques instants.

α. *Il n' se forme pas de précipité.* — Pas de *morphine*. On agite le liquide avec de l'éther, on décante la couche éthérée, on évapore, et, dans le résidu, on recherche l'*atropine*.

β. *Il se forme un précipité.* — **Morphine.** On filtre, et, dans le liquide, on recherche l'*atropine*. Donc, sur filtre, la morphine, et, dans la solution, l'*atropine*.

*b)* La solution de potasse ou de soude a déterminé un précipité qui ne s'est pas dissous dans l'excès du précipitant, même après addition d'eau.

On traite alors la plus grande partie de la solution aqueuse acide avec excès d'une solution alcaline et on sépare par filtration. On obtient ainsi un précipité et une liqueur. La liqueur est agitée avec de l'éther; on laisse reposer une heure, afin que la morphine, qui aurait pu tout d'abord passer dans l'éther, ait le temps de cristalliser et de se déposer. On sépare la couche éthérée de la liqueur aqueuse et on cherche l'*atropine* dans le résidu, tandis qu'on précipite la *morphine* de la liqueur aqueuse alcaline avec de l'acide carbonique.

4° Le précipité sur filtre est lavé à l'eau froide. On le dissout dans l'acide sulfurique étendu de façon qu'il y ait un léger excès d'acide; on ajoute alors une dissolution de bicarbonate de soude jusqu'à disparition de la réaction acide, on agite fortement en frottant les parois du verre et on laisse reposer une heure.

*a) Il ne se forme pas de précipité.* — Pas de *narcotine*, pas de *cinchonine*. On fait bouillir la dissolution pour l'évaporer presque à siccité et on reprend le résidu par de l'eau froide. S'il n'y a pas de résidu insoluble, il n'y a pas d'alcaloïde; s'il y en a un, on y cherche la quinine — en petite quantité, — la strychnine, la brucine, la vératrine.

*b) Il se forme un précipité.* — Il peut contenir de la *narcotine*, de là *cinchonine* et de la *quinine*. On sépare par filtration et le liquide contient la strychnine, la brucine et la vératrine. Quant au précipité, on le lave avec de l'eau froide, on le dissout dans un peu d'acide chlorhydrique, on ajoute un excès d'ammoniaque, puis une certaine quantité d'éther.

α. Le précipité formé s'est complètement dissous dans l'éther. On a deux couches de liquide limpide. Pas de *cinchonine*.

Présence de *quinine* et de *narcotine*. On évapore la solution éthérée, on reprend le résidu avec un peu d'acide chlorhydrique, on étend d'eau dans la proportion de 1 à 200. On neutralise avec du bicarbonate de soude et on laisse déposer.

*Précipité.* — *Narcotine.* La liqueur est évaporée à siccité. S'il y a un résidu, on le lave, on le dissout dans l'acide chlorhydrique et on ajoute de l'eau de chlore et de l'ammoniaque, coloration verte. — *Quinine.*

β. Le précipité formé ne s'est pas dissous ou ne s'est dissous qu'incomplètement dans l'éther. — *Cinchonine.*

5° Dans le résidu insoluble dans l'eau et bien lavé, obtenu (Voy. 4°, *a*) en évaporant le liquide additionné de bicarbonate de soude, on cherche la quinine — en petite quantité, — la strychnine, la brucine et la vératrine.

*a) La dissolution est complète.* — Absence de *strychnine*, présence de *quinine*, de *brucine* et de *vératrine*. On évapore au bain-marie et à siccité la solution alcoolique. Si on a déjà trouvé la quinine plus haut, on partage en deux parties. Sur l'une des parties on caractérise la brucine avec l'acide azotique et le protochlorure d'étain; sur l'autre, la vératrine avec l'acide sulfurique concentré. Si on n'a pas encore trouvé de quinine, on fait trois parts du résidu. Dans les deux premières on recherche la brucine et la vératrine et dans la troisième la quinine avec l'eau chlorée et l'ammoniaque. Toutefois, dans le traitement de cette dernière portion, s'il y avait de la brucine, on devrait dissoudre le résidu dans l'acide chlorhydrique, ajouter de l'ammoniaque et de l'éther, laisser reposer assez longtemps, agiter, décanter l'éther et évaporer la solution éthérée. Dans le résidu on doit rechercher la quinine.

*b) Le résidu ne se dissout pas ou ne se dissout qu'incomplètement.* — Présence de *strychnine*, peut-être aussi un peu de *brucine* et de *vératrine;* on filtre; dans le liquide, on cherche la brucine et la vératrine. Quant au précipité on le caractérise avec l'acide sulfurique et le bichromate de potasse.

**Recherche des alcaloïdes volatils en présence des alcaloïdes fixes.** — Avant de procéder par les moyens indiqués plus haut à la recherche des alcaloïdes fixes, on commence par distiller la masse après l'avoir additionnée de lessive de soude. Le produit obtenu par la distillation est neutralisé par de l'acide oxalique et évaporé. On reprend le résidu par de l'alcool et on laisse la dissolution s'évaporer à l'air et doucement. Le résidu est repris avec quelque peu d'eau, un peu de la lessive de soude et agité avec de l'éther. La solution éthérée, abandonnée à l'évaporation spontanée, laisse un dépôt huileux et odorant.

La conine se distingue alors de la nicotine par son odeur, son peu de solubilité dans l'eau et par l'action de l'eau de chlore.

# I

## OPIUM ET ALCALOIDES DE L'OPIUM

L'opium est obtenu à l'aide d'incisions légères faites à la capsule du pavot un peu avant sa maturité. Le suc qui en découle est récolté le lendemain et mis en pains de différentes formes et de grosseurs variables. Le pavot cultivé pour la récolte de l'opium est le pavot blanc, ou encore le pavot blanc variété déprimée (fig. 30 et 31).

Suivant la provenance, on connaît différentes espèces d'opium : l'opium de Smyrne, celui de Constantinople,

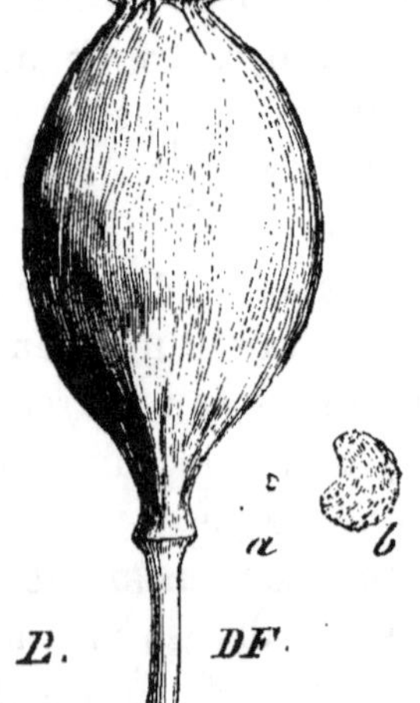

Fig. 30. — Pavot blanc.

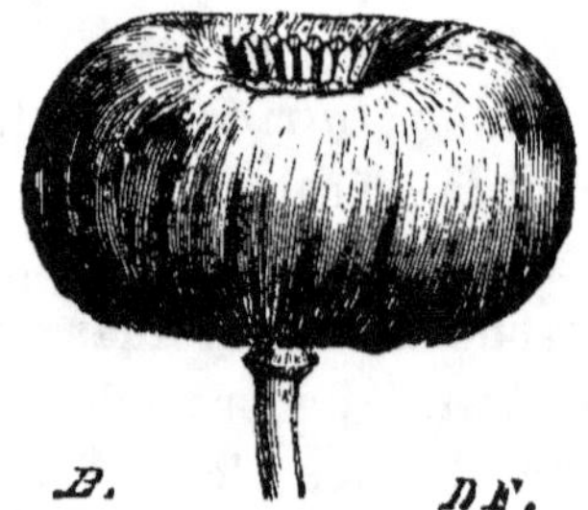

Fig. 31. — Pavot blanc, var. déprimée.

celui d'Égypte, celui de Perse, et encore l'opium indigène peu usité en médecine, mais qui sert spécialement à l'extraction de la morphine.

La composition des opiums est, en général, assez identique, quant aux substances qu'ils renferment ; mais souvent la quantité de chacune de ces substances varie beaucoup avec chaque opium.

Voici la composition moyenne d'un opium ordinaire :

*Alcaloïdes.*

| | |
|---|---|
| Morphine........................ | 2 à 15 p. 100. |
| Codéine......................... | 0 à 7 — |
| Thebaïne........................ | 0 à 15 — |
| Papavérine...................... | 1 — |
| Narcotine....................... | 6 à 8 — |
| Narcéine........................ | 5 à 6 — |

auxquels il faut ajouter les suivants :

Pseudomorphine, laudanine, codamine, laudanosine, lanthopine, mecodinine, protopine, deutéropine, criptopine, hydrocotarnine.

*Principes divers.*

| | |
|---|---|
| Acide méconique................. | 5 p. 100. |
| Eau............................. | 10 — |
| Caoutchouc...................... | 6 — |
| Résines, matières grasses et matières extractives...................... | 26,86 — |

Cependant il y a de nombreuses variantes. Ainsi l'opium de Smyrne contient de 5 à 12 0/0 de morphine ; celui de Constantinople, de 5 à 10 0/0 ; celui d'Égypte, de 3 à 7 0/0, et celui de Perse, à peu près 12 0/0. Quant à l'opium indigène, Aubergier a vu qu'en cultivant en France le pavot blanc à capsules déprimées, on obtenait un opium renfermant de 3 à 6 0/0 de morphine ; le pavot pourpre, un opium à 11 0/0 de morphine, et le pavot blanc à graines noires, 17,8 0/0 de morphine très pure.

L'opium entre dans une foule de préparations pharmaceutiques. On s'en sert d'abord à l'état d'opium pulvérisé. Cet opium, comme celui qui sert à faire les autres préparations, doit, d'après le codex français, renfermer 10 0/0 de morphine.

L'extrait d'opium de consistance molle, pilulaire, représente exactement la moitié de l'opium ; il doit donc renfermer 20 0/0 de morphine.

L'alcoolé d'opium contient 1/12 d'extrait d'opium dont 1 gramme de cette teinture correspond à peu près à 0,08 d'extrait ou 0,016 de morphine.

Le vin d'opium composé, laudanum de Sydenham, dont 20 gouttes contiennent 0,12 d'opium ou 0,012 de morphine.

Le laudanum de Rousseau, qui contient le double d'opium,

par conséquent 20 gouttes renferment 0,24 d'opium ou 0,024 de morphine.

L'elixir parégorique, ou teinture d'opium benzoïque, dont 10 grammes contiennent à peu près 0,05 d'extrait d'opium, 0,01 de morphine. Enfin un grand nombre de préparations, comme le sirop d'opium, la thériaque, les pilules odontalgiques, la poudre de Dower, nous en ajouterons quelques-unes d'origine anglaise qui ont pris pied dans la thérapeutique française, *black drops*, *Battley's sedative poison*, *Godfrey's cordial*, etc.

**Empoisonnements et doses toxiques.** — L'empoisonnement par l'opium est un des plus intéressants et certainement un des plus fréquents, si l'on tient compte des nombreux suicides auxquels il donne lieu. En France, comme agent d'empoisonnement criminel, dans la statistique officielle, il n'est compté que 21 fois de 1835 à 1880. En Angleterre, on est frappé du nombre de cas considérable d'empoisonnements provoqués par l'opium. L'enquête de la Chambre des communes, faite en 1838, a relevé que, sur 541 empoisonnements, il y en avait 197 par l'opium, et en 1840, sur un total de 349, on en compte encore 75. En Autriche, les empoisonnements par l'opium ou par les infusions de têtes de pavot ont presque tous été commis sur des enfants auxquels on avait administré ces préparations comme calmant et soporifique. Ces moyens dangereux et très répandus ont coûté la vie à un si grand nombre d'enfants que le code pénal autrichien considéra l'administration d'une infusion de pavot comme un délit, et l'interdit comme tel.

Les empoisonnements par les alcaloïdes de l'opium sont beaucoup plus rares, c'est à peine si l'on connaît quelques cas d'intoxication par la morphine et ses sels. Quant aux autres alcaloïdes, ils sont tous à peu près inusités, ou trop peu toxiques, comme la codéine, etc.

Les doses toxiques d'opium sont comprises entre 1 et 2 grammes. Cependant on a vu 2 décigrammes constituer une dose quelquefois dangereuse, mais souvent aussi à peine capable de provoquer des douleurs et d'amener le sommeil.

Le laudanum, chez l'adulte, peut donner la mort à la dose de 10 grammes administrés par le rectum, de 30 à 40 grammes ingérés dans l'estomac. Tardieu cite un cas de mort après vingt-quatre heures, à la suite de l'application de 30 grammes de laudanum sur un cataplasme et des linges à pansements.

Mais chez les enfants les préparations opiacées sont d'une activité extraordinaire. Quelques cuillerées de décoction de pavots, données en lavement à un enfant de six semaines, ont provoqué des accidents mortels. Un nouveau-né auquel on avait fait avaler à peine deux ou trois cuillerées d'une potion contenant 12 gouttes de laudanum mourut au bout de quelque temps. Le docteur Kelse rapporte le fait d'un enfant de neuf mois qui mourut en quelques heures pour avoir pris une potion renfermant 4 gouttes de laudanum Rousseau. Dans un autre cas, une nourrice empoisonne un enfant de quelques semaines après lui avoir administré 2 gouttes seulement de laudanum.

La morphine et ses sels peuvent tuer un homme adulte à la dose de 20 à 40 centigrammes. D'après Tardieu, les sels de morphine, acétate, chlorhydrate, seraient déjà toxiques à la dose de 5 centigrammes. Mais à côté de cela il y a des exemples où des doses énormes n'ont pas empoisonné les individus qui les avaient absorbées. On a vu des personnes qui avaient pris l'une 1 gramme et l'autre 2 grammes 1/2 d'acétate de morphine. Nous ne parlerons pas des cas particuliers d'accoutumance, lesquels relèvent plutôt de la pathologie.

Les enfants sont très sensibles à l'action de la morphine, comme à celle de l'opium et de ses diverses préparations.

Mais si on continue l'examen de la toxicité de la morphine et de ses sels dans la série, on remarque que, parmi les animaux à sang chaud, ce sont les oiseaux qui sont le moins sensibles à son action. Les pigeons et les poules supportent sans accidents sérieux des doses suffisantes pour tuer un homme. Pour les pigeons les doses sont de 1 décigramme en injection sous-cutanée et de 5 décigrammes dans l'estomac.

Pour provoquer le sommeil chez les lapins, les chiens et les chats, il faut aussi des doses souvent énormes et capables de déterminer la mort d'un homme. On a vu injecter à des chiens jusqu'à 1 gramme de morphine dans le système veineux sans arriver à produire des phénomènes narcotiques bien marqués.

Il faut donc bien se garder de conclure des effets produits chez les animaux à ceux qui pourraient se produire chez l'homme.

Quant aux autres alcaloïdes, nous n'en disons rien, leur emploi et leur toxicité n'étant pas très grands; seulement, pour donner une appréciation, nous mettrons sous les yeux du lecteur un tableau des principaux alcaloïdes de l'opium en indiquant leurs actions toxiques relatives chez l'homme et chez les animaux.

*Toxicité des alcaloïdes de l'opium par ordre décroissant.*

| Chez les animaux. | Chez l'homme. |
|---|---|
| Thébaïne, | Morphine, |
| Codéine, | Codéine, |
| Papavérine, | Thébaïne, |
| Narcéine, | Papavérine, |
| Morphine, | Narcéine, |
| Narcotine. | Narcotine. |
| (CLAUDE BERNARD.) | (RABUTEAU.) |

Enfin l'acide méconique ne semble pas avoir des propriétés physiologiques bien marquées, il n'est pas toxique.

**Recherches de l'opium dans les cas d'empoisonnement.** — Nous traiterons d'abord des empoisonnements par la morphine et ses sels, puis de ceux déterminés par l'opium. Nous préférons ainsi intervertir l'ordre, pour n'avoir pas à nous répéter, ce qui arriverait fatalement si nous étudiions la morphine après l'opium.

**Empoisonnements par la morphine.** — Dans un cas d'empoisonnement les recherches toxicologiques doivent porter sur les vomissements, le contenu du tube digestif, les fèces et les urines. On pourra également rechercher le poison dans le sang ou dans les organes très irrigués.

Pour rechercher et isoler la morphine libre ou combinée, on devra toujours se servir soit du procédé de Stas légèrement modifié, soit du procédé indiqué par Dragendorff. Nous ne reviendrons pas sur ce que nous avons dit de ces méthodes (v. p. 537), mais nous insistons sur les modifications qu'on doit y apporter dans les recherches spéciales de la morphine. En effet, nous avons dit et nous avons insisté sur cette particularité que la morphine était soluble dans presque tous les dissolvants, lorsqu'elle était à l'état amorphe, c'est-à-dire récemment précipitée, tandis qu'elle y était complètement insoluble lorsqu'elle passait à l'état cristallin. Il faudra donc opérer la dissolution de la morphine dans l'éther (Stas) ou dans la benzine (Dragendorff), au moment même de la précipitation de l'alcaloïde, décanter rapidement et abandonner la liqueur à elle-même; le plus souvent la morphine cristallisera dans l'éther ou la benzine au bout de fort peu de temps.

Roussin a usé d'un artifice qui lui permet d'employer l'alcool à la façon de l'éther. La solution aqueuse, qui a finalement concentré le poison et qui termine tous les traitements méthodiques antérieurs, est introduite dans un flacon bouché à l'émeri où elle doit occuper environ le tiers de la capacité. On ajoute à cette solution aqueuse un volume égal d'alcool à 95°, puis on y projette peu à peu du carbonate de potasse pur et sec, en agitant vivement jusqu'au moment où les liquides se séparent bien nettement en deux portions; l'une inférieure, composée d'une solution aqueuse de carbonate de potasse; l'autre supérieure, composée d'alcool, tenant en dissolution la morphine. Par une simple décantation et une évaporation au bain-marie de la couche supérieure, on obtient la morphine cristallisée.

Que l'on ait isolé la morphine par le procédé de Stas, de Dragendorff, ou qu'on ait suivi, pour arriver au résultat, la modification recommandée par Roussin, il importe de caractériser et d'affirmer la présence de cet alcaloïde.

La morphine possède les caractères suivants :

Cristallisée, elle se présente sous forme de prismes à six pans, incolores, brillants. Elle possède une saveur amère, se dissout difficilement dans l'eau froide, un peu mieux dans l'eau bouillante. Chastaing a étudié la solubilité de la morphine d'ans l'eau et en a donné le tableau suivant :

| | | | | |
|---|---|---|---|---|
| à 20° | un litre d'eau dissout | 0,20 | de morphine. |
| à 22° | — | 0,22 | — |
| à 30° | — | 0,33 | — |
| à 42° | — | 0,42 | — |
| à 100° | — | 2,17 | — |

De 0 à 45° la solubilité peut être représentée par une ligne droite. Mais entre 50° et 100°, il cesse d'en être ainsi, ce serait une courbe ascendante présentant un peu l'aspect d'une parabole.

L'alcool froid en dissout 1 p. 90, et bouillant 3 à 4 0/0. Ces dissolutions, ainsi que celles qui sont faites avec de l'eau chaude, possèdent une réaction alcaline. Cristallisée, elle est presque insoluble dans l'éther, le chloroforme, la benzine. Elle se dissout cependant dans l'alcool amylique surtout à chaud.

En combinaison avec les acides, elle donne des sels généralement cristallisables, solubles dans l'eau et l'alcool, insolubles dans l'éther et l'alcool amylique.

1° Les solutions des sels de morphine, traitées par une solution de potasse ou de soude en petite quantité, abandonnent à la longue un dépôt cristallin de morphine. L'agitation favorise la précipitation. Ce précipité se dissout avec une grande facilité dans un excès de potasse ou de soude. Avec l'ammoniaque on obtient les mêmes réactions. Cependant la solubilité de la morphine, dans un excès d'ammoniaque, est plus difficile que dans un excès de potasse ou de soude. Ces dissolutions de morphine dans les alcalis ne cèdent que difficilement leur morphine à l'éther. Il n'en est plus de même si l'on se sert d'alcool amylique chaud, la totalité de la morphine passe dans l'alcool amylique.

2° Les carbonates alcalins précipitent les sels de morphine, et le précipité est insoluble dans un excès. Il s'ensuit donc que, si nous revenons à ce que nous disions au n° 1, nous pourrons facilement précipiter la morphine en solution dans les alcalis, tout simplement en faisant passer un courant d'acide carbonique dans la liqueur.

3° Réduite en poudre ou en solution très concentrée et mise ainsi en contact avec de l'acide azotique fort, la morphine, ou ses sels, donne immédiatement une coloration rouge jaune. Elle ne passe pas au violet lorsqu'on la chauffe avec le protochlorure d'étain — différence avec la brucine. Cette coloration n'est pas stable; elle vire au jaune dans l'espace d'une minute ou deux.

4° Si à de la morphine en poudre ou à un de ses sels on ajoute quatre à six gouttes d'acide sulfurique qu'on chauffe au bain-marie, il se produit une dissolution sans coloration. Si alors et après refroidissement, on ajoute vingt gouttes d'acide sulfurique contenant une trace d'acide azotique, il se produit alors, en chauffant légèrement, une coloration rouge violette. On peut opérer d'une autre manière et chauffer la morphine avec de l'acide sulfurique au delà de 15°. Il y a dissolution avec coloration violette passagère, et finalement production d'une teinte vert sale. Enfin la solution se décolore après refroidissement complet. Si alors on ajoute dans une semblable liqueur quelque peu d'acide azotique, il y a production d'une coloration rouge très nette.

5° Si on vient à verser le réactif de Fröhde — dissolution d'acide molybdique dans l'acide sulfurique (voir *réactifs généraux*) — sur de la morphine ou de ses sels en poudre, et si l'on fait un mélange intime il se produit bientôt une magnifique coloration violette et rouge qui passe bientôt au brun verdâtre sale. Si on abandonne un tel mélange à l'air, le liquide se colore à partir du bord du récipient — capsule ou verre de montre — — en bleu foncé intense, et cette coloration persiste pendant des heures.

6° Les sels de sesquioxyde de fer colorent la morphine en bleu foncé. Cette réaction est fort sensible; mais en raison de sa délicatesse, elle exige quelques précautions. Il est indispensable, d'après Roussin, de préparer une solution de perchlorure ou de persulfate assez concentrée et aussi neutre que possible. Le persulfate ferrique serait le meilleur des deux réactifs et voici comment, d'après le même auteur, il convient de le préparer. On introduit dans un petit ballon un mélange de 1 partie d'acide sulfurique pur et à 66°, et 1 partie 1/2 d'eau distillée; on sature alors par un excès de pierre hématite finement pulvérisée, et on maintient le ballon dans un bain-marie d'eau bouillante. Lorsque le liquide refuse de dissoudre une nouvelle dose de sesquioxyde de fer, on le jette sur un filtre et on recueille dans un petit flacon la solution limpide. Pour produire la coloration bleue, il suffit de laisser tomber une petite quantité de morphine sur une goutte de cette solution métallique et d'agiter légèrement avec une fine baguette de verre; presque immédiatement la morphine se colore en bleu. Cette coloration n'est pas persistante, elle passe au vert au bout de peu de temps.

Pour obtenir cette réaction dans toute sa pureté, il est nécessaire que le sel ferrique ne soit pas en trop grand excès, car par sa teinte propre il pourrait atténuer ou changer même la coloration, car un mélange de jaune (sel de fer) et de bleu (coloration de la morphine) donne du vert. Les acides libres empêchent aussi la coloration.

Si l'on remplaçait le sel ferrique par du chlorure d'or, la morphine se colorerait d'abord en jaune foncé, puis rapidement en bleu et finalement en violet.

7° Selmi, pour caractériser la morphine, emploie le moyen suivant. Il agite pendant un quart d'heure un mélange d'acide acétique et de minium finement pulvérisé, et filtre le liquide. Il en prend une goutte qu'il dépose sur une lame de verre placée sur une feuille de papier blanc et y ajoute deux ou trois gouttes d'une solution d'acétate de morphine. Il réchauffe à douce chaleur et obtient une tache ronde, fournie par de l'acétate de morphine desséchée. Tout d'abord la tache présente une teinte jaune, qui passe peu à peu au jaune vif, puis au jaune rouge. Au fur et à mesure que l'acide acétique s'évapore, la teinte jaune devient violacée et prend une coloration lie de vin.

8° Pellagri a basé une méthode de recherche de la morphine sur la transformation de cet alcaloïde en apomorphine et sur les caractères de cette apomorphine. Le résidu contenant la morphine est dissous dans l'acide chlorhydrique concentré additionné de quelques gouttes d'acide sulfurique et chauffé au bain d'huile de 100° à 120°. Dans le cas de présence de la morphine, il se produit sur les bords de la capsule une couleur purpurine, et lorsque tout l'acide chlorhydrique est évaporé, l'acide sulfurique restant prend une teinte rouge. On enlève alors la capsule du bain, on y verse de l'acide chlorhydrique qu'on neutralise ensuite avec du bicarbonate de soude. Il se développe aussitôt une coloration violette, laquelle ne s'altère pas à l'air et est insoluble dans l'éther. Si maintenant on ajoute de l'acide iodhydrique ioduré en solution concentrée, la teinte violette passe au vert et alors peut se dissoudre dans l'éther et colorer le dissolvant en pourpre.

Toutes ces colorations sont dues à l'apomorphine qui a pris naissance.

D'après l'auteur, la codéine donnerait les mêmes réactions;

du reste, comme la morphine, elle donne de l'apomorphine dans des conditions semblables.

9° La morphine ou ses sels réduisent l'acide iodique. Généralement, pour produire cette réaction, on se sert de la solution d'acide iodique au 1/10. Pour donner plus de sensibilité à la réaction, on ajoute de l'eau amidonnée, laquelle prend la teinte bleue caractéristique. La réduction réussit très bien de la façon suivante : On commence par faire de l'eau amidonnée, on en introduit quelque peu, 10 centimètres cubes à peu près, dans un tube à essais, et on ajoute la solution d'acide iodique au 1/10. Dans ce mélange, on verse la solution de morphine ou encore on projette la poudre de morphine ; on agite, et presque aussitôt la liqueur prend une teinte bleue.

On peut encore, dans le tube à essai qui renferme la solution d'acide iodique, ajouter quelque peu de chloroforme ou de sulfure de carbone, puis projeter la poudre fine de morphine par agitation ; l'acide iodique réduit met en liberté de l'iode qui se dissout en violet caractéristique dans le chloroforme ou le sulfure de carbone.

Certains auteurs ont avancé le fait que certaines substances azotées réduisaient l'acide iodique et mettaient de l'iode en liberté. De ce nombre seraient le blanc d'œuf, la caséine, la fibrine, etc. Il s'ensuivrait, d'après eux, que cette réaction n'a aucune valeur pour caractériser la morphine. Pénétré de cette idée, M. Lefort a cherché et aurait trouvé une différence caractéristique dans le mode d'action de ces différentes substances. Voici en quoi consiste cette nouvelle réaction : si à l'acide iodique réduit, on ajoute de l'ammoniaque, le liquide devient incolore et l'iode mis en liberté provient de l'action d'une substance autre que la morphine, tandis que la coloration augmente si elle est due à la présence de cet alcaloïde.

Quant à nous, nous ne croyons pas que toutes ces substances soient à craindre dans la recherche de la morphine. En effet, si l'on s'est servi des moyens recommandés pour isoler la morphine, la présence de la caséine, fibrine, etc., n'est pas possible, toutes ces substances étant insolubles dans l'alcool, l'éther ou la benzine. Il ne viendra à personne l'idée de rechercher la présence de la morphine au sein des matières organiques, en se servant de la solution d'acide iodique au 1/10.

Enfin les sels de la morphine précipitent par tous les réactifs généraux des alcaloïdes.

Nota. — Lorsqu'on recherche la morphine dans les urines ou dans la bile, il faut faire grande attention à l'urée et aux acides biliaires qui, dans certains cas, peuvent passer avec l'alcaloïde dans les dissolvants. La présence des acides biliaires peut surtout conduire à de graves erreurs, car ils donnent avec le réactif de Fröhde une coloration qui présente quelque analogie avec celle que donne la morphine. A ce sujet, M. Bruneau a donné un procédé spécial pour la recherche de la morphine dans les urines. On filtre l'urine et on l'additionne d'une quantité d'acide tartrique — 0,15 p. 100 — et on mélange intimement avec trois fois son volume d'alcool amylique. Le mélange est maintenu pendant quelque temps à 50° ou 70° et on décante alors la solution amylique de tartrate de morphine. On peut répéter ce traitement plusieurs fois. Les liqueurs alcooliques sont réunies et additionnées d'eau ammoniacale, qui a pour but de décomposer le tartrate d'alcaloïde seul en dissolution dans l'alcool amylique. Il n'y a qu'à évaporer le dissolvant pour avoir un résidu de morphine.

**Empoisonnements par l'opium ou par une préparation opiacée quelconque.** — Dans un empoisonnement par l'opium, il importe d'avoir en vue l'extraction de tous les alcaloïdes ou des principaux, et aussi la mise en liberté de l'acide méconique, acide dont la présence est caractéristique de celle de l'opium.

Nous aurons donc : 1° *à rechercher les alcaloïdes;* 2° *à isoler et à caractériser l'acide méconique.*

1° *Recherche des alcaloïdes.* — L'analyse doit porter sur le tube digestif et son contenu, les fèces, les urines et le sang. L'expert devra surtout diriger ses recherches du côté des vomissements, car on sait que, dans la majorité des cas, il est rare de pouvoir découvrir le poison dans l'estomac, car le plus souvent il disparaît par les vomissements.

Les matières organiques suspectes seront, comme pour la morphine, traitées par la méthode de Stas ou par celle de Dragendorff, en ayant toujours soin, après les différents traitements, d'ajouter le dissolvant éther ou benzine avant l'alcali qui doit

déplacer l'alcaloïde de sa combinaison. On obtiendra ainsi un
mélange des diverses bases que renferme l'opium. Il restera
alors à les séparer et à les caractériser. En général, on ne cherchera pas à isoler la thébaïne, la codéine et la narcéine, les
quantités en sont trop faibles surtout dans les cas d'empoisonnement. Quant à la narcotine, on peut et on doit en rechercher
la présence.

Le problème se trouve donc réduit à séparer la morphine de
la narcotine et réciproquement. Le résidu obtenu, acidulé par
de l'acide sulfurique, donne une solution que l'on agite avec
du chloroforme ou de l'alcool amylique. Toute la narcotine et
la petite quantité des alcaloïdes, thébaïne, papavérine, narcéine,
passe dans la solution chloroformique ou l'alcool amylique. Il
suffit donc de décanter et d'évaporer. On a comme résidu le
sulfate de narcotine; et dans la solution aqueuse et acide, la
morphine à l'état de sulfate de morphine.

Il ne reste plus qu'à caractériser l'un et l'autre :

La morphine; nous n'y reviendrons pas, nous venons d'en
donner toutes les réactions.

La narcotine, à l'état de sulfate, est dissoute dans un peu d'eau
alcalisée avec un peu d'ammoniaque et la solution agitée avec
de l'éther. Après que les couches se sont séparées, on décante
l'éther et on abandonne à l'évaporation spontanée, on obtient
ainsi un résidu contenant la narcotine.

La narcotine est une poudre cristalline, blanche, insoluble
dans l'alcool. Elle se dissout un peu plus facilement dans l'é-
ther et la benzine, peu dans l'alcool amylique et très bien dans
le chloroforme. Les combinaisons de la narcotine avec les acides
sont peu stables; elles rougissent toutes le tournesol, et les sels
ainsi formés sont rarement cristallisables.

1° Les alcalis caustiques, carbonates et bicarbonates, décomposent le sel de narcotine et précipitent la narcotine, insoluble dans un excès des précipitants.

2° Mélangée avec de l'acide sulfurique concentré, la narcotine
donne, suivant les cas, des colorations violette, bleuâtre, jaune
pur ou jaune clair. On ignore encore la cause de ces différences,
mais si on vient à chauffer progressivement le mélange dans
une capsule de porcelaine, on remarque les changements sui-

vants : que la solution primitive ait été colorée en jaune ou en violet, la liqueur devient d'abord rouge orange ; puis, partant des bords, il se forme des stries magnifiques d'un beau bleu ; puis enfin, à la température à laquelle l'acide sulfurique tend à émettre des vapeurs, tout le liquide prend une teinte rouge violet foncé. Husemann recommande de ne pas continuer de chauffer quand on aperçoit les stries bleues se former, car alors, par refroidissement, on obtient une liqueur avec une teinte rouge cerise.

C'est là une des réactions les plus caractéristiques de la narcotine. Si la narcotine n'a pas une grande importance toxicologique, en raison de sa non-toxicité, elle présente cependant ici un intérêt particulier. En effet, si, dans une expertise, on trouve de la narcotine avec de la morphine et aussi de l'acide méconique, on pourra affirmer la présence de l'opium.

**Recherche de l'acide méconique.** — On peut ou rechercher directement l'acide méconique dans les matières à analyser, ou encore le caractériser dans les solutions aqueuses débarrassées des alcaloïdes et provenant des traitements antérieurs, soit par le procédé de Stas, soit par la méthode de Dragendorff.

Si on recherche directement l'acide méconique dans les urines, le sang, les vomissements, les contenus stomacal et intestinal, on commence par dessécher au bain-marie les matières suspectes, puis on reprend le résidu avec de l'alcool aiguisé d'acide chlorhydrique. Après une macération de quelques heures, on jette sur toile et on évapore à siccité la solution alcoolique obtenue. On obtient ainsi un magma renfermant tout l'acide méconique, tous les alcaloïdes et une grande quantité de matières graisseuses. On reprend par de l'eau et on filtre. De cette manière, les matières grasses insolubles restent sur le filtre, et on obtient une solution aqueuse, qui, neutralisée par l'ammoniaque et agitée avec de la benzine, laisse une liqueur contenant l'acide méconique à l'état de méconate d'ammoniaque.

La solution ammoniacale est évaporée à siccité et reprise par un peu d'eau, ou encore est directement acidulée avec de l'acide chlorhydrique et additionnée d'un peu de perchlorure de fer. Il se forme aussitôt une coloration rouge de méconate de fer, réaction caractéristique.

On a dit, et avec raison, que le perchlorure de fer donnait une coloration rouge, non seulement avec l'acide méconique, mais encore avec d'autres acides organiques, comme les acides acétique et formique, et aussi une teinte rouge sang avec le sulfocyanure de potassium. Il faut donc pouvoir éliminer ces causes d'erreur et affirmer que le perchlorure de fer ajouté dans une solution inconnue la colore en rouge, parce qu'il se trouve en présence de tel ou tel corps.

En solution acide, et si l'acide est minéral, l'acide chlorhydrique, par exemple, l'acide méconique et le sulfocyanure de potassium seuls colorent le perchlorure de fer en rouge. Les acides acétiques et formiques ne donnent, dans ce cas, aucune coloration. Il n'y a donc plus qu'à établir les différences entre l'acide méconique et le sulfocyanure de potassium.

1° Le sulfocyanure de potassium donne, avec les sels ferriques acides, une coloration rouge sang intense. Si maintenant on agite la liqueur rouge avec de l'éther, le sulfocyanure ferrique se dissout assez dans l'éther pour lui communiquer une teinte vineuse caractéristique. Il suffit donc d'abandonner le mélange quelque temps à lui-même pour voir apparaître la couche d'éther colorée plus ou moins en rouge.

Le méconate ferrique est complètement insoluble dans l'éther.

2° Le sulfocyanure de potassium, versé dans une solution d'un sel cuivrique, additionné d'acide sulfureux ou d'un peu de sulfite de soude et d'acide chlorhydrique, détermine un *précipité blanc* de sulfocyanure cuivreux.

L'acide méconique ou les méconates donnent, dans les mêmes conditions, un précipité jaune verdâtre.

Si l'expert a conservé les liqueurs débarrassées des alcaloïdes par les procédés Stas ou Dragendorff, il pourra, comme nous venons de le faire, y caractériser la présence de l'acide méconique.

**Considérations générales sur l'empoisonnement par l'opium ou les alcaloïdes de l'opium.** — Avant d'entrer dans des considérations sur la conduite de l'expertise et l'interprétation des faits, il est bon de dire quelques mots sur ce que deviennent dans l'organisme l'opium et ses alcaloïdes.

La morphine, de même que les autres alcaloïdes, n'est pas absorbée par la peau intacte. L'absorption par la muqueuse gastro-intestinale est relativement lente ; ainsi Dragendorff et Hartmann en ont trouvé de petites quantités dans l'estomac d'un homme, quinze jours après son ingestion. Chez des chats, ces mêmes auteurs en ont également trouvé dix-huit heures après l'ingestion. La morphine même ne paraît pas être toujours complètement absorbée. On en a souvent trouvé dans les matières fécales.

Une fois absorbée, la morphine se retrouve dans le sang et dans un grand nombre d'organes, surtout dans le foie. Elle ne séjourne pas longtemps dans l'organisme et s'élimine rapidement par les reins, et très probablement sans avoir subi de modifications, au moins pour la plus grande partie. L'élimination commence de bonne heure : au bout de douze à cinquante heures, en moyenne, elle est complète chez l'homme. Cette absorption lente et cette élimination rapide expliquent en partie pourquoi l'organisme peut s'habituer si facilement à la morphine, et pourquoi, quand elle a été absorbée par l'estomac, ses effets ne se manifestent que lentement et non subitement, comme ceux des autres poisons violents.

Les autres alcaloïdes de l'opium paraissent séjourner un temps plus long dans l'économie. Ainsi on a pu retrouver la narcotine quarante-huit heures après son injection. Le foie en contenait des quantités très appréciables.

La codéine se comporte comme la morphine ; l'absorption est aussi lente et l'élimination aussi rapide.

On peut se demander maintenant ce que deviennent les alcaloïdes de l'opium en présence des matières organiques putréfiées. Il peut arriver, en effet, en raison de la lenteur d'absorption de ces poisons, que la mort survienne bien avant l'élimination complète et que, par conséquent, le poison séjourne dans l'organisme.

La morphine semble résister aux causes d'altération pendant un temps assez long. Dragendorff dit qu'il a pu en retrouver après quelques semaines dans un mélange de matières organiques en solution. Tardieu et Roussin ont pu, après quarante jours, constater la présence de la morphine dans un mélange de 500 grammes de foie et de 5 décigrammes d'extrait d'opium abandonnés à la putréfaction. Il paraîtrait cependant que plus la putréfaction s'avance, plus difficiles sont les constatations des caractères de la morphine et de l'acide méconique. Stas a constaté la présence de la morphine dans toutes les parties d'un cadavre inhumé depuis treize mois. Enfin Taylor a retrouvé, après l'avoir laissé en contact de l'air pendant quatorze mois, du méconate de morphine mêlé à des matières putrescibles.

On pourrait encore se demander si une même dose d'opium ou de morphine peut toujours provoquer les mêmes accidents, et si la dose est toxique et réellement absorbée, toujours provoquer la mort.

Il n'y a rien d'aussi variable que l'action de l'opium ou de ses alcaloïdes sur l'économie. Parmi les conditions qui font varier l'action physiologique, on peut citer l'*âge*, le *sexe* et l'*idiosyncrasie*, que Fonssagrives divise en *hyperesthésie* et *apathie*.

1° *Age*. — C'est une des conditions physiologiques qui modifient puissamment les effets de l'opium. Nous ne reviendrons pas sur ce que nous avons dit au sujet de l'impressionnabilité des enfants. On a prétendu aussi que les vieillards étaient, à doses égales, plus vivement impressionnés par l'opium que les adultes, et que leur sensibilité à ce médicament se rapprochait de celle des enfants.

2° *Sexe*. — Les femmes ont, en général, une extrême impressionnabilité à l'opium, la ressemblance physiologique avec l'enfance peut, jusqu'à un certain point, rendre compte de ce fait.

3° *Idiosyncrasie*. *Hyperesthésie*. — En dehors des conditions d'âge et de sexe, l'hyperesthésie à l'opium se révèle souvent sans que rien puisse faire prévoir ce fait. Marc et Gay ont cité des faits où moins de 2 centigrammes d'extrait gommeux d'opium avaient amené des accidents d'une réelle gravité.

Pour l'*apathie*, certaines causes physiologiques la provoquent d'une façon manifeste. Ainsi les maladies du système nerveux, la chorée, etc., sont dans ce cas. Trousseau cite, à ce sujet, le fait d'un homme qui, en proie à des douleurs ostéocopes, en était arrivé progressivement à boire de 200 à 250 grammes par jour de laudanum de Rousseau. Poussé au suicide par le désespoir, il prit, en une seule dose, 750 grammes de ce laudanum, soit 75 grammes d'extrait d'opium, et n'obtint de cette dose effrayante que trois heures de sommeil. A côté des maladies, il faut aussi placer les cas de tolérance, à la suite de consommations journalières n'ayant pas comme point de départ une douleur à supporter, mais plutôt, soit par habitude ou par imitation, un besoin à satisfaire. De ce nombre, sont les morphiomanes, les opiophages et les fumeurs d'opium. Dans tout l'Orient et surtout dans le Céleste Empire, l'opium a pris rang d'objet de première nécessité. Les Turcs, les Persans et, en général, les musulmans mâchent l'opium; les Chinois le fument. Pour le rendre propre à cet usage, on le dissout dans une petite quantité d'eau, de manière à obtenir une espèce de sirop; on filtre, on évapore jusqu'à consistance d'extrait et on torréfie. La torréfaction enlève à l'opium une certaine quantité de morphine. Ainsi un opium qui, avant la torréfaction, renferme 6 p. 100 de morphine, n'en contient plus que 4 p. 100 après. L'opium est ainsi livré aux fumeurs, qui l'allument d'abord, le posent ensuite dans le godet de leurs pipes et aspirent lentement la fumée en la faisant pénétrer jusqu'aux poumons, où ils la gardent quelques instants avant de la rejeter.

Maintenant que nous connaissons la marche de l'opium et de ses alcaloïdes dans l'économie, la durée de son élimination et sa résistance aux divers agents, il nous reste à examiner quels sont les moyens de caractériser un empoisonnement par ce toxique.

La preuve d'un empoisonnement par l'opium peut être empruntée à deux sources : 1° à la physionomie des accidents produits par cette substance; 2° à la constatation du corps du délit lui-même, soit dans des substances suspectes, soit dans les vomissements, les déjections ou le cadavre de la victime.

Nous laisserons de côté la première preuve. D'ailleurs, quoi qu'en dise Tardieu, nous croyons la clinique de l'empoisonnement par l'opium encore bien peu certaine, et insuffisante pour fournir une preuve juridique irréfragable. On pourra nous objecter que les accidents constatés suffisent, et que, dans l'affaire de Saint-Cloud, le docteur Castaing a été reconnu coupable d'avoir empoisonné son ami Ballet et condamné, alors que les experts n'avaient pas trouvé la plus petite trace du toxique dans les organes. Cela est vrai, mais on doit ajouter que les médecins, après l'autopsie, déclarèrent que les altérations trouvées dans le cadavre de Ballet pouvaient aussi bien être attribuées à une maladie naturelle qu'à un empoisonnement par l'émétique, l'acétate de morphine et la strychnine ! Mais l'instruction avait relevé sur les allées et venues et les achats de Castaing des preuves tellement accablantes qu'il fut condamné. On le voit, lorsque la chimie est en défaut, il est rare que la clinique puisse seule élucider une question et affirmer un empoisonnement. Enfin nous ajouterons que ce procès a eu lieu il y a soixante-deux ans et qu'il n'est pas étonnant que les experts n'aient pas su caractériser la morphine, vu l'état des moyens et des ressources dont ils disposaient à l'époque.

Quant à la constatation du corps du délit, l'expert doit s'attacher non seulement à rechercher et à caractériser la morphine, le seul des alcaloïdes de l'opium important pour le toxicologiste ; mais il doit, dans tous les cas, faire en sorte d'isoler les autres constituants de l'opium et entre autres l'acide méconique et la narcotine, si c'est possible. Il pourrait encore, ainsi que le rencommande Ritter, constater si, à l'autopsie ou dans les vomissements, il ne retrouve pas une coloration vert jaunâtre des muqueuses buccale, stomacale et intestinale. Le laudanum, qui est coloré avec le safran, sert souvent dans les intoxications suicides et autres.

Si donc l'expert ne trouve à l'analyse que de la morphine, sans autres alcaloïdes et sans acide méconique, il devra conclure à un empoisonnement par la morphine ou un de ses sels.

Si en même temps que de la morphine il parvient à isoler de l'acide méconique, il devra conclure à la présence de l'opium, et enfin si, avec la morphine et l'acide méconique et quelquefois la narcotine, il a constaté la coloration particulière safranée des muqueuses, il devra affirmer la présence ou l'emploi du laudanum de Sydenham.

Il importe quelquefois non seulement de peser la quantité de morphine trouvée à la suite des recherches sur des matières organiques suspectes, mais encore de doser la quantité de cet alcaloïde que renferme un opium ou une préparation opiacée quelconque.

**Dosage d'un opium ou d'une préparation opiacée quelconque.** — Dans de semblables dosages, on a toujours en vue l'extraction de la morphine et la pesée exacte de cet alcaloïde; car on sait qu'un opium aura d'autant plus d'action qu'il renfermera plus de morphine, et en physiologie on admet que *10 parties d'opium agissent à peu près comme 3 parties de morphine.*

Pour doser, on commence par peser un poids déterminé de la substance dans laquelle on veut doser la morphine; puis on la met au bain-marie, ou à l'étuve à 100° à peu près, jusqu'à dessiccation complète. Le produit desséché est repris par de l'alcool fort : pour 15 grammes de produit, on emploie généralement 150 grammes d'alcool. On fait un mélange intime, on triture avec soin dans un mortier et on jette sur filtre en ayant soin de laver plusieurs fois avec de nouvelles quantités d'alcool, sans dépasser le volume total de 150 centimètres cubes. On recueille exactement 100 centimètres cubes de la solution alcoolique, liqueur qui représente exactement les 2/3 du produit à essayer. On ajoute alors de l'ammoniaque en très léger excès et on chauffe. Dès que le liquide est entré en ébullition, on retire la capsule et on l'abandonne au repos pendant vingt-quatre heures. On décante après ce temps. La morphine se trouve surtout au fond du verre, en cristaux plus ou moins roux, mais bien formés; tandis que la narcotine en tapisse les bords, sous forme d'aiguilles blanches et brillantes. On lave d'abord avec de l'eau distillée, on décante, et enfin on lave à l'éther exempt d'alcool. La narcotine se dissout complètement alors que la morphine reste insoluble. Le poids du résidu desséché représente exactement le rapport de la morphine à l'opium.

On a donné une foule d'autres moyens pour doser la morphine dans l'opium, mais celui que nous venons de donner nous semble réunir tout ce que l'on peut demander à un dosage, la rapidité, le manuel opératoire facile et la sensibilité suffisante.

**Antidotes et traitements.** — Dans un empoisonnement aigu par la morphine ou par l'opium, si l'introduction du poison a eu lieu par la voie stomacale, le premier soin doit être de faire évacuer le toxique le plus rapidement possible. Cette indication existe encore, même plusieurs heures après l'ingestion du composé vénéneux, car, ainsi que nous l'avons dit, les opiacés, l'opium surtout, séjournent assez longtemps dans l'estomac. Le moyen le plus rationnel pour provoquer cette évacuation est la pompe stomacale, ou, à son défaut, les vomitifs. Cependant ces derniers rendent rarement service, car souvent les vomissements ne peuvent pas se produire.

Cela fait, on administre les antidotes directs, une solution d'acide tannique, ou toute préparation contenant du tannin, comme le café, le thé, etc. Cependant le tannate de morphine auquel donne naissance l'ingestion de tannin n'est pas absolument insoluble.

On a fait grand bruit sur la propriété que posséderait l'atropine d'être un antidote direct de la morphine. On emploie cet alcaloïde en injection sous-cutanée, 1 milligramme d'abord, et on recommence suivant les effets obtenus. Au point de vue pratique, voici comment s'est comporté cet antidote d'après des observations faites au lit du malade :

1° On a observé des empoisonnements graves par la morphine, dans lesquels la guérison s'est opérée sans qu'on ait eu recours à l'atropine ;

2° On cite des cas où l'administration de l'atropine a eu pour résultat d'augmenter l'accident ;

3° Enfin on a vu une amélioration incontestable de la guérison succéder à l'ingestion de l'atropine, alors que tous les moyens ordinairement employés étaient restés impuissants.

# STRYCHNÉES ET ALCALOÏDES DES STRYCHNÉES

Les plantes les plus vénéneuses qu'on connaisse appartiennent à la famille des loganiacées. Dans cette famille, se trouve la redoutable tribu des strychnées : l'*upas tieuté*, *strychnos tieuté*, liane qui grimpe jusqu'au sommet des plus grands arbres dans les forêts vierges des montagnes de Java (fig. 32); le *vomiquier*, *Strychnos nux vomiqua*, arbre qui croît sur la côte de Coromandel, dans l'île de Ceylan et dans les forêts de la Cochinchine ; l'*igasur* ou *ignatier amer*, *Strychnos ignatia*, arbrisseau propre aux îles Philippines.

Les Malais extraient, par décoction de la racine du *strychnos tieuté*, un poison violent auquel ils donnent le nom de *tjettek*, et qui leur sert à rendre sûrement et promptement mortelles les moindres blessures de leurs flèches. Mais pour donner à ce poison encore plus d'énergie, ils le mélangent avec des substances aromatiques, telles que le poivre et le gingembre, pour en faciliter, disent-ils, l'absorption. Il est à remarquer que l'écorce si vénéneuse du strychnos tieuté ne laisse écouler aucun suc par les incisions qu'on y pratique ; au contraire, lorsqu'on coupe transversalement le tronc de cette liane, il s'en échappe goutte à goutte un liquide transparent, incolore, sans saveur et tout à fait inoffensif.

Le poison du vomiquier et de l'ignatier amer réside essentiellement, sinon exclusivement, dans les semences du végétal. Celles du premier sont connues sous le nom de *noix vomiques*. Elle sont contenues dans une baie ayant la forme d'une orange, rouge, leur forme est orbiculaire, aplatie, déprimée au centre et leur extérieur est d'un gris velouté. Elles sont formées d'un endosperme corné, très amer (fig. 33).

Les semences de l'igasur, ignatier amer, appelées vulgaire-

ment *fèves de Saint-Ignace* ou *fèves des Jésuites*, sont contenues
dans une baie à écorce ligneuse, qui ressemble à une grosse
poire. Elles sont dures, cornées, d'un gris noirâtre et comme
enfumées, de forme irrégulière et anguleuse. Leur saveur est

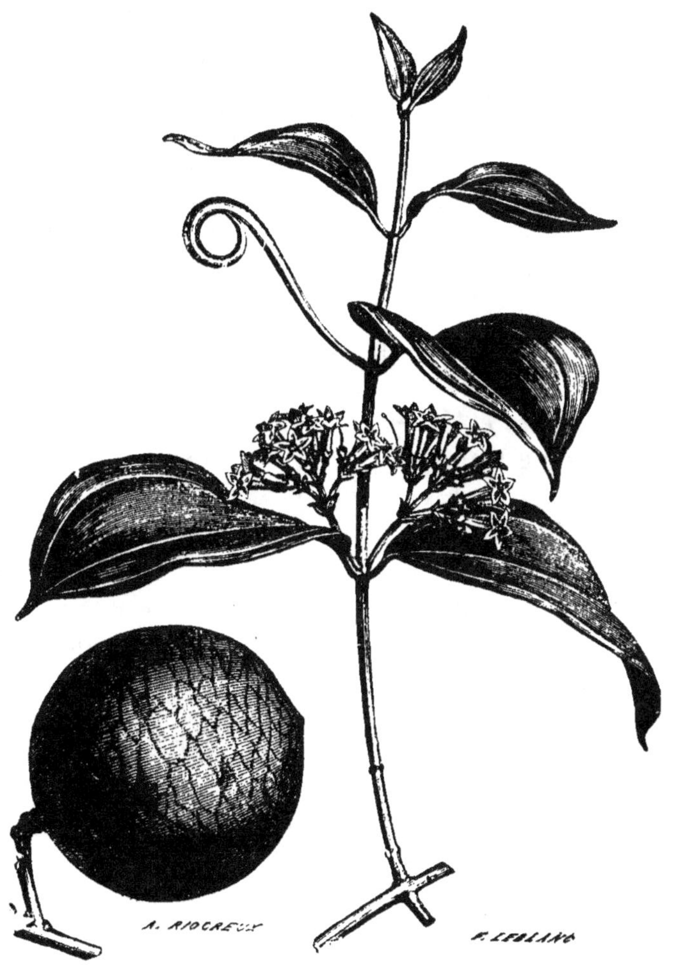


Fig. 32. — Strychnos tieuté.

très amère. Les naturels des Philippines font usage de ces fèves
comme d'une panacée contre  toutes sortes de maux.

La matière médicale française fait usage aujourd'hui de la
noix vomique, de la fève de Saint-Ignace et de la fausse angusture.

On a donné le nom de *fausse angusture* à une écorce que l'on attribue au vomiquier ou à une espèce très voisine. Comme les semences, cette écorce est d'une toxicité très grande.

Les semences et l'écorce entrent dans une foule de prépara-tions pharmaceutiques toutes très actives. Elles doivent leur action mé-dicamenteuse et toxique à des alca-loïdes, la strychnine, la brucine et l'igasurine. D'après les expériences de Dragendorff, la noix vomique ren-fermerait de 1,107 à 1,121 p. 100 de strychnine et de brucine. La fausse angusture contiendrait 2,4 p. 100 de brucine et des traces seulement de

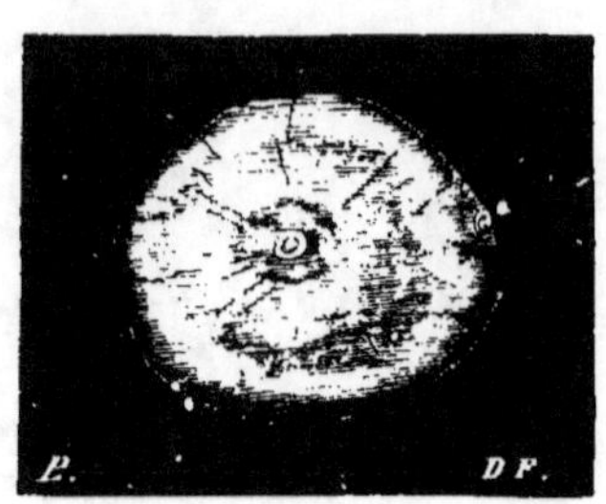



Fig. 33. — Noix vomique.

strychnine; la fève de Saint-Ignace 1,39 p. 100 d'un alcaloïde en grande partie formé par de la strychnine.

**Empoisonnements et doses toxiques.** — En France, la statis-tique criminelle ne donne que dix empoisonnements par la strychnine depuis 1860 à 1880, et treize par la noix vomique de 1840 à 1880. En Angleterre, ils sont beaucoup plus fréquents; d'après Gallard (1), les empoisonnements par la strychnine sont en faveur en Angleterre, aussi bien comme suicides ou accidents que comme crimes, et cela grâce à la propagation d'une mort aux rats (*Battle's vermin killer*), que chacun peut, pour quelques sous, se procurer chez le premier épicier venu, et dans laquelle entre de la strychnine. Cette poudre est colo-rée en bleu et vendue au public par paquets de 1$^{gr}$,30, enve-loppée dans deux papiers, l'extérieur bleu, sorte de prospectus étiqueté, l'autre blanc, portant le cachet du fabricant au milieu duquel on lit : *poison*. L'analyse quantitative en a été faite par M. Mayet, et il a trouvé qu'un paquet de 1$^{gr}$,30 renferme :

| | |
|---|---|
| Strychnine pure..................... | 0,10 |
| Fécule de pomme de terre.......... | 1,00 |
| Bleu de Prusse..................... | 0,20 |

En 1862, un double empoisonnement a eu lieu à Londres au

----

(1) Gallard, *Empoisonnement par la strychnine* (*Ann. d'hyg.*, 2ᵉ série, t. XXIII p. 368).

moyen de ce procédé. Une femme du monde a empoisonné volontairement ses deux enfants avec le *Buttle's vermin killer*.

Il existe encore une poudre insecticide, dite de Gibson, qui contient, elle aussi, de la strychnine.

On pourrait croire cependant que, vu le goût excessivement amer de la strychnine ainsi que les préparations qui en renferment, les empoisonnements criminels sont rendus impossibles. Malgré cela, on connaît les procès célèbres de Palmer, de Demme Trümpy, et l'affaire de ce pharmacien de Prague, qui avait empoisonné sa femme avec du vin de Malaga dans lequel il avait introduit de la strychnine.

En France, les empoisonneurs ont délaissé les poisons minéraux pour se rabattre sur les toxiques végétaux. Dans ces cinq dernières années, la strychnine occupe le premier rang après l'arsenic.

D'après Husemann, la dose mortelle de noix vomique paraît être, pour un adulte, de 4 à 12 grammes.

Pour la strychnine, la dose toxique, pour un adulte, serait de 4 à 8 centigrammes, et pour un enfant, de 7 à 8 milligrammes. Cependant ajoutons que la guérison a été possible dans des cas où l'individu avait ingéré 24 et même 50 centigrammes de strychnine.

Le tableau ci-après, emprunté à Nothnagel et Rossbach (1), indique quelles sont les doses les plus faibles de strychnine qui, injectées sous la peau, suffisent pour donner la mort à diverses espèces animales.

|  | Poids de l'animal en grammes. | Dose mortelle minima. |
|---|---|---|
| Grenouille............. | 25 | 0,00005 |
| Souris................. | 25 | 0,00005 |
| Lapin ................. | 1000 | 0,0006 |
| Coq................... | 380 | 0,00076 |
| Ablette............... | 80 | 0,001 |
| Chat.................. | 2080 | 0,0016 |
| Chien................. | 3000 | 0,0025 |
| Pigeon ..:............. | 270 | 0,004 |
| Hérisson ............. | 5000 | 0,015 |
| Homme................ | 70 000 | 0,030 |

(1) Nothnagel et Rossbach, *Nouveaux éléments de matière médicale et de thérapeutique*, 2° édition. Paris, 1889.

Dans les cas mortels, la mort a lieu en général au bout de deux heures après que la strychnine a été prise. Un des cas les plus rapidement mortels qu'on ait rapportés est celui publié par le docteur Warner. Les symptômes commencèrent au bout de cinq minutes, et l'individu était mort quinze minutes après. Dans un autre cas signalé par Cook, les symptômes commencèrent au bout d'une heure et quart, et la mort survint vingt minutes après.

Dans l'empoisonnement par la noix vomique, la mort peut arriver en deux heures ; Christison rapporte un cas dans lequel un homme mourut quinze minutes après avoir pris la dose mortelle. C'est là le fait de la période la plus courte que l'on connaisse.

La brucine est moins toxique que la strychine. D'après Ealk jeune, la puissance tétanisante de la strychnine serait trente-huit fois plus énergique que celle de la brucine.

Quant à l'igasurine, cet alcaloïde semble au point de vue toxique tenir le milieu entre la strychnine et la brucine.

**Recherche de la noix vomique et des alcaloïdes des strychnées dans les cas d'empoisonnement.** — Comme nous l'avons fait pour l'opium, nous étudierons d'abord les moyens chimiques qui permettent de retrouver la strychnine dans les cas d'empoisonnement : puis nous traiterons de la recherche des préparations de noix vomique, de fausse angusture, de fève de Saint-Ignace, c'est-à-dire des mélanges d'alcaloïdes.

**Recherche de la strychnine.** — On devra rechercher la strychnine ou ses sels dans les vomissements et déjections, contenu du tube digestif, foie et urines. On pourrait également tenter sa recherche dans la moelle épinière et dans la moelle allongée. D'après Gaz, c'est dans cette partie qu'on en retrouverait le plus.

On peut se servir, pour isoler la strychnine, des procédés de Stas ou de Dragendorff. Nous préférons, pour le cas présent, le procédé de Dragendorff, parce que la strychnine est beaucoup plus soluble dans la benzine que dans l'éther.

Pour la recherche particulière de la strychnine, on a encore donné un certain nombre d'autres procédés que nous allons rapidement passer en revue.

1° *Procédé Janssen.* — Les matières organiques à essayer sont divisées avec soin et mises au contact d'un volume double d'alcool, avec environ 2 grammes d'acide tartrique. Le tout est chauffé au bain-marie à 70° environ. On laisse refroidir le liquide, on filtre et la solution alcoolique est évaporée à basse température. On reprend par un peu d'eau pour se débarrasser des matières albuminoïdes et grasses qui pourraient gêner, et après une nouvelle filtration on évapore à siccité. On fait alors digérer pendant vingt-quatre heures le résidu avec de l'alcool absolu et on filtre. L'alcool est ensuite évaporé et le résidu qu'il abandonne est dissous dans 25 centimètres cubes d'eau à peu près et additionné d'une solution de bicarbonate de sodium, contenant à peu près 2 grammes de ce sel. La strychnine mise en liberté reste en dissolution en faveur de l'acide carbonique; on filtre et on chauffe la liqueur filtrée pour chasser l'acide carbonique. La strychnine se dépose, on la reçoit sur un filtre de papier Berzelius et on la redissout dans de l'eau aiguisée d'acide sulfurique au 1/200. La solution sulfurique, filtrée, s'il est nécessaire, est neutralisée par du carbonate de soude et agitée avec six fois au moins son volume d'éther. On décante alors la couche d'éther, on l'abandonne à l'évaporation spontanée et on caractérise la strychnine dans le résidu. Cette méthode donne de bons résultats.

2° *Procédé Graham et Hoffmann.* — Cette méthode a été spécialement imaginée pour la recherche de la strychnine dans la bière (Porta).

Elle repose sur le fait bien connu qu'une dissolution de strychnine agitée avec du charbon animal abandonne sa strychnine au charbon.

On agite donc avec du noir animal le liquide aqueux, neutre ou acide, dans lequel on doit rechercher la strychnine. On emploie généralement 30 grammes de noir par litre. On abandonne pendant douze ou vingt-quatre heures en secouant de temps en temps et on jette le tout sur un filtre. On lave le charbon sur le filtre deux ou trois fois avec de l'eau et on le fait passer ainsi lavé dans un ballon avec environ 4 fois son poids d'alcool à 80° ou 90°. On fait bouillir pendant une demi-heure environ en ayant soin de ne pas laisser évaporer l'alcool. On filtre chaud, et on distille l'alcool ainsi séparé du charbon. Le résidu obtenu, on le reprend par de l'eau, on ajoute un peu de lessive de potasse ou de soude et on agite avec de l'éther. On décante la couche d'éther, laquelle, abandonnée à l'évaporation spontanée, laisse déposer la strychnine dans un état de pureté suffisant pour qu'on puisse facilement faire toutes les réactions.

Macadam a employé cette méthode pour la recherche de la strychnine dans les cadavres. Pour cela il traite à froid les matières coupées en menus morceaux par une solution très étendue d'acide oxalique et filtre à travers un linge fin. La solution aqueuse est amenée à l'ébullition, filtrée pour séparer les matières albuminoïdes qui avaient été coagulées par la chaleur et ensuite mélangées avec le noir animal. Pour le reste, il continue la série des opérations comme il est dit plus haut. En général, dans ces recherches le résidu provenant de l'évaporation des solutions alcooliques peut immédiatement servir à faire des essais sur la strychnine. Quand cela est impossible, il suffit de traiter à nouveau par la dissolution oxalique, d'agiter avec le noir et de recommencer le traitement à chaud au moyen de l'alcool.

Voici ce que dit Dragendorff au sujet de ce procédé :

« Je me suis assuré que ce procédé convient très bien pour la recherche de la strychnine, mais qu'il ne donne pas d'aussi bons résultats pour la recherche des autres alcaloïdes. Je dois encore ajouter que le charbon, quoique bien lavé et bien préparé, renferme toujours des corps étrangers qui peuvent jeter des doutes sur les résultats, que, de plus, il n'absorbe pas complètement l'alcaloïde et que le charbon ne cède pas toujours à l'alcool toute la strychnine qu'il a absorbée. Un commençant surtout fera bien de ne pas suivre cette méthode. »

3° *Procédé Prollius.* — Cet auteur emploie le chloroforme. On fait bouillir les matières suspectes après les avoir acidulées avec de l'acide tartrique, deux fois au moins avec de l'alcool. On filtre la solution, on ajoute 1 1/2 gramme de chloroforme et un léger excès d'ammoniaque. On agite quelques instants, on laisse déposer, on décante la couche de chloroforme; puis, après l'avoir lavée avec de l'eau, on ajoute encore un peu d'alcool et on laisse évaporer. Cette méthode a l'avantage d'employer le chloroforme, le meilleur dissolvant de la strychnine ; cependant, dans le même ordre d'idées, elle est inférieure à la suivante.

4° *Procédé Rodgers et Girdwood.* — On fait digérer la substance à essayer avec de l'acide chlorhydrique étendu — 1 partie d'acide et 10 parties d'eau — on filtre, on évapore à siccité le liquide au bain-marie, et on reprend le résidu par l'alcool. La solution alcoolique est évaporée à consistance d'extrait, qui lui-même est repris par un peu d'eau et un léger excès d'ammoniaque. La solution alcaline est additionnée de chloroforme — 15 grammes environ — et après chaque agitation le chloroforme est soumis à l'évaporation spontanée. Le résidu obtenu est arrosé avec de l'acide sulfurique concentré, dans le but de carboniser les matières organiques étrangères, et après quelques heures de contact, dissous dans l'eau ordinaire. On obtient ainsi, après filtration, une liqueur acide que l'on neutralise avec de l'ammoniaque et qui est comme précédemment agitée avec une égale quantité de chloroforme. Cette fois, le chloroforme par évaporation abandonne un résidu de strychnine suffisamment pure pour les essais ultérieurs.

Thomas a également donné une méthode, mais elle ressemble beaucoup à celle que nous venons de décrire. Cependant, au lieu d'acide chlorhydrique ou d'acide tartrique comme le font Rodgers ou Prollius, il emploie l'acide acétique.

Pour le cas spécial de la strychnine, comme pour tous les alcaloïdes en général, sinon proscrire, du moins surveiller autant que possible l'emploi des acides dans le but de solidifier et solubiliser l'alcaloïde à découvrir ou à caractériser.

D'après Hanriot et Blarez une solution neutre et concentrée d'un sel de strychnine est précipitée par un acide quelconque.

Le précipité ainsi obtenu se redissout dans un excès d'acide et la liqueur obtenue précipite par l'eau.

Ces réactions sont vraies pour l'acide sulfurique, l'acide chlorhydrique, azotique, oxalique, tartrique et acétique.

Il est probable qu'il se forme dans ces conditions des sels acides à solubilités différentes. C'est ainsi que la solubilité du chlorhydrate de strychnine additionnée d'acide chlorhydrique n'est plus que de 0,004136.

Après avoir isolé la strychnine, il importe de caractériser cet alcaloïde.

La strychnine est un alcaloïde cristallin — prismes rhombiques, — blanc, très amer. Il est à peu près insoluble dans l'eau froide, un peu plus dans l'eau bouillante — 1 partie dans 2,000 parties eau bouillante. L'alcool absolu ne la dissout pas et l'alcool aqueux fort peu. L'éther est à peu près dans le même cas ; mais la strychnine se dissout facilement dans la benzine, l'alcool amylique, le chloroforme. Le chloroforme est son dissolvant, il en dissout 14 0/0.

1° Les alcalis potasse ou soude et les carbonates alcalins précipitent la strychnine de ses sels, même lorsque ceux-ci sont en solutions très étendues.

2° L'ammoniaque précipite également la strychnine, mais le précipité est soluble dans un excès du précipitant. Cependant, si on abandonne à elle-même une solution de strychnine dans l'ammoniaque, l'alcaloïde ne tarde pas à se déposer en aiguilles très grosses.

3° Le bicarbonate de soude ou les bicarbonates versés dans une solution neutre d'un sel de strychnine donnent un précipité de strychnine absolument comme un alcali libre ou carbonaté. Mais si on met un peu d'acide carbonique en liberté ou si l'on traite une solution acide d'un sel de strychnine par un bicarbonate de soude on n'obtient aucun précipité. La strychnine qui s'est précipitée se redissout dans l'acide carbonique formé et provenant de la décomposition des bicarbonates. La preuve que c'est bien l'acide carbonique qui dissout la strychnine, c'est que si l'on abandonne à l'air une semblable solution, au bout de vingt-quatre heures à peu près la strychnine se précipite, et si l'on fait bouillir, l'alcaloïde devient immédiatement insoluble.

4° Si l'on met quelques gouttes d'acide sulfurique pur et concentré sur un peu de strychnine, il y a dissolution sans coloration. Si maintenant on ajoute une petite quantité d'un corps oxydant, il se produit bientôt une magnifique coloration violette, qui passe au rouge vineux, puis au rouge jaunâtre. Les agents oxydants employés sont le bichromate de potasse, le bioxyde de manganèse, l'oxyde puce de plomb, le permanganate de potasse, le ferricyanure de potassium et aussi le vanadate d'ammoniaque. Avec le bichromate de potasse et le permanganate, la coloration se produit aussitôt. Avec le prussiate rouge, elle est un peu plus lente, et, enfin, avec le bioxyde, elle est très lente. Otto recommande le bichromate de potasse; la réaction est avec ce sel tellement sensible qu'il a pu caractériser la strychnine dans un résidu qui en contenait 1/1.000.000. Nous croyons, en effet, le bichromate de potasse préférable aux autres oxydants et surtout au permanganate de potasse, non pas que la réaction ne se produise pas nettement avec ce dernier, mais parce que la coloration naturelle de ce réactif peut masquer celle que donne la strychnine lorsqu'elle se trouve placée dans de semblables conditions.

D'un autre côté, le chlore et la chaleur s'opposent à la formation du composé violet. Il faut donc éviter avec soin dans la manipulation l'élévation de température que peut donner l'acide sulfurique en présence de l'eau. Il faut éviter aussi de se servir du chlorhydrate de strychnine ou de tenter la réaction au contact d'une certaine quantité de chlorure, car en présence des oxydants il se forme du chlore qui lui aussi va s'opposer à la réaction. Les matières organiques, même en petite quantité, nuisent à la netteté de la coloration; car, au contact de l'acide sulfurique et du bichromate de potasse elles s'oxydent, réduisent par le fait le bichromate et donnent une coloration verte, due à la formation du sulfate de chrome. La présence de la morphine gène la réaction, la curarine donne la même coloration que la strychnine dans les mêmes conditions, et enfin, l'aniline donne, avec l'acide sulfurique et le bichromate de potasse, une coloration bleue.

Pour éviter toutes ces causes d'erreur, nous proposons la méthode imaginée par Horsley, et qui est la suivante:

La solution aqueuse supposée contenir un sel de strychnine est additionnée d'une solution de chromate de potasse. On obtient de suite, si les solutions sont concentrées, et au bout de quelque temps, si elles sont étendues, un précipité jaune de chromate de strychnine. La morphine ne précipite pas dans ces conditions. Les solutions au 1/1.000 de strychnine précipitent d'une manière très évidente. On filtre sur un très petit filtre de papier Berzelius, et on obtient ainsi du chromate de strychnine très pur. On le détache du filtre, on le place sur une soucoupe de porcelaine et on le touche avec une goutte d'acide sulfurique pur et concentré. Il se forme immédiatement une magnifique coloration bleu violet, caractéristique de la présence de la strychnine.

Pour différencier la curarine de la strychnine, on sait que l'acide sulfurique seul colore la curarine en rouge, tandis qu'il dissout la strychnine sans coloration.

Quant à l'aniline, la coloration que cet alcaloïde artificiel donne avec l'acide sulfurique et le bichromate de potasse n'est en rien comparable avec celle que donne la strychnine. La teinte est bleu foncé ; bien plus, elle a la propriété de se produire avec de l'acide sulfurique monohydraté étendu de cinq molécules d'eau, tandis que la coloration produite par la strychnine n'est possible qu'avec de l'acide sulfurique concentré.

Hanriot a démontré que le bichromate de potasse et l'acide sulfurique étaient insuffisants pour démontrer la présence de la strychnine lorsque celle-ci était mélangée de brucine.

Si le mélange était fait à parties égales, la coloration indiquée comme caractéristique de la strychnine ferait absolument défaut.

La brucine n'est pas seule dans ce cas, la morphine, la quinine et l'alcool méthylique lui-même partagent cette propriété.

Dans un mélange de brucine et de strychnine, on caractérise cette dernière de la façon suivante : on dissoudra dans l'acide sulfurique et on ajoutera à la liqueur une goutte d'acide nitrique, la brucine sera bientôt détruite ; après quelques heures on additionne le mélange d'un cristal de bichromate de potassium, ou mieux d'une solution d'acide chromique et aussitôt on verra apparaître la coloration violette caractéristique.

5° L'acide iodique colore la strychnine en bleu, puis en rouge et enfin en rouge vineux, sans dépôt d'iode. Voici comment nous opérons pour produire cette réaction si sensible, mais commune à la strychnine et à la brucine. Dans un verre à pied nous plaçons l'alcaloïde à examiner, avec 3 ou 4 centimètres cubes d'acide sulfurique ordinaire à 66°. Nous projetons alors un cristal d'acide iodique et nous agitons. Il se produit aussitôt une coloration rouge, la coloration bleue est très fugace et est immédiatement remplacée par cette teinte rouge vif. Si alors on ajoute avec précaution et par petite quantité de l'eau ordinaire, en ayant soin d'éviter autant que possible l'échauffement du mélange, la coloration rouge passe au vineux et colore ainsi tout le liquide. 4 centigrammes de strychnine traités de cette façon peuvent colorer très nettement en vineux 1 litre d'eau. La coloration peut persister un et même deux jours. Il n'y a pas trace d'iode mis en liberté.

**Recherche des strychnées dans les cas d'empoisonnement.** — Rechercher la noix vomique, la fève de Saint-Ignace dans un cas d'empoisonnement, c'est, en somme, rechercher la strychnine et la brucine. Rechercher la fausse angusture, c'est caractériser la brucine, puisque nous savons que cette écorce ne contient que des traces de strychnine avec d'assez grandes qualités de brucine.

Les méthodes de Stas et de Dragendorff rendront ici de bons services. Sans revenir sur ce que nous avons déjà dit sur la marche des opérations, nous supposerons que les alcaloïdes ont été isolés et que nous avons à séparer et à étudier un mélange de strychnine et de brucine.

Le résidu obtenu par l'évaporation de l'éther (Stas) ou de la benzine (Dragendorff) se compose de strychnine et de brucine libres. Pour opérer la séparation, on peut ou employer l'alcool absolu, qui dissout très bien la brucine et à peu près pas la strychnine, ou encore traiter les oxalates de ces alcaloïdes par le même alcool absolu. On dissout donc le résidu dans un peu d'eau chargée d'acide oxalique et on filtre. La solution acide est évaporée à siccité au bain-marie, et le dépôt est traité par de l'alcool absolu. L'oxalate de strychnine se dissout très bien, tandis que l'oxalate de brucine est à peu près insoluble dans ce véhicule. On filtre, et dans la liqueur filtrée on caractérise la strychnine comme nous venons de l'indiquer; sur le filtre, on recherche la brucine.

Pour cela on dissout dans l'eau le résidu insoluble sur filtre, on additionne d'un léger excès d'ammoniaque et on agite la solution aqueuse avec de l'éther alcoolique ou de la benzine. On décante et on abandonne à l'évaporation spontanée. Le résidu renferme toute la brucine.

**La brucine** cristallise tantôt en prismes rhombiques droits, tantôt en aiguilles. Elle est peu soluble dans l'eau froide, davantage dans l'eau chaude et se dissout bien dans l'alcool aqueux ou absolu, dans la benzine, le chloroforme, l'alcool amylique, et très peu dans l'éther; elle est même insoluble comme la strychnine, elle possède une saveur très amère.

1° La potasse et la soude précipitent la brucine de ses dissolutions salines, et le précipité est insoluble dans un excès du précipitant.

2° L'ammoniaque décompose les sels de brucine. Le précipité est très soluble dans un excès d'ammoniaque. Mais si on abandonne la solution ammoniacale, du jour au lendemain, la brucine se précipite à l'état cristallin, et sous cette forme un excès d'ammoniaque ne peut plus la dissoudre.

3° Des sels de brucine en solution neutre ou acide se comportent en présence des bicarbonates alcalins comme les sels de strychnine correspondants.

4° **La brucine** ou une de ses combinaisons versée dans de l'acide azotique concentré et à froid donne une coloration intense rouge sang, qui bientôt devient rouge jaune, et enfin complètement jaune si on vient à chauffer. Dans ce cas, il se dégage un gaz, doué d'une odeur de pomme de reinette, et qui serait, d'après Laurent, de l'éther azoteux. Il se formerait aussi un alcali nitré, la cacothéline, produit d'oxydation de la brucine et cristallisable dans l'acide azotique.

D'après Sonnenschein (1) la brucine donnait dans les conditions de l'azotite de méthyle, de la cacothéline et de la strychnine. Cependant Hanriot (2) n'a jamais pu découvrir la strychnine dans les résines jaunes qui accompagnent la cacothéline. Il est probable que la brucine de Sonnenschein renfermait de la strychnine.

Quand le liquide a été chauffé au point où on obtient la coloration jaune, qu'il soit concentré ou qu'on l'étende d'eau, si l'on ajoute du protochlorure d'étain ou du sulfhydrate d'ammoniaque, la couleur jaune faible devient violette très intense. Il faut éviter un excès d'acide azotique, et préférer le

(1) *Deutsch Chem. Gesellsch.*, t. VIII, p. 212.
(2) Hanriot, *Comptes rendus*, 23 juillet 1883.

protochlorure d'étain au sulfure ammonique, car ce dernier
donne un dépôt de soufre qui peut masquer la coloration.
Cette réaction est des plus caractéristiques pour la brucine.

5° La brucine se comporte comme la strychnine avec l'acide
iodique et l'acide sulfurique;

6° Enfin si, dans une dissolution d'un sel de brucine, on
verse de l'eau chlorée, on obtient une liqueur d'un beau rouge
pâle. La coloration passe au brun jaune par addition d'ammoniaque.

**Considérations générales sur les empoisonnements par les
strychnées.** — Que l'empoisonnement ait été déterminé par
la plante, par des parties de la plante, ou par les alcaloïdes,
les effets sont les mêmes; ce sont les alcaloïdes seuls qui sont
les fauteurs des désordres. Il importe donc de voir ce qu'ils
deviennent dans leur passage à travers l'organisme; combien
de temps ils séjournent dans le cadavre, et enfin si l'on peut
affirmer un empoisonnement par les strychnées, alors qu'à
l'analyse chimique on n'a isolé et caractérisé ni strychnine ni
brucine.

Les alcaloïdes des strychnées, la strychnine surtout, pénètrent
rapidement dans la circulation à travers toutes les muqueuses,
comme à travers le tissu cellulaire sous-cutané. On a pu jusqu'à présent la retrouver dans le sang, en petite quantité, il
est vrai, dans la moelle épinière, dans la moelle allongée et
dans le pont de Varole, mais seulement dans la substance
grise de ces parties. Ce serait la moelle allongée qui en contiendrait le plus. On a encore retrouvé la strychnine dans le
foie, la vésicule biliaire, les reins et les urines. Elle s'éliminerait en nature par les urines et la salive. Chez le chien, cette
élimination ne commence que plusieurs jours après l'absorption et exige deux ou trois jours pour être complète. Il peut
donc arriver, dans l'administration répétée de petites doses de
strychnine, que le poison s'accumule dans le sang et qu'une
dose alors entièrement inoffensive détermine des accidents
d'empoisonnement. La strychnine possède cette propriété
cumulative au plus haut chef.

Mais lorsque le poison a été administré par la méthode hypodermique, sa diffusion à travers l'organisme n'est plus aussi nette. Ainsi Dragendorff a vainement recherché la strychnine dans le foie et le sang d'un animal qui venait d'être intoxiqué par une injection d'acétate de strychnine.

Maintenant examinons si le temps et la putréfaction ne font pas disparaître la strychnine dans les débris organiques exposés à l'air ou inhumés. Stevenson a retrouvé la strychnine dans les organes d'un cheval mort depuis trois semaines, et cela malgré la décomposition avancée qui se manifestait. M. Nunneby a recherché la strychnine dans des corps d'animaux à différents degrés de décomposition, depuis peu d'heures après la mort jusqu'au quarante-troisième jour. Dans ce dernier cas, le corps était en pleine putréfaction, et dans toutes les expériences, le poison ne lui a jamais échappé.

M. Rodgers, professeur à Londres, a institué des expériences spéciales pour éclairer ce point important, et il a su séparer la strychnine du sang tout à fait décomposé, et il l'a retrouvée de même après cinq semaines dans les viscères putréfiés.

Fresenius rapporte un cas dans lequel la strychnine fut retrouvée dans un cadavre après onze ans d'inhumation.

Il résulte donc de tous ces faits que la strychnine agit après absorption, et que la putréfaction, la décomposition des matières organiques qui la renferment est incapable de la décomposer ; en un mot, que si les opérations sont bien conduites, l'expert chimiste pourra toujours isoler et caractériser cet alcaloïde. Cependant il peut arriver, dans quelques cas très rares, que le poison puisse disparaître, soit par élimination rapide, soit par les vomissements ou déjections et qu'alors les experts ne puissent retrouver le toxique. C'est ce qui est arrivé en 1877, devant la cour d'assises de l'Ariège (1) ; dans une affaire d'empoisonnement par la strychnine, deux expertises n'avaient produit aucun résultat. M. Filhol, à Toulouse, et MM. G. Bergeron et Lhote, à Paris, avaient analysé les viscères de la victime, sans pouvoir découvrir le poison. Malgré ces résultats négatifs, l'accusé a été condamné.

Dans des circonstances semblables, alors qu'il y a de fortes

(1) Voyez Séverin Caussé et G. Bergeron, *Contribution à l'étude de l'empoisonnement par la strychnine, suivie de l'exposé de l'affaire Toulza dit Rapala* (*Ann. d'hyg.*, 1878, t. L, p. 272).

présomptions d'empoisonnement par la strychnine et que l'expertise chimique est muette à ce sujet, on peut et on doit recourir à l'expérimentation physiologique.

En effet, les accidents déterminés par cette substance débutent, en général, quelques minutes après l'ingestion ou l'absorption du poison, et se terminent par la mort dans un espace compris entre cinq minutes et cinq heures. Tout d'un coup, l'animal, comme frappé de la foudre, jetant quelquefois un grand cri, tombe dans un accès terrible de tétanos. Les dents se serrent spasmodiquement, la colonne vertébrale se courbe fortement en arrière, les muscles des membres de la poitrine, de l'abdomen, se roidissent, le corps tout entier forme un arc à concavité postérieure, la respiration est impossible, la face est congestionnée, les yeux semblent sortir de l'orbite et les pupilles sont dilatées.

L'accès dure ainsi de quelques secondes à cinq minutes. La respiration revient, mais l'excitabilité réflexe est extrême et le moindre mouvement, le moindre bruit suffit pour produire un nouvel accès de tétanos. L'homme, en général, ne survit pas à trois accès. Les différences qui existent entre les accidents de tétaniques vrais et ceux produits par la strychnine résident surtout dans les antécédents et dans la marche des accidents. Dans le tétanos, on observe des phénomènes de contracture permanents, tandis que dans le strychnisme ces phénomènes cessent au moment où se produit la détente des muscles de la vie animale, pour se montrer de nouveau lorsqu'un nouvel accès se déclare.

Voici quels sont, d'après Tardieu, les procédés qui paraissent les plus convenables pour conduire à bien une expérimentation physiologique. Il conseille d'opérer sur des grenouilles ; ces animaux sont extrêmement sensibles à l'action de la strychnine et par leur docilité, leur petit volume, la minime proportion du poison qu'ils exigent pour être influencés, et surtout par la commodité d'observer leurs mouvements, ils se prêtent très bien aux expériences physiologiques.

A ce sujet, on fait choix de trois grenouilles de même taille, et l'on dispose d'avance sur une table trois vases à précipité de la capacité de 2 litres chacun, que l'on remplit d'eau ordinaire. A l'aide d'un bistouri, on pratique à la partie interne de la cuisse de chaque grenouille une incision peu profonde qui coupe la peau et met à nu les muscles. On pratique sur chacun de ces animaux un petit décollement en cul-de-sac, au moyen d'un tube de verre plein. Sur la première grenouille, on introduit dans le fond de la plaie une quantité de strychnine pure réduite en poudre fine, représentant 2 milligrammes; sur la seconde, on introduit une quantité à peu près égale du résidu suspect, résultant des opérations chimiques; on n'introduit rien dans la troisième grenouille, laquelle est destinée à servir de témoin. Chaque incision est alors recousue par plusieurs points de suture, et chacune des grenouilles est ensuite jetée et abandonnée à elle-même dans un vase à précipité bien étiqueté. L'action commence au bout de cinq ou dix minutes, se continue pendant une demi-heure ou une heure, quelquefois même pendant plusieurs jours, et se termine, dans la plupart des cas, par la mort des deux premiers animaux.

Lorsque le résidu suspect renferme de la strychnine, on est frappé au plus haut point de la similitude des contractions qu'on observe sur les deux premiers animaux. Ces contractions sont soudaines, les deux membres postérieurs s'allongent brusquement dans toute leur longueur, comme si on les tirait violemment avec la main; les membres antérieurs sont projetés en avant et s'allongent également; la colonne vertébrale s'incurve en arrière et à chaque contraction violente, la gueule de l'animal s'ouvre fréquemment. La grenouille, dans ce violent état de contraction, paraît rigide et flotte dans l'eau du vase, sans autre mouvement qu'une petite oscillation et une trépidation intermittente. Cet état de crise dure, suivant la dose de poison et la durée de l'expérience, de dix secondes à une minute. Chaque attaque nouvelle est suivie d'un temps de repos, pendant lequel l'animal s'agite et nage rapidement dans l'eau du vase. Dès qu'une attaque est imminente, la grenouille s'arrête, les membres s'allongent et se tendent subitement comme mus par un ressort, etc. Pendant tout ce temps, la grenouille qui n'a reçu aucun poison n'éprouve aucune contraction, elle nage et se promène tranquillement dans l'eau.

Il est beaucoup plus commode d'observer les mouvements

des grenouilles lorsque ces animaux nagent et flottent en liberté dans un vase plein d'eau que lorsqu'elles sont attachées sur une table ou placées dans un verre renversé. Abandonnées à elles-mêmes sur une table, elles sautent et s'échappent; si on les attache ou qu'on les emprisonne, il n'est pas toujours aisé de distinguer les contractions musculaires involontaires résultant de l'empoisonnement des contractions volontaires de l'animal qui cherche à s'échapper.

Nous rappellerons, au sujet des expériences physiologiques, que MM. G. Bergeron et L'Hote (1) ont signalé l'inconvénient que peut présenter l'alcool amylique dans l'extraction des alcaloïdes. Bien que ce travail ait eu comme point de départ la recherche de la morphine au moyen de ce dissolvant, nous ne croyons pas trop insister sur les précautions à prendre en semblable circonstance. D'ailleurs nous croyons, ainsi que nous le disons au début, que la méthode d'Erdmann et Uslar est inutile dans la recherche des alcaloïdes.

En résumé, étant donné le moyen de rechercher les alcaloïdes des strychnées, étant connue la sensibilité des réactifs employés, ainsi que celle de l'expérimentation physiologique; bien plus, la résistance de la strychnine et de la brucine aux agents de décompositions organiques étant bien démontrée, nous sommes persuadé qu'actuellement, dans l'état de la science, un expert habile devra toujours retrouver le poison dans les cas d'empoisonnement.

Mais ici, dans les conclusions du rapport, il peut surgir quelques difficultés. En effet, de ce que l'expert n'aura trouvé à l'analyse que de la strychnine ou de la brucine seulement, est-il en droit de conclure à un empoisonnement par ces substances? Au point de vue physiologique, oui; mais au point de vue de l'expertise, non.

On sait que la fève de Saint-Ignace renferme de la strychnine et des traces seulement de brucine, tandis que la fausse angusture contient, au contraire, de la brucine et des traces seulement de strychnine. Il peut donc arriver que l'expert ne puisse caractériser que l'alcaloïde en plus grande quantité; et alors

---

(1) *Académie des sciences.*

si c'est de la brucine, il devra conclure à un empoisonnement par cet alcaloïde libre, ou combiné, ou par la fausse angusture. Si c'est la strychnine, il devra se prononcer pour une intoxication déterminée ou par la fève de Saint Ignace, la noix vomique, ou par la strychnine ou un de ses sels. Le problème est rarement aussi compliqué et souvent les commémoratifs et l'instruction de l'affaire viennent aider les conclusions.

**Dosage des alcaloïdes des strychnées.** — Dans les recherches toxicologiques, le dosage pondéral des alcaloïdes est presque impossible; en effet, la quantité de toxique isolée à l'analyse est, en général, insignifiante.

Cependant il peut arriver que l'expert soit appelé à se prononcer sur la quantité de strychnine ou de brucine que peut renfermer une solution, une préparation pharmaceutique quelconque.

Dans ce cas, le meilleur moyen pour mettre les alcaloïdes en liberté est le suivant : La substance à essayer, solide ou liquide, est délayée avec environ la moitié de son poids de chaux éteinte. Si la substance était solide, on la diviserait et on ajouterait de l'eau. On sèche au bain-marie et à l'étuve à 100°; on réduit ensuite en poudre homogène et fine. La poudre ainsi obtenue est épuisée avec de l'alcool à 80°. On évapore la solution alcoolique et on reprend le résidu coloré avec un peu d'eau chargée d'acide oxalique. On obtient ainsi une liqueur acide qui, filtrée, est évaporée à siccité au bain-marie ou à l'étuve. Le dépôt abandonné par l'évaporation est mis en digestion avec de l'alcool absolu, et filtré. La liqueur obtenue après filtration évaporée abandonne de l'oxalate de strychnine complètement débarrassé de la brucine, laquelle est restée sur filtre à l'état d'oxalate de brucine insoluble dans l'alcool absolu. L'oxalate de strychnine obtenu, on peut le purifier par plusieurs cristallisations dans l'alcool absolu, ou encore on peut le décomposer par une solution d'ammoniaque et attendre jusqu'au lendemain pour permettre au précipité de strychnine de cristalliser et de devenir ainsi complètement insoluble dans l'ammoniaque. La strychnine cristallise anhydre.

Pour la brucine, on pourra suivre la même marche. Comme la strychnine, elle cristallise anhydre. Il suffit de sécher sur l'excitateur et de peser.

On pourrait aussi, alors qu'on a séparé la brucine de la strychnine, doser dans la solution aqueuse d'oxalate de strychnine cet alcaloïde au moyen de la méthode volumétrique de Mayer. Nous rappellerons que, pour l'emploi de ce procédé, il faut éviter dans la liqueur à doser la présence de l'alcool, de l'ammoniaque et de l'acide acétique. Si on emploie la liqueur de Mayer — chlorure mercurique 13,546, iodure de potassium 49,8 et eau Q. S. pour un litre, — chaque centimètre cube correspond à $0^{gr},0167$ de strychnine et à $0^{gr},0233$ de brucine.

**Antidotes et traitements.** — Dans le traitement de l'empoisonnement par la strychnine, deux indications se présentent : 1° débarrasser l'estomac du poison qu'il contient ; 2° combattre les phénomènes qui succèdent à l'absorption du toxique ingéré. Pour remplir la première de ces indications, on aura recours aux vomitifs, ou mieux encore à la pompe gastrique. Mais si les accidents tétaniques ont déjà fait leur apparition, il faudra se garder d'employer la pompe, car, à ce moment, la moindre irritation de la sensibilité a pour conséquence de les faire reparaître.

Comme antidote direct de la strychnine encore contenue dans l'estomac, on a conseillé l'acide tannique et les substances riches en tannin. L'acide tannique donne, en effet, naissance, par sa combinaison avec la strychnine, à un composé difficilement soluble dans l'eau, il est vrai, mais facilement soluble dans les liquides acides — suc gastrique — et dans l'alcool. Il faudra toujours, après l'administration d'une solution de tannin, d'une infusion de café, etc., évacuer le contrepoison et sa combinaison avec le toxique au moyen d'un vomitif. Comme antidote direct, on a encore conseillé la teinture d'iode dès le début, dix à vingt gouttes toutes les dix minutes, dans de l'eau. Après les vomissements, on pourra donner des purgatifs, surtout les purgatifs huileux, l'huile de ricin, etc.

Quant à la seconde indication, elle est de la thérapeutique pure, d'ailleurs tous les moyens proposés pour combattre les accidents tétaniques n'ont pas donné de grands résultats. On a préconisé les narcotiques, l'atropine, l'hyoscyamine, l'aconitine, la morphine, la curarine, la physostigmine, le bromure, des

inhalations de chloroforme, de chloral, etc. (1). Hameau eut
de beaux résultats, dit-il, à la suite d'injections sous-cutanées
d'alcool à 90°. Husemann, au contraire, prescrit le chloral sans
alcool et sans bromure.


## MODÈLES DE RAPPORT

*Empoisonnement criminel par la strychnine.* — Rapport médico-légal par MM. A. TARDIEU, P. LORAIN et Z. ROUSSIN.

Le 8 février 1864, nous avons été chargés, par une commission rogatoire de M. le juge d'instruction de Dieppe, de procéder à toutes
les opérations nécessaires pour rechercher les preuves d'un empoisonnement que l'on supposait commis sur la personne de la femme
Pégard, par l'accusé Henri Grisard, qui fut plus tard condamné par
la cour d'assises de la Seine-Inférieure. Il fut démontré aux débats que
cet homme s'était procuré de la strychnine sans difficulté, sous le prétexte de détruire des renards.

Nous allons exposer les diverses opérations auxquelles nous nous
sommes livrés, l'analyse chimique des organes extraits du cadavre,
l'appréciation des symptômes observés pendant la vie, et des lésions
constatées à l'autopsie, ainsi que les expériences que nous avons instituées sur les animaux.

*Analyse chimique des organes extraits du cadavre de la femme
Pégard.* — Tous les organes et liquides divers extraits du cadavre
de la femme Pégard sont renfermés dans huit bocaux ou flacons,
tous parfaitement bouchés et scellés. Chaque bouchon est recouvert
d'une couche de ciment et d'une vessie. Tous les organes sont baignés dans un liquide alcoolique qui les a admirablement conservés. À
l'ouverture de chacun de ces bocaux, nous ne percevons aucune odeur
putride et nous ne constatons aucune trace de décomposition.

Dans le but de rechercher la présence des substances minérales
toxiques, nous avons réuni dans une large capsule de porcelaine la
moitié des organes suivants : 1° poumon, 2° cœur, 3° foie, 4° rate,
5° rein, 6° cerveau et cervelet, 7° partie supérieure de la moelle épinière, avec environ la moitié de l'alcool qui les baigne. Chaque organe
étant divisé en très menus morceaux, on place la capsule au bain-
marie et l'on procède à l'évaporation ménagée de tout le liquide, puis
à la dessiccation de la masse. On introduit alors cette dernière dans
une cornue tubulée, munie d'une allonge et d'un récipient, avec un
quart de son poids d'acide sulfurique pur et concentré. La cornue
étant placée sur un bain de sable, on procède à la distillation jusqu'à
ce que tout le contenu se trouve transformé en un charbon sec et

(1) Voir page 75, *Antagonisme des substances toxiques.*

friable. On laisse refroidir l'appareil et l'on met en réserve le liquide distillé. Le charbon sulfurique est extrait de la cornue à l'aide de baguettes de verre, réduit en poudre dans un mortier de verre, puis traité au bain-marie par un petit excès d'acide azotique pur et concentré. Après une digestion de quelques heures, on délaye la bouillie noirâtre dans 1 litre d'eau tiède, et l'on jette sur un filtre de papier Berzelius. Après avoir lavé la masse par une suite d'affusions successives d'eau distillée, on réunit toutes les liqueurs filtrées, et on les évapore au bain-marie jusqu'à consistance sirupeuse. Le résidu, redissous et filtré une seconde fois, est divisé en deux parties égales.

La première portion, additionnée d'un petit excès d'acide sulfurique pur, est chauffée à la température de + 140°, jusqu'à disparition de toute odeur nitreuse. Le résidu, étendu de plusieurs fois son volume d'eau, est introduit dans un appareil de Marsh fonctionnant *à blanc* depuis plus d'une demi-heure. Aucune tache ne s'est déposée sur les soucoupes, aucun anneau ne s'est formé dans le tube chauffé.

La deuxième portion est introduite dans un flacon bouché à l'émeri, et saturée par un grand excès d'acide sulfhydrique bien pur. Au bout de quarante-huit heures de séjour dans une étuve chauffée à + 30°, il s'était produit un précipité jaunâtre que l'analyse nous a démontré n'être composé que de soufre divisé.

Le charbon sulfurique, épuisé par les acides et l'eau distillée, est à son tour divisé en deux parties égales. La première portion est mise à bouillir avec 1 litre d'eau distillée additionnée de 16 grammes de carbonate de potasse pur, puis jetée sur un filtre qui laisse écouler un liquide incolore ; le résidu, suffisamment lavé, est traité sur le filtre lui-même par 1 litre d'eau distillée additionnée de 25 grammes d'acide azotique pur. La liqueur acide, évaporée à siccité au bain-marie, est redissoute dans l'eau distillée, puis saturée par un grand excès d'acide sulfhydrique pur. Au bout de quarante-huit heures, il ne s'était produit qu'un léger dépôt de soufre. La deuxième portion du charbon sulfurique est mise à digérer pendant vingt-quatre heures avec 500 grammes d'eau acidulée par 5 grammes d'acide tartrique. Au bout de ce temps, le liquide filtré est évaporé en consistance presque sirupeuse, puis introduit dans un appareil de Marsh fonctionnant à blanc depuis longtemps. Ni taches ni anneau n'ont pu être recueillis.

Nous nous sommes, en outre, assurés directement que le liquide condensé lors de la carbonisation des organes par l'acide sulfurique ne renferme aucune substance minérale et notamment aucune trace d'arsenic.

L'absence de tout poison minéral étant mise hors de doute par les expériences qui précèdent, nous avons abordé directement la recherche des alcaloïdes végétaux.

L'estomac entier, les intestins, ainsi que tout le liquide recueilli soigneusement à l'autopsie dans l'estomac de la femme Pégard, furent réunis dans une grande capsule de porcelaine avec le liquide alcoolique employé pour leur conservation. Avec des pinces en acier et des ciseaux, nous avons divisé en très menus morceaux toutes les parties solides; tout le tube intestinal, notamment, est fendu d'un bout à l'autre. Toute cette masse est introduite dans un grand ballon de verre avec un nouveau litre d'alcool très pur à 95°. On verse dans cette bouillie, en agitant sans cesse, une solution alcoolique d'acide tartrique, jusqu'à réaction nettement acide. Le ballon est alors porté et maintenu pendant vingt-quatre heures dans une étuve chauffée à + 35° et agité très fréquemment. Au bout de ce temps, on vide sur une serviette de toile lavée à l'eau distillée toute la bouillie contenue dans le ballon, et l'on exprime très fortement le liquide. Le résidu est délayé à deux reprises dans de nouvelles quantités d'alcool à 95°, et exprimé chaque fois. Toutes les liqueurs alcooliques réunies sont filtrées au papier, puis évaporées doucement à une température qui n'a jamais dépassé + 40°. Lorsque tout l'alcool a disparu, il reste un résidu sirupeux coloré, dans lequel nagent des flocons et des gouttelettes graisseuses. On étend ce résidu de deux fois son volume d'eau distillée et on filtre sur un papier préalablement mouillé ; le filtre est soigneusement lavé. Toutes les liqueurs limpides sont réunies dans une éprouvette longue, fermée par un bouchon à l'émeri, puis additionnées d'une solution concentrée de tannin jusqu'à cessation de tout précipité ; il se produit un dépôt gris blanchâtre abondant qui se dépose assez rapidement. Au bout de vingt-quatre heures de repos, on soutire le liquide surnageant à l'aide d'un petit siphon de verre, et le dépôt, agité de nouveau avec de l'eau distillée additionnée de tannin, est séparé une seconde fois de l'eau surnageante.

Le dépôt tannique est recueilli tout humide dans une capsule de porcelaine et mélangé avec un lait clair d'hydrate de plomb très pur. Le mélange, agité pendant quelques minutes, est soumis à l'évaporation sous une cloche, à côté de fragments de chaux caustique, où bientôt il est transformé en une poudre sèche. Cette poudre est finement pulvérisée, puis introduite dans un ballon de verre avec 80 centimètres cubes d'alcool pur à 85°. On entretient la digestion de cette matière pendant environ une heure à une température de + 60°, puis on laisse déposer et on filtre. On ajoute du nouvel alcool au résidu, et on filtre après une nouvelle digestion ; un dernier traitement achève de dépouiller la matière de tous ses matériaux solubles. Tous ces liquides alcooliques réunis sont mis à évaporer dans une étuve chauffée à + 40°. Il reste un résidu pesant 30 centigrammes, encore assez coloré, d'une consistance de miel, alcalin au papier de tournesol, et d'une saveur moitié amère, moitié salée.

La purification du principe toxique, s'il en existait dans ce résidu, ne pouvait être assez avancée pour que les réactions chimiques pussent en indiquer nettement la nature. Une première tentative faite dans ce sens sur 1 centigramme environ du résidu et dirigée dans le but de déceler la présence de la strychnine ne donna, en effet, aucun bon résultat.

Ce fut à ce moment que, décidés à ne négliger aucun moyen de connaître la vérité, nous abandonnâmes un instant la voie chimique pour expérimenter avec les données physiologiques. Si, par impossible, la faible quantité de substance sur laquelle nous opérions devait nous obliger de renoncer aux avantages d'une preuve chimique, absolue et palpable, l'expérimentation physiologique pourrait nous donner une satisfaction suffisante en reproduisant sur un animal vivant les symptômes si frappants et si caractéristiques observés sur la femme Pégard. Nous usâmes donc de ce moyen précieux, et l'on verra que non seulement la preuve physiologique a été absolue, saisissante, mais que l'analyse chimique nous a donné ensuite, après une suffisante purification de la matière, toutes les preuves matérielles qu'il était possible d'en attendre.

Nous décrivons ici l'expérimentation physiologique telle que nous l'avons pratiquée.

Nous prîmes deux grenouilles de même taille, et nous injectâmes à l'une une solution de chlorhydrate de strychnine, à l'autre quelques gouttes d'une solution faite avec la matière précédente, extraite des organes de la femme Pégard. Cette opération fut pratiquée avec les plus grandes précautions et de la façon suivante :

La première grenouille reçut sous la peau de l'abdomen et du dos, dans le tissu cellulaire, six gouttes d'un liquide préparé par la dissolution de 5 centigrammes de la matière extraite des organes de la femme Pégard dans 3 centimètres cubes d'eau faiblement acidulée. On fit pour cela trois incisions, et l'opération, faite en trois temps et avec des intervalles suivants, dura deux minutes et demie.

Une opération identique fut faite sur la seconde grenouille avec une solution de chlorhydrate de strychnine au 1/100, préparée à cet effet. Ces deux opérations parallèles avaient pour objet de nous fournir l'occasion d'un examen comparatif, et le résultat fut conforme à notre attente. La solution préparée pour l'injection de la seconde grenouille était extrêmement faible, et nous n'en injectâmes que deux gouttes. Cette quantité était néanmoins suffisante pour produire l'intoxication caractéristique, ainsi que le prouva l'événement.

Huit minutes ne s'étaient pas écoulées que déjà l'action se manifestait sur la deuxième grenouille. Brusquement elle s'étendit et demeura en proie à une roideur tétanique intense, les membres antérieurs étaient fortement contractés et repliés sur la poitrine ; les parois du thorax et de l'abdomen étaient agités de petits frémissements si rapides, qu'ils ne pouvaient être comptés, puis survint la détente générale, l'animal tomba dans la résolution, à l'exception des bras : de temps à autre survenait une brusque contraction tétanique, surtout aux membres postérieurs. Le moindre attouchement provoquait de semblables contractions ; les contractions spontanées devinrent de plus en plus rares, et trois quarts d'heure après le début de l'action toxique, elles n'étaient plus que de deux ou trois par minute.

Ces symptômes reproduisaient le type si connu et si bien étudié de l'intoxication par la strychnine. Mais nous ignorions ce qui surviendrait chez la première grenouille. Notre incertitude ne fut pas de longue durée.

Quinze minutes après l'injection, la respiration de cette grenouille devint gênée, irrégulière, lente et saccadée ; quelques mouvements convulsifs partiels se montrèrent à l'extrémité des membres postérieurs ; puis tout d'un coup elle s'allongea violemment de toute sa longueur et demeura en état tétanique, s'arc-boutant contre les parois du vase où elle était renfermée, les membres antérieurs étant fortement étendus. Le relâchement du corps survint bientôt, à l'exception des bras, qui demeurèrent contractés, et du tronc, qui était infléchi en avant en emprosthotonos.

Lorsqu'on touchait légèrement cette grenouille, elle se pliait en avant à angle droit, tandis que ses membres se roidissaient dans une tension excessive. Cette contraction tétanique durait quinze secondes. Trente-cinq minutes après l'injection, les convulsions toniques ne duraient plus que huit secondes. A ce moment, surviennent de légères et rapides convulsions cloniques spontanées sous forme de frémissements. Cinq minutes plus tard, l'emprosthotonos diminuait et la grenouille tendait à l'horizontalité. Le relâchement était absolu, la respiration très lente, l'immobilité complète, et les convulsions de plus en plus rares. On remarquait quelques mouvements rapides de déglutition. Les mâchoires étaient serrées.

Cette preuve saisissante et pour ainsi dire vivante devait éclairer et diriger nos recherches chimiques. En effet, la strychnine elle-même, en nature, fut extraite du résidu, ainsi que nous allons le dire.

Pour débarrasser aussi complètement que possible le résidu toxique des matières étrangères qui l'accompagnaient encore, nous instituàmes diverses expériences comparatives, à la suite desquelles le procédé suivant fut définitivement adopté. Le résidu semi-solide et coloré fut délayé dans 10 centimètres cubes d'eau distillée, aiguisée par trois gouttes d'acide chlorhydrique pur. Après une digestion de quelques instants au bain-marie chauffé à + 50°, le liquide, d'une légère réaction acide, fut jeté sur un filtre de papier Berzelius préalablement mouillé. La liqueur qui en résulte, réunie à 5 centimètres cubes d'eau de lavage du filtre, est alors précipitée, jusqu'à cessation de dépôt, par une solution d'iodure double de potassium et de mercure. Il se forme immédiatement un précipité blanc très ténu, qui se sépare du liquide au bout de vingt-quatre heures. Ce dépôt, lavé par décantation à deux reprises différentes, est finalement versé, tout humide, dans une petite capsule de porcelaine, et additionné d'un petit excès de sulfhydrate d'ammoniaque pur qui détermine la formation d'un abondant précipité noir de sulfure de mercure. Placée au bain-marie d'eau bouillante, la capsule est maintenue jusqu'à complète dessiccation et disparition de toute odeur sulfureuse. Le résidu est mis à bouillir quelques instants, et successivement avec des doses répétées d'alcool pur à 85° qu'on jette sur un filtre au fur et à mesure de l'épuisement de la matière. Toutes les liqueurs alcooliques sont mises à évaporer au bain-marie, dans une capsule de porcelaine, et réduites à siccité. Il reste dans la capsule un résidu blanc, cristallin, très amer, qu'on redissout dans quelques centimètres cubes d'eau acidulée. Cette dissolution est introduite dans un flacon long et étroit bouché à l'émeri. On y ajoute d'abord un petit excès de solution concentrée de carbonate de potasse pur, puis 5 centimètres cubes de chloroforme, et l'on agite vivement. Au bout de quelques minutes, le chloroforme s'est séparé du liquide aqueux surnageant et a gagné le fond du flacon. On le décante délicatement au moyen d'une petite pipette très effilée, et on le dépose dans une capsule de porcelaine neuve. Deux nouvelles doses de chloroforme, successivement agitées avec ce liquide, sont décantées de même et réunies au premier produit. Ces liqueurs chloroformiques sont évaporées à une douce chaleur jusqu'à siccité complète. Il reste un résidu nettement cristallin, blanc, extrêmement amer, alcalin au papier de tournesol, insoluble dans l'eau et très soluble dans l'alcool.

Une petite portion de ce résidu sec, introduite dans une capsule de porcelaine, et délayée avec une goutte d'acide sulfurique pur et concentré, ne se colore pas : mais si on laisse tomber sur le liquide 1 ou 2 milligrammes de bichromate de potasse pulvérisé, il se développe instantanément une coloration violette des plus riches et des plus intenses. Nous avons répété cette réaction à deux reprises différentes, et elle n'a jamais rien laissé à désirer sous le rapport de la netteté.

Malgré la petite quantité de matière dont nous disposions, nous avons pu constater encore les trois réactions suivantes : Une parcelle du résidu cristallin précédent est dissoute dans quelques gouttes d'eau acidulée par l'acide chlorhydrique. Dans cette solution, placée dans un tube étroit, on fait arriver, par un tube très délié, quelques gouttes de chlore gazeux pur, et l'on constate, dès l'arrivée des premières bulles, la formation d'un nuage blanc manifeste. Une solution chlorhydrique du résidu cristallin précipite en jaune clair par le chlorure d'or. Une parcelle du résidu cristallin, touchée par une goutte d'acide azotique pur, ne se colore pas d'une manière appréciable.

A tous ces caractères, il est impossible de ne pas reconnaître la présence de la strychnine.

Nous avons, à dessein, usé avec beaucoup de ménagement de ce produit, extrait avec tant de peine des organes de la femme Pégard. Aussi pouvons-nous joindre à notre rapport les trois échantillons suivants :

1º Dans une petite capsule de porcelaine, un résidu blanchâtre de strychnine. Ce résidu provient de l'évaporation spontanée de trois gouttes d'une solution alcoolique faite avec le résidu cristallin provenant du chloroforme décanté. Ce résidu peut servir à répéter la réaction caractéristique de la strychnine avec l'acide sulfurique et le bichromate de potasse ;

2° Dans un verre de montre, des cristaux de strychnine sous forme d'arborisations et d'aiguilles nettement définies. Ces cristaux proviennent de l'évaporation spontanée mais très lente d'une solution alcoolique du résidu cristallin provenant du chloroforme décanté ;

3° Enfin, dans une petite capsule de verre, des cristaux très nets, très blancs, de quelques millimètres de longueur, formés par du chlorhydrate de strychnine. Ces cristaux proviennent de l'évaporation lente, sous une cloche garnie de chaux vive, d'une solution obtenue en dissolvant, dans l'eau acidulée par l'acide chlorhydrique, tout ce qui reste du résidu cristallin provenant du chloroforme décanté.

Quelques cristaux de chlorhydrate de strychnine parfaitement blanc, empruntés à la capsule précédente et extraits conséquemment des organes de la femme Pégard, furent dissous dans quelques gouttes d'eau distillée, puis injectés, au moyen de la seringue de Pravaz, sous le tissu cellulaire d'une grenouille. Les résultats furent exactement les mêmes que ceux de notre première expérience : l'intensité seule — et l'énergie des contractions tétaniques — fut augmentée en raison même de la pureté plus grande du produit. Nul doute, dès lors, ne pouvait plus subsister. Cette matière cristalline, pure, blanche, extraite des organes de la femme Pégard, que les réactions chimiques et toutes ses propriétés accusaient être de la strychnine, se comportait, sur l'organisme vivant, exactement de la même manière que la strychnine elle-même.

*Symptômes qui ont précédé la mort de la femme Pégard.* — La présence de la strychnine étant démontrée dans les organes de la femme Pégard, il nous reste à mettre en lumière l'action de cette redoutable substance sur la victime, et à en poursuivre la marche sur la femme Pégard.

Nous empruntons aux dépositions des témoins la description des symptômes éprouvés par la femme Pégard.

« *Déposition de Pégard Casimir* : « Ma femme criait : Aïe ! la
« plante des pieds ! Aïe ! les jambes ! Aïe ! le ventre ! Elle se plai-
« gnait d'avoir mal derrière les épaules, elle ne se plaignait pas de
« l'estomac. Elle disait : Ah ! mon Dieu, que j'ai soif ! Elle se roi-
« dissait tout d'un coup et tremblait de tous ses membres ; la tête se
« roidissait en arrière ; elle avait les dents et les mâchoires contrac-
« tées à tel point que je ne pouvais pas lui faire avaler quelques
« gouttes de thé infusé : elle n'a pas vomi et n'a rien rendu par le
« bas ; elle criait très fort. Elle est morte le 30 décembre, sur les neuf
« heures du soir. »

« L'inculpé Grisard dit lui-même : « La femme Pégard disait : Ne
« m'abandonnez pas, j'ai mal dans les jambes. Elle était roide, elle ne
« vomissait pas, et disait qu'elle avait mal dans le dos. »

« La femme Grisard dépose : « La femme Pégard disait : Aïe ! les
« jambes ! Aïe ! la plante des pieds ! Ses membres tremblaient comme
« des castagnettes ; elle avait les membres agités. » Questionnée par
« M. le juge d'instruction en ces termes : « N'avez-vous pas remarqué

« à ce moment (après qu'elle eut bu), qu'il s'échappait de la bouche
« de la malade comme de la fumée ? » La femme Grisard répond :
« Oui, oui ! »

« Le sieur Bidard dépose : « Je vis la femme Pégard étendue la
« face contre terre, criant : Aïe ! les jambes ! Aïe ! les membres !
« Grisard lui soutenait la tête ; elle se tordait sur le plancher, ses
« membres se contournaient et se roidissaient. Je vis bien de suite
« que la pauvre femme n'était pas en boisson. »

« Le sieur Grenet s'exprime ainsi : « La femme Pégard criait : Aïe !
« les jambes ! et portait les mains à sa poitrine. »

« La fille Rimpert dépose : « Je me rendis chez la femme Pégard,
« et je la trouvai étendue la face contre terre dans sa cuisine. Elle
« criait : Aïe ! les jambes ! Je vais mourir, je vais mourir ! Elle avait
« les bras et les jambes qui tremblaient et allaient comme des casta-
« gnettes. »

« La femme Hédoux dépose : « J'entendis des hurlements et des cris
« qui sortaient de la maison Pégard. Je sortis toute tremblante de
« chez moi et j'entrai dans la maison Pégard. J'aperçus du rez-de-
« chaussée l'inculpé et Bidard. J'entendis les cris de la femme Pégard
« qui disait : Aïe ! les jambes ! Je voudrais bien voir mon mari avant
« de mourir. En même temps elle faisait des efforts pour se rouler à
« terre. Je vis Grisard qui lui soutenait le front ; elle ne vomissait pas.
« Quand elle fut placée dans son lit, elle faisait des soubresauts. La
« femme Pégard criait toujours : Aïe ! les jambes ! Aïe ! les épaules !
« Aïe ! le ventre ! Et l'on voyait son ventre qui se soulevait sous les
« couvertures ; elle se roidissait et se débattait dans son lit. Elle me
« dit qu'elle avait une soif qui la dévorait ; j'essayai de lui administrer
« une cuillerée d'eau fraîche, que j'eus bien de la peine à lui intro-
« duire dans la bouche, car elle serrait les dents convulsivement. »

Les témoins qui ont assisté aux derniers moments de la femme Pégard ont traduit leurs impressions dans un langage naïf qui n'em-
prunte rien à la science et qui est saisissant de vérité.

Les médecins distingués auxquels a été confiée la mission difficile
de diriger au début les investigations de la justice n'ont pas hésité à
déclarer tout d'abord que les symptômes observés ressemblaient d'une
manière frappante à ceux que produit l'empoisonnement par la
strychnine. Ainsi, dès le début, et avant que la chimie eût prononcé, de
fortes présomptions s'élevaient déjà dans le sens de l'intoxication par
la strychnine. Ces prévisions devaient recevoir de l'analyse chimique
et de l'expérimentation physiologique la confirmation la plus complète.

Le rapport d'autopsie déclare qu'aucune lésion anatomique n'a pu
être constatée sur le cadavre de la femme Pégard. Or, l'absence de
lésion propre à l'empoisonnement par la strychnine étant un fait normal, cette observation prend ici une importance spéciale.

*Expériences faites sur les chiens.* — Nous avons, à l'occasion de
l'expertise qui nous était confiée, pratiqué des expériences sur des
chiens auxquels de la strychnine fut administrée.

Deux chiens adultes, de forte taille, furent soumis à l'expérimentation le même jour.

I<sup>re</sup> Expérience. — Un chien de chasse, vigoureux et sain, est placé sur le dos, et on lui injecte sous la peau de l'abdomen, au moyen de la seringue de Pravaz, 15 gouttes d'une solution de chlorhydrate de strychnine au 1/100. Ce chien est remis en liberté : au bout d'un quart d'heure il éprouve dans les membres de légers frémissements, il est inquiet, agité, il a l'air égaré, son allure est saccadée, il s'accroupit avec peine ; des mouvements choréiques agitent l'arrière-train ; la cuisse gauche se roidit, cependant le chien marche en boitant. A la dix-neuvième minute, il tombe roide, les membres allongés et écartés, le tronc en opisthotonos, son corps est agité de secousses nombreuses et rapides ; la respiration est très accélérée. Ce premier accès a duré vingt secondes ; alors la détente a lieu. Si l'on touche l'animal, aussitôt il se roidit et présente des convulsions cloniques. Les pupilles sont très dilatées ; les yeux fixes, les paupières agitées de mouvements convulsifs. A ce moment nous sommes frappés d'un phénomène peu important en lui-même, mais qui a sa valeur si on le rapproche des témoignages recueillis dans l'instruction. Le chien a la gueule ouverte, et il s'en échappe une vapeur épaisse, qui n'est autre chose que la vapeur d'eau devenue très apparente à cause du froid et du mode de respiration, saccadé et intermittent. C'est ainsi sans doute que s'explique naturellement ce phénomène spécial qui a frappé l'imagination de quelques témoins, qui déclarent avoir vu comme une *fumée* sortir de la bouche de la femme Pégard. Le cœur bat très irrégulièrement. Ces phénomènes se maintiennent jusqu'à la trente-troisième minute. A ce moment, il y a une rémission telle, que l'animal se lève et se met à marcher sans trop de peine. Ce chien a une soif ardente, il va à une borne-fontaine de l'établissement et boit avec une excessive avidité. Nous notons ici cette soif ardente, parce que c'est un des symptômes offerts par la femme Pégard. Une nouvelle manifestation de l'agent toxique ne tarde cependant pas à se produire ; le chien tombe de nouveau et se roidit. Une heure quarante minutes après le début de l'expérience, l'animal était mort.

II<sup>e</sup> Expérience. — Sur le deuxième chien, qui était un chien épagneul de taille élevée, très vif, nous injectâmes deux fois plus de solution de chlorhydrate de strychnine que sur l'autre. Au bout de cinq minutes, il est inquiet et s'agite ; à sept minutes, il a la face contractée et les membres agités de légers mouvements convulsifs ; à la neuvième minute éclate le phénomène dans toute son intensité ; le chien roule à terre, convulsé, roide, ayant le corps courbé dans l'opisthotonos ; ses pupilles sont très dilatées. De temps à autre surviennent de petits mouvements rapides ; la gueule s'ouvre et se ferme en cadence, en faisant un bruit particulier, résultant du choc des dents. Ces mouvements convulsifs, variés, rapides, quelquefois bruyants, sont un fait constant de l'empoisonnement par la strychnine. Ces mouvements, constatés chez la femme Pégard par des témoins, ont été ainsi traduits par eux : « Ses membres s'agitent comme des castagnettes. » Le deuxième chien a vécu une demi-heure et est mort en état de résolution.

Conclusions. — Des analyses chimiques, expériences et constatations diverses relatées dans ce rapport, nous concluons :

1° Les symptômes observés pendant la vie sur la femme Pégard sont exactement ceux que produit l'empoisonnement par la strychnine ;

2° Le traitement chimique des organes et liquides extraits du cadavre de la femme Pégard nous a permis de constater la présence d'un agent toxique qui, administré à des animaux, a reproduit tous les symptômes de l'empoisonnement par la strychnine ;

3° Cette même substance, soumise à l'analyse chimique, présente ous les caractères spéciaux de la strychnine.

Empoisonnement par la strychnine (affaire Rouan),<br>par MM. L.-D. L'Hôte et Gabriel Pouchet (1).

Nous, soussignés : 1° L'Hôte (Louis-Désiré), préparateur au Conservatoire des arts et métiers et répétiteur d'analyse chimique à l'Institut agronomique ; 2° Pouchet (Gabriel), professeur agrégé à la Faculté de médecine de Paris, chef du laboratoire de l'hôpital Saint-Louis,

Commis par deux ordonnances de M. Desrosiers, juge d'instruction près le tribunal de première instance de la Seine,

La première, en date du 11 février, ainsi conçue :

Vu la procédure suivie contre Rouan, inculpé d'empoisonnement,

Vu la commission rogatoire de M. le juge d'instruction de Foix,

Commettons M. L'Hôte, chimiste, et le Dr Gabriel Pouchet, médecin, à l'effet de procéder à l'expertise demandée ;

La deuxième, en date du 13 mars 1886, ainsi conçue :

Vu la commission rogatoire en date du 6 de ce mois à nous donnée par notre collègue du tribunal de Foix, à l'effet de transmettre à MM. L'Hôte et Gabriel Pouchet, précédemment commis, une boîte scellée déclarée renfermer du sel, du poivre, à l'effet pour lesdits experts de rechercher si dans le sac et mêlé soit au poivre, soit au sel, n'existerait pas de la strychnine (serment prêté s'il y a lieu), avons appelé lesdits experts et leur avons remis la boîte dont il s'agit, recevant d'eux le serment de remplir en leur honneur et conscience la mission qui leur est donnée.

Serment préalablement prêté entre les mains de ce magistrat, avons procédé ainsi qu'il est dit dans la suite de ce rapport, aux constatations qui nous étaient demandées.

*Commission rogatoire de M. le juge d'instruction de Foix :* Nous, Henri Pé-de-Arros, juge au tribunal civil, remplissant par délégation

<hr>

(1) L'Hôte et Gabriel Pouchet, *Annales d'hygiène*, 1888, t. XX, p. 319.

les fonctions de juge d'instruction de l'arrondissement de Foix (Ariège),

Vu la procédure commencée contre le nommé Frédéric Rouan, maître charpentier, demeurant à Verchen, inculpé d'empoisonnement sur la personne de sa femme, Joséphine Sarda,

Attendu qu'il importe à la manifestation de la vérité de soumettre à l'analyse chimique les objets suivants :

*Première série.* — 1° L'estomac, les intestins, le foie, la rate extraits du cadavre de la femme Joséphine Sarda, épouse Rouan ;

2° Des morceaux de pomme de terre, de carotte trouvés dans la chambre de ladite Joséphine Sarda, épouse Frédéric Rouan ;

3° Trois petits morceaux de pomme de terre pris par M. le Dr Bonnans parmi ceux trouvés dans la chambre de ladite Joséphine, épouse de Frédéric Rouan ;

4° Des morceaux de pomme de terre, de carotte avec un morceau de viande trouvés par nous dans le fumier de la maison Rouan ;

5° Une potion dont une partie manque dans le flacon ;

6° Un pot vide de terre et un couvercle en fer, pot dans lequel avaient été cuits les légumes ci-dessus indiqués ;

7° Une cafetière contenant du sulfate de cuivre, des allumettes.

*Deuxième série.* — 1° L'estomac extrait d'un cochon appartenant à Rouan (Frédéric), cochon qui serait mort après avoir ingéré la soupe et le bouillon dont la femme Joséphine Sarda aurait mangé avec une partie des légumes ;

2° Les intestins et les poumons du même animal ;

3° Trois fragments de moelle épinière, le cerveau, les deux reins, le cou, le cœur, le foie du même animal,

A l'effet de rechercher si ces organes et ces objets ne contiennent point de substance de nature à donner la mort, spécialement de la strychnine,

Ordonnons que ces objets inventoriés ci-dessus soient, à la diligence de M. le procureur de la république, transmis à M. le juge d'instruction du tribunal civil de la Seine, que nous commettons rogatoirement à l'effet de nommer M. L'Hôte, expert chimiste, demeurant à Paris, et tous autres chimistes qu'il lui plaira de désigner, avec mandat de rechercher, après avoir prêté le serment prescrit par la loi :

*Première série.* — 1° Si les organes extraits du corps de la dame Joséphine Sarda, épouse Rouan, contiennent quelque toxique ;

2° Dans le cas de l'affirmative, quelle est la nature de ce toxique ;

3° Si ce toxique a pu ou dû occasionner la mort de Joséphine Sarda ;

4° Si les morceaux de pomme de terre, de carotte contenus dans le bocal de verre n° 2 contiennent quelque toxique ;

5° Si les morceaux de pomme de terre, de carotte et un morceau de viande contenus dans le bocal de verre n° 4 contiennent quelque toxique ;

CHAPUIS. — Toxicologie.        34

6° Si le pot vide de terre et le couvercle cotés n° 6 contiennent les traces d'un toxique ;

7° Si la potion contenue dans le flacon n° 5 contient autre chose que 1 gramme et demi de chloroforme et eau sucrée, eau de fleur d'oranger 200 grammes,

8° Au cas où un toxique quelconque serait retrouvé dans les organes et les aliments, serait-il du sulfate de cuivre ou du phosphore ?

*Deuxième série.* — 1° Si les organes extraits du cochon, contenus dans les pots 1 et 2 de cette deuxième série et aussi dans le bocal de verre n° 3 de cette même deuxième série contiennent quelque toxique ;

2° Dans le cas de l'affirmative, quelle est la nature de ce toxique ;

3° Si ce toxique a pu ou dû occasionner la mort de ce cochon.

Pour, de ces opérations, ledit expert, etc.

*Description des scellés.* — Nous avons retiré du greffe :

1° Deux caisses en bois blanc envoyées par M. le juge d'instruction de Foix en même temps que la première commission rogatoire ;

2° Une troisième caisse en bois blanc envoyée le 2 mars, sur notre demande.

La première caisse (grande) mesurait 0$^m$,66 de long sur 0$^m$,52 de large et 0$^m$,42 de haut. Elle contenait soigneusement emballés dans de la paille :

1° Un pot de grès vernissé de couleur jaune de 7 à 8 litres de capacité renfermant l'estomac d'un cochon qui appartenait au sieur Rouan ;

2° Un bocal de verre vert de 2 litres environ de capacité contenant trois fragments de moelle épinière, le cerveau, les reins, le cœur, le foie du même cochon ;

3° Un pot vide en terre et son couvercle en fer enveloppés tous deux dans du papier d'emballage de couleur brune.

La seconde caisse (moyenne) mesurait 0$^m$,43 de longueur, 0$^m$,35 de largeur et 0$^m$,40 de hauteur ; elle contenait :

1° Un pot de terre vernissé de couleur bleue de 5 litres environ de capacité renfermant immergés dans de l'alcool : l'estomac, les intestins, le foie, la rate de la femme Joséphine Sarda, épouse Rouan ;

2° Un bocal de verre de 2 litres environ de capacité renfermant des morceaux de pomme de terre, de carotte trouvés dans la chambre de la victime ;

3° Un paquet contenant trois petits morceaux de pomme de terre, pris par le D$^r$ Bonnans parmi ceux trouvés dans la chambre de ladite Joséphine Sarda, épouse Rouan ;

4° Un bocal de verre de 2 litres environ de capacité renfermant des morceaux de pomme de terre et de carotte avec un morceau de viande trouvés dans le fumier de la maison Rouan ;

5° Un flacon en verre blanc complètement rempli contenant une potion ;

6° Une cafetière en terre renfermant du sulfate de cuivre et des allumettes.

La troisième caisse (petite), constituant le complément d'envoi fait sur notre demande, renfermait :

1º Un bocal en verre blanc de 1 litre de capacité renfermant le cerveau de la femme Sarda ;

2º Un bocal en verre vert de 1 litre de capacité contenant le rein (qui n'avait pas été enlevé lors de l'autopsie de la femme Joséphine Sarda). Ce scellé n'a pas été ouvert par nous, cela intentionnellement ; nous avions, en effet, à notre disposition un rein qui avait été placé dans le pot de terre contenant l'estomac, les intestins, le foie et la rate ;

3º Un bocal de verre blanc de un quart de litre environ de capacité contenant des fragments de moelle épinière ;

4º Un bocal de verre blanc de trois quarts de litre environ de capacité contenant du sang extrait du corps de la femme Joséphine Sarda ;

5º Une bouteille en verre vert de 1 litre contenant de l'eau-de-vie achetée chez Roussel, épicier aux Cabannes.

Après avoir constaté l'exactitude des indications relatives à chacun des scellés, indications reproduites en détail avec la commission rogatoire de M. le juge d'instruction de Foix et après avoir constaté également l'intégrité des cachets et des étiquettes (signés de M. le juge d'instruction et du greffier) apposés sur chacun des scellés, nous avons procédé à l'examen anatomique des viscères, puis aux recherches toxicologiques.

A. EXAMEN ANATOMIQUE. — 1º *Viscères de la femme Joséphine Sarda.* — Bien que l'addition d'alcool ait pu atténuer et même effacer certaines altérations des tissus, nous avons cru devoir procéder à un examen minutieux de chaque organe, les indications fournies dans le procès-verbal d'autopsie nous ayant paru insuffisantes à ce point de vue.

A l'ouverture de l'estomac, nous constatons sur divers points de la muqueuse et notamment vers la grande courbure, des arborisations disposées en foyer ; l'estomac contenait une certaine proportion de matières alimentaires et quelques fragments très facilement reconnaissables de pomme de terre et de carottes.

Dans la première portion du duodénum, on observe une plaque ecchymotique exulcérée, ainsi que quelques arborisations disséminées.

Le rein (il n'y en avait qu'un seul dans le scellé), la rate, le foie, le cœur n'offraient pas de lésion reconnaissable. Les valvules étaient saines, intactes. Nous avons placé dans deux bocaux différents le contenu de l'estomac et le foie, afin d'effectuer sur eux une recherche toxicologique spéciale.

2º *Viscères du cochon.* — Aux altérations signalées dans le rapport d'autopsie rédigé par M. Laubion, vétérinaire, nous ajouterons l'observation suivante : congestion marquée et quelques ulcérations, dont une surtout est très remarquable dans la première portion du duodénum.

B. RECHERCHES TOXICOLOGIQUES. — **Afin de ne pas donner à notre**

rapport des proportions qui ne sauraient rien ajouter à sa clarté et ne
pourraient qu'en rendre l'étude plus compliquée, nous nous borne-
rons à mentionner celles de nos recherches qui ne nous ont conduits
à aucune donnée positive et pour lesquelles la description exacte des
méthodes suivies et des opérations effectuées serait, par suite, dénuée
d'intérêt. Il nous suffira de dire que toutes les recherches ont été
effectuées en suivant rigoureusement les indications contenues dans
le *Traité de médecine légale et de toxicologie* de Legrand du Saulle,
Berryer et Pouchet. Les opérations relatives à la détermination des
toxiques volatils et minéraux ont donné des résultats entièrement
négatifs.

*Recherche des alcaloïdes.* — Nous exposerons plus loin, en même
temps que les résultats généraux de nos recherches, la façon dont les
prélèvements ont été effectués pour la recherche de l'identification
des différentes substances toxiques.

La méthode générale de recherche des alcaloïdes nous ayant démontré qu'il n'existait pas dans les viscères soumis à notre examen
d'autres alcaloïdes que la strychnine, nous allons rapporter en détail
la suite des opérations qui ont été effectuées dans le but de caractériser ce poison et d'en évaluer approximativement la proportion.

*Recherche de la strychnine.* — La méthode suivie par nous est celle
de Dragendorff. Les matières à examiner ayant été finement divisées
et délayées avec de l'eau distillée alcoolisée, de manière à former une
masse très fluide, on a ajouté à cette masse le dixième de son volume
d'acide sulfurique au cinquième. Le mélange fortement acide a été
maintenu pendant douze heures à une température de 40° à 47° centigrades. La partie liquide ayant été séparée à ce moment, on a repris
par l'eau le résidu solide, qui a été soumis au même traitement.

Les deux liquides obtenus par expression furent réunis, filtrés et
évaporés à consistance légèrement sirupeuse. Les résidus sirupeux
repris par un volume quadruple d'alcool à 96° ayant été laissés en
digestion pendant vingt-quatre heures, on filtra et on évapora l'alcool
à basse température.

La solution fut ensuite agitée avec la moitié de son volume de benzine parfaitement pure et rectifiée par nous. Après séparation de la
benzine, on procéda à un nouveau traitement de la solution aqueuse
(toujours acide) par ce dissolvant.

Les deux portions de benzine furent ensuite réunies. La solution
aqueuse acide ayant été alors chauffée entre 35° et 40° et rendue alcaline par une addition suffisante d'ammoniaque, on l'a soumise à un
nouveau traitement par la benzine. Comme précédemment, les deux
portions de benzine furent réunies dans chaque opération, puis évaporées sur de très larges surfaces à une température comprise entre
35° et 40°.

Les résidus de la benzine ayant servi à épuiser les diverses solutions
acides ne permirent de reconnaître aucune trace d'alcaloïdes ou de
matières analogues.

Les portions de benzine ayant servi à l'épuisement des diverses solutions alcalines abandonnèrent, par évaporation, des proportions variables d'un corps à réaction alcaline, manifestement cristallisé confusément en aiguilles prismatiques, de saveur extrêmement amère, insoluble dans l'eau, peu soluble dans l'alcool et l'éther, très soluble dans les dissolvants hydrocarbonés (benzine, chloroforme).

Cet alcaloïde se trouvant mélangé à une petite quantité de substance étrangère colorée, nous l'avons purifié en le redissolvant dans l'acide chlorhydrique dilué, filtrant, épuisant de nouveau par la benzine après avoir alcalinisé de nouveau la solution par l'ammoniaque.

L'alcaloïde obtenu après cette seconde purification était presque complètement incolore, et la solution dans l'acide chlorhydrique dilué précipitait par addition de potasse ou de soude ainsi que par les réactifs généraux des alcaloïdes (réactifs de Mayer, Sonnenschein, Bouchardat, etc.). Les réactifs par coloration ont donné les réactions suivantes :

*Acide sulfurique à 66° B.* — Pas de coloration. Par addition d'un petit cristal de chromate de potasse, coloration bleu intense mais fugace, passant rapidement au violet, puis au rouge cerise et enfin au vert.

*Réactif de Mandelin* (solution sulfurique de vanadate d'ammoniaque). — Coloration bleue intense passant rapidement au violet, au rouge, enfin au rose, persistant avec cette teinte pendant quelque temps.

Une solution de chromate de potasse ajoutée à une dissolution de l'alcaloïde dans l'acide chlorhydrique très étendu produit un précipité jaune cristallin que l'acide sulfurique concentré colore en bleu passant au violet, puis au rouge.

Ces réactions sont absolument caractéristiques de la strychnine et ne peuvent laisser subsister aucun doute sur la présence, en notable proportion, de cet alcaloïde dans les viscères de la femme Joséphine Sarda.

Ces réactions chimiques ont d'ailleurs été contrôlées à l'aide de l'expérimentation physiologique. Nous avons observé sur des grenouilles, et dans chacun des cas où la recherche chimique nous avait fourni des résultats positifs, la production des accidents tétaniques si nettement caractérisés dus à l'empoisonnement par la strychnine.

Nous allons relater ici une seule de ces expériences, celle que nous avons instituée dès le début de nos recherches sur le produit des trois petits morceaux de pomme de terre et de carotte recueillis par le Dr Bonnans.

Une très petite quantité de l'alcaloïde isolé par le procédé décrit plus haut fut dissoute dans l'acide chlorhydrique très dilué. A l'aide d'une seringue de Pravaz, on pratiqua une injection sous-cutanée, sous la peau de la patte postérieure gauche d'une grenouille, de cinq gouttes de cette solution. Deux minutes après, l'animal pousse un cri en même temps que ses membres s'étendent spasmodiquement. La tête est un peu fléchie sur le cou, les paupières inférieures relevées, les globes oculaires enfoncés dans l'orbite, les membres postérieurs sont dans l'extension forcée avec les orteils écartés les uns des autres, les membres antérieurs sont fortement fléchis snr le sternum. Au bout de quelques minutes, l'accès tétanique cesse pour réapparaître spontanément quelques instants après ou bien sous l'influence de la plus légère excitation. Dans l'intervalle des accès, la respiration est suspendue, les mouvements du cœur persistent seuls.

Dans cette expérience, ainsi que dans quelques autres qui ont été faites pendant des périodes de froid, nous avons pu conserver des grenouilles en état de tétanos strychnique, c'est-à-dire avec alternative d'accès tétaniques et de rémissions pendant toute une semaine. La moindre excitation extérieure obtenue, soit en soufflant sur les animaux, soit en donnant un choc léger au vase qui les renfermait, soit en frappant du poing la table sur laquelle étaient placés ces vases, suffisait à déterminer instantanément une crise tétanique.

Nous sommes donc pleinement autorisés à conclure à la présence de la strychnine dans les viscères soumis à notre examen.

La strychnine absorbée par la femme Rouan devait contenir aussi une trace de *brucine*, car les produits alcaloïdiques que nous avons pu séparer des différents scellés se coloraient en rouge orangé avec le réactif d'Erdmann (acide sulfurique nitreux) et les résidus d'évaporation, dans le vide, au-dessus de l'acide sulfurique, de ces alcaloïdes prenaient pendant l'évaporation une coloration rouge orangé due au dégagement, sous l'influence du vide, des produits nitreux contenus dans l'acide sulfurique ordinaire qui servait d'excitateur.

Nous avons préparé ainsi, pour servir de pièces à conviction, du chlorhydrate de strychnine provenant :

1º D'une portion prélevée sur la totalité des viscères de la femme Rouan ;

2º Du scellé contenant les morceaux de pomme de terre et de carotte trouvés dans la chambre de la victime ;

3º Du scellé contenant les morceaux de pomme de terre et de carotte avec un morceau de viande trouvés dans le fumier de la maison Rouan.

Les recherches chimiques et physiologiques exécutées sur les viscères du cochon nous ont conduits à des résultats tout aussi concluants en faveur de la présence de la strychnine.

Nous résumons dans les lignes suivantes les résultats de nos recherches :

1º (Scellé nº 3, 1re série). Trois petits morceaux de pomme de terre pris par le Dr Bonnans parmi ceux trouvés dans la chambre de la nommée Joséphine Sarda. (Poids total 2gr,50.) Présence de strychnine en notable proportion.

2º (Scellé nº 2, 1re série). Morceaux de pomme de terre et de carotte trouvés dans la chambre de la victime. (Poids total 240 grammes.) Présence de strychnine en notable proportion. Nous avons pu isoler et doser 56 milligrammes d'alcaloïde en opérant sur 100 grammes de matière.

3° (Scellé n° 4, 1ʳᵉ série). Morceaux de pomme de terre et de carotte avec un morceau de viande trouvés dans le fumier de la maison Rouan. (Poids total 350 grammes.) Présence de strychnine en notable proportion. Nous avons pu isoler et doser 59 milligrammes d'alcaloïdes en opérant sur 125 grammes de matière.

4° Contenu de l'estomac séparé par nous du scellé n° 1 (1ʳᵉ série). (Poids total 275 grammes.) Présence de strychnine caractérisée par des réactions très nettes en opérant sur 70 grammes de matière.

5° Le foie séparé par nous du scellé n° 1 (1ʳᵉ série). (Poids total 930 grammes.) Présence de strychnine très nette en opérant sur 225 grammes de matière.

6° (Scellé n° 1, 1ʳᵉ série). Masse organique comprenant l'estomac, les intestins, le cœur, la rate, le rein ainsi que le liquide baignant ces organes. Présence de strychnine en proportion notable. Nous avons pu isoler et doser 106 milligrammes d'alcaloïdes en opérant sur 1,920 grammes du mélange.

7° Cerveau de la femme Rouan. Présence de strychnine. Réaction chimique et physiologique très nette.

Lors de la première autopsie, la masse encéphalique fut remise à même la cavité thoracique et la strychnine, décelée par l'analyse pourrait peut-être ne provenir que de l'imbibition de la masse cérébrale par les liquides épanchés dans la cavité thoracique.

8° Moelle épinière. Présence de strychnine douteuse. Les réactions chimiques et physiologiques n'ont pas fourni de résultats probants.

9° Sang. Présence de strychnine très nettement caractérisée.

10° (Scellé n° 1, 2ᵉ série). Estomac du cochon avec son contenu (dans le contenu de l'estomac on distingue facilement une grande quantité de fragments de pomme de terre). Intestins et poumons. Moelle épinière. Cervelle. Rein. Cœur. Foie. (Poids total 15ᵏⁱˡ,140.) Présence de strychnine en proportion très notable en opérant sur 3ᵏⁱˡ,760 du mélange.

11° Sel. Poivre. Envoyés le 10 mars par M. le juge d'instruction de Foix. Pas de traces de strychnine.

Soumise au lavage, dans une eau acidulée d'acide chlorhydrique, la poche contenant le sel et le poivre n'a pas fourni non plus d'alcaloïde.

12° Eau-de-vie achetée chez Roussel, épicier, aux Cabannes. Pas de trace de strychnine ni d'autres alcaloïdes.

13° (Scellé n° 5, 1ʳᵉ série). Flacon en verre blanc contenant une potion. Pas de trace de strychnine ni d'autre substance toxique, excepté le chloroforme.

14° (Scellé n° 4, 2ᵉ série). Pot vide en terre et son couvercle en fer. L'analyse la plus minutieuse n'a pas permis de déceler de traces de strychnine.

*Conclusions.* — 1° L'analyse chimique et l'expérimentation physiologique sont entièrement d'accord pour démontrer l'existence, dans les viscères de la femme Rouan, ainsi que dans les viscères du cochon, d'une quantité notable de strychnine.

2° Les symptômes observés quelque temps avant la mort de la victime, ceux observés également sur le cochon, les résultats des autopsies concordent d'une façon très précise avec ce que l'on observe dans l'empoisonnement par la strychnine.

3° La mort de Joséphine Sarda, femme Rouan, doit être attribuée à un empoisonnement par cet alcaloïde.

*Réponses aux questions posées dans la commission rogatoire de M. le juge d'instruction de Foix.*

1re Série. — 1re *question*. — Les organes extraits du corps de la nommée Joséphine Sarda, épouse Rouan, contiennent une substance toxique.

2e *question*. — Ce poison est de la strychnine.

3e *question*. — La quantité de toxique que l'on a pu isoler des viscères, les symptômes observés sur la victime, les résultats de l'autopsie permettent d'affirmer que la mort de Joséphine Sarda a dû être occasionnée par l'ingestion de la strychnine.

4e *question*. — Les morceaux de pomme de terre et de carotte contenus dans le bocal n° 2 renferment de la strychnine.

5e *question*. — Les morceaux de pomme de terre, de carotte et un morceau de viande contenus dans le bocal n° 4, renferment de la strychnine.

6e *question*. — La recherche toxicologique n'a pas permis de déceler la présence d'une substance toxique dans le pot vide et le couvercle cotés n° 6.

7e *question*. — La potion contenue dans le flacon coté n° 5 ne renferme pas autre chose que du chloroforme, du sucre et de l'eau distillée de fleur d'oranger.

8e *question*. — Les recherches toxicologiques n'ont pas permis de déceler, dans les organes ou dans les aliments, la présence soit du phosphore, soit du sulfate de cuivre.

2e Série. — 1re *question*. — Les organes extraits du cochon et renfermés dans les scellés 1, 2 et 3 de la 2e série renferment une substance toxique.

2e *question*. — Ce poison est constitué par de la strychnine.

3e *question*. — Les recherches chimiques, l'expérimentation physiologique, les symptômes observés sur le cochon, les résultats de l'autopsie concordent pour démontrer que la mort de ce cochon a dû être occasionnée par de la strychnine.

# III

## VERATRUM ET VÉRATRINE

On donne le nom d'*ellébore blanc* au vérâtre ou varaire, *veratrum album*, famille des colchicacées. — On connaît également de la même famille le *veratrum viride*, appelé encore *ellébore vert*, et le *veratrum sabadilla*, petite avoine dont les semences sont connues sous le nom de *cévadille des Antilles*. Le varaire croît sur les versants des Alpes, des Pyrénées et des montagnes de l'Auvergne et du Jura. Il ressemble beaucoup à la grande gentiane et ne s'en distingue que par la disposition alterne de ses feuilles ovales, entières et marquées de plis longitudinaux (fig. 36). Sa tige (fig. 35) atteint un mètre environ de hauteur; sa racine (fig. 34) est pivotante, tuberculeuse, charnue et garnie d'un grand nombre de radicelles. Les propriétés médicinales et toxiques de cette substance sont connues depuis longtemps. L'eau médicinale de Husson, qu'on a préconisée comme remède spécifique contre la goutte, n'est autre chose qu'une infusion vineuse de racine d'ellébore blanc additionnée de laudanum.

Les semences de cévadille ressemblent assez à un grain d'avoine enveloppé de sa balle. Libres, elles sont noires, ridées, cunéiformes, et possèdent une saveur très âcre.

Ce que les anciens appelaient ellébore paraît être une plante connue aujourd'hui sous le nom d'*ellébore oriental*. Cette herbe était alors célèbre pour les vertus qu'on lui attribuait contre la folie, et lorsque, parmi les Grecs et les Latins, quelque personne agissait ou parlait d'une façon excentrique ou déraisonnable, on avait coutume de dire qu'il fallait lui administrer de l'ellébore, ou bien l'envoyer à Anticyre, parce que cette île en produisait abondamment. Selon Horace, c'était aux avares qu'on devait donner le plus d'ellébore.

On emploie encore quelquefois en médecine l'ellébore noire.

*helleborus niger*, plante de la famille des renonculacées. Les ellébores de cette famille et ceux de la famille des colchicacées n'ont rien de commun comme action et principes actifs.

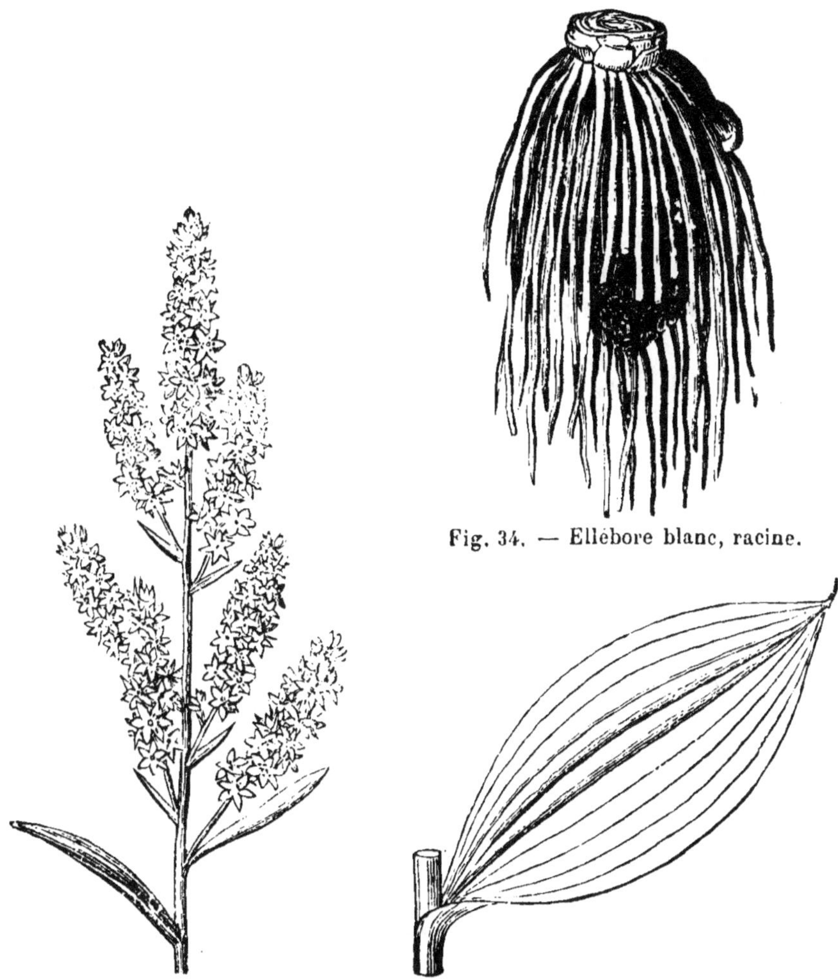

Fig. 34. — Ellébore blanc, racine.

Fig. 35. — Ellébore blanc, sommité fleurie.

Fig. 36. — Ellébore blanc, feuilles.

Le rhizome du *veratrum album*, les semences du *veratrum sabadilla*, le *veratrum viride,* renferment comme principes actifs un alcaloïde, la *vératrine*. Outre la vératrine, on trouve encore dans le rhizome du *veratrum album* un autre alcaloïde, la *jervine;* dans les semences de la cévadille, deux autres : la *saba-*

*dilline* et la *sabatrine,* et enfin, dans le *veratrum viride,* la *véra-troïdine* et la *véridine.*

Quant aux racines d'ellébore (renonculacées), elles ne doivent pas leur activité à des alcaloïdes, mais à deux glucosides, l'elléborine et l'elléboréine.

**Empoisonnements et doses toxiques.** — En France, la statistique criminelle n'indique pas d'empoisonnement par la vératrine. Dans les pays voisins, il en est de même. Cependant, en Angleterre, Taylor rapporte un cas d'intoxication accidentelle. Un médecin prescrivit à une dame, dans un but thérapeutique, 5 centigrammes de vératrine divisé en 50 pilules et ordonna d'en prendre trois en une fois. Peu après que la dose eut été avalée, la malade fut trouvée insensible, la surface de la peau froide, le pouls fuyant et avec tous les symptômes d'une mort prochaine. Elle resta quelques heures dans un état incertain, mais finit par guérir. Dans d'autres circonstances on a observé des empoisonnements accidentels, soit après l'ingestion de poudre de vératre blanc à la place de poivre, de galanga, soit après l'usage de cette poudre ou de la teinture d'ellébore blanc, employée sous forme médicamenteuse. Rabuteau raconte que certains individus ont ajouté parfois de cette substance dans du vin ou de la bière pour faire croire à une affection cardiaque, et se faire exempter du service militaire.

D'autres fois, l'application externe de poudre de vératre ou cévadille, d'infusion de ces substances employées comme insecticide ont été la cause d'accidents, soit que la peau ait été dénudée au moment du traitement, soit qu'elle se soit altérée à la suite de trop fréquents lavages ou de traitements trop répétés.

Appliquée sur la peau sous forme de pommade, la vératrine provoque une sensation de chaleur, de picotement, de brûlure, et parfois la peau devient rouge et se couvre de vésicules. Si on continue le traitement, l'intoxication peut se produire.

Introduite dans le nez, elle provoque des éternuements violents et persistants, quelquefois des épistaxis et du coryza.

Dans l'estomac, une dose faible de vératrine — 3 milligrammes, — donne lieu à une sensation de chaleur, qui devient bientôt une sensation de brûlure; en même temps se manifestent des nausées et des vomissements intenses. D'après Taylor, ainsi que nous l'avons déjà dit, la vératrine pure serait toxique à la dose de 1/16 de grain, soit 31 dix-milligrammes pris en une seule fois, car on peut en prendre par jour, et en plusieurs fois, jusqu'à 1 centigramme. La poudre de cévadille serait toxique à la dose de 40 centigrammes. Helmot a vu un homme mourir assez rapidement après avoir ingéré 1 gr. 218 de cette poudre.

**Recherche de la vératrine dans les cas d'empoisonnement.** — Que l'on recherche la vératrine dans la poudre d'ellébore blanc, dans la cévadille, etc., ou encore dans des matières organiques, vomissements, déjections, etc., le procédé employé pour isoler cet alcaloïde est toujours le même.

Nous recommanderons les procédés de Stas et Dragendorff. La méthode de Dragendorff nous semblerait ici préférable, en raison de la plus grande solubilité de la vératrine dans la benzine. L'expert devra porter ses investigations sur les vomissements et les déjections. On sait, en effet, que la vératrine, administrée à l'intérieur, provoque d'abondants vomissements. Il devra aussi la rechercher dans le tube digestif, dans le sang et le foie, et dans les reins et les urines.

Si l'empoisonnement a eu lieu par la vératrine seule, on obtient comme résidu l'alcaloïde libre qu'il importe de caractériser.

La vératrine est une poudre cristalline blanche ou légèrement verdâtre. On l'obtient par évaporation de sa solution alcoolique en longs prismes rhombiques qui, à l'air, deviennent fragiles et opaques. Elle est inodore, mais elle provoque de violents éternuements, insoluble dans l'eau qui n'en dissout que 1/1.000 à 100°; elle est également insoluble dans les liqueurs alcalines, fort peu soluble dans l'éther, très soluble dans l'alcool, la benzine et le chloroforme. Le chloroforme est son dissolvant, il en dissout 58,5 0/0. Les solutions bleuissent le papier de tournesol; elles sont toutes sans action sur la lumière polarisée. Les acides neutralisent complètement la vératrine. Ses sels sont cristallisables pour la plupart, beaucoup prennent l'aspect gommeux quand on les dessèche. Ils sont solubles dans l'eau et ont une saveur forte et brûlante.

1° La potasse, la soude et l'ammoniaque forment dans les solutions des sels de vératrine un précipité floconneux blanc qui, vu au microscope au moment de sa formation, n'est pas cristallin. Mais au bout de quelques minutes, il change de structure, et si on l'examine alors, on voit, au lieu d'une masse amorphe agglomérée, de petits groupes de prismes très courts. Le précipité n'est pas soluble dans un excès de potasse ou de soude. L'ammoniaque le dissout un peu à froid, mais en chauffant, la portion dissoute se dépose aussitôt.

2° Les carbonates alcalins neutres se comportent de la même manière que les alcalins correspondants.

3° Les bicarbonates alcalins, potasse ou soude, précipitent les solutions neutres des sels de vératrine et le précipité est insoluble dans un excès. Mais dans les solutions acides, il ne se forme aucun précipité, la vératrine libre se dissout dans l'acide carbonique mis en liberté. Cette liqueur carbonique, abandonnée à elle-même du jour au lendemain, laisse déposer la vératrine. Si l'on vient à chauffer cette même liqueur, la précipitation est pour ainsi dire immédiate.

4° L'acide azotique concentré, mis au contact de la vératrine pure, dissout cet alcaloïde lentement et à peu près sans coloration. Il se produit un corps nitré jaune et explosif (Pelletier et Caventou).

5° L'acide sulfurique concentré change la vératrine en grumeaux résinoïdes. Ceux-ci cependant se dissolvent facilement en un liquide jaune faible, dont la couleur, de plus en plus jaune foncé, passe par le jaune rouge et devient enfin rouge de sang intense. Cette coloration persiste deux ou trois heures et disparaît peu à peu.

L'addition d'acide sulfurique nitreux ou de peroxyde de manganèse ne produit aucun changement appréciable de couleur. Si, après, on étend d'eau, qu'on neutralise presque complètement avec de l'ammoniaque, la dissolution devient jaune et donne, avec un excès d'ammoniaque, un précipité brun clair verdâtre (Erdmann).

Voici comment nous produisons cette réaction. Dans un petit tube à essais, fermé par un bout, et non dans une capsule, nous introduisons la vératrine à essayer, puis environ 5 à 6 cen-

timètres cubes d'acide sulfurique concentré et nous agitons
doucement en inclinant légèrement le tube. Il se produit alors,
au début de l'opération, une particularité sur laquelle les auteurs restent muets et qui a bien son importance. La vératrine
se dissout lentement dans l'acide sulfurique en lui communiquant une *teinte jaune vert* très forte en même temps que le liquide est *manifestement fluorescent*. On supposerait avoir une
solution alcaline de fluorescéine. Cette dichroïcité se maintient
jusqu'à ce que la liqueur passe au rouge clair, puis au rouge
sang. Elle se différencie cependant de la combinaison de l'anhydride phtalique avec la résorcine, en ce sens que celle-ci est
soluble dans les alcalis en formant une liqueur rouge fluorescente en vert, tandis que la vératrine donne au contraire dans
l'acide sulfurique une liqueur d'abord jaune fluorescente en vert.

6° L'acide chlorhydrique concentré dissout à froid la vératrine sans coloration. Si on fait bouillir le liquide incolore pendant un certain temps, il ne tarde pas à prendre une couleur
d'abord rougeâtre, puis ensuite rouge intense qui ne disparaît
pas par le repos. La réaction est très sensible et réussit aussi
bien avec la vératrine pure qu'avec la vératrine ordinaire du
commerce (Trapp).

7° Le sulfocyanure de potassium ne donne un précipité
gélatineux que dans les dissolutions concentrées des sels de
vératrine.

8° Si l'on ajoute de l'eau de chlore à une solution d'un sel
de vératrine, celle-ci se colore en jaune, la nuance devient
brunâtre et moins intense par addition d'ammoniaque. Dans
les liqueurs très concentrées, l'eau de chlore produit un précipité blanc (Frésénius).

Si maintenant on veut mettre en évidence non plus la vératrine, mais le cévadille, la poudre de varaire, il importe non
seulement de caractériser la présence de la vératrine mais
encore celle des autres alcaloïdes, jervine, sabadilline, et sabatrine.

Les procédés employés pour mettre en liberté ces alcaloïdes
sont toujours les mêmes, nous n'y reviendrons pas; nous donnerons seulement ici ce que l'on sait sur ces alcaloïdes ainsi
que les moyens de les caractériser.

Voici, d'après Dragendorff, les propriétés chimiques et les caractères de la sabatrine et de la sabadilline (alcaloïdes accompagnant la vératrine dans les semences de cévadille). Ces alcaloïdes se comportent comme la vératrine avec un grand nombre de réactifs généraux. Ce qui les distingue de la vératrine, c'est qu'ils ne sont pas précipités de leurs solutions au 1/150 par les bichromates, sulfocyanure, ferricyanure et phosphate alcalins, par le chlorure de palladium, l'acide picrique, le sesquichlorure d'iridium et de potassium, le chlorure mercurique, le chlorure de platine et l'iodure de potassium.

Mais ces caractères sont de peu d'importance, car on sait que la vératrine en solution étendue forme, avec tous ces réactifs, des combinaisons assez solubles, surtout si on a affaire à la vératrine, variété soluble, celle qu'on obtient en précipitant à froid les solutions de vératrine, ou les infusions aqueuses de semences de cévadille. Pour rendre cette vératrine insoluble comme l'autre, il faut la soumettre à une ébullition prolongée dans l'eau.

Enfin l'eau chlorée peut donner d'assez bonnes indications. Nous venons de voir que ce réactif donne, avec les solutions des sels de vératrine, une coloration jaune passant au brun par addition d'ammoniaque, tandis que la sabatrine et la sabadilline ne sont pas colorées dans les mêmes conditions. Nous ajouterons que ces alcaloïdes ont des degrés très différents de solubilité dans l'eau ; ainsi 1 partie de vératrine exige 1,000 parties d'eau pour se dissoudre, 1 partie de sabadilline 150 parties et la sabatrine 40 parties seulement. Dans l'éther, la sabatrine se dissout facilement, la vératrine moins et la sabadilline à peu près pas.

Quant à la jervine (alcaloïde qui accompagne la vératrine dans le *veratrum album*), elle présente les caractères suivants : les solutions acides des sels de jervine cèdent au pétrole, ou mieux encore à la benzine, la plus grande quantité de cet alcali végétal. Ainsi isolée, la jervine donne avec l'acide chlorhydrique à froid une solution rouge brunâtre qui, au lieu de devenir rouge cerise par l'ébullition, passe au brun.

La jervine est peu soluble dans le pétrole, elle est beaucoup plus facilement dissoute par la benzine et l'alcool amylique.

**Considérations générales sur les empoisonnements par les vératrums et les alcaloïdes qu'ils renferment.** — La vératrine fait partie de ces alcaloïdes qui non seulement exercent une action sur le système nerveux, mais encore provoquent des effets inflammatoires sur la peau et les muqueuses. Tous les animaux sont sensibles à son action. Nous avons déjà dit quelles étaient les doses susceptibles de donner la mort.

Introduite dans l'estomac, la vératrine y séjourne pendant un certain temps, ne s'absorbe que très lentement, d'où il résulte que la plus grande partie de la dose ingérée peut être rejetée par les vomissements. C'est alors qu'apparaissent les violentes douleurs abdominales, et il n'est pas rare de voir du sang mélangé avec les déjections alvines, de même qu'avec les matières vomies.

Dans le cas où l'analyse chimique n'aurait donné aucune indication, on pourrait recourir à l'expérimentation physiologique. Comme pour la strychnine, on pourra suivre les indications de Tardieu et opérer sur des grenouilles. La vératrine et les alcaloïdes de ces plantes — varaires et cévadilles — agissent sur l'organisme d'une manière différente suivant qu'ils sont administrés en solutions plus ou moins concentrées ou à doses plus ou moins fortes. Ainsi, si on injecte à une grenouille par la voie hypodermique une dose excessivement faible de vératrine — 0,000,05, — on voit se produire des modifications très remarquables dans les mouvements. La grenouille, de vive qu'elle était, semble ramper avec peine, elle n'étend les membres qu'avec la plus grande lenteur ; il se déclare un état spasmodique tout d'abord qui fait place à un affaiblissement très marqué. Les contractions cardiaques diminuent en même temps. Si la dose est plus considérable, on remarque alors de la façon la plus nette : 1° une période d'excitation, avec accélération des battements cardiaques, et des mouvements respiratoires ; 2° une période de contraction ou de contracture, que l'on avait prise pour un véritable état tétanique, ce qui n'est pas admis aujourd'hui.

En résumé, l'expert a à sa disposition l'analyse chimique avec des réactifs très sensibles pour caractériser l'alcaloïde dominant de ces plantes, la vératrine. Il a de plus, comme ressource précieuse, l'expérimentation physiologique; la vératrine possédant des caractères bien tranchés qui peuvent se résumer en trois périodes : excitation, contraction et résolution.

Quant à établir si l'empoisonnement est dû à la vératrine seule, ou aux plantes ou rhizomes qui la renferment, il est assez difficile de le faire. La chimie ne possède pas encore de réactions suffisantes pour bien mettre en évidence les alcaloïdes voisins qui s'y trouvent en même temps; la jervine, la sabadilline et la sabatrine sont encore trop peu connues. Comme la chimie, la physiologie ne possède aucun moyen de les distinguer. Les commémoratifs, les médicaments, les aliments qui ont servi à la victime peuvent seuls mettre sur la voie.

**Dosage de la vératrine.** — On peut doser la vératrine soit en poids, soit en volume. La méthode par les poids exige non seulement une bonne balance, mais encore des procédés d'extraction lents et difficiles. Pour amener la vératrine à un degré de pureté suffisante pour pouvoir être pesée, il faut en perdre beaucoup, ce qui enlève toute espèce de valeur à une semblable manière de faire.

Le seul procédé qui pourrait être applicable en cette occasion serait celui qu'a indiqué Mayer. Il propose l'emploi d'une solution titrée d'iodure double de mercure et de potassium, faite dans les conditions indiquées déjà au paragraphe *Strychnine*. Chaque centimètre cube de la solution ainsi préparée correspond à 0 gr. 0269 de vératrine.

D'après Dragendorff, le dosage ne doit pas être entrepris dans des solutions trop concentrées; elles doivent renfermer tout au plus 1/200 d'alcaloïde. On laisse tomber le liquide goutte à goutte, en s'arrêtant dès qu'une goutte du mélange éclairci précipite une goutte d'une solution étendue d'un alcaloïde que l'on a placé sur une plaque de verre recouverte à sa partie inférieure d'un papier noir. Il faut donc, pour arriver à cette limite et ne pas la dépasser, agir avec la plus grande prudence.

**Antidotes et traitements.** — Si la vératrine a été introduite dans l'estomac, sa présence dans ce viscère suffit presque toujours pour provoquer des vomissements intenses, qui ont pour résultats d'évacuer une grande partie du poison. On a conseillé également divers antidotes, le tannin, l'iodure de potassium ioduré, qui forment avec la vératrine des combinaisons peu solubles. Après l'administration de ces antidotes on provoquera les vomissements ou les selles, soit au moyen d'une grande quantité d'eau tiède, soit par l'intermédiaire de purgatifs huileux.

Si la diarrhée est excessive, on a recommandé l'opium; si l'on constate un affaiblissement considérable du cœur, il faudra appliquer un traitement approprié.

# BELLADONE, JUSQUIAME, STRAMOINE, ATROPINE HYOSCYAMINE ET DATURINE

La belladone (fig. 37), *atropa belladona*, solanées, — est une plante d'une taille assez grande, les tiges peuvent avoir 1$^m$.30; son port est élégant, les rameaux sont étendus et divergents, légèrement rougeâtres. Les feuilles sont alternes et géminées à

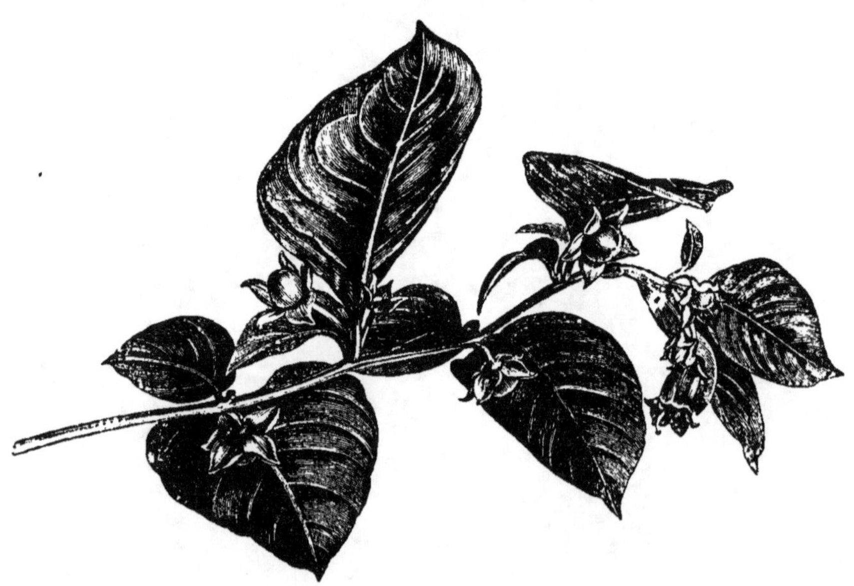

Fig. 37. — Belladone.

la partie supérieure ; elles sont grandes, ovales, courtement pétiolées, entières, vertes et molles. Les fleurs sont solitaires dans l'aisselle des feuilles, longuement pédonculées, pendantes ; la corolle est pourpre et violacée en forme de cloche. Le fruit est une baie arrondie, légèrement déprimée, de la grosseur d'une cerise ou d'un grain de raisin, marqué d'un léger sillon qui indique la place de la cloison intérieure ; il est environné à la base par le calice qui est persistant. La baie, d'abord verte, puis rougeâtre, devient presque noire à l'époque de sa parfaite maturité et offre un aspect luisant.

La belladone est commune dans les campagnes, surtout au voisinage des habitations, dans les décombres et le long des bâtiments. Elle fleurit en juin, juillet et août.

Toutes les parties de la plante sont vénéneuses ; mais c'est surtout les baies mûres qui, par leur saveur sucrée et douceâtre, donnent lieu à des méprises et occasionnent les plus fréquents accidents. Les baies de belladone contiennent un très grand nombre de graines très petites et réniformes.

La belladone entre dans de nombreuses préparations pharmaceutiques ; on en fait un extrait, une teinture, etc. En Italie, on prépare une eau distillée, qui passe pour réaliser presque les prodiges de l'eau de Jouvence, et dont les dames se lotionnent le visage afin de conserver la fraîcheur de leur teint. C'est de là, dit-on, que lui vient son nom spécifique ; quant à son nom générique *atropa*, on voit qu'en rappelant celui de la Parque aux ciseaux il fait allusion aux redoutables propriétés de la plante qui nous occupe.

En 1600, J.-B. Porta préconisait (1) la macération de la belladone dans du vin et conseillait de donner cette préparation aux convives qu'on voulait empêcher de manger. Il fallait administrer la liqueur trois heures avant le repas, probablement sous forme d'apéritif. Cette absorption déterminait quelque temps après une violente constriction du pharynx et empêchait complètement la déglutition.

Le principe actif de la belladone est un alcaloïde, l'*atropine*.

La jusquiame noire, *hyoscyamus niger*, solanées (fig. 38), est une plante herbacée, à tige épaisse, cylindrique, couverte de poils, visqueuse, qui atteint une hauteur de 6 à 8 décimètres. Les fleurs sont jaunes, avec des veines d'un rouge noirâtre. Le fruit consiste en une capsule oblongue, renfermée dans le calice accru, durci et à dents devenues piquantes. Il est à deux

---

(1) Porta, *Magiæ Naturalis, sive de miraculis rerum naturalium, libri quatuor*, Antuerpiæ, 1561, chap. *Anticulinaire*.

loges et s'ouvre par une espèce d'opercule ou de couvercle placé

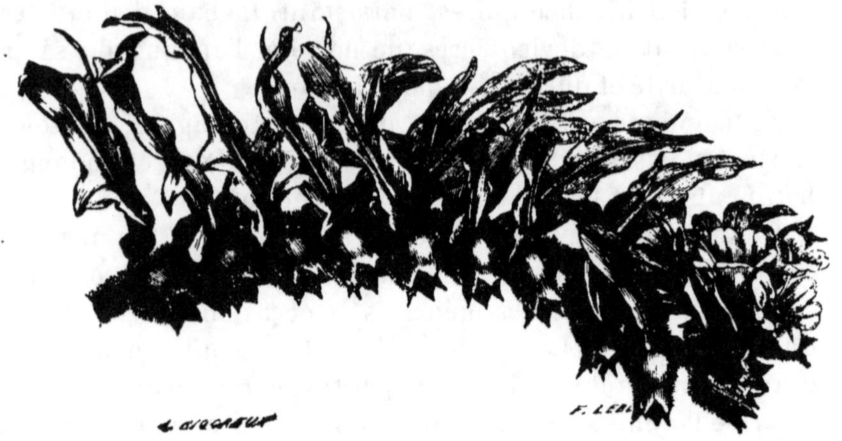

Fig. 38. — Jusquiame noire.

à sa partie supérieure, à la manière des anciennes boîtes à sa-

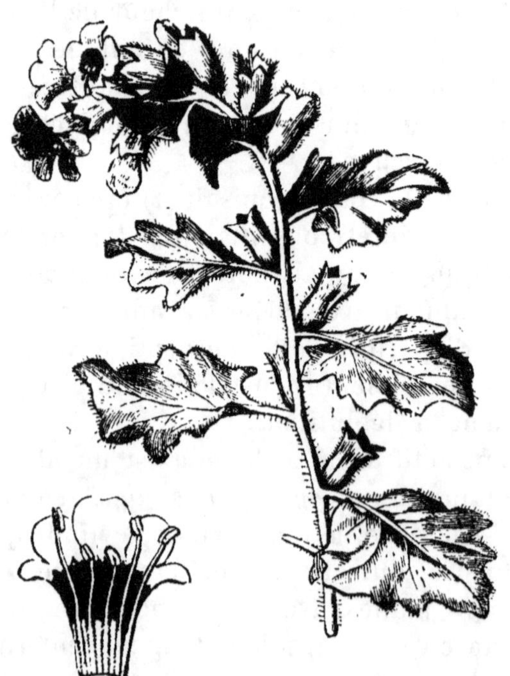

Fig. 39. — Jusquiame blanche.

vonnette. Les semences sont petites, réniformes, noires lors-

35.

que le fruit est mûr ; la racine est annuelle, pivotante, longue et grosse, rude et brune au dehors, blanche à l'intérieur.

La jusquiame noire croît le long des fossés et dans les lieux incultes des régions moyennes de l'Europe. Elle fleurit en été.

La jusquiame blanche — *hyoscyamus albus* (fig. 39), — croît spontanément dans le Midi de la France et est assez souvent cultivée dans les jardins. Elle est plus petite que la précédente, moins rameuse ; les fleurs sont sessiles et solitaires à l'aisselle des feuilles supérieures. Les graines restent blanches à maturité.

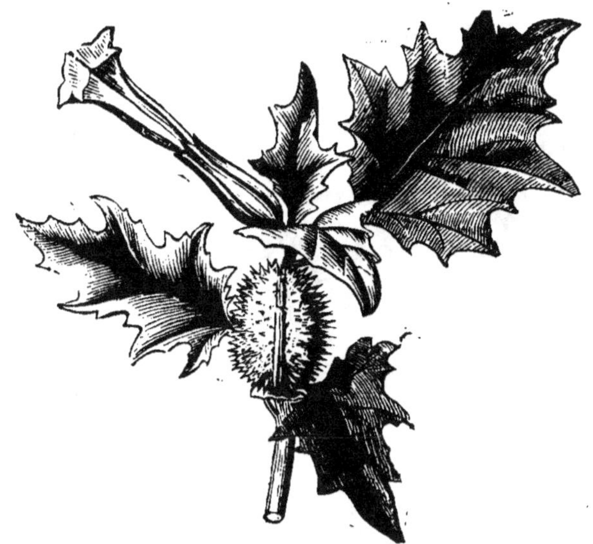

Fig. 40. — Datura stramonium.

On connaît encore la jaune, mais toutes deux ont des propriétés moins énergiques que la jusquiame noire. Le principe actif de la jusquiame est un alcaloïde, l'*hyoscyamine*.

La stramoine est une espèce du genre *datura*, son nom botanique est *datura stramonium, pomme épineuse* (fig. 40). Cette plante herbacée annuelle présente l'aspect d'un petit arbrisseau à tige de la grosseur du doigt, verte, ronde, creuse, sans poils, très branchue et haute de 1 mètre à 1ᵐ.60. Les feuilles sont larges, sinueuses sur les bords, anguleuses, à dentelures aiguës, glabres, vertes sur les deux faces et répandant une odeur vireuse. La corolle est blanche, très longue, infundibuliforme, offrant cinq plis longitudinaux qui correspondent aux

cinq dents du limbe. Le calice est vert, vésiculeux, il est caduc.
Le fruit est caractéristique, il a la forme d'une capsule hérissée
de piquants, roide, verte, charnue et ovoïde (fig. 41). Ce fruit
n'a que deux loges, bien qu'il en paraisse offrir quatre à la partie inférieure à cause du placenta qui, après un développement
considérable, ne divise qu'imparfaitement chaque loge en deux
parties. Cette capsule, à la maturité, s'ouvre spontanément en
quatre valves qui laissent voir un nombre considérable de semences assez grosses, jaunes d'abord, noires à leur maturité,
réniformes et à surface chagrinée.

Cette plante fleurit en juin, juillet et août, et se trouve assez
fréquemment dans le voisinage
des lieux habités à la campagne.
On connaît encore un grand
nombre d'espèces
de *datura*, et parmi
elles, le *datura bi-
color*, originaire du

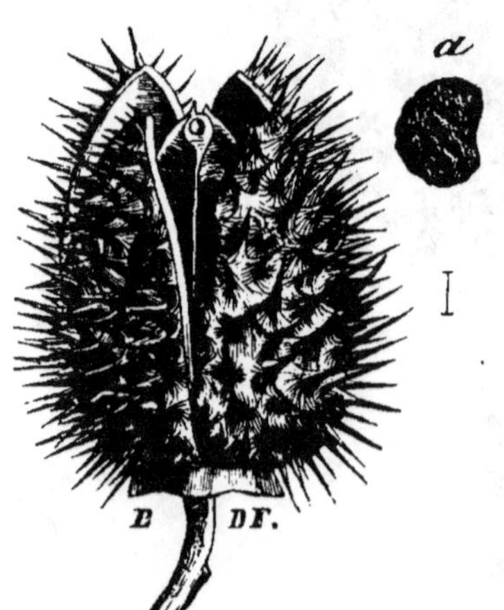

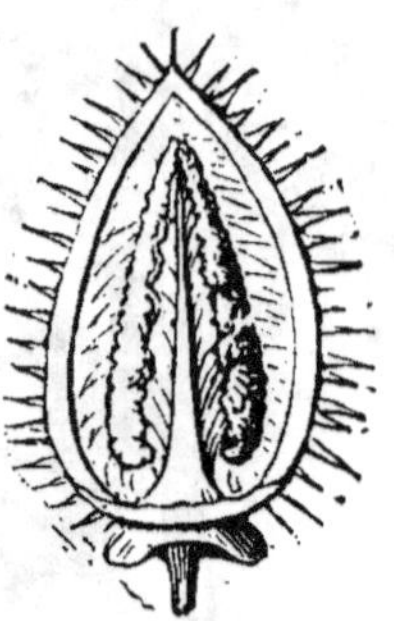

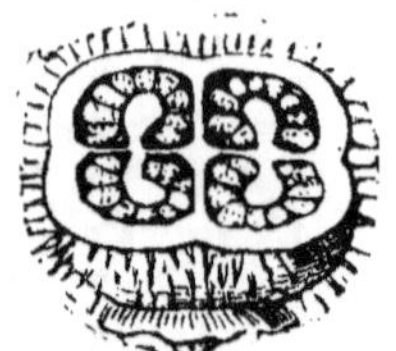

Fig. 41. — Fruit du Datura
stramonium.

Fig. 42. — Coupe
longitudinale.

Fig. 43. — Coupe
transversale.

Mexique et cultivé dans nos jardins. Les indigènes préparent
avec les fruits de cet arbrisseau une boisson nommée *tonga*;
si on la prend délayée, elle est somnifère ; concentrée, elle cause
un délire furieux que l'on apaise en avalant beaucoup d'eau froide.
La prêtresse du temple du Soleil, dans la ville de Sogamoza,
mangeait les graines de ce datura pour se préparer une extase
prophétique. La Pythie de Delphes usait d'un semblable
moyen. C'est aussi la graine de stramoine que de prétendus
sorciers employaient autrefois pour produire des visions fantastiques et faire assister au sabbat des gens dont ils exploitaient
la superstition. A une époque moins reculée, on a poursuivi
une compagnie de voleurs, connue sous le nom d'*endormeurs*.

Ils mêlaient à du tabac de la poudre de datura; puis, dans les lieux publics, dans les voitures, ils se plaçaient à côté des gens auxquels ils offraient fréquemment du tabac, et dès qu'ils les voyaient assoupis ou délirants, ils les dépouillaient sans résistance.

Le principe actif de la stramoine est un alcaloïde, la *daturine*, que certains auteurs considèrent comme identique avec l'atropine.

**Empoisonnements et doses toxiques**. — La statistique des empoisonnements criminels en France par la belladone en indique cinq cas, de 1835 à 1840, et deux seulement, de 1850 à 1880. Depuis cette époque, il n'est plus question de ces intoxications. Mais si les empoisonnements criminels sont rares, les accidents déterminés par la belladone et surtout par les fruits sont fréquents. M. Lemaout raconte qu'en 1793 de petits orphelins qu'on élevait à l'hospice de la Pitié et que l'administration du Jardin des Plantes employait à sarcler les mauvaises herbes remarquèrent dans le carré des plantes médicinales les fruits de la belladone, leur trouvèrent un goût sucré et en mangèrent une grande quantité; quatorze de ces malheureux moururent quelques heures après. On pourrait rapporter par douzaines des histoires de ce genre.

Les doses auxquelles l'empoisonnement peut se produire au moyen de la plante ou des parties de la plante sont extrêmement variables, suivant l'âge et la constitution du sujet, l'âge de la plante, l'époque de la récolte et les différentes parties employées ainsi que le degré de culture. La belladone sauvage renfermerait plus d'alcaloïdes que la belladone cultivée. Les feuilles dans les diverses variétés sont plus riches que les racines. Après la première année la belladone ne renferme que 50 p. 100 environ de l'alcaloïde que contiennent les plantes plus âgées. Dans une plante de deux ans on trouve à l'époque de la floraison — juin — et de la formation du fruit — juillet — la teneur relative en atropine la plus élevée: aussi bien dans les racines que dans les feuilles (1). Quatre baies ont suffi pour tuer un enfant, et trente n'ont pas produit d'effets fâcheux

(1) A. W. Gerrard, *Nevr. Remed.*, t. II, p. 313.

chez un adulte idiot. Mais si les doses sont répétées, le poison s'accumule. On peut ainsi produire des accidents graves avec 50 centigrammes d'extrait, le dixième jour d'une médication graduée. A la dose de 1 à 2 grammes d'extrait de belladone la mort est certaine.

L'atropine a une action beaucoup plus énergique, 8 à 10 centigrammes suffisent pour donner la mort en quelques heures à un adulte. Si cet alcaloïde est injecté par la voie sous-cutanée, ses effets sont plus terribles, et 5 milligrammes peuvent tuer un homme.

Une question importante, c'est la différence d'action de l'atropine étudiée dans la série.

Chez les lapins, l'atropine en injection sous-cutanée, en ingestion dans l'estomac, ne produit que peu de phénomènes. Du reste, cet animal peut, pendant des mois entiers, faire sa nourriture des feuilles de belladone. Bien plus, on a remarqué que la tolérance chez les animaux augmentait avec l'âge.

Le cobaye est encore moins sensible que le lapin ; les rats sont à peu près dans le même cas. Mais il ne faudrait pas croire cependant que ces animaux sont réfractaires à ce poison. Si l'on vient à injecter de l'atropine dans la veine jugulaire, à des doses bien inférieures à celles qu'on donne ordinairement à ces animaux sans produire d'accidents, on les voit mourir bientôt, avec tous les phénomènes d'intoxication par cet alcaloïde. On est donc en droit de rattacher l'espèce d'immunité du commencement à une absorption lente et une élimination rapide et facile.

C'est sur les carnassiers que la belladone agit avec le plus d'énergie ; mais c'est sur l'homme qu'elle manifeste son action avec toute son intensité. Nous le répétons, avec des doses de 2 milligrammes, on a obtenu des troubles cérébraux et des accidents graves.

La jusquiame est aussi active que la belladone ; et l'hyosciamine a une intensité d'action égale à celle de l'atropine. Ces deux alcaloïdes se donnant aux mêmes doses, on peut supposer qu'ils seront également toxiques dans les mêmes conditions. D'ailleurs la jusquiame et l'hyoscyamine ne se trouvent que rarement dans la thérapeutique, l'identité de leur action physiologique avec la belladone et l'atropine en rend l'emploi absolument superflu.

On ne connaît pas d'empoisonnement criminel par la jusquiame et son principe actif isolé, mais on a signalé souvent des intoxications accidentelles. Un médecin allemand donne une curieuse relation d'un accident provoqué par cette plante. « On servit aux bénédictins du couvent de Rhinow une salade de racines de chicorées, à laquelle se trouvait mêlée de la jusquiame. Après le repas, les moines allèrent se coucher; peu après, les symptômes de l'empoisonnement commencèrent à se manifester : malaise général, douleurs d'entrailles, vertige, ardeur du gosier. A minuit, heure des matines, un moine était tout à fait fou; on crut qu'il allait mourir. Parmi ceux qui étaient allés au chœur, les uns ne pouvaient ni lire ni ouvrir les yeux, les autres mêlaient à leurs prières des paroles désordonnées, d'autres croyaient voir des fourmis courir sur leurs livres. Tous guérirent. »

On trouve encore la relation d'un empoisonnement par la jusquiame (1). Quatre jeunes gens mangèrent par erreur des racines de jusquiame, et ils furent pris d'un délire furieux ; un autre, nouveau Midas, voyait se changer en or tous les objets placés devant lui, même les mets qu'on déposait sur la table ; un troisième, renouvelant le prodige de Circé, voyait changer en porcs les hommes avec lesquels il se trouvait. Ils guérirent tous.

Le datura, comme la belladone, comme la jusquiame, peut provoquer la mort. C'est une plante toxique : quinze à vingt graines peuvent, chez les enfants, non seulement produire des accidents graves, mais encore amener la mort. La statistique officielle rapporte cinq cas d'empoisonnements par cette plante, dans une période de quarante années.

Quant à la daturine, alcaloïde qu'on retire des feuilles et des semences du *datura stramonium,* elle présente une composition analogue et même identique à celle de l'hyoscyamine. Ses effets physiologiques ressemblent aussi qualitativement à ce dernier alcaloïde. Cependant, d'après Schroff, les *doses plus faibles de daturine seraient suffisantes pour provoquer les mêmes effets.*

(1) *Ephemerides Naturæ curiosorum.*

Buchheim pense que cela peut être dû à ce que la daturine renferme le radical d'un acide métamère de l'acide tropique.

**Recherche de la belladone, de la jusquiame, de la stramoine et des alcaloïdes correspondants dans les cas d'empoisonnement.** — Dans un empoisonnement par ces substances, l'expert doit porter ses recherches sur les vomissements et les fèces, le contenu du tube digestif, le sang et les urines. Dans les premières substances, il cherchera les moyens de caractériser la présence des plantes ou parties de plantes, et les alcaloïdes, et dans le sang et les urines il n'aura pour objectif que la mise en évidence de l'atropine ou de l'hyoscyamine.

**Recherche des alcaloïdes.** — On devra se servir du procédé de Stas. La méthode de Dragendorff ne peut ici recevoir d'application très utile en raison de la propriété qu'a l'atropine de cristalliser dans la benzine, surtout à froid. Pour remédier à cet inconvénient, Dragendorff recommande alors l'emploi, comme dissolvant, de l'alcool amylique, en un mot, il se sert des indications d'Erdmann et Uslar, et opère de la façon suivante : les matières organiques à essayer sont traitées par de l'acide chlorhydrique ou mieux par de l'acide sulfurique très étendu et jeté sur toile après une macération de une à deux heures à une température de 60° à 80°. Les liqueurs acides sont neutralisées par l'ammoniaque et évaporées à siccité. Le résidu est repris par l'alcool amylique, et la solution, agitée avec une liqueur acide, laquelle s'empare de l'alcaloïde dissous dans l'alcool amylique. Ce liquide acide neutralisé par de l'ammoniaque est traité par l'éther. Mais il faut, au préalable, prendre une précaution; en effet, on ne peut empêcher que l'eau acidulée n'enlève une certaine quantité d'alcool amylique qui sera dissous plus tard par l'éther; on aurait donc à craindre une décomposition pendant l'évaporation. On élimine donc toute trace d'alcool amylique en agitant le liquide acide avec du chloroforme qui ne dissout pas le sel d'atropine. Ce n'est qu'après ce traitement qu'on alcalinise le liquide acide débarrassé d'alcool amylique et qu'on le soumet à l'action dissolvante de l'éther.

Le traitement à l'éther doit être fait à trois ou quatre reprises différentes, car la solubilité de l'atropine dans ce liquide n'est pas très grande. On décante l'éther chaque fois, on réunit les liqueurs et on abandonne à l'évaporation spontanée.

Le résidu obtenu est presque toujours incolore, cristallin, mais renferme parfois un peu de sulfate d'ammoniaque, que l'on sépare facilement au moyen de l'alcool absolu qui ne dissout que l'atropine.

Ce traitement à l'éther, succédant à l'alcool amylique a pour but d'éviter une cause d'erreur inhérente au procédé d'Erdmann et Uslar. En effet, on a remarqué que pendant l'évaporation des solutions amyliques, une grande partie de l'atropine, environ 60 p. 100, était ou décomposée ou volatilisée.

Dragendorff a encore donné un moyen rapide pour rechercher l'atropine dans les urines. Il suffit d'aciduler fortement l'urine avec de l'acide sulfurique, de la soumettre deux fois à une agitation avec de l'alcool amylique et deux fois avec de l'éther. Le liquide neutralisé par de l'ammoniaque est repris par de l'éther, et l'opération est continuée comme plus haut.

Nous recommandons à l'expert, dans une recherche toxicologique de l'atropine, d'employer ou le procédé de Stas ou la méthode d'Erdmann et Uslar, en suivant alors exactement les modifications apportées par Dragendorff.

Pour rechercher l'hyoscyamine, on devra suivre les mêmes méthodes et s'entourer des mêmes précautions. En effet, comme l'atropine, l'hyoscyamine peut se volatiliser avec la vapeur d'eau et à plus forte raison avec celle de l'alcool amylique. Le procédé de Stas est donc tout indiqué ; cet alcaloïde est suffisamment soluble dans l'éther pour pouvoir être enlevé complètement des matières organiques qui le renferment. On pourrait encore suivre les indications que Dragendorff a données au sujet de l'atropine.

Les alcaloïdes, atropine et hyoscyamine, étant isolés, il importe maintenant de les caractériser.

*Atropine.* — 1° L'atropine cristallise en aiguilles soyeuses de forme prismatique. Elle est âcre et amère, incolore et inodore. Elle fond à 114° (1), en se décomposant en partie. Elle se dissout très peu dans l'eau ; il en faut 200 parties pour la dissoudre à froid et 54 parties quand l'eau est bouillante. Elle est très

_______

(1) Ladenburg, *Ann. der. Chem. und Pharmac.*, t. CCVI, p. 274.

soluble dans l'esprit de vin et la solution alcoolique saturée est précipitée par une addition de très peu d'eau. Elle est beaucoup moins soluble dans l'éther, et exige pour se dissoudre 25 parties d'éther froid et 6 parties du même éther bouillant. Enfin l'atropine est très soluble dans l'alcool amylique et le chloroforme et le toluène. Elle est faiblement lévogyre $\alpha D = -1,89$ (1).

En combinaison avec les acides, l'atropine forme des sels qui sont difficilement cristallisables, surtout lorsqu'ils sont acides. Ces sels se dissolvent facilement dans l'eau, dans l'alcool et très peu dans l'éther.

2° Les alcalis potasse ou soude, les carbonates alcalins, précipitent l'atropine de ces solutions acides ou neutres. Le précipité pulvérulent tout d'abord prend à la longue une forme cristalline et n'est pas plus soluble dans un excès du précipitant que dans l'eau de la liqueur.

3° L'ammoniaque décompose les combinaisons de l'atropine avec les acides, mais le précipité est soluble dans un excès du précipitant.

En présence des alcalis fixes, et de l'eau de baryte, si l'on vient à faire chauffer l'atropine, cet alcaloïde se décompose en donnant par absorption d'une molécule d'eau de l'*acide tropique* et de la *tropine*, si la température est suffisamment prolongée.

4° Le bicarbonate d'ammoniaque et les bicarbonates alcalins ne précipitent pas les sels d'atropine.

5° Le chlorure d'or donne, avec les solutions acétiques, un précipité jaune dans les liqueurs au 1/100 et jaune verdâtre dans celles qui sont étendues au 1/1.000. Ce sel double d'or est tout à fait caractéristique. Il se précipite, en général, sous forme d'huile qui se solidifie rapidement et cristallise dans l'eau chaude, après addition d'un peu d'acide chlorhydrique. Le liquide se trouble par refroidissement et après quelque temps, il se sépare de petits cristaux réunis en mamelons. Le sel sec fond dans l'eau bouillante, et sa solution aqueuse exposée à la lumière est réduite.

100 grammes d'eau acidulée par de l'acide chlorhydrique dissolvent à 50 — 60°, 0,137 sel d'or.

(1) **Will et Bredig,** *Berichte deut. chem. Gesell.,* 21 p. 2777.

6° Chauffée avec de l'acide sulfurique concentré jusqu'à coloration brun faible, l'atropine donne, si on vient à ajouter quelques gouttes d'eau, une odeur agréable, qui rappelle celle du prunier sauvage ou celle du lait caillé; en chauffant davantage elle se manifeste toujours.

On pourrait modifier la réaction de la façon suivante, en tenant compte des travaux de Pfeiffer : dans un petit tube à essais, on introduit l'atropine en même temps que de l'acide sulfurique concentré et un peu de bichromate de potasse, et on chauffe. Il se forme aussitôt des vapeurs à odeur de benjoin très prononcée; de l'hydrure de benzoïle en même temps qu'un peu d'acide benzoïque.

Si la température était peu prolongée, il se formerait de l'acide *tropique* et de la *tropine*.

7° Enfin, les préparations d'atropine, alcaloïde ou sels, introduites dans l'œil, dilatent la pupille pour un temps assez long.

8° Le docteur Vitali, de Plaisance, a donné comme caractéristique de l'atropine la coloration violette que présente cet alcaloïde oxydé au préalable par l'acide azotique concentré et bouillant, et traité ensuite par une solution concentrée d'hydrate de potasse.

Voici les conditions les plus favorables pour produire cette réaction :

Si l'alcaloïde est solide, on l'additionne de dix fois son poids d'acide azotique concentré, on fait bouillir quelques minutes, et on évapore doucement à siccité.

Après refroidissement, on laisse tomber sur le résidu obtenu quelques gouttes d'une solution alcoolique de potasse. Aussitôt il se manifeste une coloration violette qui passe au rouge vineux, puis au rouge sale.

Si l'alcaloïde est en solution, il faut évaporer et opérer sur le résidu sec comme il est dit plus haut.

Cette réaction est extrêmement sensible et exclusive à l'atropine. L'auteur a pu l'obtenir sur une solution de sulfate d'atropine contenant 0,000,001 de ce sel.

Nous nous sommes maintes fois occupé de réaliser cette expérience, nous avons toujours constaté sa parfaite réussite avec l'atropine pure et libre ou avec son sulfate ; mais avec le chlorhydrate, elle nous a fait presque toujours défaut.

En effet, l'alcaloïde impur ainsi que le chlorhydrate abandonnent toujours, après traitement par l'acide azotique, un résidu jaune foncé qui masque complètement la coloration violette.

*Hyoscyamine.* — 1° D'après MM. Geiger et Hesse, l'hyoscyamine se présente sous la forme d'aiguilles soyeuses groupées en étoiles, assez solubles dans l'eau, très solubles dans l'alcool et dans l'éther. Point de fusion 108,5. Ces solutions ramènent au bleu le papier de tournesol rouge. L'hyoscyamine n'a pas d'odeur quand elle est bien sèche. Elle n'est pas volatile à la température ordinaire ; mais à mesure que la température s'élève, elle fond d'abord à une douce chaleur, puis se volatilise en se décomposant en partie. Elle possède une saveur âcre et désagréable.

L'hyoscyamine du commerce est un produit noirâtre, sirupeux, dans lequel on aperçoit quelques rudiments de cristaux lorsqu'on l'examine au microscope.

2° Les alcalis minéraux précipitent les solutions d'hyoscyamine concentrées ; étendus, ils ne forment aucun précipité, car cet alcaloïde est un peu soluble dans l'eau. Chauffé avec les alcalis, il se dégage des vapeurs alcalines, et la solution concentrée laisse déposer de gros cristaux prismatiques efflorescents qui contiennent 21 0/0 d'eau de cristallisation.

Ces cristaux sont solubles dans l'eau, dans l'alcool ; l'acide chlorhydrique donne dans la solution aqueuse un précipité blanc qui devient jaune à la lumière et dont la composition répond à celle de l'acide santonique. C'est en se basant sur cette réaction que Kletzinski a considéré l'hyoscyamine comme le nitrile de l'acide santonique.

3° L'acide azotique concentré dissout l'hyoscyamine sans produire de coloration.

4° L'acide sulfurique étendu la dissout et donne des sels cristallisables ; concentré, il la brunit.

5° Avec le chlorure d'or, on obtient un sel double qui ne fond pas dans l'eau bouillante. Sa solution aqueuse n'est réduite ni par l'ébullition ni par une longue exposition à la lumière. Les solutions chaudes ne se troublent que par refroidissement (1).

6° Enfin, nous ajouterons que cet alcaloïde est précipité en brun par l'iode, en blanc par l'infusion de noix de galle, en blanc jaunâtre par le chlorure d'or. Le bichlorure de platine ne la précipite pas.

Les solutions de l'hyoscyamine ou de ses sels, introduites dans l'œil, déterminent comme l'atropine une dilatation de la pupille. Il paraîtrait cependant que l'action se manifesterait un peu plus lentement, mais, en revanche, qu'elle durerait plus longtemps.

La réaction de Vitali ne se produit pas avec l'hyoscyamine.

La *duboisine* — alcaloïde d'une plante d'Australie (*duboisia myoporoïdes*, solanées) — dont la propriété caractéristique est son action mydriatique. Au point de vue chimique, elle est identique à l'hyoscyamine.

La daturine est considérée par Planta comme de l'atropine, et Ladenburg la dit identique à l'hyoscyamine.

Le tableau suivant (2) donne les caractères différentiels de l'atropine et de l'hyoscyamine :

| RÉACTIFS. | HYOSCYAMINE. | ATROPINE. |
|---|---|---|
| ACIDE PICRIQUE............ | Huile se solidifiant presque immédiatement en tables. | Précipité cristallin. |
| IODURE MERCURICO-POTASSIQUE. | Précipité caséeux. | Même réaction. |
| IODURE IODURÉ DE POTASSIUM.. | Cristallise de suite. | Huile brune cristallisant après un certain temps. |
| CHLORURE MERCURIQUE...... | Huile se solidifiant en tables; ne se forme pas dans les solutions étendues. | Même réaction. |
| ACIDE TANNIQUE............ | Faible trouble. | Même réaction. |
| CHLORURE DE PLATINE....... | Rien. | Rien. |
| CHLORURE D'OR............ | Réaction caractéristique. Voir plus haut. | Réaction caractéristique et différentielle. Voir plus haut. |

(1) Ladenburg, *loco citato*.
(2) Ladenburg.

**Recherche de la plante ou parties de la plante**. — Dans une intoxication, accidentelle ou criminelle, on doit toujours rechercher avec soin si dans les vomissements et contenus du tube digestif, on ne rencontre pas, au milieu des matières alimentaires et autres, des restes de végétal, de fruits, de fleurs. Ceux-ci donneront souvent d'excellentes indications pour la continuation et la bonne direction de l'expertise.

Si le malade a ingéré des baies de belladone, les matières vomies auront une couleur violacée, lie de vin, et présenteront une odeur particulière, un peu vireuse et comme alcoolique. Souvent les contractions de l'estomac ont expulsé des baies entières, ou des débris assez gros et facilement reconnaissables. Si la digestion est plus avancée, ou qu'une mastication plus complète ait détruit la forme extérieure de la baie, il sera encore aisé de reconnaître le fruit de la belladone à la coloration violette des matières, et surtout au nombre considérable de *petites graines réniformes*.

Cette forme spéciale des graines de belladone, de datura, de jusquiame, servira de même pour déceler la présence de ces deux dernières substances, surtout si les symptômes observés ont été en concordance avec cette observation botanique.

Si l'empoisonnement est provoqué par l'ingestion de feuilles, fleurs et racines de ces trois solanées, les matières vomies répandront une odeur vireuse, nauséabonde, qui mettra du premier coup l'expert sur la voie et lui permettra de soupçonner l'intoxication.

Il est enfin un dernier élément que l'expert ne doit pas perdre de vue dans de semblables circonstances, c'est l'époque même de la floraison et de la maturité de ces plantes vénéneuses. Ainsi que nous l'avons dit, elle a lieu pendant les mois de juin, juillet et août, et c'est toujours à cette époque que les empoisonnements observés jusqu'à maintenant se sont produits.

Ces signes trouvés, l'expert devra toujours continuer l'expertise et chercher à caractériser l'atropine et l'hyoscyamine, dans les matières recueillies, dans le sang, dans les urines, en suivant la marche et en appliquant les réactions que nous avons données.

**Considérations générales sur les empoisonnements par ces**

**solanées.** — Les empoisonnements par la belladone, la stramoine et l'atropine, la jusquiame et l'hyoscyamine, peuvent se produire non seulement à la suite de l'ingestion d'une partie de ces plantes, ou d'une dose mortelle de l'alcaloïde, mais encore chez des personnes qui auraient mangé la chair d'un des animaux qui se nourrissent de feuilles de belladone et qui sont réfractaires à son action toxique. C'est ainsi qu'on a accusé des escargots d'avoir provoqué des intoxications parfois mortelles.

La marche du poison, la physiologie de l'empoisonnement, doivent être étudiées pour bien se rendre compte des expérimentations *in anima vili*, indispensables pour compléter l'étude toxicologique de ces substances. Tout ce que nous allons dire aura pour objectif l'atropine.

L'atropine ne passe pas à travers la peau intacte. Appliquée sur une muqueuse quelconque, injectée par voie sous-cutanée, elle pénètre avec rapidité dans le torrent circulatoire et se répand dans tous les organes, où l'on peut en déceler la présence. Très peu de temps après, elle s'élimine en nature avec l'urine; dix à vingt heures après, toute l'atropine a abandonné l'organisme.

La présence de l'atropine peut être décelée, d'après Dragendorff, même au bout de deux mois et demi, dans les matières organiques en putréfaction.

Les phénomènes de l'empoisonnement se manifestent avec une très grande rapidité, même après l'absorption de faibles doses de cet alcaloïde; s'il a été injecté directement dans le sang, l'explosion des accidents est instantanée; s'il a été injecté sous la peau, les phénomènes toxiques se montrent au bout de deux à trois minutes; s'il a été appliqué sur une muqueuse ou ingéré dans l'estomac, c'est au bout de cinq à dix minutes que les phénomènes font leur apparition.

Le symptôme le plus caractéristique de l'empoisonnement par l'atropine ou l'hyoscyamine est la dilatation de la pupille. Soit qu'une solution d'atropine ait été instillée dans le sac conjonctival, soit que le poison ait agi sur la totalité de l'organisme, on voit se produire une dilatation pupillaire et une paralysie de l'accommodation.

C'est chez l'homme, le chat et le chien que la dilatation de la pupille se manifeste avec le plus d'intensité ; elle devient telle que l'iris n'est plus représenté que par un ourlet extrêmement étroit. Les dames de l'antiquité se servaient de ce mydriatique pour changer la couleur de leurs yeux, les belles aux yeux bleus devenaient des belles aux yeux noirs, etc. Elle fait entièrement défaut chez les oiseaux.

Pour provoquer cette dilatation, il faut des doses excessivement faibles. Græffe dit qu'il suffit de 0,000,1 d'atropine, et pour de Ruitter, seulement 0,000,000,5.

La physiologie possède donc là un réactif des plus sensibles et que l'expert doit toujours employer dans les intoxications de cette nature. Voici les recommandations que fait Tardieu, au sujet de ce genre d'expérimentation : « La pièce où l'on doit opérer doit être éclairée par la lumière diffuse et aussi claire que possible : l'heure la plus favorable est comprise entre midi et deux heures ; avant de procéder à l'expérience, on examine attentivement, en se plaçant à 1 mètre de la fenêtre de l'appartement, le diamètre de la pupille de l'animal, qu'on note exactement de manière à pouvoir apprécier toute augmentation ultérieure. Il est même préférable de prendre deux chiens de même taille et de s'assurer par avance de l'égalité du diamètre de leurs pupilles ; l'un de ces animaux est mis en expérience, puis comparé au second, qui ne sert que de terme de comparaison. Quel que soit l'expédient que l'on emploie dans ce cas, on opère alors de deux façons, suivant la quantité de la matière à essayer qu'on a à sa disposition. Si elle est suffisante, on administre à l'un des animaux la moitié de la liqueur vénéneuse, soit au moyen d'un entonnoir qu'on lui introduit entre les mâchoires et dans lequel on verse le liquide, soit en arrosant de cette même liqueur une partie qu'on laisse manger à l'animal. L'effet ne tarde pas à se produire, et si le liquide ingéré renferme réellement de l'atropine, indépendamment des autres symptômes, l'opérateur pourra, au bout de vingt à trente minutes, constater une augmentation du diamètre de la pupille. Si la proportion du toxique est considérable, cette dilatation devient progressivement plus grande, et finit par atteindre la limite de dilatabilité du sphincter pupillaire.

« La méthode sous-cutanée présente encore plus de sensibilité. Il est à peu près indifférent de lancer l'injection dans telle ou telle partie de corps; on choisira cependant de préférence la partie interne des cuisses postérieures, parce qu'elles sont peu garnies de poils et que la masse du tissu cellulaire y est considérable. Pour le chien, il faut autant que possible pratiquer l'injection dans une partie, telle que cet animal, très enclin à lécher ses plaies, ne puisse l'atteindre avec sa gueule; on choisira donc la portion supérieure du cou ou le voisinage des premières vertèbres.

« Enfin le moyen le plus sensible, applicable en toute circonstance et chez tous les animaux ayant une pupille dilatable, surtout précieux en toxicologie, là où on ne possède que des quantités de substances très minimes, consiste à appliquer directement une goutte ou deux de la solution suspecte entre les paupières mêmes de l'animal soumis à l'expérience. Cette manière d'opérer a sur les autres l'avantage de n'influencer qu'un seul œil et par conséquent d'avoir toujours dans le second, au moins pendant quelques minutes, un point de comparaison aussi exact que commode à observer.

« La solution qui doit servir à l'instillation directe dans l'œil de l'animal doit être réduite à quelques gouttes, et aussi peu acide que possible dans la crainte d'irriter la cornée et d'en troubler momentanément la transparence. Si le liquide offrait une acidité trop marquée, on y projetterait une fine gouttelette d'eau ammoniacale jusqu'à réaction sensiblement neutre. L'opération ne présente, au reste, aucune difficulté, il suffit de faire tenir par un aide la tête de l'animal qu'on a choisi, de constater d'abord que la dilatation de la pupille est égale dans les deux yeux, puis de faire bâiller l'une des paupières en tirant modérément la peau et d'y déposer rapidement une goutte ou deux de la solution qu'on veut essayer. Il faut alors empêcher l'animal de se frotter l'œil avec ses pattes, et d'expulser ainsi en pure perte le liquide introduit, puis se hâter, au bout d'une ou deux minutes, de constater l'état des deux pupilles. En général, l'absorption est rapide, et la dilatation de la pupille s'effectue deux ou trois minutes après l'instillation du liquide; si l'on tardait, l'inconvénient qui pourrait surgir serait de voir l'atropine ou l'hyoscyamine gagner l'autre œil et fausser ou altérer ainsi les résultats de l'expérience. »

Après avoir constaté la dilatation de la pupille, avec les liqueurs restantes, l'expert pourra essayer de produire les autres symptômes propres de l'absorption de ces alcaloïdes.

Enfin, avant de terminer, nous rapportons en quelques lignes une cause d'empoisonnements accidentels par le sulfate neutre d'atropine employé comme collyre.

Lutaud en a vu un cas à Paris, sur un pharmacien qui avait augmenté brusquement la quantité de sulfate d'atropine dans son collyre. Pour lui :

1° L'intoxication se produirait parce que, à la suite des lotions oculaires, le sulfate d'atropine peut passer dans les points lacrymaux, de là dans le pharynx et le tube digestif;

2° Les accidents produits sont en général de courte durée et sont aussi remarquables par leur intensité que par leur rapide disparition;

Comme recommandation, il insiste sur ce que, dans les instillations de collyre au sulfate d'atropine, ce soit le médecin qui opère, et qu'il ait toujours soin d'exercer sur l'angle interne de l'œil une pression, pour s'opposer ainsi au passage du liquide toxique dans les points lacrymaux.

On connaît également les observations de Galezowski (1), de Mac Donald et de Meyer.

Pour Gosselin, l'intoxication se produirait non par le passage du poison dans les points lacrymaux, mais bien par absorption de l'atropine par la conjonctive. Il a de plus démontré que les solutions d'atropine passent directement et pénètrent en nature dans la chambre antérieure de l'œil.

**Dosage des alcaloïdes des solanées étudiées dans ce chapitre.** — Tous les procédés de dosage ont eu, dans cette circonstance, pour but la détermination de la quantité d'atropine dans une liqueur ou un mélange quelconque.

Les méthodes par les pesées ne sont ici guère applicables; seul le procédé de Mayer peut rendre service.

Pour opérer, on dissout le précipité d'alcaloïde dans de l'acide sulfurique étendu et on le dose volumétriquement au

---

(1) Galezowski, *Traité des maladies des yeux*, 3ᵉ édition. Paris, 1888.

moyen de la solution d'iodure double de mercure et de potassium, en suivant avec soin les indications déjà données. 1 centimètre cube de la solution correspond à 145 milligrammes d'atropine.

Dragendorff a remarqué que la rapidité avec laquelle on effectuait le dosage avait une influence sur ce dosage. Si l'on verse rapidement le réactif dans la liqueur à essayer, on obtient un précipité d'atropine amorphe qui cristallise dans les vingt-quatre heures. Si au contraire on le verse goutte à goutte dans une solution d'alcaloïde, au 1/2,000 à peu près, on aura un précipité immédiatement cristallisé, qui se dépose très vite, de sorte que la fin de l'opération peut être facilement observée. Il s'ensuit donc que le dosage par cette méthode, conduit très lentement et dans des solutions au 1/200 environ, peut être considéré comme suffisant et mériter la confiance de l'expert.

**Antidotes et traitements**. — En présence d'un empoisonnement par l'atropine, l'hyoscyamine, ou par des produits végétaux qui en renferment, le poison ayant été introduit dans l'estomac, le premier soin est de le faire rejeter. Pour cela on se sert des moyens employés à propos de la morphine, pompe stomacale, vomitifs, etc.

Comme antidotes directs, on a conseillé le tannin, le charbon animal, l'iode. Mais l'emploi de ces agents n'a pas d'ailleurs été positivement établi au point de vue pratique, et pour s'en servir il faut être sûr qu'il reste du poison dans l'appareil digestif. On a encore préconisé la physostigmine, la morphine, l'acide cyanhydrique; mais tous ces moyens ne doivent être employés que par les gens compétents.

## V

## TABAC ET NICOTINE

Le tabac — *nicotiana tabacum*, solanées, — dès son arrivée en Europe fut diversement baptisé. On l'appela *buglosse antarctique*, *jusquiame du Pérou*, ou plus communément, *herbe de M. le Prieur*, ou *herbe à la Reine*, parce que Jean Nicot, ambassadeur de France en Portugal, en avait d'abord fait hommage à la reine mère, Catherine de Médicis, et au grand prieur François de Lorraine.

C'est une plante haute de 1 mètre à 1$^m$,60, rameuse, dont la tige, grosse comme le pouce, cylindrique, est légèrement velue, pleine de moelle et glutineuse à la surface (fig. 44). Sa racine est fibreuse et rameuse, blanche et d'une saveur très àcre. Les feuilles sont alternes, sessiles, très grandes, d'un vert pâle, ovales, oblongues, entières; les supérieures sont lancéolées, à sommet aigu, aux bords légèrement ondulés, à nervures très apparentes et à surface velue. Les fleurs sont disposées en une belle panicule terminale de couleur rosée et purpurine. Le calice est gamosépale en godet, visqueux; la corolle est gamopétale, en entonnoir à tube deux fois long comme le calice. Le limbe est plan, étalé, et possède cinq plis et cinq lobes courts et pointus. Le fruit est une capsule, ovoïde, conique, à deux loges, s'ouvrant aux sommets en quatre parties. Les semences sont brunes, ridées et très petites.

Il est encore une espèce de tabac, *nicotiana rustica* (fig. 45), différente de la précédente par quelques caractères de détails. Cette plante est velue et glutineuse, sa hauteur moyenne est comprise entre 60 centimètres et 1 mètre. Les feuilles sont pétiolées, ovales, moins aiguës que les précédentes, épaisses et d'un vert plus foncé. Les fleurs sont plus petites, paniculées plus longuement, formées d'un calice court, d'une corolle jaunâtre, à tube court et velu, à peine plus long que le calice, à

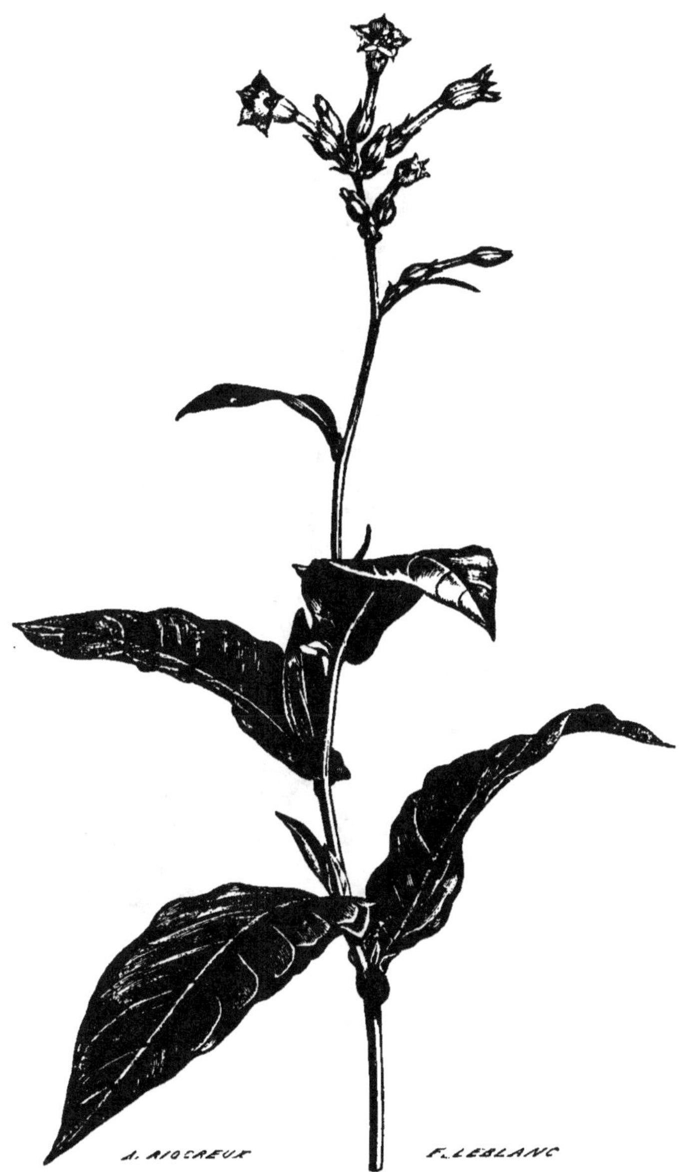

Fig. 44. — Tabac (*Nicotiana tabacum*).

limbe court, et à cinq lobes peu distincts. Le fruit est une capsule arrondie et non conique à ses extrémités.

Depuis le XVIᵉ siècle et avant d'atteindre à la haute prospérité, à la vogue croissante et à la productivité fiscale qu'on lui connaît, le tabac a passé par des vicissitudes sans nombre. Il a été tour à tour, dans les différents États, préconisé, honni,

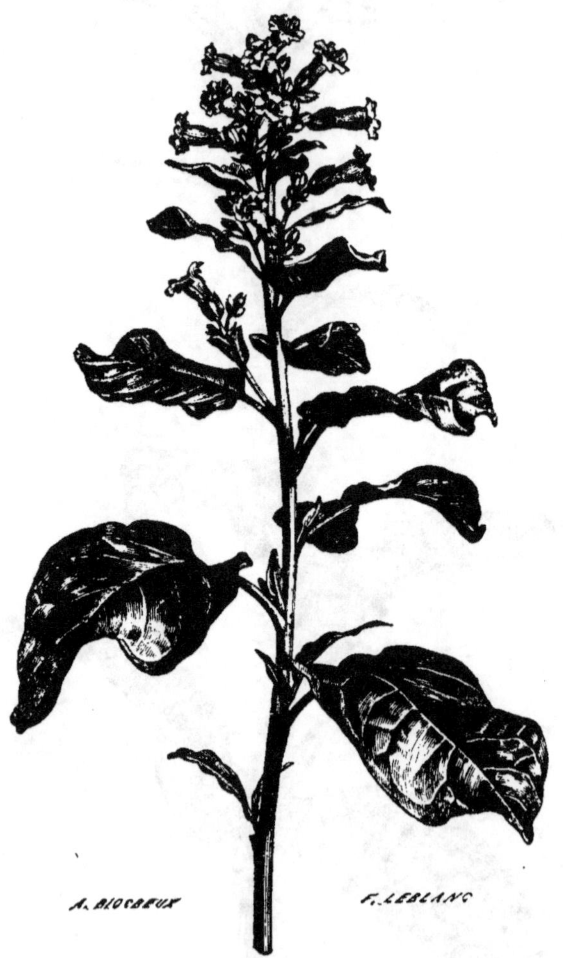


Fig. 45. — Tabac rustique (*Nicotiana rustica*).

protégé, proscrit, affermé, libéré, monopolisé. La plupart des princes ont d'abord cru que leurs sujets, en fumant et en prisant, se suicidaient. Ils ont craint de ne plus régner, quelque jour, que sur des nécropoles, ou sur des peuples d'idiots, moitié ivres, moitié engourdis. Ils ont donc essayé d'empêcher l'abus du tabac, jusqu'à ce que, voyant d'abord qu'ils n'y parvenaient point, ensuite que l'humanité, tout en prisant et en fumant de plus en plus, ne s'en portait pas plus mal et n'en devenait ni plus ni moins extravagante, ils ont eu l'idée d'exploiter au profit du Trésor ce goût étrange, peut-être malpropre, mais à peu près inoffensif.

Le principe actif, vénéneux, du tabac est un alcaloïde liquide, la nicotine.

**Empoisonnements et doses toxiques.** — On n'observe que rarement des empoisonnements criminels par le tabac ou la nicotine. La statistique criminelle de France ne relate que cinq cas d'empoisonnement par le tabac de 1840 à 1880. En Belgique, on connaît l'empoisonnement célèbre de Fougnies par son beau-frère Bocarmé (1).

Le tabac est une plante vénéneuse, mais qui ne présente pas de propriétés toxiques invariables : suivant la provenance, la forme et les préparations qu'il a subies, le tabac est plus ou moins actif. Nous empruntons à Tardieu le tableau suivant, indiquant la proportion de nicotine contenue dans les divers tabacs employés et consommés aujourd'hui, séchés à 100°, mais sans traitement préalables :

| | | | | |
|---|---|---|---|---|
| Virginie | 6,87 p. 100 | | Nord | 6,58 p. 100 |
| Kentucky | 6,09 — | | Ille-et-Vilaine.. | 6,29 — |
| Maryland | 2,29 — | | Pas-de-Calais.. | 4,94 — |
| Lot | 7,96 — | | Alsace | 3,21 — |
| Lot-et-Garonne . | 7,34 — | | | |

Lorsque ces tabacs doivent servir à la consommation, ils subissent différents traitements, la mouillure, la fermentation, la torréfaction, qui leur font perdre une certaine quantité d'alcaloïde. Ainsi les tabacs connus, tabacs à fumer, à priser, etc., contiennent beaucoup moins de nicotine que les tabacs n'ayant subi aucune préparation.

| | |
|---|---|
| Tabac à fumer | 5,00 p. 100 |
| Tabac à priser | 2,04 — |
| Cigares à 15 centimes | 2,00 — |

On peut conclure que le tabac préparé est moins toxique que le tabac simplement desséché.

(1) Voyez page 22.

Il est difficile d'indiquer les doses de tabac susceptibles d'amener des accidents graves ou la mort. On cite des cas où 8 grammes chez des enfants de quatorze ans, et 30, 40 et 60 grammes de tabac chez des adultes, administrés en lavements, ont déterminé des empoisonnements mortels. Le célèbre Santeuil éprouva des vomissements et des douleurs atroces au milieu desquels il expira, pour avoir bu un verre de vin dans lequel on avait mis du tabac d'Espagne.

Même appliquée à l'extérieur, cette substance peut causer des accidents parfois très graves. Un contrebandier s'étant couvert toute la peau nue de feuilles de tabac, pour le soustraire à l'impôt, éprouva tous les symptômes d'empoisonnement observés à la suite d'abus ou d'ingestion de tabac. Hildenbrand cite un fait analogue : tous les hussards d'un escadron s'étaient enveloppé le corps de feuilles de tabac dans l'intention de frauder, et quoique tous fussent de grands fumeurs, ils éprouvèrent des maux de tête, des vertiges et des vomissements.

Le jus de tabac peut provoquer des accidents d'empoisonnements : on raconte qu'un petit garçon mourut trois jours après qu'on lui eut répandu du jus de tabac sur l'un des ulcères teigneux qu'il avait à la tête.

La fumée du tabac est également toxique, et Melsens y a signalé la présence de la nicotine. En dehors de cet alcaloïde, la fumée de tabac renferme encore un grand nombre d'autres bases volatiles qui prennent naissance pendant la combustion — la pyridine, la picoline, la lutidine, la collidine ; — on y rencontre, en outre, de l'acide cyanhydrique, de l'acide sulfhydrique, de l'oxyde de carbone, des protocarbures d'hydrogène, etc. Si les cas de mort sont peu nombreux, les accidents sont fréquents, témoin le fait de la première pipe. Cependant on cite le cas d'un jeune homme qui mourut après avoir fumé ses deux premières pipes, et celui de deux jeunes gens qui succombèrent après avoir fumé sans interruption dix-sept et dix-huit pipes. On signale aussi des suicides au moyen des liquides qui se condensent dans les réservoirs des pipes.

Le tabac à priser agit comme un émétique énergique aux doses de 30 à 40 centigrammes ; à des doses plus fortes, il devient toxique. Ainsi 2 grammes de tabac ingéré suffisent pour donner la mort.

Le tabac à chiquer, grâce à son mode de préparation et à son mélange avec d'autres parties végétales inoffensives, n'a que des propriétés toxiques faibles ; il provoque, avant tout, des symptômes de catarrhe buccal et gastrique.

La nicotine est un poison des plus actifs, une seule goutte tue un lapin en trois minutes ; 5 à 10 centigrammes, si elle est pure, peuvent foudroyer les chiens les plus forts. D'après Schroff, la dose mortelle pour un adulte serait 8 à 16 centi-grammes.

**Recherche du tabac et de la nicotine dans les cas d'empoisonnement.** — Au point de vue de l'expertise chimico-légale, il y a lieu de considérer deux cas :

1° L'empoisonnement a été provoqué par le tabac lui-même ; l'expert ne peut espérer la séparation directe de la nicotine en raison de sa faible quantité, et ne peut reconnaître qu'à la nature des symptômes observés à la suite d'un examen attentif des débris de plante dans les vomissements ou le contenu du tube digestif;

2° L'empoisonnement a été déterminé par la nicotine pure. La mort est alors presque instantanée, et la proportion du toxique ingéré est souvent telle que l'on peut toujours en extraire des organes une quantité suffisante pour l'examiner.

Le procédé à employer pour la recherche de la nicotine dans les vomissements, tube digestif, foie, etc., est celui qu'a donné Stas, et dont il s'est servi pour retirer ce poison des liquides contenus dans le tube digestif de Gustave Fougnies. Nous avons déjà donné (1) la méthode de Stas pour la recherche des alcaloïdes liquides volatils.

Nous supposerons donc la nicotine isolée, il nous reste à en indiquer les réactions et les caractères.

1° La nicotine tout à fait pure est un liquide oléagineux, incolore, mais qui devient bientôt jaunâtre au contact de l'air. Sa densité est 1,048 ; elle bout à 250°, mais en se décomposant en partie. Cependant si on opère la volatilisation dans un

_____
(1) Voy. p. 533.

courant d'hydrogène, elle distille sans altération entre 180° et 200°. Les vapeurs sont si irritantes qu'on éprouve de la peine à respirer dans un appartement où l'on en a vaporisé une goutte.

La nicotine est très soluble dans l'eau, dans l'alcool, les huiles grasses, ainsi que dans l'éther, qui la sépare avec facilité d'une solution aqueuse. Elle est peu soluble dans l'essence de térébenthine. Elle est très hygrométrique et peut absorber jusqu'à 177 0/0 d'eau et la perdre ensuite complètement dans une atmosphère desséchée. Elle possède une odeur de tabac prononcée, elle produit sur le papier une tache transparente qui disparaît lentement; elle brunit le papier de curcuma et bleuit le papier rouge de tournesol. Ses réactions sont plus nettes avec la dissolution aqueuse concentrée de nicotine qu'avec l'alcaloïde pur.

La nicotine est un alcali puissant; elle se combine aux acides pour former des sels; elle précipite les dissolutions salines de presque tous les métaux : ainsi elle donne un précipité blanc avec les sels de mercure, de plomb, d'étain et de zinc; mais avec ce dernier le précipité se redissout dans un excès de nicotine;

2° Si l'on agite avec de l'éther une dissolution aqueuse de nicotine, ou d'un sel de nicotine additionné d'une lessive de potasse ou de soude, l'éther s'empare de la nicotine. Si l'on abandonne l'éther à l'évaporation spontanée, la nicotine reste en formant des gouttelettes ou des stries huileuses. En chauffant le récipient, ces gouttelettes se changent en vapeurs blanches et répandent une odeur très forte de tabac;

3° Le chlorure de platine précipite en blanc les solutions aqueuses de nicotine et de ses sels. Le précipité est floconneux. Si l'on chauffe le liquide dans lequel il est en suspension, il se dissout; mais il se dépose bientôt de nouveau si l'on continue à chauffer. Le précipité est alors lourd, jaune, et, vu au microscope, se présente sous la forme de grains ronds cristallins. Le chlorure de platine ne détermine pas tout d'abord de précipité dans les solutions de nicotine acidulées par de l'acide chlorhydrique. Mais après quelque temps de repos, il se dépose un sel double, cristallin, qui, vu au microscope, est formé de prismes obliques à quatre pans;

4° L'acide tannique forme un précipité blanc, insoluble dans la solution aqueuse de nicotine, mais un peu soluble dans l'acide chlorhydrique;

5° La nicotine prend à froid une couleur rouge vineuse avec l'acide sulfurique pur ; si l'on chauffe, la couleur devient lie de vin ; si l'on fait bouillir la masse noircit, et il se dégage de l'acide sulfureux ;

6° Comme l'ammoniaque, la nicotine répand des vapeurs blanches lorsqu'on en approche de l'acide chlorhydrique. Mélangé avec cet acide, et chauffé, il se forme une masse liquide d'autant plus violette qu'on prolonge davantage l'action de la chaleur ;

7° Le chlore exerce une action très énergique sur la nicotine; il se produit de l'acide chlorhydrique et l'on obtient une liqueur d'un aspect rouge de sang. Sous l'influence des rayons solaires et par une température de 80°, il se forme de longues aiguilles qui disparaissent à une chaleur plus élevé ;

8° Une dissolution d'iode dans l'iodure de potassium ajoutée en petite quantité dans une solution aqueuse de nicotine donne un précipité jaune, qui disparaît au bout de quelque temps. Si l'on verse une plus grande quantité d'iode, il se forme un précipité abondant, couleur kermès, mais celui-ci disparaît au bout d'un certain temps.

Les dissolutions des sels de nicotine sont précipitées au brun kermès.

**Considérations générales sur l'empoisonnement par le tabac et la nicotine.** — Nous avons déjà dit que si les empoisonnements par la nicotine étaient en général, assez faciles à caractériser, ceux qui étaient provoqués par le tabac étaient d'une grande difficulté, et cela, en raison de la petite quantité de nicotine que renferment les feuilles de nicotiane.

La nicotine a pu être retrouvée par Dragendorff dans le sang, le foie, le cerveau et le poumon d'animaux empoisonnés. Taylor dit l'avoir recherchée en vain dans le foie et le cœur, en avoir caractérisé la présence dans le sang; d'ailleurs la nicotine ne se décompose pas dans l'organisme.

Quant à la durée de la période pendant laquelle on peut découvrir la nicotine dans les organes d'un sujet intoxiqué par ce poison, elle paraît devoir être considérable et même indéfinie, lorsque ces organes sont conservés avec des précautions suffisantes. Ainsi, au bout de sept ans, Melsens a constaté l'existence de la nicotine dans la langue de deux chiens empoisonnés par Stas, en 1851, avec 2 centimètres cubes de cette substance. Ces organes avaient été conservés dans des bocaux bien fermés et placés dans une caisse qu'on avait ensuite recouverte de terre.

Dans le cas où l'expert n'aurait pu, ni par l'odeur ni par les réactions indiquées plus haut, caractériser la nicotine, il devrait avoir recours à l'expérimentation physiologique. La mort foudroyante, l'apparition de convulsions tétaniques, ainsi que la cautérisation de la muqueuse sur laquelle on a déposé le poison, caractérisent suffisamment sa présence.

**Dosage de la nicotine.** — Le dosage de la nicotine dans les tabacs demande une grande habitude. M. Schlœsing a indiqué un procédé ingénieux qui, du reste, est employé par l'administration des tabacs (1).

**Antidotes et traitement.** — Si le poison a été introduit dans l'estomac, il faudra d'abord chercher à l'évacuer au moyen de la pompe gastrique ou de vomissements immédiats. D'ailleurs, comme l'action de la nicotine est foudroyante, si la mort n'est pas survenue au moment de l'intervention, il est probable que a victime ne mourra pas. Après l'expulsion de la plus grande quantité du poison, on a conseillé l'usage des boissons au tannin — café, écorce de chêne, quinquina. On pourrait administrer des diurétiques pour faciliter l'élimination du poison.

Quant aux phénomènes consécutifs, cautérisation des muqueuses, etc., ils réclament un traitement symptomatique.

(1) Voir Bouant, *Nouveau Dictionnaire de chimie*. Paris, 1889.

# VI

## CIGUES ET CONICINE

On comprend généralement sous le nom de Ciguë les trois plantes qui portent communément cette dénomination. On connaît : 1° la ciguë officinale; 2° la ciguë vireuse; 3° la ciguë des jardins. Toutes trois sont vénéneuses, et appartiennent à une même famille, celle des Ombellifères.

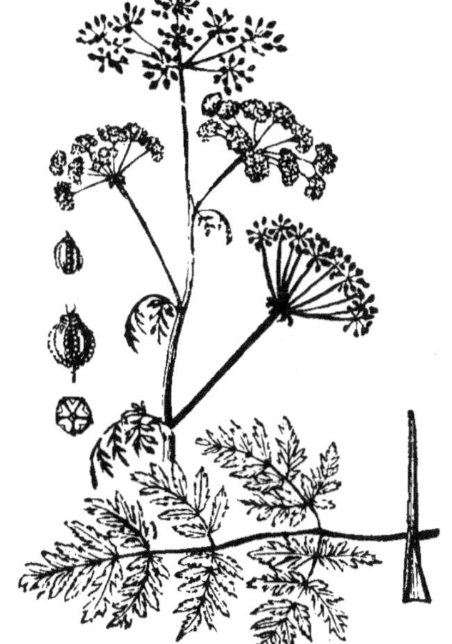

Fig. 46. — Grande ciguë.

La grande ciguë (fig. 46) — *conium maculatum, cicuta major* — est une plante bisannuelle, à racine fusiforme, tige cylindrique, rameuse, haute d'environ 1 mètre, glabre, glauque, tachée de pourpre. Les feuilles sont grandes et divisées en segments dentelés et pointus. Les fleurs sont blanches, forment des ombelles très ouvertes et donnent naissance à de petits fruits globuleux, présentant cinq côtes inégales, crénelées ou tuberculeuses. C'est une plante à physionomie repoussante, à tige chargée de taches livides, qui répand une odeur fétide d'urine de chat. Elle vit dans le voisinage des habitations, choisit les coins des jardins où la culture est négligée, habite les cimetières dans toute l'Europe, l'Asie boréale et a même pénétré en Amérique. Sa racine, dans le jeune âge, est pleine d'un suc laiteux, très épais, de

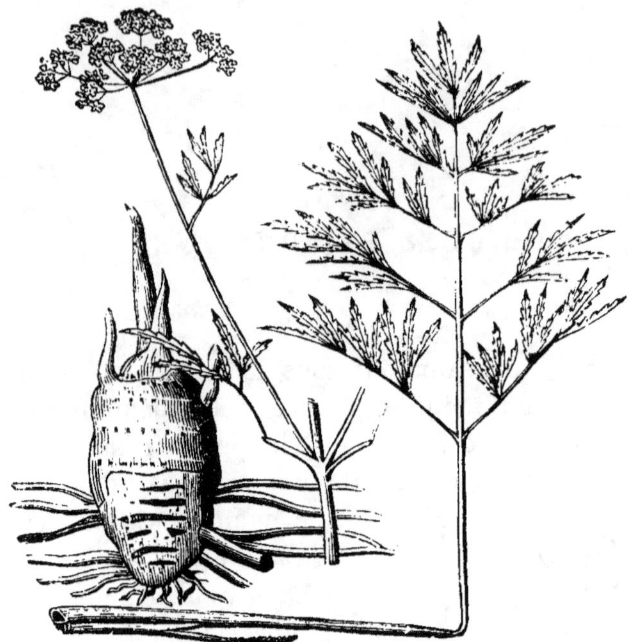

Fig. 47. — Ciguë vireuse.

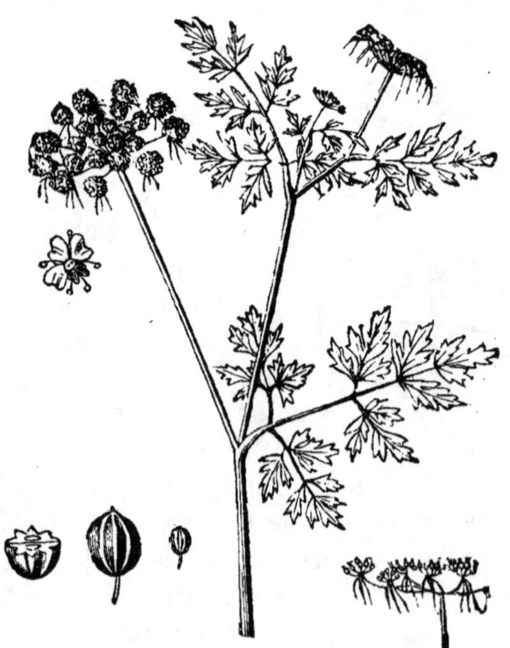

Fig. 48. — Petite ciguë des jardins.

CHAPUIS. — Toxicologie.

37

saveur d'abord aromatique, un peu sucrée et ensuite âcre ; elle est vénéneuse surtout au printemps.

La ciguë vireuse, cicutaire aquatique — *cicuta virosa, cicutaria aquatica,* — est une plante vivace (fig. 47), à tige fistuleuse épaisse, radicante à la base, haute de 8 à 15 centimètres. Les feuilles sont deux ou trois fois ailées, à folioles étroites, lancéolées et dentées en scie ; ses fleurs sont blanches, et son fruit

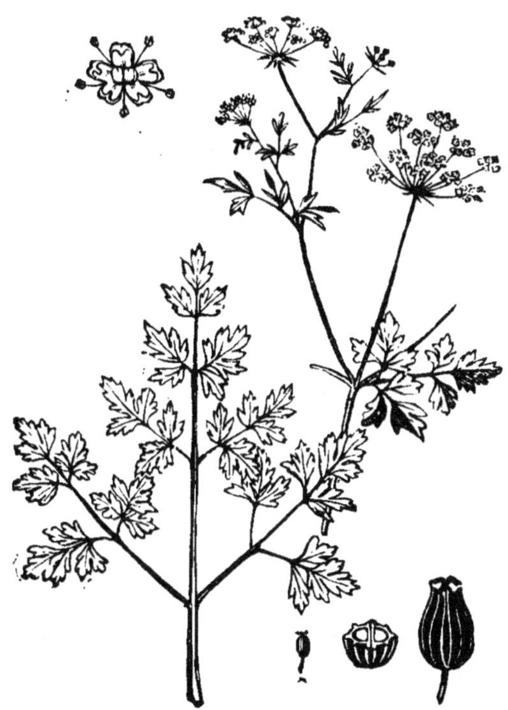

Fig. 49. — Persil.

est arrondi et contracté latéralement. Elle répand une odeur désagréable et fournit un suc laiteux jaunâtre et très amer. Elle présente souvent une tubérosité radicale, ovoïde, celluleuse et cloisonnée. Elle croît dans les marais, dans les fossés inondés, et au bord des fleuves, en Europe et dans l'Asie septentrionale. Elle paraît plus vénéneuse que la grande ciguë.

La petite ciguë des jardins, faux persil, æthuse — *æthusa cynapium* — (fig. 48), est une plante annuelle haute de 40 à 45 centimètres, à racine fusiforme, allongée, blanche. Sa tige est glabre, cannelée, rameuse, rougeâtre à la base. Les feuilles d'un vert foncé sont deux ou trois fois ailées et composées de folioles pinnatifides et pointues. Les ombelles sont planes, très garnies, dépourvues d'involucres, à trois folioles pendantes situées extérieurement. Les pétales sont blancs, inégaux, échancrés par le haut, et terminés par une languette recourbée en dedans. Le fruit est globuleux, ovoïde, à cinq côtes épaisses. Cette plante est souvent confondue avec le persil (fig. 49); elle détermine souvent des accidents graves pouvant amener la mort.

Voici, d'après Cauvet (1), leurs caractères distinctifs :

|  | PERSIL. | ÆTHUSE. |
|---|---|---|
| TIGE............. | Verte, ni rouge ni maculée. | Glauque, rougeâtre à sa base, et un peu maculée de rouge foncé. |
| FEUILLES.......... | Bipinnées, à segments larges, trilobées, et à lobes cunéiformes dentés. | Tripinnées, à segments nombreux, étroits, aigus, dentés. |
| INVOLUCRE.......... | A 6-8 folioles. | Nul. |
| INVOLUCELLE........ | A 6-10 folioles, disposées circulairement. | A 3 folioles, déjetées vers le bord extérieur de l'ombellule. |
| FLEURS............ | Jaune verdâtre. | Blanches. |
| FRUITS........... | Ovoïdes allongés ; à côtes peu saillantes. | Ovoïde arrondi, à côtes épaisses et saillantes. |
| ODEUR............ | Aromatique, agréable. | Vireuse, nauséabonde. |

Le principe actif de ces trois plantes, appelées *conicine, conine, cicutine,* est un alcaloïde d'une puissance vénéneuse considérable, et que l'on rencontre dans toutes les parties de la plante, semences, feuilles et tige.

**Empoisonnements et doses toxiques.** — A Athènes, on faisait boire le suc de cette plante aux individus condamnés à mort pour crime d'État, et deux des plus grands hommes que la Grèce ait produits, Phocion et Socrate, victimes tous deux de haines injustes et d'odieuses intrigues, reçurent de la main du bourreau la coupe empoisonnée.

(1) Cauvet, *Histoire naturelle médicale,* 3e édition. Paris, 1885.

Platon rapporte ainsi la mort de Socrate :

Un esclave apporte à l'illustre vieillard la coupe empoisonnée :
« Que dois-je faire ? demanda tranquillement Socrate.

— Vous promener après avoir bu, et vous coucher sur le dos, lorsque vos jambes commenceront à s'appesantir. »

Socrate prend aussitôt la coupe, l'approche de ses lèvres et la vide lentement. Puis, tout en se promenant dans sa prison, il s'efforce de consoler ses amis éperdus et désespérés.

« Rappelez votre courage, leur dit-il, j'ai toujours entendu dire que la mort devait être accompagnée de bons augures. »

« Cependant il continuait de se promener. Dès qu'il sentit de la pesanteur dans les jambes, il se mit sur son lit et s'enveloppa de son manteau. L'esclave montrait aux assistants les progrès du poison. Déjà un froid mortel avait glacé les pieds et les jambes et les environs du bas-ventre, il était près de s'insinuer au cœur, lorsque Socrate soulevant son manteau dit à Criton :

« Nous devons un coq à Esculape, n'oublie pas d'acquitter ce vœu.

« — Cela sera fait ; mais n'as-tu rien autre chose à nous ordonner ? »

« Socrate ne répondit point ; un moment après, il fit un mouvement.

« L'esclave l'ayant découvert reçut son dernier regard, et Criton lui ferma les yeux. »

Cette manière d'exécuter les criminels était également usitée dans la cité phocéenne de Massilia et dans l'île de Céos. Valère Maxime dit que l'on conservait à Massilia un breuvage fait avec de la ciguë, et qu'on le donnait à ceux qui obtenaient du sénat la permission de s'ôter la vie ; d'autre part, Tournefort assure qu'à Céos une loi ordonnait de faire boire la ciguë à tous ceux qui avaient passé la soixantaine, l'île étant trop petite pour suffire à leur alimentation.

Aujourd'hui, les empoisonnements par la ciguë sont presque tous accidentels ou le résultat d'une erreur. Les intoxications criminelles sont très rares et provoquées soit par une décoction de feuilles et de tiges de la plante, soit par le mélange dans une soupe ordinaire de la racine vénéneuse. Toulmouche a cité un cas, dans lequel une femme ayant voulu se débarrasser de son mari en lui faisant manger une soupe faite avec des racines de ciguë, celui-ci fut averti heureusement par le goût âcre du mets qu'on lui servait. Il fut démontré que la plante d'où provenait la racine était l'*œnanthe crocata*, poison très violent, et la femme fut condamnée.

Le docteur Bloc a également recueilli quarante-huit cas

d'empoisonnement, dont un grand nombre suivis de mort, causés par l'ingestion accidentelle de la racine de *panais* sauvage ou œnanthe safranée.

D'après Geiger et Dragendorff, les feuilles et les tiges fraîches de ciguë contiennent de 1 décigramme à 3 centigrammes de conicine pour 100; les fruits récents en renferment 1 gramme et les fruits anciens et conservés 5 décigrammes seulement et toujours pour 100 grammes.

Si, d'un autre côté, nous savons que deux gouttes de conicine récemment préparée sont capables de tuer un chien de forte taille en cinq minutes au plus, nous pourrons en déduire que, pour un homme, la dose de 10 à 15 centigrammes sera suffisante pour déterminer la mort.

Pour calculer la quantité de feuilles, tiges, fruits, de ciguë qu'il faudra pour empoisonner, il sera nécessaire de compter avec la conhydrine, autre alcaloïde contenu dans les plantes. Wertheim a pu en retirer 17 grammes de 280 kilos de feuilles.

**Recherche de la ciguë et de la conicine dans les cas d'empoisonnement.** — Il est rare que l'intoxication soit le fait de la conicine pure; il est, en effet, difficile de se procurer cet alcaloïde. Si donc l'expert a quelques raisons de supposer un empoisonnement par les feuilles de ciguë, il devra recueillir avec soin tous les débris organiques renfermés dans l'estomac et l'intestin grêle, et chercher à isoler tous les fragments de nature végétale et d'apparence verdâtre qu'il pourra découvrir; il examinera de même la matière des vomissements. Il est, dans ces cas, de la plus haute importance de s'enquérir et de rechercher par l'inspection des localités voisines si quelque espèce de ciguë y croît spontanément; la comparaison des fragments extraits du tube digestif ou de la matière des vomissements, avec les échantillons prélevés dans le voisinage, fournirait les plus précieux renseignements.

Mais il peut arriver que l'empoisonnement ait eu lieu à la suite de l'ingestion d'une décoction filtrée de ciguë, et qu'alors le tube digestif ne renferme pas le plus petit débris de plante; l'expert devra alors procéder à l'analyse chimique.

Pour rechercher l'alcaloïde dans les matières suspectes, vomissements, déjections, contenu du tube digestif, sang, etc., l'expert devra suivre la méthode de Stas, en ayant soin d'opérer le plus rapidement possible et d'éviter, autant que faire se pourra, le contact prolongé de l'air.

La liqueur éthérée, abandonnée à l'évaporation spontanée ou évaporée dans le vide pneumatique, laisse déposer des gouttelettes huileuses, odorantes et présentant les caractères suivants :

1° La conicine pure est un liquide incolore, oléagineux, plus léger que l'eau, doué d'une odeur pénétrante, désagréable et rappelant celle de la ciguë. Elle brunit au contact de l'air ; sa densité est 0,880 ; elle distille sans altération à l'abri de l'air, et son point d'ébullition est situé vers 212°. La conicine émet des vapeurs à l'air, à la température ordinaire et produit des vapeurs blanches comme l'ammoniaque lorsqu'on en approche une baguette imprégnée d'acide chlorhydrique.

Elle est peu soluble dans l'eau ; cependant celle-ci peut, à basse température, en dissoudre son volume. Elle possède ce caractère singulier d'être plus soluble dans l'eau froide que dans l'eau chaude, de telle sorte qu'une solution saturée à froid se trouble par la chaleur. L'alcool la dissout en toutes proportions, l'éther aussi ; il en est de même des huiles fixes et des huiles essentielles.

Les solutions aqueuses et alcooliques ont une forte réaction alcaline. Elles précipitent un grand nombre d'oxydes métalliques de leurs combinaisons salines ; elles peuvent même chasser l'ammoniaque. Les sels d'argent sont précipités par la conicine, et le précipité est soluble dans un excès de cet alcaloïde.

2° Le mélange d'une solution de sulfate d'alumine et d'une solution aqueuse de conicine laisse déposer, au bout d'un certain temps, des cristaux octaédriques qui paraissent être formés par un sel double d'alumine et de conicine.

3° Le chlorure d'or forme un précipité blanc jaunâtre, insoluble dans l'acide chlorhydrique, le bichlorure de mercure un abondant précipité, soluble dans l'acide chlorhydrique. Le chlorure de platine ne précipite pas les solutions aqueuses un peu étendues des sels de conicine, parce que la combinaison de cet alcaloïde correspondant au sel double de platine et d'ammoniaque est bien insoluble dans l'alcool et l'éther, mais elle est soluble dans l'eau. Le sel double se dissout également dans l'alcool bouillant, et se dépose par refroidissement à l'état amorphe.

4° L'eau de chlore détermine un fort trouble blanc dans un mélange d'eau et de conicine.

5° Un courant de gaz acide chlorhydrique bien sec, dirigé dans de la conicine, lui communique une couleur pourpre qui passe lentement au bleu indigo. Cette coloration serait due aux impuretés de la conicine.

6° La conicine chauffée dans un tube à essais avec de l'acide sulfurique et du bichromate de potasse laisse dégager de l'acide butyrique facilement reconnaissable à l'odeur.

**Considérations générales sur les empoisonnements par la ciguë et la conicine.** — Le principe actif de la ciguë est la conicine, à laquelle nous devons ajouter la *conhydrine*, alcaloïde oxygéné, solide et volatil, découvert par Wertheim dans les fleurs de la ciguë, et un autre, la *méthylconicine*, alcaloïde non oxygéné, liquide, très volatil, très réfringent, suffisamment soluble dans l'eau pour lui communiquer une réaction alcaline. Ce dernier alcaloïde a été découvert par Planta et Kékulé dans la conicine du commerce.

L'expert devra toujours, après avoir purifié autant que possible l'alcaloïde retiré des organes ou matières suspectes, tenter l'expérimentation physiologique. On sait, à la suite des expériences d'Orfila, que si l'on administre à un chien de taille moyenne douze gouttes de conicine récemment préparée, l'animal parcourt le laboratoire où se fait l'expérience sans paraître incommodé ; au bout d'une minute, il éprouve de légers vertiges et de l'affaiblissement dans les parties postérieures. Tout en continuant à marcher, trois minutes après l'ingestion du poison, il tombe sur le côté droit comme anéanti ; bientôt après on observe de légers mouvements convulsifs dans les extrémités, sans opisthotonos ; cet état continue pendant une minute environ, puis les convulsions cessent et l'animal reste couché immobile et très affaissé. La mort suit de cinq minutes l'administration de la conicine.

Tous les animaux ne sont pas susceptibles d'être employés dans le cas particulier ; car on a prétendu que les alouettes et les cailles étaient réfractaires aux propriétés toxiques de la

ciguë, au point que l'on pouvait les nourrir sans inconvénients
avec cette plante. Dans cette circonstance, leur chair se sature
tellement du toxique, que son ingestion peut suffire pour empoisonner des carnivores.

**Dosage de la conicine.** — Le plus souvent l'expert devra se
contenter d'avoir isolé des matières suspectes, des débris de
plantes toxiques ou l'alcaloïde. En raison de la grande puissance vénéneuse de ces composés, le dosage ne présente qu'une
importance très médiocre. Cependant on pourrait appliquer à
la conicine le procédé que Schlœsing a indiqué pour le dosage
de la nicotine.

**Antidote et traitements.** — Dans les empoisonnements par
la ciguë et la conicine, l'intervention doit être rapide. On devra
évacuer le poison aussitôt, soit au moyen de vomitif, soit au
moyen de la pompe. Le tannin n'a ici qu'un emploi très restreint.
Si l'asphyxie commence, on pratiquera la respiration artificielle.

# VII

## ALCALOÏDES CADAVÉRIQUES ET PHYSIOLOGIQUES

### PTOMAÏNES ET LEUCOMAÏNES

Aujourd'hui, comme dans notre première édition, en 1882, nous plaçons l'étude des ptomaïnes à la suite de celle des alcaloïdes.

La question toute nouvelle et toute d'actualité des ptomaïnes attire depuis longtemps l'attention de ceux qui s'occupent de toxicologie. En 1888, l'étude de ces bases, de même que celle des alcaloïdes physiologiques, a pris un développement considérable et une importance énorme au point de vue de la médecine et de la chimie légales. Si, il y a vingt ans, on a pu affirmer que les matières vomies ne pouvaient subir des altérations susceptibles de les rendre toxiques ; si, jusqu'en 1872, on pouvait croire que toute substance alcaloïdique vénéneuse, extraite par les méthodes classiques au cours d'une expertise médico-légale, avait fatalement été introduite criminellement durant la vie, on est en droit maintenant de ne plus considérer les substances alcaloïdiques toxiques et leur découverte comme une preuve d'empoisonnement. Nul ne saura jamais ce que ces fausses doctrines ont pu faire de victimes !

Le fait de la formation de nombreuses bases organiques dans le cadavre, sous l'influence des fermentations putrides, chez l'homme en santé ou en maladie sous l'influence des fermentations physiologiques, du fonctionnement normal ou pathologique des tissus, est admis sans conteste par tous les savants.

Pour le professeur Armand Gautier, on doit diviser ces bases organiques en deux classes : celles qui proviennent de la putréfaction, ce sont les ptomaïnes — de πτῶμα, cadavre — de Selmi ; et celles qui prennent naissance chez le vivant, dans les profondeurs des tissus, que l'on rencontre dans les liquides

physiologiques dues aux fermentations régulières ou accidentelles, ce sont les leucomaïnes, de λευκωμα, blanc d'œuf.

Ajoutons que Brieger a appelé *toxines* les ptomaïnes et les
leucomaïnes vénéneuses.

A notre point de vue spécial, au point de vue toxicologique
ou médico-légal, les premières ont une bien plus grande importance que les dernières. Tandis que celles-ci ne se rencontrent qu'en très faible proportion chez le vivant ou quelques
heures après la mort et ne sont en général que faiblement
toxiques, les premières se rencontrent sûrement dans le cadavre, prennent naissance après la mort, apparaissent dans
toutes les expertises, accompagnent toutes les substances
extraites, masquent ou gênent les réactions, et présentent quelquefois des caractères analytiques en partie semblables à ceux
de certains poisons d'origine végétale.

Sans encore préjuger des conclusions, on sent déjà les complications que peuvent apporter dans une analyse chimique la
présence de ces corps. On voit les degrés de certitude de l'expertise diminuer, et la toxicologie, sinon désarmée, du moins
amoindrie.

Les conséquences d'un semblable état de choses peuvent être
énormes, et les empoisonnements, qui tendent à diminuer
chaque année, peuvent augmenter tout d'un coup dans des proportions effrayantes.

Nous avons eu déjà l'occasion, dans le cours de ce livre, de parler de l'évolution des poisons. Nous avons vu que, jusqu'en 1850,
sur dix empoisonnements jugés par les tribunaux, neuf étaient
dus à l'arsenic. Marsh découvre son appareil, des procès retentissants apprennent à tous que la chimie est désormais en possession d'un moyen permettant de retrouver dans les profondeurs des tissus et dans les entrailles des victimes les moindres traces de ce poison : aussitôt les criminels renoncent à
l'emploi d'un toxique aussi dangereux pour eux et se rejettent
sur le phosphore qui leur tombe dans les mains sous la forme
d'allumettes chimiques.

La chimie un moment hésitante est sauvée par Mitscherlich
qui renouvelait pour le phosphore ce que Marsh avait fait pour
l'arsenic.

Ce que Marsh et Mitscherlich réalisèrent pour les poisons minéraux, Stas, Dragendorff, etc., etc., l'étendirent aux poisons d'origine végétale, témoins les affaires célèbres des Bocarmé, Palmer, Castaing, etc...

Mais qu'un ou deux procès retentissants viennent révéler aux artistes en poisons désarmés les difficultés que rencontre l'analyse chimique en présence des alcaloïdes de la putréfaction, les doutes qui doivent s'élever dans l'esprit des experts depuis la découverte de ces bases cadavériques, et nous verrons les empoisonnements recommencer de plus belle.

## PTOMAÏNES

**Historique**. — Justinus Kerner en 1817 (1) publiait un mémoire sur le saucisson vénéneux et exposait ses recherches sur certains aliments devenus toxiques par suite de putréfaction. Il concluait à la présence d'un acide gras, analogue à l'acide sébacique de Thénard, et le considérait comme vénéneux. Plus tard Kerner modifiait sa manière de voir et annonçait que le principe toxique était une combinaison d'acide gras et d'une base volatile.

En 1822, Gaspard et Stick observaient la vénénosité des extraits cadavériques lorsqu'ils étaient injectés sous la peau d'un animal.

En 1827, Hunnefeld, à la suite d'analyse de fromages vénéneux, concluait, comme Kerner, à la présence dans ces aliments d'acide caséique et sébacique. Sertuerner, Westrumb et une foule d'autres partagèrent cette manière de voir et pendant toute la première moitié du siècle la théorie des acides gras fut généralement admise.

Il est vrai d'ajouter qu'à cette époque les premiers extraits végétaux extraits par Seguin, Derosme et Sertuerner, passaient pour être des produits fabriqués par les réactifs aux dépens des matières végétales, lesquelles, croyait-on, ne pouvaient être que neutres ou acides.

De même les premières observations d'alcaloïdes formés aux dépens des matières animales parurent paradoxales.

En 1852, Schlossberger démontra l'innocuité complète des

(1) V. Vaughan, *Chemical news.*, 29 juillet et août 1887.

acides gras. Quatre ans après, le physiologiste danois Panum (1), reprenant cette importante question, montre que les matières putrides contiennent un poison d'une extrême activité et tel que 5 à 6 centigrammes suffisent pour tuer un petit chien. Ce poison, dit-il, n'est ni volatil, ni destructible par la chaleur; il est soluble dans l'eau et dans l'alcool et vraisemblablement composé de plusieurs matières vénéneuses.

A la suite du travail de Panum, plusieurs universités allemandes, Munich, etc., mirent au concours l'étude de la cause de l'infection putride, et de 1856 à 1868, parurent divers mémoires de Henner, Schweninger, Müller, de Raison, Weidenbaum, Schmitz qui ne firent que confirmer les travaux de Panum.

La théorie de Liebig sur les fermentations était alors toute-puissante en Allemagne, elle égare les recherches et pour la plupart des auteurs, le poison putride était un produit de nature albuminoïde en train de se décomposer et transmettant le mouvement de destruction dont il est animé aux tissus vivants.

En 1868 Bergmann et Schmiedeberg (2) retirent de la levure de bière putréfiée un corps azoté cristallin auquel ils donnent le nom de *sepsine*, et en 1869 Zuelzer et Sonnenschein (3) annoncent avoir extrait des cadavres un alcaloïde différent du précédent, très vénéneux et dilatant la pupille, ce qui leur fit le comparer à l'atropine.

Rörsch et Fasbender, au cours d'une expertise médico-légale, extrayent du foie, de la rate et des reins, une substance amorphe qu'ils rapprochent de la digitaline.

Vers la même époque Oser observe dans la fermentation de la levure de bière dans le sucre pur la formation d'un alcaloïde ne préexistant pas dans le ferment. Cet alcaloïde répondait à la formule $C^{13}H^{20}Az^4$. Son chlorhydrate était cristallisé, sa saveur brûlante et amère et son oxydation rapide à l'air.

Malgré cela les résultats étaient contradictoires et les observations contemporaines de Dupré et Bene Jones n'étaient pas faites pour mettre plus en crédit l'existence des bases animales. Ces auteurs prétendaient avoir observé la présence d'un alca-

(1) Panum, *Archives de Virchow*, t. XXVII, XXVIII et XXIX, de 1883 à 1884.
(2) *Medic. Centralblatt.*, 1868, p. 497.
(3) *Berliner Klin.*, 1869, n° 2.

loïde dans les divers tissus de l'homme et des animaux. Ils en donnaient pour seule preuve la fluorescence bleue de la solution des extraits de ces tissus lorsqu'on les traite par de l'acide sulfurique étendu. Ils imposèrent à ce prétendu alcaloïde le nom de *chinoïdine animale*.

Dans tous ces travaux le point de départ avait été quelconque, les mélanges en traitement étaient complexes; les effets physiologiques du poison putride seuls avaient frappé les observateurs. Bien plus, toutes ces observations restaient douteuses, obscures, acceptées par les uns, combattues par les autres, niées même par quelques-uns, et à Gautier et Selmi était réservé l'honneur de mettre en évidence d'une façon irréfutable la formation de ces alcaloïdes.

Vers 1870, au cours de ses recherches sur les matières albuminoïdes, le savant professeur de Paris remarquait que ces substances abandonnées à elles-mêmes devenaient, en se putréfiant, fortement ammoniacales. En même temps il observait avec un de ses élèves, M. Washburn, que lorsqu'on distille les urines normales, généralement acides, il passe dans le récipient un liquide alcalin contenant de la triméthylamine. En 1872 il découvrit que la fibrine du sang, abandonnée durant les mois d'été sous une couche d'eau, donnait en se liquéfiant, outre de nombreux produits déjà connus, une petite quantité d'alcaloïdes complexes, altérables, fixes ou volatils.

Pendant que ces expériences se poursuivaient à Paris, le professeur de médecine légale de Bologne, François Selmi, faisait, en partant d'un point de départ fort différent, des observations qui le conduisirent aux mêmes résultats.

En 1870, au cours d'une expertise médico-légale, le chimiste italien retirait, par la méthode de Stas, des viscères d'un homme soupçonné mort empoisonné, un alcaloïde qu'il ne parvint à identifier à aucun de ceux qui étaient alors connus. En 1872, nouvelle expertise et même résultat.

Selmi se demanda si les bases dont il venait de constater la présence ne s'étaient pas produites dans le cadavre sans l'intervention extérieure d'un poison, et, n'envisageant la question qu'au point de vue toxicologique, il communiquait à l'Académie des sciences de Bologne un mémoire où il démontrait:

1° Que l'estomac des personnes ayant succombé à une mort naturelle contient des substances qui se comportent avec les réactifs comme certains alcaloïdes végétaux ;

2° Que ces produits ne sont ni la créatine, ni la créatinine, ni la thyrosine ;

3° Que l'on retrouve des produits analogues dans l'alcool ayant servi à la macération des pièces anatomiques.

Ces conclusions soulevèrent naturellement une série d'objections. Les alcaloïdes retirés des cadavres par Selmi ne provenaient-ils pas de matières végétales restées dans le tube digestif? n'avaient-ils pas été introduits sous forme de médicaments durant la vie? Les analyses élémentaires n'avaient point été faites. Était-il bien prouvé que ces alcaloïdes aient pris naissance dans la putréfaction (1)? N'étaient-ce pas plutôt des substances mal définies du genre de celles dites extractives qui s'accumulent dans le sang, surtout aux derniers moments de la vie, etc., etc.?

Les choses en étaient là quand, dans un mémoire présenté à l'Académie de Bologne le 6 décembre 1877, Selmi trancha la question en annonçant qu'il avait obtenu deux alcaloïdes, l'un fixe, l'autre volatil en soumettant à la putréfaction de l'albumine pure, conservée à l'abri de l'air.

**Extraction des alcaloïdes de la putréfaction.** — Les procédés qui servent à isoler les alcaloïdes d'origine animale sont très nombreux ; presque tous les auteurs qui se sont occupés de ces questions ont modifié les anciennes méthodes, souvent même ils en ont créé de nouvelles.

*Procédé Gautier.* — Aux liqueurs alcalines de la putréfaction, on ajoute de l'acide oxalique jusqu'à acidulation franche et tant qu'il se forme des acides gras liquides. On sépare ceux de ces acides qui surnagent lorsqu'on chauffe, et on filtre et distille tant que les liqueurs passent troubles. Le pyrrol, le scatol, le phénol, l'indol, les acides gras volatils et une partie de l'ammoniaque sont chassés. On alcalinise alors au moyen de la chaux la partie qui n'a pas distillé, on sépare le précipité qui se forme et qui contient la majeure partie des acides gras fixes et on dis-

_______

(1) Coppola, *Gazetta italiana*, t. XII, p. 511.

tille la liqueur alcaline à sec dans le vide, en ayant soin de
recueillir les vapeurs dans de l'acide sulfurique étendu. Les bases
distillent avec l'ammoniaque.

Enfin on neutralise la liqueur acide distillée, on évapore à sec
en séparant et rejetant le sulfate d'ammoniaque qui cristallise,
et on reprend les dernières eaux mères par de l'alcool concentré qui dissout les sulfates des ptomaïnes sans toucher au sulfate d'ammoniaque. On chasse ensuite l'alcool, et, après addition d'un peu de soude caustique, on traite la solution aqueuse
concentrée de ce sel successivement par l'éther, l'éther de pétrole et le chloroforme.

Quant au produit resté dans la cornue avec l'excès de chaux
qui avait servi à préparer les bases, on peut le traiter, après
dessiccation et trituration, par l'éther à 36°, qui, dans ces conditions, dissoudra les bases fixes. On épuisera le résidu de cet
éther par un peu d'eau acidulée, et l'on précipite les bases par
un alcali.

*Procédé de Brieger.* — Les matières animales sont hachées
finement et abandonnées à la putréfaction pendant quelques
jours à l'étuve. On fait bouillir la masse pour coaguler les sucs
par la chaleur, on filtre et on précipite les bases par l'acétate de
plomb. On sépare ensuite l'excès de plomb par la chaleur et
l'hydrogène sulfuré, on filtre et évapore à consistance sirupeuse.
Le résidu est repris par l'alcool amylique. On évapore ensuite
l'alcool amylique, on reprend le résidu par de l'eau, on concentre, acidule par l'acide sulfurique et agite la masse avec de l'é-
ther pour enlever les acides oxyaromatiques, puis par évaporation, on réduit au quart le volume initial pour séparer les
acides gras. On se débarrasse de l'acide sulfurique par la baryte,
de la baryte en excès par l'anhydride carbonique, après avoir eu
soin de chauffer, et après refroidissement on précipite par le
chlorure mercurique. Après vingt-quatre heures, on reprend
ce précipité par l'eau bouillante et on décompose par l'hydrogène sulfuré. En concentrant alors les liqueurs il cristallise d'a-
bord divers sels minéraux ou organiques qu'on rejette, puis le
résidu desséché est repris par l'alcool absolu qui, par concentration, laisse cristalliser les chlorhydrates des bases putréfac-
tives.

Il se dépose souvent par refroidissement un chloromercurate de choline, peu soluble ; les autres sels restent en dissolution. On les sépare soit par leur différence de solubilité, soit au moyen de précipitations fractionnées par l'acide picrique, le chlorure d'or, le chlorure de platine, etc.

Dans le cours de ses recherches, Brieger a simplifié son procédé. Les liqueurs putrides sont portées à l'ébullition, puis filtrées. Le liquide est directement précipité par le chlorure mercurique et filtré. Le précipité et la liqueur, traités séparément par l'hydrogène sulfuré, fournissent des produits qui sont isolés comme on l'a dit plus haut.

*Procédé Dragendorff.* — Les matières, finement divisées, sont traitées par l'acide sulfurique dilué au cinquième, 15 centimètres cubes d'acide p. 100 du mélange transformé en bouillie claire. On laisse digérer quelques heures à 50°, on filtre et on exprime. Les marcs sont traités de nouveau dans les mêmes conditions. Les liqueurs sont réunies, évaporées à consistance sirupeuse et laissées au contact de l'alcool à 95° pendant vingt-quatre heures. On filtre, évapore et on agite le résidu avec de la benzine que l'on décante aussitôt. On recommence deux fois ce même traitement. Après avoir décanté la seconde portion de benzine, on additionne le résidu d'ammoniaque jusqu'à réaction alcaline ; on chauffe jusqu'à 40 ou 50° et on épuise de nouveau par la benzine. Ce traitement plusieurs fois répété fournit une certaine quantité de benzine tenant en dissolution l'alcaloïde impur. Pour le purifier on le transforme en sulfate, en ayant soin de le décomposer par l'ammoniaque, reprenant par un dissolvant approprié et soumettant à un traitement analogue à celui qui vient d'être décrit.

Ce procédé est moins recommandable que les deux précédents.

*Procédé Stas-Otto-Selmi.* — Après une division préalable et convenable, les viscères putréfiés sont traités par le double de leur poids d'alcool légèrement acidulé par de l'acide tartrique et mis en macération au bain-marie. Après filtration, la liqueur est évaporée à 35° environ dans un courant d'hydrogène, puis dans le vide. L'extrait alcoolique acide est d'abord repris par de l'éther, qui dissout, outre les matières grasses, une petite quantité de ptomaïnes. Celles-ci sont extraites de leur solution aqueuse additionnée de baryte et reprise encore par l'éther. L'extrait alcoolique sec primitif, après avoir été ainsi préalablement lavé à l'éther et alcalinisé avec le baryte, le bicarbonate de soude ou l'ammoniaque, est traité successivement : 1° par l'éther ordinaire ou l'éther de pétrole ; 2° par le chloroforme froid et chaud ; 3° par l'alcool amylique d'abord froid, puis chaud. Ces extraits successifs, repris par l'eau acidulée par l'acide chlorhydrique, donnent une liqueur qui, évaporée, permet d'essayer les réactions propres à caractériser les alcaloïdes, et de laquelle on s'est généralement servi pour tenter les essais physiologiques.

Le travail qui suit, publié en collaboration par MM. C. Gianetti et Auguste Corona, professeurs à l'université Sassari, dans lequel les auteurs ont isolé les ptomaïnes par le procédé Stas-Otto-Selmi, donnera un aperçu des réactions principales des alcaloïdes putréfactifs en dissolution dans les différents véhicules.

Mais avant tout, dans ces sortes de recherches, le chimiste doit se préocuper de la pureté de ses réactifs et des *dissolvants* à sa disposition. D'après Guareschi et Mosso, l'alcool renfermerait souvent dans les portions les plus volatiles des bases pyridiques. Kramer et Pinner disent y avoir trouvé de la collidine. Un semblable alcool, et en général tout alcool devant servir doit être distillé au préalable deux fois sur l'acide tartrique.

L'éther doit être lavé à l'eau acidulée, puis à l'eau pure, et enfin distillée sur de la chaux pure.

L'alcool amylique ne doit servir que rarement et dans des cas spéciaux, car il renferme jusqu'à 0,50 p. 100 de pyridine.

Le chloroforme doit être lavé à l'eau, puis à l'eau alcaline, carbonate de potasse, et distillé sur du chlorure de calcium.

La benzine renferme toujours de la pyridine, on doit la distiller plusieurs fois, rejeter les portions renfermant la pyridine et la purifier par cristallisation.

**Caractères généraux des ptomaïnes.** — Nous suivrons la marche analytique adoptée par les deux auteurs cités plus haut, et comme eux nous diviserons le travail en quatre parties : ptomaïnes extraites au moyen de l'éther, du chloroforme, de l'alcool amylique, et enfin ptomaïnes extraites des viscères anciens.

**Ptomaïnes extraites au moyen de l'éther.** — Les liquides

éthérés filtrés et en partie abandonnés à l'évaporation spontanée ou placés sous le vide pneumatique, donnent un résidu relativement abondant, de couleur jaune pâle, de consistance assez épaisse, et présentant une odeur spéciale qui rappelle celle du sperme humain et sans aucun rapport avec celle de la nicotine ou de la conicine. Cette odeur cependant paraît ressembler un peu à celle que possèdent les amines méthyliques et éthyliques. La réaction est franchement alcaline, le papier rouge de tournesol, non en contact, mais suspendu au-dessus de la capsule renfermant le produit, est rapidement ramené au bleu. Cependant si on vient à en approcher une baguette trempée dans l'acide chlorhydrique, il ne se produit aucune fumée.

Exposé à l'air, l'extrait se colore rapidement et passe au brun. Il n'est pas complètement soluble dans l'eau, mais il l'est complètement dans l'eau acidulée par l'acide sulfurique et donne un liquide très limpide, mais coloré. Les matières grasses et la baryte ont été enlevées au préalable. Le sulfate ainsi formé est évaporé au main-barie et ensuite abandonné dans un récipient de verre, contenant du chlorure de calcium. Le lendemain au milieu du liquide non encore complètement évaporé, il s'est formé de nombreux cristaux blancs visibles au microscope. Les cristaux sont mis de côté et séparés par décantation, et le liquide sirupeux coloré est soumis à une seconde dessiccation au moyen de la baryte.

Après avoir mis la base, l'alcali en liberté, on en réduit une partie à l'état de sulfate et d'acétate, et l'autre partie est conservée comme telle. La masse enfin est employée pour la recherche des alcaloïdes végétaux et des ptomaïnes, et pour les expériences physiologiques.

Les expériences physiologiques ont été faites par le docteur Corona, professeur à la même Université (1).

La recherche spéciale des alcaloïdes végétaux ne donne que des caractères négatifs, mais les réactions générales des ptomaïnes sont parfaitement évidentes. Voici d'ailleurs comment se comportent ces alcaloïdes cadavériques avec les réactifs suivants :

(1) *Sugli alcaloïdi, cadavericio ptomaïne del Selmi.* Bologne, 1880. *Parte chimica,* C. Gianetti ; *parte physiologica,* docteur Corona.

1° *L'acide iodhydrique ioduré* donne un précipité abondant, couleur kermès, et par évaporation spontanée de la liqueur, on obtient des masses volumineuses, qui, vues au microscope, présentent une agglomération de cristaux prismatiques, couleur rubis. D'autres cristaux plus fins se trouvent réunis en groupes radiés. Cette magnifique cristallisation, comme jamais les alcaloïdes végétaux n'en donnent, disparaît au bout de quelques jours.

2° *L'acide picrique* détermine un léger trouble suivi d'une précipitation ayant l'apparence du caséum et possédant une couleur de tabac. Ce précipité donne, comme le précédent, par évaporation spontanée, des cristaux jaunes, également ramifiés. Les alcaloïdes végétaux ne donnent rien de semblable.

3° *L'acide tannique* donne un précipité blanc abondant.

4° Le *chlorure de platine neutre* donne un précipité abondant, couleur cannelle. Après l'évaporation spontanée, il se produit de nombreuses touffes de cristaux jaunes très fins et très élégants.

5° Le *chlorure d'or* donne un précipité blanc couleur cannelle, et, un peu plus tard, le chlorure d'or est réduit.

6° Le *sublimé*, précipité blanc.

7° Le *réactif de Mayer*, précipité blanc.

8° *L'acide phosphomolydbique*, précipité abondant.

9° Le *réactif de Fröhde*, versé sur le résidu de quelques gouttes évaporées, ne produit aucun phénomène à la température ordinaire ; mais si l'on vient à chauffer doucement, il se forme bientôt une coloration rouge violacée, très distincte.

10° *L'acide chlorhydrique*, puis *l'acide sulfurique*, versés sur le résidu qu'abandonne l'évaporation de quelques gouttes, ne produisent aucune coloration à froid. Si l'on vient à chauffer, il apparaît bientôt une teinte rouge violacée très manifeste et persistante. A la longue et déjà le lendemain, la coloration diminue ; enfin elle passe au brun si on chauffe un peu trop.

11° Avec la *réaction de Pellegri*, coloration rose.

12° L'acide sulfurique donne les mêmes réactions et les mêmes résultats que ceux obtenus en 9, 10, 11. Cependant la coloration ne se manifeste jamais dans toute la masse, seulement sur les bords du liquide et là où il est en couches très minces.

13° *L'acide nitrique* colore en jaune le résidu de l'évaporation. La coloration augmente par la chaleur et passe au jaune d'or par l'ammoniaque.

14° Le résidu de l'évaporation, traité d'abord par de *l'acide sulfurique*, puis ensuite saturé par du *bicarbonate de soude*, donne naissance à une odeur de musc manifeste, mais fugace. Cette odeur est bientôt remplacée par une autre, très aromatique et très agréable, non définie et fugace comme la première.

15° *L'acide nitrique* à froid ne donne pas de suite naissance à une odeur, mais le jour suivant il s'en produit une très faible, agréable et persistante.

16° *L'acide iodique* et *acide sulfurique*, additionnés d'un peu de bicarbonate de soude, ne donnent jamais la coloration rose indiquée. Cependant les auteurs ont recommencé l'expérience plusieurs fois et essayé de différentes façons.

Ces résultats ne laissent aucun doute sur le produit; la substance extraite par l'éther est donc bien constituée par des ptomaïnes. En effet, les caractères chimiques sont en accord complet avec ceux qu'indique Selmi. Il faut cependant en excepter la dernière, c'est-à-dire la réaction avec l'acide iodique et l'acide sulfurique additionné d'un peu de bicarbonate de soude. D'ailleurs Selmi avoue ne pas l'avoir toujours vu réussir.

Il y a bien encore quelques différences, et parmi celles qui méritent d'être signalées, se trouve l'odeur. Selmi dit obtenir le plus souvent une odeur cadavérique avec l'alcaloïde libre, tandis qu'il est indiqué plus haut, odeur de sperme. Pour Selmi, l'acide sulfurique et le bicarbonate de soude développent une odeur d'aubépine et de fleur d'oranger, tandis que l'odeur perçue dans le cas présent était aromatique, il est vrai, mais mal définie. Mais les caractères basés sur l'odeur sont tellement relatifs que les résultats peuvent être les mêmes, ou très approchés et malgré cela recevoir des interprétations différentes. Le seul point à noter et d'une grande importance, c'est que ces odeurs aromatiques se sont toujours produites dans des conditions identiques à celles qu'indique Selmi.

En dehors des faits signalés dans les travaux de Selmi, il est de quelque utilité de rapporter quelques observations et quelques points nouveaux et non encore signalés.

Les ptomaïnes libres, ou mieux encore les sels que peuvent former ces ptomaïnes, absorbent l'humidité avec une grande facilité et ne tardent pas à tomber en déliquescence. Un exemple : du sulfate de ptomaïne examiné par Gianetti à la chambre claire pour en prendre l'image n'a pu supporter l'épreuve tout le temps et n'a pas tardé à disparaître. L'acétate est, lui aussi, très déliquescent. Ce n'est pas là un fait particulier pour les ptomaïnes extraites par l'éther, il se retrouve identique avec les ptomaïnes libres ou combinées et extraites par le chloroforme ou l'alcool.

Un autre fait à signaler, c'est que les bases libres abandonnées à elle-mêmes, et surtout exposées au renouvellement de l'air, absorbent l'acide carbonique de l'air en même temps qu'elles se colorent. Cette absorption est tellement nette que si l'on vient à reprendre par un acide la ptomaïne ainsi exposée, il se produit une véritable effervescence, et le gaz qui se dégage est bien de l'acide carbonique.

Avant de terminer ces quelques considérations sur les ptomaïnes des solutions éthérées, il importe de se rendre compte et de s'expliquer sur le mot et l'expression : *le résidu était assez abondant*. En tenant compte, non seulement de ce qui a été trouvé dans le liquide éthéré, mais encore dans le chloroforme et l'alcool amylique, Gianetti a pesé 105 milligrammes de sulfate de la ptomaïne dissoute dans l'éther, 226 milligrammes d'acétate de la ptomaïne dissoute dans le chloroforme, et, en y ajoutant celles de l'alcool amylique et ce qui a été employé pour les différents essais tant chimiques que physiologique, on peut admettre au total la quantité de 3 grammes. Ce chiffre indique donc une abondante proportion d'alcaloïdes cadavériques, surtout si l'on considère la petite quantité de viscères examinés, et dont la plus grande partie a été employée à l'extraction ou plutôt à la recherche d'autres poisons, minéraux et végétaux.

**Ptomaïnes extraites au moyen du chloroforme.** — La poudre grossière épuisée par l'éther est plusieurs fois traitée par le chloroforme. La solution chloroformique laisse par l'évaporation spontanée un résidu abondant, légèrement coloré en jaune, d'une odeur un peu différente de celle de la ptomaïne éthérée, mais très pénétrante et désagréable, et rappelant un peu celle de la rhue. Ce résidu possède une réaction franchement alcaline, et le papier réactif suspendu au-dessus du flacon renfermant le résidu accuse d'une façon manifeste la présence d'une partie volatile et alcaline. Mis au contact de l'eau, la dissolution est incomplète, il reste un résidu ; mais avec de l'eau acidulée, la solution est nette et rapide.

La masse est divisée en quatre parties, dont trois sont sacrifiées pour des essais avec les acides sulfurique, chlorhydrique et azotique. Les sels formés avec les acides présentent des odeurs différentes de celle de la ptomaïne libre. Au début, on perçoit comme une odeur d'amandes amères qui disparaît avec le temps.

Les solutions aqueuses des sels de ptomaïnes évaporées dans le vide de la machine pneumatique abandonnent des résidus cristallins, à formes différentes. L'acétate est un des sels qui fournit la plus belle cristallisation, on y remarque des fuseaux aplatis, sillonnés dans toute leur longueur par des espèces de sutures, et présentant également de légers pointillés.

La base libre et les sels destinés aux recherches des alcaloïdes végétaux et aussi à celles des ptomaïnes donnent pour les premiers des résultats négatifs ; cependant les réactions générales peuvent faire supposer l'existence de quelques-uns d'entre eux.

Les réactions sont à peu près les mêmes que celles obtenues avec les ptomaïnes éthérées. Ainsi on obtient des précipités avec l'*acide iodhydrique ioduré*, l'*acide picrique*, le *tannin*, le *sublimé*, le *chlorure d'or*, le *chlorure de platine*. En outre, il se forme encore des précipités avec le *bichromate de potasse*, le *cyanure double d'argent* et de *potassium ;* les ptomaïnes éthérées n'avaient rien donné de semblable. On peut produire la coloration rouge violacée avec le mélange des acides *chlorhydrique* et *sulfurique* à chaud ; la coloration jaune d'or avec l'*acide azotique* et la *potasse*, et enfin l'odeur aromatique spéciale avec l'*acide sulfurique* et le *bicarbonate de soude*. Mais l'*acide iodique* et l'*acide sulfurique* ne produisent rien ; il n'y a pas de réduction de l'acide iodique et pas de coloration avec l'*acide sulfurique* et l'*eau bromée*.

Outre les formes cristallines déjà signalées, les précipités obtenus avec l'acide iodhydrique ioduré et l'acide picrique donnent, par évaporation spontanée, des cristaux nets et définis ; mais les formes cristallines sont différentes de celles que donnent les ptomaïnes éthérées dans les mêmes circonstances. Le chlorure de platine ne donne pas de cristaux. Soumises aux essais physiologiques, les ptomaïnes du chloroforme, bien que produisant des phénomènes identiques, ont une action moindre que celles de la solution éthérée.

Si l'on établit un parallèle entre les ptomaïnes solubles dans l'éther et les ptomaïnes des solutions chloroformiques, on voit de suite que, dans les réactions chimiques, les différences ne sont pas assez tranchées pour établir et démontrer qu'elles ne sont pas constituées par une seule et même substance. Les nuances résident dans l'odeur, dans les formes cristallines des sels, surtout dans celles que donnent l'acide iodhydrique ioduré et l'acide picrique, et surtout dans les précipitations qui déterminent le bichromate de potasse et le cyanure double d'argent et de potassium.

**Ptomaïnes extraites au moyen de l'alcool amylique.** — La même poudre grossière qui a servi aux traitements de l'éther et du chloroforme est reprise par de l'alcool amylique très pur, ne laissant aucun résidu par l'évaporation. Le premier alcool séjourne quarante-huit heures avec la poudre, et donne déjà, après filtration, un liquide limpide, d'un beau jaune tirant sur le vert, légèrement fluorescent et ressemblant à une solution très diluée de fluorescéine ammoniacale. La limpidité de la liqueur ne persiste pas, et bientôt elle prend un aspect lactescent disparaissant par filtration et réapparaissant par le repos. La substance qui trouble le liquide amylique semble être en assez grande quantité et présente un aspect gélatineux.

En présence de cette facilité qu'a le liquide de se troubler, on doit opérer la filtration dans une atmosphère d'acide carbonique ainsi que l'a conseillé Selmi. Dans cette atmosphère artificielle, la filtration donne un liquide très limpide, même avec les parties d'alcool qui, après un premier traitement, auraient été versées plusieurs fois jusqu'à épuisement de la poudre. La solution amylique, additionnée d'une égale quantité d'eau distillée, est soumise à un courant prolongé d'acide carbonique sans qu'il se forme de précipité. Ce traitement à l'acide carbonique a pour but de mettre en contact intime l'alcool et l'eau. Lorsque l'opération est jugée suffisante, au moyen d'un entonnoir à robinet on sépare l'eau de l'alcool, et on agite celui-ci, avec de l'eau aiguisée d'acide sulfurique très pur. On sépare de nouveau au moyen de l'entonnoir à robinet, et on recueille le liquide acide. On peut aussi répéter plusieurs fois ce traitement à l'eau acidulée et réunir ensemble toutes les liqueurs.

A la suite de ces opérations, on recueille quatre substances diverses, qui, séparément, sont soumises à l'analyse :

1º Liquide aqueux, séparé de l'alcool amylique après le courant d'acide carbonique.

2º Liquide acide avec lequel l'alcool amylique a été agité.

3º L'alcool amylique qui a subi les traitements précédents.

4º Le précipité gélatineux séparé de l'alcool amylique par filtration.

1º *Opérations à entreprendre sur le liquide aqueux séparé de l'alcool amylique après le courant d'acide carbonique.*

Le liquide est très limpide, incolore, son odeur est celle de l'alcool amylique avec quelque chose de plus. Il se trouble par la chaleur et redevient limpide par refroidissement. Au papier de tournesol, il présente une réaction neutre, passant à l'alcalin sous l'influence de la chaleur. Divisé en deux portions, l'une d'elles est évaporée au bain-marie d'abord, et sous le vide pneumatique ensuite, l'autre est acidulée légèrement avec de l'acide acétique et évaporée de la même manière.

La première portion du liquide donne un résidu légèrement coloré en jaune, qui passe au roussâtre par exposition à l'air. Elle possède une réaction alcaline très prononcée, mais ne paraît pas contenir de parties volatiles comme dans les traitements par l'éther et le chloroforme.

L'autre portion donne également un résidu coloré en jaune, mais il renferme des cristaux en formes de feuilles palmées et à bords découpés. La réaction est légèrement acide.

Ces deux solutions donnent des réactions avec les réactifs généraux des alcaloïdes et surtout des précipités avec l'*acide* iodhydrique ioduré, l'acide picrique, l'acide tannique, le *chlorure d'or*, sans la réduction, le *chlorure de platine*, le *sublimé corrosif*, le *réactif de Mayer*. Avec l'acide iodhydrique ioduré, contrairement à ce qu'a observé Selmi, le précipité ne présente pas de formes cristallines spéciales, mais avec l'acide picrique on constate un grand nombre de petites aiguilles très fines et disposées en étoiles.

On obtient, en outre, la coloration rouge violacée avec les acides *chlorhydrique* et *sulfurique*, après une légère chaleur; un précipité, avec le *bichromate de potasse;* la réduction du bichromate de potasse en présence de l'acide sulfurique, et enfin, la coloration jaune, avec l'*acide azotique*, et jaune doré, si on ajoute un peu de potasse.

Pour la première fois, dans tous ces essais, Gianetti a obtenu la réduction de l'*acide iodique* en présence de l'acide sulfurique. Cette réduction est rendue manifeste par la teinte améthyste communiquée au chloroforme. Avec l'*acide sulfurique* et le *bicarbonate de potasse* il a pu obtenir aussi la coloration rouge, mais d'une manière tout à fait fugace. Avec l'*acide phosphomolybdique,* il se forme un précipité vert clair, qui, chauffé au bain-marie, passe au bleu de ciel. Le *réactif de Fröhde* ne donne que des résultats négatifs. Dans le cas présent, il n'a pu constater l'odeur qui a coutume de se développer avec l'*acide sulfurique* et le *bicarbonate de soude*, ou avec l'*acide azotique* seul. Mais vient-on à chauffer la substance entre 65° et 70° avec un mélange d'acides sulfurique et phosphorique, il se développe aussitôt une odeur forte, mais non agréable.

L'action physiologique de la ptomaïne libre et les phénomènes d'empoisonnement ont été les mêmes que ceux qui ont été signalés plus haut.

*2° Opérations à faire sur le liquide acide avec lequel l'acide amylique a été agité.*

L'alcool amylique est agité plusieurs fois avec de l'eau légèrement acidulée par de l'acide sulfurique, et les liquides acides séparés, réunis et filtrés, donnent une liqueur que l'on évapore au bain-marie. Amenée à consistance sirupeuse, elle présente une réaction acide très marquée; enfin, neutralisée avec de la potasse, elle est évaporée à siccité. Le résidu solide repris par de l'alcool absolu pour en séparer le sulfate potassique formé donne une liqueur alcoolique qui abandonne après évaporation un résidu très faible, de couleur jaune clair et très alcalin (il peut très bien se faire que cette alcalinité provienne non de la substance elle-même, mais de la potasse en excès). Le résidu ne possède pas d'odeur spéciale, il est très soluble dans l'eau ; en solution acétique, il présente les réactions suivantes :

1° Précipité brun avec l'acide iodhydrique ioduré.

2° Précipité jaune avec l'acide picrique. Évaporé, on aperçoit dans le résidu et au microscope diverses formes cristallines et parmi lesquelles on distingue, bien qu'en proportions très petites, des cristaux de picrate de potasse.

3° Précipité avec le chlorure d'or, les chlorures de platine et de mercure et le tannin.

4° Précipité bleu tardif avec l'acide phosphomolybdique.

5° Coloration jaune avec l'acide azotique et la potasse.

6° Pas de coloration rouge avec les acides chlorhydrique et sulfurique.

Ces résultats semblent indiquer la présence de quelques ptomaïnes ; mais ils ne sont pas suffisants, car ils manquent des caractères signalés avec les autres ptomaïnes déjà décrites. La potasse en excès a-t-elle influencé la réaction? c'est ce que l'on ne peut dire. Cependant Gianetti a bien suivi la marche recommandée par Selmi pour la recherche de ces ptomaïnes amyliques.

Les réactions essayées sur le résidu laissé par l'alcool amylique (3) et sur le résidu laissé par l'éther qui avait servi à dissoudre le précipité gélatineux (4) ne donnent que peu d'indications. Les résidus sont d'ailleurs peu abondants ; celui qui provient de l'alcool amylique est très coloré et possède une odeur d'extrait. Il n'a pas été possible à l'auteur d'entreprendre une nouvelle épuration sans crainte de perdre tout le produit. Il précipite avec l'acide *iodhydrique ioduré*, avec le *tannin*, le *chlorure de platine ;* il ne donne aucun précipité avec le *sublimé*, le *chlorure d'or*, le *bichromate de potasse*.

L'autre extractif, celui qu'abandonne l'éther chargé du précipité gélatineux, desséché, est, comme le précédent, en très petite quantité. Il est coloré en jaune, possède une réaction légèrement acide en même temps qu'une odeur animale très prononcée. Il présente des réactions très voisines de celles des ptomaïnes.

De toutes ces réactions, il résulte que l'alcool amylique enlève aux viscères certains corps ayant le caractère des ptomaïnes, et que le moment où la quantité est la plus grande est celui qui correspondrait au traitement par l'eau et par l'acide carbonique de l'alcool amylique ayant séjourné pendant quelque temps sur la poudre barytique épuisée déjà par l'éther et le chloroforme. D'après Selmi, au contraire, la ptomaïne devrait se retirer de l'eau acidulée avec laquelle on agite l'alcool amylique.

La ptomaïnes amyliques, comparées aux ptomaïnes éthérées et chloroformiques, présentent quelques différences au point de vue chimique. On obtient avec celles-ci la réduction de l'acide iodique ; une coloration rouge avec l'acide iodique et le bicarbonate de soude. Quant à la production de certains principes odorants, ils se forment dans des conditions un peu particulières à ces ptomaïnes amyliques. L'action physiologique est en tout semblable à celles des autres ptomaïnes éthérées et chloroformiques ; à ce point de vue, elles se ressemblent toutes.

**Ptomaïnes extraites des viscères anciens.** — Après avoir isolé et étudié les ptomaïnes extraites des viscères n'ayant pas plus de trois mois d'inhumation, il est intéressant d'examiner ce qu'elles deviennent dans les viscères anciens, et cette question est d'autant plus importante que quelques auteurs ont avancé que la propriété de ces ptomaïnes diminuait, changeait et même disparaissait avec le temps. Les expériences ont été faites par Gianetti sur des viscères conservés dans un bocal pendant quatre ans.

D'après Moriggia, les alcaloïdes cadavériques se rencontrent encore deux mois à peu près dans les organes après l'inhumation. Schweninger et Hemmer affirment qu'après sept mois et demi, la matière putréfiée n'a plus d'influence nuisible sur les animaux. Toutes les expériences ont été physiologiques.

L'analyse des viscères de quatre ans faite par Gianetti ne rentre donc pas dans les limites indiquées par les précédents auteurs, et si précédemment il s'y était formé des ptomaïnes, celles-ci devaient avoir complètement disparu. D'un autre côté, ces viscères avaient été longuement lavés avec de l'alcool acidulé, pour enlever tous les alcaloïdes végétaux qu'ils pouvaient renfermer, il s'ensuit donc qu'à cette époque ils ne pouvaient non plus contenir des ptomaïnes. Cependant après une putréfaction assez prononcée, la masse présente à l'analyse une substance ayant les caractères des alcaloïdes cadavériques.

Après avoir traité les viscères comme il a été dit plus haut, et lixivié la poudre grossière obtenue avec de l'éther, on obtient par évaporation de la solution éthérée un résidu non très abondant, mais cependant en suffisante quantité pour entreprendre des essais chimiques et physiologiques.

Le résidu est presque incolore, mais par exposition à l'air il ne tarde pas à se colorer; il possède une odeur spéciale et désagréable, cadavérique; sa réaction est alcaline; il répand de légères vapeurs également alcalines. Il se dissout très bien dans l'eau seule ou dans l'eau acidulée sans que la solution se trouble au repos. Chauffée légèrement dans un tube à essais, la liqueur émet des vapeurs alcalines au papier de tournesol, mais ne donne pas de fumées blanches par approche d'une baguette de verre trempée dans l'acide chlorhydrique. Si on continue à chauffer, l'odeur se prononce et devient plus désagréable, puis le résidu finit par se carboniser.

Une portion du résidu est saturée avec de l'acide sulfurique et l'autre avec de l'acide acétique; on soumet les liqueurs à l'évaporation spontanée et on active un peu en plaçant sous une cloche au contact de chlorure de calcium.

L'acétate fournit avec le temps de très petits cristaux visibles au microscope, la solution présente les caractères suivants :

1° Le *sulfate de cuivre* donne un précipité sans coloration.

2° L'*acide iodhydrique ioduré* donne un précipité.

3° L'*acide picrique* —

4° Le *sublimé corrosif* —

5° Le *chlorure d'or*, un précipité mais pas de réduction.

6° Le *chlorure de platine*, un précipité.

7° Le *tannin* —

8° Le *bichromate de potasse* ne donne pas de précipité ; mais si l'on ajoute un peu d'acide sulfurique, il se forme immédiatement une coloration très prononcée (probablement une réduction de bichromate de potasse).

9° L'*acide iodique* ne donne rien, mais si l'on ajoute de l'acide sulfurique, il y a réduction presque immédiate de l'acide iodique, ce que d'ailleurs accuse la teinte améthyste que prend le chlororforme.

10° Le *chlorure ferrique* neutre ne donne pas de coloration, mais il se produit une réduction de persel de fer, car une goutte de prussiate rouge de potasse détermine immédiatement dans la liqueur une coloration ou un précipité bleu suivant les quantités.

11° L'*acide nitrique* versé sur le résidu de l'évaporation de quelques gouttes de la solution acétique le colore fortement en jaune, même à la température ordinaire. La coloration s'accroît avec la chaleur, mais, contrairement à tout ce qui a été dit jusqu'à maintenant, l'addition de potasse ne détermine pas la couleur jaune d'or, bien au contraire, elle affaiblit celle qui préexiste.

12° Les acides *sulfurique* et *chlorhydrique* donnent à chaud une coloration rouge violacée.

13° L'*acide sulfurique seul* donne une coloration rougeâtre.

14° L'*acide iodique*, puis l'acide sulfurique et le bicarbonate de soude ne donnent aucune coloration rouge.

15° L'*acide sulfurique* et le *bicarbonate de soude* développent une très légère odeur aromatique indéfinissable.

16° L'*acide phosphomolybdique* donne un précipité.

17° Le *cyanure double d'argent* et *de potassium* donne également un précipité.

Enfin sur le résidu laissé par l'évaporation de quelques gouttes de la solution acétique on verse deux ou trois gouttes d'acide sulfurique, et on agite jusqu'à dissolution du résidu. On verse ensuite quelques gouttes de chlorure d'or, et il se forme bientôt un précipité très ténu jaune et cristallin. Le jour suivant, le chlorure d'or est réduit et on aperçoit une coloration brune et verte par transparence, indication de la présence d'or métallique.

Les résultats caractérisent donc sans exception les ptomaïnes. Les essais physiologiques viennent encore à l'appui de cette appréciation, car sur les grenouilles on constate une action très toxique en même temps qu'apparaissent des phénomènes d'empoisonnement accompagnés de symptômes semblables à ceux que l'on observe avec les autres ptomaïnes.

Après ce traitement à l'éther, la poudre barytique est traitée ou mieux épuisée par le chloroforme. On obtient alors par évaporation de la solution chloroformique un résidu très faible, à réaction fortement alcaline; à odeur aromatique pénétrante — ce n'est ni celle de la conicine ni celle de la nicotine, mais quelque chose d'approchant, — soluble dans l'eau. La solution aqueuse neutralisée par l'acide acétique donne les réactions suivantes :

1° *L'acide iodhydrique ioduré* donne un précipité.

2° *L'acide tannique* —

3° Le *chlorure d'or* —

4° *L'acide picrique* —

5° *L'acide phosphomolybdique* —

6° Les réactions sont incertaines avec le *chlorure de platine,* et le *bichlorure de mercure.*

7° Le *chlorure ferrique* et le *bichromate de potasse* sont réduits.

8° *L'acide azotique* et la *potasse.* Coloration jaune.

9° Les *acides sulfurique* et *chlorhydrique* donnent une coloration rouge violacée à chaud.

10° *L'acide iodique* n'est pas réduit.

11° Les *acides sulfurique* et *iodique* avec le *bicarbonate de soude* ne donnent pas de coloration.

12° *L'acide sulfurique* ne développe pas d'odeur.

Malgré quelques résultats négatifs, les réactions obtenues indiquent pourtant que le chloroforme a extrait une substance présentant les caractères spécifiques des ptomaïnes.

Enfin la poudre barytique épuisée d'abord par l'éther, par le chloroforme ensuite, et traitée par l'alcool amylique, ne donne qu'une solution alcoolique n'abandonnant presque rien à l'évaporation, et un résidu ne présentant aucun des caractères des alcaloïdes cadavériques.

Dans des essais d'un autre genre, Gianetti a pu encore constater la présence des ptomaïnes dans un liquide alcoolique ayant servi à conserver pendant quelque temps des pièces anatomiques. Si on distille la plus grande quantité de la liqueur et qu'on vienne à injecter sous la peau d'une grenouille une petite portion du résidu, on la voit mourir en quelques minutes. Il faut dire aussi que le liquide qui n'a pas distillé présente une forte odeur de méthylamine ou de propylamine. Ce résidu très coloré, mélangé avec de la baryte hydratée et anhydre de façon à former une poudre grossière, est repris plusieurs fois avec de l'éther. Les liquides sont réunis, filtrés et abandonnés à l'évaporation spontanée; ils ne laissent qu'un faible résidu, légèrement coloré en jaune, à odeur très désagréable et à réaction alcaline très prononcée. La solution aqueuse de ce résidu introduite sous la peau d'une grenouille ne donne lieu à aucun phénomène d'empoisonnement. Il en résulte que la substance toxique n'a pas été extraite par l'éther, qu'elle est insoluble dans l'éther. Cependant le résidu éthéré, soumis aux réactions chimiques indiquées plus haut, semble contenir une de ces substances appelées ptomaïnes, c'est-à-dire un alcaloïde cadavérique.

**Propriétés et nature des ptomaïnes actuellement connues.** — En 1881 et 1883, A. Gautier et Étard donnèrent les premiers des déterminations analytiques précises touchant les ptomaïnes. Ils ont constaté que, parmi les substances, celles qui se forment en plus grande abondance appartiennent, les unes à la série pyridique, les autres à la série hydropyridique.

Les ptomaïnes sont oxygénées ou non oxygénées.

Les ptomaïnes non oxygénées jouissent d'une odeur pénétrante et tenace rappelant l'aubépine, le musc, le seringa. Cette odeur est tellement persistante, qu'on a pu la retrouver dans les produits d'antiques putréfractions, transformées en guano et phosphate de chaux, rencontrés dans une caverne à ossements datant de l'âge de la pierre.

Parmi celles-ci les plus connues sont :

1° La parvoline $C^9H^{13}Az$, découverte en 1881 par MM. Arm. Gautier et Étard (1), dans les produits de la putréfaction du scombre et de la viande de cheval. C'est une base huileuse, de couleur ambrée, d'odeur de fleur d'aubépine, bouillant un peu au-

(1) *Comptes rendus Ac. des sciences*, t. XCIV, p. 1357 et 1598 et t. XCII, p. 263 et 325.

dessous de 200°, légèrement soluble dans l'eau ; très soluble dans l'alcool, dans l'éther et le choroforme ; brunissant et se résinifiant aisément à l'air. On peut en réaliser la synthèse en chauffant à 200°, en tubes scellés, le produit brut de la réaction de l'ammoniaque sur l'aldéhyde propionique.

2° L'hydrocollidine $C^6H^{13}Az$, découverte en 1831, par MM. Gautier et Étard, dans les produits de la putréfaction du scombre et de la chair de cheval et de bœuf. Cet alcaloïde se présente sous la forme d'un liquide presque incolore, légèrement oléagineux, d'une odeur pénétrante et tenace de seringa bouillant à 210° et s'oxydant à l'air avec facilité. Il brunit lentement, devient visqueux et attire l'acide carbonique. L'hydrocollidine synthétique d'Œchsner de Coninck (1), obtenue en faisant agir le phosphore et l'acide iodhydrique sur la β collidine dérivée de la cinchonine, présente les plus grandes analogies avec la base de MM. Gautier et Étard.

3° La collidine $C^3H^{11}Az$, retirée en 1876, par Mencki (2), des produits de la putréfaction de la gélatine par le pancréas. La synthèse en a été faite par Bayer et Ador, en chauffant l'aldéhydate d'ammoniaque au contact de l'urée.

4° Deux bases répondant aux formules $C^{17}H^{28}Az$ et $C^{10}H^{15}Az$, la première découverte dans les eaux mères du chloroplatinate de l'hydrocollidine, la seconde signalée en 1883, par Guareschi et Mosso (3), dans les produits de la putréfaction de la fibrine de bœuf putréfiée. En 1886, M. Œchsner de Coninck l'a retirée des produits basiques de la putréfaction de poulpes marines.

5° La neuridine, découverte en 1884, par Brieger dans les produits de la viande de mammifères, de poisson, dans la gélatine, le fromage putréfié, dans les caveaux frais humains.

Chimiquement pure, cette base n'est pas toxique.

6° La cadavérine et son isomère la saprine, $C^5H^{16}Az^2$, ont été isolées par Brieger, dans des cadavres soumis à une putréfaction prolongée. Ces bases, ainsi que la suivante, la putrescine, apparaîtraient au moment où la choline disparaîtrait.

(1) *Bull. société chimique*, juillet 1884.
(2) *Neneki*. Berne, 1876.
(3) *Archives italiennes de biologie*, 1882-1883.

7° La putrescine $C^4H^{12}Az^2$. Ces trois bases sont indifférentes au point de vue physiologique.

8° Enfin, la mydaléine — putréfaction humide — non déterminée serait une diamine très toxique. Elle se trouve dans les eaux mères des bases précédentes. La mydaléine possède sur l'économie une action intéressante. Injectée sous la peau d'un chien, elle provoque une hypersécrétion des muqueuses et des glandes salivaires et lacrymales. Les pupilles se dilatent, les vaisseaux de l'oreille s'injectent, la température s'élève de 1 à 2 degrés et les battements du cœur, d'abord accélérés, se ralentissent.

Pour séparer ces bases, Brieger les précipite à l'état de chloromercurate et profite de la différence de leur solubilité. Les chloro-aurates présentent également des différences dans la solubilité. Le chloro-aurate de putrescine est fort peu soluble dans l'eau, et celui de mydaléine, le plus soluble de tous, reste dans les eaux mères.

*Ptomaïnes oxygénées.* — Ces ptomaïnes se rencontrent aussi bien dans les putréfactions que dans les tissus normaux, la gadinine exceptée.

Presque tous les alcaloïdes oxygénés sont des dérivés de la triméthylamine.

1° La neurine $C^5H^{12}Az(OH)$ est constituée par de la tryméthylamine et de l'alcool vinylique et peut être considérée comme de l'hydrate de trimethyvinylammonium. Elle prend naissance dans la putréfaction cadavérique par suite du dédoublement de la lecithine. C'est un poison violent, mais d'une énergie variable suivant les espèces; ainsi le chat est intoxiqué par une dose de neurine qui n'affecte pas le cobaye. Sur le chien, on observe la contraction pupillaire, l'abolition de l'excitomotricité bientôt suivie de la diminution de fréquence et de l'intensité des mouvements respiratoires. Le nombre des battements du cœur augmente, puis diminue irrégulièrement. L'intestin est le siège de mouvements péristaltiques, accompagnés de diarrhées profuses et d'excrétion involontaire d'urine et de sperme. Son action serait analogue à celle du curare et de la muscarine et contraire à celle de l'atropine (1).

(1) Cervello, *Action physiologique de la neurine*. Milan, 1885.

2° La choline $C^5H^{16}AzO^2$, constituée par de la triméthylamine du glycol, est de l'hydrate de triméthylhydroxéthylène
ammonium.

Strecker l'a isolé de la bile. C'est une base à la fois ptomaïne et leucomaïne, elle se forme pendant la vie et pendant
la destruction bactérienne des tissus. Elle fait partie de la matière cérébrale.

La choline est un liquide sirupeux, soluble dans l'eau, très
alcalin, et donnant avec les acides des sels bien cristallisés.
Son chloroplatinate est moins soluble dans l'eau que le sel correspondant de neurine.

L'action physiologique de la choline est identique à celle de
la neurine, cependant cette dernière est plus toxique.

3° La muscarine $C^5H^{13}AzO^2$ se rencontre avec la choline dans
l'*agaricus muscarinus*, fausse oronge, et peut être obtenue par
oxydation de la chaleur par l'acide azotique (1). C'est un corps
solide, cristallisé, déliquescent, qui joue le rôle de base puissante, attire l'acide carbonique de l'air et donne avec le chlorure de platine un composé cristallin. C'est un poison violent
dont l'antagoniste est l'atropine. Son action ressemble à celle
de la neurine, même flux de salive, de larmes, paralysie et arrêt en diastole; diarrhée, émission d'urine et de sperme, ré-
trécissement pupillaire. Sa constitution résulterait de la combinaison de la triméthylamine et de l'hydroxyacétaldéhydrol;
c'est donc un alcaloïde aldéhydique. Nous ne parlerons pas de
la bétaïne rencontrée dans un grand nombre de plantes et dont
la synthèse a été faite avec le triméthylamine et l'acide chlora-
cétique. On l'a préparée également en oxydant la choline au
moyen du mélange chromique. Elle est toxique.

Parmi ces trois alcaloïdes décrits et qui ont pour point de
départ la triméthylamine, la muscarine seule, en raison de sa
constitution aldéhydique, réduit le mélange de ferricyanure de
potassium et de sel ferrique.

4° La gadinine $C^7H^{16}AzO^2$. Brieger l'a retirée en même temps
que la muscarine de la morue putréfiée. Cet alcaloïde n'a pas été
isolé; ses sels ne sont pas toxiques.

(1) Schmiedeberg et Hartnack, *Deutsch. Chem. Gesel.*, t. XVIII, p. 274.

**Enfin,** M. G. Pouchet (1) a démontré, en 1880, la présence de deux alcaloïdes dans les eaux résiduaires provenant du traitement à l'acide sulfurique dilué des débris d'os ou déchets de toute nature dans le but d'en séparer les matières grasses. Il a pu extraire de ce milieu deux bases, que l'inégale solubilité de leur chloroplatinate dans l'alcool permet de séparer. Les réactifs généraux des alcaloïdes précipitent ces deux ptomaïnes, et le précipité obtenu par le phosphomolybdate d'ammoniaque est réduit; en présence d'ammoniaque, il prend une teinte bleue, absolument comme l'aconitine dans les mêmes conditions.

On a pu se convaincre à la lecture de ce qui précède que s'il existait d'une manière constante des ptomaïnes dans les produits de la putréfaction, il était très difficile de les caractériser et surtout de les différencier des alcaloïdes végétaux. En effet, toutes les réactions passées successivement en revue sont communes aux alcaloïdes cadavériques et aux alcaloïdes végétaux; on conçoit de suite la gravité des erreurs que peut entraîner cette similitude de caractères si le chimiste chargé de l'analyse des viscères ne connaît pas un moyen précis de les distinguer. C'est ainsi que, dans un procès jugé en Italie, les experts préposés à l'examen chimique des viscères du général X... (2) avaient conclu à un empoisonnement par la delphinine, tandis que plus tard la professeur Selmi, chargé de vérifier le travail des premiers experts, a reconnu que la substance prise pour de la delphinine était une ptomaïne présentant, il est vrai, les principaux caractères de cette base, mais s'en éloignant par son action physiologique.

Dans le but de différencier ces alcaloïdes, MM. Brouardel et Boutmy (3), partant de cette idée que les ptomaïnes se forment le plus ordinairement à l'abri du contact de l'air, ont pensé que cette substance pouvait être apte à opérer certains phénomènes de réduction. Après avoir essayé vainement avec l'acide azotique,

---

(1) Gabriel Pouchet, *Moniteur scient. de Quesnerville*, 1884, p. 253.

(2) Affaire du général Gibboue.

(3) Brouardel et Boutmy, *Sur un réactif propre à distinguer les ptomaïnes des alcaloïdes végétaux* (*Ann. d'hyg.*, 1881, t. V, p. 497). *Réaction des ptomaïnes et conditions de leur formation* (*Ann. d'hyg.*, 1881, t. VI; p. 9).

le permanganate de potasse, le mélange de bichromate de potasse et d'acide sulfurique, ou le mélange de cet acide avec le bioxyde de manganèse, de baryum ou les iodates, ils ont remarqué que les ptomaïnes ramènent instantanément le cyanoferride de potasse à l'état de cyanoferrure, tandis que, sauf l'atropine et la morphine, qui sont douées de propriétés réductrices, les alcaloïdes végétaux sont sans action sur ce réactif. Le tableau suivant indique d'ailleurs l'action d'un assez grand nombre d'alcaloïdes végétaux sur le réactif ferricyanure de potassium :

| Alcaloïdes traités par le réactif. | Action produite. | Alcaloïdes traités par le réactif. | Action produite. |
|---|---|---|---|
| Aconitine............ | Nulle. | Méconine............ | Nulle. |
| Brucine............ | — | Narcéine............ | — |
| Caféine............ | — | Narcotine............ | — |
| Cantharidine ....... | — | Nicotine............ | — |
| Capsicine........... | — | Papavérine.......... | — |
| Cinchonine......... | — | Quinine............ | — |
| Codéine............ | — | Solanine........... | — |
| Colchicine.......... | — | Strychnine......... | — |
| Conicine........... | — | Thébaïne........... | — |
| Delphinine......... | — | Vératrine.......... | — |
| Digitaline.......... | — | Morphine.Réduction abondante. | |
| Emétine............ | — | Atropine. Réduction à peine sensible. | |
| Esérine............ | — | | |

Pour les auteurs, l'erreur sera difficile, puisque toutes les fois qu'une base trouvée dans un cadavre ne sera pas de la morphine ou de l'atropine et qu'elle agira sur le ferricyanure de potassium, cette base sera une ptomaïne.

MM. Brouardel et Boutmy, pour donner une idée des avantages que présente l'emploi de ce réactif, rapportent l'exemple suivant :

« Après avoir enlevé les viscères et une portion des muscles du cadavre d'un individu mort par asphyxie — c'était un noyé, — nous avons retiré de ces matières, par la méthode de Stas, une substance solide, fortement alcaline, et présentant toutes les propriétés chimiques et physiologiques les plus saillantes de la vératrine : coloration rouge avec l'acide sulfurique et l'acide chlorhydrique, etc., action mortelle sur les animaux avec tous les effets musculaires attribués à la vératrine. Mais la substance retirée du cadavre réduisait fortement le cyanoferride de potassium, tandis que la vératrine pure est sans action sur ce réactif. Ce caractère et le fait bien certain que le sujet n'avait pas péri par intoxication — il s'était noyé en pêchant dans la Seine — démontrent donc que la substance trouvée dans le cadavre n'est pas de la vératrine, mais une ptomaïne. »

Pour bien employer le réactif, on commence par isoler la base par la méthode de Stas; on la purifie autant qu'il est possible et on la transforme en sulfate. On étend alors fortement la dissolution de ce sel, puis on en ajoute quelques gouttes dans une petite quantité de cyanoferride de potassium dissous depuis peu et déposé dans un verre de montre. Si la base est une ptomaïne, il suffira de verser une goutte de perchlorure de fer étendu dans le verre de montre pour obtenir un précipité bleu de Prusse. Si, au contraire, on est en présence d'un alcali végétal ordinaire, il ne se formera pas de bleu de Prusse.

En présence de ces résultats, on pourrait encore se demander si des alcaloïdes ne réduisant pas le cyanoferride de potassium ne sont pas susceptibles de le faire après leurs passages à travers l'organisme.

Les essais suivants des mêmes auteurs démontrent qu'il n'en est rien. Ils ont intoxiqué divers animaux par différents alcaloïdes végétaux, puis ils ont fait agir les bases trouvées sur le cyanoferride de potassium.

Voici les résultats obtenus :

| Bases extraites par la méthode de Stas. | Réaction du cyanoferride. |
| --- | --- |
| D'un lapin tué par la vératrine.... | Traces de bleu à peine sensibles. |
| D'un lapin tué par l'aconitine..... | Rien. |
| D'un chien tué par la strychnine.. | Rien. |
| D'un chien tué par la vératrine... | Traces de bleu à peine sensibles. |

Malgré les agents d'altération que renferme l'organisme animal et la présence des impuretés dont on ne peut débarrasser les bases isolées, les alcaloïdes végétaux n'ont pas acquis la propriété de réduire le réactif. D'ailleurs l'alcool, l'éther, le chloroforme employés pour enlever les bases aux matières animales n'ont aucune action sur le réactif; il en est de même pour la gélatine, l'albumine que ces dissolvants — jamais anhydres — dissolvent toujours en petite quantité.

Toujours d'après les mêmes auteurs, le cyanoferride de potassium ne serait plus le seul corps que réduisent les ptomaïnes. Ces alcaloïdes opèrent également la réduction du bromure d'argent.

Sur un papier préparé au bromure d'argent, comme on l'emploie en photographie, on trace, avec une plume d'oie trempée dans la solution saline de la base extraite du cadavre, le mot ptomaïne et le nom de l'alcaloïde végétal auquel cette base ressemble le plus. Au bout d'une demi-heure d'attente, le papier bromuré laissé à l'abri de la lumière est lavé à l'hyposulfite de soude, puis à l'eau ; dans le cas où le cadavre ne renferme qu'une ptomaïne, ce mot reste tracé en noir sur le papier, par suite de la réduction du bromure d'argent à l'état d'argent métallique. Si, au contraire, on se trouve en présence d'un alcali végétal, le papier ne porte aucune trace, ou une trace si faible qu'il est impossible de lire le nom qui la constitue.

Dans un cas de chimie légale, il peut arriver que l'on soit en présence d'un mélange de ptomaïnes et d'alcali végétal. Il convient alors de modifier la méthode de la façon suivante :

A l'aide d'une solution d'iodomercurate de potasse, on dose la quantité de base existant dans la solution à caractériser sans distinction entre la ptomaïne et l'alcaloïde végétal qui l'accompagne. Puis, en se servant d'une solution pure de ce dernier alcali, solution qu'on a préparée au même titre alcaloïdique que la précédente, on trace le nom de cet alcaloïde sur le papier bromuré, à côté du même nom écrit avec le mélange d'alcaloïde et de ptomaïne. Après fixation, on reconnaît que la base pure, prise comme terme de comparaison, n'a pas laissé de trace sur le papier bromuré, tandis que le mélange de la même base et de la ptomaïne laisse, au contraire, une trace, dont la netteté va en croissant avec la quantité de ptomaïne.

Mais malheureusement la première réaction donnée comme caractéristique, celle de la réduction par les ptomaïnes du ferricyanure de potassium, n'est pas générale et ne permet plus aujourd'hui de distinguer une ptomaïne d'un alcaloïde végétal. M. A. Gautier a démontré que cette réaction n'était pas spéciale aux alcaloïdes de la putréfaction, et bien plus MM. Gabriel Pouchet et Brieger ont fait la démonstration qu'un certain nombre de ptomaïnes ne possédaient pas cette propriété réductive.

Du reste le professeur Armand Gautier (1) s'exprime ainsi au sujet de ce réactif :

« La réaction indiquée par MM. Brouardel et Boutmy, pour distinguer les alcaloïdes cadavériques des véritables alcaloïdes végétaux avec lesquels leurs propriétés physiologiques et même chimiques peuvent quelquefois les faire confondre, présente un intérêt pratique très réel ; elle se vérifie, en effet, le plus généralement. A la longue liste des alcaloïdes cités par les auteurs comme ne donnant pas de bleu de Prusse quand on les traite successivement par le ferricyanure de potassium et le perchlorure de fer, il convient d'ajouter les alcaloïdes suivants :

« L'*anémonine*, réaction nulle. La *cryptopine*, verdissement très lent. L'*hellénine*, rien. La *pilocarpine*, lent verdissement. La *pelletiérine*, lent verdissement. La *quinidine*, très lent verdissement. La *sabadilline*, rien.

« Les alcalis végétaux, pour lesquels la réaction indiquée a paru pouvoir devenir douteuse, sont : L'*hyoscyamine*, qui verdit par l'addition successive des réactifs et donne une petite quantité de bleu de Prusse. L'*émétine*, qui après avoir précipité par le ferricyanure, donne très lentement un faible précipité bleu. L'*igasurine*, qui donne lentement un peu de bleu de Prusse. La *vératrine*, qui donne une trace de bleu. La *colchicine*, qui brunit fortement par le ferricyanure et fournit ensuite avec le perchlorure de fer un précipité vert. La *nicotine*, qui en solution saline un peu concentrée verdit, bleuit, puis donne lentement du bleu de Prusse. L'*apomorphine*, qui dérive de la morphine par soustraction d'une molécule d'eau, donne, comme cette base, un abondant précipité bleu de Prusse.

« Il est bon toutefois de remarquer que la plupart des alcaloïdes naturels produisent très lentement le ferricyanure et donnent du bleu de Prusse. Mais cette réaction lente, qui demande plusieurs heures ou plusieurs jours, ne saurait se confondre avec celle des ptomaïnes, qui est immédiate.

« J'ai essayé aussi au même point de vue quelques sub-

(1) Arm. Gautier, *Peut-on distinguer aujourd'hui les alcaloïdes cadavériques des autres alcaloïdes naturels ou artificiels* (*Ann. d'hygiène*, 1881, t. V, p. 546).

stances, actives ou très toxiques naturelles, non alcaloïdiques.

« La *théobromine*, qui verdit à peine. La *cubébine*, réaction nulle. La *coryamyrtine* cristallisée de Riban, réaction nulle. La *digitaline* cristallisée d'Homolle, réaction nulle. La *picrotoxine*, qui verdit faiblement.

« Il n'est pourtant pas douteux que plusieurs autres alcaloïdes naturels, une pelletiérine et l'ergotinine essayée par M. Tanret, les trois alcaloïdes cités par Hesse comme réduisant le réactif cupropotassique, etc., doivent être joints à la morphine et aux autres bases à réaction douteuse, dans la liste des alcaloïdes naturels qui donnent immédiatement ou plus lentement la réaction indiquée.

« Mais comme je l'avais prévu, un grand nombre d'alcaloïdes artificiels très vénéneux se comportent sous l'action successive du ferricyanure de potassium et des persels de fer, à la façon des ptomaïnes :

« 1° Dans la série des bases phényliques j'ai essayé : L'*aniline*, qui bleuit et donne lentement du bleu de Prusse. La *méthylaniline* fournit un précipité bleu immédiat. La *paratoluidine* se comporte comme l'aniline. La *diphénylamine* donne le précipité bleu de Prusse.

« La plupart de ces bases se conduisent donc, à ce point de vue, comme des ptomaïnes.

« 2° La *naphtylamine* donne aussi le précipité bleu.

« 3° Dans la série des bases pyrridiques et de leurs dérivés (1), j'ai observé que :

« La *pyrridine* bleuit par le mélange des réactifs et donne ensuite lentement du bleu de Prusse. La *collidine* se comporte de même. L'*hydrocollidine* donne un précipité bleu immédiat et abondant. L'*isodipyrridine* donne lentement la même réaction.

« Enfin dans deux séries différentes des précédentes :

« 4° La *diallylène diamine* donne un précipité bleu assez rapidement. L'*acétonamine* bleuit par le mélange des réactifs

---

(1) Pour ces derniers, M. Œchsner a indiqué une réaction très sensible ; pour déceler de petites quantités d'alcalis pyrridiques, on dissout dans l'alcool chaud l'iodométhylate (*) d'une base pyrridique, et additionne la liqueur encore chaude, de quelques gouttes de lessive de potasse à 45°. Il se forme aussitôt une coloration rouge.

(*) On sait que ces alcaloïdes se combinent très facilement avec les iodures alcooliques.

et donne ensuite peu à peu le précipité bleu de Prusse.

« On voit combien la réaction est générale. Elle ne saurait caractériser l'origine cadavérique d'un alcaloïde, car elle s'applique à la fois à des bases phényliques, à la naphtylamine, aux alcaloïdes pyrridiques et hydropyrridiques, allyliques, acétoniques et certainement aldéhydiques. La plupart de ces alcaloïdes sont, comme les ptomaïnes, très vénéneux et quelques-uns ont quelquefois produit de graves accidents et même entraîné la mort. »

Wefers Bettinck et van Dissel (1) ont proposé un réactif complexe, composé d'acide chlorhydrique, de chlorure ferrique, d'anhydride chromique et de ferricyanure de potassium. D'après les auteurs, ce réactif donnerait du bleu de Prusse avec toutes les ptomaïnes, alors que la morphine seule parmi les alcaloïdes végétaux serait capable d'en provoquer la formation. Brieger n'a pu cependant vérifier le fait sur ses alcaloïdes, et pas une des ptomaïnes découvertes par lui n'a donné de bleu de Prusse.

## LEUCOMAÏNES

Depuis longtemps déjà on sait que les bases organiques peuvent prendre naissance dans les liquides physiologiques et sous l'influence des fermentations normales ou anormales des tissus. Dès 1849, Liebig d'abord, Pettenkoffer ensuite, découvraient la créatinine dans les urines de l'homme et du chien. Depuis, Ar. Gautier a isolé des alcaloïdes de la salive ; Gabriel Pouchet, de l'urine normale, et Bouchard en a entrevu dans les matières fécales. Ces alcaloïdes se formeraient dans les putréfactions intestinales et seraient cause des accidents stercorémiques constatés dans les affections intestinales microbiennes.

La présence d'alcaloïdes de la fermentation a été constatée par M. A. Villers (2), lequel, à la suite de nombreuses expériences sur des urines de personnes en bonne santé, affirme n'avoir jamais rencontré de leucomaïnes ; au contraire, dans les urines pathologiques ainsi que dans les déjections cholériques, il aurait constaté la présence d'un alcaloïde dont le chlorhydrate

(1) Hugounencq, thèse d'agrégation, 1886.
(2) Villers, *Bull. société chimique*, 5 févr. 1885.

cristallisé, à saveur âcre, à odeur d'aubépine, présentait toutes
les réactions des ptomaïnes. M. Gabriel Pouchet (1) a constaté de
son côté que les alcaloïdes des déjections chlolériques se retrou-
veraient avec les mêmes caractères d'odeur, d'altérabilité et de
toxicité dans les bouillons de culture pure du microbe de Koch.

En général, tous les tissus animaux possèdent cette fonction
importante, la formation incessante d'alcaloïdes produits aux
dépens de leurs matières protéiques, en même temps que l'urée
et l'acide carbonique. Tous ces alcaloïdes sont doués d'une action
plus ou moins puissante sur les centres nerveux ; ils produisent
la somnolence, la fatigue, quelques-uns les vomissements et la
purgation, mais presque tous sont moins actifs que les ptomaïnes.

Nous ne faisons que citer pour mémoire cette importante
classe de corps si bien mise en évidence depuis quelques années. L'étude de ces alcaloïdes ressort plutôt de la physiologie que de la toxicologie ; c'est pourquoi nous renvoyons le
lecteur au remarquable travail du professeur Arm. Gautier (2),
ainsi qu'aux publications de Brieger sur les toxines (3), etc.

**Origine des ptomaïnes.** — Rechercher les origines des ptomaïnes, c'est rechercher les origines des leucomaïnes, car ptomaïnes et leucomaïnes ont une origine commune. Pendant la
vie, ainsi que dans la putréfaction, les bactéries d'une part,
les cellules vitales de l'autre, produisent des alcaloïdes toxiques ; bactéries et cellules supérieures en organisation peuvent
vivre de la même manière, suivant les mêmes lois en laissant
comme résidus de leur activité les mêmes principes également
toxiques. La vie, suivant le professeur A. Gautier, est la conséquence et la résultante du mode d'agrégation et des propriétés mécaniques et chimiques des plasmas et de leurs parties
figurées. Elle se perpétue et se modifie par la continuité et
les transformations des états moléculaires et des phénomènes
physico-chimiques qui se passent dans les agrégations, développées sous l'influence d'agrégations semblables persistantes.

Si nous restreignons ces considérations au point de vue de
la chimie pure, nous trouverons certaines origines déjà étu-

(1) Gabriel Pouchet, *Comptes rendus ac. des sciences*, 24 août 1885.
(2) Arm. Gautier, *Moniteur scientifique*, mars 1886.
(3) Brieger, Berlin, 1885-86.

diées et d'autres soupçonnées. C'est ainsi que Calmès (1) a trouvé que les carbylamines existent parmi les dérivés des albuminoïdes détruites par les bactéries de la putréfaction ; qu'il a rencontré ces mêmes carbylamines dans le venin du crapaud. A la suite de ces constatations, Calmès en a déduit que tout composé amidé, que ce soit une peptone ou un composé amidé simple, peut fixer les éléments de l'acide formique à l'état naissant et donner naissance à un composé carbylé correspondant, toxique, essentiellement instable et essentiellement réducteur.

Comme contre-partie, on pourrait dire que tout groupe méthylique insuffisamment brûlé ne se détache pas de l'état d'acide carbonique, mais bien de l'état d'acide formique fournissant les éléments de la carbylation.

Toujours en restant dans le domaine de la fiction, ne peut-on pas, tout en considérant le groupe méthylique comme le point de départ, le pivot des réactions, supposer une oxydation incomplète de ce groupement, une déshydrogénation et la formation d'aldéhyde au lieu d'acide formique ?

Étant donnée cette formation d'aldéhyde, rien de plus simple pour la démonstration de l'origine de tous les alcaloïdes, de la putréfaction, des fermentations normales des tissus, ainsi que leurs rattachements directs à la grande classe des alcaloïdes végétaux. Ne sait-on pas d'ailleurs que si la grande majorité des alcaloïdes végétaux sont des dérivés de la pyrridine, un certain nombre des ptomaïnes de Gautier et Selmi appartiennent à cette même famille ?

La formation d'aldéhyde expliquerait donc, suivant nous et très facilement, la genèse d'alcaloïdes très voisins des corps pyrridiques, quinoléiques et acridiques et appartenant aux groupements pyraziques, quinoxaliques et phénaziques. Les corps aldéhydiques comme les corps acétoniques ou diacétoniques ont la propriété de condenser, avec ou sans agent de condensation, des composés amidés de types bien différents. C'est ainsi que les amines aromatiques primaires, secondaires ou tertiaires entrent en réaction en donnant, les uns des urées, les autres des dérivés du triphénylméthane, etc., etc., que les

_______________

(1) Calmès, *Comptes rend. Ac. des sciences*, 25 fév. 1884.

hydrazines simples sulfonées ou carboxylées donnent des produits particuliers de condensation, que les diamines, les ortho-diamines aromatiques surtout, des quinoxalines; que l'ammoniaque sur une diacétone ou une diamine sur un orthodiacétone engendrent une pyrazine ou une azine en général, etc., etc.

Dans ces dernières années, nos connaissances sur les alcaloïdes ont énormément augmenté. L'examen des circonstances auxquelles nous devons ce progrès est curieux à plus d'un titre, c'est pourquoi nous laisserons au lecteur le soin de trouver dans les publications spéciales ce que nous ne pouvons donner dans ce traité sans sortir du cadre que nous nous sommes imposé.

**Considérations générales sur les empoisonnements par les ptomaïnes.** — Brieger a décrit nettement les résultats de l'étude des produits basiques de la putréfaction graduelle des restes humains, et notamment de certains organes, comme le cœur, les poumons, le foie, la rate, l'estomac et les intestins. Des cadavres humains abandonnés dans une cave froide pendant vingt-quatre et quarante-huit heures n'ont donné que peu de choline sans autre ptomaïne. Après un plus grand intervalle, le produit principal a été la neurine avec quelque peu de méthylamine. La putréfaction ayant continué, la choline a disparu et a fait place à trois alcaloïdes indifférents au point de vue physiologique, la cadavérine, la putrescine et la saprine. Enfin, dans les phases plus avancées encore, deux alcaloïdes toxiques avaient pris naissance, mais en quantité trop faible pour être isolés.

Dans un autre mémoire, Brieger décrit des expériences effectuées sur une plus grande échelle, expériences dans lesquelles des restes humains, des poissons, etc., etc., ont été abandonnés à la putréfaction depuis le mois d'octobre jusqu'au mois de janvier à une température variant de 5° à 9° centigrades. Les appareils avaient été disposés de telle façon que les putréfactions devaient avoir lieu à l'abri de l'air. Dans ces conditions, bien que la cadavérine et la putrescine se soient formées en quantités considérables, aucune ptomaïne fortement toxique n'a été trouvée parmi les produits de la putréfaction. Il paraîtrait donc constant que les ptomaïnes toxiques ne prennent naissance que sous l'influence de l'air atmosphérique.

De l'ensemble des travaux des chimistes qui se sont occupés

de la question, il résulte que la *quantité des alcaloïdes cadavériques est d'autant plus grande que le cadavre est dans un état plus avancé de putréfaction.*

Un certain nombre de ptomaïnes décrites présentent des caractères et des réactions communes avec des alcaloïdes végétaux. Selmi a trouvé, entraînable à la vapeur d'eau, une ptomaïne à odeur vireuse, volatile et rappelant la ciguë ou la conicine. Les ptomaïnes extraites par l'éther ont une odeur agréable rappelant la fleur de pêcher, la prune, comme l'atropine dans les mêmes conditions. Selmi a également fait observer que certaines ptomaïnes pouvaient se confondre avec la delphinine.

MM. Brouardel et Boutmy, en examinant les résidus d'un cadavre ayant séjourné près de dix-huit mois sous l'eau et presque entièrement transformé en gras de cadavre, ont isolé par la méthode de Stas un alcaloïde fixe, bleuissant le papier de tournesol, précipitant par le réactif de Meyer, donnant avec la potasse un précipité blanc floconneux ; l'acide nitrique ne le colorait pas à froid, mais en violet à chaud. Cette base se comportait donc vis-à-vis de ce dernier réactif, comme la codéine, la brucine, l'atropine et la vératrine. Traitée par l'acide sulfurique et le bioxyde de baryum, cette ptomaïne se colorait en rouge brique à froid et en violet à chaud ; elle se colorait en rouge cerise sous l'action de l'acide chlorhydrique concentré et bouillant, exactement comme la vératrine dans les mêmes conditions. Mais cette ptomaïne réduisait le ferri-cyanure de potassium, tandis que la vératrine ne donnait pas de bleu de Prusse avec le ferricyanure et le perchlorure de fer.

Anthor (1) vient de signaler un alcaloïde cadavérique possédant les propriétés de la strychnine. Il l'a rencontré deux fois dans un cadavre vieux de huit jours. Cependant il signale entre les deux alcaloïdes les différences suivantes :

1° La ptomaïne est moins vénéneuse ; 2° elle est soluble dans l'éther et beaucoup plus dans l'alcool amylique ; 3° son goût est moins amer ; 4° elle donne avec le ferrocyanure, ferricyanure et le chromate de potasse des précipités amorphes. Ceux de strychnine sont cristallins ; 5° la coloration obtenue avec le

_____

(1) Anthor, *Chem. Centr.*, p. 43, 1888.

chromate de potasse et l'acide sulfurique est un bleu moins pur et moins persistant qu'avec la strychnine.

L'affaire R..., dont nous publions *in extenso* le rapport, donnera une idée de l'importance de ces faits.

La relation de cette affaire doit servir d'exemple à l'expert aux prises avec les difficultés inhérentes à la caractérisation d'un empoisonnement par un alcaloïde.

Si la différenciation d'une ptomaïne et d'un alcaloïde végétal est possible dans les conditions actuelles de la science, il n'existe pas de procédé général qui permette de réaliser nettement cette différenciation.

La découverte des alcaloïdes de la putréfaction, sans désarmer complètement la chimie ou la médecine légale, a ébranlé son assurance habituelle. Cependant entre les alcaloïdes putréfactifs et les autres alcaloïdes végétaux vénéneux, il n'y a jamais ni identité de composition ni identité de propriétés. L'expert devra donc et avec le plus grand soin vérifier toutes les réactions chimiques et physiologiques des substances extraites des organes, et si les essais préliminaires lui font supposer la présence d'un alcaloïde végétal, il ne devra en affirmer la présence qu'autant que toutes les réactions présenteront une *concordance absolue* avec celles que doit posséder cet alcaloïde.

## MODÈLE DE RAPPORT

*Accusation d'intoxication par la colchicine (affaire R...). Acquittement.* — Relation médico-légale par P. Brouardel, Vulpian, Schutzenberger, Ogier et Gabriel Pouchet.

Il y a quelques mois, un nommé R... était accusé d'avoir empoisonné sa femme à l'aide de la colchicine. Le procès eut un certain retentissement.

La question toxicologique était particulièrement grave. La colchicine est un poison encore peu connu médico-légalement. Étudiée dans des laboratoires par des chimistes et par des physiologistes éminents, on savait qu'en procédant analytiquement, la colchicine avait certaines réactions chimiques, certaines propriétés physiologiques, mais on ne s'était pas encore trouvé en face de cet autre problème bien plus délicat : étant donné que dans un cadavre inhumé depuis dix mois, on retrouve certaines de ces réactions, peut-on affirmer qu'elles appartiennent à la colchicine seule ?

Rappelons seulement que dans toutes les affaires d'empoisonnement par une substance toxique, quelle qu'elle soit, il faut, pour que l'expert puisse apporter une conclusion ferme, que les symptômes observés pendant la vie, les lésions trouvées sur le cadavre, l'analyse chimique, les expériences physiologiques, présentent un ensemble concordant. Si un de ces moyens d'information fournit un résultat en contradiction formelle avec la somme des autres, l'expert doit douter et exposer les motifs de son doute.

Or, dans le cas soumis à notre contrôle, que pouvaient nous fournir les connaissances scientifiques actuelles ? Les symptômes de l'intoxication par la colchicine elle-même sont à peu près inconnus, nous les déduisons par analogie de ceux que l'on a notés dans l'empoisonnement par le colchique dont on l'extrait. Ces symptômes sont eux-mêmes peu caractéristiques : les vomissements, la diarrhée, l'algidité ultime, les troubles cardiaques, appartiennent à bien des affections toxiques et non toxiques. Nous ne connaissons les accidents survenus pendant la vie que par des témoignages des personnes qui ont assisté aux derniers moments de la victime. On peut parfois se demander si leur mémoire est absolument fidèle et si quelques détails ne leur échappent pas, un an après la mort.

Les lésions ont été décrites, elles sont faciles à reconnaître, bien que peu caractéristiques, si on fait l'autopsie rapidement après la mort. On trouve des congestions, des hémorrhagies, des ecchymoses, quelquefois, des altérations épithéliales. Mais dix mois après l'inhumation, même quand le cadavre est admirablement conservé, les épithéliums ont disparu, la matière colorante des globules rouges n'existe plus, et là où peut-être se trouvait une suffusion sanguine, le tissu se montre absolument exsangue.

La chimie se heurte à deux difficultés principales. La première est commune à bien des substances toxiques : lorsque celles-ci provoquent des vomissements et de la diarrhée, la plus grande partie du poison ingéré est rejetée hors de l'économie, une faible partie reste dans les tissus. La seconde difficulté appartient plus spécialement à quelques alcaloïdes toxiques. Leurs caractères chimiques connus sont peu nombreux ou insuffisamment caractéristiques. Ainsi on peut se trouver en face de cette question. Il est certain que parmi les alcaloïdes connus, aucun ne présente les deux ou trois réactions colorées que nous révèle l'analyse, mais comme il est un très grand nombre d'alcaloïdes inconnus dans leur existence elle-même, comme on sait qu'il s'en forme quelques-uns mal déterminés pendant la putréfaction, est-ce que ces réactions ne peuvent pas être communes à l'alcaloïde dont nous recherchons les traces et à ces alcaloïdes eux-mêmes ? C'est précisément à ce doute que nous ont conduit les analyses faites à l'occasion de cette expertise.

Enfin, pour la physiologie, de très belles recherches dues à M. le Dr Laborde nous avaient appris que par la méthode graphique on pouvait suivre sur le cylindre enregistreur la déformation de la contraction musculaire. Malheureusement, pour obtenir ces déformations il faut une dose de colchicine relativement assez considérable, et nous avons indiqué en commençant que lorsque la dose ingérée permet à l'économie de rejeter la plus grande partie du poison, il n'en reste plus d'utilisable pour les recherches physiologiques qu'une quantité si minime, que les expériences instituées d'après la méthode de Marey restent sans résultat.

J'ai exposé tous ces desiderata, mais je ne voudrais pas que l'on pût en induire que l'état actuel de la science nous condamne à rester éternellement impuissants. Les questions que nous nous posons actuellement pour les poisons végétaux étaient celles en présence desquelles se trouvaient nos prédécesseurs pour les poisons minéraux il y a à peine un demi-siècle. Ils les ont résolues, mais il est sage d'en tirer la conclusion qui en découle naturellement. Jusqu'à ce jour la toxicologie a trop souvent attendu que le criminel pose lui-même les questions à résoudre ; il faut qu'à l'aide d'un personnel nombreux, instruit, travaillant sans la préoccupation de la solution imminente, on prépare les réponses d'une façon purement scientifique, de façon qu'au moment où la justice s'adresse au médecin-légiste, celui-ci trouve dans cette réserve des travaux antérieurs, une base de renseignements contrôlés, méthodiquement établis et dans lesquels il puisse avoir une confiance assez solide pour lui permettre de répondre à la justice qui l'interroge, sans hésitation, sans les restrictions que lui dicte aujourd'hui sa conscience. En un mot, il faut qu'à un travail de découvertes qu'on lui impose au jour le jour il lui soit possible de substituer un simple travail de contrôle.

Le 29 décembre 1884, M. A. Guillot, juge d'instruction, me commit pour dire :

1° Si l'ordonnance suivante :

Colchicine-cristal, 1 gramme en 4 paquets, est d'un emploi médical et peut être donnée à une personne atteinte de dyspepsie ;

2° S'il serait possible de retrouver traces de cette substance huit mois après la mort.

Voici la réponse que je fis aux deux questions posées par M. le juge d'instruction :

1° *L'ordonnance ainsi conçue : « Colchicine cristal 1 gramme en 4 paquets », est-elle d'un emploi médical ? Peut-elle être donnée à une personne atteinte de dyspepsie ?*

La colchicine est un des alcaloïdes que l'on extrait du colchique. Elle est jusqu'à présent fort peu employée en thérapeutique ; je ne sais si un médecin à Paris en a préconisé l'emploi ; en tout cas il me semble probable qu'on ne la doit trouver que dans quelques-unes des pharmacies de Paris. Il est évidemment possible à un médecin de s'en procurer, mais certainement elle n'est pas d'un usage habituel ou même fréquent.

La colchicine a des propriétés toxiques. D'après les recherches de Schroff, Rossbach et Wehmer, Rabuteau, Rochette, et celles qui ont été faites depuis au laboratoire de M. Vulpian, on doit conclure :

1º Chez les grenouilles, à la dose de 2 centigrammes, la colchicine détermine la mort, après avoir simulé puis paralysé le système nerveux central ;

2º Chez les animaux à sang chaud elle est beaucoup plus active : 3 et même 2 centigrammes injectés sous la peau d'un chien de moyenne taille tuent cet animal.

Ici les symptômes qui se produisent d'abord sont des coliques extrêment violentes, des vomissements et de la diarrhée ; il y a congestion de la muqueuse gastro-intestinale et même parfois des hémorrhagies de cette muqueuse.

Plus tard les mouvements spontanés, puis les mouvements réflexes sont peu à peu abolis ; le cœur continue à battre, et la mort arrive par arrêt de la respiration.

Une dose de 3 à 4 centigrammes administrée à un homme adulte semble devoir être fort dangereuse, peut-être mortelle.

On peut se rendre compte de ses effets en les comparant à ceux de certaines préparations de colchique.

D'après le docteur Rochette (1), 100 grammes des préparations de colchique suivantes renferment :

|  |  |  | gr. | g. |
|---|---|---|---|---|
| Alcoolature de fleurs de colchique..... | | | 0,06 | à 0,08 |
| Teinture de semences de | — | ...... | 0,05 | à 0,06 |
| Extrait de semences de | — | ...... | 0,20 | à 0,25 |
| Teinture de bulbes de | — | ...... | 0,02 | à 0,03 |
| Vin de semences de | — | ...... | 0,005 | |

Ainsi *un* gramme de colchicine représenterait 2,000 grammes de teinture de semences de colchique. Or la dose médicale de cette teinture est de 1 à 5 grammes.

Les préparations de colchique ont des effets drastiques, diurétiques, elles sont surtout employées dans la goutte et le rhumatisme.

Dans le cas où une enquête serait poursuivie, nous devrions, avant de conclure, vérifier personnellement les résultats expérimentaux que nous empruntons aux auteurs.

La formule ci-dessus serait, d'après les auteurs, très problablement mortelle pour un adulte, même après l'ingestion d'un seul paquet, c'est-à-dire de 0gr,25 de colchicine.

Je ne vois pas à quelle indication thérapeutique répondrait l'emploi de la colchicine dans le cours d'une dyspepsie.

*2º Serait-il possible de retrouver des traces de cette substance huit mois après la mort ?*

Je ne saurais répondre avec précision à cette question. Les réactions chimiques sont, il est vrai, assez nettes, et Dannenberg affirme que cet alcaloïde résiste à la putréfaction. Mais en médecine légale

(1) Rochette, Thèse, 16 mars 1876.

proprement dite, je ne connais pas d'expertise faite huit ou dix mois après la mort. L'expérience seule peut décider. Si le malade a succombé à certaines affections, telles que phthisie, cancer, etc., on pourrait peut-être encore reconnaître les lésions caractérisant ces maladies.

A la suite de ce rapport, M. Guillot commit MM. Brouardel, Pouchet et Ogier à l'effet de rechercher tant par l'autopsie que par l'analyse chimique, si la mort de la femme R... doit être attribuée à une cause naturelle ou à un empoisonnement ;

D'examiner une ordonnance fabriquée frauduleusement par le sieur R..., tendant à obtenir la délivrance de colchicine ; de constater si à la dose prescrite cette substance eût été de nature à donner la mort ; de vérifier si par sa nature même elle n'échappe pas à l'analyse chimique et si elle n'est pas ainsi un agent particulièrement dangereux d'empoisonnement criminel.

Serment préalablement prêté, nous avons rempli aiusi qu'il suit la mission qui nous était confiée.

L'exhumation du cercueil de la femme R... a eu lieu le 20 janvier 1885, au cimetière de Noisy-le-Sec, en présence de M. Rémongin, commissaire de police des Lilas, et de M. Ogier, chimiste-expert. Des scellés ont été apposés sur le cercueil, ainsi que sur quatre vases dans lesquels on avait recueilli de la terre du cimetière, puisée à la surface, au-dessous, à droite et à gauche du cercueil.

Le cercueil a été transporté à la Morgue de Paris, où l'autopsie a été pratiquée le 20 janvier 1885.

3° *Observations relatives à la terre du cimetière de Noisy-le-Sec.* — L'examen microscopique des organes, de même que les observations faites à l'autopsie, montre que le cadavre de la femme R..... était, après une inhumation de neuf mois, dans un état de conservation remarquable.

Nous avons cherché à savoir si, dans le cas actuel, on doit attacher une certaine importance à cette conservation spéciale.

D'après des renseignements recueillis à Noisy-le-Sec, auprès du fossoyeur et du conservateur du cimetière, « le cimetière de Noisy conserverait assez bien les corps ; dans des exhumations faites après cinq ou six ans, on trouve quelquefois des corps assez bien conservés. » On ne peut expliquer les raisons de cette conservation particulière.

L'examen géologique de la terre du cimetière (1), puisée dans la fosse même, au-dessus, au-dessous, à droite et à gauche du cercueil de la femme R..., a montré que cette terre renferme de la terre végétale, beaucoup de débris argilo-marneux jaunes de la « marne à Pholadomya infra-gypseuse », enfin quelques débris sableux provenant de la terre végétale. Cette terre du cimetière est une terre rapportée.

Le sous-sol du cimetière est constitué par une marne jaune assez imperméable, située à la base de la marne gypseuse qui constitue la masse de la colline de Noisy. Les eaux qui pénètrent dans le cimetière

___

(1) Nous devons ces renseignements géologiques à l'obligeance de M. G. Dolfus.

et qui s'y écoulent lentement au N.-O. sont par suite extrêmement gypseuses. La nature de ces eaux joue-t-elle un rôle dans la conservation des cadavres? c'est ce que nous ne saurions dire.

Quoi qu'il en soit, l'état particulier de conservation du cadavre de madame R... peut être, d'après les déclarations reproduites plus haut, attribué à quelque propriété spéciale du sol.

Ainsi, bien que cette conservation particulière soit en rapport avec l'hypothèse d'un empoisonnement par quelque substance capable d'entraver la putréfaction, il n'y a pas lieu, dans le cas actuel, d'attacher à cet état exceptionnel toute l'importance qu'il pourrait avoir dans d'autres circonstances.

4° *Analyse chimique.* — En raison de l'époque déjà éloignée de l'inhumation, il nous a paru inutile de rechercher un certain nombre de poisons, tels que le phosphore, l'acide cyanhydrique, le chloroforme, les poisons organiques volatils, dont la présence ne peut être constatée que si l'expertise a lieu peu de temps après la mort.

Nous avons donc recherché, d'une part les métaux toxiques, de l'autre les alcaloïdes et plus spécialement la colchicine.

*Recherches des métaux.* — I. Un échantillon moyen des divers organes a été composé comme il suit :

| | |
|---|---|
| Estomac | 17 grammes |
| Intestins | 175 — |
| Foie, reins, rate | 118 — |
| Cœur et muscle | 74 — |
| Poumon | 57 — |
| Cerveau | 93 — |
| Soit en tout | 525 grammes |

Ces matières ont été additionnées de 70 grammes de bisulfate de potasse, et d'une quantité suffisante d'acide azotique pur (1); puis chauffées jusqu'au moment où il s'est produit un dégagement tumultueux de vapeurs nitreuses. Le résidu de cette déflagration a été épuisé à chaud par l'acide chlorhydrique étendu, et la masse charbonneuse a été mise de côté pour des recherches ultérieures.

Dans le liquide chlorhydrique, préalablement réduit par le bisulfite de soude, nous avons fait passer pendant douze heures un courant lent d'hydrogène sulfuré; il s'est produit un précipité brun jaunâtre que nous avons recueilli sur un filtre et redissous dans de l'eau ammoniacale : cette solution alcaline, évaporée au bain-marie, a laissé un résidu que nous avons dissous dans l'acide azotique. L'excès d'acide azotique a été chassé par une évaporation ménagée, et il nous est resté un nouveau résidu que nous avons dissous dans l'acide sulfurique dilué. La solution sulfurique ainsi obtenue, qui devait contenir l'arsenic et l'antimoine, s'il en existait dans les organes, a été intro-

_______________

(1) Méthode de M. G. Pouchet.

duite par petites fractions dans un appareil de Marsh, fonctionnant à blanc depuis plusieurs heures. Il ne s'est produit dans le tube chauffé de l'appareil de Marsh aucun anneau métallique ; ce qui nous permet d'affirmer l'absence d'arsenic et d'antimoine dans les viscères examinés.

II. D'autre part, le charbon déjà épuisé par l'acide chlorhydrique a été repris par l'acide sulfurique pur en présence d'une nouvelle dose de bisulfate de potasse : après une chauffe prolongée, le charbon s'est entièrement oxydé, et il est resté une liqueur limpide que nous avons soumise à l'électrolyse pendant quatorze heures. La lame de platine servant d'électrode négative s'est recouverte d'un dépôt grisâtre, très peu abondant, dans lequel nous avons reconnu les réactions du cuivre ; la présence d'une aussi minime quantité de cuivre n'a rien d'anormal. Les recherches relatives au plomb et au mercure ont conduit à des résultats négatifs.

*Recherche des alcaloïdes.* — Un second échantillon moyen des viscères a été consacré à la recherche des alcaloïdes : cet échantillon comprenait :

| | |
|---|---|
| Estomac | 22 grammes |
| Intestins | 59 — |
| Foie, reins, rate | 86 — |
| Cœur et muscle | 99 — |
| Cerveau | 167 — |
| Poumon | 94 — |
| Soit en tout | 527 grammes |

I. Ces viscères découpés en minces fragments, additionnés d'acide tartrique et d'alcool, ont été maintenus pendant quelques heures à une température d'environ 60°. En exprimant la masse à la presse, nous avons obtenu un liquide brun rouge, qui a été filtré, puis évaporé jusqu'à siccité, dans le vide et à la température ordinaire.

Le résidu sec ayant été épuisé par l'alcool dilué, nous avons agité la solution alcoolique avec de l'éther de pétrole : ce traitement avait pour but d'éliminer une grande partie des matières grasses. Nous avions eu soin, par des expériences préalables, de vérifier que le pétrole, dans ces conditions, n'enlève aucune trace de colchicine. D'ailleurs, les résidus pétroliques, évaporés et examinés à part, n'ont fourni aucune réaction intéressante.

Le liquide ainsi partiellement purifié par le pétrole a été enfin agité à plusieurs reprises avec du chloroforme. Il nous est resté une solution chloroformique jaune clair, qui, divisée en plusieurs échantillons et évaporée, a donné des residus présentant les caractères suivants :

1° Le résidu est jaune verdâtre, d'aspect résineux, demi-solide : il possède une odeur prononcée de matières fécales (scatol). Au microscope, on n'y distingue pas trace de cristallisation;

2° Additionné d'une goutte d'acide nitrique (de densité 1.4), il donne une coloration violette de faible intensité : cette coloration est fugitive : par addition d'une quantité suffisante de potasse, elle fait place à une coloration rouge orangé. Cette seconde phase de la réaction se produit avec une grande netteté.

*Ce double caractère appartient à la colchicine.*

3° Nous essayons de purifier notre résidu chloroformique, qui renferme évidemment des matières étrangères dont la présence peut influer sur l'intensité des colorations. A cet effet, une portion de ce résidu est traitée par l'acide acétique étendu, et filtrée, ce qui sépare quelques matières grasses ou résinoïdes. La solution acétique évaporée sur un verre de montre fournit encore avec l'acide azotique une coloration violacée, qui, par addition de potasse, passe au rouge orangé.

Dans d'autres fractions de la solution acétique, nous constatons que :

4° L'iodure de potassium ioduré donne un abondant précipité brun ;

5° L'iodure double de mercure et de potassium produit un abondant précipité blanc jaunâtre ;

6° La solution de tannin précipite aussi en blanc (après neutralisation de l'acide acétique) ;

7° Le ferricyanure de potassium est réduit et donne avec le perchlorure de fer un abondant précipité de bleu de Prusse.

Parmi toutes ces réactions, celle de l'acide nitrique est seule importante (2° et 3°); car elle peut être considérée comme caractéristique de la colchicine : nous reviendrons plus loin sur ce point. Les réactions 4°, 5° et 6°, appartiennent au plus grand nombre des alcaloïdes végétaux ; la réaction 7° est produite par un nombre plus restreint d'alcaloïdes, parmi lesquels la colchicine. Ces diverses réactions ne présentent donc que peu d'intérêt; observons toutefois qu'elles ne sont pas en contradiction avec l'existence présumée de la colchicine dans les résidus en question.

La moitié environ de la solution chloroformique a été réservée pour des recherches ultérieures.

II. Dans le procédé d'extraction que nous venons de décrire, l'épuisement par le chloroforme a été fait en solution acide : ce procédé s'appliquait spécialement à la recherche de la colchicine. Il était nécessaire de compléter ces opérations et de rechercher également les autres alcaloïdes. Pour rentrer dans les procédés généraux, nous avons rendu la liqueur alcaline et épuisé de nouveau par le chloroforme. Dans cette seconde solution chloroformique, les réactifs généraux ne nous ont fait constater la présence d'aucun alcaloïde.

III. Les expériences qui précèdent nous ont montré qu'on peut extraire des organes de la femme R... un corps présentant la réaction fondamentale de la colchicine. Après avoir exécuté ces expériences sur un échantillon moyen des organes mélangés, nous avons voulu les répéter en nous plaçant, s'il était possible, dans de meilleures conditions : c'est pourquoi nous avons recommencé ces expériences en opérant, cette fois, exclusivement sur une portion des reins : les observations dont nous donnons ici le résumé expliqueront pourquoi nous avons choisi spécialement cet organe.

Un chien de moyenne taille a été empoisonné avec un demi-gramme de colchicine introduite dans l'estomac.

Un autre chien a reçu un quart de gramme.

Un troisième chien destiné à servir de témoin a été pendu.

Les deux premiers animaux sont morts après dix ou douze heures, ayant présenté les symptômes habituellement observés de l'empoisonnement par la colchicine, symptômes d'ailleurs peu caractéristiques : vomissements (1), diarrhée, collapsus profond.

L'autopsie des trois chiens a été faite par un de nos aides, en notre absence : les viscères ou liquides suivants : estomac et intestins, foie, vessie et reins, urine, sang, ont été mis de côté dans des bocaux ; nous avons recherché la colchicine dans ces matières ; nous ignorions auquel des trois chiens appartenaient les organes sur lesquels nous opérions.

L'analyse nous a fait très aisément reconnaître les organes du chien qui n'avait pas reçu de colchicine : aucune réaction violette ne s'est produite avec l'acide azotique.

Au contraire, avec les animaux empoisonnés, nous avons observé :

*Dans l'urine*, réaction violette fort intense avec l'acide nitrique, coloration rouge non moins nette, par l'addition de potasse ;

Dans la vessie et le rein, réactions nettes mais moins intenses ;

Dans le foie, pour l'un des chiens, coloration violette ; pour l'autre chien, coloration violette faible, coloration rouge un peu plus nette ;

Dans l'estomac et l'intestin, coloration violette douteuse, coloration rouge par la potasse assez nette.

Ainsi, la colchicine a été éliminée par les reins et a pu être caractérisée sans peine dans l'urine ; dans les reins eux-mêmes, la dose d'alcaloïde est moins considérable, quoique facile encore à déceler ; dans le sang, le foie, l'intestin, les réactions ont été beaucoup plus incertaines.

Guidés par les expériences que nous venons de rapporter ; nous avons pensé que, en l'absence d'urine, il y avait quelque chance d'obtenir des résultats plus nets en opérant exclusivement sur le rein. Nous avons donc extrait du scellé n° 7 une portion de rein pesant 33 grammes. Après une digestion prolongée en présence de l'acide tartrique et de l'alcool, la masse a été exprimée, et le liquide filtré a été évaporé à sec, repris par l'eau alcoolisée : le liquide alcoolique, épuisé d'abord par l'éther de pétrole, a été repris par le chloroforme. L'évaporation de la solution chloroformique a laissé un résidu dans lequel nous avons, à plusieurs reprises, constaté la réaction violette par l'acide nitrique, et la coloration rouge par l'addition de potasse.

Bien que ces réactions colorées n'aient pas été beaucoup plus in-

---

(1) Dans les matières vomies, nous avons facilement retrouvé la colchicine. D'autres essais nous ont montré qu'on retrouve également cet alcaloïde dans les vomissements lorsque l'animal a été empoisonné par injection intra-veineuse.

tenses que dans les expériences précédentes, il n'est pas sans intérêt de faire remarquer que l'alcaloïde dont nous constatons les traces semble réellement, comme nous le supposions, s'être concentré dans le rein. Dans nos premiers essais, nous opérions sur 527 grammes des divers organes mélangés; dans le second cas, sur 33 grammes seulement de rein. Malgré l'énorme différence entre les poids des matières mises en expérience, nous obtenons cependant des réactions nettes dans le second cas comme dans le premier, et les doses d'alcaloïde contenues dans les seconds résidus sont assez considérables pour nous permettre de répéter plusieurs fois les réactions.

Une portion des résidus provenant du rein a été mise de côté pour servir aux recherches physiologiques.

IV. On voit, en définitive, que nous nous appuyons pour déceler l'alcaloïde sur une double réaction, à savoir : coloration violette par l'acide nitrique de densité 1,4, et coloration rouge orangé par addition de potasse. Essayons maintenant de discuter la valeur de cette réaction et du mode opératoire que nous employons.

La plupart des auteurs signalent la réaction de l'acide azotique sur la colchicine ; mais ils l'exécutent de diverses manières. Les uns n'indiquent pas la concentration de l'acide azotique employé (MM. Houdé et Laborde), et obtiennent, sans doute avec l'acide azotique ordinaire du commerce, une coloration « verte d'abord, puis d'un rouge cramoisi, tirant vers le pourpre ». En effet, la coloration obtenue avec l'acide ordinaire diffère de celle que l'on obtient avec l'acide de densité 1.4. Mais il nous paraît que la réaction ainsi faite est moins probante que la réaction fournie par l'acide plus concentré. Car un certain nombre d'alcaloïdes sont colorés en rouge plus ou moins foncé par l'acide nitrique ordinaire.

D'autres auteurs conseillent d'employer l'acide azotique d'abord, additionné ensuite d'acide sulfurique (M. Rochette). Dragendorff ajoute d'abord de l'acide sulfurique, puis un cristal d'azotate de potasse. Ces deux manières d'opérer reviennent en somme à l'emploi d'acide azotique plus concentré que l'acide ordinaire.

Nous voyons peu d'avantages et quelques inconvénients à l'emploi simultané d'acide sulfurique et d'acide azotique; il nous semble qu'avec l'acide sulfurique on a des chances de déterminer la carbonisation partielle du résidu qui est toujours impur, et de noyer ainsi la coloration violette dans une coloration brune. Nous préférons donc employer directement l'acide azotique de densité 1.4, c'est-à-dire de concentration intermédiaire entre l'acide ordinaire et l'acide monohydraté.

Nous nous sommes assurés de la sensibilité de cette réaction et nous avons vérifié qu'on la produit très nettement encore sur un centième de milligramme de colchicine.

Quant à la seconde phase de la réaction, addition de potasse et coloration rouge orangé, elle est plus sensible encore, car on la distingue aisément, lorsque l'acide azotique lui-même ne donne plus que des tons violacés très faibles. Il est vrai que plusieurs alcaloïdes traités par l'acide azotique d'abord, puis par la potasse, donnent en dernier lieu des colorations rouges de ce genre ; cette seconde partie de la réaction est donc moins caractéristique que la coloration violette, mais elle fournit à celle-ci un très précieux contrôle, et la succession même des deux colorations constitue un caractère chimique d'une importance réelle.

V. Malgré d'assez nombreux travaux, la colchicine est encore peu connue : des controverses se sont élevées récemment sur les propriétés de la colchicine pure. Pour prévenir toute discussion touchant la nature des échantillons sur lesquels nous avons étudié les réactions, faisons remarquer que ce qui importe ici, c'est d'établir que la réaction violette se produit avec les échantillons de colchicine de diverses sources ; nous avons opéré sur trois produits, l'un provenant de la fabrique Merck, de Darmstadt ; le second venant de la maison Billault, à Paris ; le troisième était un produit extrait par l'un de nous des bulbes de colchique. Quelle que soit la pureté de ces produits, qu'ils soient ou non des espèces chimiques bien définies, ils présentent tous la réaction violette avec l'acide azotique.

Ce sont d'ailleurs des produits de ce genre que peut s'être procurés l'inculpé.

VI. Nous avons dit que nous considérions la réaction violette comme caractéristique. C'est un point qu'il importe de préciser. Nous entendons dire par là, qu'à notre connaissance, aucun alcaloïde ou substance analogue, extraite dans les conditions précitées, ne fournit avec l'acide azotique de densité 1,4, une coloration violette se transformant en coloration rouge par l'addition de potasse. Nous avons, par exemple, vérifié que des extraits contenant des ptomaïnes, des extraits chloroformiques de matières fécales et de matières en putréfaction, ne donnent avec l'acide azotique aucune coloration violette. On a signalé (Dannenberg) dans la bière l'existence d'une matière alcaloïdique présentant les caractères de la colchicine ; bien que l'existence de ce corps ait été partiellement contredite (Van Geldern), nous avons cru utile de vérifier sur deux échantillons de bière si un extrait obtenu dans les conditions où nous avons traité les organes de la femme R... donnerait avec l'acide nitrique quelque coloration. Or, nous n'avons eu, dans ces conditions, qu'une teinte brune et nullement violette.

Un échantillon de la terre du cimetière de Noisy-le-Sec, traité toujours selon les mêmes procédés, a laissé un résidu qui, additionné d'acide nitrique, n'a présenté aucune coloration violette.

Ainsi, nous ne connaissons aucune autre substance, obtenue dans les conditions de notre expertise, qui donne la réaction violette avec l'acide nitrique. Est-ce à dire qu'une pareille substance ne puisse exister, et être découverte un jour ? C'est ce qu'on ne saurait évidemment affirmer ; et c'est pourquoi, en l'absence d'autres réactions corroborant celle que nous obtenons, nous devrons apporter dans nos conclusions une certaine réserve.

5° *Réactions physiologiques.* — I. La chimie nous fournit donc des résultats positifs, mais non d'une certitude absolue : pour confirmer ces résultats, nous devions essayer si les résidus extraits du cadavre de la femme R..., administrés à des animaux, exerceraient sur eux des actions physiologiques spéciales, et voir si les résultats de l'expérimentation physiologique concorderaient avec l'hypothèse d'un empoisonnement par la colchicine.

L'empoisonnement par cet alcaloïde ne présente malheureusement pas des symptômes très caractéristiques. Ces symptômes peuvent se résumer comme il suit : vomissements et diarrhée, collapsus profond ; plus tard, abolition des mouvements spontanés, puis des mouvements réflexes ; le cœur continue à battre ; la mort survient par arrêt des mouvements respiratoires.

D'après des expériences encore inédites de M. Laborde, la contraction du muscle de la grenouille intoxiquée par la colchicine présenterait une forme assez caractéristique ; mais l'alcaloïde est peu toxique pour la grenouille : il faudrait, selon des renseignements que M. Laborde a eu l'obligeance de nous communiquer, pouvoir injecter à une grenouille une vingtaine de milligrammes de colchicine. L'extrait sur lequel nous devions opérer était d'un poids beaucoup moindre. Nous avons donc renoncé à cette expérience. Nous nous sommes contentés d'administrer à un chien de moyenne taille, par injection intra-veineuse, une solution aqueuse de ce qui restait des extraits chloroformiques, provenant des viscères de la femme R...

Le chien a vomi à plusieurs reprises; symptôme concordant avec l'hypothèse d'un empoisonnement par la colchicine, mais trop banal évidemment pour qu'on en puisse tirer aucune induction sérieuse. Deux heures environ après l'injection, l'animal est entré dans une période d'excitation des plus violentes, avec secousses tétaniques, fait que nous avions observé déjà très nettement sur un autre chien empoisonné par la colchicine dans les mêmes conditions. Enfin ce chien est mort après huit heures, sans que nous puissions affirmer que la mort est réellement due à l'absorption du poison, et non à la fatigue de l'animal et à l'inhalation d'une trop forte dose de chloroforme.

Les tracés graphiques du cœur et des mouvements respiratoires ont été pris à des intervalles rapprochés. Ces tracés ne nous apprennent rien de bien saillant : on y constate cependant que l'arrêt des mouvements respiratoires précède l'arrêt du cœur : c'est encore un fait conforme aux données acquises sur l'empoisonnement par la colchicine.

Quoi qu'il en soit, nous croyons prudent de ne tirer de ces divers signes physiologiques aucune conclusion formelle.

II. Il nous restait à faire une expérience que nous regardions comme fort importante : c'était de rechercher la colchicine dans le chien empoisonné avec les extraits tirés des organes de la femme R...

Nous avons donc traité, d'une part la totalité de l'urine du chien, d'autre part le sang, le foie et la rate. *Les résidus obtenus n'ont aucunement présenté la réaction de la colchicine.*

**Nos expériences peuvent donc se résumer ainsi :**

Dans les organes de la femme R..., on trouve une substance qui présente la réaction fondamentale de la colchicine. Injectée à un chien, cette substance paraît l'empoisonner, sans que cet empoisonnement soit accompagné de signes bien caractéristiques. Dans les organes, l'urine, le sang de ce chien, on ne retrouve pas de substance offrant la réaction de la colchicine.

*Résumé général.* — Pour conclure avec certitude qu'une personne est morte empoisonnée, il faut que les symptômes observés pendant la vie, l'examen des viscères pendant l'autopsie, les analyses chimiques, et enfin l'expérimentation physiologique fournissent des résultats concordants. Revenons sur chacun de ces points successivement.

1° *Symptômes.* — Le Dr Cagniat a donné sur les symptômes observés pendant la vie des renseignements qui se résument ainsi :

Les 3, 4 et 5 mars, Mme R... a les symptômes d'un embarras gastrique ; le 5 mars, le docteur pense qu'elle est guérie et Mme R... se trouve en effet assez bien pour manger à table du veau et des épinards. — Dans la nuit du 5 au 6 mars, début des vomissements verdâtres, d'apparence biliaire ; — le 6 mars, mêmes accidents ; dans la nuit du 6 au 7, aggravation ; vomissements, diarrhée ; refroidissement général, ralentissement du pouls, intelligence intacte, pas d'accidents nerveux.

Le 7 mars dans la soirée, mort.

Les accidents graves survenant après un embarras gastrique insignifiant ont duré environ quarante-huit heures.

Chez l'homme, les accidents relatés par les auteurs, sur le sujet qui nous occupe, ont été consécutifs à l'ingestion de préparations de colchique : or ces préparations contiennent des principes actifs autres que la colchicine : il serait imprudent, dans la description des empoisonnements par les préparations de colchique, d'essayer théoriquement de faire la part de ce qui est dû à l'absorption de la totalité de ces principes, et à celle de la colchicine. Nous ne pouvons donc faire que des comparaisons imparfaites avec des accidents observés à la suite d'ingestion de préparations de colchique. Voici la relation donnée par MM. Ollivier et Bergeron (1) :

« Nous essayerons, en nous reportant aux observations assez nombreuses de mort accidentelle par l'ingestion de vin ou de teinture de colchique, de tracer un tableau des accidents de l'empoisonnement.

« Après quatre ou cinq heures, les individus empoisonnés sont pris d'un sentiment de constriction à la gorge, avec salivation, soif vive, dysphagie ; puis surviennent des vertiges, des douleurs de ventre, avec nausées, vomissements bilieux ; selles très abondantes : la matière des évacuations alvines est souvent glaireuse, mêlée de sang. Le pouls est petit, irrégulier, la respiration embarrassée, la peau froide. A la suite de cet état nauséeux cholériforme, les malades tombent dans un coma profond ; la respiration devient stertoreuse, et la mort a lieu après

---

(1) Ollivier et Bergeron, art. Colchique, *Dict. de méd. et chir. pratiques* de Jaccoud, 1868, t. VIII, p. 693.

douze, trente-six ou quarante heures, quelquefois après trois jours. »

MM. Ollivier et Bergeron notent que les accidents nerveux, convulsifs, sont très rares; ils n'en ont noté que trois exemples.

La durée de la maladie de M^me R..., les accidents notés par le D^r Cagniat, vomissements, diarrhée, refroidissement, irrégularité et petitesse du pouls, mort dans le collapsus, présentent la plus grande analogie avec la description empruntée à MM. Ollivier et Bergeron. M. Delioux de Savignac (1) donne une relation identique.

M. le D^r Cagniat a donc pu dire avec raison : « L'hypothèse d'un empoisonnement se concilie avec les symptômes observés. »

Cela est juste; mais l'absence d'observations d'intoxication chez l'homme, par la colchicine seule, ne permet pas d'aller au delà de cette conclusion.

Ajoutons seulement que les viscères : cerveau, estomac, reins, péritoine, utérus, ne présentaient à l'autopsie aucune lésion qui pût donner l'explication de la diarrhée et des vomissements observés pendant la vie par M. le D^r Cagniat.

*En résumé :* — Aucun des symptômes observés pendant la maladie à laquelle a succombé M^me R... ne permet d'exclure l'hypothèse d'une mort causée par l'ingestion d'une dose de colchicine.

2º *Résultats de l'autopsie.* — I. L'autopsie ne permet de retrouver dans le cadavre de M^me R... aucune lésion qui permette d'attribuer la mort à une cause naturelle.

II. La conservation du cadavre est telle que l'autopsie a pu être pratiquée dans des conditions analogues à celles dans lesquelles se font les autopsies trois ou quatre jours après la mort. Cette conservation remarquable est encore attestée par les résultats de l'examen histologique des viscères.

Cet état particulier de conservation du cadavre serait de nature à faire penser qu'il contenait une substance capable d'entraver la décomposition. Mais comme, d'après les renseignements qui nous ont été fournis, la terre du cimetière de Noisy-le-Sec aurait la propriété de conserver assez bien les cadavres, l'état exceptionnel de conservation du cadavre de M^me R... n'a pas toute l'importance qu'on devrait lui attribuer dans les circonstances habituelles.

3º *Résultats de l'analyse chimique.* — L'analyse chimique révèle dans les organes de M^me R... l'existence d'un alcaloïde présentant des réactions qui sont celles de la *colchicine.*

4º *Résultats de l'expérimentation physiologique.* — L'expérimentation physiologique, exécutée sur un chien, avec les matières extraites des organes de M^me R..., n'a donné aucun résultat significatif. Dans les viscères, dans l'urine du chien empoisonné avec ces matières, nous n'avons pas retrouvé les réactions de la colchicine.

L'expérimentation physiologique ne donnant avec la colchicine elle-même que des manifestations assez peu caractéristiques, les résultats négatifs que nous avons obtenus avec les matières extraites du ca-

(1) Delioux de Savignac, *Dict. encyclop.*, art. Colchique, p. 746.

davre de M^me R... ne peuvent donc ni confirmer ni infirmer les résultats de l'analyse chimique.

*Conclusions.* — Les symptômes observés pendant la maladie à laquelle a succombé M^me R..., ainsi que les résultats de l'autopsie, ne présentent aucune contradiction avec l'hypothèse d'un empoisonnement par la colchicine.

L'analyse chimique des viscères fournit les réactions chimiques indiquées comme caractérisant la colchicine.

Les expériences physiologiques n'ont donné aucun résultat confirmatif ni infirmatif.

Il serait donc logique de conclure en faveur de l'hypothèse d'un empoisonnement par la colchicine.

Mais les symptômes, les lésions, la physiologie de cet alcaloïde sont encore peu étudiés; il n'est pas impossible que l'avenir révèle l'existence d'un alcaloïde, encore inconnu, pouvant avoir les réactions chimiques de la colchicine.

Dans ces conditions, nous devons conclure avec une grande réserve et dire :

Les données fournies par l'observation des symptômes, par l'autopsie, par l'analyse chimique, sont en concordance avec cette hypothèse que la mort de M^me R... a été causée par une intoxication résultant de l'ingestion d'une certaine quantité de colchicine : mais nous ne pouvons affirmer scientifiquement, avec entière exactitude, que cette hypothèse soit exacte.

*Examen de l'ordonnance fabriquée frauduleusement par le sieur R...;* la dose de colchicine prescrite est-elle de nature à avoir causé la mort?

L'ordonnance est ainsi formulée :

Colchicine-cristal, 1 gramme en 4 paquets.

En mettre un paquet par litre de limonade. En boire trois verres par jour.

Appliquer un cataplasme de farine de lin tous les soirs.

Signé : un nom peu lisible, analogue à Guillaume.

Si cette ordonnance a été faite dans un but criminel, la formule inscrite pouvait être destinée à permettre au pharmacien de délivrer 1 gramme de colchicine, et cette substance une fois obtenue, le destinataire restait libre d'en user en une fois, ou en plusieurs.

Si la dose totale (1 gramme) était administrée en une fois, certainement cette dose était toxique.

Si l'administration de la colchicine a été faite selon la formule inscrite, on ne devait absorber par jour qu'un peu plus de la moitié, ou les trois quarts d'un paquet. La contenance d'un verre varie de 200 à 250 grammes : trois verres représentent de 600 à 700 grammes : si un litre contenait 25 centigrammes de colchicine, chaque verre contenait donc de 5 à 6 centigrammes.

D'après les auteurs, d'après les expériences que nous avons faites sur des animaux, une dose de 4 à 5 centigrammes pour l'homme adulte serait déjà fort dangereuse, sinon mortelle : 10 centigrammes causeraient certainement la mort. Or, d'après la prescription de l'ordonnance (si celle-ci a été exécutée suivant son texte), on devait prendre en un jour 15 à 18 centigrammes de colchicine.

*Conclusion.* — En se plaçant par conséquent dans l'hypothèse la plus favorable, celle dans laquelle la colchicine aurait été administrée ainsi que le prescrivait l'ordonnance, la dose de substance ingérée aurait été mortelle pour un homme adulte.

*Réponse à cette question :* « Par sa nature même la colchicine n'échappe-t-elle pas à l'analyse chimique? N'est-elle pas ainsi un agent particulièrement dangereux d'empoisonnement criminel? »

La recherche chimique de la colchicine, quoique délicate comme toutes les recherches de ce genre, ne présente pas plus de difficultés que celle de la plupart des alcaloïdes. D'ailleurs ce poison semble, d'après les recherches de Dannenberg, résister à la putréfaction ; c'est encore là une condition favorable pour la recherche chimique.

Mais, d'autre part, l'expérimentation physiologique, avec la colchicine, ne fournit pas, dans l'état actuel de la science, des résultats caractéristiques. De plus, comme la colchicine s'élimine principalement par l'urine ; — comme il en disparaît d'ailleurs une grande quantité, par les déjections alvines et stomacales, déjections dont la dose est considérable, puisque la mort ne survient que longtemps après l'ingestion ; — comme, en raison même de ces diverses causes d'élimination, la colchicine ne se localise guère dans les organes, par suite la recherche du poison dans ces organes devient fort difficile, — il en résulte que la démonstration absolue de l'existence de la colchicine dans un cadavre présente en réalité des difficultés particulières, surtout dans le cas (qui est le cas actuel) où l'on ne peut faire porter les recherches chimiques ni sur l'urine ni sur les déjections.

L'autre question qui nous est posée :

« La colchicine n'est-elle pas un agent particulièrement dangereux d'empoisonnement criminel? » peut être envisagée de deux façons différentes :

1° Parmi les alcaloïdes toxiques, la colchicine n'est pas un des plus violents : sa toxicité se dose par centigrammes et non par milligrammes. Elle n'est donc pas comparable sous ce rapport à des poisons tels que la digitaline, l'atropine, l'aconitine, la strychnine. Il y a donc des corps plus toxiques que la colchicine ; mais elle est néanmoins classée parmi les poisons énergiques.

2° Les effets toxiques de la colchicine ne se manifestent le plus souvent qu'au bout d'un temps assez long (plusieurs heures après l'ingestion). Les symptômes de l'empoisonnement n'offrent rien de bien remarquable ; l'interprétation de la valeur de ces symptômes est difficile.

A ce second point de vue, la colchicine doit être considérée comme un agent particulièrement dangereux d'intoxication criminelle.

*Contre-expertise.* — M. le juge d'instruction nous commit de nou-

CHAPUIS. — Toxicologie. 40

veau avec MM. Vulpian et Schutzenberger dans les conditions que fait connaître l'ordonnance du juge.

Attendu que les conclusions de l'expertise à laquelle il a été procédé par MM. Brouardel, Pouchet et Ogier, ont été communiquées à l'inculpé ;

Attendu qu'il soutient qu'il n'a jamais donné de colchicine ni un autre poison à sa femme ;

Attendu qu'il déclare vouloir accepter la proposition à lui faite de procéder à de nouvelles expériences sur les matières conservées.

Attendu qu'il désigne pour le représenter à l'expertise **M. Schutzenberger**, professeur au Collège de France ;

Attendu qu'en prévision d'un désaccord qui pourrait se produire, il y a lieu d'adjoindre aux premiers experts M. le professeur Vulpian ;

Commettons MM. Brouardel, Pouchet, Ogier ; M. Schutzenberger à la demande de l'inculpé, et M. Vulpian, à l'effet de contrôler par de nouvelles expériences les résultats de la première expertise, et de répondre aux questions qui avaient été posées.

Toutes les vérifications que l'expert ou son représentant jugeront nécessaires devront être faites ;

Dans le cas où un désaccord se produirait, les opinions personnelles de chaque expert devront être énoncées dans le rapport.

Serment préalablement prêté, nous avons rempli cette mission ainsi qu'il suit :

Les restes des organes de la dame R... non employés dans la première expertise faite par MM. Brouardel, Pouchet et Ogier ont été conservés au laboratoire de Toxicologie.

Ces organes sont enfermés dans des bocaux scellés et cachetés. Les scellés sont intacts.

La première expertise concluait à la non-existence dans les viscères examinés d'une substance minérale toxique ;

Elle signale, par contre, des traces d'un corps offrant les réactions connues de la colchicine. Mais, d'une part, les réactions chimiques très fugaces et peu nombreuses de la colchicine sont par elles-mêmes trop peu probantes, pour qu'on puisse affirmer scientifiquement l'existence de ce poison ;

D'autre part l'expérimentation physiologique, sans être en désaccord avec l'hypothèse d'un empoisonnement par la colchicine, ne fournit pas de résultats bien caractéristiques et n'apporte à cette hypothèse aucune confirmation précise.

Les premiers experts n'ont donc pu formuler leur conclusion qu'avec une grande réserve, en disant :

« Les données fournies par l'observation des symptômes, par l'autopsie, par l'analyse chimique, sont en concordance avec cette hypothèse que la mort de M^{me} R... a été causée par une intoxication résultant de l'ingestion d'une certaine dose de colchicine. Mais nous ne pouvons affirmer scientifiquement, avec une entière certitude, que cette hypothèse soit exacte. »

En raison de ces conclusions, il nous a paru que dans cette seconde expertise il importait surtout de caractériser la présence de la colchicine dans la partie des organes restée à notre disposition ; de reproduire les réactions chimiques de la colchicine déjà effectuées en nous plaçant dans de meilleures conditions de quantité de matières premières employées ; d'ajouter, si possible, d'autres réactions à celles déjà essayées ; de soumettre les réactions à une critique expérimentale approfondie, afin d'écarter toute cause d'erreur dans l'appréciation des résultats ; enfin de faire de nouvelles expériences sur les effets toxiques de la colchicine, en réservant une large part à l'expérimentation physiologique exécutée avec les résidus extraits du cadavre.

Nous avons donc négligé toute recherche relative aux poisons pour lesquels la première expertise avait donné des résultats franchement négatifs, et nous avons consacré la totalité des restes des viscères de la femme R... aux expériences dirigées en vue de la recherche de la colchicine.

I. Ces viscères comprennent :

| | | |
|---|---|---|
| Estomac.......................... | 55 grammes. | |
| Intestins.......................... | 385 | — |
| Foie, rein, rate................... | 395 | — |
| Cœur, muscle..................... | 330 | — |
| Poumon........................... | 195 | — |
| Cerveau........................... | 270 | — |
| | 1630 grammes. | |

Le poids total de matière employée était donc environ trois fois plus fort que celui qui, dans la première expertise, avait été consacré à la recherche de la colchicine.

II. Nous avons fait subir à ces matières réunies un traitement identique à celui qui avait été employé dans la première expertise, traitement qui offre les meilleures garanties de sécurité et d'exactitude.

Ce traitement est le suivant.

Les viscères sont réduits en pulpe au moyen d'un hachoir ; on délaye la masse dans de l'alcool à 90°, et on l'acidule avec de l'acide tartrique. Le tout est maintenu pendant dix heures à une température voisine de 60°.

Au bout de ce temps, on filtre, et le liquide alcoolique est soumis à l'évaporation à froid, dans le vide sec.

Le résidu sec est ensuite épuisé par de l'alcool dilué, et après filtration la solution est agitée à plusieurs reprises avec du pétrole léger, qui sépare une grande partie de matières grasses ; enfin le liquide ainsi purifié par le pétrole est épuisé par le chloroforme. Le traitement par le chloroforme est renouvelé une seconde fois, et les solutions chloroformiques, soigneusement décantées de la partie aqueuse, sont réunies.

C'est dans ce chloroforme que doit se trouver concentrée la colchicine, s'il en existe dans les organes.

Les deux tiers environ de la solution chloroformique sont mis de côté pour servir aux expériences physiologiques.

III. Réaction de l'acide nitrique de densité égale à 1,40.

On a réparti sur plusieurs verres de montre une certaine quantité (15 à 20 centimètres cubes par verre de montre) de liquide chloroformique et on a évaporé doucement au bain-marie. La réaction caractéristique de l'acide nitrique de densité égale à 1,40 a été recherchée à plusieurs reprises :

On sait que la colchicine en présence de ce réactif donne lieu à une coloration violette qui se transforme en une coloration rouge orange par addition de potasse caustique.

En opérant sur les extraits du cadavre de madame R..., nous observons les faits suivants :

Lorsqu'on laisse tomber une goutte d'acide nitrique de densité égale à 1,40, exempt de vapeurs nitreuses, au centre du verre de montre et de l'extrait chloroformique desséché et étalé en couche mince à la surface du verre, la goutte elle-même reste incolore; mais sur le pourtour, là où la goutte est en contact avec l'extrait sans qu'il y ait excès d'acide, il se forme une auréole rose ou rose violacé assez persistante.

L'addition ultérieure de potasse caustique donne à toute la masse du liquide une teinte orangé rougeâtre.

Lorsqu'on répète la même expérience, en procédant de la même façon, sur un verre de montre dans lequel on a évaporé une solution récemment préparée de colchicine pure dans le chloroforme, on constate que la totalité de la goutte d'acide nitrique se colore en violet, à mesure que la colchicine s'y dissout : la teinte violette est plus ou moins intense selon la proportion d'alcaloïde employée.

Les différences observées entre les deux modes d'apparition de la teinte colorée sont :

1° Auréole rose violacé ou rose autour de la goutte, au point de contact de son pourtour avec l'extrait, auréole qui s'étend en disparaissant dans les parties d'abord atteintes, à mesure que la goutte s'étale, — observée avec les extraits du cadavre de la dame R...;

2° Coloration violette dans la goutte elle-même, observée avec la solution chloroformique de colchicine récemment préparée.

Ces différences, disons-nous, peuvent s'expliquer par l'influence de matières étrangères dans l'extrait chloroformique du cadavre, matières dont la présence est indéniable, qu'il est impossible d'éliminer complètement et qui doivent modifier dans une certaine mesure la netteté et l'aspect des réactions colorées. Ces impuretés, qui sont de nature grasse, ne peuvent entrer en contact direct avec la goutte d'acide nitrique; on comprend donc qu'il ne puisse se produire dans ce cas une coloration immédiate dans la masse même de la goutte d'acide, comme il arrive avec la colchicine pure.

D'autre part, la coloration propre de ces impuretés doit évidemment altérer la coloration due à l'action du réactif et en modifier plus ou n moins la teinte. En répétant nos premiers essais avec un extrait chloroformique purifié davantage par solution dans l'acide acétique et évaporation dans le vide à la température ordinaire, nous avons obtenu une coloration rose ou rose violacé un peu plus nette et qui se développait même dans toute la masse lorsqu'on exposait celle-ci aux vapeurs d'acide azotique fumant.

Nous devons aussi faire observer que les teintes développées par l'acide nitrique d'une densité égale à 1,4 dans les divers produits retirés du cadavre de madame R... ne se sont jamais présentés à nous avec le caractère franchement violet que l'on constate avec la colchicine fraîchement dissoute dans le chloroforme et séparée par évaporation au bain-marie.

Les masses étaient surtout roses ou rose rougeâtre violacé (1).

Cette différence assez tranchée conduirait à faire rejeter l'hypothèse d'un empoisonnement par la colchicine, mais d'autre part, d'après nos expériences personnelles, il semble que la colchicine pure en dissolution dans le chloroforme subit au bout de quelque temps une altération notable ; nous avons, en effet, observé que la colchicine extraite de solutions chloroformiques préparées depuis plusieurs mois ne donne plus la réaction franchement violette ou bleu violet avec l'acide nitrique de densité 1,40, mais une coloration rouge violacé qui se rapproche assez de celles que nous avons été à même d'observer.

Quant à la couleur rouge orangé ou orange que prend l'acide nitrique après addition de potasse caustique, nous pensons qu'on ne peut lui attribuer qu'une valeur restreinte, attendu qu'il existe un nombre assez considérable de matières organiques azotées, prises parmi celles que l'on rencontre normalement dans l'organisme animal, qui développent une couleur analogue lorsqu'on les traite successivement par l'acide nitrique concentré et par les alcalis.

IV. *Réaction du sulfovanadate d'ammoniaque.* — Depuis l'époque de la première expertise, on a signalé un nouveau réactif de la colchicine. Ce réactif, proposé par M. Mandelin (laboratoire du professeur Dragendorff à Dorpat), est formé de vanadate d'ammoniaque dissous dans l'acide sulfurique monohydraté (1 gramme de vanadate dissous dans 200 grammes d'acide sulfurique); avec la colchicine pure, cette liqueur donne naissance à une coloration verte assez intense, à laquelle succède très rapidement une teinte brun violacé.

Avec les résidus chloroformiques provenant du cadavre de madame R..., nous avons observé une coloration verte fugitive, tournant au brun violacé.

Nous avons cherché à préciser l'importance de la coloration verte obtenue avec le sulfovanadate d'ammoniaque. Cette réaction est-elle

(1) MM. Gabriel Pouchet et Ogier croient devoir rappeler ici que, dans le cours de la première expertise, ils ont observé à plusieurs reprises des colorations plus violettes que celles décrites ci-dessus.

C'est principalement avec le résidu provenant du traitement d'une partie des reins que des résultats plus nets ont été obtenus.

spéciale à la colchicine? ne se produit-elle pas avec d'autres alcaloïdes? Voici ce que nous avons observé :

Les alcaloïdes suivants ont été soumis à l'action du nouveau réactif :

Vératrine, digitaline, pilocarpine, morphine, narcéine, codéine, ésérine, cocaïne, caféine, berbérine, gelsémine, narcotine, kaïrine, brucine, strychnine, solanine, colchicine, colchicéine, curare, arbutine, sabadilline, aloïne, rhéine, éseuline, santaline, igasurine.

Avec la colchicine et la colchéine, coloration verte immédiate.

Avec l'arbutine, coloration verdâtre au commencement, devenant tout de suite brun sale.

Avec l'aloïne, coloration verte devenant brune.

Avec la rhéine, coloration verte persistante.

Les autres alcaloïdes ont donné des colorations très différentes ou n'en ont donné aucune.

La colchicéine, l'arbutine, l'aloïne, la rhéine sont donc, parmi les corps étudiés, les seuls qui puissent être confondus avec la colchicine.

Nous n'essayerons pas de différencier la colchicéine de la colchicine. La chose a peu d'importance en elle-même : ces deux corps ont des propriétés extrêmement voisines.

La colchicéine est un dérivé direct de la colchicine. Le seul échantillon de colchicéine que nous ayons pu nous procurer possède toutes les réactions de la colchicine.

Il est d'ailleurs fort peu vraisemblable que l'inculpé ait pu se procurer de la colchicéine.

Pour l'arbutine, elle se distingue de la colchicine en ce que, par addition d'acide nitrique, elle ne donne pas, comme celle-ci, de coloration violette.

Même résultat pour la rhéine et l'aloïne.

Ainsi, il n'y a aucune confusion possible, si l'on s'appuie simultanément sur les deux réactions.

Il résulte de ces données expérimentales que l'acide nitrique et le sulfovanadate combinés ont une importance réelle et sérieuse dans la recherche de la colchicine.

V. D'autres caractères moins spéciaux et s'appliquant à un grand nombre d'alcaloïdes ont pu être constatés comme dans la première expertise, tels sont : précipitation par l'iodure double de potassium et de mercure, précipitation par le tannin.

Ces réactions, communes à la plupart des alcaloïdes et même des alcaloïdes cadavériques, ne peuvent être invoquées que comme preuves secondaires, venant à l'appui de réactions plus caractéristiques.

VI. Il nous reste à examiner si, pendant la putréfaction, il ne peut pas se former des alcaloïdes cadavériques pouvant offrir simultanément la réaction violette par l'acide nitrique et la réaction verte par le sulfovanadate. Ce point capital avait déjà été examiné en ce qui concerne l'acide nitrique dans le premier rapport par MM. Brouardel, Pouchet et Ogier.

Il nous a semblé utile, vu l'importance de la question, de procéder à de nouvelles expériences sur ce point.

Avec des organes putréfiés provenant de deux cadavres pour lesquels l'idée d'une intoxication par la colchicine ne peut être soulevée, nous avons préparé deux extraits chloroformiques en opérant exactement dans les conditions énoncées plus haut à propos des viscères de madame R...

L'un de ces extraits n'a donné ni coloration verte avec le sulfovanadate, ni la coloration violette de la colchicine fraîchement dissoute dans le chloroforme avec l'acide nitrique, ni la coloration rose ou rose violacé observée avec les extraits du cadavre de madame R... Le second extrait cadavérique a donné une coloration vert sale avec le sulfovanadate, comparable à celle que produisait le résidu chloroformique des viscères de madame R...

Avec l'acide nitrique de densité égale à 1,40, ce second extrait cadavérique a donné une coloration rose violacé formant auréole autour de la goutte d'acide, coloration analogue à celle obtenue dans les essais sur les viscères de la femme R...

Cette coloration était, il est vrai, beaucoup moins intense dans la contre-épreuve et après purification des extraits par dissolution dans l'acide acétique, la différence d'intensité s'est notablement accentuée.

Les extraits cadavériques n° 2 précipitaient également par le tannin, l'iodure de potassium ioduré, l'iodure double de potassium et de mercure, ce qui indique la présence d'un ou de plusieurs alcaloïdes cadavériques. Il résulte de ces observations que dans certains cas il peut se former, pendant la putréfaction, des composés alcaloïdiques capables de donner, avec les réactifs les plus caractéristiques de la colchicine, des colorations qui se rapprochent dans une certaine mesure de celles que donne la colchicine elle-même.

*Expérimentation physiologique.* — Nos expériences ont été faites sur plusieurs grenouilles, sur deux lapins et sur sept chiens. Dans toutes ces expériences, nous nous sommes servis de colchicine provenant de la maison de produits chimiques Rousseau et C^ie, sauf dans l'une de celles qui ont été faites sur des chiens ; cette expérience, différente des autres, avait pour objet l'étude des effets produits par l'ingestion stomacale du résidu chloroformique que nous avions obtenu avec les organes de madame R...

Elles montrent que la colchicine peut tuer des chiens d'assez petite taille à la dose de 2 centigrammes. La dose d'un centigramme détermine des effets morbides, mais n'est pas sûrement mortelle, puisque le chien qui a pris cette dose a été malade, mais a survécu et a guéri complètement. La dose de 5 milligrammes peut rendre malade, d'une façon passagère, un jeune chien de petite taille ; la dose de 2 milligrammes et demi ne produit qu'une selle diarrhéique, et longtemps après l'ingestion, chez un chien adulte d'assez grande taille.

La durée de la survie chez les chiens qui sont morts n'a pas été en rapport direct avec la dose ingérée. Le chien qui avait avalé 10 centigrammes de colchicine est mort le cinquième jour après l'ingestion du poison ; le chien qui avait pris 5 centigrammes de colchicine est mort en moins de vingt-quatre heures ; le chien qui avait avalé 2 centigrammes de cette substance est mort au bout d'une quarantaine d'heures. Cette différence dans la survie s'explique en partie par le temps qui s'est écoulé avant le premier vomissement, temps qui a varié notablement chez les divers chiens, comme on vient de le dire. Les lésions constantes ont été : une congestion plus ou moins vive de la membrane muqueuse de l'estomac et de l'intestin, et l'existence d'une quantité plus ou moins grande de matières diarrhéiques muqueuses dans ces parties du canal digestif ; ces matières étaient sanguinolentes dans un cas. Comme lésions inconstantes, on a trouvé du gonflement des plaques de Peyer, de la tuméfaction des ganglions mésentériques, de la congestion des méninges cérébrales, des poumons, du foie, de la rate, et des ecchymoses sous-pleurales et sous-endocardiques.

En somme, ni chez les lapins, ni chez les chiens, la colchicine n'a produit des effets propres à caractériser ce genre d'intoxication. Nombre d'autres substances et, parmi elles, celles surtout qui ont sur l'homme une action purgative, énergique, drastique, détermineraient, chez ces animaux, les mêmes symptômes et les mêmes lésions. Dans de telles conditions, les expériences faites à l'aide du résidu chloroformique provenant des viscères de madame R... ne pouvaient évidemment pas donner des résultats bien significatifs. Quoi qu'il en soit, nous avons cru devoir faire avaler ce résidu par un chien et relater les effets produits chez cet animal par cette substance.

Ce chien qui a avalé tout le résidu chloroformique n'a eu que des vomissements tardifs et peu nombreux. Les vomissements se produisent chez le chien avec une extrême facilité. Ils peuvent avoir lieu, même sous l'influence de l'ingestion de matières presque inertes. Il n'y a donc rien d'étonnant à ce que ce résidu chloroformique ait provoqué des vomissements chez le chien qui l'a avalé, et cela n'indique pas que ce résidu ait contenu une matière réellement toxique : en particulier, ils ne peuvent pas être considérés comme un indice de la présence de la colchicine dans ce résidu.

*Conclusions*. — 1º La physiologie, dans l'état actuel de nos connaissances, ne peut pas nous donner le moyen de reconnaître, au moyen d'expériences faites sur des animaux, un empoisonnement par la colchicine.

2º Si le résidu chloroformique provenant des viscères de madame R... contenait de la colchicine, il n'en renfermait qu'une quantité très minime, insuffisante pour produire de la diarrhée chez un chien de petite taille.

*En résumé*, laissant de côté : les réactions fournies par l'iodure de potassium ioduré, par l'iodure double de potassium et de mercure, par le tannin, par la potasse caustique après traitement nitrique, réactions trop générales, que nous avons du reste pu constater aussi bien avec les extraits du cadavre de la femme R... qu'avec le cadavre qui nous servait de contre-épreuve, et qui s'appliquent, par conséquent, aux alcaloïdes cadavériques comme aux autres. fixant uniquement notre attention sur les deux seuls réactifs qui nous restent : acide nitrique de densité égale à 1.4 ; sulfovanadate d'ammoniaque, nous pouvons dire :

L'acide nitrique ne nous a pas donné la coloration *franchement violette* que développe la colchicine pure et fraîchement dissoute dans le chloroforme, mais seulement la coloration rose violacé ou rose que nous a donnée une colchicine modifiée et dissoute depuis longtemps dans le chloroforme (voir la note insérée, p. 713). Cette coloration rose ou rose violacé a été observée par nous sur un extrait cadavérique ordinaire avec une moindre intensité, il est vrai, mais avec des caractères analogues.

Le sulfovanadate d'ammoniaque nous a donné une coloration verte passant au rouge brun sale : 1° avec la colchicine ; 2° avec les extraits du cadavre de madame R... : et 3° avec les extraits de l'un des cadavres servant de contre-épreuve.

L'expérimentation physiologique ne nous a pas donné de résultats plus décisifs et, comme cela a été rapporté plus haut, elle ne peut servir à démontrer avec certitude le fait d'un empoisonnement par la colchicine.

Nos conclusions ne peuvent donc être que conformes pour le fond avec celles de la première expertise.

La réserve théorique formulée par MM. Brouardel, Pouchet et Ogier se trouve justifiée par l'une des expériences que nous avons faites pour servir de contre-épreuve : dans cette expérience, en effet, avec des extraits provenant d'un cadavre qui ne renfermait pas de colchicine, les réactifs ont fourni des colorations, moins intenses il est vrai, mais analogues cependant à celles qui ont été observées sur les extraits du cadavre de madame R...

Nous conclurons donc ainsi :

*Conclusion.* — Les résultats de nos expériences n'excluent pas l'hypothèse d'un empoisonnement par la colchicine, mais ils n'apportent à cette hypothèse aucune preuve décisive et qui ne puisse être controversée.

Telles sont les recherches médico-légales à la suite desquelles l'inculpé se présenta devant la cour d'assises de la Seine.

Nous empruntons à l'acte d'accusation les détails qui se rapportent aux accidents éprouvés par madame R... pendant les derniers jours de sa vie, aux moyens par lesquels l'accusation pensait que R... s'était procuré de la colchicine et aux raisons justificatives alléguées par ce dernier.

L'accusé R..., après avoir été jusqu'à l'âge de seize ans en service chez des cultivateurs, puis tailleur d'habits dans son pays natal, est venu en octobre 1871 à Paris ; dès le 21 septembre 1872, il s'est marié avec la demoiselle Marie-Émilie D..., vivait en très bonne intelligence avec sa belle-mère, la dame D..., qui lui témoignait même une confiance particulière. Après son mariage, en 1873, il est entré en qualité de placier chez un fabricant de fleurs et, en 1876, il a créé à son compte une industrie similaire. Ses affaires commerciales, difficiles au début, avaient ensuite prospéré et subissaient en 1884 les conséquences de la crise industrielle. Deux enfants étaient nés de l'union contractée en 1872, une fille actuellement âgée de douze ans et un jeune garçon de cinq ans.

Depuis le 1er janvier 1881, les époux R... avaient fixé à Noisy-le-Sec leur habitation particulière. L'état de santé de la dame R... était en général satisfaisant ; grande et robuste, elle avait eu quelques maladies aiguës dont elle s'était bien remise ; elle conservait quelques affections sans gravité, couperose de la face, eczéma, qui n'étaient pas de nature à compromettre son existence, et jamais elle n'avait cessé de vaquer à ses occupations ordinaires. Cependant le dimanche 24 février 1884, elle ressentit pour la première fois les atteintes d'un mal étrange qui devait l'emporter en treize jours. Elle fut prise de vomissements qui s'accompagnaient d'une forte diarrhée. Deux jours après, le mardi gras 26, l'accusé étant venu à Paris dîner chez sa belle-mère, lui tint le propos brutal et prophétique qui, sur le moment, ne causa que de la douleur à la dame D.,., mais qui, plus tard, devait éveiller ses soupçons : « Ta fille est f... ». Et tandis que le mari prédisait ainsi la mort prochaine, le médecin qui visita la dame R... les 3, 4 et 5 mars, crut ne reconnaître que des symptômes d'embarras gastrique, qui lui parurent sans gravité.

Le 5 mars, il la trouva même si bien qu'il annonça son intention de ne lui faire une nouvelle visite que le dimanche 9. Mais le 6, à huit heures du matin, il fut appelé de nouveau auprès de la malade, qui lui dit que la veille, se trouvant mieux, elle avait mangé du veau et des épinards ; elle avait eu ensuite des vomissements d'apparence bilieuse. Le médecin prescrivit une potion calmante. En sortant, il fut interrogé par R... sur la nature et la gravité du mal. Il prononça le mot « dyspepsie » que R... le pria d'écrire sur un papier en lui demandant si le mal était mortel : « Non, répondit le médecin, à moins de circonstances impossibles à prévoir. »

Pendant cette même journée du 6, la dame D... vint voir sa fille, dont les vomissements étaient incessants. Il lui semblait, disait-elle, avoir un fer rouge sur la poitrine. Ce qu'elle buvait lui paraissait avoir un goût amer. La dame D... voulait rester auprès de sa fille. R... s'y opposa. Il dit à une voisine : « C'est fini, elle ne passera pas la nuit ; » tandis que le médecin répondait : « Cela a une certaine gravité ; mais il n'y a aucun danger. Elle guérira, je vous le garantis. » Pendant la nuit du 6 au 7, nouvelle visite du médecin : la diarrhée et les vomissements redoublaient. Refroidissement général du corps, ralentissement du pouls, battements du cœur. Le 7, le frère de la dame R... et

sa belle-sœur vinrent la voir. Elle parut au sieur D... haletante comme
un chien qui a fait une course. R... ne voulut pas que sa belle-sœur
lui donnât à boire, et il semblait pressé de voir partir les époux D...

Le soir même, vers onze heures, la malade expirait : R... seul ne
s'était pas trompé.

Le lendemain 8 mars, le médecin de l'état civil qui vint constater
le décès ne put, soit en interrogeant la mère de R... qui était présente,
soit en se faisant communiquer les ordonnances de son confrère, se
rendre compte des causes de la mort. Il fut frappé de l'insuffisance
des explications qui lui étaient fournies, de la courte durée de la maladie, et il remarqua l'absence du mari, qu'on lui dit être à Paris. On
lui présenta le papier portant écrit le mot « Dyspepsie ».

Il pensa que son confrère avait voulu dissimuler sous cette expression une affection héréditaire de l'estomac, afin de ne point effrayer la
famille, et il indiqua sur le certificat de décès, avec un point d'inter-
rogation, que la mort était due à un étranglement de l'œsophage.
D'autre part, le médecin qui avait soigné la dame R... déclara, plus
tard, que cette mort lui avait paru fort étrange, et que l'hypothèse d'un
empoisonnement se conciliait avec les symptômes observés.

Dès le lendemain de l'inhumation, R... annonçait à sa belle-mère
l'intention de se remarier; trois jours après la mort de sa femme, il
demandait la main d'une de ses apprenties.

Les soupçons de madame D... s'affirmèrent nettement le 21 septembre 1884, jour où elle rencontra, par hasard, un ancien ouvrier de
R..., le sieur A..., qui lui raconta que, pendant la maladie de sa fille,
l'accusé l'avait envoyé chez un pharmacien de Paris, avec une ordonnance que celui-ci avait refusé d'exécuter, parce que cette ordonnance,
suspecte au pharmacien, avait pour but d'obtenir la remise d'un poison
violent.

Sa profession avait familiarisé R... avec l'usage des poisons dont il se
servait pour obtenir des résultats meilleurs dans la coloration des
fleurs qu'il fabriquait, sans qu'il eût jamais étudié théoriquement la
chimie; ses connaissances pratiques lui enseignaient cependant que les
poisons végétaux laissaient des traces moins fixes et moins durables
que les poisons minéraux. L'accusé songea à se servir d'un poison de
ce genre; il est établi notamment que le jeudi 28 février, en arrivant
à Paris, il remit à son homme de peine, l'ouvrier A..., un écrit rédigé
dans la forme d'une ordonnance de médecin et ainsi conçu :

« Colchicine cristal, 1 gramme en 4 paquets. En mettre un paquet
par litre limonade, en boire trois verres par jour; appliquer cataplasme
farine de lin sur la poitrine tous les soirs. 28,2 84. Signé : Guillaume. »

« Est-ce pressé? » demanda A... « Non, répondit l'accusé, il suffit
que je l'aie à temps pour l'emporter ce soir. C'est le médecin qui est
venu ce matin et qui l'a prescrit pour ma femme. »

Et il recommande en même temps à A... d'aller, non pas chez son
fournisseur habituel, qui vendait cependant moins cher, mais chez un
autre pharmacien dont il lui donna l'adresse. A... dut expliquer au

pharmacien que ce remède était destiné à la femme de son patron. Mais le pharmacien refusa d'exécuter cette ordonnance, qu'il conserva, en disant : « Le médecin est un âne, ou il s'est trompé ; je n'exécuterai qu'après lui avoir écrit. »

Il écrivit, en effet, à Noisy-le-Sec, où il n'existe, d'ailleurs, aucun médecin du nom de *Guillaume*, et sa lettre lui revint avec la mention : *inconnu*.

R... ne parut pas troublé de la réponse du pharmacien que lui rapporta A... « C'est bien, dit-il, si ce n'est pas lui, ce sera un autre. » Et le lendemain, il déclara à A... qu'il avait fait exécuter l'ordonnance par un pharmacien de Noisy-le-Sec, ce qui surprit A..., car l'accusé lui avait, au contraire, dit la veille qu'il ne trouverait pas ce produit à Noisy-le-Sec, où les pharmaciens étaient trop mal montés. L'assertion de R... était d'ailleurs mensongère ; l'un des deux pharmaciens de Noisy n'a jamais eu de colchicine ; l'autre n'en a jamais vendu. L'information n'a pu établir où l'accusé s'en était procuré.

Cependant, l'ordonnance du 28 février avait été conservée par le pharmacien de la rue Salomon-de-Caux et retrouvée chez lui.

Interrogé pour la première fois, R... feignit tout d'abord l'étonnement, puis après avoir lu avec un trouble visible cette ordonnance qu'on lui représentait et qu'il comprenait être la preuve directe de sa culpabilité, il répondit qu'il ne savait ce que c'était. Mais réfléchissant aussitôt qu'en présence du témoignage d'A... qui devait être confirmé plus tard par l'expert en écriture, toute dénégation de sa part deviendrait une maladresse, il s'écria : « Eh bien ! oui, c'est moi qui ai fait cette ordonnance pour avoir cette colchicine. Je l'ai envoyé chercher par A..., je voulais m'en procurer pour mes teintures. On m'avait dit que cela faisait virer les couleurs. »

Pendant les débats, une seule objection nous fut opposée par la défense. On nous demanda s'il n'était pas possible que madame R... eût succombé au choléra ; cette question était justifiée parce que le médecin qui avait soigné madame R... avait dit, pendant sa déposition, que si une épidémie de choléra avait régné en ce moment à Paris, il aurait attribué la mort de sa malade à cette affection.

Nous avons répondu d'abord qu'en février et en mars, il n'y avait pas de choléra à Paris, et surtout que, si les symptômes pris isolément pouvaient avoir quelque ressemblance avec ceux du choléra, leur ordre d'apparition chez madame R... était précisément l'inverse de ce que l'on observe dans le choléra lui-même.

Les vomissements avaient paru d'abord, puis la diarrhée et l'algidité n'étaient survenues qu'au bout de quarante-huit heures.

Ce procès se termina par l'acquittement de l'accusé.

I

# DIGITALE ET DIGITALINE

La digitale, famille des Scrofularinées, doit son nom à la forme tubulée de ses fleurs ; on l'appelle aussi communément *gantelet, gant de Notre-Dame, doigt de la Vierge*. Elle croît à l'état sauvage dans les lieux pierreux et sablonneux, et se reconnaît aisément à ses fleurs roses, piquetées de blanc à l'intérieur et pendantes toutes du même côté. On la cultive comme plante d'agrément dans les jardins, où l'on en a obtenu plusieurs variétés.

L'espèce type du genre digitale est la digitale pourprée, *digitalis purpurea*. Sa tige (fig. 50) est simple, bien dressée, cylindrique, un peu anguleuse, tomenteuse, blanchâtre, souvent rougeâtre, haute de 60 centimètres à 1 mètre environ. Les feuilles sont alternes, oblongues, aiguës, décurrentes le long du pétiole, très grandes vers la racine, diminuant de longueur à mesure qu'elles s'élèvent sur la tige, denticulées et sinuées sur les bords, blanchâtres et tomenteuses en dessous, d'un vert clair en dessus. Elles peuvent acquérir 12 centimètres de largeur sur 25 centimètres de longueur, non compris le pétiole qui peut avoir du tiers à la moitié du limbe. Le pétiole est coloré en pourpre à la base, il est creusé à la face supérieure d'un sillon aigu, et forme sur la face opposée un angle saillant qui se prolonge jusqu'à l'extrémité du limbe (fig. 51), il est régulièrement et grossièrement crénelé et denté, et souvent un peu ondulé sur les bords ; les dents sont arrondies.

La racine est bisannuelle, allongée et garnie de fibrilles nombreuses. Les fleurs sont très grandes, purpurines, pédon-

culées, accompagnées chacune à leur base d'une bractée folia-
cée, nombreuses et pendantes du même côté ; formant à l'extrémité supérieure de la tige un long épi, en grappe simple.

Le calice est persistant, monosépale, à cinq divisions inégales. La corolle est monopétale, irrégulière, à tube court et rétréci en bas, ventru et dilaté à sa partie supérieure. Elle présente dans son ensemble la forme d'un doigt de gant.

Le fruit est une capsule ovoïde, un peu pointue, bivalve, enveloppée à sa base d'un calice persistant. Les semences sont petites, oblongues et nombreuses.

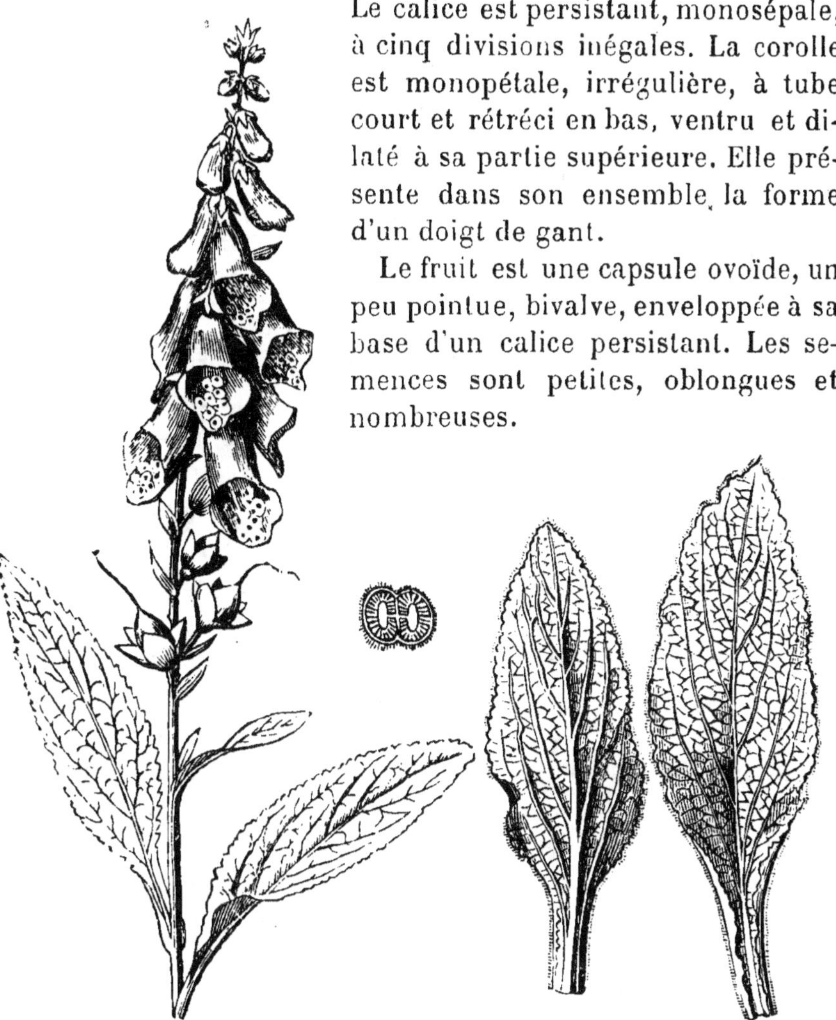

Fig. 50. — Tige de digitale.     Fig. 51. — Feuilles de digitale.

Le principe actif de la digitale est la *digitaline*, découverte en 1844 par MM. Homolle et Quevenne.

**Empoisonnements et doses toxiques.** — Les empoisonnements par la digitale ne sont pas rares, mais en France ils ne sont que le résultat d'accidents. En Autriche, la poudre de digitale a déterminé quelquefois la mort dans des cas tout au moins curieux. Ainsi Kohnborn a publié la relation d'un empoisonnement par la poudre de digitale de deux hommes dont l'un mourut; tous les deux avaient pris la digitale en pilules qu'ils avaient achetées d'un individu pour se rendre malades et se libérer ainsi du service militaire; celui qui succomba avait pris, dans l'espace de quatre semaines, cent trente-sept pilules faites avec environ 16 à 17 grammes de poudre de digitale. Une enquête ultérieure a montré que le vendeur faisait métier de faire exempter les jeunes gens du service militaire et était connu dans le canton sous le nom d'*exempteur*.

Le suc frais de la digitale a été employé comme abortif, et comme tel il a donné lieu à des intoxications.

Les doses de digitale employées en thérapeutique sont, suivant les pays, de 2 décigrammes pour une fois et de 6 décigrammes par jour — pharmacopée autrichienne — et de 3 décigrammes à 1 gramme par jour — pharmacopées française et allemande. Mais il faut se souvenir que ce médicament possède une action cumulative, qu'il faut en surveiller attentivement les effets, et que des doses médicinales peuvent, au bout de quelques jours, devenir toxiques. A la dose de 1$^{gr}$,50 et 2 grammes, les feuilles de digitale peuvent amener la mort. La poudre de feuilles a déterminé des accidents graves, chez un enfant de dix ans, à la dose de 5 centigrammes, et chez des adultes, à la dose de 1, 2 et 3 grammes d'extrait, a fait périr une femme qui avait pris quatre cuillerées d'une potion de 150 grammes contenant 1 gramme de cette préparation.

Enfin la teinture a produit un empoisonnement des plus violents, mais non mortel, à la dose d'une cuillerée à café, 5 grammes, et la mort à 25 grammes.

Toutes ces doses sont très variables, car l'activité de la digitale et de ses préparations est liée à une foule de circonstances bien déterminées. En effet, la digitale mal récoltée, mal conservée, ou recueillie depuis trop longtemps perd une grande partie de ses propriétés, de son action thérapeutique et de sa toxicité.

Dans un autre ordre d'idées, il arrive souvent que l'ingestion de digitale, infusion, pilules, provoque des nausées et des vomissements, et qu'alors la plus grande partie du poison est expulsée. Ce qui explique le cas rapporté par Taylor et dans lequel 3$^{gr}$,75 de feuille de digitale n'ont provoqué qu'un malaise passager.

La digitaline est un précipité des plus actifs, il constitue environ le 1/100 des feuilles de digitale sèche. Pure, elle agit comme poison à très petites doses; 3 milligrammes, représentant environ 3 décigrammes de poudre de feuilles sèches, suffisent pour donner des symptômes d'empoisonnement. Aux doses comprises entre 2 et 4 milligrammes, la digitaline abaisse le pouls, provoque des nausées, même des vomissements, des tranchées, de la diarrhée et une augmentation de la sécrétion urinaire. Quant à la dose de 15 milligrammes, elle serait fatalement mortelle.

L'affaire criminelle jugée à Paris en 1864 a donné une certaine notoriété à ce glucoside; Couty de la Pommerais, médecin homœopathe, s'en serait servi pour empoisonner la veuve de Pauw (1).

**Recherche de la digitale et de la digitaline dans les cas d'empoisonnement.** — La recherche de la digitale en nature, dans un empoisonnement accidentel ou criminel, est une chose délicate et difficile. En effet, l'intoxication est le plus souvent le résultat de l'ingestion d'une infusion, préalablement débarrassée par une filtration des parties de plante qui ont macéré; pilules confectionnées avec de la poudre de digitale n° 1, c'est-à-dire à peu près impalpable, ou encore d'extraits ou de préparations alcooliques. Chercher à caractériser la plante dans la poudre qui a servi à faire les pilules, ou au moyen de la chlorophylle en proportion très grande qui se retrouve dans l'extrait ou la teinture est chose impossible. La seule ressource qui reste c'est d'isoler le principe actif de cette plante, la digitaline.

*Procédé Stas.* — Si on recherche le corps du délit dans l'estomac ou les viscères, dans les aliments, vomissements, ou, en général, dans tout magma pulpeux, on peut commencer par suivre exactement le procédé Stas. Pour cela, on chauffe la

_______________

(1) Voyez p. 732.

masse à analyser à 70° environ avec le double de son poids d'alcool pur et concentré et assez d'acide tartrique pour que les matières représentent une réaction acide. On laisse refroidir, on filtre, et on lave le résidu insoluble avec de l'alcool pur et concentré.

Si, au contraire, on voulait opérer sur le cœur, le foie, on les aurait préalablement coupés en morceaux, puis humectés avec de l'alcool acidulé et soumis à la presse plusieurs fois jusqu'à ce qu'on ait obtenu tout ce qui peut se dissoudre.

Les liqueurs alcooliques sont ensuite réunies et évaporées à basse température. Si pendant l'évaporation il se dépose des substances insolubles comme de la graisse, on filtre la solution aqueuse à travers un filtre mouillé et on évapore le liquide filtré avec les eaux de lavage jusqu'à consistance d'extrait. Pour faciliter l'extraction complète, on ajoute au résidu de l'évaporation de l'alcool absolu froid; peu à peu on mélange intimement et enfin on verse une quantité assez considérable d'alcool pour séparer tout ce que ce liquide peut précipiter. On passe l'extrait alcoolique à travers un filtre mouillé avec de l'alcool, on lave le résidu avec de l'alcool et on recommence l'évaporation de la solution alcoolique, toujours à basse température. On reprend le résidu avec un peu d'eau et après avoir neutralisé la plus grande partie de l'acide libre avec de la lessive de soude, de façon toutefois qu'il reste encore une *réaction acide faible*; on agite avec de l'éther bien exempt d'alcool et d'alcool amylique (c'est là une modification apportée par Otto). Avec un entonnoir à robinet, on sépare la couche éthérée de la solution aqueuse et on recommence le traitement jusqu'à ce que l'éther ne se colore plus.

L'éther s'empare, en outre, des matières colorantes de la digitaline. Si nous avions à parler du procédé en général, nous dirions que, dans cette opération, il passe encore dans l'éther, la colchicine et la picrotoxine. On abandonne la solution éthérée à l'évaporation spontanée, et on fait bouillir le résidu avec de l'eau et on filtre. On sépare de cette manière le toxique d'un résidu de nature résinoïde le plus souvent. Si les liqueurs sont acides on les neutralise avec du carbonate de chaux préparé par précipitation; on évapore avec précaution jusqu'à siccité, on épuise le résidu avec de l'éther, on laisse évaporer à consistance d'extrait, on reprend de nouveau par de l'eau, et c'est dans cet extrait aqueux que l'on cherche la digitaline.

*Procédé Dragendorff.* — Les matières suspectes sont mises en macération pendant quelque temps avec de l'eau et filtrées à travers un linge. Le liquide obtenu acidulé avec de l'acide acétique est agité avec du pétrole pour enlever un grand nombre de substances étrangères. On décante et le liquide est alors épuisé par de la benzine bouillante qui dissout la digitaline. Ce traitement doit être recommencé un certain nombre de fois. Il ne reste plus qu'à rechercher et à caractériser la digitaline dans le résidu qu'abandonne la benzine à la suite de l'évaporation.

*Procédé Homolle.* — La méthode suivante est surtout indiquée pour extraire la digitaline de la digitale, des parties de la plante ou des préparations pharmaceutiques. On commence par dessécher le produit à examiner et on le traite ensuite par de l'eau dans un appareil à déplacement. Les solutions aqueuses sont décolorées par une solution de sous-acétate de plomb, filtrées puis additionnées successivement d'une solution de carbonate de soude et d'une solution de phosphate de soude ammoniacale. La liqueur, filtrée de nouveau, est précipitée par une solution de tannin, laquelle entraîne toute la digitaline; le précipité formé et recueilli sur un filtre est mêlé, encore humide, avec de la litharge en poudre et du charbon animal. Ce mélange desséché est épuisé par l'alcool qui enlève la digitaline encore impure; l'alcool est évaporé à siccité et le résidu, repris par de l'eau distillée, est redissous de nouveau dans de l'alcool, on filtre, on évapore à siccité, puis le résidu est traité par du chloroforme. La solution chloroformique filtrée est évaporée à son tour et le produit insoluble est traité : 1° par la benzine qui dissout la digitalose et l'acide digitaléique; 2° par l'éther qui enlève une matière résinoïde; 3° par l'alcool à 50°, qui enlève quelques matières étrangères; 4° la partie insoluble est redissoute dans l'alcool à 95° et mélangée avec un peu de charbon animal; la solution filtrée et abandonnée à l'évaporation spontanée laisse alors déposer la digitaline en petits cristaux composés de fines aiguilles.

Le procédé de Stas modifié par Otto a pour lui l'avantage de la rapidité, mais celui d'Homolle, bien que fort long, est surtout recommandable parce qu'il donne de la digitaline cristalline et dans un état de pureté telle, que les réactions chimiques se produisent avec beaucoup plus de facilité.

Sans entrer ici dans certaines considérations de provenance de ces glucosides et sans étudier les caractères de ce que l'on appelait autrefois *digitaline*, de la *digitaline d'Allemagne* ou de la *digitaline cristallisée de Nativelle*, nous ne nous occuperons que de cette dernière, de celle qu'on obtient par le procédé Homolle.

La digitaline, insoluble dans l'eau, pure, blanche et cristallisée, a été obtenue à la fois et presque simultanément par le docteur Homolle et M. Nativelle.

C'est un corps neutre, inodore, incolore et cristallisé, qui fond par l'action de la chaleur en un liquide incolore, qui brunit quand on chauffe trop; la décomposition est accompagnée d'un dégagement abondant de vapeurs blanches. L'eau distillée n'en dissout que des traces, même à la température de l'ébullition; cependant la solution acquiert une saveur très amère. L'alcool à 90° en dissout 1/12 de son poids et la moitié à la température de l'ébullition. La solution possède également une saveur amère. L'alcool étendu d'eau en dissout des quantités plus faibles. Elle est peu soluble dans l'éther absolu et dans la benzine, mais se dissout en toutes proportions dans le chloroforme.

On peut reconnaître la digitaline pure aux réactions suivantes :

1° L'acide sulfurique concentré dissout la digitaline en donnant tout d'abord une coloration verte, et si l'on remue la solution avec une baguette en verre trempée dans de l'eau bromée, on voit bientôt apparaître une teinte rouge violacée. D'après M. Grandeau, cette coloration serait très sensible et très apparente avec des doses de digitaline inférieures à 5 milligrammes. Si, au lieu de remuer avec une baguette la solution de digitaline dans l'acide sulfurique, on l'expose à des vapeurs de brome, le mélange se colore instantanément en violet, dont la teinte varie du violet pensée le plus foncé au violet mauve, selon que l'expérience se fait sur plus ou moins de digitaline.

Seule la delphine présente cette réaction, mais comme elle ne passe pas dans l'éther lorsqu'elle est en solution acide, il n'y a pas à craindre de se tromper et de prendre l'une pour l'autre.

2° L'acide chlorhydrique donne avec la digitaline une dissolution jaune verdâtre, de laquelle l'eau précipite un corps résinoïde. D'après M. Lefort, l'acide chlorhydrique au contact de la digitaline développerait une odeur caractéristique, rappelant précisément celle de la poudre de digitale.

3° Si l'on fait bouillir la digitaline avec de l'acide sulfurique étendu, il se formerait, d'après Walz et Kossmann, du sucre et de la digitalirétine. D'après Otto, il se développerait, dans les mêmes conditions, l'odeur signalée par M. Lefort dans le traitement à l'acide chlorhydrique.

4° Les solutions de digitaline ne sont pas précipitées par la solution d'iode, l'acide picrique et les sels métalliques, mais elles le sont par l'acide tannique. Le précipité est un peu soluble dans l'eau bouillante.

5° Le réactif de Fröhde donne avec la digitaline une couleur orange foncée, passant rapidement au rouge cerise, au brun foncé après une demi-heure; vingt-quatre heures après, la solution devient jaunâtre et renferme des flocons noirs.

6° Une trace de digitaline dissoute dans un mélange d'acide sulfurique étendu d'alcool — acide sulfurique pur 1 partie, alcool 1 partie, donne, avec 1 goutte de perchlorure de fer étendu, une belle coloration bleue verdâtre persistante.

Les conditions suivantes sont les plus favorables (1); on doit opérer sur une très petite quantité de digitaline — un milligramme — ajouter très peu d'acide sulfurique, moins d'une goutte si possible, bien agiter et chauffer légèrement jusqu'à apparition d'une teinte jaunâtre, ajouter ensuite une goutte de perchlorure de fer étendu. La réaction s'accentue par refroidissement.

Toutes les digitalines françaises donnent cette réaction, seule

(1) Lafon, *Étude pharmacologique et toxicologique de la digitaline* (*Annales d'hygiène publique et de médecine légale*, 1886, t. XVI, p. 429).

celle de Marck, de Darmstadt reste indifférente. Les alcaloïdes comme la quinine, strychnine, brucine, vératrine, caféine, codéine, narcéine, cocaïne, aconitine, d'autres substances comme la cantharidine, la santonine ne donnent rien de semblable.

La morphine donne bien une coloration bleue avec le perchlorure de fer, mais cette coloration n'a lieu qu'en solution neutre.

La coloration indiquée est encore intense avec un dixième de milligramme de digitaline. Elle est réalisable sur toutes les préparations à base de digitaline, comme teinture, poudre, etc.

7° C. Hock (1) a donné quelques caractères de la digitaline à l'analyse spectrale. La digitaline du commerce chauffée avec de l'acide chlorhydrique concentré jusqu'à l'ébullition présente une coloration verdâtre. Cette solution donne à l'examen spectral une large raie noire au commencement du bleu sur la raie G de Fraunhofer. Le reste du bleu est visible tandis que le violet est absorbé depuis le milieu entre F et G. La digitaline cristallisée de Nativelle donne la même réaction. Si au lieu d'acide chlorhydrique on fait la réaction avec de l'acide sulfurique concentré on obtient une solution d'un brun rouge, laquelle au spectroscope donne deux raies noires très distinctes. L'une des deux se trouve dans le vert dans la position E$b$, l'autre est moins intense, plus large, et se trouve dans le bleu vert près de F.

Si à la solution sulfurique on ajoute quelques gouttes d'acide sulfurique contenant 4 gouttes d'acide azotique dans 2,000 d'acide sulfurique la couleur devient cramoisie et il se forme une troisième raie très forte près de D, tandis que les deux autres perdent de leur intensité.

Si on remplace l'acide azotique par un peu de perchlorure de fer, 1/3 p. 100 de perchlorure de fer dans de l'acide sulfurique, les trois raies apparaissent avec une plus grande intensité.

Cette dernière réaction donne avec la digitaline cristallisée de Nativelle la raie en F plus large que celle observée près de D et E. Toutes ces colorations sont stables et donnent des spectres encore visibles après plusieurs jours.

_________

(1) C. Hock, *Comptes rend. Ac. des sciences*, 21 novembre 1881.

41.

**Considérations générales sur l'empoisonnement par la digitale et la digitaline.** — Si les difficultés sont grandes pour retrouver la digitale dans les cas d'empoisonnement, elles ne sont pas moins grandes pour isoler et caractériser le principe actif de la digitaline.

Les moyens chimiques sont défectueux; quant à l'expérimentation physiologique, peut-elle venir en aide et permettre à l'observation des symptômes de conclure à un empoisonnement par la digitale ou la digitaline?

Avant de répondre sur ce point, il est utile de passer en revue les modes d'action de cette substance toxique et d'indiquer les moyens propres à les produire et à les enregistrer.

Les principes actifs de la digitale peuvent pénétrer dans la circulation à travers toutes les muqueuses, mais cette absorption se fait assez lentement. Quant à la possibilité de l'absorption par la peau intacte, la question est résolue par la négative.

La digitale exerce chez tous les animaux, à quelque classe qu'ils appartiennent, une action toxique sur le cœur, qu'elle finit par paralyser. Le premier organe qu'elle tue est toujours le cœur, la respiration ne s'arrête que lorsque cet organe a cessé de fonctionner. Les grenouilles sont les animaux qui résistent le plus longtemps.

Chez l'homme à l'état de santé, on peut distinguer trois périodes dans l'action de la digitale sur la circulation et la température, soit que cette substance ait été administrée par l'estomac, soit qu'elle ait été injectée sous la peau. Ces périodes varient avec la dose; si elle a été faible on n'observe que la première; si elle a été plus forte, on observe surtout la seconde, la première étant très courte, et enfin si la dose était mortelle, la troisième période survient avec rapidité.

*Première période.* — Ralentissement très marqué du pouls, élévation considérable de la pression artérielle.

*Deuxième période.* — Accélération subite et considérable du pouls. La pression sanguine, après de fréquentes oscillations, baisse peu à peu.

*Troisième période.* — Irrégularité très marquée et ralentissement progressif des contractions cardiaques. La pression sanguine baisse de plus en plus, enfin le cœur paralysé s'arrête à l'état de diastole.

Si on connaît les voies d'absorption de la digitaline, les effets physiologiques qui suivent, on ne sait rien sur l'élimination de cette substance. La digitaline ne paraît pas être éliminée par les urines; Homolle et Quevenne n'ont jamais pu la retrouver dans ce véhicule. Brandt et Dragendorff n'en ont trouvé que deux fois dans les urines d'un chat.

Malgré ces caractères tranchés, l'expérimentation physiologique ne peut pas permettre de conclure à un empoisonnement par la digitaline. En effet, l'elléborine, la convallarine, la saponine, la sénégine et la gratioline agissent sur le cœur comme le fait la digitaline. Si l'empoisonnement par la digitaline provoque aussi des vomissements et une dilatation de la pupille, la vératrine se trouve dans les mêmes cas et de plus ralentit d'une façon considérable les mouvements du cœur.

On le voit, l'expérience physiologique est sujette à de nombreuses causes d'erreur, et l'expert fera bien, avant d'affirmer un empoisonnement de cette nature, de s'efforcer par tous les moyens indiqués d'isoler et de caractériser le corps du délit.

Telle n'est pas la manière de voir de tous les auteurs, et surtout telle n'a pas été celle des experts chargés par la justice de l'affaire Couty de la Pommerais. Nous donnons le rapport textuel sur cet empoisonnement, en attirant l'attention sur ce fait que l'expérimentation physiologique seule a servi de base aux conclusions, et sur cette grave affirmation des experts, à savoir que les matières organiques en putréfaction sont incapables de céder à l'alcool fort — très fort — des principes toxiques de nature quelconque.

**Dosage de la digitaline.** — On ne connaît pas de procédé de dosage de la digitaline. On pourrait cependant employer pour isoler le principe actif les procédés d'Homolle ou de Nativelle, et peser le produit cristallin obtenu après les purifications indiquées. En suivant la méthode de ce dernier chimiste, on obtient à la fois la digitaléine amorphe soluble et la digitaline insoluble.

**Antidotes et traitements.** — Les émétiques ne sont utiles qu'au début de l'empoisonnement, alors que la substance vénéneuse n'a pas encore provoqué les vomissements qu'elle va déterminer ensuite d'une manière si intense. Lorsque les vomissements ont commencé on administrera ou de l'eau tiède, ou une solution de tannin. Le tannin cependant ne constitue qu'un antidote de peu de valeur, car il ne précipite pas en totalité le principe actif de la digitale, surtout si les solutions sont étendues.

Si les phénomènes résultant de l'absorption de la substance toxique ont déjà fait leur apparition, on sera réduit, les antidotes physiologiques faisant défaut, à combattre les symptômes ; on prescrira les excitants, etc.

## MODÈLE DE RAPPORT

*Empoisonnement criminel par la digitaline. Affaire Couty de la Pommerais* (Rapport médico-légal par MM. A. TARDIEU et Z. ROUSSIN) (1).

La mort de la dame de Pauw ayant éveillé des soupçons terribles, la justice ordonna une enquête dont le premier acte fut l'exhumation et l'autopsie du cadavre, exécutées le 30 novembre 1863, treize jours après sa mort.

*Autopsie du cadavre de la dame de Pauw.* — L'état de conservation du cadavre est tel que non seulement à l'intérieur, mais à l'extérieur, les moindres lésions sont facilement appréciables. Le corps est celui d'une femme d'une quarantaine d'années, dont l'embonpoint et l'aspect général indiquent que la veuve de Pauw n'a pas été épuisée par les longues souffrances d'une maladie chronique.

A l'extérieur aucune trace de violence. L'examen le plus minutieux ne permet de constater, soit sur le tronc, soit sur les membres, aucune marque de sévices, de coups ou de contusions quelconques. Les téguments et les os du crâne sont intacts. Le cerveau est à l'état normal. L'intérieur de la bouche et de l'arrière-gorge n'offre rien à noter.

Les poumons sont parfaitement sains, nous n'y découvrons ni congestion, ni altérations inflammatoires ou tubercules. Le cœur, également intact, renferme une assez grande quantité de sang à demi coagulé. Après l'avoir débarrassé de tous les caillots, nous constatons que toutes les parties de cet organe, et notamment les valvules et les orifices, sont tout à fait à l'état normal.

A l'ouverture de l'abdomen, on ne trouve aucun épanchement de sang, de sérosité, ni d'aucun autre liquide dans cette cavité. Les viscères abdominaux, le foie, la rate et les reins sont sains.

Quant au tube digestif, estomac et intestins, il présente seulement

(1) Tardieu et Roussin, *Relation médico-légale de l'affaire Couty de la Pommerais (Ann. d'hyg.,* 1864, t. XXII).

par places quelques suffusions sanguines, quelques points congestionnés répandus dans toute la longueur de l'intestin ; mais nulle part la membrane muqueuse n'est le siège d'une inflammation soit aiguë, soit chronique ; nulle part il n'y a ni ulcérations, ni ramollissement, ni perforation.

Les organes génitaux ne présentent pas de traces de maladies ni de violences. Mais nous découvrons dans la matrice un commencement de grossesse. Le produit de conception, qui est d'ailleurs intact, offre un développement de sept à huit semaines.

En résumé, de l'examen qui précède nous concluons que : 1° Il n'existe chez la dame veuve de Pauw aucune trace de maladie ou lésions applicables, soit ancienne, soit récente, qui puisse, d'après le seul examen des organes, rendre un compte naturel de la mort. 2° Cette absence de lésions caractérisées et certains indices, notamment l'état du tube digestif, peuvent donner lieu de penser que la mort aurait pu être produite par l'ingestion d'une substance vénéneuse. 3° L'analyse des viscères pouvant seule fournir à cet égard des résultats positifs, nous avons extrait du cadavre et placé dans deux bocaux de verre neuf, d'un côté l'estomac et les intestins, de l'autre le foie, les poumons, le cœur, la rate et les reins.

Les bocaux ont été fermés, scellés, et notre signature apposée sur les étiquettes.

Cette première opération ayant démontré la nécessité de procéder à une information complète, M. le juge d'instruction de Gonet nous donna la mission de procéder aux recherches chimiques et physiologiques nécessaires pour constater s'il existait encore dans les organes de la veuve Pauw et sur le parquet de la chambre où elle avait succombé, des traces d'une substance toxique ; de procéder à l'inventaire de toutes les substances saisies au domicile de l'inculpé ; de constater par l'analyse chimique leur nature et leur degré d'activité, d'examiner ses livres et ses écrits traitant de toxicologie ; de faire, en un mot, toutes les recherches et observations qui pourraient éclairer la justice et mettre la vérité en lumière.

Nous avons reçu communication de toutes les pièces de la procédure propres à éclairer quelques points des questions qui nous étaient posées, notamment la correspondance de la veuve de Pauw, les dépositions des hommes de l'art et des autres témoins qui ont pu donner des renseignements sur son état de santé habituelle et sur ses derniers moments.

Nous suivrons dans notre rapport l'ordre même qui vient d'être indiqué. Dans une première partie, nous dresserons le long inventaire des substances saisies au domicile de l'inculpé. Dans la deuxième, nous ferons connaître les procédés d'analyse auxquels nous avons soumis les organes extraits du cadavre de madame de Pauw et les résultats que ces analyses nous ont fournis. Dans la troisième, nous réunirons les analyses et recherches concernant les traces de déjections recueillies sur le parquet et sur les linges saisis dans la chambre de la dame de Pauw. La quatrième sera consacrée à l'exposé des expériences physiologiques entreprises par nous sur des animaux vivants pour constater les effets des substances vénéneuses, dont l'analyse chimique eût été impuissante à déterminer la nature. Dans la cinquième, nous rapprocherons des données précédentes les témoignages et constatations recueillis dans l'instruction, tant sur la santé antérieure de la dame de Pauw que sur les symptômes qui ont précédé la mort et sur l'état des organes révélé par l'autopsie cadavérique. Enfin la sixième partie contiendra les conclusions qui ressortent pour nous de l'ensemble des faits, et la réponse aux questions qui nous sont posées touchant les causes de la mort de la dame de Pauw.

*Examen des diverses substances saisies au domicile de l'inculpé.* — Le long et minutieux inventaire comprenait près de neuf cents substances chimiques et pharmaceutiques que nous avons eu à examiner ; nous ajouterons quelques observations succinctes inspirées par l'examen et la nature de ces produits.

Indépendamment d'un grand nombre de produits et préparations homœopathiques, l'inventaire constate que l'inculpé avait en sa possession une quantité prodigieuse de poisons fort actifs, hors de toute proportion avec les besoins ordinaires du médecin, et à plus forte raison hors de toute proportion avec ceux d'un médecin homœopathe qui n'emploie les préparations chimiques et autres qu'à doses infinitésimales, c'est-à-dire tout à fait impondérables.

Parmi les substances actives dont la quantité nous a semblé dépasser toute limite raisonnable, nous citerons les suivantes : 1° Quatre flacons renfermant des doses considérables d'acide arsénieux (arsenic) ; 2° trois flacons et paquets renfermant des doses considérables de sublimé corrosif ; 3° sulfate de cuivre ; 4° poudres d'ellébore noir, 125 grammes ; 5° noix vomique, 250 grammes ; 6° stramonium, 250 grammes ; 7° aconit, 250 grammes ; 8° coque du Levant, 250 grammes ; 9° coloquinte, 62 grammes ; 10° belladone, 250 grammes ; 11° ciguë, 125 grammes ; 12° digitale, 125 grammes ; 13° acide cyanhydrique au quart, 30 grammes ; 14° huile de croton tiglium, 30 grammes ; 15° chlorhydrate de morphine, 4 grammes ; 16° strychnine, 5 grammes ; 17° digitaline, un flacon de 2 grammes, etc.

Les factures de la maison Menier, qui nous ont été communiquées, nous révèlent, à propos de cette dernière substance, les faits suivants : 1° le 4 octobre 1861, l'inculpé a acheté 50 centigrammes de digitaline ; 2° le 11 juin 1864, l'inculpé en achète 1 gramme ; 3° le 19 juin 1863, l'inculpé en achète de nouveau 2 grammes. Total, 3$^{gr}$,50 de digitaline, dont il reste seulement aujourd'hui 15 centigr. 2, c'est-à-dire qu'il en manque plus des dix-neuf vingtièmes. Une consommation si considérable paraît hors de toute proportion, non pas même avec les besoins ordinaires d'un médecin, mais d'un pharmacien, ce dernier fût-il très achalandé. La digitaline est, en effet, un des poisons les plus violents que l'on connaisse ; il n'est possible de l'administrer qu'à la dose de 1 à quelques milligrammes : à la dose de 1 à quelques centigrammes, elle tue presque infailliblement.

Le 7 mai 1862, l'inculpé a acheté 250 grammes de sublimé corrosif, et le 15 août de la même année, 125 grammes de la même substance. Le sublimé corrosif est un poison des plus actifs, toxique à la dose de quelques décigrammes. Le 22 août 1863, l'inculpé achète 38 grammes d'acide cyanhydrique au quart. C'est le poison foudroyant par excellence, qui tue sûrement et ne laisse que des traces très difficilement appréciables. 12 grammes d'hydrochlorate de morphine ont été achetés par l'inculpé aux trois dates suivantes : 1° 4 grammes, le 4 avril 1864; 2° 4 grammes, le 23 février 1863; 3° 4 grammes, le 26 novembre 1863.

*Examen des organes extraits du cadavre de la veuve de Pauw.* — Les organes sont contenus dans deux grands bocaux à large ouverture, parfaitement bouchés et scellés. L'un de ces bocaux renferme l'estomac et les intestins; l'autre renferme les autres organes de la veuve de Pauw.

A l'ouverture, on constate un état remarquable de conservation de ces divers organes. En particulier, le vase qui renferme l'estomac et les intestins ne présente presque aucune odeur et nul vestige de putréfaction. Celui qui renferme les autres organes présente un commencement d'altération manifeste; des gaz méphitiques se dégagent et tuméfient les organes, qui ont peine à rester contenus dans le bocal.

Nous nous empressons, en conséquence, de vider dans une large capsule de porcelaine, fort propre, le contenu du scellé n° 2, et après plusieurs incisions, pratiquées en divers sens, dans la masse tuméfiée de ces organes, pour donner issue au gaz, nous arrosons cette pulpe avec de l'alcool à 90° très pur, dans le but d'arrêter la fermentation déjà commencée et de s'opposer à toute altération ultérieure.

Nous avons procédé immédiatement aux recherches toxicologiques véritables. A cet effet, nous avons divisé en deux parties à peu près égales les divers organes du bocal n° 2. L'une de ces portions est mise en réserve pour les éventualités imprévues, et l'autre immédiatement mise en expérience.

Cette portion des organes, destinée à l'analyse et coupée en petits morceaux menus, à l'aide d'un scalpel neuf, est introduite dans une cornue, avec 200 grammes d'acide sulfurique pur et concentré. Cette cornue, munie d'une allonge et d'un ballon récipient convenablement refroidi, est chauffée au bain de sable, jusqu'à cessation absolue de tout dégagement de vapeurs. Il reste alors dans la cornue un charbon sec et friable, et l'on trouve dans le récipient environ 800 grammes d'un liquide fort acide et d'une odeur vive d'acide sulfureux. L'examen du charbon est pratiqué de la manière suivante : extrait de la cornue à l'aide d'une baguette de verre, il est soigneusement réduit en poudre et introduit dans un ballon neuf avec 50 grammes d'acide azotique pur et concentré. Après une digestion prolongée au bain-marie, on ajoute 250 centigrammes d'eau distillée et l'on jette sur un filtre de papier Berzelius. Le filtre est lavé de nouveau à l'eau distillée, jusqu'à épuisement de toute matière soluble. On obtient de la sorte 600 grammes d'un liquide fort acide que l'on met à évaporer au bain-marie, presque jusqu'à siccité. Dans cet état, cette solution présente les caractères suivants :

Additionnée d'acide sulfhydrique jusqu'à odeur persistante, elle ne donne naissance, même au bout de quarante heures, qu'à un léger dépôt de soufre, blanc jaunâtre, complètement insoluble dans l'eau et dans l'ammoniaque.

Cette liqueur précipite abondamment par la potasse et l'ammoniaque liquide. Ce précipité présente tous les caractères du phosphate calcaire mélangé d'un peu de magnésie et de fer. La présence de ce dernier métal s'accuse, du reste, très facilement par le sulfhydrate d'ammoniaque, le prussiate jaune, l'infusion de noix de galle, le sulfo-cyanure de potassium, etc.

Introduite dans l'appareil de Marsh, cette liqueur ne donne lieu à aucun dépôt, ni dans le tube, ni sur les soucoupes.

Les recherches les plus multipliées auxquelles nous avons soumis ce liquide, ainsi que le résidu charbonneux lui-même, n'ont, en résumé, indiqué la présence d'aucun élément minéral toxique.

Nous en dirons autant du liquide distillé, provenant du traitement des organes par l'acide sulfurique. Ce liquide ne renferme aucun principe toxique, car il ne donne aucune réaction aux réactifs variés que l'on a fait agir sur lui. Il résulte de ce dernier examen des organes qu'ils ne renferment aucun élément minéral toxique.

L'état d'altération où ces organes se trouvent ne permet guère d'espérer qu'une recherche chimique, en vue de découvrir un agent toxique végétal, puisse être couronnée de succès. Nous avons en conséquence réservé pour cette recherche délicate le contenu de l'autre scellé, c'est-à-dire l'estomac et les intestins, organes qui, ordinairement envahis les premiers par les agents toxiques administrés, en conservent aussi plus longtemps le dépôt et les traces.

L'estomac est examiné avec le plus grand soin. Au moment où nous l'avons extrait du bocal qui le renferme, nous avons été frappés de son peu d'altération et de la couleur naturelle qu'il présente, tant à la partie interne qu'à sa partie externe. Le papier de tournesol mis en contact avec lui ne dénote aucune réaction alcaline appréciable, signe manifeste d'une conservation qui ne laisse pas d'être surprenante, après plus de quinze jours d'inhumation. Cette sorte de résistance à la décomposition s'observe souvent lorsque les organes ont été mis en contact avec des substances antiseptiques et presque toujours vénéneuses, qui retardent la décomposition et quelquefois l'empêchent totalement.

Pareille observation a pu être faite sur toute la longueur du tube intestinal qui, malgré sa tendance si connue à la putréfaction, ne présente pour ainsi dire aucune trace d'altération ou de gonflement et offre tous les caractères d'un organe sain et extrait d'un cadavre de la veille.

Quoi qu'il en soit des inductions que l'on peut tirer de cette immunité spéciale, nous avons divisé l'estomac en morceaux aussi menus que possible, à l'aide de ciseaux fort propres, et nous avons introduit les débris dans l'alcool à 95°. Nous en avons fait autant de la moitié des intestins, et nous avons réuni dans le même ballon les morceaux coupés de ces deux organes. Après une digestion de vingt-quatre heures, dans un lieu chauffé à 30°, et des agitations fréquentes, le contenu du ballon est jeté sur un filtre et la bouillie des organes arrosée à diverses reprises, jusqu'à épuisement, par des affusions successives d'alcool. On a réuni de la sorte environ 650 grammes d'un liquide alcoolique jaunâtre, qui a été mis immédiatement à évaporer au bain-marie, jusqu'à réduction à l'état d'extrait mou.

Cet extrait est versé, encore chaud, dans une petite capsule de verre, que nous nous empressons de recouvrir d'un papier parchemin, collé sur les bords et que nous étiquetons : « A. — Extrait provenant « du traitement alcoolique de l'estomac et de la moitié des intestins de « la veuve de Pauw. » Le résidu insoluble du traitement alcoolique, resté sur le filtre, est traité par 250 grammes d'eau distillée bouillante, laissé en digestion au bain-marie pendant vingt-quatre heures, puis jeté de nouveau sur un filtre, où il est lavé avec 250 grammes d'eau distillée tiède. Les liquides filtrés sont soumis à une évaporation ménagée et amenés jusqu'à consistance d'extrait mou. Cet extrait est introduit à son tour dans une petite capsule de verre, où il est recouvert de papier parchemin, collé sur les bords et étiqueté : « B. — « Extrait provenant du traitement par l'eau distillée chaude, de l'esto- « mac et de la moitié des intestins de la veuve de Pauw. »

Le résidu insoluble de ces deux traitements successifs est finalement introduit avec 200 grammes d'acide sulfurique, pur et concentré, dans une cornue de verre, munie de son allonge et d'un récipient, également de verre. Le feu est dirigé de telle sorte, qu'après trois heures de chauffe, il ne reste plus dans la cornue qu'un charbon sec et friable, et que le récipient renferme environ 520 grammes d'un liquide légèrement coloré, à odeur d'acide sulfureux, et surnagé par quelques gouttes de matière goudronneuse empyreumatique. Ce liquide, distillé et mis à évaporer dans une capsule de platine, ne laisse aucun résidu métallique. Traité par les réactifs ordinaires des substances minérales, tels qu'acide sulfhydrique, prussiate de potasse, etc., il n'a fourni aucun dépôt métallique, même après vingt-quatre heures de digestion. Diverses opérations successives nous ont démontré qu'il ne renferme qu'un peu d'acide sulfureux, de l'acide sulfurique provenant du réactif lui-même employé pour la carbonisation, et un peu de matière goudronneuse, commune à toute décomposition des matières animales en pareille circonstance.

Le résidu charbonneux de la cornue est pulvérisé finement et mis en digestion pendant quatre heures, avec de l'acide azotique pur et concentré. Au bout de ce temps, on ajoute 250 grammes d'eau distillée chaude, et l'on procède à la filtration sur un papier Berzélius. Le liquide qui s'écoule d'abord, réuni aux eaux de lavage, est évaporé au bain-marie, jusqu'à disparition presque complète de toute vapeur acide. Étendu ensuite d'un peu d'eau distillée et filtré de nouveau, ce liquide laisse un petit résidu insoluble, composé exclusivement de phosphate de chaux et de magnésie, et présente lui-même les réactions suivantes : Traité par l'acide sulfhydrique, jusqu'à persistance de l'odeur de cet acide, ce liquide n'a donné lieu qu'à un léger dépôt de soufre. Traité par le sulfhydrate d'ammoniaque ou le sulfure de sodium, il donne un précipité abondant de couleur gris noirâtre, et qu'un examen attentif nous a montré formé d'un mélange de sulfure de fer et de phosphate de chaux. Le prussiate jaune donne naissance à un abondant précipité de bleu de Prusse, d'une couleur très pure. L'ammoniaque et la potasse donnent naissance à un volumineux précipité renfermant du phosphate de chaux, du fer et de la magnésie. Nous y avons même trouvé quelques traces d'alumine. L'iodure de potassium ne donne lieu à aucun précipité, mais seulement à une légère coloration, due à la présence de l'acide azotique.

Ce liquide introduit dans un appareil de Marsh ne fournit aucune tache ni anneau, malgré un fonctionnement régulier de trois quarts d'heure.

De ces faits il résulte que les intestins et l'estomac ne renferment d'autre substance spécialement métallique que le fer, normalement et abondamment répandu dans tous les organes.

*Examen du parquet de la chambre où a succombé la veuve de Pauw.* — Ce scellé, renfermé dans une toile grossière, est soigneusement cacheté, et les cachets reconnus d'une parfaite intégrité. Une étiquette signée de M. le juge d'instruction de Gonet porte l'indication suivante : « Scellé n° 3. Affaire Couty de la Pommerais. Procès- « verbal du 12 décembre 1863. — 23 feuilles de parquet et 4 petits « morceaux, le tout provenant de l'enlèvement de onze planches du « parquet de la chambre à coucher de madame veuve de Pauw. »

Un autre scellé se rapporte trop intimement à celui-ci pour pouvoir en être séparé. Il consiste en un petit paquet étiqueté de la manière suivante : « Affaire Couty de la Pommerais, scellé n° 1. Procès-verbal « du 12 décembre 1863. — Concrétions grattées par l'expert à la sur- « face du parquet et à l'endroit même où les vomissements sont tom- « bés. » M. le juge d'instruction de Gonet a signé.

Nous avons procédé à l'examen de ces deux scellés de la manière suivante : Les feuilles du parquet ont été divisées en deux parties égales, dont l'une est immédiatement mise de côté et étiquetée : « Planches non examinées par les experts. » L'autre portion, composée de douze feuilles, est immédiatement soumise à un grattage métho- dique, mais peu profond. La surface de chacune de ces planches est raclée avec une lame de fer fort propre ; les portions de matière détachée sont reçues sur une feuille de papier blanc et immédiate- ment introduites dans un ballon contenant un demi-litre d'alcool à 95° pur.

C'est principalement dans l'intervalle qui sépare deux feuillets du parquet que s'accumulent ordinairement les impuretés et souillures de toute sorte qui viennent à tomber. Ces concrétions, dont plusieurs sont encore humides, sont soigneusement et profondément détachées des deux côtés de chacune de ces planches, et réunies dans le ballon au produit du grattage superficiel, lequel est beaucoup moins abondant. Nous devons faire observer que la surface du parquet portant des traces non équivoques de cire, nous avons évité, dans la crainte d'introduire dans nos solutions trop de matières étrangères, de gratter très profondément cette surface.

Cette opération du grattage terminé et toutes les raclures introduites dans le ballon, les douze planches ont été rattachées par des cordes et étiquetées : « Planches expertisées par les experts Tardieu et Roussin. » Ce second paquet, réuni au premier, est de nouveau introduit dans la toile grossière qui les recouvrait à l'origine et le tout est soigneusement attaché. Le contenu du scellé n° 1 est également versé dans le ballon, renfermant l'alcool à 95°. La bouillie grisâtre qui résulte du mélange de ces matières grattées et de l'alcool à 95° est laissée en macération pendant vingt-quatre heures à une température de 25° environ, et agitée fréquemment pour favoriser la solution de tout ce qui serait soluble. Au bout de ce temps, le contenu entier du ballon est jeté sur un filtre de papier Berzelius. Lorsque l'écoulement est arrêté, on arrose le résidu insoluble d'une nouvelle dose d'alcool, et l'on continue de la sorte l'épuisement de la matière, tant que le liquide présente une saveur et une couleur manifestes. On réunit tous ces liquides alcooliques qui présentent une teinte assez foncée, d'une nuance ambrée, et l'on procède à leur évaporation au bain-marie, en s'entourant de toutes les précautions ordinaires pour qu'aucune matière étrangère ne puisse envahir la capsule de porcelaine qui les renferme. Lorsque le liquide est aux trois quarts évaporé, on l'introduit dans une capsule plus petite, où l'évaporation se termine sous le plus petit volume. L'extrait qui en résulte est assez abondant; il pèse 16$^{gr}$,50 et présente les caractères suivants : Couleur brune, odeur spéciale légèrement rance et huileuse, saveur très amère. Il ne laisse aucun résidu métallique après son incinération. Il précipite très abondamment par l'acide tannique, se colore en rouge pourpre par l'acide sulfurique et en vert par l'acide chlorhydrique.

Un essai de purification par la dialyse n'a donné aucun bon résultat.

Cet extrait est déposé dans une petite capsule de verre recouverte d'un papier parchemin collé sur les bords et étiqueté : « Extrait O « provenant du traitement alcoolique des matières grattées à la sur- « face et dans les interstices du plancher de la veuve de Pauw (partie « souillée par les vomissements). »

Le résidu, insoluble dans l'alcool renferme, outre quelques substances terreuses et organiques diverses, telles que débris de bois, fibres de coton et de papier, etc., une certaine quantité de mastic analogue à celui dont les vitriers font usage. Ce mastic est plus particulièrement accumulé au fond des fissures qu'il a été destiné à remplir.

Un autre scellé recueilli dans la chambre occupée par la veuve de Pauw est désigné sous le nom de scellé n° 2. Il consiste en un petit paquet de papier étiqueté : « Scellé n° 2. Affaire Couty de la Pomme-« rais. Procès-verbal du 12 décembre 1863. — Lambeau de linge « trouvé par M. le juge d'instruction, en présence de M. le substitut « et de l'expert, sur l'appui de la fenêtre, mais dans l'intérieur de la « chambre à coucher de M^me veuve de Pauw. »

Ce scellé consiste en un lambeau de toile grossière de 30 centimètres de long sur 20 centimètres de large. Ce tissu est déchiré en plusieurs endroits et recouvert de quelques taches, les unes noires, les autres vertes, les dernières jaunâtres. L'examen le plus attentif n'a pas permis d'y constater la plus légère trace d'une substance toxique minérale ou végétale.

Dans le but de contrôler les résultats fournis par les expériences précédentes, il était nécessaire de soumettre à un traitement analogue les matières qui se trouveraient dans la portion du parquet non atteinte par les vomissements. C'est dans ce but, que le scellé suivant nous a été remis. Ce scellé consiste en un paquet de papier blanc portant l'étiquette suivante : « Procès-verbal du 29 décembre 1863. — Matières « grattées à la surface du parquet occupé par M^me de Pauw et dans « la partie occupée par le lit, c'est-à-dire à l'abri des vomissements. »

Ces matières consistent en produits terreux et quelques copeaux de bois ; mises à digérer dans l'alcool à 95°, elles ont, après un repos de vingt-quatre heures et une filtration régulière, fourni un liquide jaune ambré, mais d'une intensité bien moindre que le précédent. Évaporé en consistance d'extrait mou, il a laissé une masse assez colorée, d'un aspect huileux fort analogue à l'extrait O, mais ne présentant presque aucune amertume. Cet extrait ne laisse aucun résidu métallique après son incinération. Il ne précipite pas par l'acide tannique et se colore faiblement par les acides sulfurique et chlorhydrique. Les teintes communiquées par ces deux acides n'ont, du reste, aucune analogie avec celles qui se développent lorsqu'on agit sur l'extrait O.

Cet extrait est mis dans une petite capsule de verre et étiqueté : « Extrait P provenant du traitement alcoolique des matières grattées « à la surface du parquet de la veuve de Pauw, dans la partie occupée « par le lit et tout à fait à l'abri des vomissements. » Cet extrait sera examiné plus tard avec le précédent.

Le résidu insoluble dans l'alcool à 95° renferme, comme dans le cas précédent, outre des substances terreuses et des débris organiques de toutes sortes, tels que bois, coton, papier, etc., une notable quantité de mastic semblable à celui que nous avons déjà signalé.

L'inculpé affirme que le logement de M^me veuve de Pauw a servi antérieurement de laboratoire et de cabinet de travail à un photographe de profession. M. le juge d'instruction nous a transmis ce détail, en nous priant d'en tenir compte dans nos expériences et d'en discuter la valeur dans notre rapport.

Nous ferons observer que le parquet de la chambre à coucher ne présente presque aucune tache noirâtre profonde et telle qu'en forment le nitrate d'argent et les sels d'or employés dans la photographie. L'examen le plus superficiel porte à croire qu'il a été peu ou point pratiqué d'opérations photographiques dans le logement.

Les substances chimiques employées généralement par les photographes sont les suivantes (nous donnons à dessein une longue liste) : Azotate d'argent, chlorure d'or, cyanure de potassium, acides gallique et pyrogallique, hyposulfite de soude, sublimé corrosif, sulfate de fer, acide acétique, iodure et bromure de potassium, iode et brome, collodion. Or, parmi ces produits, les acides gallique, pyrogallique, acétique, le sulfate de fer, l'hyposulfite de soude, le collodion, les iodures et bromures de potassium et de cadmium ne sont pas vénéneux à dose assez notable. L'azotate d'argent et le chlorure d'or tombant sur un parquet de bois sont rapidement décomposés et ramenés à un état insoluble et inoffensif. Le cyanure de potassium, poison énergique, se décompose rapidement en solution, même dans un flacon bien bouché, et, à plus forte raison, lorsqu'il tombe sur un parquet de bois. Dans ce dernier cas, il est hors de doute qu'après quelques jours il n'en reste plus trace, et qu'il se trouve transformé en carbonate de potasse, agent inoffensif. Le sublimé corrosif se décompose plus difficilement et résisterait davantage à l'altération, encore bien que cette dernière ne dût pas tarder à s'accomplir sous l'influence de la matière organique, qui ramènerait le sel à l'état de protochlorure de mercure insoluble. Les experts se sont assurés avec soin de l'absence absolue du mercure dans les matières grattées sur le parquet, et ils peuvent affirmer qu'il n'existe pas trace, dans le plancher, de ce métal toxique.

La solution alcoolique qui a fourni l'extrait O ne contient pas trace d'un seul composé minéral et, par conséquent, ne peut donner le plus léger indice d'un sel mercuriel.

Il ressort donc de ces observations et de ces expériences que le logement de la veuve de Pauw, eût-il précédemment été occupé par un photographe, ce qui paraît douteux, aucune des matières employées par ces industriels ne se trouve dans l'extrait O. Nous affirmons ce fait de la manière la plus certaine.

*Exposé des expériences physiologiques pratiquées sur des animaux à l'aide des extraits obtenus ainsi qu'il a été dit précédemment.* — L'analyse chimique, qui fournit des résultats certains dans les recherches des poisons minéraux et des substances vénéneuses, végétales, cristallisables et bien définies, ne permet pas toujours d'isoler le principe actif de certains poisons extraits des végétaux, dont l'énergie est cependant très redoutable.

Les expériences sur les animaux vivants peuvent seules alors révéler leurs terribles effets, et nous n'avons pas manqué d'y recourir dans le cas particulier qui nous était soumis. Nous avons donc institué une série d'expériences destinées à nous faire connaître si quelques-unes des substances vénéneuses de la nature de celles dont nous venons de parler n'étaient pas contenues dans les produits que nous avions obtenús dans le cours des analyses dont nous avons précédemment rendu compte, et qui provenaient, il ne faut pas l'oublier, soit de la matière des vomissements de la dame de Pauw, soit des organes extraits de son cadavre.

Quatre extraits ont dû ainsi être essayés sur des animaux : 1º l'extrait O, provenant du traitement alcoolique des matières grattées à la surface et dans les interstices du plancher de la veuve de Pauw (partie souillée par les vomissements); 2º l'extrait P, provenant du traitement alcoolique des matières grattées à la surface du parquet dans la partie occupée par le lit et tout à fait à l'abri des vomissements; 3º l'extrait A, provenant du traitement alcoolique de l'estomac et de la moitié des intestins de la veuve de Pauw; 4ª l'extrait B, provenant du traitement par l'eau distillée chaude de l'estomac et de la moitié des intestins de la veuve de Pauw.

*Première expérience.* — L'extrait O est d'abord mis en expériences de la manière suivante :

A une heure cinq minutes, un chien vigoureux, de taille moyenne et jouissant de la meilleure santé, est couché sur une table et maintenu par des aides pendant qu'on lui pratique, à la partie interne des cuisses, deux petites incisions d'une longueur de 3 centimètres environ. 5 grammes de l'extrait O, exactement pesés, sont introduits dans ces incisions, que l'on s'empresse de réunir par quelques points de suture. Avant cette opération, les battements du cœur étaient de 110 par minute. Le chien, abandonné à lui-même, continue à se promener dans la pièce sans manifester de douleur ou d'appréhension. Au bout de trois quarts d'heure environ il se couche et se met à lécher ses petites plaies. Vers trois heures et demie surviennent trois crises de vomissements : l'animal rend successivement des matières glaireuses ainsi qu'un peu de bile, puis se recouche; son attitude est anxieuse et fort abattue. Le cœur n'indique plus que 94 pulsations; ces dernières sont fort irrégulières et intermittentes ; les battements, précipités et tumultueux pendant quelques secondes, cessent brusquement et s'accélèrent de nouveau quelques instants après. La respiration est plus précipitée qu'avant l'opération et légèrement intermittente. A quatre heures et demie, les battements du cœur tombent à 76; l'animal vomit de nouveau. A huit heures du soir, il est couché et considérablement abattu; il se tient difficilement sur ses pattes; le moindre mouvement qu'on lui fait subir lui paraît pénible et provoque un vomissement ou une tentative de vomissement. Le cœur indique 68 pulsations et présente les mêmes irrégularités précipitées et les mêmes intermittences que précédemment. Ces dernières sont plus énergiques et plus accentuées qu'à quatre heures et demie. A huit heures du matin, l'animal est presque froid; il paraît avoir conservé toute son intelligence, car il s'agite légèrement à notre voix et nous regarde encore. Les battements du cœur sont peu énergiques et leur nombre est tombé à 40 par minute. Leur irrégularité et leur intermittence précipitée sont vraiment remarquables. A l'approche de la main on constate sans peine, après un temps de repos de quelques secondes, d'abord 6 ou 7 battements précipités, puis un moment d'arrêt absolu : les battements reprennent ensuite plus ou moins violents, mais toujours précipités et disparaissent subitement pour reprendre ensuite. La respiration est haute, précipitée et intermittente.

Ces symptômes se continuent jusqu'à onze heures, où l'animal expire presque sans agonie et paraissant avoir conservé son intelligence jusqu'à la fin. A aucun moment il n'a présenté d'état comateux véritable.

L'autopsie, pratiquée quelques heures après la mort, révèle les faits suivants : les poumons, l'estomac et le foie présentent l'état le plus normal. Le cerveau et le cervelet n'accusent aucune trace de congestion. Le cœur seul présente des phénomènes spéciaux : les deux ventricules sont contractés de la manière la plus évidente, tandis que les oreillettes sont dilatées. Toutes les cavités du cœur sont remplies d'un sang noir, épais et coagulé en partie. Cet organe présente une déformation et une espèce de turgescence fort visible. A la pointe du cœur, mais surtout sur les parois avoisinant cette pointe, on remarque, après l'enlèvement du péricarde, quelques saillies d'un rouge plus vif.

Nul doute, après les divers symptômes observés sur les chiens et le résultat de l'autopsie, que l'extrait O administré à cet animal par injection sous-dermique n'ait provoqué la mort par une action spéciale sur le cœur.

*Deuxième expérience.* — A une heure vingt minutes, nous pesons 2 grammes d'extrait O, que nous dissolvons et délayons dans quelques centimètres cubes d'eau. Cette solution est administrée, à l'aide d'un entonnoir, à un lapin de taille moyenne et bien portant, qui l'avale sans peine et la conserve jusqu'à la fin de l'expérience. Les symptômes observés sont les suivants : diminution considérable, intermittence, irrégularité et précipitation des battements du cœur. La respiration a paru pénible et légèrement intermittente quelques instants avant la mort. A trois heures un quart, on a constaté 41 pulsations du cœur par minute. A quatre heures cinq minutes, c'est-à-dire deux heures trois quarts après l'injection de l'extrait, l'animal succombe.

L'autopsie, pratiquée le lendemain, relève des résultats complètement identiques avec les précédents. Le cerveau, les poumons, le foie, l'estomac, sont dans l'état normal. Le cœur seul présente une déformation sensible ; les oreillettes sont dilatées comme dans le cas précédent, les ventricules sont non seulement contractés, mais tranchent de la manière la plus manifeste, par leur couleur noirâtre, sur le reste de cet organe. L'espace interventriculaire présente notamment une dépression remarquable. La pointe du cœur est d'un rouge presque vif, et les parois présentent plusieurs saillies anormales teintées de petites plaques rouges.

Nous n'hésitons pas à affirmer que le lapin a, comme le chien, succombé par suite de l'ingestion d'un poison spécial renfermé dans l'extrait O, poison qui a porté plus particulièrement son action sur le cœur.

*Troisième expérience.* — Vers une heure trente-cinq minutes, on pèse 4 grammes d'extrait P (provenant de la partie du parquet occupée par le lit et non atteinte par les vomissements) qu'on a délayés dans quelques centimètres d'eau, avant de les administrer, à l'aide d'un entonnoir, à un lapin de taille moyenne, complètement semblable au précédent. L'animal a tout avalé et n'a rien rendu par les vomissements. Deux jours après, il jouit de la meilleure santé : pendant tout ce temps il n'a cessé de courir et de trotter dans la pièce où se faisait l'expérience. Aucun symptôme d'intoxication n'a pu être observé.

*Quatrième expérience.* — A trois heures, on a pratiqué une incision interne et supérieure de la cuisse droite d'un chien adulte, vigoureux et de taille moyenne. 5 grammes d'un mélange des deux extraits A et B (extraits provenant de l'estomac et des intestins de la veuve de Pauw) ont été déposés dans l'intérieur de la plaie, dont on a réuni les bords par quelques points de suture. A ce moment le cœur indique 120 pulsations. Vers quatre heures et demie du soir l'animal est fort abattu, anxieux. Il se couche et respire par intermittence et bruyamment. Le cœur indique 86 pulsations. Il est facile de constater leur irrégularité et leur intermittence, bien qu'un peu plus faibles qu'avec le chien précédent. L'animal a eu deux vomissements. A huit heures du soir le cœur indique 55 pulsations manifestement irrégulières et intermittentes; la respiration est haute et paraît pénible. L'animal change souvent de position et pousse quelquefois de petits cris étouffés. Il paraît avoir conservé toute son intelligence.

Le lendemain, à huit heures et demie, les battements du cœur se sont relevés et atteignent 70 pulsations par minute. L'état général est meilleur; la respiration paraît normale et l'état d'anxiété et d'abattement semble avoir diminué; l'animal se lève et se promène. A deux heures, les battements du cœur sont à 90 et n'offrent plus qu'une irrégularité éloignée; l'intermittence persiste encore. La respiration est bonne et l'animal prend un peu de nourriture. L'état va en s'améliorant de plus en plus. Six jours après l'expérience, l'animal est hors de tout danger et ses plaies commencent à se cicatriser.

Il résulte de cette observation que le chien qui en fait l'objet a subi une intoxication véritable à la suite de l'injection sous-dermique des extraits A et B. Cet animal a présenté un cortège de symptômes de tous points analogues à ceux que nous avons observés dans les deux premières expériences. S'il a échappé à la mort, c'est que la substance toxique se trouvait dans les extraits en quantité trop minime et que l'animal a pu réagir plus énergiquement.

*Cinquième expérience.* — 4 grammes des extraits précédents administrés à un lapin avec les mêmes précautions que dans la deuxième expérience ont déterminé la mort en quelques minutes, probablement par le fait d'une syncope, et avec une rapidité qui doit faire supposer qu'une complication accidentelle a pu hâter ici l'action du poison.

*Sixième expérience.* — Les résultats des précédentes expériences, tendant à démontrer que la substance toxique dont nous observions les effets exerçait son action d'une manière toute spéciale sur le cœur, nous avons voulu comparer ses effets avec ceux de la digitaline, qui influence si directement l'action de cet organe et dont, pour plus d'un motif, il était permis de supposer que la dame de Pauw avait pu faire usage.

A cet effet donc, trois grenouilles ont été simultanément soumises aux essais comparatifs qui vont être indiqués.

Le cœur ayant été mis à nu, on constatait chez toutes trois une égalité presque absolue dans le nombre des battements cardiaques.

A la première, rien de plus n'a été fait; le cœur a été simplement maintenu humide.

La deuxième a reçu, sous la peau du ventre, six gouttes d'une solution de 1 centigramme de digitaline pure pour 5 grammes (cent gouttes) d'eau.

A la troisième, on a étendu sous la peau du ventre environ 50 centigrammes d'extrait O, celui qui provient des matières vomies sur le parquet.

Voici maintenant les variations observées dans le nombre et le rythme des battements du cœur de ces trois animaux :

|  |  | Grenouille n° 1. | Grenouille n° 2. | Grenouille n° 3. |
|---|---|---|---|---|
| Après | 6 min. | 42 battements. | 20 battements. | 26 battements. |
|  | 10 — | 40 — | 16 irréguliers. | 24 irréguliers. |
|  | 20 — | 40 — | 15 — | 20 — |
|  | 28 — | 38 — | 0 battements. | 12 très irrégul. |
|  | 31 — | 39 — | 0 — | 0 battements. |

Chez les deux dernières grenouilles, lorsque le cœur a cessé de battre, le ventricule était contracté et l'oreillette gonflée. Les fibres musculaires de cet organe, examinées au microscope, n'ont d'ailleurs présenté aucune altération appréciable des éléments anatomiques.

*Septième expérience.* — Nous avons répété l'expérience comparative précédente avec des résultats identiques et dans des conditions exactement semblables.

A plusieurs reprises, en outre, nous avons étendu sous la peau de grenouilles dont le cœur était à nu une petite quantité de l'extrait O, et toujours nous avons noté un ralentissement considérable avec irrégularité des battements. Et celle-ci était telle, que, malgré l'amplitude des battements ralentis du cœur, celui-ci, vers la fin de l'expérience, ne parvenait jamais à se vider complètement de sang.

Nous insistons sur ces détails parce qu'ils offrent une saisissante analogie avec les observations que possède la science sur les phénomènes caractéristiques de l'empoisonnement par la digitaline, et notamment avec les déformations du cœur signalées par MM. Vulpian et Pelikan.

*Examen analytique des témoignages et constatations relatifs à l'état de santé de la dame de Pauw, aux symptômes qui ont précédé la mort et à l'état des organes révélé par l'autopsie cadavérique.* — Nous laisserions notre tâche incomplète si, après avoir recherché la présence du poison dans les déjections de la dame de Pauw et dans les organes extraits de son cadavre, nous ne poursuivions l'étude des phénomènes de l'empoisonnement dans les symptômes que cette dame a éprouvés et dans les lésions que l'autopsie a révélées. Nous aurons en même temps à nous demander si elle n'a pas été, en réalité, atteinte d'une maladie plus ou moins bien caractérisée, qui permettrait de considérer sa mort comme naturelle, ou si, au contraire, pour des motifs que nous n'avons pas à rappeler ici, elle n'a pas pu être conduite à simuler certains troubles dans sa santé, bien que celle-ci, jusqu'à la veille de sa mort, n'ait pas été sérieusement altérée.

De nombreux témoignages recueillis dans l'instruction, la correspondance de la veuve de Pauw elle-même, les consultations et ordonnances qui lui ont été délivrées par certains médecins, nous fournissent le moyen de conclure en parfaite connaissance de cause.

La veuve de Pauw a succombé le 17 novembre 1865. L'autopsie cadavérique a démontré d'une manière positive qu'elle n'était atteinte d'aucune affection organique. Le cerveau, les poumons, le cœur, c'est-à-dire les organes essentiels à la vie, étaient sains et, malgré les suppositions qui se sont produites, il n'y avait eu, chez cette dame, ni perte de sang, à l'intérieur, ni perforation de l'estomac. Ce sont là des faits matériels qui ne sauraient être contestés. Ajoutons que, jusqu'à la veille de sa mort, la veuve de Pauw avait été vue se livrant à ses occupations accoutumées et qu'elle avait pris des aliments comme une personne bien portante. Les premiers symptômes graves qu'elle avait éprouvés dans la nuit qui a précédé sa mort ont consisté en vomissements répétés et d'une extrême violence, et un affaiblissement rapide. Le médecin fort distingué qui l'a vue à ses derniers moments, M. le docteur Blachez, constate qu'elle est pâle, fort agitée, baignée d'une sueur froide, se plaignant d'un mal de tête insupportable ; le pouls est irrégulier, intermittent, puis imperceptible ; les battements du cœur tumultueux, irréguliers, cessant par instants et bientôt presque supprimés. M. Blachez compare ces symptômes à ceux que l'on observe chez les gens qui succombent à une hémorrhagie interne, brusque et abondante. Il ne faut pas perdre de vue que ce n'est là qu'une comparaison, et l'on reconnaîtra qu'elle est parfaitement juste et exprime bien le fait dominant : celui d'un affaiblissement de l'organe central de la circulation. M. Blachez, dans les moyens qu'il prescrit, ne se préoccupe que d'une chose, c'est de ranimer l'action du cœur.

Il est impossible de ne pas faire remarquer que ces faits offrent une ressemblance frappante avec ce qui s'est passé dans nos expériences sur les animaux soumis à l'absorption soit de l'extrait provenant des déjections de la veuve de Pauw, soit de la digitaline.

Jusqu'ici nous sommes restés sur le terrain des faits parfaitement constatés, tant par l'autopsie cadavérique que par l'observation des symptômes éprouvés dans ses derniers moments par la veuve de Pauw. A ces faits positifs est-il permis d'opposer des hypothèses, des allégations intéressées ou des renseignements incohérents qui tendraient à représenter cette dame comme atteinte depuis plusieurs mois d'une maladie qui l'aurait entraînée au tombeau ?

Une chute faite dans son escalier par la veuve de Pauw aurait été,
d'après ses propres déclarations, le point de départ de la maladie.
« La chute, écrit-elle le 26 septembre, a été si affreuse, qu'une per-
« sonne qui était chez elle, et qui est allée chercher un médecin,
« croyait ne plus la trouver vivante. Elle vomit et crache le sang à
« pleins pots; elle rend tout ce qu'elle prend, même l'eau; elle est
« tuée, brisée, et souffre nuit et jour; elle est allée voir le docteur
« Gaudinot, qui l'a trouvée très malade. » Et, le lendemain, elle
ajoute : « Je m'arrête accablée par les souffrances. Le mal que je
« ressens à l'intérieur, à l'endroit même où je suis tombée, est si vif que
« je ne puis garder aucune position. » Enfin, plus tard, elle déclare
que M. Nélaton « ne lui aurait laissé pour ainsi dire aucun espoir ».

Il y a là plus que de l'exagération; l'imagination de la veuve de
Pauw dénature complètement les faits. La chute, si violente qu'elle
ait pu être et si effrayante qu'elle ait pu paraître au premier abord,
n'a eu, en réalité, aucune suite grave. Elle n'a déterminé ni fracture,
ni commotion, ni déchirure ou contusion extérieure. Personne n'en a
vu les traces, et l'intégrité des organes, constatée par l'autopsie la
plus minutieuse, prouve qu'aucun d'eux n'a été lésé par cet accident.
Personne, d'ailleurs, n'a partagé les craintes excessives de la veuve
de Pauw. M. le docteur Gaudinot, qui déclare n'avoir pas constaté
par lui-même les prétendues contusions et ecchymoses, soit sur l'estomac, soit sur le reste du corps, n'a pas jugé le cas bien sérieux,
puisqu'il s'est contenté d'ordonner des cataplasmes, des bains, des
lavements et un régime adoucissant, et qu'il est resté trois semaines
ou un mois sans revoir la veuve de Pauw. Lorsqu'il a parlé plus tard
d'une perforation possible de l'estomac en présence des accidents
mortels des derniers instants, il a commis une erreur, puisque l'estomac, examiné à l'autopsie, n'était pas perforé, mais une erreur très
facile à comprendre et parfaitement justifiée par le retour naturel
qu'il a dû faire sur les anciens dires de la veuve de Pauw, touchant la
violence de sa chute, et surtout par l'impossibilité où il était de soupçonner une cause de mort violente, un empoisonnement. M. Nélaton,
se reportant à l'ordonnance qu'il avait donnée pour quelques troubles
gastriques, a déclaré, comme il était facile de le prévoir, qu'il n'avait
pu porter un pronostic aussi désespérant que celui que lui aurait prêté
la veuve de Pauw. Quant à MM. les docteurs Velpeau, Desormeaux,
Danet, Huet, ils se sont tous accordés sur ce point, et leurs prescriptions en font foi, qu'ils n'avaient pas cru à un trouble sérieux dans la
santé de cette dame. Il ne faut pas oublier que plusieurs de ces hono-
rables médecins l'examinaient au point de vue d'un contrat d'assurance, et qu'ainsi que le disait l'un d'eux, ils eussent refusé le certificat s'ils n'avaient pas constaté un parfait état de santé.

De telle sorte qu'il est impossible de ne pas rester convaincu que la
veuve de Pauw n'a été atteinte de la maladie qui l'a emportée que la
veille même de sa mort; que jusque-là elle s'était bien portée et n'a-
vait pas été sérieusement malade, et qu'enfin elle avait sans doute un

intérêt à faire croire à un trouble sérieux dans sa santé, puisqu'elle avait exagéré les suites d'une chute qu'elle avait faite, et avait été, sans motif réel, consulter un grand nombre de médecins pour des maux mal définis.

Il est deux choses qu'en terminant sur ce point nous ferons remarquer : c'est, en premier lieu, que la veuve de Pauw était enceinte de deux mois environ, et que ce commencement de grossesse pouvait avoir produit chez elle quelques dérangements des fonctions digestives. C'est, en second lieu, qu'elle revient à plusieurs reprises sur l'usage qu'elle aurait fait, d'après des conseils extra-médicaux, de substances médicamenteuses très actives, telles que l'acide prussique et la digitaline, comme si elle avait eu le pressentiment qu'elle succomberait avec tous les symptômes d'un empoisonnement par cette dernière substance.

*Conclusions.* — Du résumé des expériences et analyses auxquelles nous avons procédé, de l'exposé et de la discussion des faits qui précèdent, nous concluons que : 1º La veuve de Pauw est morte empoisonnée ; 2º le poison qui l'a tuée est de la nature de ceux qui, empruntés au règne végétal, peuvent ne pas laisser de traces caractéristiques dans les organes, ne pas être isolés par l'analyse chimique, mais révèlent leur présence par leurs effets et sont décelés par l'action meurtrière qu'ils exercent sur les êtres vivants ; 3º nous avons, en effet, retiré, non seulement des matières vomies par la veuve de Pauw sur le parquet de sa chambre, mais aussi des organes soumis à l'analyse, un principe toxique très énergique qui, expérimenté sur des animaux, a produit des effets analogues à ceux qu'a ressentis la veuve de Pauw et les a fait périr de la même manière ; 4º ces effets et cette action ont une grande ressemblance avec ceux de la digitaline, et, sans toutefois que nous puissions l'affirmer, de fortes présomptions nous portent à croire que c'est à un empoisonnement par la digitaline qu'a succombé la veuve de Pauw ; 5º cette dame n'était nullement malade avant le jour qui a précédé sa mort ; les prétendues affections du cœur et de l'estomac pour lesquelles elle a tour à tour consulté divers médecins, aussi bien que les conséquences funestes qu'elle a attribuées à une chute sans gravité, sont autant de fables inventées par elle ou auxquelles elle s'est prêtée ; 6º l'autopsie cadavérique a démontré, de la façon la plus positive, qu'elle n'était morte ni des suites de sa chute, ni d'une hémorrhagie interne, ni d'une gastro-entérite aiguë ou chronique, ni d'une perforation de l'estomac, ni d'aucune autre cause naturelle ; 7º parmi les objets très nombreux et très divers saisis au domicile de l'inculpé, nous avons signalé une quantité considérable de substances vénéneuses, dont la possession ne peut se justifier par les besoins de la pratique médicale, ni surtout par les usages de l'exercice ou même de l'enseignement de la médecine homœopathique ; 8º parmi ces poisons, nous avons insisté sur les doses considérables de digitaline achetées et en grande partie consommées déjà par l'inculpé.

# CANTHARIDES ET CANTHARIDINE

Le genre cantharide appartient à la section des coléoptères Hétéromères et à la famille des Trachelides. Il comprend une trentaine d'espèces, dont la plus employée est la *cantharide officinale*.

La cantharide officinale — *cantharis vesicatoria* — (fig. 52) est d'un vert métallique, longue de 15 à 20 millimètres, large de 4 à 6 millimètres. Les antennes sont noires, filiformes et composées de 11 articles. La tête est plus grosse que le corselet, dont le prothorax est presque carré. Les élytres sont flexibles, aussi longs que l'abdomen, et pourvus, sur leur bord interne, de deux lignes longitudinales. Les mâles sont plus petits que les femelles.

Ces insectes répandent une odeur forte, pénétrante, très

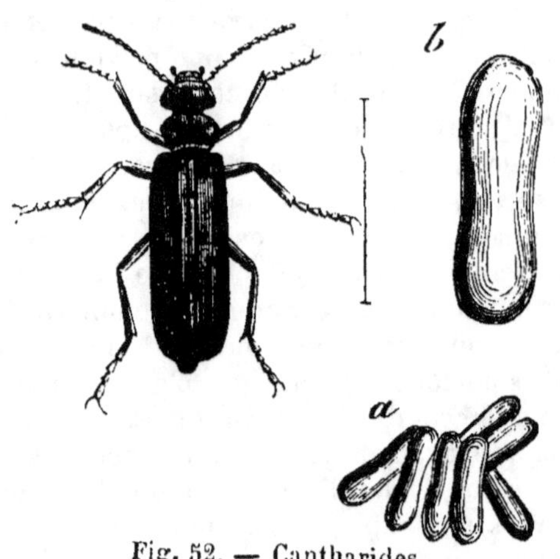

Fig. 52. — Cantharides.

désagréable et qui se conserve après la dessiccation de l'animal. La cantharide est très répandue dans les départements du Midi, ainsi qu'en Espagne, en Italie, en Hongrie, en Moldavie et en Valachie. On la trouve aussi en abondance dans plusieurs pays septentrionaux, où l'on a cru longtemps que ses vertus médicinales étaient moins actives. Elle vit de préférence sur les frênes ; on peut cependant la rencontrer sur le troène, le lilas et le chèvrefeuille.

D'autres espèces du même genre ou d'un genre voisin, *lytta*,

sont employées comme succédanés de la cantharide officinale.
L'une des plus intéressantes par les propriétés spéciales qu'on
lui attribue est la *cantharide pointillée* de Montevideo, *lytta
adspersa*. Tout en étant aussi vésicante que la précédente, elle
n'aurait, dit-on, aucune action sur les organes génitaux. Son
corps est gris cendré et criblé de points noirs ; ses antennes sont
noires, ses pattes roussâtres.

Les *méloés* sont des insectes à antennes moniliformes, non
coudées, longues comme la tête et le thorax réunis. Les élytres
sont plus courtes que l'abdomen (fig. 53), les ailes de la

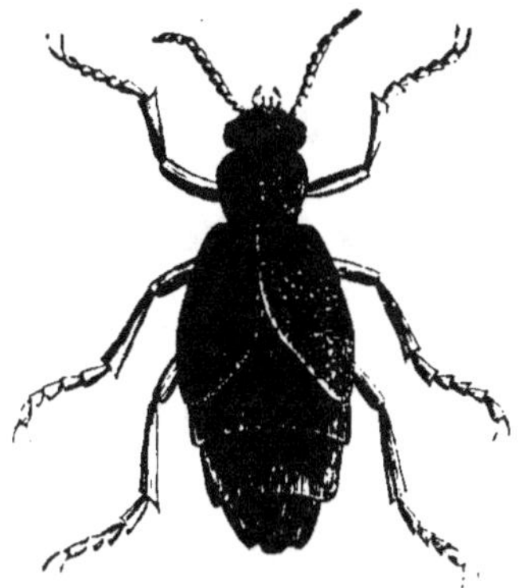

Fig. 53. — Méloé.

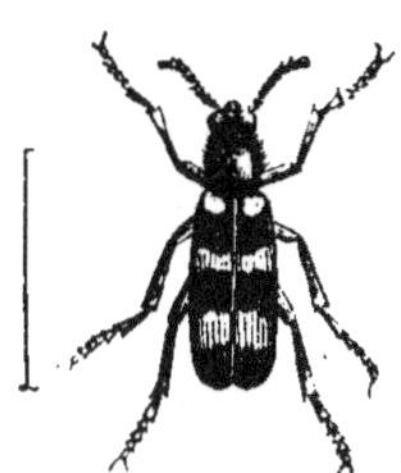

Fig. 54. — Mylabre.

deuxième paire manquent. Ces insectes sont d'ordinaire noirs
avec des reflets verts ou bleus. Le méloé proscarabé est le plus
commun en France. Les méloés sont employés en Espagne par
la médecine vétérinaire, et passent en beaucoup d'endroits
pour nuire aux bestiaux. C'est aux méloés qu'il faut attribuer
ce que les anciens auteurs ont dit des buprestes ou enfle-
bœufs (1). Ce sont aussi les méloés qu'on désignait à Rome
sous le nom de *buprestes*, et que la loi Cornélia interdisait, sous
peine de mort, de mêler aux aliments et aux boissons.

On emploie aussi les mylabres, surtout le *mylabre variable*,
remarquable par les bandes transversales entières, non inter-
rompues que l'on aperçoit sur les élytres (fig. 54). Cet insecte
habite le midi de la France et la vallée de la Loire ; il renferme,
comme la cantharide officinale, de la cantharidine.

(1) Voyez Raphaël Blanchard, *Zoologie médicale*. Paris, 1889.

Toutes ces espèces doivent leurs propriétés vésicantes et toxiques à un composé non azoté de nature acide, la cantharidine.

**Empoisonnements et doses toxiques.** — A Rome la cantharidine plus ou moins réduite en poudre était fort employée par les empoisonneurs. Plus tard, on voit la fameuse Toffana associer à l'arsenic le produit de la distillation des cantharides ; de 1835 à 1880, la statistique officielle ne compte pas moins de cinquante-neuf empoisonnements provoqués par cette espèce vénéneuse. Mais on doit rapprocher de ces intoxications criminelles une foule de suicides dont les causes varient. Ce sont des jeunes filles ou des femmes qui emploient la cantharide les unes pour effacer les traces d'une faute, les autres pour faire périr le fruit d'un amour adultère. Ce sont des amants malheureux, des épouses, des époux intéressés ou ambitieux, qui préparent de semblables breuvages, des philtres amoureux, pour faire cesser leur impuissance ou féconder leur stérilité. Ce sont de vieux débauchés « ou de vieilles amoureuses, qui implorent leurs secours pour rallumer les feux éteints ou exciter la passion sur le point de succomber ».

On sait maintenant à quoi s'en tenir sur ces prétendus effets, et sur ces plaisirs soi-disant nombreux et durables !

Quant à la question de la dose de cantharide, prise à l'intérieur et susceptible de donner la mort à l'homme, il est assez difficile d'y répondre d'une manière absolue. D'après Batt, cinq cantharides entières, 50 à 60 centigrammes, auraient produit de graves désordres. Orfila indique comme dose la plus faible ayant produit la mort 1 gr. 20 en deux doses. Le plus souvent les doses mortelles ont été 2 et 8 grammes. Cependant Fodéré rapporte qu'une femme phtisique, après avoir pris environ 65 grammes de poudre de cantharide, en fut quitte pour quelque chaleur de gosier et quelque ardeur d'urine.

Les préparations de cantharides, teinture alcoolique, éthérée, etc., sont également très toxiques. Taylor cite un cas où 30 grammes de teinture alcoolique absorbés par un jeune homme de dix-sept ans amenèrent la mort en quatorze jours.

L'activité de ces préparations est d'ailleurs très variable. La teinture et la poudre administrées ont pu être faites au moyen de produits altérés, mal conservés, ou encore avec des insectes ne contenant que peu ou pas du tout de cantharidine.

On a signalé des cas où la poudre de cantharide avait été administrée, incorporée à du chocolat, des pastilles, etc., à des corps gras, comme dans l'emplâtre vésicatoire.

La cantharidine n'a jamais servi à cet état pour provoquer des empoisonnements. C'est un corps très toxique et dont l'activité serait énorme ; à la dose de 5 centigrammes il peut amener la mort. Les propriétés vésicantes sont tellement énergiques que 1/2 milligramme placé sur du papier et appliqué à la pointe de la langue détermine en quelques minutes une large phlyctène.

**Recherche des cantharides et de la cantharidine dans les cas d'empoisonnement.** — L'expert doit tout d'abord supposer deux cas, un premier dans lequel l'empoisonnement a été provoqué par les cantharides entières ou pulvérisées, un deuxième dans lequel l'intoxication a été déterminée par l'ingestion d'une préparation de cantharide quelconque ; teinture alcoolique ou éthérée, huile de cantharide, cantharidine, etc.

1° *L'empoisonnement est dû à l'ingestion des cantharides en nature.* — Tous les efforts de l'expert devront tendre à la recherche des fragments de cantharides, aux morceaux plus ou moins brisés d'élytres, partie de l'insecte absolument caractéristique. Pour cela nous recommandons le moyen qu'a imaginé Poumet.

Ce procédé repose sur ce que la poudre de cantharides ne pouvant jamais être réduite en une poussière très fine peut toujours par son caractère de couleur être décelée aisément au milieu des matières vomies, rendues par les selles ou encore dans les plis de l'intestin. La méthode est encore applicable 200 et 210 jours après l'inhumation.

Si l'on recherche le poison dans les matières vomies ou dans celles rendues par les selles, on les délaye dans de l'alcool et on les étale sur des plaques de verre que l'on abandonne à l'air ambiant ou que l'on place dans une étuve légèrement chauffée. Si, au contraire, on veut retrouver le toxique dans le tube digestif, dans les intestins, on commence par détacher celui-ci de toutes ses brides et attaches mésentériques, on l'insuffle fortement et on le met sécher en ayant soin de le tendre dans une position verticale, et de lester par un poids l'extrémité inférieure. Quand la dessiccation est complète, on divise l'intestin par tronçons qui, coupés ensuite longitudinalement, fournissent des fragments de la grandeur et de la forme d'une carte à jouer.

Pour découvrir alors les paillettes de cantharides, soit sur les plaques de verre, soit à la face interne du tube digestif, on les examine attentivement à la lumière solaire. On voit alors luire et presque scintiller des paillettes brillantes, quelquefois très nombreuses. Leur reflet étincelant les détache nettement du fond mat des parties ambiantes et tranche avec la coloration toujours obscure de l'entourage. Ces paillettes brillent d'une coloration presque toujours jaune doré et quelquefois d'un vert émeraude. Ces parcelles ne font aucune saillie, aucun relief au-dessus des parties environnantes ; elles ne s'enlèvent pas quand on les frotte avec le doigt, elles sont solidement adhérentes et comme enchâssées dans les matières desséchées, et si on les examine sur l'intestin insufflé, autour d'elles, la membrane muqueuse est lisse, polie, sans coloration particulière, et dépourvue des caractères que présente la face interne d'une portion du conduit alimentaire dans laquelle on a introduit les cantharides après la mort.

Les matières intestinales qui recèlent en plus grande quantité ces parcelles de cantharides sont, au premier rang, celles contenues dans le gros intestin ; les fèces rendues pendant la vie ; viennent, en second lieu, les mucosités renfermées dans l'intestin grêle : puis, enfin, le contenu de l'estomac.

Mais cette constatation n'est pas encore suffisante pour affirmer un empoisonnement par les cantharides, car d'autres insectes non vésicants possèdent des élytres à reflet verdâtre. Parmi ceux-là, on connaît le carabe doré, *carabus auratus*, la cétoine dorée, *cetonia aurata*, etc.

Il faut donc mettre avec soin de côté toutes les paillettes découvertes à l'examen des substances suspectes, et essayer l'expérimentation physiologique. La preuve ne sera donc complète que si, par application sur la peau des fragments trouvés, on détermine le soulèvement de l'épiderme, qui caractérise l'action des cantharides.

2° *L'empoisonnement est dû à une préparation de cantharide, telle que teinture, huile*, etc. — Il n'y a plus ici à rechercher les élytres ou fragments d'élytres, l'expert doit s'adresser alors à l'examen chimique et isoler la cantharidine.

Dans ce but, différents moyens ont été proposés, nous décrirons ceux indiqués par Dragendorff et par Galippe.

*Procédé Dragendorff*. — Les matières à examiner — sang, cerveau, poumons, foie, muscle, etc. — finement divisées, au préalable, sont placées dans une capsule en porcelaine avec une solution potassique au 1/15 — au 1/17 quand il s'agit du sang — et portées à l'ébullition jusqu'à ce qu'on obtienne une masse fluide et homogène. On laisse refroidir le liquide et on lui ajoute, au besoin, assez d'eau pour qu'il ne soit pas trop sirupeux. On l'agite avec du chloroforme qui enlève les matières étrangères; on lui ajoute quatre ou cinq fois son volume d'alcool et on sursature par de l'acide sulfurique.

Le liquide porté à l'ébullition est filtré d'abord à chaud, puis de nouveau après refroidissement; on sépare l'alcool par la distillation et l'on soumet à deux ou trois reprises le résidu aqueux à l'action du chloroforme. Les solutions chloroformiques sont évaporées et les extraits obtenus sont dissous dans un peu d'huile d'amande douce et examinés au point de vue de leur réaction physiologique.

L'auteur dit avoir ainsi trouvé la cantharidine dans un mélange organique qui contenait 1 décigramme de poudre de cantharides.

*Procédé Galippe*. — Cette méthode a été plutôt indiquée pour la recherche ou le dosage de la cantharidine dans la poudre de cantharides; on peut cependant l'appliquer dans le cas présent.

Les matières suspectes sont desséchées à une douce chaleur, divisées finement, additionnées de verre pilé, s'il est nécessaire, et introduites dans un appareil à déplacement. On recouvre la masse d'éther acétique jusqu'à ce que le tout soit parfaitement imbibé et qu'il reste à la surface une légère couche liquide. On laisse macérer en cet état au moins vingt-quatre heures, puis, ouvrant le robinet de l'appareil, on donne passage à l'éther chargé de cantharidine et de matière verte. Cela fait, on ajoute de nouveau de l'éther acétique en quantité égale à celle écoulée, et on laisse macérer de nouveau. On continue ainsi jusqu'à épuisement de la masse.

Il y a avantage à maintenir l'appareil à une température supérieure à celle de l'atmosphère, la température de 35° est des plus convenables.

Le liquide éthéré chargé de cantharidine et de matière verte est soumis à la distillation pour recueillir l'éther acétique. Le produit abandonné par ce dissolvant est formé par des cristaux de cantharidine, en suspension dans une matière grasse verte; on laisse déposer ce mélange et l'on décante, les cristaux ayant gagné la partie inférieure du vase et s'y étant agglomérés. Il ne faudrait pas jeter cette matière verte, car elle peut retenir parfois de petits cristaux de cantharidine, lesquels ne se déposent que très lentement.

Les cristaux de cantharidine encore imprégnés d'huile verte sont étendus en couche mince sur plusieurs doubles de papier à filtrer pour absorber cette matière grasse. Puis on lave les cristaux avec la plus petite quantité possible de sulfure de carbone. Le sulfure de carbone dissout la matière grasse et laisse insoluble la cantharidine.

Veut-on avoir des cristaux complètement blancs? on devra les dissoudre dans l'éther acétique, décolorer au noir animal, et abandonner la solution à l'évaporation spontanée. On obtiendra ainsi de magnifiques cristaux incolores.

Après avoir isolé le principe actif des cantharides et insectes voisins, il importe de le caractériser. Dans ce but, on peut avoir recours aux réactions chimiques ou aux réactions physiologiques.

*a) Réactions chimiques.* — La cantharide cristallise en prismes obliques à base rhombe; elle est insoluble dans l'eau et le sulfure de carbone; elle est soluble dans le chloroforme et dans l'éther. L'alcool la dissout beaucoup mieux à chaud qu'à froid. Voici les quantités de cantharidine dissoutes par ces différents liquides, alcool à 18°, 0,125 p. 100; éther, 0,11; chloroforme, 1,20; benzine, 0,20. Les huiles fixes et volatiles la dissolvent à chaud, l'acide sulfurique la dissout sans l'altérer, mais l'eau la précipite de cette solution. La potasse caustique peut également la dissoudre sans altération; l'acide acétique la reprécipite de sa solution potassique. Elle fond à 210° et se sublime en aiguilles. Elle est volatile et peut se volatiliser à l'air, même à la température ordinaire. Au point de vue chimique, on peut considérer la cantharidine comme un anhydride, analogue à la lactide, qui en fixant deux molécules d'eau se comporte comme un acide bibasique faible, capable de former des sels tous très vésicants.

Lorsqu'on traite la cantharidine par l'acide sulfurique concentré, elle se dissout dans l'acide sans le colorer ; mais si, après avoir chauffé jusqu'au point d'ébullition un peu de la dissolution acide, on ajoute un fragment de bichromate de potasse, on observe une vive effervescence et l'on obtient une masse verte (Eboli). La cantharidine est un réducteur, il se forme dans ce cas du sulfate de chrome.

*b) Réactions physiologiques.* — La cantharidine possède un pouvoir vésicant intense. 1/2 milligramme déposé sur la langue suffit pour provoquer presque immédiatement l'apparition d'une large phlyctène. A la dose de 5 centigrammes, elle est toxique. On pourra donc facilement, sur les animaux, essayer cette action et caractériser ainsi avec la plus grande netteté la présence de la cantharidine.

**Considérations générales sur l'empoisonnement par les cantharides.** — Nous avons parlé de la grande toxicité de la cantharide et de la cantharidine chez l'homme ; mais nous devons ajouter que cette action vénéneuse n'est pas générale et ne s'applique pas à tous les animaux pris dans la série. Ainsi les hérissons, les poules, les dindes, les grenouilles, peuvent l'absorber et l'excréter sans inconvénients. Bien plus, Dragendorff a pu empoisonner un chat en le nourrissant avec de la viande d'une poule à laquelle on avait donné à manger des cantharides, ce que d'ailleurs l'examen chimique a confirmé.

L'expert devra donc se souvenir que non seulement les cantharides et ses préparations pharmaceutiques ou autres sont susceptibles de donner la mort, mais que les animaux jouissant de l'immunité peuvent amener les mêmes accidents s'ils servent de nourriture aux hommes, chiens, etc.

Sans entrer ici dans l'examen des effets locaux et généraux que provoque l'ingestion des cantharides, sans rapporter les observations plus ou moins extravagantes de priapisme incessant, de désirs insatiables, de fureurs érotiques, disons que presque toujours, dans les empoisonnements de cette nature, on a remarqué, bien au contraire, des érections douloureuses, du ténesme vésical, une inflammation vive de la muqueuse uréthrale, etc.

L'intensité des phénomènes toxiques et la marche de l'intoxication indiquent que la cantharidine doit passer assez rapidement dans le sang; d'ailleurs les liquides digestifs acides et alcalins paraîtraient favoriser cette absorption. La cantharidine passerait dans le sang et s'éliminerait en nature, inaltérée, par les urines. Dragendorff a pu la retirer du foie, des reins, du cœur, du cerveau, des muscles et du contenu de l'estomac et des fèces.

Dans les urines, tant que celles-ci sont alcalines et albumineuses, on peut être certain de pouvoir isoler le principe toxique. Certains auteurs prétendent avoir retiré le principe vésicant de la sérosité déterminée par un vésicatoire; d'autres, et parmi eux Dragendorff, nient le fait. Cependant on a pu retirer de la cantharidine des urines des personnes auxquelles on avait appliqué un vésicatoire.

Enfin, d'après les expériences de ce dernier auteur, contrairement à ce que l'on avait avancé sur la décomposition facile de la cantharidine, on peut retrouver pendant trois mois encore, et peut-être pendant six, le principe vénéneux dans le corps de l'homme ou d'un animal inhumé.

Toutes les fois que, par la méthode de Poumet, confirmée par la méthode physiologique, on retrouve dans le tube digestif les vomissements et les fèces, des paillettes vertes mordorées, on est en droit de conclure à un empoisonnement par les cantharides. Si, au contraire, on ne rencontre la cantharidine que dans les tissus et dans les urines, avant de se prononcer pour l'affirmative, il faut auparavant se renseigner si la victime n'a pas, avant sa mort, été soumise à l'action de vésicatoires ou de pommades aux cantharides, et si par hasard elle n'aurait pas mangé des animaux qui, eux, auraient pu, comme dans certains pays, se nourrir accidentellement de ces insectes.

**Dosage de la cantharidine.** — Le dosage de la cantharidine est, en général, de peu d'importance, il suffit d'en caractériser la présence ; cependant Dragendorff propose le moyen approximatif suivant : il pèse le résidu chloroformique, retiré d'une quantité connue de matière, et, après l'avoir lavé à l'alcool sur un filtre taré, il ajoute au poids de résidu $0^{gr},0125$ pour chaque 10 centimètres cubes d'alcool employé pour les lavages.

Pour notre part, nous préférons recommander le procédé de Galippe. On obtiendra par cette méthode des cristaux purs et faciles à peser. Cependant les lavages au sulfure de carbone doivent être très ménagés, car la cantharidine est un peu soluble dans ce véhicule. On a l'habitude de prendre $0^{gr},0086$ comme coefficient de solubilité de la cantharidine dans 10 centimètres cubes de sulfure de carbone. On devra donc, après lavage, ajouter au poids de cantharidine trouvé autant de fois 85 dix-milligrammes qu'on a employé de fois 10 centimètres cubes de sulfure de carbone pour effectuer les lavages.

**Antidotes et traitements.** — Une dose considérable de cantharides introduites dans l'estomac amène généralement par elle-même les vomissements et la diarrhée. Si les vomissements ne se produisent pas on les provoquera par les moyens ordinaires ; cependant, pour éviter d'irriter davantage la muqueuse gastrique, il serait préférable d'employer l'apomorphine. Une injection de 1 centigramme donne de bons effets émétiques. On administrera des substances mucilagineuses, mais on aura soin de proscrire les huileux qui auraient le grave inconvénient de dissoudre la cantharidine. Schroff a d'ailleurs observé que la mort arrivait plus vite lorsqu'il faisait prendre de l'huile à des animaux intoxiqués par des cantharides, alors même que les lésions locales étaient peu prononcées.

Quant aux accidents consécutifs, gastro-entérite, néphrite, cystite, etc., ils réclament l'intervention médicale.

# ADDENDA

—

*Page 279. — Après la ligne 25, ajouter :*

Les autres sels de potassium et de sodium agissent le plus souvent par les acides qu'ils renferment. Pour les chlorates, on n'avait pas jusqu'à présent constaté de propriétés toxiques particulières. Cependant M. Marchand (1), revenant sur les expériences de Stockvis et après expérimentation sur des chiens, a démontré que le sang vivant subit de très importantes modifications, et que plus l'injection du chlorate est rapide, plus l'action est vive.

La même quantité de chlorate injectée en 73' n'a pas donné de résultats, en 30' elle a provoqué des symptômes violents d'empoisonnement, et en 10' elle a déterminé la mort.

Introduit dans l'estomac, une forte dose amène des changements dans la composition du sang et provoque l'apparition de pigments sanguins dans les urines.

De même Cahn a confirmé ces résultats et de plus a constaté dans les urines des sujets en expérience une quantité de sucre égale à 3 et 3,5 0/0. Il compare les effets du chlorate à ceux du nitrite d'amyle.

(1) *Chem. centr.*, 1888, 472-473.

# TABLE DES MATIÈRES

# DEUXIÈME PARTIE

## TOXICOLOGIE SPÉCIALE

CORBEIL. — Imprimerie CRÉTÉ.

**Annales d'hygiène publique et de médecine légale**, par BERTIN, BROUARDEL, CHARRIN, L. COLIN, DU MESNIL, GARNIER (de Nancy), P. GARNIER, CH. GIRARD, HUDELO, JAUMES, LACASSAGNE, G. LAGNEAU, LHOTE, LUTAUD, MORACHE, MOTET, POINCARÉ, Gab. POUCHET, RIANT, VIBERT, avec une revue des travaux français et étrangers.
   Paraissant tous les mois par cahiers de 6 feuilles in-8, avec pl.
   Prix de l'abonnement annuel : Paris, 22 fr. Départements.  24 fr.
   Union postale . . . . . . . . . . . . . . . . . . . . . . . . . . . . . . . .  25 fr.

**BERNARD (Claude). — Leçons sur les effets des substances toxiques.** *Nouveau tirage.* 1 vol. in-8 avec figures . . . . . .  7 fr.

**BOUANT. — Dictionnaire de chimie,** comprenant les applications aux sciences, aux arts, à l'agriculture, à l'industrie, à l'usage des industriels, des fabricants de produits chimiques, des agriculteurs, des médecins, des pharmaciens, des laboratoires municipaux, de l'École centrale, de l'École des mines, des écoles de chimie, etc., par E. BOUANT, agrégé des sciences physiques, avec la collaboration de professeurs, d'ingénieurs et d'industriels. *Ouvrage complet.* 1889, 1 vol. gr. in-8 de 1,100 p., à 2 colonnes avec 600 figures . . .  25 fr.

**BRIAND et CHAUDÉ. — Manuel complet de médecine légale,** contenant un *Traité élémentaire de chimie légale,* par J. BOUIS. *Dixième édition.* 2 vol. gr. in-8, avec 5 pl. gravées et 37 fig.  24 fr.

**BROUARDEL (P.). — Le secret médical,** par Paul BROUARDEL, professeur et doyen de la Faculté de médecine de Paris. Paris, 1887, 1 vol. in-16 de 246 pag. (*Bibliothèque scientifique contemporaine*).  3 fr. 50

**CAUVET. — Nouveaux éléments d'histoire naturelle médicale,** comprenant des notions générales sur la minéralogie, la zoologie et la botanique, l'histoire et les propriétés des animaux et des végétaux utiles ou nuisibles à l'homme, soit par eux-mêmes, soit par leur produits, par D. CAUVET, professeur à la Faculté de médecine de Lyon. *Troisième édition.* Paris, 1885, 2 vol. in-18 jés., avec 822 figures . . . . . . . . . . . . . . . . . . . . . . . . . . . . . . . . . . . . .  12 fr.

— **Nouveaux éléments de matière médicale,** comprenant l'histoire des drogues simples d'origine animale et végétale, leur constitution, leurs propriétés et leurs falsifications. Paris, 1887, 2 vol. in-18 jésus de 1730 pages avec 701 fig. . . . . . . . . . . . . .  15 fr.

**CAZENEUVE (P.). — La coloration des vins** par les couleurs de la houille, par le Dr P. CAZENEUVE, professeur à la Faculté de médecine de Lyon. Paris, 1886, 1 vol. in-16 de 324 pages avec 1 pl., (*Bibliothèque scientifique contemporaine*) . . . . . . . . . . . . . . . .  3 fr. 50

**DUBRAC. — Traité de jurisprudence médicale et pharmaceutique,** comprenant : la législation ; — l'état civil et les questions qui s'y rattachent ; — les dispositions à titre gratuit ; — la responsabilité médicale ; — le secret professionnel ; — les expertises ; — les honoraires des médecins et les créances des pharmaciens ; — l'exercice illégal de la médecine ; les contraventions aux lois sur la pharmacie ; — les rentes viagères ; — les assurances sur la vie ; — la police sanitaire ; — les ventes de clientèle médicale ; — l'inaptitude au service militaire ; — les eaux minérales et thermales, etc. Paris, 1882, 1 vol. in-8 de 700 pages . . . . . . . . . .  12 fr.

**ENGEL. — Nouveaux éléments de chimie médicale et de chimie biologique,** avec les applications à l'hygiène, à la médecine légale et à la pharmacie. *Troisième édition,* 1888, 1 vol. in-8 de VIII-671 pages, avec 107 fig. . . . . . . . . . . . . . . . . . . . . . . .  9 fr.

**FERRAND (E.) et DELPECH (A.).** — **Premiers secours**, en cas d'accidents et d'indispositions subites. *Troisième édition*, augmentée des nouvelles instructions du Conseil de salubrité. Paris, 1888, 1 vol. in-18 jésus de 360 pages, avec 86 figures, cartonné (*Bibliothèque des connaissances utiles*)..................................... 4 fr.

**GALTIER (C.-P.).** — **Traité de toxicologie** générale et spéciale, médicale, chimique et légale. 3 vol. in-8.................... 10 fr.

**GARNIER (L.).** — **Ferments et fermentations**, par Léon Garnier, professeur à la Faculté de médecine de Nancy. Paris, 1888, 1 vol. in-16 de 318 pages, avec 65 figures (*Bibliothèque scientifique contemporaine*)..................................... 3 fr. 50

**GAUTIER (Arm.).** — **Le cuivre et le plomb** dans l'alimentation et l'industrie, au point de vue de l'hygiène, par A. Gautier, professeur à la Faculté de médecine de Paris. 1 vol. in-16 (*Bibliothèque scientifique contemporaine*)........................... 3 fr. 50

— **La sophistication des vins**, méthodes analytiques et procédés pour reconnaître les fraudes. *Troisième édition*. 1884, 1 vol. in-18 jésus de 268 pages, avec une planche comprenant 53 tons de vin. 4 fr. 50

**GAUTIER (L.).** — **Les champignons** considérés dans leurs rapports avec la médecine, l'hygiène publique et privée, l'agriculture et l'industrie, et description des principales espèces comestibles, suspectes et vénéneuses de la France. Paris, 1884, 1 vol. gr. in-8 de 508 pages avec 195 fig. et 16 pl. chromolithographiées, cart............ 24 fr.

**JUNGFLEISCH (E.).** — **Manipulations de chimie**, guide pour les travaux pratiques de chimie. 1886, 1 vol. gr. in-8 de 1,240 p., avec 372 fig., cartonné..................................... 27 fr.

**LARBALETRIER.** — **L'alcool** au point de vue chimique, agricole, industriel, hygiénique et fiscal. Paris, 1888, 1 vol. in-16 de 350 pag., avec 50 figures (*Bibliothèque scientifique contemporaine*).. 3 fr. 50

**RICHE (A.) et GELIS.** — **L'art de l'essayeur.** Paris, 1888, 1 vol. in-16 de 350 pages, avec 90 fig., cartonné (*Bibliothèque des connaissances utiles*)..................................... 4 fr.

**SAPORTA (A. de).** — **Les théories et les notations de la chimie moderne.** Préface par Friedel, membre de l'Institut. Paris, 1888, 1 vol. in-16 de 320 pages, avec fig. (*Bibliothèque scientifique contemporaine*)..................................... 3 fr. 50

**SOUBEIRAN.** — **Nouveau dictionnaire des falsifications** et des altérations des aliments, des médicaments et de quelques produits employés dans les arts, l'industrie et l'économie domestique. 1 vol. gr. in-8 de 640 p., avec 218 fig., cartonné............ 14 fr.

**TARDIEU (A.).** — **Etude médico-légale et clinique sur l'empoisonnement,** avec la collaboration de Z. Roussin, pour la *partie de l'expertise médico-légale relative à la recherche chimique des poisons. Deuxième édition.* 1 vol. in-8 de xxii-1,072 pages, avec 53 fig. et 2 planches..................................... 14 fr.

**VIBERT.** — **Précis de médecine légale,** par le docteur Ch. Vibert, médecin-expert près les Tribunaux de la Seine, avec une introduction par le professeur Brouardel. 1886, 1 vol. in-18 jésus de 768 pages, avec 79 fig. et 3 pl. en chromotypographie, cartonné ....... 8 fr.

— **Etude médico-légale sur les blessures produites par les accidents de chemins de fer.** 1888, 1 vol. in-8.  3 fr. 50

Bulletin mensuel des nouvelles publications de la

# LIBRAIRIE J.-B. BAILLIÈRE ET FILS

Rue Hautefeuille, 19, près le boulevard Saint-Germain, à Paris

# MÉDECINE

**ABEILLE. La chirurgie ignée** dans les maladies de l'utérus, 1886, 1 vol. in-8 de 452 p., avec 2 pl. et 44 figures......... 12 fr.

— **Traitement des maladies chroniques de l'utérus.** 2e *édition*. 1877, 1 vol. in-8, de 526 pages..................... 10 fr.

— **Traité des hydropisies et des kystes,** 1852, 1 vol. in-8. 7 fr. 50

— **L'Electricité appliquée à la thérapeutique chirurgicale.** 1870, gr. in-8, 110 pages ............................ 3 fr.

**ACLOQUE** (A.). **Les champignons.** 1892, 1 vol. in-16, de 320 p., avec 60 fig. (*Bibliothèque scientifique contemporaine*)... 3 fr. 50

**ADENOT. Des méningites microbiennes.** 1890, gr. in-8. 3 fr. 50

**ALLAMAN. Des aliénés criminels.** 1892. gr. in-8, 181 p. 4 fr.

**ALLIOT. Hygiène religieuse et scientifique.** 1891, 1 vol. in-16, de 184 pages (*Petite Bibliothèque médicale*)............... 2 fr.

**ANDOUARD. Nouveaux éléments de pharmacie,** par AN-DOUARD, professeur à l'école de médecine de Nantes. 4e *édition*, 1892, 1 vol. gr. in-8 de 950 pages, avec 200 figures, cart . 20 fr.

**ANGER. Nouveaux éléments d'anatomie chirurgicale.** par B. ANGER, chirurgien des hôpitaux de Paris. 1869, 1 vol. gr. in-8, de 1.056 p., avec 1 069 fig. et 1 atlas in-4 de 12 pl. col. 40 fr.

— *Séparément :* Texte, 1 vol. in-8. 20 fr. — Atlas, 1 vol. in-4. 25 fr.

**ANGERSTEIN et ECKLER. La gymnastique à la maison,** à la chambre et au jardin, 1892, 1 vol. in-16, de 160 pages, avec 55 figures (*Petite Bibliothèque médicale*)................. 2 fr.

— **La gymnastique des Demoiselles.** 1892, 1 vol. in-16, 160 pages, avec 50 figures (*Petite Bibliothèque médicale*).............. 2 fr.

**ANGLADA. Etudes sur les maladies nouvelles et les maladies éteintes :** Histoire des évolutions séculaires de la pathologie, 1869, 1 vol. in-8 de 700 pages..................... 8 fr.

**Annales d'hygiène publique et de médecine légale,** par BER-TIN-SANS, CHARRIN, L. COLIN, DU MESNIL, GARNIER (de Nancy), P. GARNIER, CH. GIRARD, HUDELO, JAUMES. LACASSAGNE, G. LA-GNEAU, LHOTE, LUTAUD. MACÉ, MORACHE, MOTET, POUCHET. REUSS, RIANT, THOINOT, CH. VIBERT. Directeur de la rédaction. le professeur Paul BROUARDEL (de l'Institut), président du Comité consultatif d'hygiène, doyen de la Faculté de médecine de Paris.

— PREMIÈRE SÉRIE. Années 1829-1853, 50 volumes, in-8.... 500 fr.

*Tables alphabétiques* des matières et des auteurs, in-8. 3 fr. 50

— SECONDE SÉRIE. Années 1854-1878, 50 volumes, in-8.... 500 fr.

*Tables alphabétiques* des matières et des auteurs, in-8. 3 fr. 50

— TROISIÈME SÉRIE. Années 1879-1893, 30 volumes, in-8.... 330 fr.

Paraît tous les mois par fascicules de 96 pages, in-8.

Prix de l'abonnement annuel :

Paris.. 22 fr. — Départements.. 24 fr. — Union postale. 25 fr.

**ARCHAVSKI. Le siphon avec la pleurotomie** dans le traite-ment du pyothorax. 1892, gr. in-8, 118 pages.............. 3 fr.

**ARNOULD. Nouveaux éléments d'hygiène,** par JULES ARNOULD, professeur d'hygiène à la Faculté de médecine de Lille. 2ᵉ *édition*, 1889, 1 vol. gr. in-8 de 1.404 pages, avec 272 figures, cart. 20 fr.

**ARTIGALAS. Des asphyxies toxiques.** 1883, in-8, 211 p. 3 fr. 50

**AUDRY. L'athétose double et les chorées chroniques de l'enfance,** étude de pathologie nerveuse, par J. AUDRY, médecin des hôpitaux de Lyon. 1892, 1 vol. in-8 de 411 p., avec 3 pl. 10 fr.

— **Les tuberculoses du pied.** 1890, gr. in-8, 234 pages... 5 fr.

**AUDUREAU. L'Obstétrique en Occident** pendant le Moyen-âge et la Renaissance. 1892, 1 vol. gr. in-8, avec planches. 7 fr. 50

**AZAM. Hypnotisme, double conscience et altérations de la personnalité,** par le Dʳ AZAM, professeur à la Faculté de Bordeaux. Préface par le professeur CHARCOT, de l'Institut, 1887, 1 vol. in-16, de 284 pages (*Bibliothèque scient. contemp.*). 3 fr. 50

— **Hypnotisme et double conscience,** origine de leur étude, travaux sur des sujets analogues. 1893, 1 vol. gr. in-8, de 375 p. 9 fr.

**BACHELET. La dyspepsie,** causes, régime, traitement. 1892, 1 vol. in-18 de 381 pages (*Bibliothèque médicale variée*)........ 3 fr. 50

— **Conseils aux mères,** sur la manière de nourrir leurs enfants et de se nourrir elles-mêmes. *Nouvelle édition.* 1 vol. in-18 de 278 pages, cartonné.................................. 4 fr.

**BADAL. Leçons d'ophthalmologie,** par le Dʳ BADAL, professeur à la Faculté de médecine de Bordeaux, 1881, 1 vol. in-8.... 5 fr.

— **Clinique ophthalmologique,** 1879, 1 vol. in-8 de 208 pages, avec figures.................................. 4 fr.

**BAIVY. La tuberculose,** 1890, 1 vol. gr. in-8 de 263 pages. 6 fr.

— **La diphtérie** en Belgique, étiologie et prophylaxie, 1892, in-8, 100 pages.................................. 3 fr. 50

**BALFOUR. Traité d'embryologie** et d'organogénie comparées. Edition française par A.-H. ROBIN et MOCQUARD, assistants au Muséum. 1885, 2 vol. in-8 de 1.350 pages, avec 740 figures. 30 fr.

**BALL. La folie érotique,** par B. BALL, professeur à la Faculté de médecine de Paris. 2ᵉ *édition*, 1893, 1 vol. in-16 de 160 p. 2 fr.

**BALL et LUYS. L'encéphale.** 1881-1887, 7 vol. in-8 avec pl. 140 fr.

**BARTHELEMY** (A.-J.-C.). **L'examen de la vision** devant les conseils de révision et de réforme, dans la marine et dans l'armée par le Dʳ BARTHELEMY, directeur du service de santé de la marine à Toulon, 1889, 1 vol. in-16 de 336 pages, avec fig. et pl. coloriées (*Bibliothèque scientifique contemporaine*).............. 3 fr. 50

**BARTHELEMY** (T.). **Syphilis et santé publique.** Etude d'hygiène publique, par T. BARTHELEMY, médecin de Saint-Lazare, ancien chef de clinique de la Faculté de médecine. 1890, 1 vol. in-16, de 350 pages (*Bibliothèque médicale variée*)....:. 3 fr. 50

**BASEIL. De l'hématome du scrotum.** 1890, gr. in-8, 300 p. 6 fr.

**BASTIDE. Les vins sophistiqués.** 1889, 1 vol. in-16, de 160 p., (*Petite Bibliothèque médicale*).................................. 2 fr.

**BEALE. De l'urine, des dépôts urinaires** et des calculs, composition chimique, caractères physiologiques et pathologiques et indications thérapeutiques. 1865, 1 vol. in-18, avec 136 fig. 7 fr.

**BEAUNIS. Nouveaux éléments de physiologie humaine** comprenant les principes de la physiologie comparée et de la physiologie générale par H. BEAUNIS, professeur à la Faculté de médecine de Nancy. 3ᵉ *édition*, 1888, 2 vol. gr. in-8, de 1.484 p., avec 513 figures, cartonné.................................. 25 fr.

**BEAUNIS. Le somnambulisme provoqué**, études physiologiques et psychologiques, 2e *édition*. 1887. 1 vol. in-16 de 292 p. avec fig. (*Bibliothèque scientifique contemporaine*).............. 3 fr. 50
— **L'évolution du système nerveux**. 1890. 1 vol. in-16 de 320 p. avec 237 fig. (*Bibliothèque scientifique contemporaine*). 3 fr. 50
**BEAUNIS** et **BOUCHARD. Nouveaux éléments d'anatomie descriptive et d'embryologie**, par H. BEAUNIS et A. BOUCHARD, professeur à la Faculté de médecine de Bordeaux. 5' *édition*. 1894, 1 vol. gr. in-8 de 1.100 pages, avec 600 figures, la plupart coloriées (*Tirages en 8 couleurs*), cartonné................ 25 fr.
— **Précis d'anatomie et de dissection**. 1877, 1 vol. in-18 de 450 pages...................................... 4 fr. 50
**BEAUREGARD. Des difformités des doigts.** 1875, in-8, 110 p., avec 6 planches........................................ 4 fr.
**BEAUVISAGE. Les matières grasses,** caractères, falsifications et essai des huiles, beurres, graisses. etc. 1892, 1 vol. in-16 de 324 p., avec 90 fig., cart. (*Bibliothèque des connaissances utiles*) 4 fr.
**BEDOIN. Précis d'hygiène publique**. Introduction par le professeur P. BROUARDEL. 1891, 1 vol. in-18 de 333 pages, avec 70 figures, cartonné................................ 5 fr.
**BERGERET. Des fraudes** dans l'accomplissement des fonctions génératrices *Quatorzième édition*. 1893, 1 vol. in-16 de 228 pages (*Petite Bibliothèque médicale*)........................... 2 fr.
— **L'alcoolisme**, dangers et inconvénients pour l'individu, la famille et la société, 1889. 1 vol. in-16 de 380 pages (*Bibliothèque scientifique contemporaine*)......................... 3 fr. 50
**BERGERON** (Alb.), **Précis de petite chirurgie et de chirurgie d'urgence.** 1882, 1 vol. in-18 jésus de 436 p., avec 374 fig. 5 fr.
**BERGONIÉ. Phénomènes physiques de la phonation**. 1883, in-8, 140 pages, avec figures...................... 2 fr. 50
**BÉRIER. Bactériologie de la grippe**. 1892, in-8, 104 p. 2 fr. 50
**BERNARD** (Claude). **Physiologie**. Physiologie expérimentale, substances toxiques, système nerveux, liquides de l'organisme, pathologie expérimentale, anesthésiques et asphyxie, diabète, tissus vivants, physiologie opératoire, phénomènes de la vie, table alphabétique, par CLAUDE BERNARD, professeur au Muséum et au Collège de France, membre de l'Institut, 15 vol. in-8, avec figures.......................................... 108 fr.
— **Leçons de physiologie expérimentale appliquée à la médecine.** 1855-1856, 2 vol. in-8, avec figures............. 14 fr.
— **Leçons sur les effets des substances toxiques et médicamenteuses.** 1857, 1 vol. in-8, avec figures................ 7 fr.
— **Leçons sur la physiologie et la pathologie du système nerveux.** 1858, 2 vol. in-8, avec figures.................. 14 fr.
— **Leçons sur les propriétés physiologiques et les altérations pathologiques des liquides de l'organisme.** 1859, 2 vol. in-8, avec figures............................ 14 fr.
— **Leçons de pathologie expérimentale.** 1880, 1 vol. in-8. 7 fr.
— **Leçons sur les anesthésiques et sur l'asphyxie.** 1875, 1 vol. in-8, avec figures................................ 7 fr.
— **Leçons sur le diabète.** 1877, 1 vol. in-8............... 7 fr.
— **Leçons sur les propriétés des tissus vivants.** 1866, 1 vol. in-8 de 492 pages avec 94 figures........................ 8 fr.
— **Leçons de physiologie opératoire.** 1879, 1 volume in-8, avec 116 figures.......................................... 8 fr.

**BERNARD** (Claude). **Leçons sur les phénomènes de la vie,** communs aux animaux et aux végétaux. 1878, 2 vol. in-8, avec planches coloriées et figures.................................... 15 fr.
— **L'œuvre de Claude Bernard.** Introduction par MATHIAS DU-VAL, notices par E. RENAN, PAUL BERT et ARMAND MOREAU, table alphabétique, bibliographie. 1881, 1 vol. in-8...... 7 fr.
— **La science expérimentale,** 3ᵉ *édition* 1890. 1 vol. in-16 de 449 p., avec 19 fig. (*Bibliothèque scientifique contemporaine*). 3 fr. 50
**BERNARD** (Claude) et **HUETTE. Précis iconographique de médecine opératoire et d'anatomie chirurgicale.** 1882, 1 vol. in-18 jésus, avec 113 pl., fig. noires, cartonné....... 24 fr.
— Figures coloriées, cartonné................................... 48 fr.
**BERNARD** (H.). **Premiers secours** aux blessés. 1870. 1 vol. in-16 de 154 pages, avec 79 fig. (*Petite Bibliothèque médicale*). 2 fr.
**BERNHARD** (J.). **Les médicament oubliés.** La Thériaque, 1893, 1 vol. in-16 de 150 p. (*Petite bibliothèque médicale*)....... 2 fr.
**BERT** (Paul). **Leçons sur la physiologie comparée de la respiration.** 1870, 1 vol. in-8 de 500 p., avec 150 fig.... 10 fr.
**BERTHET. Traitement non sanglant de la coxalgie.** 1892, gr. in-8. 90 pages, avec figures.................................... 2 fr.
**BERTOGLIO. Les cimetières,** au point de vue de l'hygiène et de l'administration. 1889, 1 vol. in-16 de 280 pages......... 3 fr. 50
**BESSON. Etude expérimentale sur la révulsion.** 1892, 1 vol. gr. in-8 de 177 pages, avec planches................ ........ 4 fr.
**BIÉTRIX. Le thé,** culture, falsifications, richesse en caféine des différentes espèces. 1892, 1 vol. in-16 de 160 pages, avec figures (*Petite bibliothèque médicale*)............................... 2 fr.
**BISCH. Du cancer primitif du corps de l'utérus.** Diagnostic précoce, traitement curatif. 1892, 1 vol. gr. in-8, 148 p..... 4 fr.
**BLANC** (Louis). **Les anomalies chez l'homme** et les mammifères, par L. BLANC, chef des travaux d'anatomie à l'Ecole vétérinaire de Lyon. 1893, 1 vol. in-16 de 324 pages, avec 127 figures (*Bibliothèque scientifique contemporaine*).............. 3 fr. 50
**BLANCHARD** (R.). **Traité de zoologie médicale,** par RAPHAEL BLANCHARD, professeur agrégé à la Faculté de médecine de Paris, 1889, 2 vol. in-8 de 800 pages, avec 650 figures...... 20 fr.
**BOCQUILLON-LIMOUSIN. Formulaire des médicaments nouveaux** et des médications nouvelles, par H. BOCQUILLON-LIMOUSIN, pharmacien de 1ʳᵉ classe, lauréat de l'Ecole de pharmacie. Préface du Dʳ HUCHARD, médecin des hôpitaux, 5ᵉ *édition*. 1894, 1 vol. in-16 de 314 pages, cartonné.......................... 3 fr.
— **Formulaire des alcaloïdes** et des glucosides. Préface par le professeur HAYEM. 1894, 1 vol. in-18 de 300 p., cart..... 3 fr.
— **Formulaire de l'antisepsie et de la désinfection.** Introduction par le Dʳ VERCHERE, chirurgien des hôpitaux. 1893, 1 vol. in-16 de 300 pages avec figures, cartonné................. 3 fr.
**BOIVIN** et **DUGÈS. Anatomie pathologique de l'utérus et de ses annexes.** 1866, atlas in-folio de 41 pl., col., cart.... 45 fr.
**BONAMI. Nouveau dictionnaire de la santé,** comprenant la médecine usuelle, l'hygiène journalière, la pharmacie domestique et les applications des nouvelles conquêtes de la science à l'art de guérir, par le Dʳ PAUL BONAMI, médecin en chef de l'hospice de la Bienfaisance, lauréat de l'Académie de médecine. 1889, 1 vol. gr. in-8 jésus de 950 pages à deux colonnes, avec 702 figures. Broché............. 16 fr. — Cartonné................ 18 fr.

**BONNAFONT**. **Traité des maladies de l'oreille**. 2ᵉ *édition*, 1873, 1 vol. in-8, de 700 p.................................. 10 fr.

**BONNEJOY**. **Le végétarisme** et le régime végétarien rationnel. Introduction par le docteur DUJARDIN-BEAUMETZ. 1891, 1 volume in-16 de 320 p. (*Bibliothèque scientifique contemporaine*). 3 fr. 50

**BONNET**. (A). **Traité de thérapeutique des maladies articulaires**, 1853, 1 vol. in-8 de XVIII-684 p., avec 97 fig......... 9 fr.

— **Nouvelles méthodes de traitement des maladies articulaires**. 2ᵉ *édition*. 1860. 1 vol. in-8 de 356 p., avec 17 fig. 4 fr. 50

**BONNET**. (S.) et **PETIT** (P.). **Traité pratique de gynécologie**, par les Dʳˢ S. BONNET, ancien interne des hôpitaux de Paris et P. PETIT. Introduction par le professeur CHARPENTIER, 1894. 1 vol. in-8 de 804 pages avec 297 figures dont 90 coloriées........ 15 fr.

**BONNET** (V.). **Précis d'analyse microscopique des denrées alimentaires**. Caractères, procédés d'examen, altérations et falsifications. Préface par L GUIGNARD, professeur à l'école supérieure de pharmacie. 1890. 1 vol. in-18, de 200 pages, avec 163 fig., et 20 pl. en chromo., cart........................... 6 fr.

**BORDIER**. **De l'acuité visuelle**. 1893, gr. in-8. 163 p. avec fig. et pl............................................... 5 fr.

**BORIUS** **Les maladies du Sénégal**. Topographie, climatologie et pathologie. 1882, 1 vol. in-8 de 362 pages................. 7 fr.

**BOUANT** **Dictionnaire de chimie**, comprenant les applications aux sciences, aux arts, à l'agriculture, à l'industrie, à l'usage des industriels, des agriculteurs, des médecins, des pharmaciens, des laboratoires municipaux, de l'Ecole centrale, de l'Ecole des mines, des écoles de chimie, etc., par E. BOUANT, agrégé des sciences physiques. Préface par M. TROOST (de l'Institut), 1888. 1 vol gr. in-8, de 1.100 p., à 2 col. avec 600 fig...... 25 fr.

**BOUCHARD** (Ch.). **Les microbes pathogènes**, par CH. BOUCHARD (de l'Institut), professeur à la Faculté de Médecine. 1892, 1 vol. in-16 de 304 p. (*Bibliothèque scientifique contemporaine*). 3 fr. 50 Voyez NOTHNAGEL et ROSSBACH.

**BOUCHUT** (E). **Traité pratique des maladies des nouveau-nés**, des enfants à la mamelle et de la seconde enfance, 8ᵉ *édition* 1884, 1 vol. in-8 de 1.128 p , avec 179 fig................. 18 fr.

— **Hygiène de la première enfance**, guide des mères pour l'allaitement, le sevrage, le choix de la nourrice. 8ᵉ *édition*. 1885, 1 vol. in-16 de 460 p., avec 53 fig. (*Bibl. méd. variée*)... 3 fr. 50

— **Clinique de l'hôpital des Enfants-Malades**. 1885, 1 vol. in-8 de 780 pages............................................ 8 fr.

— **Nouveaux éléments de pathologie générale**, comprenant la nature de l'homme, l'histoire générale de la maladie, les différentes classes de maladies, l'anatomie pathologique générale et l'histologie pathologique, le pronostic, la thérapeutique générale. 4ᵉ *édition* 1882, 1 vol. gr. in-8 de 900 pages, avec 250 fig... 16 fr.

— **Traité de diagnostic et de sémiologie**. 1883, 1 vol. gr. in-8 de 920 pages, avec 150 figures.............................. 12 fr.

— **Du nervosisme aigu et chronique et des maladies nerveuses** 2ᵉ *édition*. 1877, 1 vol. in-8 de XVIII-408 pages...... 6 fr.

— **Atlas d'ophtalmoscopie médicale** et de cérébroscopie, 1876, 1 vol. in-4, avec 14 pl. en chromo, comprenant 137 fig., cart. 35 fr.

— **Traité des signes de la mort** et des moyens de prévenir les inhumations prématurées. 3ᵉ *édition*. 1883, 1 vol. in-18... 3 fr. 50

— **La vie** et ses attributs, dans leurs rapports avec la philosophie et la médecine, 1 vol. in-16 de 444 pages.............. 3 fr. 50

**BOUDIN**. **Traité de géographie et de statistique médicales** et des maladies endémiques. 1857, 2 vol. gr. in-8.......... 20 fr.

**BOUILLET**. **Précis de l'histoire de la médecine.** Introduction par le professeur LABOULBÈNE. 88?, 1 vol. in-8 de XVI-366 p. 6 fr.

**BOUILLY** (G.). **Des lésions traumatiques** portant sur des tissus malades. 1877. gr. in-8, 153 pages.................... 3 fr.

— **Comparaison des arthropathies** rhumatismales, scrofuleuses et syphilitiques, 1878, in-8, 108 pages.................. 3 fr. 50

**BOULEY**. **De la taille hypogastrique.** 1883, gr. in-8...... 5 fr.

**BOURNET**. **De la criminalité** en France et en Italie, 1884, gr. in-8, 153 pages... ..................... 4 fr.

**BOURRU** et **BUROT**. **La suggestion mentale et l'action à distance des substances toxiques et médicamenteuses,** par BOURRU et BUROT, professeurs à l'école de Rochefort. 1887. 1 vol. in-16 de 312 p. avec 10 pl. (*Bibl. scient. contemp.*).. 3 fr. 50

— **Variations de la personnalité.** 1888. 1 vol. in-16 de 316 p., avec 15 pl. (*Bibliothèque scientifique contemporaine*).... 3 fr. 50

**BOUVERET** (H.). **Traité des maladies de l'estomac.** par le D<sup>r</sup> BOUVERET, professeur agrégé à la Faculté de médecine de Lyon, médecin de l'Hôtel-Dieu. 1893. 1 vol. in-8 de 783 p... 14 fr.

— **La neurasthénie** (épuisement nerveux), 2<sup>e</sup> *édition*, 1891, 1 vol. in-8, de 600 pages.................................. 6 fr.

— **Traité de l'empyème.** 1888. 1 vol. in-8 de 890 pages..... 12 fr.

**BOUVERET** et **DÉVIC**. **La dyspepsie**, par hypersécrétion gastrique (maladie de Reichmann). 1892, 1 vol. in-8 de 290 p... 5 fr.

**BOYER**. **Les champignons** comestibles et vénéneux de la France, 1891, 1 vol. gr. in-8 avec 50 pl. col. Cart.................. 28 fr.

**BRAIDWOOD**. **De la pyohémie.** 1870, 1 vol. in-8, avec 12 pl. chromolithographiées ............................. 8 fr.

**BRAMSEN**. **Les dents de nos enfants.** 1889. 1 vol. in-16 de 144 pages, avec 50 figures (*Petite Bibliothèque médicale*)....... 2 fr.

**BRASSEUR**. **Chirurgie des dents** et de leurs annexes, par E. BRASSEUR, directeur de l'École dentaire de Paris. 1889, 1 vol. gr. in-8, avec 127 figures................................ 5 fr.

**BREHM** (A.-E.). **Les merveilles de la nature.** 14 vol. gr. in-8, avec 6000 fig. et 200 pl......................... 168 fr.

*Les races humaines.* 1 vol. — *Les Mammifères*, 2 vol. — *Les Oiseaux*, 2 vol. — *Les Reptiles et les Batraciens.* 1 vol. — *Les Poissons et les Crustacés*, 1 vol. — *Les Insectes, les Arachnides, les Myriapodes*, 2 vol. — *Les Vers, Mollusques, Zoophytes*, 1 vol. — *La Terre.* 1 vol. — *La Terre avant l'apparition de l'homme*, 1 vol. — *Le monde des plantes*, 2 vol.

Chaque volume broché...... 12 fr. — Relié............. 17 fr.

**BREMOND** (Félix). **Précis d'hygiène industrielle** par le D<sup>r</sup> F. BREMOND, inspecteur du travail dans l'industrie. 1893, 1 vol. in-18 de 284 pages, avec 122 figures.................... 5 fr.

— **Les passions et la santé,** 1892, 1 vol. in-16 de 160 pages (*Petite Bibliothèque médicale*)............................. 2 fr.

— **Les préjugés en médecine et en hygiène.** 1892, 1 vol. in-16 de 160 pages (*Petite Bibliothèque médicale*)................. 2 fr.

**BREVANS** (J. de). **Le pain et la viande,** par J. de BREVANS, chimiste principal au laboratoire municipal de Paris. 1893, 1 vol. in-16 de 368 p., avec 86 fig. (*Bibl. des conn. utiles*)........ 4 fr.

— **Les légumes et les fruits.** 1893, 1 vol. in-16 de 350 p., avec 100 fig., cartonné (*Bibl. des conn. utiles*)................. 4 fr.

**BRIAND** et **CHAUDÉ. Manuel complet de Médecine légale,** contenant un *Traité élementaire de chimie légale,* par J. BOUIS, 10° *édition.* 1879, 2 vol. gr. in-8. avec 5 pl. gravées et 37 fig.   24 fr.

**BROUARDEL. Le secret médical.** Honoraires, mariage, assurances sur la vie, déclaration de naissance, expertise, témoignage, etc., par P. BROUARDEL, doyen de la Faculté de médecine de Paris. 2° *édition augmentée.* 1893. 1 vol. in-16 de 300 pages (*Bibliothèque scientifique contemporaine*)................ 3 fr. 50

— **Des causes d'erreur dans les expertises d'attentats à la pudeur.** 1884, in-8, 60 pages......................... 1 fr. 50

**BROUARDEL** (P.) et **OGIER** (J.) **Le laboratoire de toxicologie,** méthodes d'expertises toxicologiques travaux du laboratoire, 1891, 1 vol. gr. in-8 de 248 pages avec 30 figures............ 8 fr.

**BROUARDEL** (P.) et **REUSS. Le congrès international d'hygiène** de Paris. 1889, 1 vol. in-8...................... 3 fr.

**BROWN-SÉQUARD. Propriétés et fonctions de la moelle épinière.** 1856, in-8............................. 1 fr.

— **La méthode de Brown-Séquard,** par CH. ELOY. 1893, 1 vol. in-16 de 300 p................................ 3 fr. 50

**BROWNE** (Lennox). **Traité des maladies du larynx.** du pharynx et des fosses nasales. Préface par le D' GOUGUENHEIM, médecin des hôpitaux de Paris. 1891. 1 vol. in-8 de 650 pages avec 242 fig., et 2 pl coloriées......................... 12 fr.

**BRUCKE** et **SCHUTZENBERGER** (de l'Institut). **Les couleurs,** au point de vue physique, physiologique, artistique et industriel. 1 vol. in-16 de 344 p., avec 46 fig. (*Bibl. scient. contemp.*)   3 fr. 50

**BRUNNER. La médecine basée sur l'examen des urines.** 1853, 1 vol. in-8 de 320 pages...................... 5 fr.

**BUIGNET. Manipulations de physique.** Cours de travaux pratiques. 1877. 1 vol. in-8 de 800 p.. 265 fig. et 1 pl. col., cart.   16 fr.

**BURCKARDT. Atlas de Cystoscopie.** Préface du professeur SOCIN. 1893. 1 vol. gr. in-8 avec 24 pl. coloriées.......... 15 fr.

**BURLUREAUX. La pratique de l'antisepsie dans les maladies contagieuses et en particulier dans la tuberculose,** par le D' CH. BURLUREAUX, professeur agrégé à l'Ecole du Val-de-Grâce. 1892, 1 vol. in-16 de 300 pages, cartonné.......... 5 fr.

**CADÉAC. Pathologie générale et anatomie pathologique générale,** des animaux domestiques, par C CADÉAC, professeur de clinique à l'Ecole vétérinaire de Lyon. 1893, 1 vol. in-18 de 480 p., avec 40 fig., cartonné......................... 5 fr.

— **Sémiologie et diagnostic** des maladies des animaux domestiques. 1894, 2 vol. in-18 de 450 p. avec fig.............. 10 fr.

**CADIAT. Cristallin,** anatomie et développement, usages et régénération. 1876, in-8, 80 pages, avec 2 pl................ 2 fr. 50

— **Anatomie normale et tumeurs du sein chez la femme.** 1876, in-8, 60 p., avec 3 pl.......................... 3 fr. 50

**CAILLAUT. Les maladies de la peau chez les enfants,** 1 vol. in-18 de 400 pages............................. 3 fr. 50

**CAMPENON. Du redressement des membres par l'ostéotomie.** 1883, gr. in-8, 311 p., avec fig................. 4 fr.

**CARLIER. L'hygiène dans les petites villes,** 1893, in-8, 52 p. 2 fr.

**CARNET (LE) du médecin,** formules, ordonnances, tableaux du pouls, de la respiration et de la température, comptabilité, 1 cahier oblong avec cartonnage souple................ 1 fr.

**CARRIÈRE. (EH.) Le climat de l'Italie et des stations du midi de l'Europe** au point de vue hygiénique et médical. 2° *édition.* 1876, 1 vol. in-8 de 640 p.......................... 9 fr.

**CAUVET. Nouveaux éléments d'histoire naturelle médicale.**
3ᵉ *édition*. 1885, 2 vol. in-18 jésus de 600 p., avec fig...... 12 fr.
— **Nouveaux éléments de matière médicale**. 1886-1887, 2 vol.
in-18 jésus, ensemble 1750 p., avec 701 fig............... 15 fr.
— **Cours élémentaire de botanique**. 1885, 1 vol. in-18 de 815 p.,
avec 734 fig. Cartonné...................... 10 fr.
— **Procédés pratiques pour l'essai des farines**. 1888, 1 vol.
in-16 de 100 p., avec 74 fig. (*Petite Bibliothèque médicale*). 2 fr.
**CAZENEUVE. La coloration des vins** par les couleurs de la
houille, par P. CAZENEUVE, professeur à la Faculté de médecine
de Lyon. 1886, 1 vol. in-16 de 316 p................. 3 fr. 50
— **Résumé analytique du Cours de chimie organique**. 1892,
1 vol. in-8................................ 7 fr. 50
**CHAIROU. Etudes sur l'hystérie**. 1870, in-8, 143 p........ 3 fr.
**CHAPOTOT** (E.) **L'estomac et le corset**. Déviations, disloca-
tions, troubles fonctionnels de l'estomac provoqués par le corset.
1892. Gr. in-8, 106 pages avec figures............. 3 fr. 50
**CHAPUIS. Précis de toxicologie.** 2ᵉ *édition*. 1889, 1 vol. in-18
de 700 p. avec 54 fig., cart.................. 8 fr.
**CHARGÉ. Traitement homœopathique des maladies des or-
ganes de la respiration**, cavités nasales, larynx, trachée,
bronches, poumons, plèvres, 2ᵉ *édition*. 1878, 1 vol. in-18 de
460 pages.......................... 6 fr.
**CHARLES**(N.). **Cours d'accouchements**. 1892, 2 vol. gr. in-8. 15 fr.
**CHARPENTIER. Traité pratique des accouchements**, par le
Dʳ A. CHARPENTIER, professeur agrégé à la Faculté de médecine
de Paris, membre de l'Académie de médecine. 2ᵉ *édition*. 1889,
2 vol. gr. in-8 de 1,100 p., avec 752 fig. et 1 pl............ 30 fr.
**CHARPENTIER** (A.). **La lumière et les couleurs**, au point de
vue physiologique, par A. CHARPENTIER, professeur à la Faculté
de médecine de Nancy. 1888, 1 vol. in-16 de 352 pages, avec 22
figures (*Bibliothèque scientifique contemporaine*)....... 3 fr. 50
**CHASSAGNY. Fonctions du forceps.** 1891. 1 vol. in-8.... 8 fr.
**CHASSAIGNAC. Clinique chirurgicale.** 1855-1858, in-8.. 6 fr.
**CHATIN** (J.). **La cellule animale**, sa structure et sa vie, étude
biologique et pratique, par J. CHATIN, professeur-adjoint d'histologie à la Faculté des sciences de Paris. 1892, 1 vol. in-16, de
304 p., avec 149 fig. (*Bibl. scientif. contemp.*)............ 3 fr. 50
— **Les organes des sens** dans la série animale. Anatomie et physio-
logie comparées. 1880, 1 vol. in-8 de 726 p., avec 136 fig.. 12 fr.
**CHAUFFARD** (P.-E.). **La vie.** Etudes et problèmes de biologie
générale. 1878, 1 vol. in-8 de 525 p.................. 7 fr. 50
**CHAUVEL** (J.). **Précis d'opérations de chirurgie**, par J. CHAU-
VEL, professeur à l'Ecole du Val-de-Grâce. 3ᵉ *édition*, augmentée de notions sur l'antisepsie chirurgicale. 1891, 1 vol. in-18
de LXXV-818 pages, avec 350 figures, cartonné........... 9 fr.
**CHRETIEN** (H.). **Nouveaux éléments de médecine opératoire.**
1881, 1 vol. in-18 de 528 p. avec 184 fig.............. 6 fr.
**CHURCHILL** (FL.) **et LE BLOND. Traité pratique des maladies des femmes**, hors l'état de grossesse, pendant la grossesse
et après l'accouchement. 3ᵉ *édition*, 1881, 1 volume gr. in-8 de
1.158 pages, avec 365 figures.................. 18 fr.
**CIVIALE. Traité pratique sur les maladies des organes
génito-urinaires**, 3ᵉ *édition*. 1858-1860. 3 vol. in-8, avec fig. 24 fr.
**CLAUDE. Premières notions d'homœopathie**, à l'usage des
familles, 2ᵉ *édition*. 1883, 1 vol. in-18 de 200 p.......... 1 fr. 50

**COIFFIER. Précis d'auscultation.** 3ᵉ *édition.* 1894, 1 vol. in-18, de 150 pages, avec 90 figures coloriées, cartonné.......... 5 fr.
— **Médecine et thérapeutique rationnelles.** 1884, 1 volume in-18............................ 6 fr.
**COLIN** (Léon. **Traité des maladies épidémiques.** Origine, évolution, prophylaxie, par le Dʳ L. COLIN, inspecteur général du service de santé de l'armée. 1879, 1 vol. in-18 de xx-1032 p.  16 fr.
— **Etudes cliniques de médecine militaire,** 1864, 1 vol. in-8.  5 fr.
**COLLINEAU. La gymnastique.** 1884, 1 vol. in-8 de 824 p.  10 fr.
— **L'hygiène à l'école,** pédagogie scientifique. 1889, 1 vol. in-16, de 314 p., avec 50 fig. (*Bibl. scientifique contemporaine*).  3 fr. 50
**Comité consultatif d'hygiène publique de France** (Recueil des travaux). 1872-1893, 22 volumes in-8.................. 200 fr.
**COMTE** (Auguste). **La philosophie positive,** résumé par JULES RIG. 1881, 2 vol. in-8....................... 20 fr.
**COMTE** (Auguste) et **LITTRÉ** (de l'Institut). **Principes de philosophie positive.** 1890, 1 vol. in-16 de 268 pages (*Bibliothèque scientifique contemporaine*).... ................ 3 fr. 50
**CONDAMIN** (R.). **Pathologie des diverses ostéites,** par le Dʳ RENÉ CONDAMIN, professeur agrégé à la Faculté de médecine de Lyon. 1892, 1 vol. gr. in-8 de 167 pages.............. 4 fr.
**CORIVEAUD. Le lendemain du mariage.** Etude d'hygiène. 2ᵉ *édition,* 1889, 1 vol. in-16 de 268 pages................ 3 fr. 50
— **La santé de nos enfants.** 1890, 1 vol. in-16 de 350 p.  3 fr. 50
— **Hygiène des familles.** 1890, 1 vol. in-16 de 320 p.....  3 fr. 50
— **Hygiène de la jeune fille.** 1882, 1 vol. in-16 de 244 p.  3 fr. 50
**CORFIELD. Les maisons d'habitation,** leur construction et leur aménagement selon les règles de l'hygiène. 1889, 1 vol. in-16 de 160 p., avec 54 fig. (*Petite Bibliothèque médicale*)....... 2 fr.
**CORLIEU** (A.). **Aide-mémoire de médecine, de chirurgie et d'accouchements,** vade-mecum du praticien, par le Dʳ A. CORLIEU. 4ᵉ *édition,* 1886, 1 volume in-18 jésus, de 700 pages, avec 448 figures, cartonné. .......................... 6 fr.
— **Memorandum de medicina, cirurjia y partos.** 2ᵉ *édition.* 1888, 1 vol in-18, avec figures, cartonné................ 10 fr.
— **La prostitution à Paris.** 1887, 1 vol. in-16 de 128 pages (*Petite Bibliothèque médicale*)........................ 2 fr.
— **Les médecins grecs** depuis la mort de Galien jusqu'à la chute de l'Empire d'Occident. 1885, 1 vol. in-8, avec 1 carte..... 5 fr.
**CORNARO** (L.). **Le régime de Pythagore,** d'après le Dʳ COCCHI ; **De la sobriété,** conseils pour vivre longtemps, par L. CORNARO ; —**Le vrai moyen de vivre plus de cent ans dans une parfaite santé,** par L. LESSIUS. 1889, 1 vol. in-18 jésus, avec 5 pl.  3 fr. 50
Sur papier de Hollande, tiré à 100 exemplaires ........... 5 fr.
**CORNIL. Leçons sur la syphilis,** faites à l'hôpital de Lourcine. 1876, 1 vol. in-8 de 482 p., avec 9 pl. lithogr. et figures... 10 fr.
**CORRE. La pratique de la chirurgie d'urgence.** 1872, 1 vol. in-18 de 216 pages........................... 2 fr.
**COTARD. Etudes sur les maladies cérébrales et mentales.** Préface par le Dʳ J. FALRET. 1891, 1 vol. in-8 de 600 pages.  8 fr.
**COURTAIX. Maladies des yeux et des dents.** Relations pathologiques entre les yeux et les dents. 1891, gr. in-8, 144 p.  3 fr. 50
**COUVREUR** (E.). **Le microscope et ses applications** à l'étude des animaux et des végétaux, par ED. COUVREUR, chef des travaux à la Faculté des sciences de Lyon. 1888, 1 vol. in-16 de 350 p., avec 59 figures (*Bibliothèque scientifique contemporaine*).  3 fr. 50

**COUVREUR** (E.). **Les exercices du corps**, le développement de la force et de l'adresse, étude scientifique. 1889, 1 vol. in-16 de 351 p., avec 59 fig. (*Bibliothèque scient. contemporaine*). 3 fr. 50

— **Les merveilles du corps humain**, structure et fonctions. 1892, 1 vol. in-16, avec 100 fig. (*Bibl. scient. contemp.*)... 3 fr. 50

**COWLES. Les hôpitaux**, construction et organisation. 1887, in-8, 60 pages, avec 15 figures.................... 2 fr

**COYNE. Traité élémentaire d'anatomie pathologique**, par Coyne, professeur à la Faculté de médecine de Bordeaux. 1893, 1 vol. in-8 de 1040 pages, avec 223 figures noires et color. 14 fr.

**CRUVEILHIER** (J.). **Anatomie pathologique du corps humain**, ou description avec figures coloriées, des diverses altérations morbides dont le corps humain est susceptible. 1830-1842, 2 vol. in-folio, avec 230 planches coloriées.................. 456 fr.

**CULLERRE. Traité pratique des maladies mentales**, par le D' A. Cullerre, médecin de l'Asile des aliénés de la Roche-sur-Yon. 1889, 1 vol. in-18 jésus de 608 pages.................. 6 fr.

— **Magnétisme et hypnotisme**, au point de vue clinique, physiologique et médico-légal. *Troisième édition*. 1892, 1 vol. in-16 de 300 p., avec 36 fig. (*Bibliothèque scientifique contempor.*) 3 fr. 50

— **La thérapeutique suggestive** et ses applications aux maladies nerveuses et mentales, à la chirurgie, à l'obstétrique et à la pédagogie. 1893, 1 vol. in-16 de 318 p. (*Bibl. scient. cont.*). 3 fr. 50

— **Nervosisme et névroses**. Hygiène des énervés et des névropathes. *Deuxième édition*. 1892, 1 volume in-16 de 352 pages (*Bibliothèque scientifique contemporaine*)................ 3 fr. 50

— **Les frontières de la folie**. 1888, 1 volume in-16 de 360 pages (*Bibliothèque scientifique contemporaine*)............. 3 fr. 50

**CUYER et KUHFF. Le corps humain**. Structure et fonctions, formes extérieures, régions anatomiques, situation, rapports et usages démontrés à l'aide de planches coloriées, découpées et superposées. 1879, 1 vol. gr. in-8 de 379 pages de texte et 1 atlas de 27 planches coloriées. Ensemble 2 vol. cartonnés..... 75 fr.

— *Le même*, sans les organes génitaux.................... 70 fr.

— **Les organes génitaux de l'homme et de la femme**, 2ᵉ édition. Gr. in-8, 65 p., avec 66 fig. et 2 pl. coloriées..... 7 fr. 50

**CYON. Principes d'électrothérapie**. 1873, 1 vol. in-8 de VIII-275 pages, avec figures..................... 4 fr.

**CYR** (J.). **Traité pratique des maladies du foie**. 1887, 1 vol. in-8 de 886 pages....................... 12 fr.

— **Traité de l'alimentation** dans ses rapports avec la physiologie, la pathologie et la thérapeutique. 1881, 1 vol. in-8 de 574 p. 8 fr.

— **Scènes de la vie médicale**. 1888, 1 vol. in-16 de 300 p. 3 fr. 50

**DAGONET. Traité des maladies mentales**. 1894, 1 volume gr. in-8 de 800 pages, avec photogravures...................

**DAILLIEZ. Les sujets de sexe douteux**, leur état psychique, leur condition relativement au mariage. 1893, gr. in-8, 112 p. 3 fr. 50

**DALTON. Physiologie et hygiène des écoles, des collèges et des familles**. 1888, 1 vol. in-16 de 354 p., avec 68 fig., cartonné (*Bibliothèque des connaissances utiles*)................... 4 fr.

**DAREMBERG** (Ch.). **Histoire des sciences médicales**, comprenant l'anatomie, la physiologie, la médecine, la chirurgie et les doctrines de pathologie générale. 1870, 2 vol. in-8....... 20 fr.

**DAVAINE** (C.). **Traité des Entozoaires et des maladies vermineuses**, chez l'homme et chez les animaux domestiques. 2ᵉ édition. 1871, 1 vol. in-8 de 1.000 p., avec 100 figures. 14 fr

**DAVAINE** (C.). **L'Œuvre de Davaine.** 1889, 1 volume in-8 de 863 pages avec planches...................................... 14 fr.

**DAVID. Chirurgie dentaire.** 1885-1890. Réunion de 35 mémoires en 1 volume in-8............................................. 25 fr.

— **Des pansements en chirurgie dentaire**, 1888, in-18, 45 p. 1 fr.

— **Sort de la pulpe dans les opérations dentaires**, 1887, in-8. 50 c.

— **Hygiène de la bouche dans les collèges**, 1885, in-8.... 50 c.

— **Les dents des goutteux**, 1887, in-8........................ 50 c.

— **Kystes des mâchoires.** 1887, gr. in-8, 16 p............... 50 c.

— **Déformations des maxillaires supérieurs**, 1883, in-8.. 50 c.

— **De la maladie de Fauchard**, 1885, gr. in-8, 12 p........ 50 c.

— **Herpès traumatique consécutif aux affections dentaires**, 1885, gr. in-8, 16 p............................................. 50 c.

— **De la consolidation des dents mises à nu dans la nécrose des mâchoires**, 1885, in-8, 17 p............................... 50 c.

— **L'anesthésie et les dentistes.** 1886, in-8, 12 p.......... 50 c.

— **La stomatite aphteuse.** 1887-1888, 2 br. in-8........... 1 fr. 50

— **Réglementation de la profession dentaire**, 1884, in-8. 50 c.

**DEBIERRE. Les vices de conformation des organes génitaux et urinaires de la femme**, par CH. DEBIERRE. professeur d'anatomie à la Faculté de médecine de Lille, 1892, 1 vol. in-16 de 351 pages, avec 86 fig. (*Bibliothèque médicale variée*).. 3 fr. 50

— **L'hermaphrodisme**, 1891. 1 vol. in-16 de 150 pages, avec 50 figures (*Petite Bibliothèque médicale*)........................ 2 fr.

**DECAYE. Précis de thérapeutique chirurgicale et de petite chirurgie** asepsie, antisepsie, pansements et bandages, 2° *édition* 1893, 1 vol. in-18 de 636 p. cart......................... 8 fr.

**DÉCHAUX** (P.-M.). **Les quatre points cardinaux de la médecine**, 1881, 1 vol. in-16, de 450 p., avec 1 pl. col............. 5 fr.

— **La femme stérile.** 2° *édition.* 1888, 1 vol. in-16 de 214 pages (*Petite Bibliothèque médicale*)............................. 2 fr.

**DEGOIX. Maladies et médicaments à la mode.** 1890, 1 vol. in-16 de 214 pages (*Petite Bibliothèque médicale*)........... 2 fr.

— **Hygiène de la toilette**, 1891, 1 vol. in-16 de 160 pages.... 2 fr.

— **Hygiène de la table.** 1892, 1 vol. in-16 de 160 pages...... 2 fr.

**DELARUE. Le pèlerin de la Mecque**, son hygiène, ses maladies. 1892. Gr. in-8, 123 p.................................... 3 fr. 50

**DELBET** (P.). **Précis d'anatomie topographique.** Voyez RUDINGER et DELBET.......................................... 8 fr.

**DELEFOSSE. La pratique de l'analyse des urines** et de la bactériologie urinaire. 5° *édition* 1893, 1 vol. in-18 jésus, 273 p., avec 27 pl., comprenant 103 fig.. cartonné. .................. 4 fr.

— **La pratique de la chirurgie des voies urinaires.** 2° *édition* 1887, 1 vol. in-18 jésus de 585 p., avec 142 fig................. 7 fr.

— **La pratique de l'antisepsie dans les maladies des voies urinaires.** 1893, 1 vol. in-18 de 234 p. avec 50 fig., cart.... 4 fr.

**DEMARQUAY. De la régénération** des organes et des tissus. 1873, 1 vol. gr. in-8.......................................... 16 fr.

**DENUCE** (P.). **Traité clinique de l'inversion utérine**, 1883, 1 vol. in-8 de 645 p., avec 103 fig............................. 12 fr.

**DESPEIGNES. Études expérimentales sur les microbes des eaux.** 1890, gr. in-8, 126 p................................... 3 fr.

**DESPINE et PICOT. Manuel pratique des maladies de l'enfance**, par les D⁰ DESPINE et PICOT, professeurs à la Faculté de médecine de Genève, 5° *édition* 1894, 1 vol. in-18 jésus de 1000 p., cart............................................................ 10 fr.

**DESPRÈS. La Chirurgie journalière**, leçons de clinique chirurgicale, par le D$^r$ A. DESPRES. chirurgien de l'hôpital de la Charité. 4$^e$ *édition* 1894, 1 vol. gr. in-8 de 900 p., avec fig.   12 fr.
— **La Prostitution en France.** Etudes morales et démographiques .1882. 1 vol. gr. in-8 de 208 p., avec 2 pl.......... 6 fr.
**DIDAY. La syphilis.** 1 vol. in-18 de 520 p............... 3 fr. 50
**DONNÉ** (A.). **Hygiène des gens du monde,** 2$^e$ *édition.* 1 vol. in-16 de 448 p. (*Bibliothèque médicale variée*)................. 3 fr. 50
**DORTEL. L'anthropologie criminelle** et la responsabilité médico-légale. 1891, 1 vol. in-8 de 184 p.............,...... 4 fr.
**DUBAR. Des tubercules de la mamelle.** 1881, gr. in-8... 3 fr. 50
— **Anatomie pathologique des ostéites.** 1883, in-8........ 4 fr.
**DUBRAC. Traité de jurisprudence médicale et pharmaceutique,** comprenant la législation. l'état civil, les dispositions à titre gratuit, la responsabilité médicale, le secret professiōnnel, les expertises, les honoraires des médecins et les créances des pharmaciens, l'exercice illégal de la médecine, les contraventions aux lois sur la pharmacie, la police sanitaire, les ventes de clientèle médicale, l'inaptitude au service militaire, les eaux minérales, etc. 2$^e$ *édition* précédée d'un commentaire de la loi du 30 novembre 1892 sur l'exercice de la médecine, 1893, 1 vol. in-8 de 800 p.................................. 12 fr.
**DUCHENNE** (de Boulogne), **Mécanisme de la physionomie humaine, ou analyse électro-physiologique de l'expression des passions.** 1 vol. grand in-8 264 pages, avec 9 planches. représentant 144 fig................................. 20 fr.
**DUCHESNE-DUPARC. Traité pratique des dermatoses.** 1862, 1 vol in-16 de 492 pages.......................... 5 fr.
**DUCHESNEAU** (G.). **Contribution à l'étude anatomique et clinique de l'Acromégalie.** 1892, 1 vol. gr. in-8 de 208 p.. 5 fr.
**DUCLAUX. Le lait.** Etudes chimiques et microbiologiques, par DUCLAUX, membre de l'Institut. 2$^e$ *édition augmentée.* 1894, 1 vol. in-16 de 360 p., avec fig. (*Bibliothèque scient. contemp.*).. 3 fr. 50
**DU MESNIL. L'hygiène à Paris,** l'habitation du pauvre. Préface par J. SIMON, de l'Académie française. 1890. 1 vol. in-16 de 250 p. (*Bibliothèque scientifique contemporaine*)................. 3 fr. 50
**DUPLAY. Chirurgie des organes génito-urinaires de l'homme et de la femme,** par S DUPLAY, professeur à la Faculté de médecine, G. BOUILLY, L. PICQUE,L. POISSON, A. POUSSON,Ed. SCHWARTZ et Paul SEGOND. 1888, 1 vol. gr. in-8 de 844 p.,avec 321 fig. 17 fr. 50
**DUPOUY. Médecine et mœurs de l'ancienne Rome, d'après les poëtes latins.** 2$^e$ *édition,* 1891. 1 vol. in-18 jésus de 430 p. 3 fr. 50
**DUPUY** (L.-E.). **Le mouvement et les exercices physiques,** par le D$^r$ L.-E. DUPUY, médecin de l'hôpital de Saint-Denis. Introduction par le D$^r$ DASTRE, professeur à la Faculté des Sciences de Paris, 1893. 1 vol. in-8 de 344 p. avec 139 fig... 5 fr.
**DUVAL** (E.). **La pratique de l'hydrothérapie.** Préface par le professeur M. PETER Ouvrage couronné par l'Académie des Sciences. 1891, 1 vol. in-16 de 360 p., avec fig., cart........ 5 fr.
— **Traité clinique d'hydrothérapie.**1888, 1 vol. in-8 de 910 p. 10 fr.
— **Traité du pied-bot.** Préf. du D$^r$ PEAN. 1891, 1 vol. in-8.. 6 fr.
**DUVAL** (Mathias). **Cours de physiologie,** par Mathias DUVAL, professeur à la Faculté de médecine de Paris. 7$^e$ *édition* du Cours de Kuss et DUVAL. 1892, 1 vol. in-8, VIII-752 p , 220 fig.... 9 fr.

**DUVAL** (Mathias). **La technique microscopique et histologique.** Introduction pratique à l'anatomie générale. 1878. 1 vol. in-16 de 313 p., avec 43 fig. (*Bibl scientifique contemp.*). 3 fr. 50

**DUVAL** (Mathias) **et CONSTANTIN. Anatomie et physiologie animales,** suivies des tableaux de classification du règne animal, par Mathias DUVAL professeur à la Faculté de médecine et à l'Ecole des Beaux-Arts de Paris, et P. CONSTANTIN, professeur au lycée de Rennes. Ouvrage rédigé conformément aux programmes officiels, 2ᵉ *édition.* 1894, 1 vol. in-8. 580 p., 472 fig.... 6 fr.

**Ecole de Salerne** (L'), traduction en vers français, par CH. MEAUX SAINT-MARC, avec le texte latin, introduction par le Dᴿ DAREMBERG, 1888, 1 vol. in-18 jésus de 600 pages avec figures.... 7 fr.
Sur papier Hollande, tiré à 100 exemplaires.............. 14 fr.

**EDINGER. Anatomie des centres nerveux.** 1889, 1 vol. in-8 de 258 pages, avec 143 figures................................. 8 fr.

**ELOUI. Recherches histologiques sur le tissu connectif de la cornée.** 1881, 1 vol. gr. in-8, avec 6 planches.......... 6 fr.

**ELOY** (Ch.). **La méthode de Brown-Séquard** et les médications par extraits d'organes. Physiologie, indications cliniques et thérapeutiques, technique par le Dᴿ CH. ELOY, ancien interne des hôpitaux de Paris. 1893, 1 vol. in-16 de 300 pages....... 3 fr. 50

**EMMET** (Th.-A.). **La pratique des maladies des femmes,** ouvrage traduit et annoté par A. OLIVIER, ancien interne des hôpitaux. Préface par le professeur TRÉLAT. 1887, 1 vol. gr. in-8, de 860 pages, avec 220 figures....................... 15 fr.

**Encyclopédie internationale de chirurgie,** illustrée de figures intercalées dans le texte, par DUPLAY, GOSSELIN, VERNEUIL, professeurs à la Faculté de médecine de Paris ; BOUILLY, P. SEGOND, NICAISE, ED. SCHWARTZ, G. MARCHANT, PICQUE, chirurgiens des hôpitaux de Paris ; OLLIER, PONCET, professeurs de la Faculté de médecine de Lyon ; POUSSON (de Bordeaux), MAURICE JEANNEL (de Toulouse), etc. Ouvrage complet. 1888, 7 vol. gr. in-8, comprenant ensemble 6.680 p., à 2 colonnes, avec 2758 fig. 122 fr. 50
Chaque volume se vend séparément.................. 17 fr. 50
Tome I *Pathologie chirurgicale générale, maladies infectieuses et virulentes,* par A. VERNEUIL, professeur de clinique chirurgicale à la Faculté de médecine de Paris, S. STRICKER (de Vienne), A. STILLÉ (de Philadelphie), JOHN PACKARD (de New-York), MAURICE JEANNEL (de Toulouse). 1 vol., avec 99 figures.... 17 fr. 50
Tome II. *Chirurgie générale, maladies communes à tous les tissus,* par L. GOSSELIN, professeur à la Faculté de médecine de Paris, MAURICE JEANNEL (de Toulouse), POINSOT (de Bordeaux), L. DEFONTAINE, WATSON CHEYNE (de Londres), J. ASHHURST (de Philadelphie). 1 vol. avec 683 figures...................... 17 fr. 50
Tome III. *Chirurgie des muscles, des nerfs et des vaisseaux lymphatiques et sanguins,* par E. NICAISE, agrégé de la Faculté de Paris, chirurgien des hôpitaux, MAURICE JEANNEL (de Toulouse), JOHN LIDELL (de New-York), RICH. BARWELL (de Londres), EDW. BELLAMY (de Londres). 1 vol., avec 309 figures......... 17 fr. 50
Tome IV. *Chirurgie des os et des articulations, résections et tumeurs,* par OLLIER, PONCET, VINCENT, professeurs à la Faculté de Lyon, RICH. BARWELL (de Londres), J. ASHHURST (de Philadelphie), FENWICK (de Montréal). 1 vol. avec 309 fig... 17 fr. 50
Tome V *Chirurgie de la tête, du cou et du rachis* par GERARD MARCHANT, chirurgien des hôpitaux de Paris, MASSELON, chef de

clinique de M. Wecker, MAURICE JEANNEL (de Toulouse), JOHN LIDELL (de New-York). 1 vol., avec 495 figures........ 17 fr. 50
Tome VI. *Chirurgie du larynx, du sein, de l'abdomen et de l'anus*, par L. PICQUE, E. LE BEC, chirurgiens des hôpitaux de Paris, BARETTE (de Caen), J. SOLIS COHEN (de Philadelphie), W. ALLINGHAM (de Londres). 1 vol., avec 382 figures............ 17 fr. 50
Tome VII. *Chirurgie des organes génito-urinaires de l'homme et de la femme*, par S. DUPLAY, professeur à la Faculté de Paris, G. BOUILLY, agrégé à la Faculté de Paris, L. PICQUÉ, chirurgien des hôpitaux, ED. SCHWARTZ, P. SEGOND, agrégés à la Faculté de Paris, 1 vol., avec 322 figures..............-........ 17 fr. 50
**ENGEL** (R.). **Nouveaux éléments de chimie médicale** et de chimie biologique, par R. ENGEL, professeur à l'Ecole centrale, membre correspondant de l'Académie de médecine. *Quatrième édition*. 1892, 1 vol. in-8 de 672 p., avec 107 figures........ 9 fr.
**ENGELMANN** (G.-J.). **La pratique des accouchements chez les peuples primitifs.** Etude d'ethnographie et d'obstétrique. Préface par le Dr A. CHARPENTIER. 1886, 1 vol. in-8, avec 83 fig. 7 fr.
**ESPANET. La pratique de l'homéopathie simplifiée,** 3* *édition*. 1889, 1 vol. in-16 de 440 p., cart. (*Bibl. des conn. utiles*)... 4 fr.
**ETIENNE. Les pyosepticémies médicales,** par le Dr G. ETIENNE, ancien interne, lauréat des hôpitaux de Nancy. 1893, 1 vol. in-8 de 389 pages..................... 7 fr.
**EUDLITZ. Traitement hypodermique de la syphilis** par les sels mercuriels. 1893, 1 vol. gr. in-8 de 175 pages.......... 4 fr.
**EUSTACHE** (G.). **Manuel pratique des maladies des femmes,** médecine et chirurgie. 1881, 1 vol. in-18 de 748 pages..... 8 fr.
**FABRE** (J.). **De la contagion du cancer.** 1892, gr. in-8, 183 p. 4 fr.
**FAGET. La fièvre jaune.** 1875, gr. in-8, avec 109 tracés... 4 fr.
— **L'art d'apaiser les douleurs de l'enfantement.** 1880, in-8, 87 pages ...................:.............. 2 fr.
**FALRET** (J.-P.). **Des maladies mentales et des asiles d'aliénés.** 1864, 1 vol. in-8 de 800 pages, avec 1 planche..... 11 fr.
**FALRET** (J.). **Etudes cliniques sur les maladies mentales et nerveuses,** par J. FALRET, médecin de la Salpêtrière. 1889, 1 vol. in-8 de 624 pages..................... 8 fr.
— **Les aliénés et les asiles d'aliénés,** assistance, législation et médecine légale. 1890, 1 vol. in-8 de 564 pages.......... 8 fr.
**FAU** et **CUYER. Anatomie artistique du corps humain.** Planches par le Dr FAU, texte avec fig., par E. CUYER. 2* *édition*. 1890, in-8, 208 p. avec 16 pl. — Fig. noires. 6 fr. — Fig. coloriées. 12 fr.
**FELTZ. Traité clinique et expérimental des embolies capillaires** 2° *édition* 1870, 1 vol. in-8 de 450 p. avec 11 pl.... 12 fr.
**FERRAND** (E.). **Aide-mémoire de pharmacie,** vade-mecum du pharmacien à l'officine et au laboratoire. 5° *édition*, comprenant les formules du Codex, les médicaments nouveaux, les formules nouvelles et un formulaire vétérinaire. 1891, 1 vol. in-18 jésus de 852 pages, 168 figures, cartonné................·..... 8 fr.
**FERRAND** et **DELPECH. Premiers secours en cas d'accidents et d'indispositions subites.** 4e *édition*. 1890. 1 vol. in-16 de 342 p., avec 86 fig., cart. (*Bibliot. des connaiss. utiles*). 4 fr.
**FONSSAGRIVES. Traité d'hygiène navale.** 2* *édition* 1877, 1 vol. in-8 de XVI-920 pages, avec 145 fig................. 15 fr.
— **Thérapeutique de la phtisie pulmonaire.** 2* *édition*. 1884, 1 vol. in-8 de LXIV-590 pages................-........ 9 fr.

**FONSSAGRIVES**. **Principes de thérapeutique générale**. 2ᵉ *édition*. 1884, 1 vol. in-8 de 590 pages...... 9 fr.
— **Hygiène et assainissement des villes**. 1874, 1 volume in-8 de XII-78 pages..... 8 fr.
— **Hygiène alimentaire** des malades, des convalescents et des valétudinaires. 3ᵉ *édition*. 1881, 1 vol. in-8 de XXXII-670 p. 9 fr.
**FONTAN**. **Traitement des hémorrhoïdes** par la dilatation forcée. 1877, gr. in-8, 84 pages..... 3 fr.
**FOURNIER** (N.). **De l'onanisme**, causes, dangers et inconvénients pour les individus, la famille et la société. 5ᵉ *édition*. 1893, 1 vol. in-16 de 216 pages (*Petite Bibliothèque médicale*)..... 2 fr.
**FOVILLE**. **Les nouvelles institutions de bienfaisance**, les dispensaires pour enfants malades, l'hospice rural, par FOVILLE, inspecteur des établissements de bienfaisance. 1888, 1 vol. in-16 de 300 p., avec 10 pl. (*Bibliothèque scient. contemp.*). 3 fr. 50
— **Des aliénés**. Étude pratique sur la législation et l'assistance qui leur sont applicables. 1870, 1 vol. in-8 de XIV-207 p... 3 fr.
— **La législation relative aux aliénés en Angleterre** et en Ecosse. 1885, 1 vol. gr. in-8 de 208 pages..... 5 fr.
**FOX**. **Iconographie photographique des maladies de la peau**, par G.-H. Fox, professeur de clinique dermatologique à New-York. 1882, 1 vol. in-4, 48 planches photographiées d'après nature, coloriées à la main, cartonné..... 120 fr.
**FRANCOTTE**. **L'anthropologie criminelle**, par X. FRANCOTTE, professeur à l'Université de Liège. 1891, 1 vol. in-16 de 320 pages, avec 50 fig. (*Bibliothèque scientifique contemporaine*).. 3 fr. 50
**FRÉDAULT**. **Histoire de la médecine**. 1870-1873. 2 vol. in-8. 10 fr.
**FRÉDER CQ**. **Manipulations de physiologie**, guide pour les travaux pratiques. 1892, 1 volume gr. in-8 de 300 pages, avec 300 figures, cartonné..... 10 fr.
**FRERICHS**. **Traité pratique des maladies du foie et des voies biliaires**. 3ᵉ *édition*. 1877, 1 vol. in-8, avec 158 fig. 12 fr.
— **Traité du diabète**. 1885, 1 vol. gr. in-8, avec 5 pl. chrom. 12 fr.
**GAJKIEWICZ**. **La syphilis du système nerveux**. 1892, 1 vol. in-8 de 200 pages..... 5 fr.
**GALEZOWSKI**. **Traité des maladies des yeux**. 3ᵉ *édition*. 1888 1 vol. in-8 de XVI-1020 pages, avec 483 figures..... 20 fr.
— **Traité iconographique d'ophtalmoscopie**, comprenant la description des différents ophtalmoscopes, l'exploration des membranes internes de l'œil et le diagnostic des affections cérébrales et constitutionnelles. 2ᵉ *édition*. 1885. 1 vol. in-4 de 281 pages, avec 28 planches chromo-lithographiées, cartonné..... 35 fr.
— **Echelles optométriques et chromatiques** accompagnées de tables pour le choix des lunettes. 1883, in-8, 34 pl. noires et coloriées, cartonné..... 7 fr. 50
— **Echelles portatives des caractères et des couleurs**, pour mesurer l'acuité visuelle. 2ᵉ *édition*. 1890, in-18, 38 pl., cart. 2 fr. 50
— **Du diagnostic des maladies des yeux**, par la chromatoscopie rétinienne. 1868, 1 vol. in-8 de 207 pages, avec 31 figures. 7 fr.
**GALEZOWSKI** et **DAGUENET**. **Diagnostic et traitement des affections oculaires**, 1886, 1 vol. gr. in-8..... 18 fr.
**GALEZOWSKI** et **KOPFF**. **Hygiène de la vue**. 1888, 1 vol. in-16 de 328 p., avec 44 fig. (*Bibliothèque scient. contempor.*). 3 fr. 50
**GALIEN**. **Œuvres anatomiques, physiologiques et médicales**, traduites par CH. DAREMBERG, 1854-1857, 2 vol. gr. in-8 de 800 p. 20 fr.

**GALLARD. Clinique médicale de la Pitié.** 1877, 1 volume in-8 de XLIV-636 pages avec 25 figures.................................... 10 fr.
— **Leçons cliniques sur la menstruation** et ses troubles. 1884, 1 vol. in-8 de 325 pages, avec 37 figures.................... 6 fr.
— **Leçons cliniques sur les maladies des ovaires.** 1886, 1 volume in-8 de 463 pages avec 47 figures................. 8 fr.
— **De l'avortement** au point de vue médico-légal. 1878, in-8, 135 pages................................................. 3 fr.
**GALLOIS** (E.). **Manuel de la sage-femme** et de l'élève-sage-femme. 1886, 1 vol. in-18 de 640 pages, avec figures........ 6 fr.
**GALLOIS** (N.). **Formulaire de l'Union médicale. Douze cents formules** favorites des médecins français et étrangers, 4e *édition*. 1888, 1 volume in-32 de XXVIII-662 pages, cartonné...... 3 fr. 50
**GALOPEAU. Manuel du pédicure.** 2e *édition*. 1878, 1 volume in-32 de 132 pages, avec 28 figures..................... 2 fr.
**GARNIER** (L.). **Ferments et fermentations**, étude biologique des ferments, rôle des fermentations par Léon GARNIER, professeur à la Faculté de médecine de Nancy. 1888, 1 vol. in-16 de 318 p., avec 15 fig. (*Bibliothèque scient. contemp.*)... 3 fr. 50
**GARNIER** (P.). **La folie à Paris**, par P. GARNIER, médecin en chef de l'infirmerie du Dépôt de la préfecture de police. 1890, 1 vol. in-16, 415 p. (*Bibliothèque scientifique contemporaine*)... 3 fr. 50
**GAUJOT** et **SPILLMANN** (E.). **Arsenal de la chirurgie contemporaine.** Description, mode d'emploi et appréciation des appareils et instruments en usage pour le diagnostic et le traitement des maladies chirurgicales, l'orthopédie, la prothèse, les opérations. 1867-1872, 2 vol. in-8, avec 1.437 figures...... 32 fr.
**GAUTIER** (A.). **Sophistication et analyse des vins**, par A. GAUTIER, professeur de la Faculté de médecine de Paris. 4e *édition*. 1891, 1 vol. in-18 jésus de 356 p., avec 4 pl. col., cartonné.. 6 fr.
— **Le cuivre et le plomb** dans l'alimentation et l'industrie, au point de vue de l'hygiène. 1890, 1 volume in-16 de 310 pages (*Bibliothèque scientifique contemporaine*)............... 3 fr. 50
**GAUTIER** (J.). **La fécondation artificielle** et son emploi contre la stérilité chez la femme. 1890, 1 volume in-16 de 342 pages (*Petite Bibliothèque médicale*)............................ 2 fr.
**GAUTIER** (L.-M.). **Les champignons**, considérés dans leurs rapports avec la médecine, l'hygiène publique et privée, l'agriculture, l'industrie, et description des principales espèces comestibles, suspectes et vénéneuses de la France. 1884, 1 volume gr. in-8 de 508 p., avec 16 pl. chromo-lithographiées et 195 figures... 24 fr.
**GAUTELRET. Urines, dépôts, sédiments, calculs.** Applications de l'analyse urologique à la séméiologie médicale. Préface par le Dr LECORCHE, professeur agrégé à la Faculté de médecine de Paris. 1889, 1 vol. in-18 jésus, avec 80 figures............ 6 fr.
**GAVINZEL. Etudes sur la Morgue.** 1882, in-8...... 1 fr. 50
**GAVOY. L'encéphale**, description iconographique du cerveau, du cervelet et du bulbe. 1886, 1 vol. in-4 de 200 p., et 1 atlas de 59 pl. en glyptographie. Ensemble, 2 vol. cartonnés..... 100 fr.
**GELLE. Précis des maladies de l'oreille**, comprenant l'anatomie, la physiologie, la pathologie, la thérapeutique, la prothèse, l'hygiène, la médecine légale, la surdité et la surdi-mutité et les maladies du pharynx et des fosses nasales. 1885, 1 vol. in-18 de 708 pages, avec 157 figures............................ 9 fr.
**GENSSE. La femme et la génération.** 1893, 1 volume in-16 de 120 pages, avec 30 figures (*Petite Bibliothèque médicale*).. 2 fr.

**GENTY de BONQUEVAL. Traité théorique et pratique de l'électro-homœopathie.** 2ᵉ *édition*. 1891, 1 vol. in-8 de 352 p.  5 fr.

**GERARD-MARCHANT, MASSELON, JEANNEL, etc. Chirurgie de la tête, du cou, du rachis.** 1890, 1 vol. gr. in-8, 844 p., à 2 col., avec figures............................................ 17 fr. 50

**GERARDIN** (Léon). **Traité élémentaire de zoologie.** 1893, 1 vol. in-8 de 472 p., avec 500 figures.................... 6 fr.

**GERBAUD. De la rétention du placenta** et des membranes dans l'avortement. 1886, gr. in-8, 224 pages................ 4 fr.

**GERSON** (N.). **L'examen du lait des nourrices.** 1892, gr. in-8, 100 pages........................................... 3 fr.

**GIGOT-SUARD. L'herpétisme,** pathogénie, manifestations, traitement, pathologie expér. et comp. 1870, 1 vol. gr. in-8, 468 p.  8 fr.
— **L'uricémie.** 1875, 1 vol. in-8 de 306 pages............ 3 fr. 50
— **De l'asthme.** 1874, 1 vol. in-8........................ 2 fr. 50

**GILLETTE. Chirurgie journalière des hôpitaux de Paris,** répertoire de thérapeutique chirurgicale. 1877, 1 vol. in-8 de XVI-772 p., avec 662 fig., cartonné.................... 12 fr.
— **Clinique chirurgicale des hôpitaux de Paris.** 1878, 1 vol. in-8 de 324 p., avec figures............................... 5 fr.

**GIBARD et DE BREVANS. La margarine et le beurre artificiel.** 1889, 1 vol. in-16 de 172 p. (*Petite Bibliothèque médicale*)... 2 fr.

**GIRAUD-TEULON** (F.). **La vision et ses anomalies,** cours sur la physiologie et les affections fonctionnelles de l'appareil de la vue. 1881, 1 vol. grand in-8 de 936 p., avec 117 fig... 20 fr.

**GIRBAL. Considérations sur la fièvre.** 1878, in-8...... 2 fr. 50

**GIROD. Manipulations de zoologie.** Guide pour les travaux pratiques de dissection. *Animaux invertébrés.* 1889, 1 vol. gr. in-8 avec 25 pl. en noir et en couleurs, cart.................... 10 fr.
— *Animaux vertébrés.* 1892, 1 vol. gr. in-8, avec 32 pl. cart.  10 fr.
— **Manipulations de botanique.** Guide pour les travaux d'histologie végétale. 1887, 1 vol. gr. in-8, avec 20 pl. cart....... 7 fr.

**GIVRE. De la tuberculose** chez les ouvriers en soie. 1890, gr. in-8, 186 pages........................................ 3 fr. 50

**GOFFRES. Précis iconographique de bandages, pansements et appareils.** 1887, 1 vol. in-18 jésus de 296 pages, avec 81 planches, figures coloriées, cartonné..................... 36 fr.
— Figures noires, cartonné................................. 18 fr.

**GRAEFE et MEYER. Clinique ophthalmologique.** 1866, 1 vol. in-8.................................................... 8 fr.

**GRANIER. Conférences sur l'homœopathie.** 1858, 1 vol. in-8, de 524 pages.............................................. 5 fr.

**GRÉHANT** (N.). **Les poisons de l'air,** l'acide carbonique et l'oxyde de carbone, asphyxie et empoisonnements. 1890, 1 vol. in-16 de 320 p., avec fig. (*Bibl. scientifique contemp.*).... 3 fr. 50

**GRIESINGER et VALLIN. Traité des maladies infectieuses.** Maladies des marais, fièvre jaune, maladies typhoïdes (typhus des armées, fièvre typhoïde, fièvre récurrente, fièvre bilieuse, peste), choléra. 2ᵉ *édition* 1877, 1 vol. in-8 de XXII-742 pages..... 10 fr.

**GRIESSELICH. La médecine homœopathique.** Thérapeutique et pharmaco-dynamique. 1 vol. in-18.................... 3 fr. 50

**GRINDA. Technique de l'accouchement provoqué.** 1891, gr. in-8, 180 pages........................................... 4 fr.

**GRISOLLE. Traité de la pneumonie.** 2ᵉ édit. 1864, 1 vol. in-8.  9 fr.

**GROS. Mémoires d'un estomac.** 4ᵉ *édition*. 1888, 1 vol. in-16 de 186 pages (*Petite Bibliothèque médicale*)................... 2 fr.
**GROSS, ROHMER** et **VAUTRIN. Nouveaux éléments de pathologie et de clinique chirurgicales,** par Fr. GROSS, professeur de clinique chirurgicale à la Faculté de médecine de Nancy, J. ROHMER et A. VAUTRIN, professeurs agrégés à la Faculté de médecine de Nancy, 1892, 3 vol. in-8 de chacun 1000 p.... 36 fr.

> *Etant donnés les très nombreux traités que vient de produire la chirurgie,* il est possible de dire que *celui des professeurs de Nancy est de beaucoup supérieur* à la plupart d'entre eux et même des plus gros, et je le crois appelé à rendre les plus grands services. Beaucoup plus facilement accessible, beaucoup plus rapidement paru, enfin écrit avec infiniment de soin par des hommes dont le talent et le savoir ne sont plus à démontrer, nous sommes sûr q*u'il sera choisi préférablement* et nous ne saurions trop nous-mêmes encourager ce **choix.**
>
> (*La France médicale*).

**GUARDIA** (J.-M.) **La médecine à travers les siècles.** Histoire et philosophie. 1865, 1 vol. in-8 de 800 pages.............. 10 fr.
**GUBLER. Cours de thérapeutique.** 1880, 1 vol. in-8....... 9 fr.
**GUBLER** et **LABBÉE. Commentaires thérapeutiques du Codex médicamentarius** ou histoire de l'action physiologique et des effets thérapeutiques des médicaments inscrits dans la pharmacopée. 4ᵉ *édition*. 1891, 1 vol. gr. in-8 de 1.061 pages.... 16 fr.
**GUÉGEN. Etude sur la marche de la température** dans les fièvres intermittentes. 1878, in-8..................... 5 fr.
**GUÉRIN** (A.). **Les pansements modernes,** le pansement ouaté et ses applications à la thérapeutique chirurgicale, par A. GUÉRIN, membre de l'Académie de médecine. 1889, 1 vol. in-16 de 392 p. avec fig. (*Bibliothèque scientifique contemporaine*). 3 fr. 50
**GUERMONPREZ. De la prudence en thérapeutique.** 1893, in-8 69 pages............................................. 1 fr. 50
— **Une erreur de sexe.** 1893, in-8............................. 2 fr.
**GUIBOURT** et **PLANCHON. Histoire naturelle des drogues simples.** 7ᵉ *édition*, par G. PLANCHON, directeur de l'Ecole de pharmacie de Paris. 1876, 4 forts vol. in-8, avec 1.077 fig... 36 fr.
**GUILLAUME. Du bégaiement.** 1872, in-8................. 1 fr.
**GUIMBAIL. Les morphinomanes.** Comment on devient morphinomane, les prédestinés, désordres physiques et troubles de l'intelligence, médecine légale, traitement. 1891. 1 vol. in-16 de 320 pages. (*Bibliothèque scientifique contemporaine*)..... 3 fr. 50
**GUINARD. Précis de tératologie** humaine et comparée, 1892, 1 vol. in-16 de 600 p. avec 100 fig........................ 8 fr.
**GUIPON. De la maladie charbonneuse,** 1867, 1 vol. in-8.. 6 fr.
**GUYON. Eléments de chirurgie clinique,** comprenant le diagnostic chirurgical, les opérations en général, l'hygiène, le traitement des blessés et des opérés, par FELIX GUYON, professeur à la Faculté de médecine de Paris. 1873, 1 vol. in-8, de XXXVIII-672 pages, avec 63 figures................ 12 fr.
— **Leçons cliniques sur les maladies des voies urinaires,** professées à l'hôpital Necker. 3ᵉ *édition*. 1894, 2 vol. in-8 de 1200 pages, avec figures............................. 20 fr.
— **Leçons cliniques sur les affections chirurgicales de la vessie et de la prostate.** 1888, 1 vol. gr. in-8 de 1100 p... 16 fr.
**HAHNEMANN. Exposition de la doctrine médicale homœopathique,** ou Organon de l'art de guérir. 5ᵉ *édition*. 1873, 1 vol. in-8 de 640 pages avec portrait............................. 8 fr.

**HAHNEMANN. Traité de matière médicale homœopathique,** comprenant les pathogénésies du Traité de matière médicale pure et du Traité des maladies chroniques. Traduit par LÉON SIMON, médecin de l'hôpital Hahnemann, 1891. 4 vol. in-8. 32 fr.
— **Études de médecine homœopathique.** 1865, 2 vol. in-8. 14 fr.

**HALLOPEAU. Traité élémentaire de pathologie générale,** comprenant la pathologie et la physiologie pathologique, par H. HALLOPEAU, professeur agrégé à la Faculté de médecine de Paris. 4° *édition*. 1893, 1 vol. in-8 de 800 p., avec 180 fig... 13 fr.

**HALPHEN (G.). La pratique des essais commerciaux et industriels,** *Matières minérales*, 1892, 1 vol. in-16 de 342 p., avec 28 figures, cartonné (*Bibliothèque des connaissances utiles*). 4 fr.
— *Matières organiques*, 1892, 1 volume in-16 de 350 pages avec 50 figures, cartonné (*Bibliothèque des connaissances utiles*). 4 fr.

**HAMILTON (H.). Traité pratique des fractures et des luxations.** Traduit et augmenté de nombreuses additions, par G. POINSOT, professeur agrégé à la Faculté de médecine de Bordeaux. 1884, 1 vol. gr. in-8 de 1292 pages, avec 514 figures...... 24 fr.

**HAMMOND et LABADIE-LAGRAVE. Traité des maladies du système nerveux,** comprenant les maladies du cerveau, les maladies de la moëlle et de ses enveloppes, les affections cérébrospinales, les maladies du système nerveux périphérique et les maladies toxiques du système nerveux. 1890, 1 volume gr. in-8 de xxiv-1300 pages, avec 116 figures................ 20 fr.

**HAMONAIDE. Programmes et questionnaires** de physique, de chimie et d'histoire naturelle, comprenant les questions posées au premier examen du doctorat en médecine. 1894, 1 volume in-18 de 60 pages................ 1 fr.

**HANOT. Traitement de la pneumonie aiguë.** 1880, 1 vol. in-8 de 316 pages................ 5 fr.

**HARDY (Alfred). Traité pratique et descriptif des maladies de la peau,** par ALFRED HARDY, professeur à la faculté de médecine de Paris. 1886, 1 volume in-8, avec figures........ 18 fr.

**HARRIS, AUSTEN et ANDRIEU. Traité théorique et pratique de l'art du dentiste.** 1884, 1 volume in-8 de 1200 pages, avec figures, cartonné................ 20 fr.

**HAUSMANN. Parasites des organes sexuels femelles.** 1875, in-8................ 5 fr.

**HEATH. Lésions et maladies des mâchoires.** 1888, 1 volume in-8 de 462 pages, avec 200 figures................ 10 fr.

**HÉRAIL (J.) et BONNET (V.). Manipulations de botanique médicale et pharmaceutique.** Iconographie histologique des plantes médicinales. Préface par le professeur G. PLANCHON. 1891, 1 vol. gr. in-8 de 320 pages, avec 223 figures et 36 planches coloriées, cartonné................ 20 fr.

**HÉRAUD. Nouveau dictionnaire des plantes médicinales,** description, habitat et culture, récolte, conservation, partie usitée, composition chimique, formes pharmaceutiques et doses, action physiologique, usages dans le traitement des maladies. 2° *édition*. 1884, 1 vol. in-18 de 610 pages, avec 273 figures, cartonné.. 6 fr.

**HERING. Médecine homœopathique domestique.** Traduction nouvelle par LEON SIMON. 7° *édition*. 1891, 1 volume in-18 de 700 pages, avec 119 figures. ................ 8 fr.

**HERZEN. Le cerveau et l'activité cérébrale,** par A. HERZEN, professeur à l'Académie de Lausanne. 1887, 1 volume in-16 de 312 pages (*Bibliothèque scientifique contemporaine*)..... 3 fr. 50

**HIPPOCRATE. Œuvres complètes,** traduction nouvelle par E. Littre, avec le texte en regard, suivie d'une table des matières. 1839-1841, 10 volumes in-8 de 700 pages. ................. 100 fr.

**HIRSCHEL. Guide du médecin homœopathe au lit du malade,** et répertoire de thérapeutique homœopathique. Traduction par V.-Léon Simon. 2ᵉ *édition.* 1874, 1 vol. in-18 de 540 p... 5 fr.

**HOFFMANN. L'homœopathie des gens du monde,** 1890, 1 vol. in-16 de 142 pages (*Petite Bibliothèque médicale*).......... 2 fr.

**HOLMES** (T.). **Thérapeutique des maladies chirurgicales des enfants.** 1870, 1 vol. in-8 de 917 pages, avec 330 figures.. 16 fr.

**HORTOLES** (Ch ). **Étude du processus histologique des néphrites.** 1881, gr. in-8, 182 p., avec fig. et 2 pl. coloriées.. 6 fr.

**HOUDAILLE. Les nouveaux hypnotiques.** 1893, gr. in-8, 240 pages............................................ 5 fr.

**HUFELAND. L'art de prolonger la vie.** 1881, 1 volume in-18.................................................. 3 fr. 50

**HUGHES** (R.). **Manuel de thérapeutique,** selon la méthode de Hahnemann. Traduit par I. Guerin-Menéville. 1881, 1 volume in-18 jésus de xiv–668 pages..................... 6 fr.

**HUGUIER. Mémoire sur les allongements hypertrophiques du col de l'utérus.** 1860 in-4, 231 p., avec 13 planches. 15 fr.

— **De l'hystérométrie** et du cathétérisme utérin, de leurs applications au diagnostic et au traitement des maladies de l'utérus. 1865. 1 volume in-8 de 400 pages, avec 4 planches ........ 6 fr.

**IMBERT** (A.). **Traité élémentaire de physique biologique,** par A. Imbert, professeur de physique médicale à la Faculté de Montpellier. 1894, 1 vol. in-8 de 900 p., avec 300 figures.. 14 fr.

— **Les anomalies de la vision.** 1889, 1 vol. in-16 de 365 pages, avec 48 fig. (*Bibliothèque scientifique contemporaine*). 3 fr. 50

**JACCOUD. Nouveau dictionnaire de médecine et de chirurgie pratiques,** publié sous la direction de M. le Dr S. Jaccoud, professeur à la Faculté de médecine de Paris. 40 volumes in-8, comprenant ensemble 33.000 pages, avec 3.660 figures... 400 fr.

Le dictionnaire de Jaccoud, terminé il y a cinq ans, n'a pas vieilli parce que c'est surtout un livre de pratique, où les théories, seules sujettes à changement, ont été à dessein laissées de côté.

La pathologie et la clinique n'ont pas changé, et les praticiens qui ont donné leur concours à cette œuvre considérable sont toujours les maîtres les plus renommés de nos hôpitaux et de nos facultés. Il nous suffira de citer, parmi les collaborateurs de cette encyclopédie les noms de MM. Brouardel, Bouilly, Brissaud, Chauffard, Dieulafoy, Doléris, M. Duval, A. Fournier, Ballet, Hallopeau, Hardy, Jaccoud, Labadie-Lagrave, Lannelongue, Le Dentu, Letulle, Lepine, Panas, Proust, J. Rochard, Richet, Germain Sée, Schwartz, Jules Simon, Strauss, Tarnier, etc.

Si la thérapeutique s'est enrichie pendant ces dernières années de médicaments nouveaux et de médications nouvelles, et si la chirurgie a modifié quelques-unes de ses méthodes opératoires, toutes ces nouveautés se trouvent consignées dans le Supplément qui forme le Tome XL et dernier de l'ouvrage.

Cet ouvrage est livré à MM les docteurs en médecine avec de grandes facilités de payement. Remise importante au comptant.

S'adresser toujours aux éditeurs pour avoir le *dernier tirage.*

**JACQUEMET. Les maladies de la première enfance,** premiers soins avant l'arrivée du médecin, par le Dr E. Jacquemet, médecin inspecteur des enfants du premier-âge. 1892, 1 volume in-16 de 175 p , avec fig. (*Petite Bibliothèque médicale*)..... 2 fr.

— **Étude des ipécacuanhas.** 1890, 1 vol. in-8 de 300 p., avec 19 planches...................................... 12 fr.

**JAHR. Principes et règles qui doivent guider dans la pratique de l'homœopathie.** Exposition raisonnée des points essentiels de la doctrine médicale de HAHNEMANN. 1857, 1 vol. in-8 de 528 pages............................................. 7 fr.
— **Du traitement homœopathique des maladies des organes de la digestion.** 1859, 1 vol in-18 jésus de 520 pages..... 6 fr.
**JAMMES. Manuel de l'étudiant en pharmacie,** par Ludovic JAMMES, pharmacien de première classe Collection nouvelle, complète en 10 volumes in-18, cartonnés. Chaque volume.. 3 fr.
— **Aide-mémoire d'analyse chimique et de toxicologie.** 3 fr.
— **Aide-mémoire de botanique.** 1 vol. in-18, 173 fig., cart. 3 fr.
— **Aide-mémoire de micrographie et de zoologie.** 1 vol. 3 fr.
— **Aide-mémoire d'hydrologie et de minéralogie.** 1 vol. 3 fr.
— **Aide-mémoire de physique.** 1 vol. in-18, 112 fig, cart.. 3 fr.
— **Aide-mémoire de chimie.** 1 vol. in-18, 53 fig., cart..... 3 fr.
— **Aide-mémoire de matière médicale.** 1 vol. in-18, cart. 3 fr.
— **Aide-mémoire de pharmacie chimique.** 1 vol. in-18... 3 fr.
— **Aide-mémoire de pharmacie galénique.** 1 vol. in-18.. 3 fr.
— **Aide-mémoire d'essais et de dosages.** 1 vol. in-18..... 3 fr.

Le *Manuel de l'étudiant en pharmacie* de M. JAMMES est une collection d'élégants petits volumes exposant en un tableau clair, précis et en même temps complet, les différentes matières des examens de validation de stage, de fin d'année et de fin d'études. Chaque matière est traitée dans un volume à part où les recherches sont aisées, facilitées par un plan net et lucide. Cette collection est appelée à rendre les plus grands services aux étudiants, qui y trouveront condensé tout ce qu'il leur est indispensable de connaître pour suivre leurs cours avec fruit et passer leurs examens avec succès.

**JEANNEL** (J.). **Formulaire officinal et magistral, international,** comprenant environ 4,000 formules tirées des Pharmacopées légales de la France et de l'étranger ou empruntées à la pratique des thérapeutistes et des pharmacologistes, avec les indications thérapeutiques, les doses des substances simples et composées, le mode d'administration, l'emploi des médicaments nouveaux, etc., suivi d'un mémorial thérapeutique. 4ᵉ *édition*, en concordance avec la dernière édition du Codex médicamentarius et du Formulaire des hôpitaux militaires. 1887, 1 vol. in-18 de xvi-1,044 pages, cartonné......................................... 6 fr. 50
— **De la prostitution dans les grandes villes, au XIXᵉ siècle,** et de l'extinction des maladies vénériennes. 2ᵉ *édition*. 1874, 1 vol. in-18 de 658 p., avec figures..................... 5 fr.
**JEANNEL** (Maurice). **Arsenal du diagnostic médical,** mode d'emploi et appréciation des instruments d'exploration employés en séméiologie et en thérapeutique, avec les applications au lit du malade. 1877, 1 vol. in-8 de xxi-440 p., avec 262 figures.. 7 fr.
— **L'infection purulente.** 1880, 1 vol. in-8.. ................. 7 fr.
**JOBERT** (de Lamballe). **De la réunion en chirurgie,** 1864, 1 vol. in-8 de xvi-720 p, avec 7 pl. col...................... 12 fr.
**JOLLY. Le tabac et l'absinthe,** influence sur la santé. 1887, 1 vol. in-16 de 228 p. (*Petite bibliothèque médicale*)........ 2 fr.
**JOLY. La phtisie pulmonaire.** 1881, in-8, 96 p........... 2 fr. 50
**JOUON. Contribution à l'étude de la grossesse tubaire** 1892, gr in-8, 120 pages....................... 3 fr. 50
**JOUSSET** (P.) **Éléments de médecine pratique,** contenant le traitement homœopathique de chaque maladie. 2ᵉ *édition* 1877, 2 vol. in-8.................................... 12 fr.
— **Traité élémentaire de matière médicale** expérimentale et de thérapeutique positive. 1884, 2 vol. in-8............. 18 fr.

**JOUSSET**. **Leçons de clinique médicale.** 1877. 1 vol. gr. in-8 de XI-552 pages............................................................ 7 fr. 50..

— **Nouvelles leçons de clinique médicale.** 1886, 1 volume gr., in-8 de 678 pages.............................................. 9 fr.

**JOUSSET** (Marc). **Les maladies de l'enfance,** description et traitement homœopathique. 1888, 1 vol. in-16 de 445 p... 3 fr. 50

**JULLIEN** (Louis). **Traité pratique des maladies vénériennes,** par le Dr L. JULLIEN, chirurgien de Saint-Lazare. 2e *édition.* 1886. 1 vol. gr. in-8 de 1,260 p., avec 246 figures......... 20 fr.

**JUNGFLEISCH** (E.). **Manipulations de chimie,** guide pour les travaux pratiques de chimie, par E. JUNGFLEISCH, professeur au Conservatoire des Arts et Métiers et à l'Ecole supérieure de pharmacie. Membre de l'Académie de médecine. *Deuxième édition,* 1893, 1 vol. gr. in-8 de 1,180 p., avec 374 fig., cart..... 25 fr.

**KELSCH et KIENER**. **Traité des maladies des pays chauds,** par les Drs KELSCH et KIENER, professeurs à l'Ecole du Val-de-Grâce. 1889. 1 vol. gr. in-8 de 908 p., avec 6 pl. color. et 36 fig. 24 fr.

**KOCHER**. **De la criminalité chez les Arabes,** 1884, 1 vol. gr. in-8 de 244 pages........................................... 5 fr.

**KOEBERLE**. **Des maladies des ovaires** et de l'ovariotomie. 1878. in-8, 135 pages....................................................... 4 fr. 50

— **De l'hémostase définitive** par compression excessive. 1877-1893, 3 mémoires in-8................................................ 6 fr. 50

**KROGIUS**. **Recherches bactériologiques sur l'infection urinaire.** 1892, gr. in-8, 109 p. avec 3 pl........................ 4 fr.

**KUHNE**. **La nouvelle science de guérir.** 1893, 1 vol. in-8 de 535 pages...................................................... 8 fr.

**KUSS et DUVAL**. Voyez DUVAL (Mathias).

**KUSSMAUL**. **Les troubles de la parole.** Introduction par le professeur Benjamin BALL. 1884, 1 vol. in-8 de 375 pages...... 7 fr.

**LABIT** (G.). **Diagnostic des affections de l'oreille,** 1892. Gr. in-8, 115 pages........................................... 3 fr.

**LABOULBENE**. **Nouveaux éléments d'anatomie pathologique,** descriptive et histologique, par J.-A. LABOULBÈNE, professeur à la Faculté de médecine de Paris. 1879, 1 vol. gr. in-8, de 930 p. avec 297 figures................................................ 20 fr.

**LACASSAGNE**. **Les tatouages.** 1881, in-8, avec 36 pl....... 5 fr.

**LA HARPE** (E. de). **Formulaire des eaux minérales, de balnéothérapie et d'hydrothérapie** 1894, 1 vol. in-18 de 300 pages, cartonné...................................................... 3 fr.

**LALLOUR**. **De la Balnéothérapie.** 1876, in-8, 48 pages.. 1 fr. 50

**LANDOIS**. **De l'oxygénation des nouveau-nés.** 1892, Grand in-8, 139 pages................................................... 3 fr.

**LA POMMERAIS**. **Cours d'homœopathie.** 1863, 1 volume, in-8 de 511 pages...................................................... 4 fr.

**LASKINE** (E.). **Essai sur la version bi-polaire,** par le Dr E. LASKINE, ancien interne, lauréat des hôpitaux de Paris, 1891, grand in-8, 109 pages.............................................. 3 fr. 50

**LAURENT** (A.). **De la fréquence des maladies vénériennes** et des moyens de les faire diminuer. 1892, gr. in-8, 103 p. 3 fr. 50

**LAVERAN** (A.). **Nature parasitaire des accidents de l'impaludisme.** 1881, in-8, 104 pages, avec 2 planches......... 3 fr. 50

**LAVERAN et TEISSIER**. **Nouveaux éléments de pathologie médicale,** par A LAVERAN, professeur à l'Ecole de médecine militaire du Val-de-Grâce, membre de l'Académie de médecine, et J. TEISSIER, professeur à la Faculté de médecine de Lyon. 4e *édition,* 1894, 2 vol. in-8 de 1.800 pages, avec fig. et tracés... 22 fr.

**LAYET. Hygiène des professions et des industries.** 1875,
1 volume in-12 de XIV-56 pages.......................... 5 fr.
**LEBEC. Précis de médecine opératoire.** Aide-mémoire de
l'élève et du praticien, par le D<sup>r</sup> Ed. LEBEC, prosecteur de l'amphithéâtre des hôpitaux de Paris. 1885, 1 vol. in-18 de 468 pages,
avec 410 figures....................... 6 fr.
**LEBERT. Traité d'anatomie pathologique générale et spé-
ciale.** Description et iconographie pathologique des affections
morbides, observées dans le corps humain. 1855-1861. 2 volumes
in-folio, de texte et 2 vol. in-folio comprenant 200 pl. col. 615 fr.
**LEBLOND (V.). Diagnostic et traitement des abcès du foie.**
1892, grand in-8, 192 pages......................... 5 fr.
**LEFERT (Paul). Manuel du doctorat en médecine,** par le
professeur Paul LEFERT. Collection nouvelle en 20 volumes in-18,
à 3 fr. le volume cartonné.

*Premier examen.*

**Aide-mémoire d'histoire naturelle médicale.** 1 vol. in-18.  3 fr.
**Aide-mémoire de chimie médicale.** 1 vol. in-18.........  3 fr.
**Aide-mémoire de physique médicale.** 1 vol. in-18.......  3 fr.

*Deuxième examen.*

**Aide-mémoire d'anatomie à l'amphithéâtre,** 1 vol. in-18.  3 fr.
**Aide-mémoire d'anatomie topographique.** 1 vol. in-18.  3 fr.
**Aide-mémoire d'histologie et d'embryologie.** 1 vol..  3 fr.
**Aide-mémoire de physiologie.** 1 vol. in-18.............  3 fr.

*Troisième examen.*

**Aide-mémoire de pathologie générale.** 1 vol. in-18.....  3 fr.
**Aide-mémoire de pathologie interne.** 1 vol. in-18......  3 fr.
**Aide-mémoire de pathologie externe.** 1 vol. in-18......  3 fr.
**Aide-mémoire de chirurgie des régions.** 2 vol. in-18...  6 fr.
**Aide-mémoire de médecine opératoire.** 1 vol. in-18.....  3 fr.

*Quatrième examen.*

**Aide-mémoire de thérapeutique.** 1 vol. in-18...........  3 fr.
**Aide-mémoire de matière médicale et de pharmacologie.**
1 volume in-18........................................  3 fr.
**Aide-mémoire d'hygiène et de médecine légale.** 1 vol.  3 fr.

*Cinquième examen.*

**Aide-mémoire de clinique médicale et de diagnostic...**  3 fr.
**Aide-mémoire de clinique chirurgicale.** 1 vol. in-18....  3 fr.
**Aide-mémoire d'anatomie et d'histologie pathologiques**  3 fr.
**Aide-mémoire d'accouchements.** 1 vol. in-8............  3 fr.

Les Aide-Mémoire du professeur Paul LEFERT seront doublement utiles à
l'étudiant. Au commencement de ses études, ils lui donneront une idée d'ensemble
des matières qu'il aura à étudier, ce sera une excellente préparation aux leçons
qu'il aura à entendre, aux cours qu'il aura à suivre. Ces petits volumes ne visent
ni à remplacer l'étude des traités didactiques ni à suppléer l'enseignement oral
des maîtres. Ils ont au contraire pour but de préparer l'étudiant à ce double
enseignement de la parole et du livre, en lui présentant au début, un résumé de
ce qu'il aura plus tard à approfondir.

A la fin de ses études, l'étudiant sera heureux de retrouver ces Aide-Mémoire
pour se rémémorer ce qu'il a appris au cours de l'année. Il y retrouvera fidèlement
consignées les opinions de ses futurs examinateurs, dans quelque Faculté qu'il
se présente, à Paris, à Lyon, à Bordeaux, à Montpellier, etc.

**LEFERT (Paul). Manuel de l'externat des hôpitaux. Aide-
mémoire de médecine hospitalière** (Anatomie — Pathologie
— Petite chirurgie). 1 volume in-18, cartonné.............. 3 fr.

**LEFERT** (Paul). **Manuel du médecin patricien**, par Paul LEFERT, collection nouvelle de volumes in-18, à 3 fr. le vol. cart.

— **La pratique gynécologique et obstétricale** des hôpitaux de Paris. Aide-mémoire et formulaire. 1892, 1 volume in-18 de 300 pages, cartonné............................... 3 fr.

— **La pratique dermatologique et syphiligraphique** des hôpitaux de Paris. Aide-mémoire et formulaire. 1893, 1 volume in-18 de 300 pages, cartonné............................... 3 fr.

— **La pratique des maladies du système nerveux** dans les hôpitaux de Paris. 1894, 1 vol. in-18 de 300 p., cartonné.. 3 fr.

— **La pratique des maladies des enfants** dans les hôpitaux de Paris. 1893, 1 volume in-18 de 300 pages, cartonné..... 3 fr.

— **La pratique journalière des hôpitaux de Paris.** Aide-mémoire et formulaire de thérapeutique appliquée, 2° *édition*. 1892, 1 volume in-18 de 300 pages, cartonné............... 3 fr.

— **La pratique chirurgicale des hôpitaux de Paris.** 1894, 1 volume in-18 de 300 pages, cartonné..................... 3 fr.

— **La pratique des maladies des voies urinaires** dans les hôpitaux de Paris. 1894, 1 vol. in-18 de 300 pages, cartonné. 3 fr.

— **La pratique des maladies de l'estomac** dans les hôpitaux de Paris. 1894, 1 vol. in-18, cart....................... 3 fr.

**LEFÈVRE** (J.). **Dictionnaire d'électricité** et de magnétisme, comprenant les applications scientifiques et industrielles. Introduction par E. BOUTY, professeur à la Faculté des sciences de Paris. 1891, 1 vol. gr. in-8 de 1.050 pages, avec 1125 fig... 25 fr.

— **Le chauffage** et les applications de la chaleur dans l'industrie et l'économie domestique. 1893, 1 volume in-16 de 355 pages avec 188 fig., cartonné (*Bibliothèque des connaissances utiles*)... 4 fr.

**LEFORT** (Jules). **Traité de chimie hydrologique**, comprenant des notions générales d'hydrologie et l'analyse chimique des eaux douces et minérales. 2° *édition*, 1875, 1 vol. in-8, 798 pages, avec 50 figures et 1 planche chromolithographiée......... 12 fr.

**LEGOUEST**. **Traité de chirurgie d'armée.** 2° *édition*. 1872, 1 volume in-8 de 800 pages.......................... 8 fr.

**LEGRAND du SAULLE**. **Les hystériques.** état physique et état mental, actes insolites, délictueux et criminels. 3° *édition*. 1891, 1 volume in-8 de 625 pages.......................... 8 fr.

**LELEDY**. **La grippe et l'aliénation mentale.** 1891, 1 volume grand in-8 de 200 pages.......................... 4 fr.

**LÉLUT**. **Le génie, la raison et la folie,** le démon de Socrate, application de la science psychologique à l'histoire, par L.-F. LÉLUT, membre de l'Institut. 1 vol in-16 de 348 pages. 3 fr. 50

**LETIÉVANT**. **Traité des sections nerveuses,** physiologie pathologique, indications, procédés opératoires. 1873, 1 volume in-8 de 548 pages, avec 20 figures...................... 8 fr.

**LEUDET**. **Clinique médicale** de l'Hôtel-Dieu de Rouen. 1874, 1 volume in-8 de 650 pages .......................... 8 fr.

**LEURET** et **GRATIOLET**. **Anatomie comparée du système nerveux,** considéré dans ses rapports avec l'intelligence. 1839-1857, 2 vol. in-8, et atlas de 32 pl. in-fol. Fig. noires. 48 fr. Figures coloriées.......................... 96 fr.

**LÉVY** (Michel). **Traité d'hygiène publique et privée.** 6° *édition*. 1879, 2 vol. gr. in-8, ensemble 1909 pages, avec figures.... 20 fr.

**LEYDEN**. **Traité clinique des maladies de la moelle épinière.** 1879, 1 vol. gr. in-8 de 850 pages..................... 14 fr.

**LITTRÉ. Dictionnaire de médecine, de chirurgie, de pharmacie, de l'art vétérinaire et des sciences qui s'y rapportent,** par EMILE LITTRE, membre de l'Académie française et de l'Académie de médecine. Ouvrage contenant la synonymie *grecque, latine, allemande, anglaise, italienne et espagnole. Dix-septième édition* mise au courant des progrès des sciences médicales et biologiques et de la pratique journalière, 1893, 1 beau vol. gr. in-8 de 1904 pages à 2 colonnes, avec 600 figures, cartonnage souple...................................... 20 fr.
Relié en demi-maroquin, plats toile..................... 25 fr.

Mise au courant des progrès de la science et de la pratique, la *dix-septième édition* du *Dictionnaire de médecine* de LITTRÉ, contient beaucoup d'articles nouveaux, qui n'existaient pas dans les éditions antérieures, que l'on chercherait vainement dans les dictionnaires même les plus récents.

Cet ouvrage comprend la Physique et la Chimie, l'Histoire naturelle, l'Anatomie comparée, l'Anatomie humaine normale et morbide, la Physiologie et la Pathologie générale surtout au point de vue de leurs relations avec la médecine.

La Médecine et la Chirurgie proprement dites, tant sous le rapport théorique que sous le rapport pratique, les Médicaments nouveaux, les Opérations nouvelles, les Microbes nouvellement déterminés, les Maladies récemment décrites ont été l'objet d'articles importants.

L'hygiène publique et la salubrité, la prophylaxie des maladies contagieuses, les procédés de désinfection, de stérilisation, d'antisepsie, qui attirent de plus en plus l'attention, n'ont pas été omis. Les sciences médicales et vétérinaires s'éclairant et se complétant mutuellement, l'Anatomie, la Physiologie, la Pathologie, la Thérapeutique, l'Hygiène vétérinaires, sont l'objet d'articles spéciaux.

Tel qu'il est aujourd'hui, le *Dictionnaire de médecine* de LITTRÉ n'est pas seulement une liste de mots accompagnés d'explications succintes, un vocabulaire dont les définitions sont d'ailleurs irréprochables, le nom de LITTRÉ étant au point de vue philologique une garantie absolue ; il est descriptif non moins qu'explicatif, il donne le moyen de comprendre toutes les locutions usuelles dans les sciences médicales ; il permet, par la multiplicité de ses articles, d'éviter des recherches dont l'érudition la plus vaste ne saurait aujourd'hui se dispenser ; il forme en même temps une encyclopédie complète, présentant un tableau exact de nos connaissances, mis au courant des progrès de la science et des besoins usuels de la pratique journalière.

— **Atlas populaire de Médecine, de Chirurgie, de Pharmacie de l'Art vétérinaire** et des sciences qui s'y rapportent. 1 vol. gr. in-8, 38 planches, comprenant 196 figures, cartonné.... 5 fr.
**LITZMANN. L'accouchement dans les rétrécissements du bassin.** 1889, 1 vol. gr. in-8............................... 7 fr.
**LIVON** (Ch.). **Manuel de vivisections,** par CH. LIVON, professeur à l'Ecole de médecine de Marseille. 1882, 1 vol. in-8....... 7 fr.
**LOCARD** (A.). **Les huîtres et les mollusques comestibles,** moules, praires, clovisses, escargots, etc. Histoire naturelle, culture industrielle, hygiène alimentaire. 1890, 1 vol. in-16 de 350 p., avec 97 fig. (*Bibliothèque scientifique contemp.*).. 3 fr. 50
**LOMBARD. Traité de climatologie médicale,** comprenant la météorologie médicale et l'étude des influences du climat sur la santé, 1877-1879, 4 vol. in-8........................ 40 fr.
— **Atlas de la distribution géographique des principales maladies** dans ses rapports avec les climats. 1880, 1 vol. in-4 de 25 cartes imprimées en coul., avec le texte explicatif, cart. 12 fr.
**LORAIN. Le choléra observé à l'hôpital Saint-Antoine.** 1868, 1 vol. gr. in-8 de 300 pages, avec graphiques.............. 7 fr.
— **Le pouls, ses variations et ses formes diverses dans les maladies.** 1870, 1 vol. gr. in-8 de 372 pages avec 488 fig. 10 fr.

**LORAIN. De la température du corps humain** et de ses variations dans les diverses maladies. Publication faite par les soins du professeur BROUARDEL. 1878, 2 vol. in-8, avec fig. et portrait. 30 fr.

**LUTON. Études de thérapeutique** générale et spéciale. (Injections hypodermiques), avec application aux maladies les plus usuelles, par A. LUTON, professeur à l'Ecole de médecine de Reims. 1882, 1 vol. in-8 de 472 pages...... 6 fr.

**LUYS** (J.). **Iconographie photographique des centres nerveux.** 2e tirage. 1890, 1 vol. gr. in-4 de texte et d'explication des planches avec atlas de 70 photographies et 65 schémas lithogr. cart. en 2 vol...... 100 fr.

— **Petit atlas photographique du système nerveux. Le cerveau.** 1888, 1 vol. in-18, avec 24 héliogravures, cart...... 12 fr.

— **Hypnotisme expérimental.** Les émotions dans l'état d'hypnotisme et l'action à distance des substances médicamenteuses ou toxiques, 1880, 1 vol. in-16 de 320 pages, avec 28 pl. (*Bibliothèque scientifique contemporaine*)...... 3 fr. 50

— **Etudes de physiologie et de pathologie cérébrales.** Des actions réflexes du cerveau. 1874, 1 vol. gr. in-8, XII-288 p. 2 pl. 5 fr.

**LWOLF** (S.). **Etudes sur les troubles intellectuels,** liés aux lésions circonscrites du cerveau. 1874, 1 vol. gr. in-8 de 176 p. 4 fr.

**LYONNET. De la densité du sang,** sa détermination clinique, ses variations physiologiques et pathologiques. 1893, gr. in-8, 160 p...... 4 fr.

**MACE** (E.). **Traité pratique de Bactériologie,** par E. MACE, professeur à la Faculté de médecine de Nancy. 2e *édition*, 1891, 1 vol. in-8 de 700 p., avec 200 fig...... 10 fr.

— **Les substances alimentaires étudiées au microscope,** surtout au point de vue de leurs altérations et de leurs falsifications. 1891, 1 vol. in-8 de 600 p., avec 400 fig. et 24 pl. color.... 14 fr.

**MAGITOT** (E.). **Mémoire sur les tumeurs du périoste dentaire** et sur l'ostéo-périostite alvéolo-dentaire. 1874, in-8.. 3 fr.

**MAGNE** (A.). **Hygiène de la vue.** 4e *édition*, 1 vol. in-16 de 320 pages (*Petite Bibliothèque médicale*)...... 2 fr.

**MAHÉ. Hygiène navale.** 1 vol. in-18 de 451 pages...... 3 fr. 50

— **Séméiotique et étiologie des maladies exotiques.** 1879, 1 volume in-18 de 428 pages...... 7 fr.

**MALAPERT DU PEUX. Le lait et le régime lacté.** 1890, 1 vol. in-16 de 160 pages (*Petite Bibliothèque médicale*)...... 2 fr.

**MALPERT - NEUVILLE** R.). **Examen bactériologique des eaux naturelles.** 1887, in-8, avec 32 figures...... 2 fr.

**MANDL. Hygiène de la voix parlée ou chantée.** 1891, 1 vol. in-18 de 320 p., avec fig. (*Bibliothèque médicale variée*). 3 fr. 50

**MANQUAT. Traité élémentaire de thérapeutique,** de matière médicale et de pharmacologie, par le Dr MANQUAT, professeur agrégé à l'Ecole de médecine militaire du Val-de-Grâce. 1892, 2 volumes in-8 de 1.600 pages...... 18 fr.

**MARIN. Cure des hernies étranglées.** 1891, in-8, 87 p. 2 fr. 50

**MARTIN SAINT-ANGE. Iconographie pathologique de l'œuf humain fécondé,** en rapport avec l'étiologie de l'avortement. 1884, in-4, 188 p., avec 19 pl. chromolithogr., cartonné... 35 fr.

**MARVAUD. Les aliments d'épargne :** alcool, boissons aromatiques, café, thé, coca, cacao, maté. 1874, 1 volume in-8.... 6 fr.

— **Le sommeil et l'insomnie,** étude physiologique, clinique et thérapeutique. 1881, in-8, 137 pages...... 3 fr. 50

**MASSELON.** **Précis d'ophthalmologie chirurgicale**, par le D' MASSELON, chef de clinique de M. de WECKER. 1886, 1 vol. in-18 jésus, avec 118 figures...................................... 6 fr.

**MAURIAC** (Ch ). **Leçons sur les maladies vénériennes**, professées à l'hôpital du Midi. *Syphilis primitive et syphilis secondaire*. 1883, 1 volume in-8 de 1.072 pages.................. 8 fr.

— **Nouvelles leçons sur les maladies vénériennes**, professées à l'hôpital du Midi. *Syphilis tertiaire et syphilis héréditaire*. 1890, 1 volume in-8 de 1 168 pages................ 20 fr.

**MAYER. L'âge de retour**. Conseils aux femmes. 1888, 1 vol. in-16 de 256 pages (*Petite Bibliothèque médicale*)........ 2 fr.

**MERCIER** (J.). **Conseils aux personnes affaiblies**. 1883, in-18, 108 pages........................................ 1 fr,

**MERCIER** (G.). **Guide pratique pour l'analyse des urines**, procédés de dosage des éléments de l'urine, tables d'analyse, recherches des médicaments éliminés par l'urine. 1892, 1 vol. in-18 jésus de 192 p., avec 36 fig. et 4 pl. en couleurs, cart. 4 fr.

**MIARD** (A.). **Des troubles fonctionnels et organiques de l'amétropie et de la myopie**, et de l'accommodation binoculaire et ciliaire dans les vices de la réfraction. 1873, 1 vol. in-8. 7 fr.

**MIDDENDORP Le remède de Koch**. 1891, grand in-8.. 2 fr.

**MOITESSIER. La photographie appliquée aux recherches micrographiques**. 1866, 1 vol. in-18 jésus, avec 41 fig.... 7 fr.

**MONAVON. La coloration artificielle des vins**. 1890, 1 vol. in-16 de 160 pages (*Petite Bibliothèque médicale*).......... 2 fr.

**MONIEZ** (L.). **Les parasites de l'homme**, animaux et végétaux, par L.-R. MONIEZ, professeur à la Faculté de Lille. 1889, 1 vol. in-16 de 307 p., avec 72 fig. (*Bibliothèque scient. contemp.*). 3 fr. 50

**MONOD. Étude des diverses méthodes de l'exérèse**. 1875, in-8, 175 pages.................................. 2 fr. 50

**MONTEUUIS. Les enfants aux bains de mer**. 1889, 1 vol. in-16 de 150 pages, avec figures (*Petite Bibliothèque médicale*).. 2 fr

— **Guide de la garde-malade**. 1891, 1 vol. in-16 de 160 pages, avec figures (*Petite Bibliothèque médicale*)................ 2 fr.

— **Les déséquilibrés du ventre** L'entéroptose ou maladie de GLENARD. 1894, 1 volume in-16 de 350 pages............ 3 fr. 50

**MOQUIN-TANDON. Eléments de botanique médicale**, contenant la description des végétaux utiles à la médecine et des espèces nuisibles à l'homme, vénéneuses ou parasites. 3° *édition*. 1875, 1 volume in-18 jésus, avec 128 figures................ 6 fr.

**MORACHE. Traité d'hygiène militaire**. 2° *édition*, mise au courant des progrès de l'hygiène générale et des nouveaux réglements de l'armée. 1886, 1 vol. in-8 de 936 p., avec 173 fig. 15 fr.

**MOREAU** (P. de Tours). **La folie chez les enfants**. 1888, 1 vol. in-16 de 444 p. (*Bibliothèque scientifique contemporaine*). 3 fr. 50

— **Fous et bouffons**, étude physiologique, psychologique et historique. 1885, 1 vol. in-16 de 300 p. (*Bibl. scient. contemp.*). 3 fr. 50

**MOREL** (Ch.) et **VILLEMIN** (A.). **Traité élémentaire d'histologie humaine**, normale et pathologique. 3° *édition*. 1880, 1 vol. in-8 de 418 pages avec atlas de 36 planches ............ 16 fr.

**MOSSÉ. Étude sur l'ictère grave**. 1880, grand in-8.... 4 fr.

— **Accidents de la lithiase biliaire**. 1880, grand in-8. 3 fr. 50

**MURRELL. La pratique du massage**. 1888, 1 volume in-16 de 168 pages ((*Petite Bibliothèque médicale*).................. 2 fr.

**NAEGELÉ** et **GRENSER**. **Traité pratique de l'art des accouchements**, traduit et annoté par G.-A. AUBENAS. Introduction par J.-A. STOTZ, doyen de la Faculté de médecine de Nancy. 2ᵉ édition. 1880, 1 vol. in-8 de 800 p.. avec 1 pl. et 207 fig.   12 fr.

**NOGIER** (J.-J.). **L'éducation des facultés mentales**. 1892, 1 vol. in-16 de 175 pages (*Petite Bibliothèque médicale*)..........   2 fr.

**NOMMÈS** (P.). **Etude sur le pancréas** et sur le diabète pancréatique. 1892. in-8, 141 pages......................   3 fr. 50

**NORSTROM**. **Traité théorique et pratique du massage**. 2ᵉ édition. 1891, 1 vol. in-8 de 672 pages.....................   10 fr.

— **Massage dans les affections du voisinage de l'utérus** et de ses annexes. 1892, in-8, 140 pages .. ...............   5 fr.

— **Le massage de l'utérus**, in-8, 214 pages.............   5 fr.

**NOTHNAGEL** et **ROSSBACH**. **Nouveaux éléments de matière médicale et de thérapeutique**, exposé de l'action physiologique et thérapeutique des médicaments. Introduction. par Ch. BOUCHARD. professeur à la Faculté de médecine de Paris, membre de l'Institut. 2ᵉ édition. 1889, 1 vol. gr. in-8 de 920 p..   16 fr.

**NUSSBAUM** (J. de). **Le pansement antiseptique**, ses principes, ses nouvelles méthodes, 1888. 1 vol. in-18 de 360 pages.....   5 fr.

**OLLIER, PONCET. etc. Chirurgie des os et des articulations** 1890. 1 vol. gr in-8 de 889 p. à 2 col. avec figures......   17 fr. 50

**OLIVIER** (A.). **Hygiène de la grossesse**, par le Dʳ Ad. OLIVIER, ancien interne de l'hôpital de la Maternité de Paris. 1891, 1 vol. in-18 de 300 pages (*Bibliothèque médicale variée*).......   3 fr: 50

**OLLIVIER. De la diarrhée infantile**. 1893, in-8.........   1 fr.

— **Contagion de la pneumonie et de la rougeole**. 1893, in-8.  1 fr.

**ORÉ**. **La transfusion du sang**. 1870. 1 vol. in-8 de 704 p..   12 fr.

— **Le chloral et la médication intra-veineuse**. 1877, 1 vol. gr. in-8 de 383 pages.....................   9 fr.

**ORIARD. L'homœopathie**, à la portée de tout le monde. 3ᵉ édition. 1 vol. in-18, 370 p. (*Bibliothèque médicale variée*)...   3 fr. 50

**ORIBASE. Œuvres**, texte grec, traduit en français, avec introduction, notes, tables et planches, par BUSSEMAKER, DAREMBERG et A. MOLINIER. 1851-1876, 6 vol. in-8 de 700 pages........   72 fr.

**OSBORN. Premiers secours aux malades et aux blessés**, 1894. 1 vol. in-16 de 160 pages.....................   2 fr.

**OZANAM. La circulation et le pouls**, histoire, physiologie, séméiotique. indications thérapeutiques. 1886, 1 vol. gr. in-8, 1,060 p., avec portraits et 493 figures...................   20. fr.

**PAPILLAUD. Les médications arsénicales** et antimoniales. 1867, in-8.....................   2 fr. 50

**PARISOT. Du mécanisme de la parturition**. Etude de la flexion et de la rotation de la tête dans les présentations du sommet, par le Dʳ PARISOT, chef de clinique obstétricale à la Faculté de médecine de Nancy. 1893, 1 vol. gr. in-8 de 226 p.  5 fr.

**PARSEVAL** (Lud.). **Observations pratiques** de Samuel HAHNEMANN, et Classification de ses recherches sur les *propriétés caractéristiques des médicaments*. 1857-1860, 1 vol. in-8 de 400 p..   6 fr.

**PELLARIN. Hygiène des pays chauds**. 1872, 1 vol. in-8.  6 fr.

**PÉNARD** (L.). **et ABELIN. Guide pratique de l'accoucheur et de la sage-femme**. 7ᵉ édition, 1889, 1 vol. in-18, de 712 pages, avec 207 figures cartonné.....................   6 fr.

**PERET-GILBET. Néoplasmes primitifs des nerfs des membres**. 1891. 1 vol. gr. in-8 de 191 pages...................   4 fr.

**PERIER. La première enfance** 4ᵉ *édition*, 1891, 1 vol. in-16 de 212 p. avec fig (*Petite Bibliothèque médicale*).......... 2 fr.
— **La seconde enfance**. 1888, 1 vol. in-16 de 236 pages.... 2 fr.
— **Hygiène de l'adolescence**. 1890, 1 vol. in-16 de 172 p.... 2 fr.
— **L'art de soigner les enfants malades**. 1891, 1 vol. in-16. 2 fr.
**PERRET** (S.). **Clinique médicale de l'Hôtel-Dieu de Lyon**. 1887, 1 vol. in-8 de 504 pages................................ 8 fr.
**PERRIER** (R.). **Eléments d'anatomie comparée**, par RÉMY PERRIER, agrégé des sciences naturelles, 1893, 1 vol. in-8, de 1,000 pages, avec 600 fig. et 5 pl. en couleurs cartonné... 22 fr.
**PERRUSSEL Hygiène des malades**. 1890. 1 vol. in-18 de 349 p., cartonné................................................. 3 fr. 50
**PETER** (MICHEL). Voy. TROUSSEAU et PETER : *Clinique médicale*.
**PETIT** (J.-B.). **De l'hygroma trochantérien**. 1891, 1 vol. gr. in-8 de 168 pages.................................... 4 fr.
**PETROVITCH** (S.). **Des anévrysmes diffus consécutifs de l'aorte**. 1890, grand in-8, 181 pages, avec pl...... ........ 4 fr.
**PICARD** (H.). **Traité des maladies des voies urinaires de l'homme et de la femme**. Hygiène et traitement pratique des maladies de l'urèthre, de la vessie, des reins, calculs, spermatorhée, diabète, etc.. 1893, 1 vol. in-18 de 360 p. avec fig. cart. 5 fr.
— **Maladies de l'urèthre**. 1877 1 vol. in-8................. 8 fr.
— **Maladies de la vessie**. 1879, 1 vol. in-8................. 8 fr.
**PICQUÉ, BARETTE, LE BEC. Chirurgie du Larynx, du sein, de l'abdomen et de l'anus,** par L. PICQUE, BARETTE. E. LE BEC, chirurgiens des hôpitaux de Paris, 1890, 1 vol. gr. in-8 de 756 pages, à 2 col., avec 382 fig ................ 17 fr. 50
**PIESSE** (S.). **Histoire des parfums et hygiène de la toilette**, poudres, vinaigres, dentifrices, fards, teintures, cosmétiques, etc., 1889, 1 vol in-16 de 372 p., avec 70 fig., cart............... 4 fr.
**PLACET** (Emile). **L'obstétrique au XVIIᵉ et au XVIIIᵉ siècle**, précédé d'une étude sur l'obstétrique depuis la Renaissance. 1892, in-8, 190 p. avec 8 pl........................... 6 fr.
**PLANTEAU. Développement de la colonne vertébrale**. 1883 in-8, 116 p. 1 pl................................... 2 fr. 50
— **Spermatogénèse et fécondation**, 1880, in-8. 96 p....... 3 fr.
**POGGIALE. Traité d'analyse chimique** par la méthode des volumes, comprenant l'analyse des gaz et des métaux, la chlorométrie, la sulfhydrométrie, l'acidimétrie, l'alcalimétrie, la saccharimétrie. etc. 1858, 1 vol. in-8, 606 p., 171 fig ............ 9 fr.
**POLLOSSON. Traitement de l'anus contre nature** et des fistules stercorales. 1883. in-8. 216 pages....................... 4 fr.
**POULLET. Des diverses espèces de forceps**. 1883, 1 vol. in-8. 6 fr.
**POUSSON, De l'ostéoclasie**. 1886, gr. in-8, 262 pages.... 5 fr.
**PRODHOMME. Atlas manuel d'anatomie descriptive du corps humain**. 1890, 1 vol. in-18 jésus contenant 135 pl. dessinées et grav. par l'auteur, avec texte explicat. en regard. 10 fr.
**PROST-LACUZON. Formulaire homœopathique**. Guide pathogénétique usuel pour traiter soi-même les maladies. 6ᵉ *édition* 1889, 1 volume, in-18 jésus de 383 pages................ 6 fr.
**PROTHIERE** (E.) **Les eaux potables**, conditions générales, applications à l'hygiène sanitaire de la ville de Lyon. 1891, 1 vol. in-8 110 pages................................. 3 fr.
**RAFINESQUE Etudes sur les invaginations intestinales chroniques**. 1878, gr. in-8, 282 pages 1 pl..................... 5 fr.
**RAMIREZ. Traitement des abcès du foie**. 1867, in-8.. 2 fr. 50

**RANVIER** (L.). **Leçons d'anatomie générale**, faites au collège de France. *Appareils nerveux terminaux des muscles de la vie organique.* 1880, 1 vol. in-8 de VII-536 p., avec fig. et tracés.    10 fr.
— *Terminaisons nerveuses sensitives.* 1881, 1 vol. in-8, de XX-447 pages avec figures.................................................. 10 fr.

**RAVENEZ. La vie du soldat au point de vue de l'hygiène**, par le Dr RAVENEZ, médecin-major à l'Ecole de cavalerie de Saumur. 1889. 1 vol. in-16 de 375 pages avec 55 figures..... 3 fr. 50

**RECLU. Manuel de l'herboriste** 1889, 1 vol. in-16 de 160 pages, avec 52 fig. (*Petite Bibliothèque médicale*)...... · ........... 2 fr.

**REDARD** (P.). **Traité de thermométrie médicale,** comprenant les abaissements de la température, l'algidité centrale et la thermométrie locale. 1885, 1 vol. in-8 de 700 p., avec 200 fig. 12 fr.
— **Examen de la vision chez les employés de chemin de fer.** 1880, in-8, avec 4 planches coloriées.................. 4 fr.

**REMAK. Galvanothérapie,** ou de l'application du courant galvanique constant au traitement des maladies nerveuses ou musculaires. 1860, 1 vol. in-8 de 467 pages........................ 7 fr.

**REMY. Précis de médecine opératoire obstétricale,** par le Dr REMY, professeur agrégé à la Faculté de médecine de Nancy. 1893 1 vol. in-16 de 460 pages, avec 185 figures, cartonné.._ 6 fr.

**RENAUD. Troubles fonctionnels du cœur.** Tachychardie et asystolie, dans les compressions du pneumogastrique. 1893, gr. in-8, 180 pages, avec tracés.......................... 4 fr.

**RENOUARD. Lettres philosophiques et historiques sur la médecine au XIX' siècle.** 3· *édit.* 1861. 1 vol. in-8 de 540 p. 3 fr. 50

**REUSS** (L.). **La prostitution en France et à l'étranger.** 1889, 1 volume in-8 de 690 pages.............................. 7 fr. 50

**REVEIL. Formulaire raisonné des médicaments nouveaux.** 2· *édition.* 1865, 1 vol. in-18 de XII-608 pages, avec figures.. 6 fr.

**RÉVEILLÉ - PARISE** et **CARRIÈRE. Hygiène de l'esprit,** physiologie et hygiène des hommes livrés aux travaux intellectuels. 1834, 1 vol. in-16 de 435 pages.............. 3 fr. 50
— **La goutte et les rhumatismes.** 1878, 1 vol. in-16 de 306 pages (*Bibliothèque scientifique contemporaine*)............. 3 fr. 50

**REYNIER** (P.). **Des nerfs du cœur.** 1880, in-8, 171 pages. 4 fr.
— **Du développement de la portion sus-diaphragmatique du tube digestif.** 1883, in-8, 112 pages.............. 2 fr. 50
— **Recherches sur le bruit de moulin.** 1880, in-8, 75 p. 2 fr.

**RIANT. Les irresponsables devant la justice.** 1888, 1 volume in-16 de 306 p. (*Bibliothèque scientifique contemporaine*). 3 fr. 50
— **Hygiène des orateurs.** 1888, 1 vol. in-16 de 300 pages. 3 fr. 50
— **Le surmenage intellectuel** et les exercices physiques. 1889, 1 vol. in-16 de 312 p. (*Bibliot. scientifique contempor.*). 3 fr. 50
— **Hygiène du cabinet de travail.** 1883, 1 volume in-18 de 182 pages.............................................. 2 fr. 50

**RIBES. Traité d'hygiène thérapeutique.** 1860, 1 volume in-8 de 828 pages.............................................. 10 fr.

**RICHARD** (D.). **Histoire de la génération** chez l'homme et chez la femme, 2· *édition.* 1889, 1 volume in-8 de 350 pages, avec 8 planches coloriées.......................................... 10 fr.
— **Histoire de la génération** chez l'homme et chez la femme. 3· *édition,* 1891, 1 vol. in-18 jésus de 324 pages, avec fig. 3 fr. 50

**RICHARD** (E.). **La prostitution à Paris.** 1890, 1 vol. in-18 de 320 pages (*Bibliothèque médicale variée*)............... 3 fr. 50

**RICHET** (A.). **Clinique chirurgicale,** par A. RICHET (de l'Insti
tut), professeur à la Faculté de médecine de Paris. 1893, 1 vol.
grand in-8 de 700 pages............................................ 12 fr.

**RICHET** (CH.). **Cours de physiologie.** Programme sommaire.
1890, 1 volume in-18 de 370 pages......................... 3 fr. 50

**RICORD. Lettres sur la syphilis.** 3ᵉ *édition.* 1883, 1 vol. in-18
jésus de VI-558 pages............................................. 3 fr. 50

**RINFLEISCH** (E.). **Éléments de pathologie,** par E. RINFLEISCH.
professeur à l'Université de Wurzbourg, traduit par J. SCHMITT,
professeur à la Faculté de médecine de Nancy. Préface par le
professeur BERNHEIM. 1886, 1 volume in-8 de 395 pages ... 6 fr.

— **Traité d'histologie pathologique.** Traduit et annoté par
F. GROSS et SCHMITT, professeurs à la Faculté de médecine de
Nancy. 2ᵉ *édit.* 1888, 1 vol. gr. in-8 de 880 p., avec 356 fig. 15 fr.

**RIVIÈRE. La glande thyroïde et les goitres.** Anatomie normale
et pathologique, bactériologie. 1893, grand in-8, 148 pages, avec
2 planches.............................................................. 4 fr.

**ROBIN** (Ch.) **Traité du microscope** et des injections, de leur
emploi, de leurs applications à l'anatomie humaine et comparée,
à la physiologie, à la pathologie médico-chirurgicale, à l'histoire
naturelle animale et végétale et à l'économie agricole. 2ᵉ *édition,*
1877, 1 volume in-8 de 1101 pages, avec 36 figures.......... 20 fr.

— **Leçons sur les humeurs** normales et morbides du corps de
l'homme, 2ᵉ *édition.* 1874, 1 vol. in-8 de 1.008 p., avec 35 fig. 18 fr.

— **Anatomie et physiologie cellulaires,** ou des cellules animales
et végétales, du protoplasma et des éléments normaux et pathologiques qui en dérivent. 1873, 1 vol. in-8 de 640 p., avec 83 fig. 16 fr.

— **Programme du cours d'histologie.** 2ᵉ *édition.* 1870, 1 volume
in-8 de XL-416 pages............................................... 6 fr.

**ROBIN** (Ch.) et **VERDEIL. Traité de chimie anatomique et
physiologique,** normale et pathologique, ou des principes immédiats, normaux et morbides qui constituent le corps de l'homme
et des mammifères. 1853, 3 vol. in-8, avec atlas de 45 pl. col. 36 fr.

**ROCHARD** (J.). **Histoire de la chirurgie française au XIXᵉ
siècle.** 1875, 1 volume in-8 de XVI-809 pages............... 12 fr.

— Voy. SAUREL.

**ROMAN** et **COLIN. Les microbes des eaux minérales** du
bassin de Vichy. 1893, grand in-8, 95 pages. .............. 3 fr.

**ROGER** et **GODON. Code du chirurgien-dentiste.** 1893, 1 vol.
in-16................................................................... 5 fr.

**ROSENTHAL. Les diplégies cérébrales de l'enfance.** 1893,
1 volume grand in-8 de 160 pages............................... 4 fr.

**ROUBAUD** (F.). **Traité de l'impuissance et de la stérilité**
chez l'homme et chez la femme. 3ᵉ *édition.* 1876, 1 volume in-8
de 804 pages.......................................................... 8 fr.

**ROUSSEL** (Th.). **Traité de la pellagre et des pseudo-pellagres.**
1886, 1 volume in-8 de 656 pages............................... 10 fr.

**ROUSSEAU** (E.). **Anatomie comparée du système dentaire.**
1839, 1 volume grand in-8, avec 30 planches ............... 10 fr.

**ROUX** (G.). **Précis d'analyse microbiologique des eaux,** suivi
de la description et de la diagnose des espèces bactériennes des
eaux, par le Dr G. ROUX, directeur du bureau d'hygiène de la ville
de Lyon, chef des travaux de clinique médicale à la Faculté de
médecine. Préface de M. le professeur ARLOING, correspondant
de l'Institut. 1892, 1 vol. in-18 de 404 p., avec 73 fig., cart.. 5 fr.

**ROUVIER** (J.). **Précis d'hygiène de la première enfance,** par le Dr Jules ROUVIER, professeur à la Faculté française de médecine de Beyrouth. Préface du Dr Pierre BUDIN, professeur agrégé à la Faculté de médecine de Paris, accoucheur à la Charité. 1893, 1 vol. in-18 jésus de 500 pages, avec figures, cartonné. 6 fr.
— **Le lait,** préface du Dr Pierre BUDIN. 1893, 1 volume in-18 jésus de 350 pages, avec figures (*Bibliothèque médicale variée*). 3 fr. 50

**RUDINGER** et **DELBET**. **Précis d'anatomie topographique,** par N. RUDINGER, professeur d'anatomie à l'Université de Munich. Édition française avec notes et additions, par P. DELBET, aide d'anatomie à la Faculté de médecine de Paris. Introduction par le Dr LE DENTU, professeur de clinique chirurgicale à la Faculté de médecine de Paris 1893, 1 vol. gr. in-8 de 252 pages, avec 68 figures noires et coloriées, cartonné .............. 8 fr.

**RUFUS** (d'Ephèse). **Œuvres.** Texte collationné sur les manuscrits, traduit en français, avec une introduction, par Ch. DAREMBERG et Émile RUELLE. 1880. 1 vol. gr. in-8 de LIV-678 p.. 12 fr.

**SAINT-GERMAIN**. **Chirurgie orthopédique.** Thérapeutique des difformités congénitales ou acquises. 1883, 1 volume in-8 de 651 pages, avec 129 figures.................................... 9 fr.

**SAINT-VINCENT**. **Nouvelle médecine des familles** à la ville et à la campagne : remèdes sous la main, premiers soins avant l'arrivée du médecin et du chirurgien, art de soigner les malades et les convalescents. 11ᵉ *édition* 1894, 1 vol. in-18 jésus de 456 p., avec 142 fig., cart. (*Bibliothèque des connaiss. utiles*).. 4 fr.

**SALLÈS**. **L'albuminurie dans le diabète**. 1893, gr. in-8 210 p. 5 fr.

**SAPORTA** (A. de). **Les théories et les notations de la chimie moderne** par A. de SAPORTA. Introduction par G. FRIEDEL, membre de l'Institut. 1888, 1 vol. in-16 de 336 pages..... 3 fr. 50
— **La chimie des vins**. 1889, 1 vol. in-16 de 160 p. avec figures (*Bibliothèque médicale*)................................... 2 fr.

**SAUREL** et **ROCHARD** (J.). **Traité de chirurgie navale.** 1861, 1 vol. in-8 de 600 pages, avec 106 figures.. ............. 8 fr.

**SHACK**. **La physionomie chez l'homme et chez les animaux,** dans ses rapports avec l'expression des émotions et des sentiments. 1886. 1 vol. in-8 de 450 p., avec 154 figures......... 7 fr.

**SCHATZ**. **Hôpitaux sous tente**. 1870, in-8, 70 pages..... 2 fr. 50

**SCHMITT**. **Microbes et maladies**, par J. SCHMITT, professeur à la Faculté de médecine de Nancy. 1886. 1 vol. in-16 de 300 pages, 25 figures (*Bibliothèque scientifique contemporaine*).... 3 fr. 50

**SCHWARTZ** (Ed.). **La pratique de l'asepsie et de l'antisepsie en chirurgie,** par le Dr Ed. SCHWARTZ, professeur agrégé à la Faculté de médecine de Paris, chirurgien des hôpitaux. 1893, 1 vol. in-18 jésus de 380 pages avec 51 figures, cartonné.. 6 fr.
— **Des tumeurs du larynx**. 1886, gr. in-8, 294 pages...... 6 fr.
— **Ostéosarcomes des membres**. 1890, gr. in-8, 267 pages. 4 fr.

**SÉDILLOT**. **Contributions à la chirurgie**. 860, 2 vol. in-8. 24 fr.
— **De l'évidement sous-périoste des os**. 1867, 1 vol. in-8. 13 fr.

**SELSIS**. **La fièvre jaune** à Cuba. 1880. in-8, 96 pages.... 2 fr. 50

**SEMMOLA**. **Médecine vieille et médecine nouvelle,** par M. SEMMOLA, professeur à l'Université de Naples 1881, in-8. 109 p. 2 fr 50

**SERRES** (E.). **Anatomie comparée transcendante. Principes d'embryogénie**, de zoogénie, de tératogénie. 1859, 1 vol. in-4 942 pages avec 26 planches.............................. 16 fr.

**SICARD**. **L'évolution sexuelle** dans l'espèce humaine. 1892, 1 vol. in-16 de 320 p. avec fig............................ 3 fr. 50

**SICHEL. Iconographie ophthalmologique,** ou description avec figures coloriées des maladies de l'organe de la vue, comprenant l'anatomie pathologique, la pathologie et la thérapeutique médico-chirurgicales. 1852-1859, 2 vol. in-4, dont 1 volume de 840 pages de texte, et 1 volume de 80 pl. coloriées.... 172 fr. 50

**SIGAUD** (Ch.). **Étude de psyco-physiologie, échomatisme, zoandrie, echokinèse, echolalie,** 1890, gr. in-8, 94 p. 2 fr. 50

**SIEBOLD. L'art des accouchements.** 1 vol. in-16 de 268 p. 2 fr.

**SILVESTRE** (R.). **Les injections intra-utérines** et les accidents provoqués par leur emploi en obstétrique. 1892, gr. in-8 de 140 pages.................................. 3 fr. 50

**SIMON. Les maladies de l'esprit.** Par P.-Max SIMON, médecin en chef de l'Asile d'aliénés de Lyon. 1892, 1 vol. in-16 de 350 pages (*Bibliothèque scientifique contemporaine*)......... 3 fr. 50

— **Le monde des rêves.** Le rêve, l'hallucination, le somnambulisme et l'hypnotisme, l'illusion, les paradis artificiels, etc., 2e *édition.* 1888, 1 vol. in-16 de 325 pages.............. 3 fr. 50

**SIMON** (Léon). **Des maladies vénériennes et de leur traitement homœopathique.** 1860, 1 vol. in-18 jésus de XII-744 p..... 6 fr.

**SIMPSON et CHANTREUIL. Clinique obstétricale et gynécologique.** 1874, 1 vol. gr. in-8 de 820 p., avec figures.... 12 fr.

**SMITH** (de Moscou). **Thérapeutique journalière.** 1893, 1 vol. in-18 de 204 pages .................................. 3 fr.

**SOUBEIRAN. Nouveau dictionnaire des falsifications** et des altérations des aliments, des médicaments et des produits employés dans les arts, l'industrie et l'économie domestique : par J.-Léon SOUBEIRAN, professeur à l'École supérieure de pharmacie de Montpellier. 1874, 1 vol. grand in-8 de 648 pages, avec 18 fig. 14 fr.

**SYLVIUS. Santé, formes et beauté.** 1893, 1 vol. in-16 de 164 p. 2 fr.

**TARDIEU** (A.). **Médecine légale ;** attentats aux mœurs, avortement, blessures, empoisonnement, folie, identité, infanticide, maladies accidentelles, pendaison. 9 volumes in-8........ 54 fr.

—**Étude médico-légale sur les attentats aux mœurs.** 7e *édition.* 1878, 1 vol. in-8 de 244 p., avec 5 pl.................. 5 fr.

— **Étude médico-légale sur l'avortement,** et les grossesses fausses et simulées 4e *édition.* 1881, 1 vol. in-8 de VII-300 p. 4 fr.

— **Étude médico-légale sur les blessures,** comprenant les blessures en général et les blessures par imprudence, les coups et l'homicide involontaire, 1879, 1 vol, in-8 de 480 pages... 6 fr.

— **Étude médico-légale et clinique sur l'empoisonnement.** 2e *édition.* 1875, 1 vol. in-8 de 1,072 p. avec 2 pl. et 52 fig. 14 fr.

— **Étude médico-légale sur la folie.** 2e *édition.* 1880, 1 vol. in-8 de XXII-610 p. avec 15 fac-similés d'écriture d'aliénés...... 7 fr.

— **Question médico-légale de l'identité,** dans ses rapports avec les vices de conformation des organes sexuels. 2e *édition,* 1874, 1 vol. in-8 de 176 pages......................... 3 fr.

— **Étude médico-légale sur l'infanticide.** 2e *édition.* 1888, 1 vol. in-8 de 372 p., avec 3 planches coloriées............. 6 fr.

— **Étude médico-légale sur les maladies accidentellement ou involontairement produites,** par imprudence, négligence ou transmission contagieuse. 1878, 1 vol. in-8 de 300 pages. 4 fr.

— **Étude médico-légale sur la pendaison, la strangulation et la suffocation.** 2e *édition.* 1879. 1 vol. in-8 de 365 p....... 5 fr.

**TEISSIER** (J.). **La grippe-influenza,** étiologie, pathogénie, formes cliniques, traitement, par J. TEISSIER, professeur à la Faculté de médecine de Lyon. 1893, 1 vol. in-8 de 200 p... 5 fr.

**TEISSIER** (J). **L'influenza de 1889-1890,** en Russie. 1891, 1 vol. in-4, de 80 pages avec cartes et plans.................................... 5 fr.
— **De la valeur thérapeutique des courants continus.** 1878, in-8, 170 pages, avec figures.............................. 3 fr. 50
— **Pathologie médicale.** Voyez LAVERAN et TEISSIER.
**TESTE** (A.) **Systématisation pratique de la matière médicale homœopathique.** 1853, 1 vol. in-8 de 610 pages...... 8 fr.
— **Comment on devient homœopathe.** 3e *édition*, 1873, 1 vol. in-18 jésus de 322 pages (*Bibliothèque médicale variée*). 3 fr. 50
**THÉVENET. Des pansements et de l'antisepsie,** dans la chirurgie lyonnaise. 1893, gr. in-8, 220 p......................... 5 fr.
**THOMPSON** (H.). **Traité pratique des maladies des voies urinaires,** par sir HENRY THOMPSON, professeur de clinique chirurgicale et chirurgien à « University College Hospital ». 2e *édition*. 1881, 1 vol. in-8 de 1051 pages, avec 280 figures. 20 fr.
— **Leçons cliniques sur les maladies des voies urinaires.** traduites par le Dr ROBERT JAMIN. 1889, 1 vol. in-8 de 876 pages, avec 148 figures................................. 12 fr.
— **Leçons sur les tumeurs de la vessie.** Traduites par le Dr R. JAMIN. 1885, 1 volume in-8, avec figures........ ........... 4 fr. 50
**THORION. Influence du travail intellectuel** sur la variation des éléments de l'urine. 1893, gr. in-8, 120 p. avec 7 pl. 3 fr. 50
**TOLLET. De l'assistance publique et des hôpitaux** jusqu'au XIXe siècle. 1890, 1 vol. in-4, avec figures et 32 planches... 30 fr.
— **Les hôpitaux au XIXe siècle.** 1890, 1 volume in-4 de 266 pages, avec 32 planches................................. 30 fr.
— **Les édifices hospitaliers,** depuis leur origine jusqu'à nos jours. Préface par le professeur P. BROUARDEL. 2e *édition*. 1892, 1 beau vol. in-folio de 320 pages, illustré de 300 figures... 80 fr.
**TORNERY** (M. de). **La rougeole et la scarlatine dans la grossesse** et les suites de couches. 1891, 1 vol. gr. in-8 de 370 p. 8 fr.
**TRÉLAT** (U.). **Clinique chirurgicale,** par U. TRELAT, professeur à la Faculté de médecine de Paris. 1891, 2 volumes, grand in-8 de chacun 800 pages, avec figures.................... 30 fr.
**TRILLAT. Les produits chimiques employés en médecine.** 1894, 1 vol. in-16 de 400 p., cart.......................... 5 fr.
**TRIPIER** (A.). **Manuel d'électrothérapie.** 1861, 1 volume, in-18 jésus de XII-624 pages, avec 89 figures................. 6 fr.
**TRIPIER** (R.) **et BOUVERET. La fièvre typhoïde traitée par les bains froids.** 1886, 1 vol. in-8 de 641 p., avec 27 fig. 6 fr. 50
**TROUILLET. Hygiène des Lycées** Études faites au Lycée Saint-Louis. 1892, gr. in-8, 132 pages avec cartes........ 3 fr. 50
**TROUSSEAU** et **PETER. Clinique médicale de l'Hôtel-Dieu de Paris.** 7e *édition*. 1894, 3 vol., ensemble 2.616 pages, avec un portrait de l'auteur................................. 32 fr.
**TSINTSIROPOULOS. La médecine grecque,** depuis Asclépiade jusqu'à Galien. 1892, gr. in-8.......................... 4 fr.
**TUCKE** (Hack). **Le corps et l'esprit,** action du moral et de l'imagination sur le physique. 1886, 1 vol. in-8 de 403 pages, avec 2 planches.................................. 6 fr.
**VACHER. Causes, hygiène et traitement des maladies chroniques,** 1875, 1 vol. in-8 de 416 pages....... ................ 6 fr.
**VAILLE. Contribution à l'étude du bassin vicié par obstruction.** 1891. 1 vol. gr. in-8 de 104 pages.................... 3 fr.
**VALETTE. Clinique Chirurgicale de l'Hôtel-Dieu de Lyon.** 1875, 1 vol. in-8 de 620 pages, avec figures................. 12 fr.

**VALLEIX** et **LORAIN**. **Guide du médecin praticien**, résumé général de pathologie interne et de thérapeutique appliquées. 5ᵉ *édition*. 1865, 5 vol. gr. in-8 de chacun 800 p., avec 81 fig. 50 fr.

**VAUDREMER. Des méningites suppurées** non tuberculeuses. 1893, gr. in-8.......................... 4 fr.

**VAUTRIN. Traitement chirurgical des myômes utérins.** 1886, gr. in-8, 360 pages.......................... 6 fr.

**VERNOIS** (Max.). **Traité pratique d'hygiène industrielle et administrative**, comprenant l'étude des établissements insalubres, dangereux et incommodes. 1860, 2 vol. in-8 de chacun 700 pages.......................... 16 fr.

**VIBERT. Précis de médecine légale**, par le Dʳ Ch. VIBERT, médecin expert près les tribunaux de la Seine, avec une introduction par le professeur BROUARDEL. 3ᵉ *édition*. 1893, 1 vol. in-18 jésus de 780 p., avec 80 fig. et 3 pl. en chromos, cart.... 8 fr.

— **La névrose traumatique. Etude médico-légale sur les blessures produites par les accidents des chemins de fer et des voitures.** 1893, 1 vol. in-8 de 171 pages....... 5 fr.

**VIDAL. Traité de pathologie externe et de médecine opératoire**, 5ᵉ *édition*. 1861. 5 vol. in-8, avec 761 figures. 40 fr.

**VIGOUROUX. Electricité statique** et son emploi en thérapeutique. 1882, in-8, 103 pages avec 6 planches........... 3 fr. 50

**VILLE** (J.). **Manipulations de chimie médicale**, par J. VILLE, professeur de chimie médicale à la Faculté de médecine de Montpellier. 1893, 1 vol. in-18 jésus de 184 p., avec fig. cart. 4 fr.

**VILLEMIN. Étude sur la tuberculose.** 1868, 1 volume in-8 de 640 pages.......................... 8 fr.

**VINAY. Traité des maladies de la grossesse** et des suites de couches, par le Dʳ VINAY. professeur agrégé à la Faculté de médecine, médecin des hôpitaux de Lyon. 1894. 1 vol. gr. in-8 de 800 pages avec figures.......................... 16 fr.

— **Manuel d'asepsie.** Stérilisation et désinfection par la chaleur. Applications à la médecine, à la chirurgie, à l'obstétrique et à l'hygiène. 1890, 1 vol. in-18 jés., de 600 p., avec 100 fig. cart. 8 fr.

**VIVIEN. Placenta prœvia et tamponnements.** 1892, gr. in-8 3 fr. 50

**VIRCHOW** et **STRAUS. La pathologie cellulaire** basée sur l'étude physiologique et pathologique des tissus. 4ᵉ *édition*, par I. STRAUS, professeur à la Faculté de médecine de Paris. 1874, 1 vol. in-8 de XXIV-58 pages, avec 157 figures................ 9 fr.

**VOISIN. Traité de la paralysie générale des aliénés**, par le Dʳ Auguste VOISIN, médecin de l'hospice de la Salpêtrière. 1879, 1 vol. gr. in-8 de XVI-540 p., avec 15 pl.................. 20 fr.

— **Leçons cliniques sur les maladies mentales et sur les maladies nerveuses.** 1883, 1 vol. gr. in-8 de VIII-766 pages, avec photographies et figures.......................... 15 fr.

**VOULGRE. De l'élimination des phosphates dans les maladies du système nerveux.** 1892, gr. in-8, 100 pages..... 2 fr.

**WEBER. La goutte**, traitement homœopathique. 1891, 1 vol. in-16 de 125 pages (*Petite bibliothèque médicale*)................... 2 fr.

**WUNDT, MONOYER** et **IMBERT. Traité élémentaire de physique médicale.** Voyez IMBERT.

**VAREN. Entretiens d'un vieux médecin** sur l'hygiène et la morale. 1882, 1 vol. in-18 jésus de 671 pages................. 5 fr.

**ZABOROWSKI. Les boissons hygiéniques.** 1889, 1 vol. in-16 de 160 pages, avec 24 figures (*Petite bibliothèque médicale*). 2 fr.

**ZUNE. Analyse des beurres.** 1892, 2 vol. gr. in-8........... 25 fr.

# TRAITÉ DE MÉDECINE
## ET DE THÉRAPEUTIQUE

PAR

### P. BROUARDEL
Doyen de la Faculté de médecine de Paris
Membre de l'Institut

**A. GILBERT**
Profes. agrégé à la Fac. de méd. de Paris
Médecin des hôpitaux

**J. GIRODE**
Ancien interne
Lauréat des hôpitaux de Paris

**Avec la collaboration de MM.**

GRANCHER, LANDOUZY, PROUST et STRAUS
professeurs à la Faculté de médecine de Paris
BALZER, CHAUFFARD, HALLOPEAU
LANCEREAUX, LAVERAN, LEGROUX, MÉNÉTRIER, MOSNY
TALAMON, THOINOT
NETTER, VAILLARD, WIDAL, WURTZ
médecins des hôpitaux de Paris

**L'ouvrage formera 10 volumes in-8, de 750 pages
illustrés de figures**

T. I et II. — *Mal. parasitaires et microbiennes.*
T. III. — *Intoxications. — Diathèses. — Mal. de la peau.*
T. IV. — *Maladies du tube digestif.*
T. V. — *Maladies des annexes du tube digestif, du foie,
du pancréas, de la rate, des reins.*
T. VI. — *Maladies de l'appareil circulatoire.*
T. VII et VIII. — *Mal. de l'appareil respiratoire.*
T. IX et X. — *Maladies du système nerveux.*

---

**Le Tome I<sup>er</sup> paraîtra le 1<sup>er</sup> Mai 1894.**
**Il sera publié un volume tous les trois mois.**

---

PRIX DE CHAQUE VOLUME : **12** FR.

*Le Gérant :* J.-B. BAILLIÈRE.

Imprimerie de l'Ouest, A. NÉZAN, Mayenne.

PETER (Michel). **Maladies du cœur**. 1 vol. in-8.   18 fr.
RINDFLEISCH. **Eléments de pathologie**. 1 vol. in-8.   6 fr.
TROUSSEAU et PETER. **Clinique médicale de l'Hôtel-Dieu**. 3 vol. in-8.................................... 32 fr.
VALLEIX et LORAIN. **Guide du médecin praticien**. 5 vol. in-8.................................... 50 fr.
VINAY. **Asepsie**. 1 vol. in-18 j. cart................. 8 fr.

## PATHOLOGIE ET CLINIQUE CHIRURGICALES, MÉDECINE OPÉRATOIRE

BERGERON. **Petite chirurgie et chirurgie d'urgence**. 1 vol. in-18 jésus........................... 5 fr.
BERNARD (Cl.) et HUETTE. **Médecine opératoire et anatomie chirurgicale**. 1 vol. in-18 jésus, avec 113 pl., fig. noires, cart. 24 fr. — Figures coloriées, cart. 48 fr.
CHAUVEL. **Opérations de chirurgie**. 1 vol. in-18 jésus, cart.................................... 9 fr.
CHRETIEN (H.). **Médecine opératoire**. 1 vol. in-18 j. 6 fr.
CORNIL. **Syphilis**. 1 vol. in-8.................... 10 fr.
CORRE. **Chirurgie d'urgence**. 1 vol. in-18........ 2 fr.
DECAYE **Thérapeutique chirurgicale**. 1 v. in-18   6 fr.
DELEFOSSE. **Analyse des urines**. 1 vol. in-18 j., cart. 4 fr.
— **Chirurgie des voies urinaires**. 1 vol. in-18 jés.................................... 7 fr.
DESPRÈS. **Chirurgie journalière**. 1 vol. in-8..... 12 fr.
**Encyclopédie internationale de chirurgie**. 7 vol. gr. in-8, avec 3,200 fig..................... 122 fr. 50
Chaque volume se vend séparément............... 17 fr. 50
GALEZOWSKI (X.). **Maladies des yeux**. 1 vol. in-8   20 fr.
— **Ophtalmoscopie**. 1 vol. gr. in-8, 28 pl., cart.. 35 fr.
GALEZOWSKI et DAGUENET. **Diagnostic et traitement des affections oculaires**. 1 vol. gr. in-8.... 10 fr.
GAUJOT et SPILMANN. **Arsenal de la chirurgie contemporaine**. 2 vol. in-8, avec 1,855 figures.. 32 fr.
GELLE (E). **Maladies de l'oreille**. 1 vol. in-18 jésus.   9 fr.
GILLETTE (P.). **Chirurgie journalière des hôpitaux de Paris**. 1 vol. in-8, cart....................... 12 fr.
— **Clinique chirurgicale**. 1 vol. in-8............ 5 fr.
GOFFRES. **Bandages, pansements et appareils**. 1 vol. in-18 jésus, avec 81 pl., fig. noires, cart....... 18 fr.
— *Le même*, figures coloriées, cartonné............... 36 fr.
GROSS, ROHMER et VAUTRIN. **Pathologie et clinique chirurgicales**. 3 vol. in-8................... 36 fr.
GUÉRIN (Alph.). **Pansements modernes**. 1 vol. in-18 jésus.................................... 3 fr. 50
GUYON (Félix). **Chirurgie clinique**. 1 vol. in-8... 12 fr.
— **Maladies des voies urinaires**. 1 vol. gr. in-8.   16 fr.
— **Affections chirurgicales de la vessie et de la prostate**. 1 vol. gr. in-8...................... 16 fr.

ENVOI FRANCO CONTRE UN MANDAT SUR LA POSTE

HAMILTON. **Fractures et luxations**. 1 vol. gr. in-8. 24 fr.
HARRIS et ANDRIEU. **L'Art du dentiste**. 1 vol. in-8. 20 fr.
JULLIEN (Louis). **Maladies vénériennes**. 1 vol. in-8. 20 fr.
LEBEC. **Médecine opératoire**. 1 vol. in-18 jésus.. 6 fr.
LEGOUEST. **Chirurgie d'armée**. 1 vol. in-8...... 14 fr.
MASSELON. **Ophtalmologie chirurgicale**. 1 vol. in-18
  jésus............................................ 6 fr.
MAURIAC. **Maladies vénériennes**. 2 vol. in-8. 38 fr.
SAINT-GERMAIN (L.-A. de). **Chirurgie orthopédique**.
  1 vol. in-8................................... 9 fr.
THOMPSON (H.). **Maladies des voies urinaires**. 2 vol.
  in-8, cart................................... 32 fr.
TRÉLAT (U.). **Clinique chirurgicale**. 2 vol. gr. in-8 30 fr.
VIDAL (de Cassis). **Pathologie externe et médecine
  opératoire**. 5 vol. in-8...................... 40 fr.

### ACCOUCHEMENTS, CLINIQUE OBSTÉTRICALE, MALADIES DES FEMMES ET DES ENFANTS

BOUCHUT. **Maladies des nouveau-nés, des enfants** à la mamelle et de la seconde enfance. 1 vol. in-8. 18 fr.
— **Hygiène de l'enfance**. 1 vol. in-18 jésus. 3 fr. 50
— **Clinique de l'Hôpital des Enfants**. 1 vol. in-8 10 fr.
CHAILLY. **L'Art des accouchements**. 1 vol. in-8 10 fr.
CHARPENTIER. **Accouchements**. 2 vol. gr. in-8... 30 fr.
CHURCHILL et LEBLOND. **Maladies des femmes**. 1 vol.
  gr. in-8.................................... 18 fr.
DESPINE et PICOT. **Maladies de l'enfance**. 1 vol. in-18
  jésus...................................... 9 fr.
DONNÉ. **Conseils sur la manière d'élever les enfants nouveau-nés**. 1 vol. in-18, cartonné..... 4 fr.
EMMET. **Maladies des femmes**. 1 vol. gr. in-8.. 15 fr.
EUSTACHE. **Maladies des femmes**. 1 vol. in-18 jésus 8 fr.
GALLARD. **La menstruation**. 1 vol. in-8........ 6 fr.
— **Maladies des ovaires**. 1 vol. in-8........... 8 fr.
GALLOIS (E.). **Manuel de la sage-femme**. 1 vol.
  in-18..................................... 6 fr.
JOUSSET. **Maladies de l'enfance**. 1 vol. in-16. 3 fr. 50
HOLMES. **Maladies chirurgicales des enfants**.
  1 vol. in-8................................ 15 fr.
NÆGELE et GRENSER. **L'Art des accouchements**.
  1 vol. gr. in-8............................ 12 fr.
OLIVIER **Hygiène de la grossesse**. 1 vol. in-18. 3 fr. 50
PENARD et ABELIN. **Guide de l'accoucheur**. 1 vol.
  in-18, cartonné........................... 6 fr.
SIMPSON. **Clinique obstétricale**. 1 vol. in-8.... 12 fr.

### MATIÈRE MÉDICALE, PHARMACIE ET THÉRAPEUTIQUE

ANDOUARD. **Pharmacie**. 1 vol. in-8, cart........ 20 fr.
BOCQUILLON-LIMOUSIN. **Formulaire des médicaments nouveaux** 1 vol. in-18, cart........... 3 fr.

---

ENVOI FRANCO CONTRE UN MANDAT SUR LA POSTE

DUVAL (Emile). **Hydrothérapie**. 1 vol. in-16, cart.  5 fr.
FERRAND (E.). **Aide-mémoire de pharmacie**. 1 vol.
  in-18 jésus, cart................................... 8 fr.
FONSSAGRIVES. **Principes de Thérapeutique gé-
  nérale**. 1 vol. in-8................................ 9 fr.
GALLOIS. **Formulaire de l'Union médicale**. 1 vol.
  in-32, cartonné.............................. 3 fr. 50
GUBLER. **Thérapeutique**. 1 vol. in-8............ 9 fr.
— **Commentaires thérapeutiques du Codex**.
  1 vol. in-8...................................... 16 fr.
JEANNEL. **Formulaire officinal et magistral inter-
  national**. 1 vol. in-18, cart.................. 6 fr. 50
MANQUAT (A.). **Thérapeutique**, matière médicale et phar-
  macologie. 2 vol. in-8.......................... 18 fr.
MURELL. **La pratique du massage**. 1 vol. in-16. 2 fr
NOTHNAGEL (H.) et ROSSBACH (M.-J.). **Matière médicale
  et thérapeutique**. 1 vol. gr. in-8.............. 16 fr.

### HYGIÈNE ET MÉDECINE LÉGALE

ANGERSTEIN et ECKLER. **La Gymnastique à la
  maison**. 1 vol in-16............................. 2 fr.
ARNOULD. **Hygiène**. 1 volume in-8, cart......... 20 fr.
BEDOIN. **Hygiène publique**, 1 vol. in-18 jésus. cart. 5 fr.
BONNET (V.). **Analyse microscopique des denrées
  alimentaires**. 1 vol. in-18 jésus, cart........... 6 fr.
BROUARDEL (P.). **Le secret médical**. 1 vol. in-16 3 fr. 50
BROUARDEL (P.). et OGIER **Le laboratoire de toxico-
  logie**. 1 vol. gr. in-8........................... 8 fr.
CHAPUIS. **Toxicologie**. 1 vol. in-18 jésus, cart..... 8 fr.
COLIN (Léon). **Maladies épidémiques**. 1 vol. in-8. 16 fr.
DUBRAC. **Jurisprudence médicale et pharma-
  ceutique**. 1 vol. in-8........................... 12 fr.
FONSSAGRIVES. **Hygiène et assainissement des
  villes**. 1 vol in-8............................... 8 fr.
— **Hygiène alimentaire**. 1 vol. in-8.......... 9 fr.
— **Hygiène navale**. 1 vol. in-8.............. 15 fr.
GAUTIER (A.). **Cuivre et Plomb**. 1 vol. in-18 jés. 3 fr. 50
— **Analyse et Sophistication des vins**. 1 vol.
  in-18 jésus, cart............................... 6 fr.
LEBLOND et BOUVIER. **La gymnastique et les exer-
  cices physiques**. 1 vol. in-18 jésus, cart........ 4 fr.
LEVY (Michel). **Hygiène**. 2 vol. gr. in-8......... 20 fr.
MACE. **Les substances alimentaires étudiées au
  microscope**. 1 vol. in-8....................... 14 fr.
MORACHE. **Hygiène militaire**. 1 vol. in-8....... 15 fr.
SOUBEIRAN. **Falsifications et altérations**. 1 vol.
  in-8............................................ 14 fr.
TARDIEU. **Médecine légale**. 9 vol. in-8......... 54 fr.
VIBERT. **Médecine légale**. 1 vol. in-18 jésus, cart. 8 fr.

www.ingramcontent.com/pod-product-compliance
Lightning Source LLC
LaVergne TN
LVHW021913170726
843501LV00001BA/16